Urgências e Emergências Médicas

Thieme Revinter

Urgências e Emergências Médicas

Incluindo a COVID-19

Editor
Marcelo Barros Weiss
Médico Formado pela Universidade Federal de Juiz de Fora (UFJF)
Cirurgião Geral e Gastroenterológico pela UFJF
Membro Titular do Colégio Brasileiro de Cirurgiões (CBC)
Membro Titular do Colégio Brasileiro de Cirurgia Digestiva (CBCD)
Membro Titular da Sociedade de Cirurgia Bariátrica e Metabólica (SBCBM)
Membro Titular da Sociedade Brasileira de Endoscopia Digestiva (SOBED)
Especialista em Terapia Intensiva
Mestre em Terapia Intensiva
Doutor em Saúde Pública pela Universidad de Ciencias Empresariales y Sociales de Buenos Aires, Argentina
Professor da Faculdade de Ciências Médicas e da Saúde – Suprema, MG

Thieme
Rio de Janeiro • Stuttgart • New York • Delhi

**Dados Internacionais de
Catalogação na Publicação (CIP)**

W429u

    Weiss, Marcelo Barros
       Urgências e Emergências Médicas/Marcelo Barros Weiss. – 1. Ed. – Rio de Janeiro – RJ: Thieme Revinter Publicações, 2021.

       612 p.: il; 18,5 x 27 cm.
       Inclui Índice Remissivo e Bibliografia.
       ISBN   978-85-5465-221-0
       eISBN 978-65-5572-020-4

       1. Urgências Médicas. 2. Emergências Médicas. I. Título.

                                CDD: 616.025
                                CDU: 616-083.98

Contato com o autor:
marcelobarrosweiss@gmail.com

Nota: O conhecimento médico está em constante evolução. À medida que a pesquisa e a experiência clínica ampliam o nosso saber, pode ser necessário alterar os métodos de tratamento e medicação. Os autores e editores deste material consultaram fontes tidas como confiáveis, a fim de fornecer informações completas e de acordo com os padrões aceitos no momento da publicação. No entanto, em vista da possibilidade de erro humano por parte dos autores, dos editores ou da casa editorial que traz à luz este trabalho, ou ainda de alterações no conhecimento médico, nem os autores, nem os editores, nem a casa editorial, nem qualquer outra parte que se tenha envolvido na elaboração deste material garantem que as informações aqui contidas sejam totalmente precisas ou completas; tampouco se responsabilizam por quaisquer erros ou omissões ou pelos resultados obtidos em consequência do uso de tais informações. É aconselhável que os leitores confirmem em outras fontes as informações aqui contidas. Sugere-se, por exemplo, que verifiquem a bula de cada medicamento que pretendam administrar, a fim de certificar-se de que as informações contidas nesta publicação são precisas e de que não houve mudanças na dose recomendada ou nas contraindicações. Esta recomendação é especialmente importante no caso de medicamentos novos ou pouco utilizados. Alguns dos nomes de produtos, patentes e design a que nos referimos neste livro são, na verdade, marcas registradas ou nomes protegidos pela legislação referente à propriedade intelectual, ainda que nem sempre o texto faça menção específica a esse fato. Portanto, a ocorrência de um nome sem a designação de sua propriedade não deve ser interpretada como uma indicação, por parte da editora, de que ele se encontra em domínio público.

© 2021 Thieme
Todos os direitos reservados.
Rua do Matoso, 170, Tijuca
20270-135, Rio de Janeiro – RJ, Brasil
http://www.ThiemeRevinter.com.br

Thieme Medical Publishers
http://www.thieme.com
Capa: Thieme Revinter Publicações Ltda.
Imagem da capa: Adobe Stock/Gpointstudio

Impresso no Brasil por BMF Gráfica e Editora Ltda.
5 4 3 2 1
ISBN 978-85-5465-221-0

Também disponível como eBook:
eISBN 978-65-5572-020-4

Todos os direitos reservados. Nenhuma parte desta publicação poderá ser reproduzida ou transmitida por nenhum meio, impresso, eletrônico ou mecânico, incluindo fotocópia, gravação ou qualquer outro tipo de sistema de armazenamento e transmissão de informação, sem prévia autorização por escrito.

DEDICATÓRIA

Dedico esta obra aos inúmeros alunos (amigos eternos) que participaram de sua construção. Foi feita por vocês e para vocês.

AGRADECIMENTOS

Agradeço a minha família pela paciência de me aguardar tantas e tantas vezes para jantar e eu nunca que acabava... e eu nunca que saía da frente da tela do computador. Obrigado.

APRESENTAÇÃO

A cada semestre as turmas da Faculdade de Medicina vão mudando e criando novas expectativas e novas necessidades na privilegiada arte de ensinar, porém o trabalho não é nada fácil e os desafios se somam a cada nova turma.

Nos estágios de Urgência e Emergência nos deparamos inúmeras vezes com assuntos variados e de alta complexidade, sendo então necessária uma abordagem mais prática e direta no dia a dia dos plantões.

A formação deste livro em conjunto com tantos coautores é a prova da necessidade de conteúdos práticos e bem construídos e da capacidade de nossos alunos em escrever sobre temas complexos de grande relevância.

A apresentação dos capítulos foi feita de maneira mais didática e de fácil compreensão para que todos possam usufruir de seus conteúdos.

Parabéns e obrigado a todos os participantes da construção desta obra.

PREFÁCIO

Conceber não é fácil.
　　Criar do nada é divino (isso só pertence a Deus).
Mas, não podemos prever o futuro e nem as dificuldades pelas quais passaríamos.
E eis que nasceu este livro, concebido pelo esforço de muitos e, até mesmo, desenganado por outros, mas nasceu forte... e a termo.
É com muita honra que saúdo seu nascimento.
Que a família cresça e outras gerações venham.

COLABORADORES

ADEMAR VASCONCELLOS DO CARMO
Médico Formado pela Faculdade de Ciências Médicas e da Saúde – Suprema, MG
Residente de Ginecologia/Obstetrícia do Hospital e Maternidade Terezinha de Jesus

ALESANDRO TEIXEIRA MORAES
Enfermeiro Chefe do Setor de Triagem do Hospital de Pronto-Socorro Mozart Teixeira – Juiz de Fora, MG

ALFREDO A. BECHARA
Médico Formado pela Universidade Federal de Juiz de Fora (UFJF)
Coloproctologista pela Hospital Marcílio Dias, RJ
Professor da Faculdade de Ciências Médicas e da Saúde – Suprema, MG

AMANDA DE PAULA GONÇALVES DIAS REIS
Acadêmica de Medicina da Faculdade de Ciências Médicas e da Saúde – Suprema, MG

AMANDA RIBEIRO DA SILVA
Acadêmica de Medicina da Faculdade de Ciências Médicas e da Saúde – Suprema, MG

ANA CAROLINA FRANCO DE MORAIS
Acadêmica de Medicina da Faculdade de Ciências Médicas e da Saúde – Suprema, MG

ANA ELISA SILVEIRA DE GOUVÊA E LOPES
Acadêmica de Medicina da Faculdade de Ciências Médicas e da Saúde – Suprema, MG

ANA FLÁVIA TEIXEIRA DE ABREU
Acadêmica de Medicina da Faculdade de Ciências Médicas e da Saúde – Suprema, MG

ANA PAULA TEIXEIRA DE ABREU
Médica Formada pela Faculdade de Ciências Médicas e da Saúde – Suprema, MG
Residente de Oftalmologia na Universidade Federal do Estado do Rio de Janeiro (UNIRIO)

ANA TEREZA ALVARENGA CARNEIRO
Acadêmica de Medicina da Faculdade de Ciências Médicas e da Saúde – Suprema, MG

ANNA CLARA LOPES FERREIRA
Acadêmica de Medicina da Faculdade de Ciências Médicas e da Saúde – Suprema, MG

ARTUR DE PAULA FALCONI
Acadêmico de Medicina da Faculdade de Ciências Médicas e da Saúde – Suprema, MG

BÁRBARA LOURES PERALVA
Médica Formada pela Faculdade de Ciências Médicas e da Saúde – Suprema, MG
Nefrologista pela Universidade Federal de Juiz de Fora (UFJF)

CAMILA RIBEIRO MOTA
Acadêmica de Medicina da Faculdade de Ciências Médicas e da Saúde – Suprema, MG

CAMILA SILVER E SILVA
Médica Formada pela Faculdade de Ciências Médicas e da Saúde – Suprema, MG
Cirurgiã Geral pelo Hospital e Maternidade Therezinha de Jesus
Pós-Graduada em Terapia Intensiva pela Suprema/AMIB

CAMILA PEREIRA TESTA
Acadêmica de Medicina da Faculdade de Ciências Médicas e da Saúde – Suprema, MG

CAROLINA PICCININI SILVA
Acadêmica de Medicina da Faculdade de Ciências Médicas e da Saúde S – Suprema, MG

CHRISTIANNE TOLÊDO DE SOUZA LEAL
Acadêmica de Medicina da Faculdade de Ciências Médicas e da Saúde – Suprema, MG

CLÁUDIA GONÇALVES MAGALHÃES
Médica Formada pela Universidade Federal de Juiz de Fora (UFJF)
Pneumologista pela UFJF

CRISTIANE ZAMPROGNO VIEIRA
Médica Formada pela Universidade Federal de Juiz de Fora (UFJF)
Endocrinologista e Mestre Pela Universidade Federal do Rio de Janeiro (UFRJ)
Professora e Chefe do Departamento de Endocrinologia da UFJF
Doutoranda em Hematologia pela UFJF

DANIELLE COSTA NAZARETH
Acadêmica de Medicina da Faculdade de Ciências Médicas e da Saúde – Suprema, MG

DÁRIO FIALHO MARZAL
Acadêmico de Medicina da Faculdade de Ciências Médicas e da Saúde – Suprema, MG

DEMÓSTENES MOREIRA
Médico Formado pela Faculdade de Ciências Médicas e da Saúde – Suprema, MG
Fisioterapeuta pela Universidade do Estado do Pará (UEPA)
Mestre e Doutor em Ciências da Saúde pela Universidade de Brasília (UnB)

DIRCEU DAVID DE ANDRADE JUNIOR
Acadêmico de Medicina da Faculdade de Ciências Médicas e da Saúde – Suprema, MG

ERICA POSSA DE ABREU
Acadêmica de Medicina da Faculdade de Ciências Médicas e da Saúde – Suprema, MG

EVANDRO RAMOS RIBEIRO DE OLIVEIRA
Médico Formado pela Faculdade de Ciências Médicas e da Saúde – Suprema, MG
Otorrinolaringologista pela Policlínica de Botafogo, RJ
Subespecialização pela Universidade Federal do Rio de Janeiro (UFRJ)

FELIPE JOSÉ VIEIRA
Médico Formado pela Universidade Federal de Juiz de Fora (UFJF)
Titular do Colégio Brasileiro de Cirurgiões (CBC)
Especialista em Nutrição
Pós-Graduado em Terapia Intensiva
Professor da Faculdade de Ciências Médicas e da Saúde – Suprema, MG

FLÁVIA TRAVASSOS OLIVEIRA
Acadêmica de Medicina da Faculdade de Ciências Médicas e da Saúde – Suprema, MG

FLÁVIO VIEIRA MARQUES FILHO
Acadêmico de Medicina da Faculdade de Ciências Médicas e da Saúde – Suprema, MG

FRANCIELY MÁYRA REIS CARMO
Acadêmica de Medicina da Faculdade de Ciências Médicas e da Saúde – Suprema, MG

GABRIEL LUNARDI ARANHA
Médico Formado pela Faculdade de Ciências Médicas e da Saúde – Suprema, MG

GABRIEL SEIXAS CARVALHO
Acadêmico de Medicina da Faculdade de Ciências Médicas e da Saúde – Suprema, MG

GABRIEL VICTOR DORNELAS
Médico Formado pela Faculdade de Ciências Médicas e da Saúde – Suprema, MG
Residente de Cirurgia Geral no Hospital Santa Casa de Misericórdia de Juiz de Fora, MG

GILMARA PAIVA QUINTÃO COSTA
Acadêmica de Medicina da Faculdade de Ciências Médicas e da Saúde – Suprema, MG

GIULIANA SCHINDLER FOGAÇA
Acadêmica de Medicina da Faculdade de Ciências Médicas e da Saúde – Suprema, MG

HANNAH DE CASTRO ALMEIDA
Médica Formada pela Faculdade de Ciências Médicas e da Saúde – Suprema, MG

HEITOR DOS REIS BARBOSA
Acadêmico de Medicina da Faculdade de Ciências Médicas e da Saúde – Suprema, MG

HEITOR MOTTA BINI PEREIRA
Acadêmico de Medicina da Faculdade de Ciências Médicas e da Saúde – Suprema, MG

HELIO FÁDEL
Médico Formado pela Faculdade de Ciências Médicas e da Saúde – Suprema, MG
Psiquiatra pelo Hospital Central da Aeronáutica do Rio de Janeiro, RJ

HELLEN GUERRA RAMOS
Acadêmica de Medicina da Faculdade de Ciências Médicas e da Saúde – Suprema, MG

HEMELI GEANINE BERTOLDI
Acadêmica de Medicina da Faculdade de Ciências Médicas e da Saúde – Suprema, MG

ISABELA DE OLIVEIRA MEIRELLES
Acadêmica de Medicina da Faculdade de Ciências Médicas e da Saúde – Suprema, MG

ÍSIS CHAVES FONSECA
Acadêmica de Medicina da Faculdade de Ciências Médicas e da Saúde – Suprema, MG

JOÃO GABRIEL POLICENO CAMPOS
Acadêmico de Medicina da Faculdade de Ciências Médicas e da Saúde – Suprema, MG

JORGE WILSON SOUZA PAIVA
Médico Formado pela Faculdade de Ciências Médicas e da Saúde – Suprema, MG
Especialista em Saúde da Família pela Universidade Estadual do Rio de Janeiro (UERJ)
Residente de Cirurgia Geral do Hospital e Maternidade Therezinha de Jesus

LAÍSSA MARIA NEGREIROS ROTELLA
Acadêmica de Medicina da Faculdade de Ciências Médicas e da Saúde – Suprema, MG

LAÍZE ANDRADE MASCARENHAS
Acadêmica de Medicina da Faculdade de Ciências Médicas e da Saúde – Suprema, MG

LAURA ALCÂNTARA DAMIANSE
Acadêmica de Medicina da Faculdade de Ciências Médicas e da Saúde – Suprema, MG

LAURA MAGALHÃES REIFF
Acadêmica de Medicina da Universidade Federal de Juiz de Fora (UFJF)

LEONARDO BARROS PICCININI
Médico Formado pela Faculdade de Ciências Médicas e da Saúde – Suprema, MG Cirurgião Vascular e Endovascular pelo Hospital São José do Avaí – Itaperuna, RJ

LEONARDO RAMOS RIBEIRO DE OLIVEIRA
Médico Formado pela Faculdade de Ciências Médicas e da Saúde Itaperuna
Otorrinolaringologista pela Universidade de São Paulo (USP)

COLABORADORES

LÍDIO DE ALMEIDA LACERDA NETO
Médico Formado pela Faculdade de Ciências Médicas e da Saúde Itaperuna
Neurologista pelo Instituto de Pesquisa e Ensino Médico, MG

LILIAN M. VISENTIN BECHARA
Médica Formada pela Universidade Federal de Juiz de Fora (UFJF)
Cirurgiã Geral pela UFJF
Coloproctologista pela Pontifícia Universidade Católica do Rio de Janeiro (PUC-RJ)
Pós-Graduada em Terapia Intensiva pela Suprema/AMIB

LÍVIA CARLA MOURA CORRÊA
Acadêmica de Medicina da Faculdade de Ciências Médicas e da Saúde – Suprema, MG

LÍVIA CAROLINA FONSECA TERRA ADAMI
Acadêmica de Medicina da Faculdade de Ciências Médicas e da Saúde – Suprema, MG

LORENA COSTA MIRON
Acadêmica de Medicina da Faculdade de Ciências Médicas e da Saúde – Suprema, MG

LUCAS GOIATÁ GONZALEZ
Acadêmico de Medicina da Faculdade de Ciências Médicas e da Saúde – Suprema, MG

LUCAS NICOLATO ALMADA
Residente de Cardiologia pelo Hospital e Maternidade Therezinha de Jesus

LUCAS PEDROSA LANGE
Acadêmico de Medicina da Faculdade de Ciências Médicas e da Saúde – Suprema, MG

LUCIANA HENRIQUE DUARTE
Acadêmica de Medicina da Faculdade de Ciências Médicas e da Saúde – Suprema, MG

LUCÍLIA BRIGATO PAVIATO
Médica Formada pela Universidade Federal de Juiz de Fora (UFJF)
Cirurgiã Plástica pela Universidade Federal de Minas Gerais (UFMG)
Titular da Sociedade Brasileira de Cirurgia Plástica (SBCP)

LUDYMILA SAMARA ALVES DA MATA SOUZA
Acadêmica de Medicina da Faculdade de Ciências Médicas e da Saúde – Suprema, MG

LUIS HENRIQUE GONÇALVES FELGA
Médico Formado pela Faculdade de Ciências Médicas e da Saúde – Suprema, MG
Cirurgião Geral pelo Hospital e Maternidade Therezinha de Jesus
Pós-Graduado em Terapia Intensiva pela Suprema/AMIB
Pós-Graduado em Endoscopia Digestiva pela Suprema
Membro da Sociedade Brasileira de Cirurgia Bariátrica e Metabólica (SBCBM)

LUÍSA JABOUR PAZELI
Acadêmica de Medicina da Faculdade de Ciências Médicas e da Saúde – Suprema, MG

LUIZ GUILHERME VIDAL ASSAD DE CARVALHO
Médico Formado pela Faculdade de Ciências Médicas e da Saúde – Suprema, MG
Ortopedista pelo Hospital e Maternidade Therezinha de Jesus
Cirurgião de Quadril pelo Hospital Belo Horizonte
Titular da Sociedade Brasileira de Ortopedia e Traumatologia (SBOT)
Professor de Ortopedia da Faculdade Governador Ozanan Coelho – Ubá, MG
Professor de Ortopedia da Universidade Federal de Juiz de Fora (UFJF)

LUIZA VERARDO LIMA
Acadêmica de Medicina da Faculdade de Ciências Médicas e da Saúde – Suprema, MG

MARCELA PIRES ANDRADE
Acadêmica de Medicina da Faculdade de Ciências Médicas e da Saúde – Suprema, MG

MARIA ANGELINA CARVALHO PEREIRA
Acadêmica de Medicina da Faculdade de Ciências Médicas e da Saúde – Suprema, MG

MARINA LOURENÇO DE MEDEIROS
Acadêmica de Medicina da Faculdade de Ciências Médicas de Minas Gerais

MATEUS PIMENTA ARRUDA
Acadêmico de Medicina da Faculdade de Ciências Médicas e da Saúde – Suprema, MG

MATEUS SALES SILVA ARAÚJO
Acadêmico de Medicina da Faculdade de Ciências Médicas e da Saúde – Suprema, MG

NAIARA GESUALDO LOPES
Acadêmica de Medicina da Faculdade de Ciências Médicas e da Saúde – Suprema, MG

NATHÁLIA CHEBLI DE ABREU
Acadêmica de Medicina da Faculdade de Ciências Médicas e da Saúde – Suprema, MG

PATRÍCIA CARDOSO SCHIAVETO
Acadêmica de Medicina da Faculdade de Ciências Médicas e da Saúde – Suprema, MG

PAULA REALE FERNANDES
Médica Formada pela Faculdade de Ciências Médicas e da Saúde – Suprema, MG
Residência em Clínica Médica pelo Hospital Universitário da Universidade Federal de Juiz de Fora (UFJF)
Residente de Reumatologia na UFJF

PEDRO FELIPE DE SOUZA KER
Acadêmico de Medicina da Faculdade de Ciências Médicas e da Saúde – Suprema, MG

PEDRO IVO COSENZA DE ANDRADE
Médico Formado pela Faculdade de Ciências Médicas e da Saúde – Suprema, MG
Cirurgião Geral pelo Hospital e Maternidade Therezinha de Jesus
Residente de Urologia do Hospital Federal dos Servidores do Estado do Rio de Janeiro

PRISCILA DE ALVARENGA ANTUNES
Acadêmica de Medicina da Faculdade de Ciências Médicas e da Saúde – Suprema, MG

RAFAEL ANDRADE SCHETTINO DE AZEVEDO
Acadêmico de Medicina da Faculdade de Ciências Médicas e da Saúde – Suprema, MG

RAFAEL FERREIRA E BRINGEL
Acadêmico de Medicina da Faculdade de Ciências Médicas e da Saúde – Suprema, MG

RAFAEL LEAL DE MENEZES
Médico Formado pela Faculdade de Ciências Médicas e da Saúde – Suprema, MG
Residente de Cirurgia Geral do Hospital e Maternidade Therezinha de Jesus

RAFAELLA PEREIRA NEIVA
Acadêmica de Medicina da Faculdade de Ciências Médicas e da Saúde – Suprema, MG

RAMON COELHO CAETANO
Médico Formado pela Faculdade de Ciências Médicas e da Saúde – Suprema, MG
Cirurgião Geral pelo Hospital e Maternidade Therezinha de Jesus
Pós-Graduado em Terapia Intensiva pela Suprema/AMIB
Pós-Graduado em Endoscopia Digestiva pela Suprema, MG

RAPHAEL MARON RAMOS
Médico Formado pela Faculdade de Ciências Médicas e da Saúde – Suprema, MG
Residência em Clínica Médica e em Gastroenterologista pela Maternidade Therezinha de Jesus

RENAN SALGADO TEIXEIRA
Farmacêutico Graduado pela UNIFENAS – Alfenas, MG
Mestrado em Ciências Farmacêuticas pela Faculdade de Farmácia da Universidade Federal de Juiz de Fora (UFJF)
Médico Formado pela Faculdade de Ciências Médicas e da Saúde – Suprema, MG

RENATO LOURENÇO DE MEDEIROS
Acadêmico de Medicina da Faculdade de Ciências Médicas e da Saúde – Suprema, MG

SABRINA CARPANEZ VEIGA
Acadêmica de Medicina da Faculdade de Ciências Médicas e da Saúde – Suprema, MG

SACHA TÂMARA NOGUEIRA NISSAN
Acadêmica de Medicina da Faculdade de Ciências Médicas e da Saúde – Suprema, MG

TAYENNE DO VALE CABRAL
Acadêmica de Medicina da Faculdade de Ciências Médicas e da Saúde – Suprema, MG

TAYNARA DE PAULA OLIVEIRA
Acadêmica de Medicina da Faculdade de Ciências Médicas e da Saúde – Suprema, MG

THAÍS BARRETTO ALEIXO
Acadêmica de Medicina da Faculdade de Ciências Médicas e da Saúde – Suprema, MG

THIAGO MATTOS RESENDE
Médico Formado pela Faculdade de Ciências Médicas e da Saúde – Suprema, MG
Ortopedista pelo Hospital e Maternidade Therezinha de Jesus
Especializado em Cirurgia do Pé e Tornozelo pelo Hospital Lourenço Jorge, RJ
Titular da Sociedade Brasileira de Ortopedia e Traumatologia (SBOT)

TÚLIO BASSOLI
Acadêmico de Medicina da Faculdade de Ciências Médicas e da Saúde – Suprema, MG

VALLÉRIA PIRES SOARES FELGA
Médica Formada pela Faculdade de Ciências Médicas e da Saúde – Suprema, MG
Pós-Graduada em Cardiologia pela Universidade Federal de Juiz de Fora (UFJF)
Pós-Graduada em Terapia Intensiva pela Suprema/AMIB
Membro da Sociedade Brasileira de Cardiologia (SBC)

VANESSA DE LUCAS OLIVEIRA
Acadêmica de Medicina da Faculdade de Ciências Médicas e da Saúde – Suprema, MG

VITOR RAMOS RIBEIRO DE OLIVEIRA
Médico Formado pela Faculdade de Ciências Médicas e da Saúde – Suprema, MG
Otorrinolaringologista pela Universidade de São Paulo (USP)

WAGNER WILLIAN LOPES
Médico Formado pela Universidade Federal de Juiz de Fora (UFJF)
Cirurgião Geral pela Santa Casa de Misericórdia de Juiz de Fora
Membro da Sociedade Brasileira de Cirurgia Bariátrica e Metabólica (SCSBM)

WILLIARA BATALHA ROSIGNOLI
Médica Formada pela Faculdade de Ciências Médicas e da Saúde – Suprema, MG
Pós-Graduada em Terapia Intensiva pela Suprema/AMIB
Residência em Clínica Médica no Hospital e Maternidade Therezinha de Jesus
Pós-Graduanda em Cardiologia pelo Hospital e Maternidade Therezinha de Jesus

YASMIN ZAKA TOSTES
Acadêmica de Medicina da Faculdade de Ciências Médicas e da Saúde – Suprema, MG

SUMÁRIO

PRANCHAS EM CORES xxiii

SEÇÃO
SALA VERMELHA

1 ENTENDENDO O PROTOCOLO DE MANCHESTER 3
   Alesandro Teixeira Moraes

2 PARADA CARDIORRESPIRATÓRIA 5
   Dirceu David de Andrade Junior ▪ Marcelo Barros Weiss

3 INTUBAÇÃO OROTRAQUEAL 10
   Pedro Felipe de Souza Ker ▪ Luis Henrique Gonçalves Felga

4 VENTILAÇÃO NÃO INVASIVA NA EMERGÊNCIA 12
   Luis Henrique Gonçalves Felga

5 VENTILAÇÃO MECÂNICA: CONCEITOS E MODALIDADES 14
   Renan Salgado Teixeira ▪ Luis Henrique Gonçalves Felga

6 SEPSE E CHOQUE SÉPTICO 16
   Renan Salgado Teixeira ▪ Luis Henrique Gonçalves Felga
   Rafaella Pereira Neiva

7 USO DE DROGAS VASOATIVAS E DROGAS PARA INTUBAÇÃO 19
   Amanda Ribeiro da Silva ▪ Heitor dos Reis Barbosa
   Luis Henrique Gonçalves Felga

8 INTOXICAÇÃO EXÓGENA............................ 22
   Thaís Barretto Aleixo ▪ Luis Henrique Gonçalves Felga

9 USO RACIONAL DE ANTIBIÓTICOS 29
   Patrícia Cardoso Schiaveto ▪ Marcelo Barros Weiss

10 ANAFILAXIA... 37
   Luis Henrique Gonçalves Felga ▪ Thaís Barretto Aleixo

SEÇÃO
CARDIOLOGIA

11 DOR TORÁCICA NA EMERGÊNCIA 43
   Lucas Nicolato Almada ▪ Williara Batalha Rosignoli
   Valléria Pires Soares Felga

12 SÍNDROME CORONARIANA AGUDA 46
   Lucas Nicolato Almada ▪ Luciana Henrique Duarte
   Amanda de Paula Gonçalves Dias Reis

13 MIOCARDITES.. 49
   Lucas Nicolato Almada ▪ Williara Batalha Rosignoli
   Luiza Verardo Lima

14 ENDOCARDITE INFECCIOSA...................... 51
   Lucas Nicolato Almada ▪ Williara Batalha Rosignoli
   Luiza Veraldo Lima

15 FIBRILAÇÃO ATRIAL.................................. 55
   Lucas Nicolato Almada ▪ Williara Batalha Rosignoli
   Lívia Carolina Fonseca Terra Adami

16 BRADIARRITMIAS..................................... 57
   Lucas Nicolato Almada ▪ Williara Batalha Rosignoli
   Luiza Verardo Lima

17 TAMPONAMENTO CARDÍACO................... 61
   Lucas Nicolato Almada ▪ Williara Batalha Rosignoli
   Luiza Verardo Lima

18 DISSECÇÃO AÓRTICA 63
   Lucas Nicolato Almada ▪ Williara Batalha Rosignoli
   Luiza Verardo Lima

19 CHOQUE CARDIOGÊNICO......................... 65
   Lucas Nicolato Almada ▪ Williara Batalha Rosignoli
   Luiza Verardo Lima

20 HIPERTENSÃO E EMERGÊNCIA HIPERTENSIVA 67
   Lucas Nicolato Almada ▪ Williara Batalha Rosignoli
   Lívia Carolina Fonseca Terra Adami

21 INSUFICIÊNCIA AÓRTICA 70
   Lucas Nicolato Almada ▪ Luciana Henrique Duarte

22 INSUFICIÊNCIA CARDÍACA AGUDA 71
   Lucas Nicolato Almada ▪ Luciana Henrique Duarte

23 IMPREGNAÇÃO DIGITÁLICA..................... 73
   Lucas Nicolato Almada ▪ Luciana Henrique Duarte

SEÇÃO
PNEUMOLOGIA

24 INSUFICIÊNCIA RESPIRATÓRIA................. 77
   Cláudia Gonçalves Magalhães
   Vanessa de Lucas Oliveira

25 DISPNEIA 81
   Cláudia Gonçalves Magalhães
   Vanessa de Lucas Oliveira

26 ASMA NA EMERGÊNCIA 84
   Cláudia Gonçalves Magalhães
   Franciely Máyra Reis Carmo ▪ Flávio Vieira Marques Filho
   Ana Elisa Silveira de Gouvêa e Lopes
   Rafael Ferreira e Bringel

| 27 | DPOC NA EMERGÊNCIA.......................... 90
Cláudia Gonçalves Magalhães
Vanessa de Lucas Oliveira

| 28 | PNEUMONIA NA EMERGÊNCIA 95
Rafaella Pereira Neiva ▪ Erica Possa de Abreu
Laura Magalhães Reiff ▪ Sacha Tâmara Nogueira Nissan
Cláudia Gonçalves Magalhães

| 29 | EMBOLIA PULMONAR 100
Cláudia Gonçalves Magalhães ▪ Nathália Chebli de Abreu
Camila Ribeiro Mota

| 30 | EDEMA AGUDO DE PULMÃO 105
Ana Tereza Alvarenga Carneiro

| 31 | IRRITAÇÃO PLEURAL.............................. 107
Cláudia Gonçalves Magalhães
Vanessa de Lucas Oliveira ▪ Wagner Willian Lopes

SEÇÃO
GASTROENTEROLOGIA

| 32 | DIARREIAS 113
Giuliana Schindler Fogaça ▪ Raphael Maron Ramos

| 33 | ENTEROCOLITE PSEUDOMEMBRANOSA . 115
Marcela Pires Andrade ▪ Raphael Maron Ramos

| 34 | CORPO ESTRANHO NO TGI...................... 117
Isabela de Oliveira Meirelles ▪ Flávia Travassos Oliveira
Raphael Maron Ramos

| 35 | ABDOME AGUDO 120
Carolina Piccinini Silva ▪ Raphael Maron Ramos

| 36 | OBSTRUÇÃO INTESTINAL 123
Rafael Andrade Schettino de Azevedo
Renato Lourenço de Medeiros ▪ Ramon Coelho Caetano

| 37 | HÉRNIAS DA PAREDE ABDOMINAL NA
URGÊNCIA... 130
Pedro Felipe de Souza Ker ▪ Raphael Maron Ramos

| 38 | COLECISTITE AGUDA 133
Pedro Felipe de Souza Ker ▪ Raphael Maron Ramos

| 39 | PANCREATITE AGUDA 135
Pedro Felipe de Souza Ker ▪ Marcelo Barros Weiss
Raphael Maron Ramos

| 40 | APENDICITE AGUDA.............................. 138
Pedro Felipe de Souza Ker ▪ Raphael Maron Ramos

| 41 | DIVERTICULITE AGUDA 141
Alfredo A. Bechara ▪ Lilian M. Visentin Bechara
Gabriel Lunardi Aranha

| 42 | PERITONITES... 144
Marcela Pires Andrade ▪ Raphael Maron Ramos

| 43 | HEMORROIDAS NA URGÊNCIA 146
Alfredo A. Bechara ▪ Lilian M. Visentin Bechara
Lívia Carolina Fonseca Terra Adami

| 44 | GASTRITE AGUDA 149
Lívia Carolina Fonseca Terra Adami
Raphael Maron Ramos

| 45 | HEMORRAGIA DIGESTIVA ALTA (HDA) 150
Tayenne do Vale Cabral ▪ Marcelo Barros Weiss
Raphael Maron Ramos

| 46 | HEMORRAGIA DIGESTIVA BAIXA 153
Rafael Leal de Menezes ▪ Raphael Maron Ramos
Marcelo Barros Weiss

| 47 | INSUFICIÊNCIA HEPÁTICA AGUDA........... 156
Raphael Maron Ramos ▪ Tayenne do Vale Cabral

SEÇÃO
ENDOCRINOLOGIA

| 48 | CRISE TIREOTÓXICA 161
Lorena Costa Miron ▪ Felipe José Vieira
Christianne Tolêdo de Souza Leal

| 49 | HIPOGLICEMIAS E DIABETES MELITO
NA URGÊNCIA 163
Lucas Goiatá Gonzalez ▪ Felipe José Vieira
Christianne Tolêdo de Souza Leal
Lívia Carolina Fonseca Terra Adami

| 50 | INSUFICIÊNCIA ADRENAL 169
Lorena Costa Miron ▪ Felipe José Vieira
Christianne Tolêdo de Souza Leal

| 51 | COMA MIXEDEMATOSO 170
Lorena Costa Miron ▪ Felipe José Vieira
Christianne Tolêdo de Souza Leal

| 52 | PÉ DIABÉTICO 171
Heitor dos Reis Barbosa ▪ Felipe José Vieira
Christianne Tolêdo de Souza Leal

SEÇÃO
NEFROLOGIA

| 53 | INSUFICIÊNCIA RENAL AGUDA................ 177
Ana Tereza Alvarenga Carneiro ▪ Bárbara Loures Peralva

| 54 | INFECÇÕES DO TRATO URINÁRIO 179
Ana Tereza Alvarenga Carneiro ▪ Bárbara Loures Peralva

| 55 | EQUILÍBRIO HIDROELETROLÍTICO 182
Ana Tereza Alvarenga Carneiro ▪ Bárbara Loures Peralva

SEÇÃO
NEUROLOGIA

| 56 | ACIDENTE VASCULAR ENCEFÁLICO 187
Dirceu David de Andrade Junior
Franciely Máyra Reis Carmo
João Gabriel Policeno Campos ▪ Carolina Piccinini Silva
Lídio de Almeida Lacerda Neto

| 57 | MENINGITES AGUDAS EM UM ADULTO
IMUNOCOMPETENTE 192
Maria Angelina Carvalho Pereira ▪ Marcelo Barros Weiss

| 58 | CEFALEIAS... 195
Dirceu David de Andrade Junior
Franciely Máyra Reis Carmo
João Gabriel Policeno Campos
Lídio de Almeida Lacerda Neto

| 59 | CRISE CONVULSIVA E ESTADO EPILÉTICO.. 197
Giuliana Schindler Fogaça
Lídio de Almeida Lacerda Neto

| 60 | VERTIGEM 203
Patrícia Cardoso Schiaveto
Lídio de Almeida Lacerda Neto

| 61 | SÍNDROME DE GUILLAIN-BARRÉ 205
Patrícia Cardoso Schiaveto ▪ *Rafaella Pereira Neiva*
Lídio de Almeida Lacerda Neto

| 62 | NEURALGIA DO TRIGÊMEO 207
Patrícia Cardoso Schiaveto
Lídio de Almeida Lacerda Neto

| 63 | DISTÚRBIOS ATÁXICOS 209
Patrícia Cardoso Schiaveto
Lídio de Almeida Lacerda Neto

| 64 | PARALISIA FACIAL 211
Rafaella Pereira Neiva

| 65 | PARKINSON NA URGÊNCIA 213
Rafaella Pereira Neiva

| 66 | SÍNCOPE 214
Rafaella Pereira Neiva

SEÇÃO HEMATOLOGIA

| 67 | DOENÇA FALCIFORME AGUDA 219
Mateus Sales Silva Araújo

| 68 | HEMOCOMPONENTES NA EMERGÊNCIA .. 221
Mateus Sales Silva Araújo

| 69 | EMERGÊNCIAS NAS HEMOFILIAS 224
Mateus Sales Silva Araújo
Lívia Carolina Fonseca Terra Adami

| 70 | SÍNDROME DO ANTICORPO ANTIFOSFOLÍPEDE................................. 228
Mateus Sales Silva Araújo

| 71 | COAGULAÇÃO INTRAVASCULAR DISSEMINADA 231
Mateus Sales Silva Araújo

| 72 | PÚRPURA TROMBOCITOPÊNICA IDIOPÁTICA NA EMERGÊNCIA 234
Mateus Sales Silva Araújo

SEÇÃO INFECTOLOGIA

| 73 | ESQUISTOSSOMOSE 239
Luísa Jabour Pazeli ▪ *Marcelo Barros Weiss*

| 74 | CELULITE E ERISIPELA 241
Luísa Jabour Pazeli ▪ *Marcelo Barros Weiss*

| 75 | LEPTOSPIROSE 243
Luísa Jabour Pazeli ▪ *Marcelo Barros Weiss*

| 76 | DENGUE, *CHIKUNGUNYA*, ZIKA E FEBRE DE MAYARO 245
Giuliana Schindler Fogaça ▪ *Marcelo Barros Weiss*

| 77 | FEBRE AMARELA 250
Luísa Jabour Pazeli ▪ *Marcelo Barros Weiss*

| 78 | FEBRE MACULOSA 252
Luísa Jabour Pazeli ▪ *Marcelo Barros Weiss*

| 79 | FEBRE TIFOIDE 253
Luísa Jabour Pazeli ▪ *Marcelo Barros Weiss*

| 80 | TUBERCULOSE 255
Luísa Jabour Pazeli ▪ *Marcelo Barros Weiss*

| 81 | RAIVA NA EMERGÊNCIA 258
Marcela Pires Andrade ▪ *Marcelo Barros Weiss*

| 82 | TÉTANO NA EMERGÊNCIA 260
Taynara de Paula Oliveira

| 83 | ABSCESSO CUTÂNEO 262
Carolina Piccinini Silva

| 84 | HERPES-ZÓSTER 264
Ísis Chaves Fonseca ▪ *Lívia Carolina Fonseca Terra Adami*

| 85 | PRINCIPAIS FUNGEMIAS NO PRONTO-SOCORRO 266
Franciely Máyra Reis Carmo

| 86 | SARNA (ESCABIOSE) 269
Rafaella Pereira Neiva

| 87 | BOTULISMO 271
Marcela Pires Andrade

| 88 | FASCITE NECROSANTE 273
Laura Alcântara Damianse

SEÇÃO PSIQUIATRIA

| 89 | PACIENTE PSIQUIÁTRICO NA EMERGÊNCIA 279
Anna Clara Lopes Ferreira ▪ *Helio Fádel*
Artur de Paula Falconi

| 90 | COMPORTAMENTO SUICIDA 281
Anna Clara Lopes Ferreira ▪ *Helio Fádel*
Artur de Paula Falconi

| 91 | AGITAÇÃO PSICOMOTORA E AGRESSIVIDADE 283
Anna Clara Lopes Ferreira ▪ *Helio Fádel*

| 92 | DISTÚRBIOS AGUDOS DE ANSIEDADE: PÂNICO E TRANSTORNO DE PÂNICO 284
Anna Clara Lopes Ferreira ▪ *Helio Fádel*

| 93 | *DELIRIUM* 285
Anna Clara Lopes Ferreira ▪ *Helio Fádel*

| 94 | TRANSTORNOS RELACIONADOS COM O ÁLCOOL 286
Anna Clara Lopes Ferreira ▪ *Helio Fádel*
Carolina Piccinini Silva

| 95 | EMERGÊNCIAS RELACIONADAS COM O USO DE SUBSTÂNCIAS PSICOATIVAS ... 290
Artur de Paula Falconi

| 96 | DEPRESSÃO NA URGÊNCIA 294
Helio Fádel ▪ *Giuliana Schindler Fogaça*

SUMÁRIO

SEÇÃO
REUMATOLOGIA

97 CRISE DE GOTA NA EMERGÊNCIA 299
Paula Reale Fernandes ▪ Anna Clara Lopes Ferreira

98 RABDOMIÓLISE...................................... 300
Paula Reale Fernandes ▪ Anna Clara Lopes Ferreira

99 ARTRITE SÉPTICA 301
Paula Reale Fernandes ▪ Lorena Costa Miron

100 FIBROMIALGIA 302
Paula Reale Fernandes
Lívia Carolina Fonseca Terra Adami

101 BURSITES... 304
Paula Reale Fernandes ▪ Franciely Máyra Reis Carmo

102 LÚPUS ERITEMATOSO NA URGÊNCIA 305
Paula Reale Fernandes ▪ Lorena Costa Miron

SEÇÃO
OFTALMOLÓGICA

103 LESÕES INFLAMATÓRIAS DOS OLHOS 311
Mateus Pimenta Arruda ▪ Ana Flávia Teixeira de Abreu
Ana Paula Teixeira de Abreu

104 LESÕES TRAUMÁTICAS DOS OLHOS 317
Mateus Pimenta Arruda ▪ Ana Flávia Teixeira de Abreu
Ana Paula Teixeira de Abreu

105 OUTRAS URGÊNCIAS OFTALMOLÓGICAS.. 321
Mateus Pimenta Arruda

SEÇÃO
OTORRINOLARINGOLOGIA

106 GRIPE E RESFRIADO 325
Leonardo Ramos Ribeiro de Oliveira
Vitor Ramos Ribeiro de Oliveira
Evandro Ramos Ribeiro de Oliveira
Tayenne do Vale Cabral

107 RINOSSINUSITES 327
Leonardo Ramos Ribeiro de Oliveira
Vitor Ramos Ribeiro de Oliveira
Evandro Ramos Ribeiro de Oliveira
Taynara de Paula Oliveira

108 OTITES... 329
Leonardo Ramos Ribeiro de Oliveira
Vitor Ramos Ribeiro de Oliveira
Evandro Ramos Ribeiro de Oliveira
Tayenne do Vale Cabral

109 FARINGOAMIGDALITES.......................... 333
Leonardo Ramos Ribeiro de Oliveira
Vitor Ramos Ribeiro de Oliveira
Evandro Ramos Ribeiro de Oliveira
Tayenne do Vale Cabral ▪ Carolina Piccinini Silva

110 LABIRINTOPATIAS 336
Leonardo Ramos Ribeiro de Oliveira
Vitor Ramos Ribeiro de Oliveira
Evandro Ramos Ribeiro de Oliveira
Thaís Barretto Aleixo

111 CORPOS ESTRANHOS EM
OTORRINOLARINGOLOGIA 340
Leonardo Ramos Ribeiro de Oliveira
Vitor Ramos Ribeiro de Oliveira
Evandro Ramos Ribeiro de Oliveira
Tayenne do Vale Cabral

112 CERUME... 342
Leonardo Ramos Ribeiro de Oliveira
Vitor Ramos Ribeiro de Oliveira
Evandro Ramos Ribeiro de Oliveira
Ana Tereza Alvarenga Carneiro

113 PERFURAÇÃO TIMPÂNICA 344
Leonardo Ramos Ribeiro de Oliveira
Vitor Ramos Ribeiro de Oliveira
Evandro Ramos Ribeiro de Oliveira
Ana Tereza Alvarenga Carneiro

114 EPISTAXE 346
Leonardo Ramos Ribeiro de Oliveira
Vitor Ramos Ribeiro de Oliveira
Evandro Ramos Ribeiro de Oliveira

SEÇÃO
CIRURGIA VASCULAR

115 OCLUSÃO ARTERIAL AGUDA.................. 355
Matheus Sales Silva Araújo ▪ Franciely Máyra Reis Carmo
Leonardo Barros Piccinini

116 ACESSO VASCULAR NA URGÊNCIA 357
Camila Silver e Silva ▪ Leonardo Barros Piccinini

117 TROMBOSE VENOSA PROFUNDA (TVP) .. 362
Taynara de Paula Oliveira ▪ Leonardo Barros Piccinini

SEÇÃO
CIRURGIA UROLÓGICA

118 PRIAPISMO 367
Pedro Ivo Cosenza de Andrade

119 FRATURA DE PÊNIS 372
Patrícia Cardoso Schiaveto

120 CÓLICA RENAL 373
Priscila de Alvarenga Antunes

121 TORÇÃO TESTICULAR............................ 376
Camila Pereira Testa ▪ Danielle Costa Nazareth
Naiara Gesualdo Lopes

SUMÁRIO

SEÇÃO
TRAUMATOLOGIA E ORTOPEDIA

122 CONCEITOS BÁSICOS EM ORTOPEDIA..... 383
Luiz Guilherme Vidal Assad de Carvalho
Demóstenes Moreira ▪ Thiago Mattos Resende

123 FRATURAS 386
Luiz Guilherme Vidal Assad de Carvalho
Demóstenes Moreira ▪ Thiago Mattos Resende

124 SÍNDROME COMPARTIMENTAL EM ORTOPEDIA 390
Demóstenes Moreira
Luiz Guilherme Vidal Assad de Carvalho
Thiago Mattos Resende ▪ Lorena Costa Miron

125 LUXAÇÃO 392
Luiz Guilherme Vidal Assad de Carvalho
Demóstenes Moreira ▪ Thiago Mattos Resende

126 TRAUMA DE EXTREMIDADES E AMPUTAÇÕES 395
Thaís Barretto Aleixo ▪ Camila Silver e Silva

SEÇÃO
URGÊNCIAS NO TRAUMA

127 ATENDIMENTO INICIAL AO POLITRAUMATIZADO 403
Ísis Chaves Fonseca ▪ Camila Silver e Silva

128 TRAUMATISMO CRANIOENCEFÁLICO 405
Hannah de Castro Almeida ▪ Camila Silver e Silva
Thaís Barretto Aleixo

129 HIPOTERMIA E GELADURA 409
Ísis Chaves Fonseca ▪ Camila Silver e Silva

130 TRAUMA ABDOMINAL 412
Isis Chaves Fonseca ▪ Camila Silver e Silva

131 TRAQUEOSTOMIA E CRICOTIREOIDOSTOMIA NA URGÊNCIA 416
Yasmin Zaka Tostes ▪ Camila Silver e Silva

132 TRAUMA TORÁCICO 419
Yasmin Zaka Tostes ▪ Camila Silver e Silva
Thaís Barretto Aleixo

133 TAMPONAMENTO CARDÍACO 422
Yasmin Zaka Tostes ▪ Camila Silver e Silva

134 TÓRAX INSTÁVEL 425
Yasmin Zaka Tostes ▪ Camila Silver e Silva

135 TRAUMA GENITOURINÁRIO 427
Heitor Motta Bini Pereira

136 TRAUMA MAXILOFACIAL 432
Heitor Motta Bini Pereira

137 ATENDIMENTO AO PACIENTE QUEIMADO .. 437
Gabriel Victor Dornelas ▪ Lucília Brigato Paviato

138 TRAUMA PEDIÁTRICO 441
Gilmara Paiva Quintão Costa ▪ Lucas Pedrosa Lange
Marina Lourenço de Medeiros

SEÇÃO
GINECOLOGIA E OBSTETRÍCIA

139 DOENÇA HIPERTENSIVA ESPECÍFICA DA GESTAÇÃO 449
Sabrina Carpanez Veiga ▪ Laíze Andrade Mascarenhas
Hellen Guerra Ramos ▪ Ademar Vasconcellos do Carmo

140 ABORTAMENTO 453
Sabrina Carpanez Veiga ▪ Laíze Andrade Mascarenhas
Hellen Guerra Ramos ▪ Ademar Vasconcellos do Carmo

141 SANGRAMENTO VAGINAL AGUDO 455
Sabrina Carpanez Veiga ▪ Laíze Andrade Mascarenhas
Hellen Guerra Ramos ▪ Ademar Vasconcellos do Carmo

142 DOENÇA INFLAMATÓRIA PÉLVICA 458
Sabrina Carpanez Veiga ▪ Laíze Andrade Mascarenhas
Hellen Guerra Ramos ▪ Ademar Vasconcellos do Carmo

143 DISTOCIA DE OMBROS 461
Sabrina Carpanez Veiga ▪ Laíze Andrade Mascarenhas
Hellen Guerra Ramos ▪ Ademar Vasconcellos do Carmo

144 DESCOLAMENTO PREMATURO DE PLACENTA 463
Sabrina Carpanez Veiga ▪ Laíze Andrade Mascarenhas
Hellen Guerra Ramos ▪ Ademar Vasconcellos do Carmo

145 TUBÁRIA ROTA 466
Sabrina Carpanez Veiga ▪ Laíze Andrade Mascarenhas
Hellen Guerra Ramos ▪ Ademar Vasconcellos do Carmo

146 PARTO PÉLVICO 468
Sabrina Carpanez Veiga ▪ Laíze Andrade Mascarenhas
Hellen Guerra Ramos ▪ Ademar Vasconcellos do Carmo

147 RUPTURA UTERINA 472
Sabrina Carpanez Veiga ▪ Laíze Andrade Mascarenhas
Hellen Guerra Ramos ▪ Ademar Vasconcellos do Carmo

148 VULVOVAGINITES 474
Sabrina Carpanez Veiga ▪ Laíze Andrade Mascarenhas
Hellen Guerra Ramos ▪ Ademar Vasconcellos do Carmo

149 CERVICITES 478
Sabrina Carpanez Veiga ▪ Laíze Andrade Mascarenhas
Hellen Guerra Ramos ▪ Ademar Vasconcellos do Carmo

150 TORÇÃO ANEXIAL 481
Sabrina Carpanez Veiga ▪ Laíze Andrade Mascarenhas
Hellen Guerra Ramos ▪ Ademar Vasconcellos do Carmo

OUTROS
TEMAS DA URGÊNCIA

151 ACIDENTES COM SERPENTES (OFIDISMO) 487
Jorge Wilson Souza Paiva ▪ Marcelo Barros Weiss
Dirceu David de Andrade Junior

152 ACIDENTES COM ESCORPIÃO (ESCORPIONISMO) 495
Jorge Wilson Souza Paiva ▪ Marcelo Barros Weiss
Dirceu David de Andrade Junior

153 ACIDENTES COM ARANHAS (ARANEÍSMO) 500
Jorge Wilson Souza Paiva ▪ Marcelo Barros Weiss
Dirceu David de Andrade Junior

154 ACIDENTES COM LAGARTAS (ERUCISMO) 508
Jorge Wilson Souza Paiva ▪ Marcelo Barros Weiss
Dirceu David de Andrade Junior

155 ACIDENTE COM ABELHAS, VESPAS E FORMIGAS (HIMENÓPTEROS) 511
Jorge Wilson Souza Paiva ▪ Marcelo Barros Weiss
Dirceu David de Andrade Junior

156 SUTURAS E BLOQUEIOS ANESTÉSICOS REGIONAIS – SUTURA NA EMERGÊNCIA ... 515
Hemeli Geanine Bertoldi ▪ Patrícia Cardoso Schiaveto

157 DOR NO PRONTO-SOCORRO 523
Cristiane Zamprogno Vieira
Ludymila Samara Alves da Mata Souza

158 PRINCIPAIS FARMACODERMIAS 528
Carolina Piccinini Silva

159 URGÊNCIAS EM ONCOLOGIA 530
Dário Fialho Marzal ▪ Laíssa Maria Negreiros Rotella
Mateus Sales Silva Araújo

160 EMERGÊNCIAS NO PACIENTE COM AIDS/SIDA 535
Gabriel Seixas Carvalho ▪ Túlio Bassoli

161 IDOSO NA URGÊNCIA 540
Ana Carolina Franco de Morais
Lívia Carla Moura Corrêa

162 ATENDIMENTO AO PACIENTE COM COVID-19 542
Marcelo Barros Weiss

ÍNDICE REMISSIVO 553

PRANCHAS EM CORES

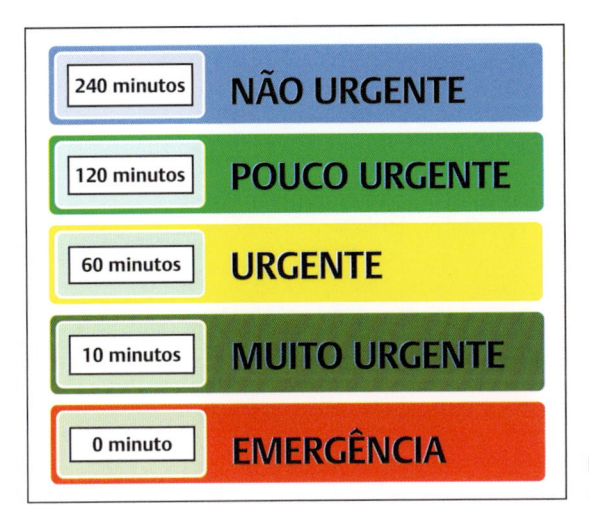

Fig. 1-2. Classificação do paciente em cores de acordo com a gravidade.

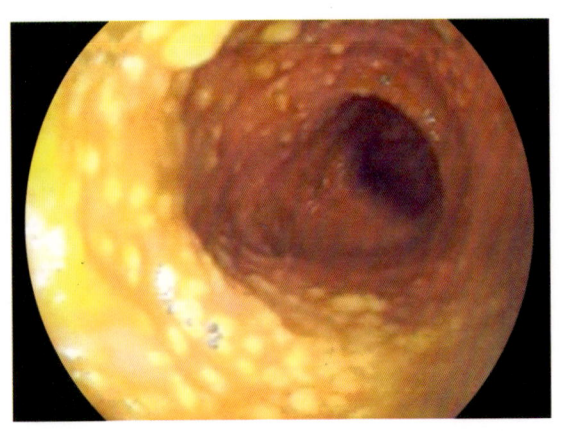

Fig. 33-1. Mucosa de sigmoide com espessa camada de fibrina (pseudomembranas) entremeada por mucosa de aspecto normal.

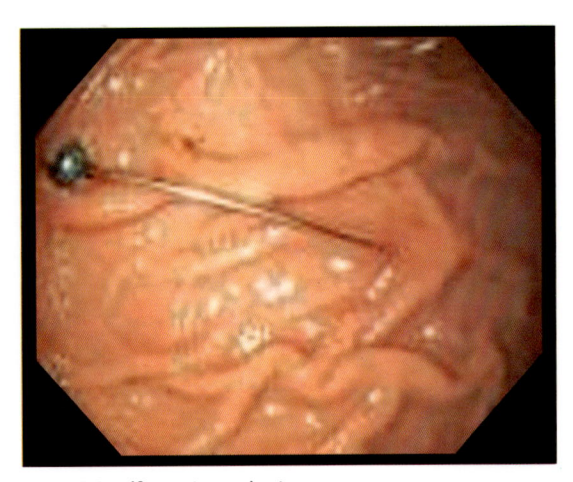

Fig. 34-2. Alfinete intragástrico.

OBSTRUÇÃO INTESTINAL ALTA

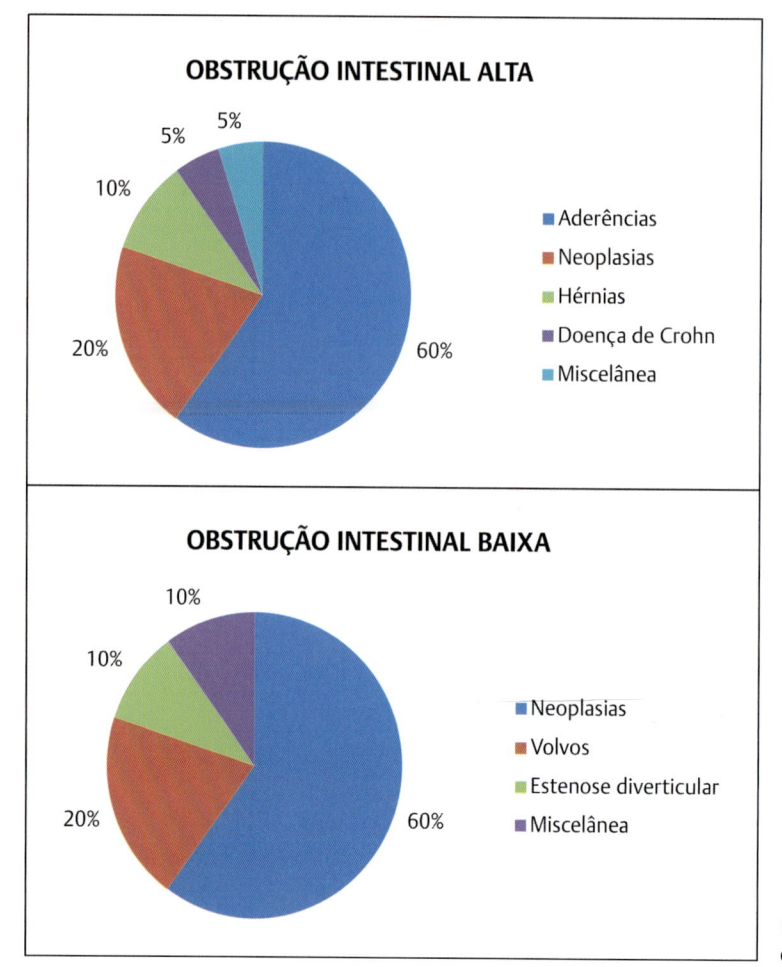

- Aderências — 60%
- Neoplasias — 20%
- Hérnias — 10%
- Doença de Crohn — 5%
- Miscelânea — 5%

OBSTRUÇÃO INTESTINAL BAIXA

- Neoplasias — 60%
- Volvos — 20%
- Estenose diverticular — 10%
- Miscelânea — 10%

Fig. 36-1. Principais causas de OIA alta e baixa em adultos.

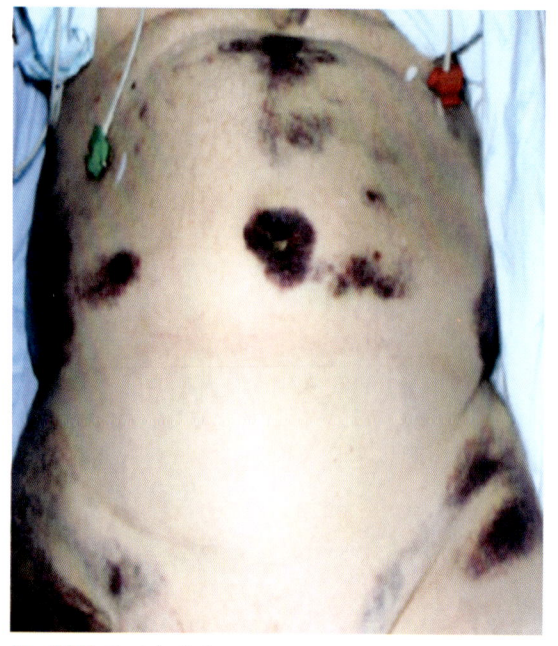

Fig. 39-2. Sinal de Cullen.

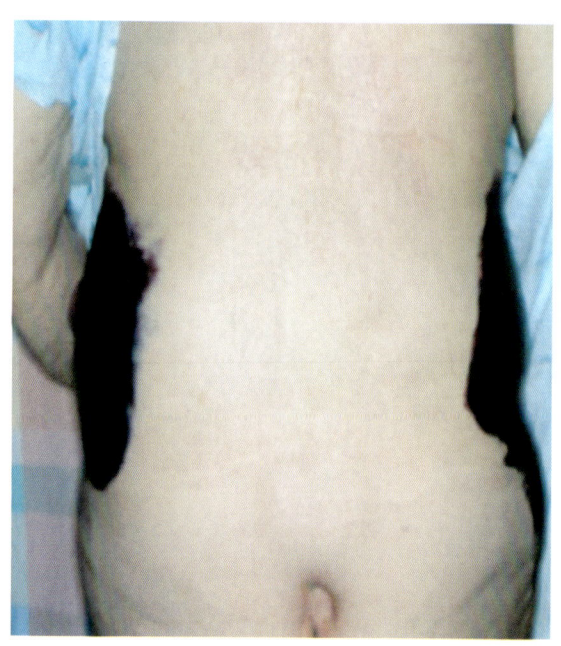

Fig. 39-3. Grey Turner.

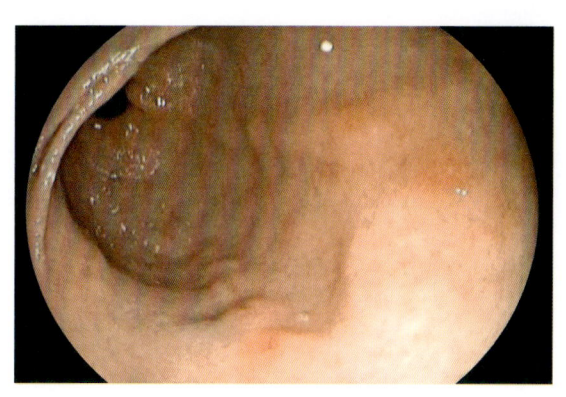

Fig. 44-1. Gastrite erosiva elevada.

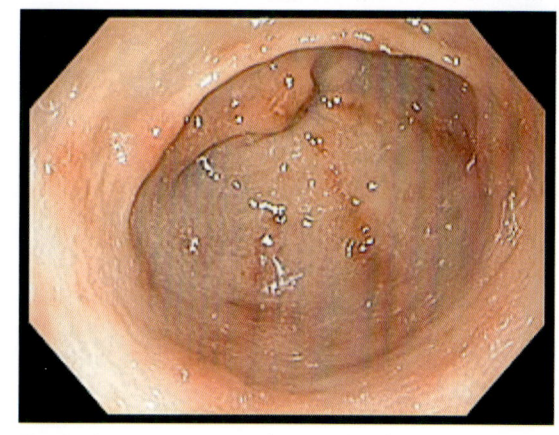

Fig. 44-2. Gastrite erosiva plana moderada.

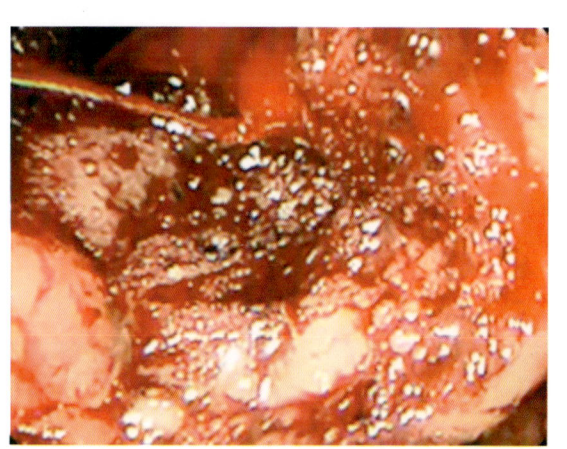

Fig. 45-1. Úlcera gástrica (Forrest 1a).

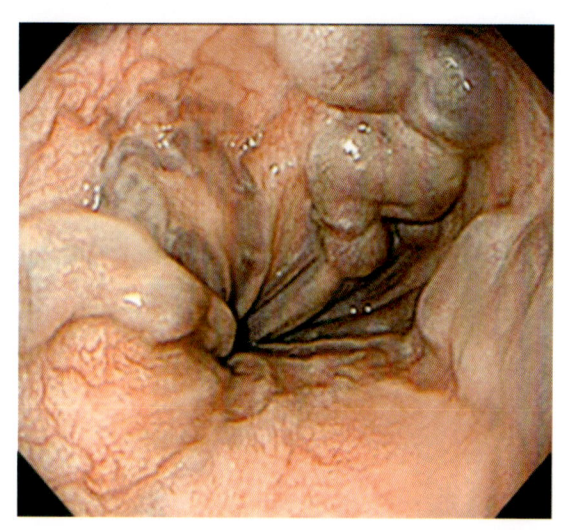

Fig. 45-2. Varizes de esôfago distal de médio para grande calibre.

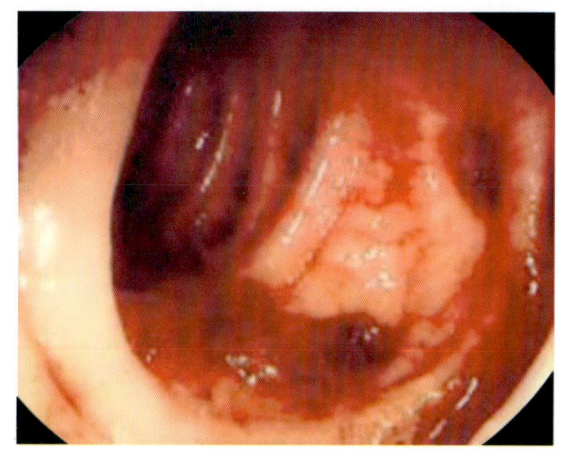

Fig. 46-1. Divertículo de sigmoide sangrando.

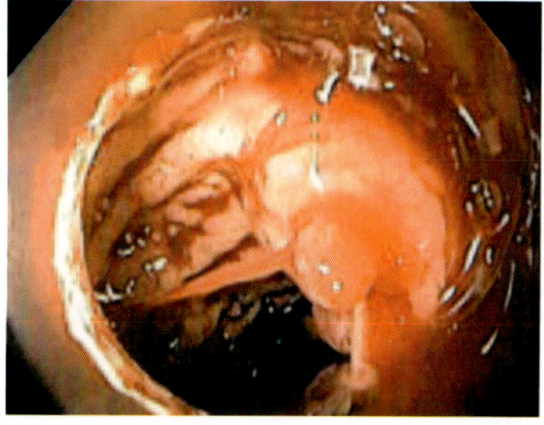

Fig. 46-2. Dilafoy de cólon sangrando.

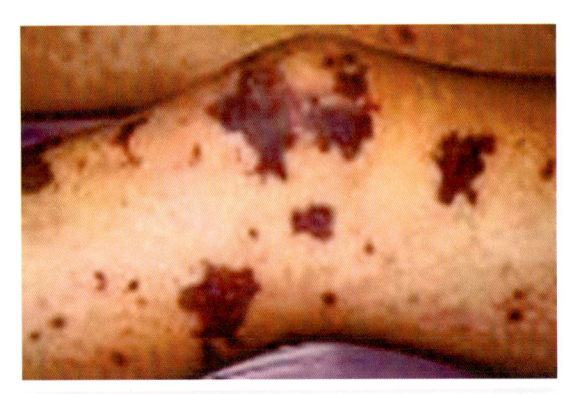

Fig. 72-1. Apresentação cutânea.

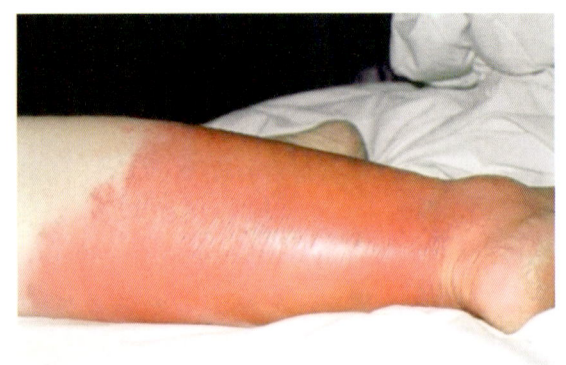

Fig. 74-1. Erisipela.

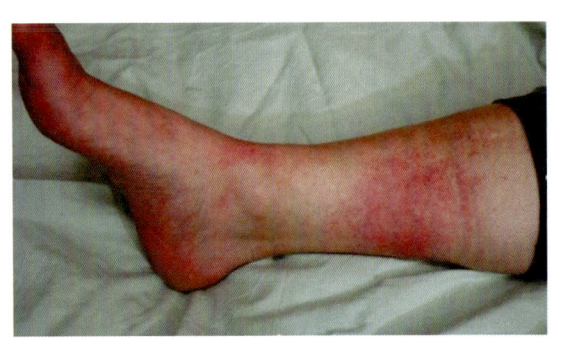

Fig. 74-2. Celulite.

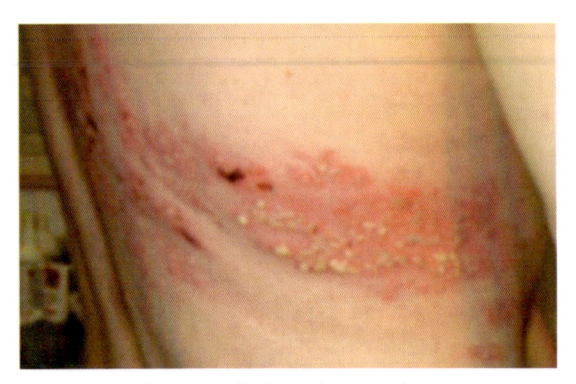

Fig. 84-1. Lesão compatível com herpes-zóster.

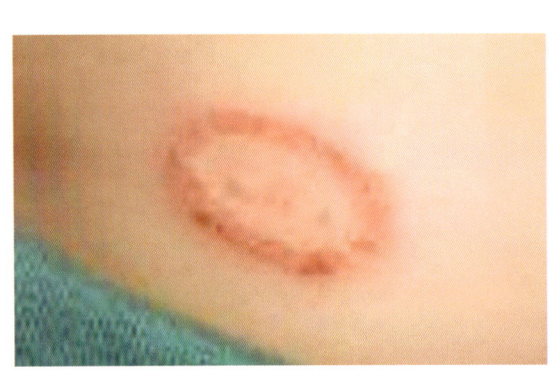

Fig. 85-1. Dermatofitose.

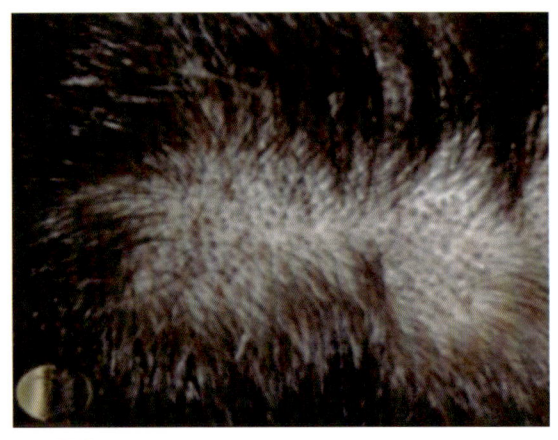

Fig. 85-2. *Tinea capitis*.

PRANCHA EM CORES xxvii

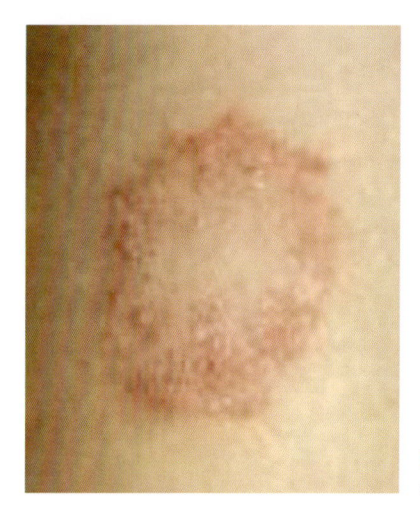

Fig. 85-3. Tinea corporis.

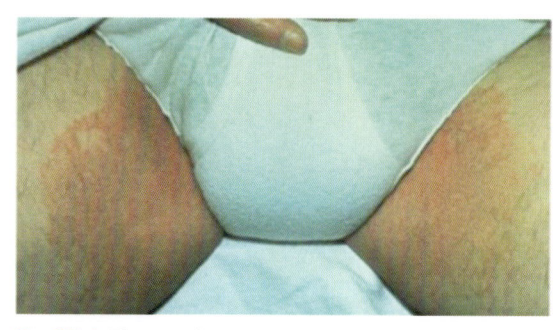

Fig. 85-4. Tinea cruris.

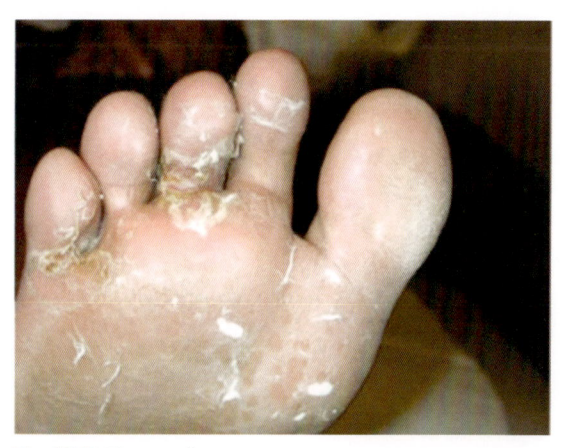

Fig. 85-5. Tinea pedis.

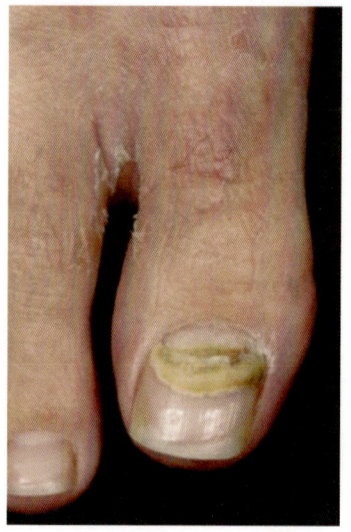

Fig. 85-6. Tinea unguim.

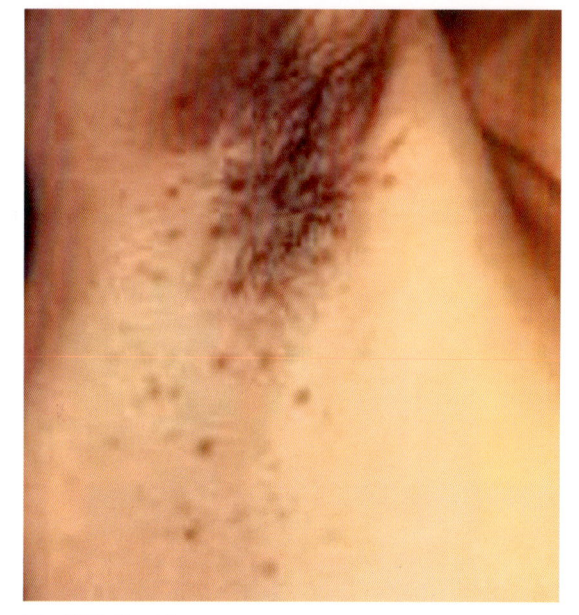

Fig. 86-1. Escabiose.

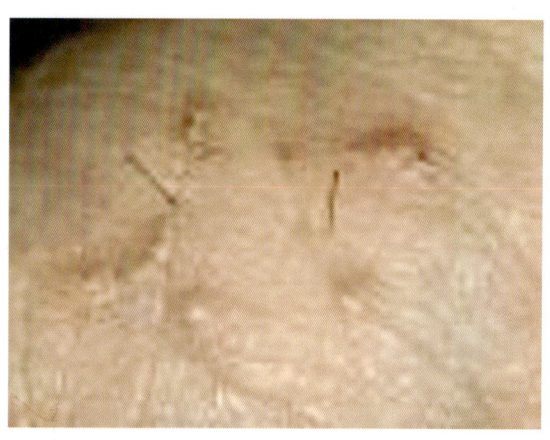

Fig. 86-2. Parasita causando trajetos debaixo da pele.

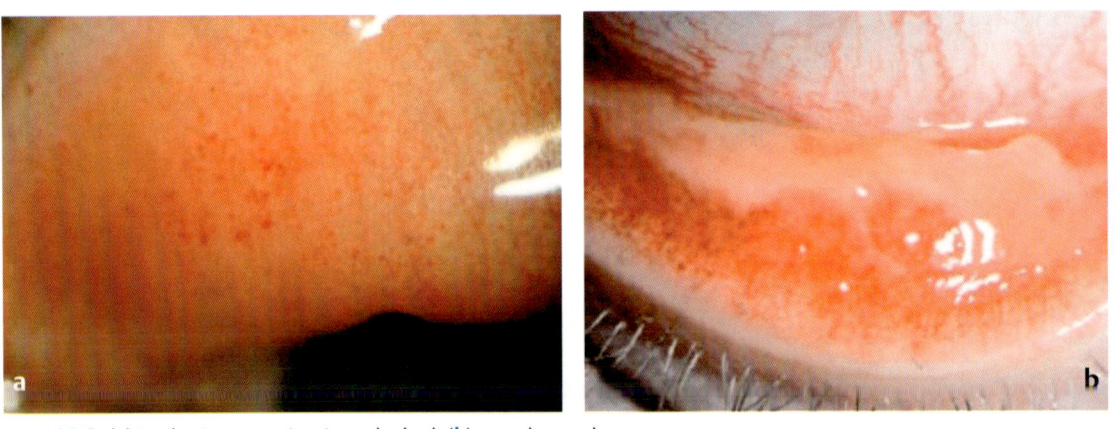

Fig. 103-2. (a) Petéquias na conjuntiva palpebral; (b) pseudomembrana.

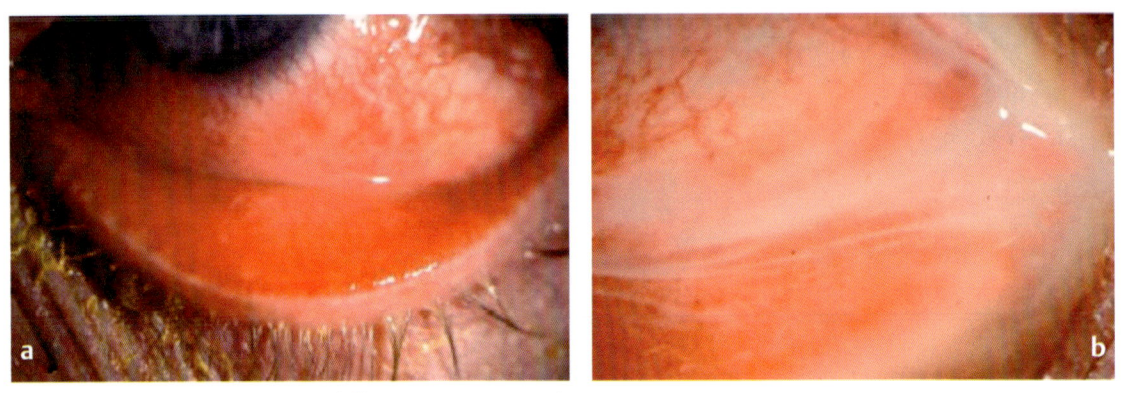

Fig. 103-3. (a) Hiperemia conjuntival; (b) secreção mucopurulenta.

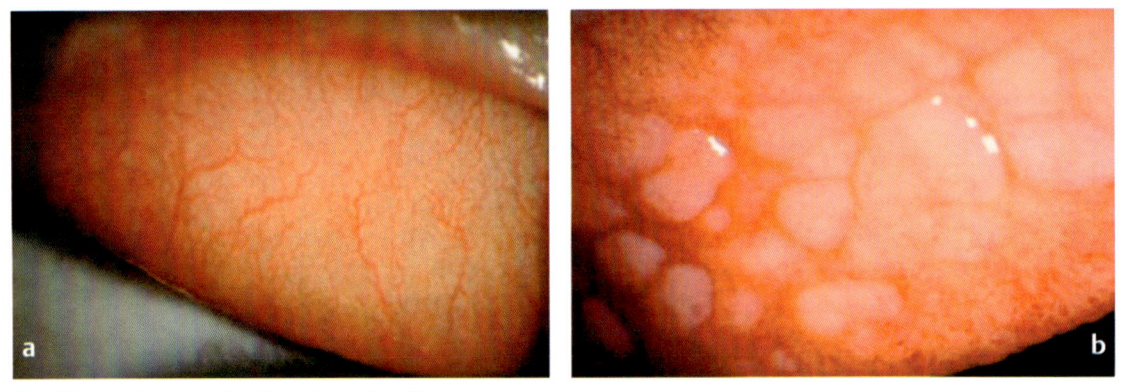

Fig. 103-4. (a) Hipertrofia difusa de papilas; (b) papilas gigantes.

PRANCHA EM CORES xxix

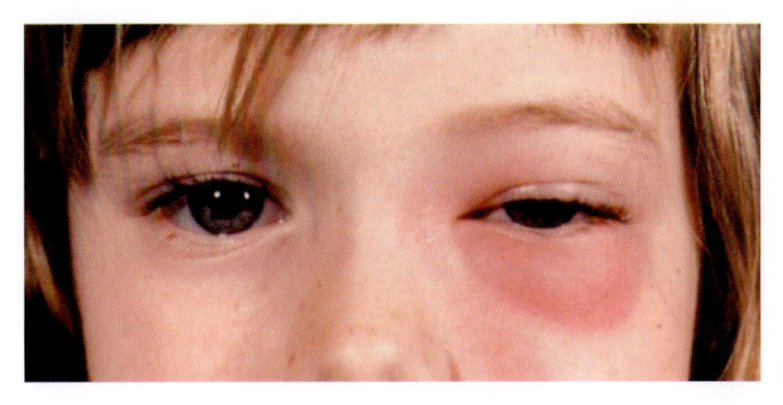

Fig. 103-5. Celulite orbitária.

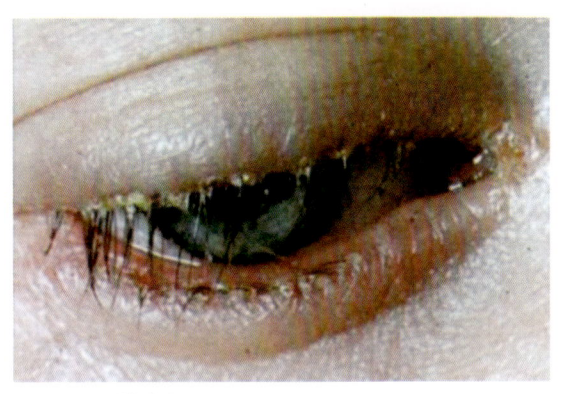

Fig. 103-6. Blefarite.

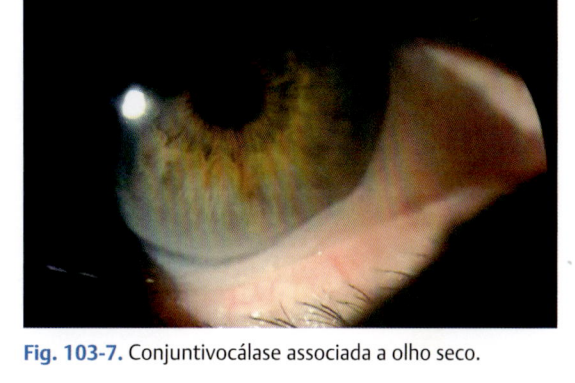

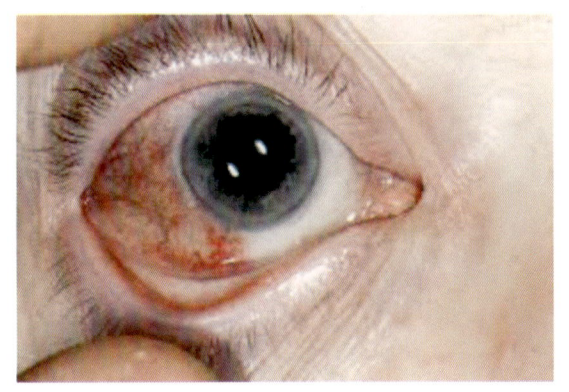

Fig. 103-7. Conjuntivocálase associada a olho seco.

Fig. 103-8. Episclerite.

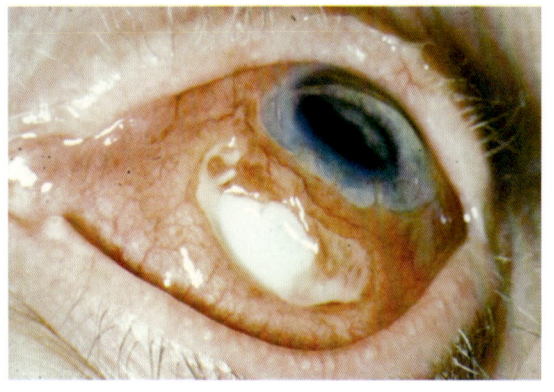

Fig. 103-9. Esclerite.

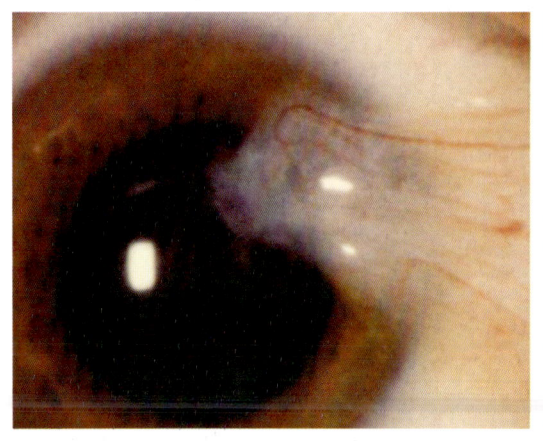

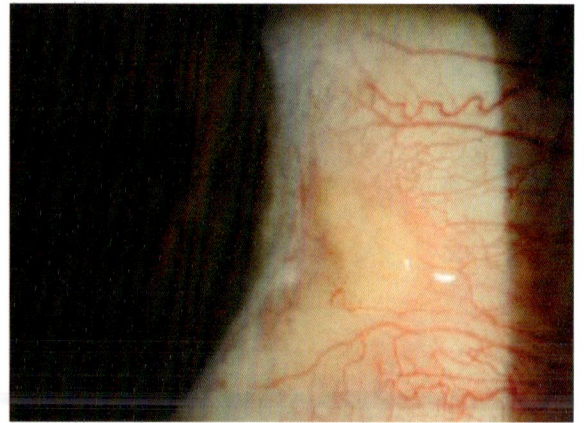

Fig. 103-10. (**a**) Pterígio; (**b**) pingueculite.

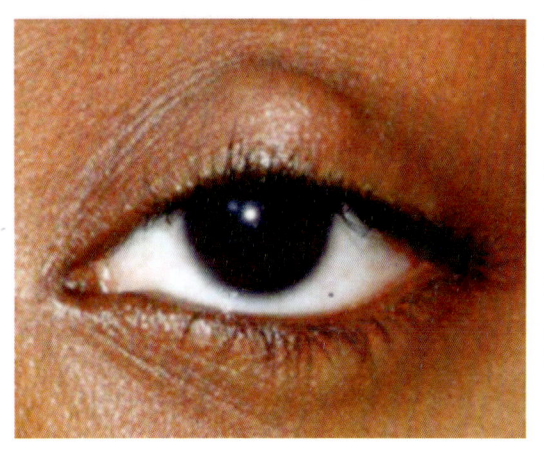

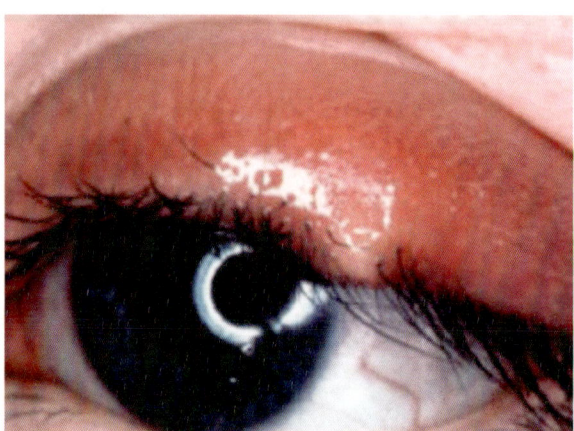

Fig. 103-11. (**a**) Calázio; (**b**) hordéolo.

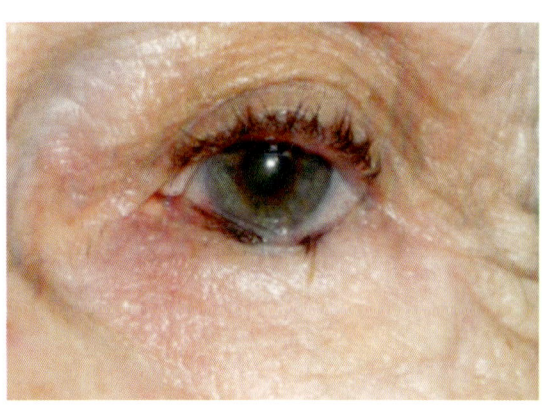

Fig. 104-1. Entrópio.

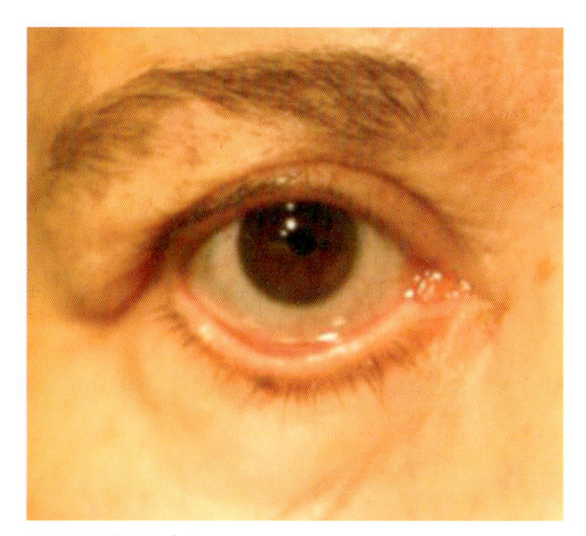

Fig. 104-2. Ectrópio.

PRANCHA EM CORES   xxxi

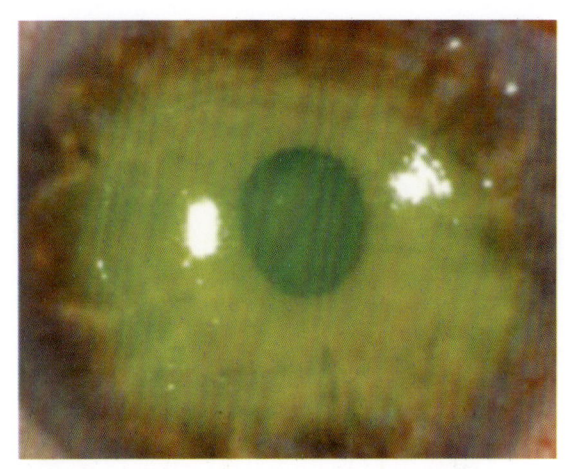

Fig. 104-3. Abrasão corneana corada por fluoresceína.

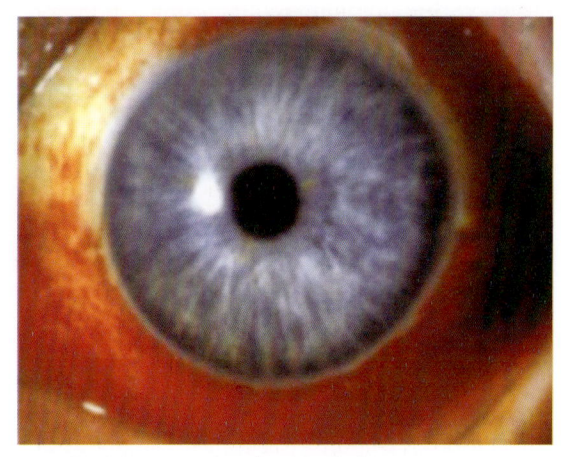

Fig. 104-4. Hemorragia subconjuntival.

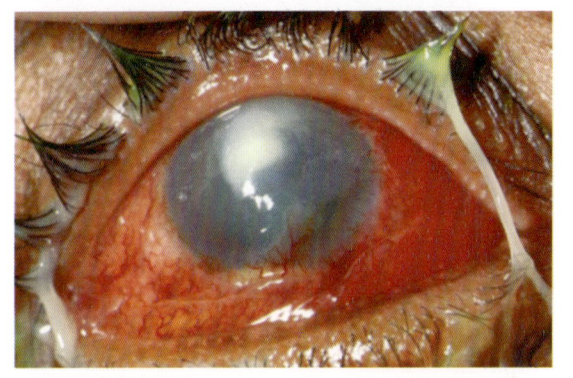

Fig. 105-1. Queimadura de esclera com comprometimento da córnea.

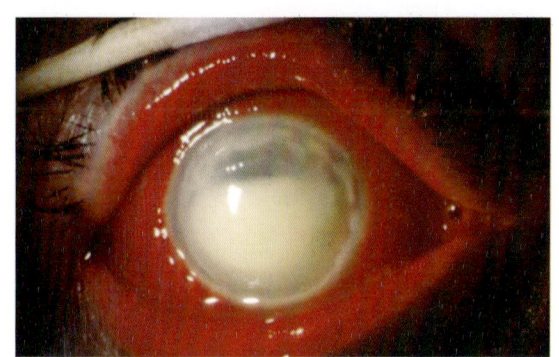

Fig. 105-2. Queimadura total de córnea e esclera.

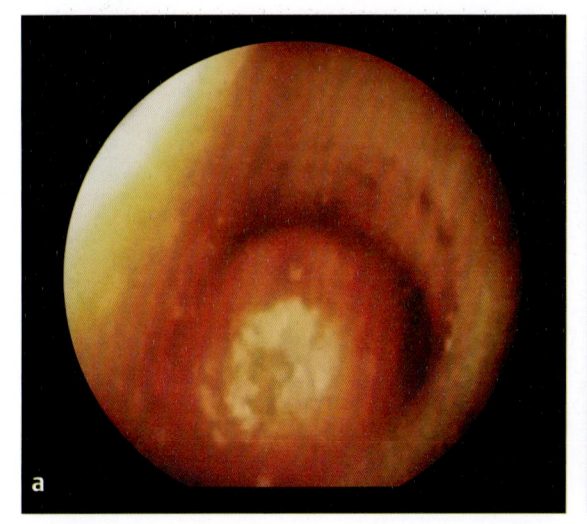

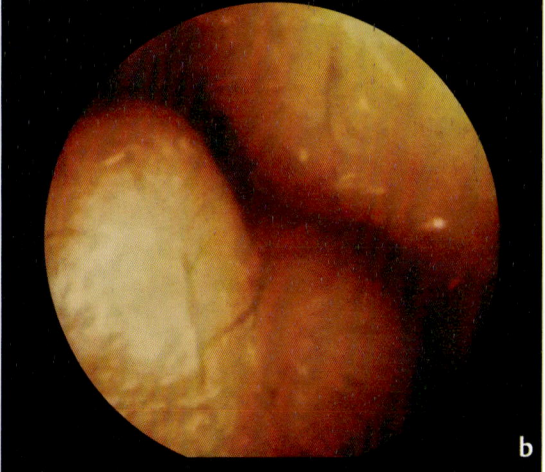

Fig. 108-1. (a, b) Otite externa circunscrita ou furunculosa. (Fonte: Figueiredo R. Urgência e Emergência em Otorrinolaringologia. Rio de Janeiro: Editora Revinter; 2006. Capítulo 2.)

Quadro 108-1. Tipos de Otite Externa Aguda

Tipo	Característica	Exemplo
I	CAE com discreta hiperemia e edema e sem secreções	
II	Há edema, porém, sem oclusão total do CAE, e com secreção purulenta em pequena quantidade	
III	Edema significativo e que em muitos casos leva a oclusão total do CAE	

(Fonte: Figueiredo R. Urgência e Emergência em Otorrinolaringologia. Rio de Janeiro: Editora Revinter; 2006. Capítulo 2.)

PRANCHA EM CORES xxxiii

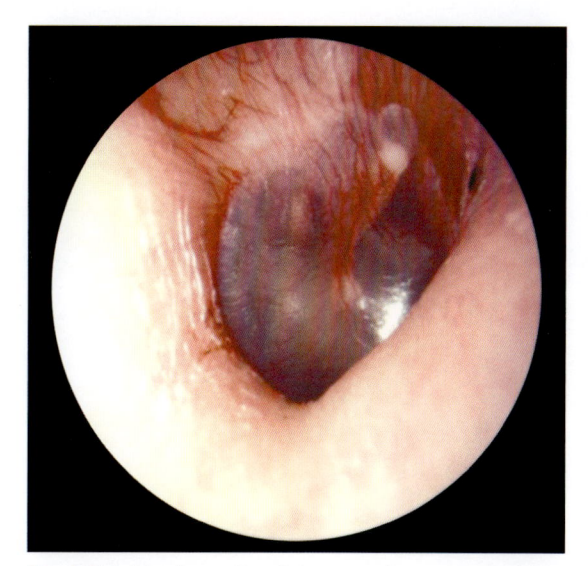

Fig. 113-1. Membrana timpânica normal.

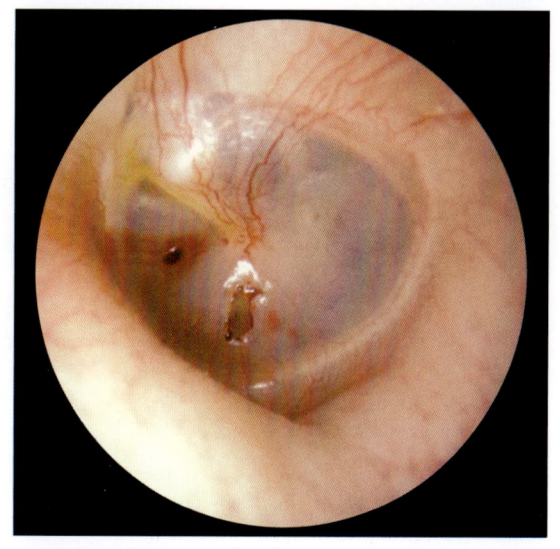

Fig. 113-2. Tímpano perfurado.

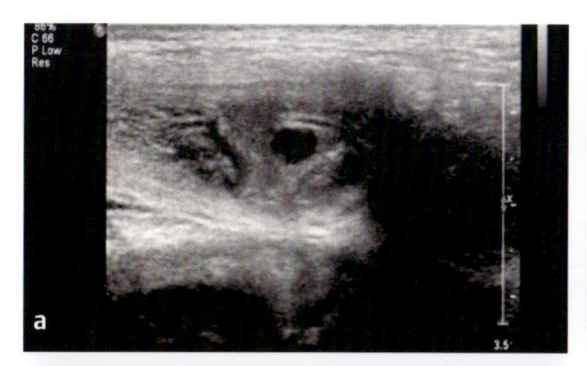

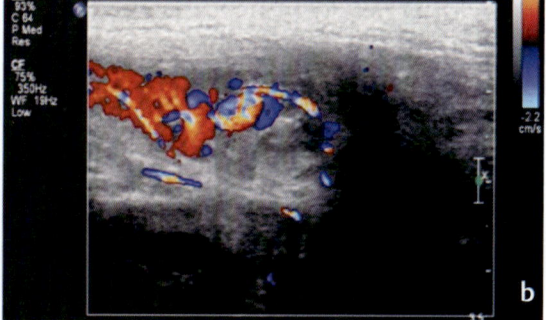

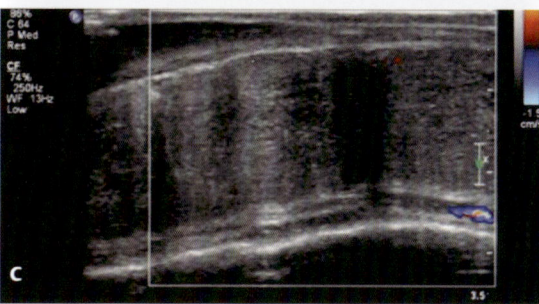

Fig. 118-1. (a, b) Fístula arterial-lacunar de alto fluxo, que se estende diretamente para o tecido cavernoso, e aparece como um *brush* colorido e como fluxo turbulento ao Doppler. (c) Doppler colorido mostrando ausência de sangue arterial intracavernoso no priapismo isquêmico.

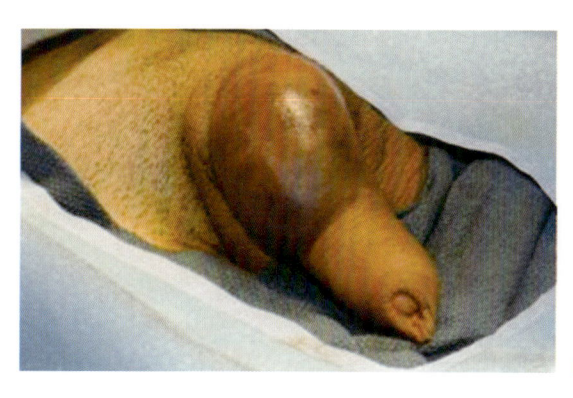

Fig. 119-1. Fratura de corpo do pênis.

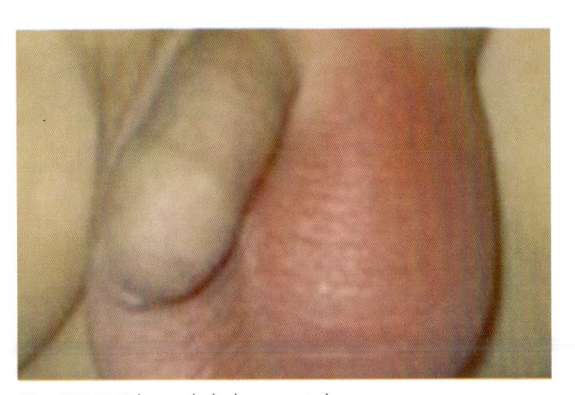

Fig. 121-1. Edema de bolsa escrotal.

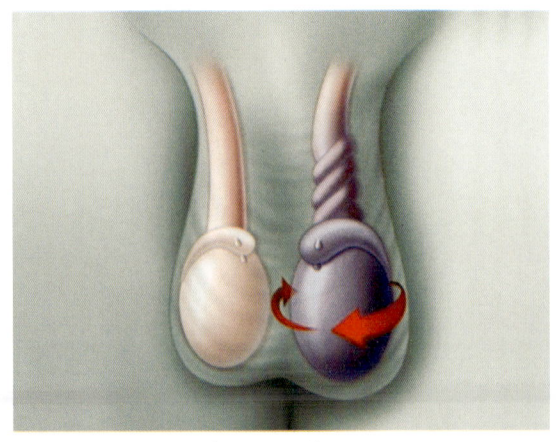

Fig. 121-2. Esquema de rotação de eixo.

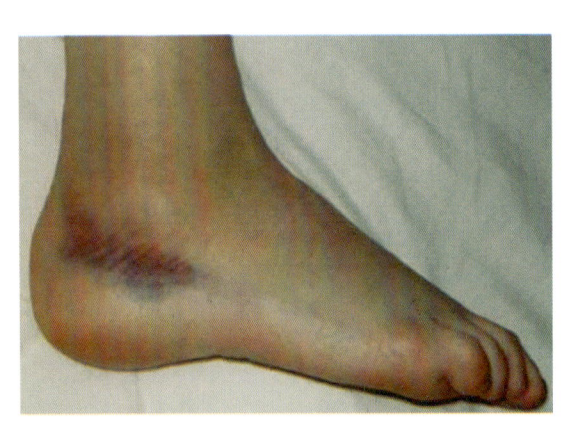

Fig. 122-1. Entorse de tornozelo.

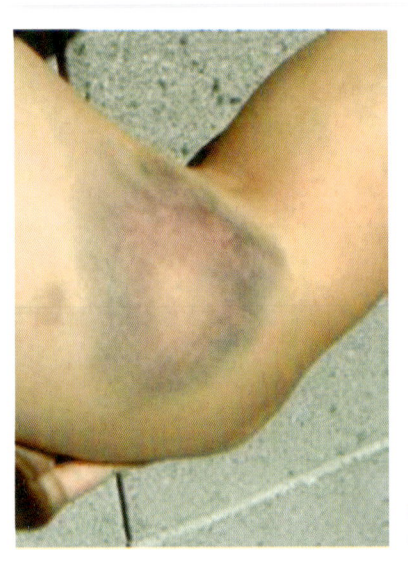

Fig. 122-2. Contusão.

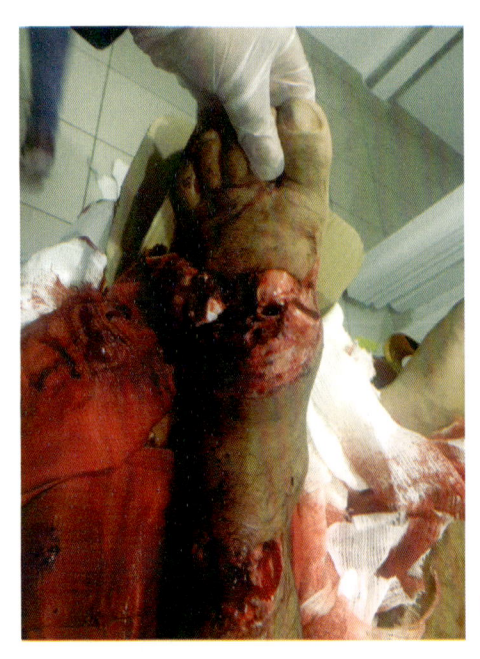

Fig. 123-3. Fratura exposta em membro inferior.

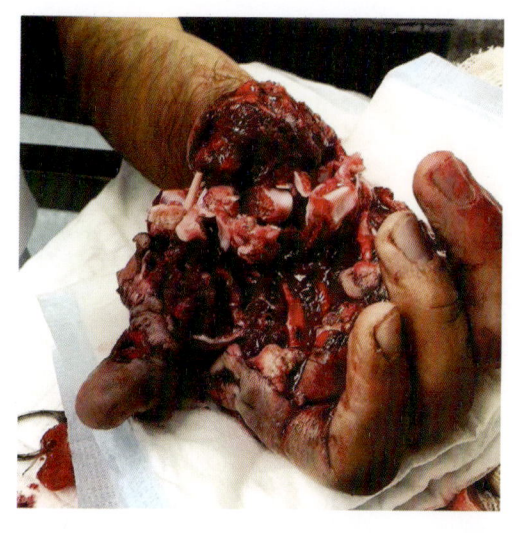

Fig. 123-4. Fratura exposta em membro superior.

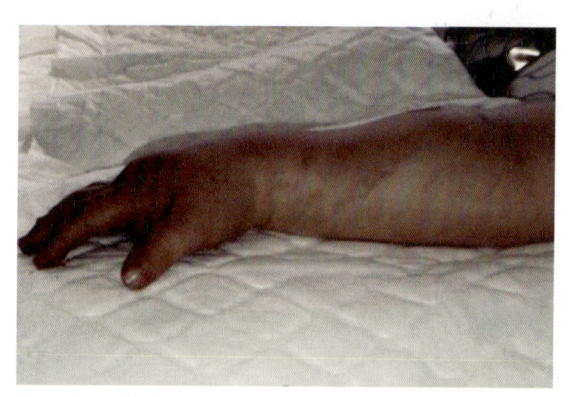

Fig. 124-1. Síndrome compartimental em membro superior.

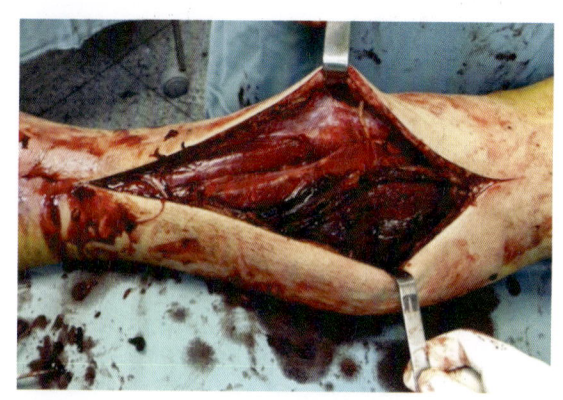

Fig. 124-2. Fasciotomia realizada em membro com síndrome compartimental.

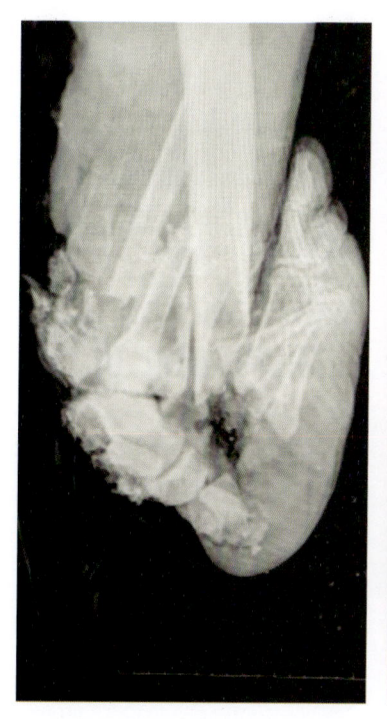

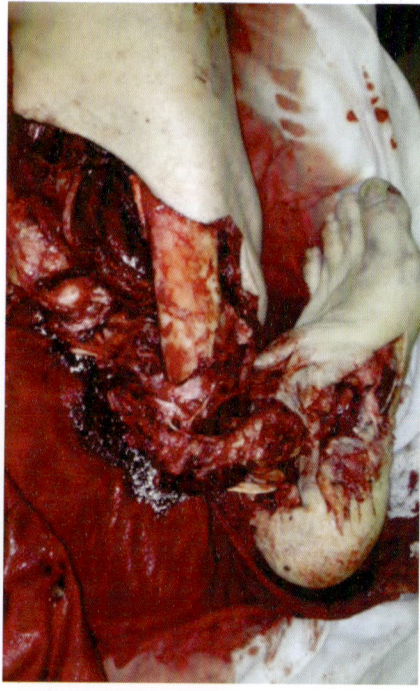

Fig. 126-1. Amputação traumática de tornozelo.

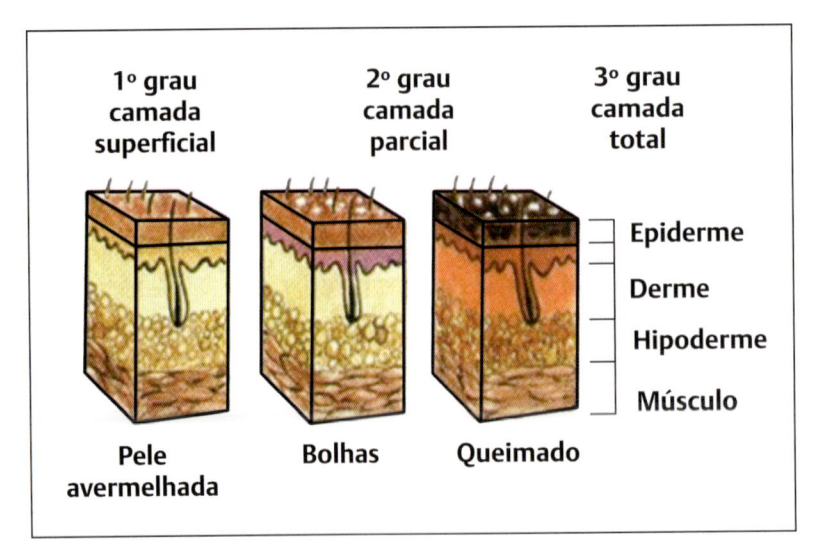

Fig. 137-1. Graus de queimadura.

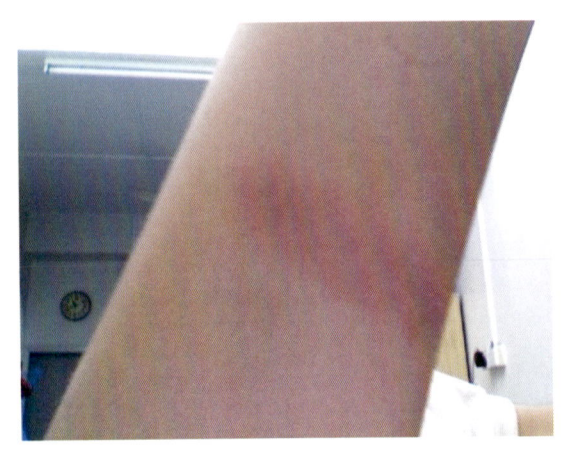

Fig. 137-2. Queimadura de primeiro grau.

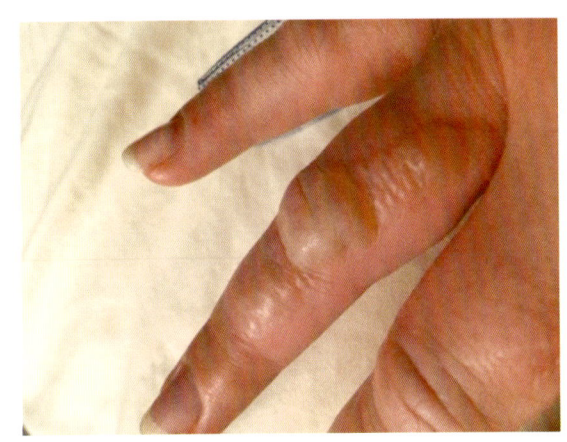

Fig. 137-3. Queimadura de segundo grau.

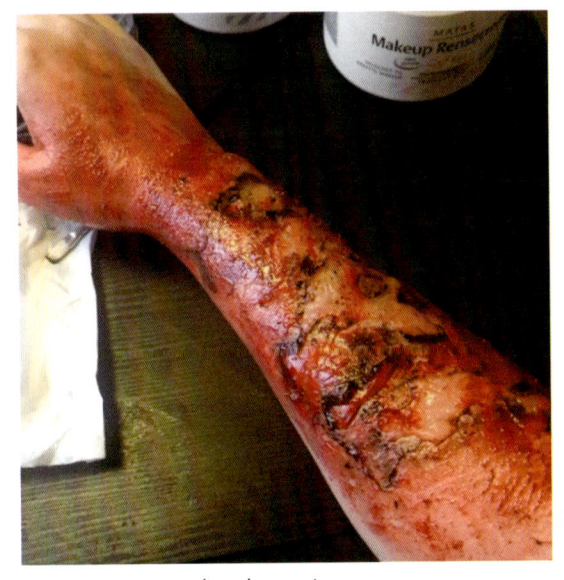

Fig. 137-4. Queimadura de terceiro grau.

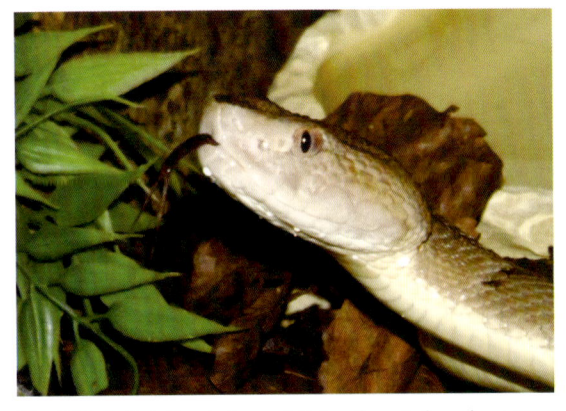

Fig. 151-1. Detalhe da língua bífida e fosseta loreal em *B. moojeni*. (Foto: Jorge Wilson Souza Paiva.)

PRANCHA EM CORES xxxvii

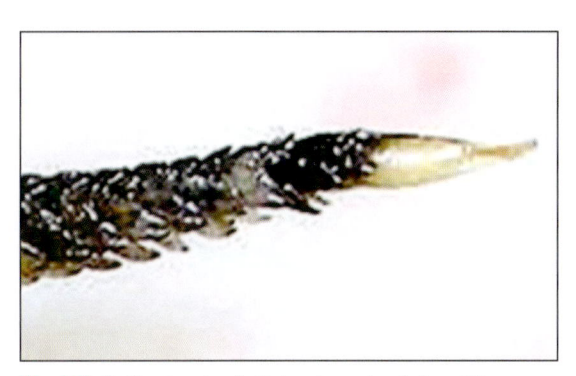

Fig. 151-2. Cauda eriçada típica dos animais laquéticos. Foto: arquivo pessoal Marcelo Barros Weiss.

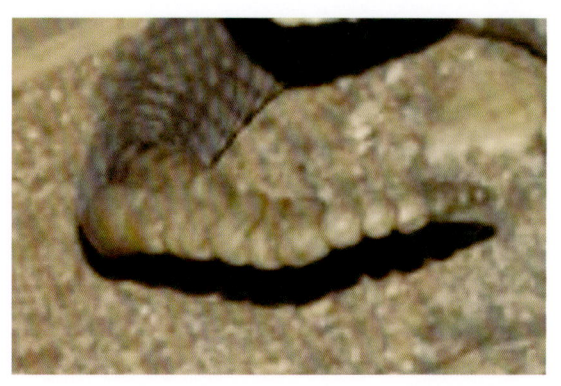

Fig. 151-3. Guizo exclusivo das espécies do gênero *crotallus*. Foto: Jorge Wilson Souza Paiva.

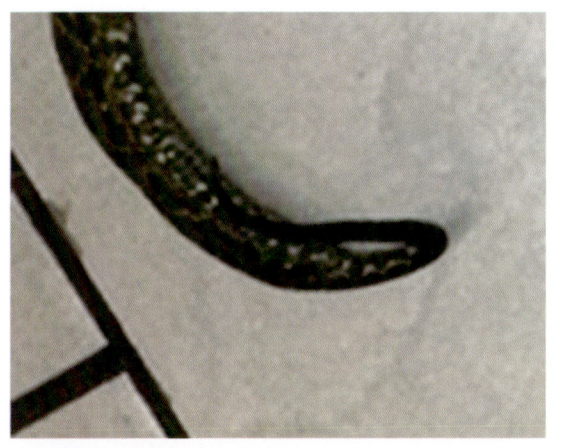

Fig. 151-4. Cauda que termina abruptamente, típica das espécies do gênero *Bothrops* e *Micrurus*. (Foto: arquivo pessoal Marcelo Barros Weiss.)

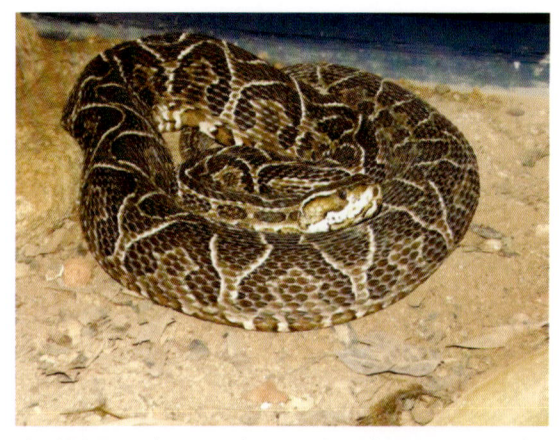

Fig. 151-5. *B. alternatus*. (Foto: Jorge Wilson Souza Paiva.)

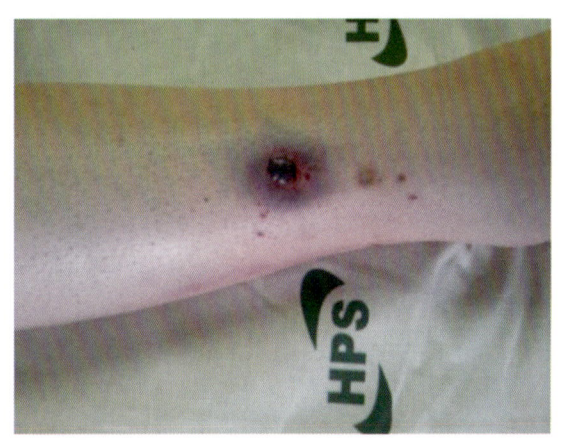

Fig. 151-6. Picada de *Bothrops* sp em perna. (Foto: Marcelo Barros Weiss.)

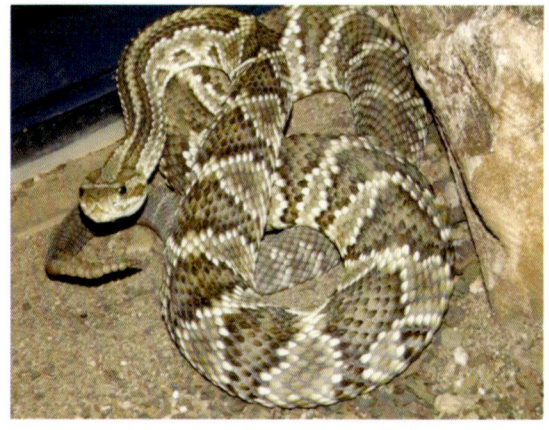

Fig. 151-7. *Crotalus durissus*. (Foto: Jorge Wilson Souza Paiva.)

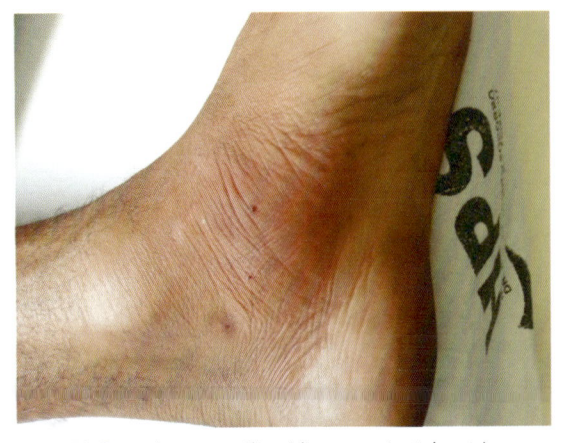

Fig. 151-8. Acidente crotálico (discretos sinais locais). (Foto: Marcelo Marros Weiss.)

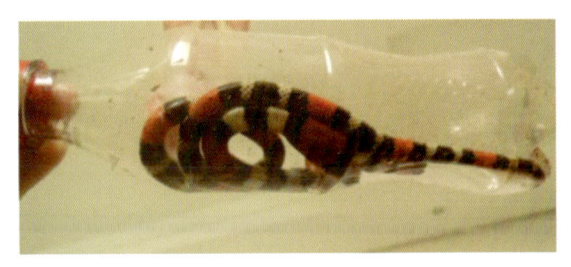

Fig. 151-9. *M. ibiboboca*. (Foto: Marcelo Barros Weiss.)

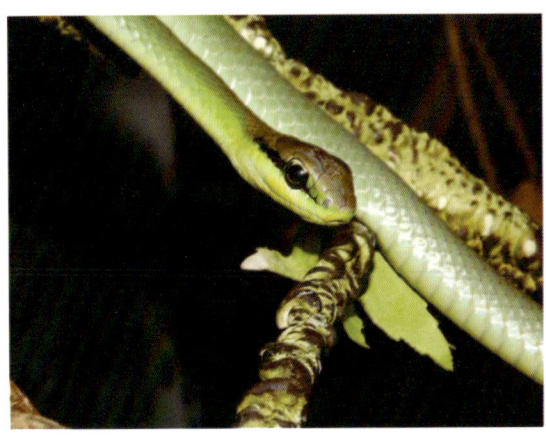

Fig. 151-10. *Philodryas olfersii*. (Fotos: Jorge Wilson Souza Paiva.)

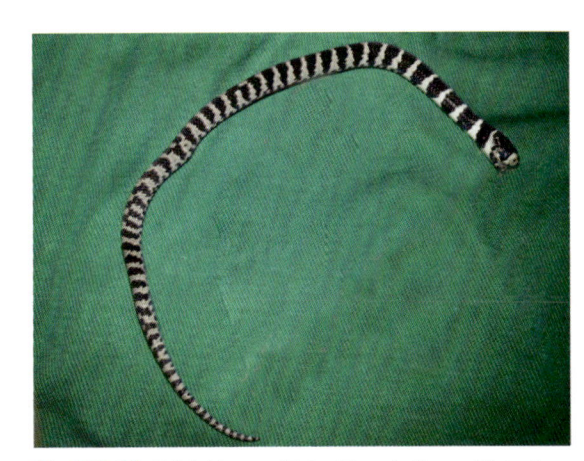

Fig. 151-11. *Colubridae* sp. (Foto: Marcelo Barros Weiss.)

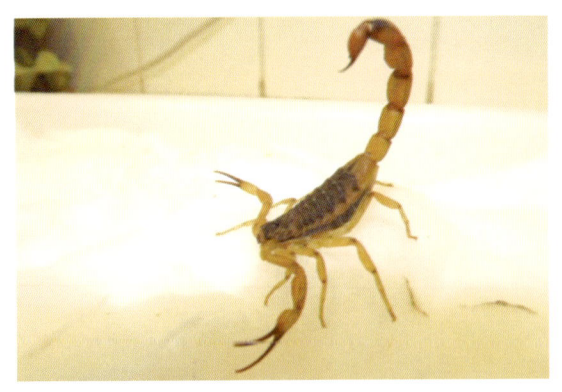

Fig. 152-1. *Tytius serrulatus*. (Foto: Jorge Wilson Souza Paiva.)

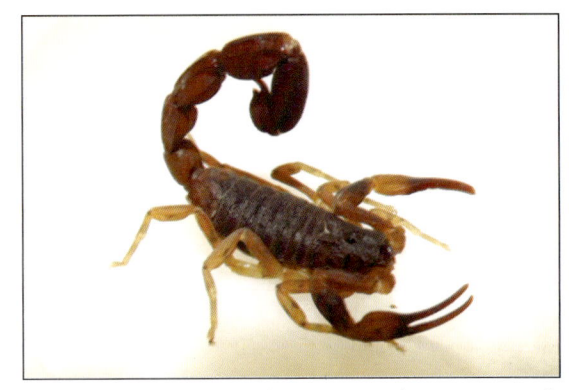

Fig. 152-2. *Tytius bahiensis*. (Fotos: Jorge Wilson Souza Paiva.)

PRANCHA EM CORES   xxxix

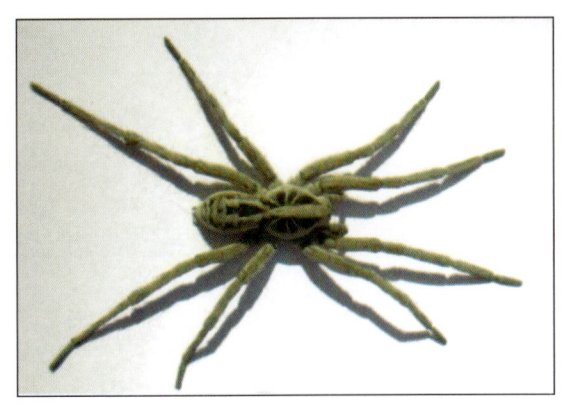

Fig. 153-1. *Lycosa* sp. (nome popular: aranha-de-jardim).

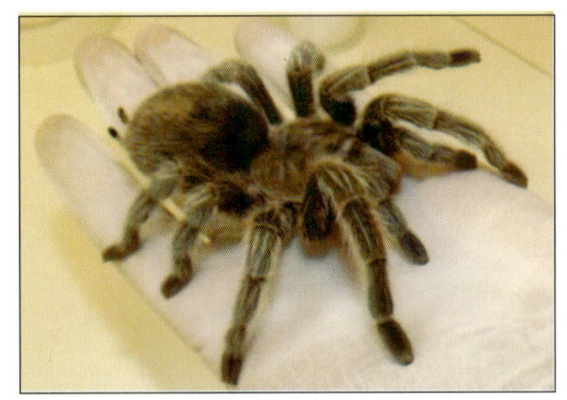

Fig. 153-2. *Grammostola rosea* (nome popular: aranha caranguejeira). (Foto: Jorge Wilson Souza Paiva)

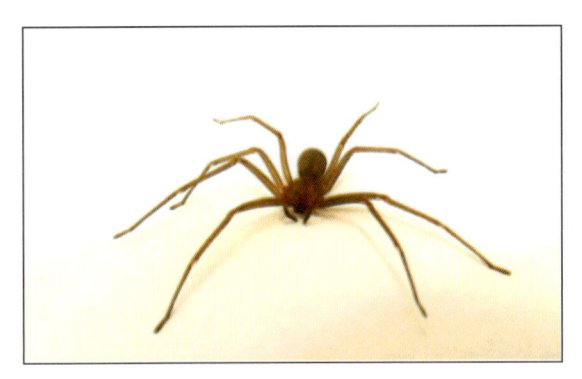

Fig. 153-3. *Loxosceles* sp. (Foto: Jorge Wilson Souza Paiva.)

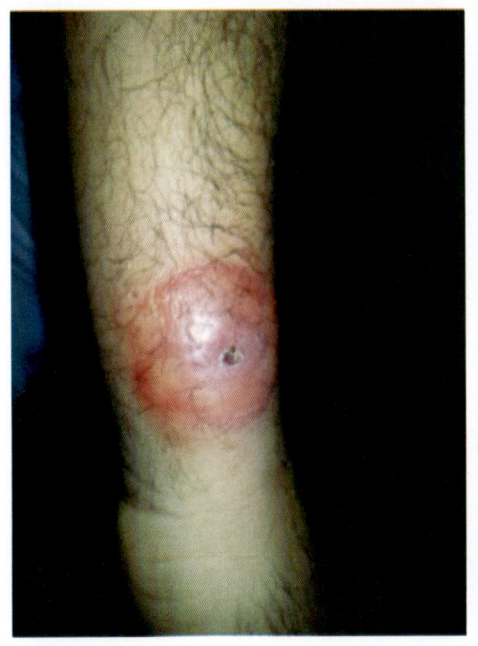

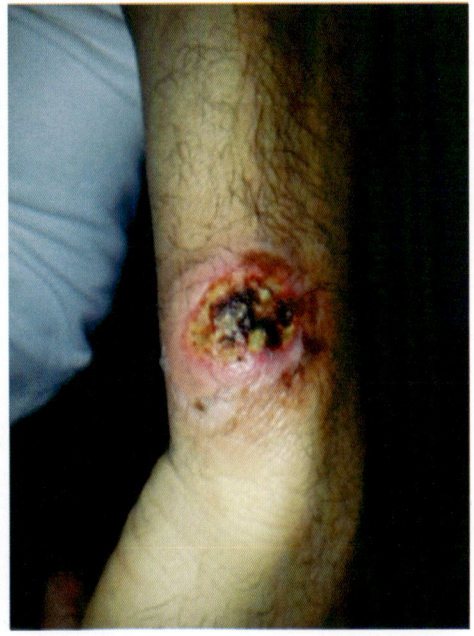

Fig. 153-4. Evolução das lesões (evolução com 3 e 15 dias de evolução). (Fotos: Marcelo Barros Weiss.)

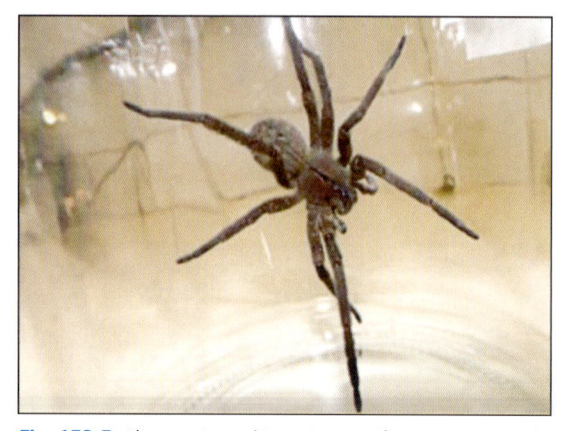

Fig. 153-5. *Phoneutria* sp. (Foto: Jorge Wilson Souza Paiva.)

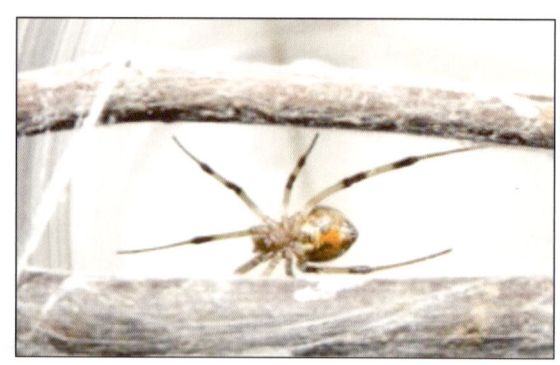

Fig. 153-6. *Latrodectus geometricus*. (Foto: Jorge Wilson Souza Paiva.)

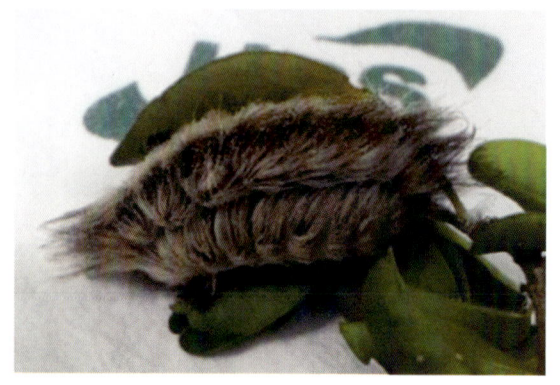

Fig. 154-1. *Podalia* sp. (Foto: Marcelo Barros Weiss.)

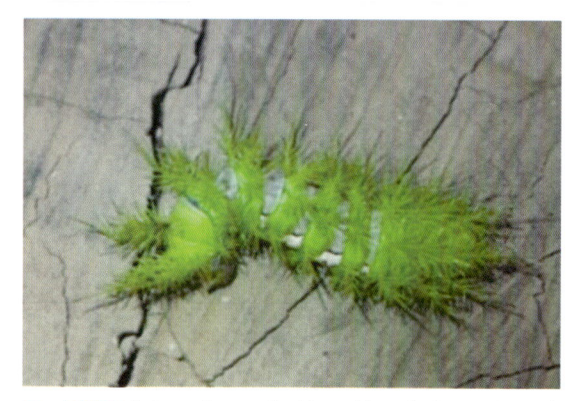

Fig. 154-2. *Automeris naranja*. (Foto: Marcelo Barros Weiss.)

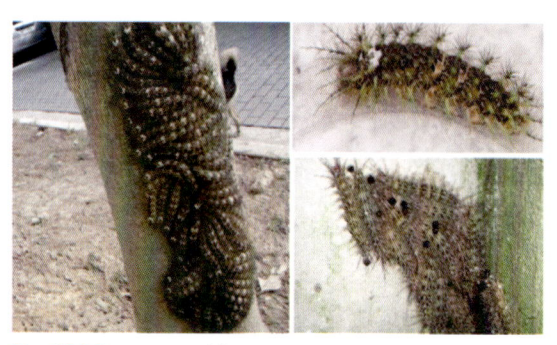

Fig. 154-3. *Lonomia* oblíqua.

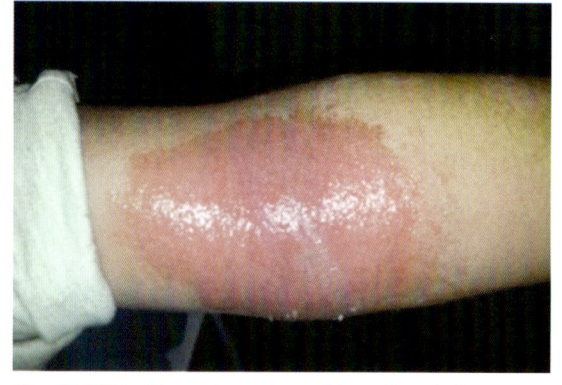

Fig. 154-4. Lesão por *Lonomia* sp. (Foto: Marcelo Barros Weiss.)

PRANCHA EM CORES xli

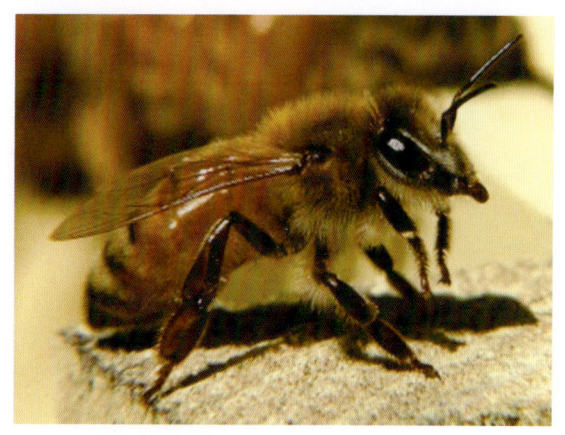

Fig. 155-1. *Apis mellifera* linguística.

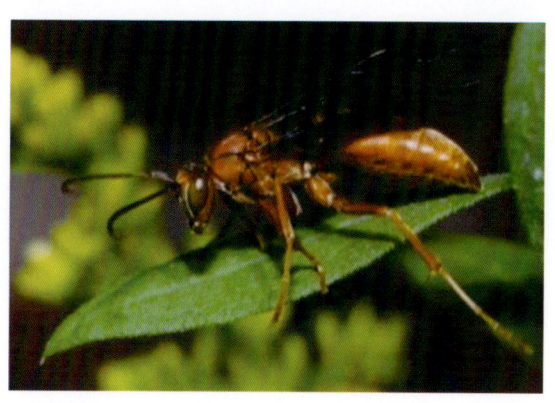

Fig. 155-2. Vespa: *Polistes* sp.

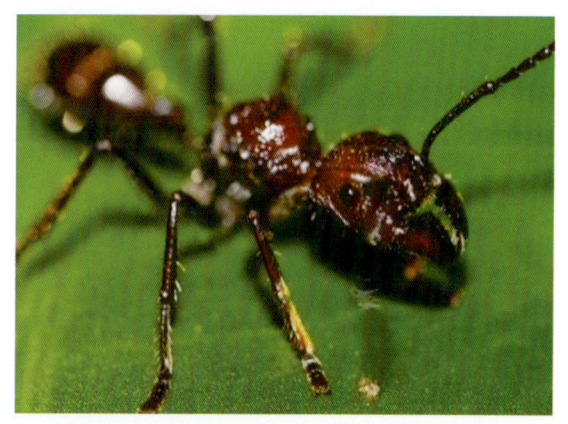

Fig. 155-3. *Paraponera clava.*

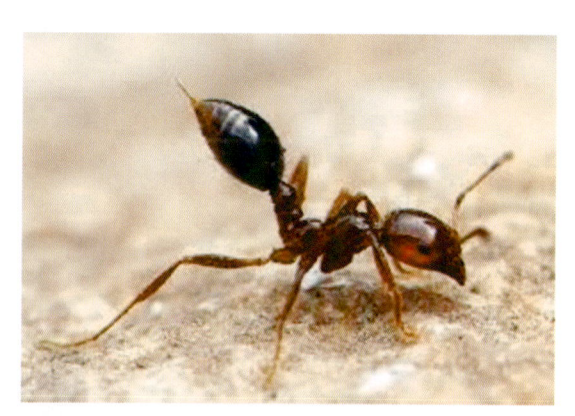

Fig. 155-4. *Solenopsis.*

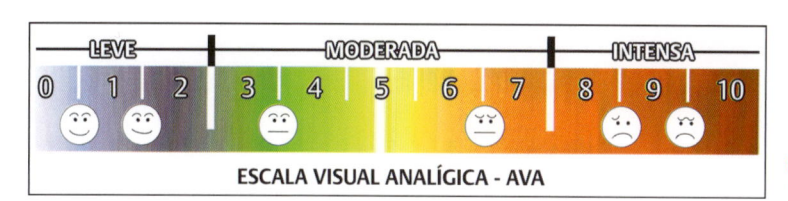

Fig. 157-1. Escala visual analógica – EVA.

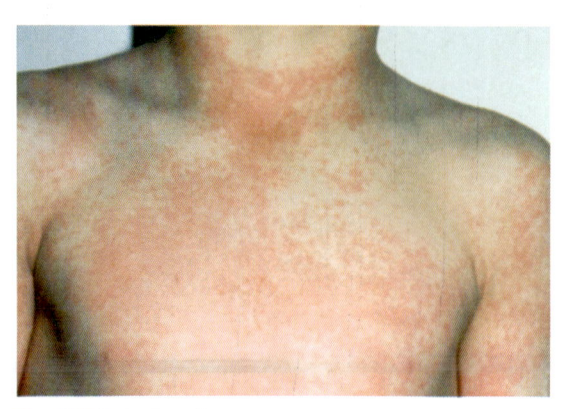

Fig. 158-1. *Rash* cutâneo.

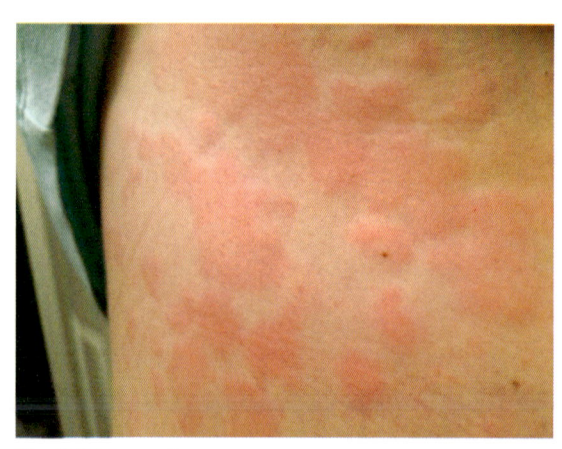

Fig. 158-2. Urticária.

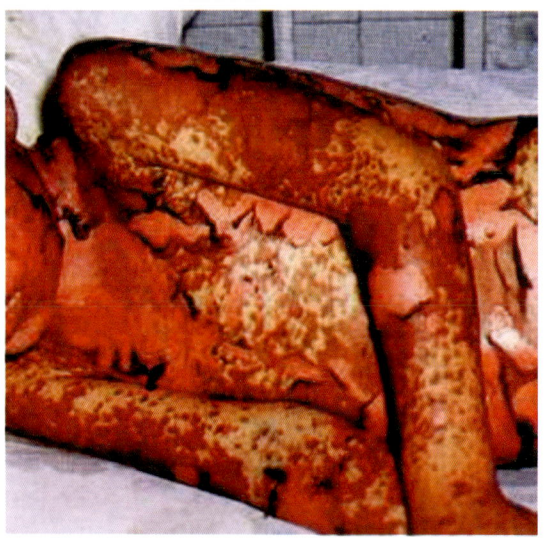

Fig. 158-3. Síndrome de Steven-Jonhson.

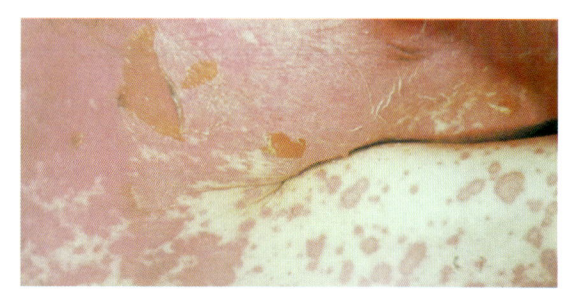

Fig. 158-4. Síndrome de Lyell.

Urgências e Emergências Médicas

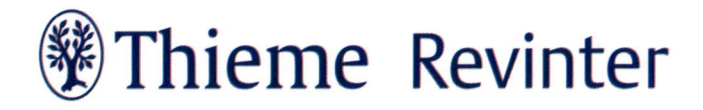

Thieme Revinter

Seção
Sala Vermelha

ENTENDENDO O PROTOCOLO DE MANCHESTER

CAPÍTULO 1

Alesandro Teixeira Moraes

Os serviços de urgência e emergência tem se organizado para trabalharem em uma lógica assistencial pensada em linha de cuidado, em forma de rede de serviços e divididos por níveis de complexidade. A busca em diminuir o tempo-resposta do atendimento ao paciente, com melhor utilização dos recursos financeiros e profissionais cada vez mais se torna um discurso presente nas instituições de saúde e no objetivo principal dos protocolos assistenciais.

Nesse sentido, o atendimento do usuário no sistema deve ser realizado através de uma avaliação técnica, pautada em acolhimento seguro e com utilização de protocolos bem definidos, que englobem não apenas a avaliação da gravidade, mas também a lógica da rede assistencial disponibilizada no município. Essa rede está caracterizada em uma lógica assistencial onde se busca o diálogo ativo entre os serviços, com encaminhamentos de referência/contra referência para os diversos níveis de atenção, com foco em manter o paciente no nível primário de atenção à saúde (Fig. 1-1).

Para isso, pensando em organizar a entrada dos pacientes na área hospitalar, as instituições tem se utilizado do Protocolo de Manchester para realizar a classificação de risco do paciente, de acordo com sua queixa, sinal apresentado e nível de complexidade/gravidade que ele apresenta quando dá entrada no hospital.

O acolhimento do paciente no serviço hospitalar envolve não apenas a realização de uma ficha de atendimento, mas uma avaliação dos sinais e sintomas apresentados pelo paciente, de acordo com sua queixa principal. O profissional presente na classificação de risco adota técnicas pré-estabelecidas no Protocolo de Manchester para conseguir analisar, por meio das ferramentas de classificação, a gravidade apresentada pelo paciente.

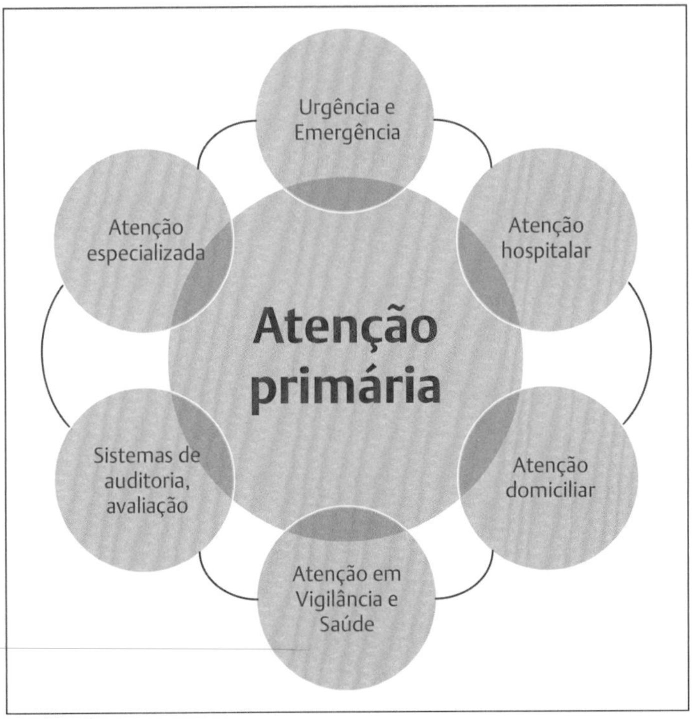

Fig. 1-1. Representação gráfica da rede assistencial à saúde, centrada na atenção primária.

Ao chegar no hospital, o paciente realiza sua ficha de atendimento, sendo chamado pelo profissional da classificação de risco. A avaliação inicial sempre começa pela queixa do paciente, correlacionando com o tempo de início dos sintomas relatados. Com base na fala do paciente, o profissional escolhe um dos fluxogramas existentes para enquadrar o paciente em um grupo específico, tendo como respaldo suas queixas.

Após essa primeira etapa há por parte do profissional uma segunda etapa, na qual são utilizados discriminadores, embasados nas características da queixa, anamnese, exame físico e parâmetros físicos como valor de pulso, temperatura, glicemia capilar ou oximetria de pulso, de forma a classificar o paciente em cinco níveis de gravidade, classificados por cor de prioridade (Fig. 1-2).

Pacientes classificados como pouco urgentes e não urgentes são aqueles com situações em que há baixo ou nenhum risco de agravamento da situação do paciente, normalmente que necessitam de ações relacionadas com o atendimento da atenção primária.

Uma vez realizada a classificação de risco, o paciente é direcionado para as seguintes situações: retorna para a recepção do hospital e aguarda ser chamado pelo médico (de acordo com seu grau de prioridade e tempo de atendimento previsto) ou é encaminhado diretamente ao médico, em situações emergenciais.

O objetivo final da classificação de risco é o acolhimento consciente dos pacientes que chegam ao serviço hospitalar, mudando a lógica de atendimento com base na hora da chegada do usuário para a prioridade do quadro clínico e queixa apresentada, usando critérios e parâmetros bem definidos para a definição do tempo de prioridade de cada situação.

Com a implantação do acolhimento usando classificação de risco há melhora no tempo de atendimento dos pacientes urgentes, acolhimento eficaz e seguro, queda considerável de óbito na admissão de pacientes, maior organização dos serviços de urgência, além da redução de gastos com complicações agudas.

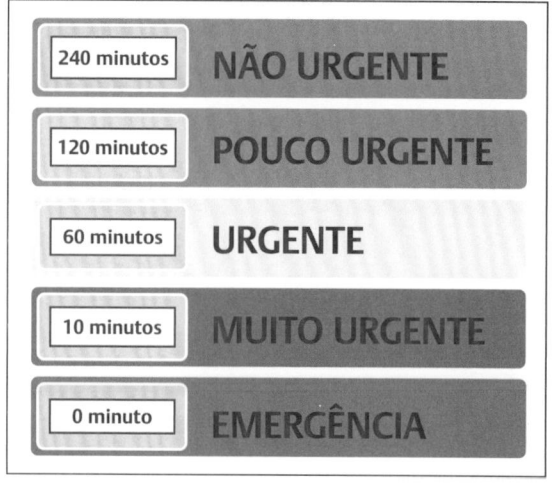

Fig. 1-2. Classificação do paciente em cores de acordo com a gravidade. (Ver *Prancha em Cores.*)

BIBLIOGRAFIA

https://www.portaleducacao.com.br/conteudo/artigos/enfermagem/protocolo-de-manchester/49112

http://bvsms.saude.gov.br/bvs/publicacoes/protocolo_acolhimento_classificacao_risco.pd

PARADA CARDIORRESPIRATÓRIA

Dirceu David de Andrade Junior
Marcelo Barros Weiss

Parada cardiorrespiratória (PCR) corresponde à cessação súbita da atividade cardíaca com colapso hemodinâmico, em geral, decorrente de taquicardia ventricular (TV) ou fibrilação ventricular (FV), que correspondem a 80% dos casos de parada. Além dessas duas formas existem também as paradas associadas a assistolia ou atividade elétrica sem pulso (AESP).

A maior parte das vítimas de PCR é constituída por coronariopatas, seguida por paciente com miocardias estruturais.

A clínica da maior parte dos indivíduos que sofrem com PCR é representada pela inconsciência dentro de segundos a minutos, como resultado da falta de fluxo sanguíneo cerebral. Geralmente não apresentam sintomas premonitórios. Caso haja sintomas, esses são inespecíficos e incluem desconforto no peito, palpitações, falta de ar e fraqueza.

O suporte básico de vida representa um conjunto de conhecimentos e habilidades que são aplicados sequencialmente em um paciente durante uma parada cardiorrespiratória. A respeito disso, são envolvidos o manejo das vias aéreas, respiração e suporte circulatório através de compressões torácicas e a associação a um desfibrilador externo automático (DEA).

Os cuidados pós-PCR se relacionam com um conjunto de intervenções realizadas de forma organizada e coordenada, iniciadas imediatamente após o retorno espontâneo da circulação. Esses cuidados incluem a identificação precoce do fator causal da parada cardiorrespiratória, estabilização hemodinâmica, respiratória e metabólica do paciente.

QUANDO SUSPEITAR DE UMA PCR?

Deve-se suspeitar de uma parada cardiorrespiratória quando o paciente está irresponsivo ao estímulo, com respiração agônica ou ausente, apresentando pulso central palpável.

Dessa forma, a conduta inicial deve ser um rápido atendimento capaz de promover o retorno à circulação espontânea e reverter o ritmo cardíaco do paciente para sinusal. Cada minuto perdido implica na redução da chance de recuperação em 10%.

A partir disso, os primeiros passos devem ser:

- Checar responsividade (tocar os ombros e chamar o paciente em voz alta) e checar a presença da respiração.
- Se não responsivo e respiração ausente ou *gasping*, posicionar o paciente em decúbito dorsal em superfície plana, rígida e seca.
- Solicitar ajuda (desfibrilador e maletas de drogas e de via aérea).
- Checar pulso central (carotídeo) em 10 segundos. Caso ausente iniciar a técnica

PRINCÍPIOS DO SUPORTE AVANÇADO DE VIDA (C-A-B)

- **C**. Compressões – compressões torácicas intercaladas com a ventilação na proporção de 30:2. Esse processo é essencial e todos os esforços devem ser utilizados para que este intervalo seja mantido. Uma das formas de aperfeiçoar este processo é pelo revezamento entre os operadores.
- **A**. Abrir via aérea – após as compressões torácicas, deve-se abrir a via aérea com inclinação da cabeça, elevação do queixo ou anteriorização da mandíbula. Em caso de via aérea avançada, deve ser feita a monitorização da RCP com capnografia quantitativa contínua em forma de onda.
- **B**. Boa respiração – se a vítima estiver respirando ou retomar a respiração adequada, coloque-a em posição de recuperação. Se não estiver respirando, realizar duas respirações de modo que o tórax se eleve.

Algumas medidas adjuvantes são úteis nos ritmos passíveis de choque (FV/TV) ou não passíveis de choque (AESP/assistolia). Dentre essas medidas destaca-se a utilização de oxigênio, um acesso venoso periférico ou intraósseo para aplicação de medicação (epinefrina) e manuseio das vias aéreas e ventilação. Pode-se considerar também a desfibrilação com ou sem uso de antiarrítmicos.

COMPRESSÕES TORÁCICAS E RCP DE ALTA QUALIDADE

A RCP de alta qualidade engloba compressões torácicas e ventilação que devem ser realizadas de forma sequencial para um manejo correto do paciente.

- O número de compressões deve abranger uma frequência de 100 a 120/min.
- A cada 2 minutos deve-se trocar o profissional, para evitar a fadiga e manter a qualidade do atendimento prestado.
- A profundidade da compressão torácica em um adulto médio deve ser em torno de 5 cm, evitando ultrapassar 6 cm.
- Para garantir o retorno do tórax após cada compressão o socorrista não deve apoiar-se no tórax entre as compressões.

A Figura 2-1 ilustra a técnica correta para execução das compressões torácicas.

MEDIDAS SEQUENCIAIS DA RESSUSCITAÇÃO CARDIOPULMONAR (RCP)

Após determinação de uma parada cardiorrespiratória, o manejo do paciente deve ser feito como informado a seguir de forma sequencial.

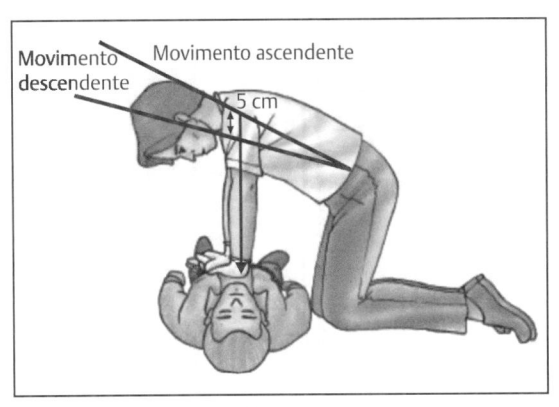

Fig. 2-1. Compressões torácicas.

- Compressões torácicas intercaladas com as ventilações (30:2).
- Acoplar o dispositivo bolsa-máscara ao oxigênio.
- Colocar os eletrodos no tórax do paciente (o monitor/desfibrilador deve estar desligado).
- O ritmo será analisado pelo aparelho e a partir daí determinada a escolha da sequência da RCP a ser seguida.
- Caso o paciente apresente ritmos não passíveis de choque (assistolia/AESP), ciclos de RCP devem ser realizados com auxílio de medidas adjuvantes.

A análise do ritmo deve ser realizada a cada 2 minutos, pois pode haver persistência do último ritmo analisado ou mudança do padrão. Em cada análise, caso haja mudança para um ritmo que habitualmente poderia gerar perfusão sistêmica, o **pulso deve ser checado** para confirmar se houve ressuscitação cardiopulmonar. Deve-se atentar para os cuidados pós-ressuscitação cardiopulmonar após a reversão da parada a fim de que o paciente fique sob vigilância caso haja um novo evento.

SEQUÊNCIA DA RCP NA FIBRILAÇÃO VENTRICULAR/TAQUICARDIA VENTRICULAR SEM PULSO (RITMOS CHOCÁVEIS)

Essas arritmias são responsáveis por até 90% das paradas cardíacas não traumáticas nos adultos. É importante salientar que sempre após a desfibrilação (360 J monofásico ou 200 J bifásico) devem-se iniciar compressões torácicas, a menos que o paciente apresente sinais evidentes da presença do pulso, como movimentação espontânea.

Ao se identificar ritmos passíveis de choque (fibrilação ventricular ou taquicardia ventricular) devem ser realizados alguns passos de forma sequencial (Quadro 2-1).

As Figuras 2-2 e 2-3 representam a imagem eletrocardiográfica apresentada nos ritmos passíveis de choque.

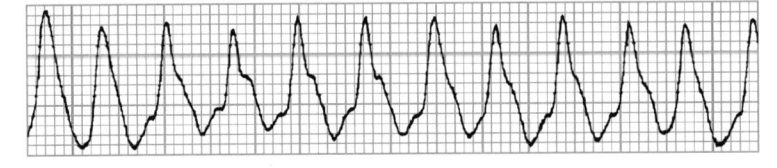

Fig. 2-2. Taquicardia ventricular.

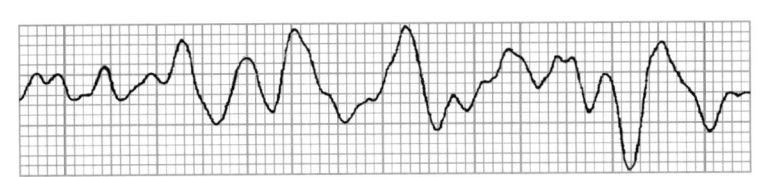

Fig. 2-3. Fibrilação ventricular.

Quadro 2-1. Manejo da RCP para Ritmos Chocáveis

- Realizar a desfibrilação – *1º choque*
- Iniciar a RCP (compressão + ventilação) após o término do choque, durante 2 minutos
- Pegar acesso venoso periférico calibroso ou acesso intraósseo
- Analisar novamente o ritmo cardíaco
- Caso a fibrilação ventricular ou a taquicardia ventricular persistam: realizar a desfibrilação – *2º choque*
- Reiniciar a RCP imediatamente após o choque (durante 2 minutos)
- Iniciar a medicação (epinefrina – 1 mg) e repeti-la a cada 3-5 minutos
- Acesso à via aérea avançada (+ capnografia, caso necessário) sem atraso dos passos da RCP
- Analisar novamente o ritmo cardíaco
- Caso a fibrilação ventricular ou a taquicardia ventricular persistam: realizar a desfibrilação – *3º choque*
- Reiniciar a RCP imediatamente após o choque (durante 2 minutos)
- Administrar a 1ª dose de amiodarona (300 mg para adulto)
- Analisar novamente o ritmo cardíaco
- Caso a fibrilação ventricular ou a taquicardia ventricular persistam: realizar a desfibrilação – *4º choque*
- Reiniciar a RCP imediatamente após o choque (durante 2 minutos)
- Realizar a 2ª dose de epinefrina
- Analisar novamente o ritmo cardíaco
- Caso a fibrilação ventricular ou a taquicardia ventricular persistam: realizar a desfibrilação – *5º choque*
- Reiniciar a RCP imediatamente após o choque (durante 2 minutos)
- Administrar a 2ª dose de amiodarona (300 mg para adulto)
- Analisar novamente o ritmo cardíaco
- Caso a fibrilação ventricular ou a taquicardia ventricular persistam: realizar a desfibrilação – *6º choque*
- Reiniciar a RCP imediatamente após o choque (durante 2 minutos)
- Manter epinefrina a cada 3-5 minutos
- Analisar o ritmo a cada 2 minutos e seguir o ciclo descrito

Obs.: Em todo o momento em que o aparelho é carregado é fundamental manter as compressões torácicas.

SEQUÊNCIA DA RCP NA ASSISTOLIA/AESP (RITMOS NÃO CHOCÁVEIS)

A ausência de pulso detectável e a presença de algum tipo de atividade elétrica define esse grupo de arritmias. Algumas evidências científicas comprovam que, durante a AESP, existe atividade mecânica, porém essas contrações não produzem débito cardíaco suficiente para fornecer uma pressão arterial detectável.

Os pacientes em AESP devem ter seu pulso central checado a cada análise de ritmo, uma vez que apresentam ritmos capazes de gerar pulso.

Os pacientes em assistolia ou AESP não se beneficiam da desfibrilação, e o objetivo da ressuscitação é identificar e tratar as causas reversíveis. Elas são conhecidas como "Ts" e "Hs", pois cinco delas começam com a letra H e cinco com a letra T.

"Hs"	"Ts"
Hipoxemia	Tensão no tórax – pneumotórax hipertensivo
Hipovolemia	Tamponamento cardíaco
Hipotermia	Toxinas
Hipo ou hiperpotassemia	Trombose coronariana – IAM
Hidrogênio (acidose)	Tromboembolismo pulmonar

Quando são detectados ritmos não passíveis de choque (assistolia/AESP), devem ser realizados os passos presentes no Quadro 2-2 de forma sequencial.

Quadro 2-2. Manejo da RCP para Ritmos Não Chocáveis

- Iniciar a RCP (compressão + ventilação) após o término do choque, durante 2 minutos
- Pegar acesso venoso periférico calibroso ou acesso intraósseo
- Administrar epinefrina (1 mg) o mais rápido possível e repeti-la a cada 3-5 minutos
- Acesso à via aérea avançada (+ capnografia, caso necessário) sem atraso dos passos da RCP
- Checar se realmente se trata de uma assistolia:
  - Checar os cabos e o monitor (sem alterar ou atrasar a RCP)
  - Colocar o ganho do aparelho no máximo
  - Alterar a derivação para nova análise do ritmo
- Analisar novamente o ritmo cardíaco
- Caso confirmada assistolia/AESP, reiniciar imediatamente a RCP
- Manter epinefrina a cada 3-5 minutos
- Analisar o ritmo a cada 2 minutos e seguir o ciclo descrito
- Em cada sequência da RCP, pensar nas causas reversíveis e fornecer o tratamento sempre que detectado

Obs.: Caso em algum momento do processo de ressuscitação, haja mudança no ritmo para fibrilação ventricular, deve-se desfibrilar e seguir a sequência descrita para fibrilação ventricular. Atentar sempre para checagem do pulso e, caso presente, providenciar cuidados pós-ressuscitação.

As Figuras 2-4 e 2-5 representam a imagem eletrocardiográfica apresentada nos ritmos não chocáveis.

CUIDADOS APÓS REANIMAÇÃO CARDIOPULMONAR

Após a reanimação cardiopulmonar, devem-se manter alguns cuidados com o paciente conforme descritos no Quadro 2-3.

DETERMINAÇÃO PARA FINALIZAÇÃO DOS ESFORÇOS

O término dos esforços deve ser considerado de acordo com a análise de uma série de fatores como tempo de PCR até o primeiro atendimento, tempo de RCP total, tempo até a desfibrilação, comorbidades, estado pré-parada, ritmo inicial de parada, respostas a medidas de reanimação, idade do paciente e etiologia do processo.

Em paciente com via aérea avançada, atrelado a outras variáveis, a incapacidade de se obterem valores de CO_2 acima de 100 mmHg pela capnografia, após 20 minutos de RCP, pode ser um elemento a ser considerado para a finalização dos esforços.

Em PCR associadas a intoxicações agudas, hipotermia acidental, com causa conhecida ou presumida passíveis de tratamento (IAM, EP etc.) ou PCR em jovens, as medidas de RCP podem ser prolongadas, caso necessário.

Quadro 2-3. Cuidados após Reanimação Cardiopulmonar

- Aperfeiçoar a função cardiopulmonar e a perfusão de órgãos vitais
- Checar a via aérea, garantir acesso venoso, estabilidade hemodinâmica e evitar hipotensão
- Encaminhar para UTI com sistema de tratamento pós-RCP
- Identificar e tratar síndromes coronarianas agudas e outras causas reversíveis
- Controlar a temperatura para melhorar o prognóstico neurológico, impedindo a hipertermia

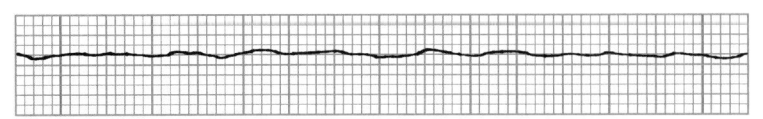

Fig. 2-4. Assistolia.

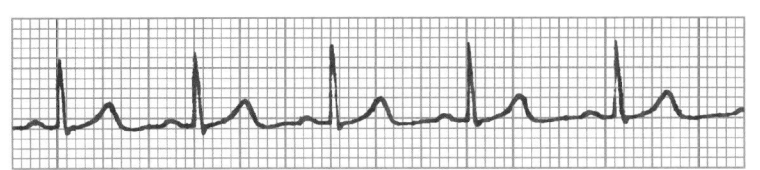

Fig. 2-5. Atividade elétrica sem pulso.

De modo geral, as PCR por AESP/assistolia apresentam um prognóstico ruim. A interrupção dos esforços de ressuscitação deve ser considerada após 10 minutos ininterruptos em assistolia.

BIBLIOGRAFIA

Advanced Trauma Life Suport; Suporte Avançado de Vida no Trauma para Médicos – ATLS, Manual do Curso para Alunos. 9. ed. Chicago: Copyright; 2012.

Fernandes FLG, Silva MFP, Pereira T KA, Bezerra ALD, Temoteo RCA, Rosa VCS. Dificuldades encontradas pela enfermagem durante a assistência a vítima de parada cardiorrespiratória. J Med Health Promot. 2016;1(2):189-200.

Martins HS, Brandão Neto RA, Scalabrini NA, Velasco IT. Medicina de Emergência: Revisão Rápida. Barueri: Manole; 2017.

Mauricio ECB, Lopes MCBT, Batista REA, Okuno MFP, Campanharo CRV. Resultados da implementação dos cuidados integrados pós-parada cardiorrespiratória em um hospital universitário. Rev Latin-Am Enf. 2018;6(1):2-9.

Teixeira, JCG. Unidade de Emergência: Condutas em Medicina de Urgência. 3. ed. São Paulo: Atheneu; 2013.

INTUBAÇÃO OROTRAQUEAL

Pedro Felipe de Souza Ker
Luis Henrique Gonçalves Felga

DEFINIÇÃO

Procedimento em que se insere um tubo, através da boca ou nariz, até a traqueia, a fim de fornecer ventilação e oxigenação adequadas ao paciente sem condições clínicas de mecânica respiratória eficaz. Na Urgência e Emergência, por causa da alta probabilidade de o paciente não estar em jejum e à necessidade de rápido restabelecimento da oxigenação, adota-se a sequência rápida de intubação orotraqueal.

INDICAÇÕES

- Glasgow ≤ 8.
- Hipoxemia refratária.
- Condições potenciais de obstrução de vias aéreas (queimadura de VA, anafilaxia).
- Risco de broncoaspiração.

MATERIAIS (QUADRO 3-1)

Quadro 3-1. Materiais Utilizados para a Intubação Orotraqueal

Monitorização	Ventilação	Medicações	Intubação
Oxímetro de pulso	Bolsa-válvula-máscara	Hipnótico/sedativo ■ Cetamina 2 mg/kg ■ Etomidato 0,3 mg/kg ■ Propofol 2 mg/kg ■ Tiopental 5 mg/kg ■ Midazolam 0,08 mg/kg	Tubos endotraqueais* ■ Mulher: 7,0/7,5 mm ■ Homem: 8,0/8,5 mm
Eletrocardiograma	Fonte de O_2	Analgésico opioide ■ Fentanil 3 mcg/kg	Laringoscópio* ■ Cabo + pilhas ■ Lâminas curvas (nº 3 e 4)
Esfigmomanômetro	Ventilador mecânico	Bloqueador neuromuscular ■ Succinilcolina 1 mg/kg ■ Rocurônio 1 mg/kg ■ Cisatracúrio 0,5 mg/kg	Seringa 20 mL
Capnógrafo		Anticolinérgico ■ Atropina 0,5 mg	Estetoscópio
			Esparadrapo

*O balonete do tubo e a lanterna da lâmina devem ser previamente testados.

PROCEDIMENTO (FIG. 3-1)

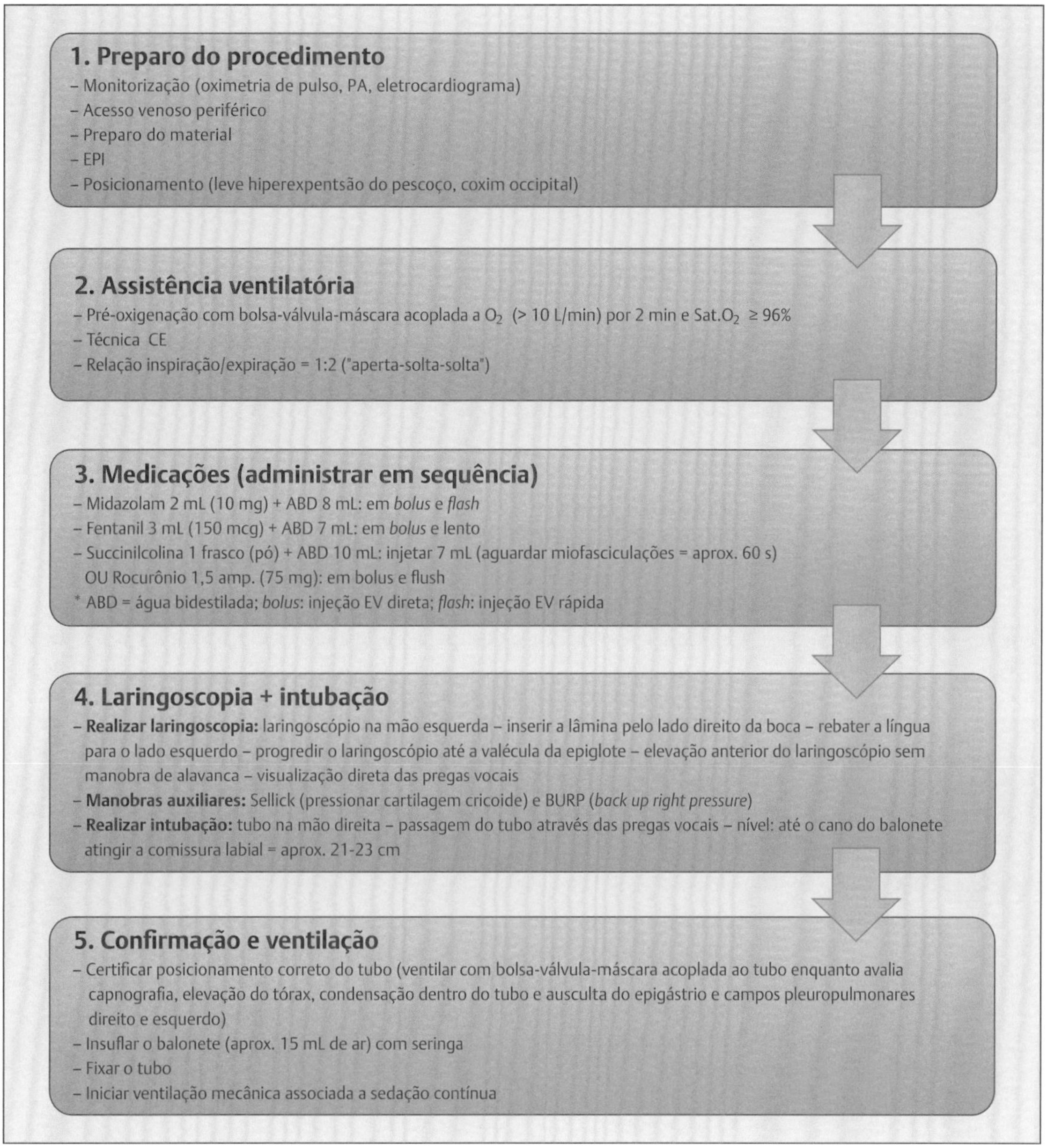

1. Preparo do procedimento
- Monitorização (oximetria de pulso, PA, eletrocardiograma)
- Acesso venoso periférico
- Preparo do material
- EPI
- Posicionamento (leve hiperexpentsão do pescoço, coxim occipital)

2. Assistência ventilatória
- Pré-oxigenação com bolsa-válvula-máscara acoplada a O_2 (> 10 L/min) por 2 min e $Sat.O_2 \geq 96\%$
- Técnica CE
- Relação inspiração/expiração = 1:2 ("aperta-solta-solta")

3. Medicações (administrar em sequência)
- Midazolam 2 mL (10 mg) + ABD 8 mL: em *bolus* e *flash*
- Fentanil 3 mL (150 mcg) + ABD 7 mL: em *bolus* e lento
- Succinilcolina 1 frasco (pó) + ABD 10 mL: injetar 7 mL (aguardar miofasciculações = aprox. 60 s)
  OU Rocurônio 1,5 amp. (75 mg): em bolus e flush
- * ABD = água bidestilada; *bolus*: injeção EV direta; *flash*: injeção EV rápida

4. Laringoscopia + intubação
- **Realizar laringoscopia:** laringoscópio na mão esquerda – inserir a lâmina pelo lado direito da boca – rebater a língua para o lado esquerdo – progredir o laringoscópio até a valécula da epiglote – elevação anterior do laringoscópio sem manobra de alavanca – visualização direta das pregas vocais
- **Manobras auxiliares:** Sellick (pressionar cartilagem cricoide) e BURP (*back up right pressure*)
- **Realizar intubação:** tubo na mão direita – passagem do tubo através das pregas vocais – nível: até o cano do balonete atingir a comissura labial = aprox. 21-23 cm

5. Confirmação e ventilação
- Certificar posicionamento correto do tubo (ventilar com bolsa-válvula-máscara acoplada ao tubo enquanto avalia capnografia, elevação do tórax, condensação dentro do tubo e ausculta do epigástrio e campos pleuropulmonares direito e esquerdo)
- Insuflar o balonete (aprox. 15 mL de ar) com seringa
- Fixar o tubo
- Iniciar ventilação mecânica associada a sedação contínua

Fig. 3-1. Fluxograma do procedimento na intubação orotraqueal.
*A ordem do procedimento descrito, bem como as medicações e doses assinaladas são apenas sugestões e podem ser alteradas de acordo com a preferência do médico e a disponibilidade dos fármacos, desde que se enquadrem em um método seguro e eficaz.

BIBLIOGRAFIA

American Thoracic Society. Endotracheal intubation by direct laryngoscopy. Avaiable from: URL: https://www.thoracic.org/professionals/clinical-resources /critical-care/clinical-education/ critical-care-procedures/endotracheal-intubation-by-direct-laryngoscopy.php. Accessed November 1, 2018.

Dalley CB, Tola DH, Kesten KS. Providing safe passage: rapid sequence intubation for advanced practice nursing. AACN Adv Crit Care. 2012;23(3):270-83.

VENTILAÇÃO NÃO INVASIVA NA EMERGÊNCIA

Luis Henrique Gonçalves Felga

A ventilação não invasiva é uma opção à ventilação mecânica convencional em pacientes com insuficiência respiratória aguda ou crônica, uma vez que diminui a incidência de complicações associadas à via aérea invasiva e artificial, tal como morbimortalidade e tempo de internamento. A VNI é a aplicação de pressão inspiratória, por meio de geradores de fluxo, com adaptação de máscaras e uma pressão positiva expiratória para manter as vias aéreas e os alvéolos abertos e melhorar a oxigenação.

Para sua aplicação na prática clínica, deve-se observar as contraindicações: rebaixamento do nível da consciência, trauma orofacial, instabilidade hemodinâmica, alteração do reflexo da deglutição, cirurgia esofagogástrica recente, evidência de isquemia miocárdica ou arritmias ventriculares. Suas complicações mais comuns são distensão abdominal, aspiração de conteúdo gástrico, necrose facial e barotrauma. Naqueles pacientes com rebaixamento do nível de consciência por hipercapnia pode ser utilizada e a melhora deve ser observada após 1 a 2 h de seu uso, sendo interrompida caso haja deterioração.

Na insuficiência respiratória aguda hipoxêmica (ou tipo I), visa garantir oxigenação adequada até que a causa base seja tratada, como em casos de edema agudo de pulmão (EAP) e insuficiência cardíaca congestiva; embora sua eficácia na diminuição das taxas de reintubação nos casos de insuficiência respiratória aguda pós-extubação, como suporte ventilatório em pacientes imunossuprimidos com infiltrados pulmonares (diminuição do número de infecções pulmonares potenciais pelo uso da ventilação invasiva), na extubação precoce de pacientes com doença pulmonar obstrutiva crônica (DPOC) e no alívio da dispneia em pacientes sob cuidados paliativos seja também comprovada e discutida na literatura.

Na insuficiência respiratória aguda hipercápnica (ou tipo II), visa reduzir a pressão arterial de CO_2 ($PaCO_2$) pela diminuição do trabalho dos músculos ventilatórios e do aumento da ventilação alveolar pelo aumento da capacidade residual funcional, especialmente em pacientes com exacerbação aguda do DPOC, doenças neuromusculares, deformidades de caixa torácica e hipoventilação da obesidade.

O uso da VNI deve ser monitorado por profissional à beira-leito e seu sucesso deve ser avaliado se diminuição da frequência respiratória, aumento do volume corrente, melhora do nível da consciência, diminuição ou melhora do uso da musculatura acessória, aumento da PaO_2 e/ou SpO_2 e diminuição da $PaCO_2$ sem distensão abdominal significativa. Quando não há sucesso, recomenda-se imediata intubação e ventilação invasiva.

A aplicação da VNI é indicada, de forma geral, em pacientes com insuficiência respiratória aguda ou crônica agudizada ($PaCO_2$ > 45 mmHg, pH < 7,35), dispneia moderada a acentuada, e com sinais de aumento do trabalho respiratório, uso de musculatura acessória e respiração paradoxal. Em pacientes com pneumonia capazes de manejar adequadamente secreções em vias aéreas, e em pacientes asmáticos com exacerbação grave sem resposta adequada a broncodilatadores e sem indicações imediatas de intubação orotraqueal, a resposta também pode ser satisfatória.

É fundamental que o paciente se apresente cooperativo, estável hemodinamicamente, com capacidade de proteger as vias aéreas e de se adaptar à interface. Em pacientes com DPOC e rebaixamento de nível de consciência em razão de hipercapnia, a VNI pode ser utilizada, mas a melhora do nível de consciência deve ser evidente em 1 a 2 horas após o início da VNI.

Modos:

A) *CPAP (pressão positiva pontinua):* nesse modo é administrada ao paciente apenas uma pressão expiratória final contínua nas vias aéreas, sendo a ventilação totalmente espontânea e dependente do esforço respiratório do paciente.

B) *BIPAP (pressão positiva bifásica):* aliase ao CPAP uma pressão inspiratória (IPAP), sendo, portanto, ventilação controlada.

Comparando os dois modos, seu sucesso é superior ao tratamento medicamentoso tanto em DPOC exacerbado quanto em EAP. Do ponto de vista prático, CPAP e BIPAP têm eficácias muito próximas no tratamento do EAP, eventualmente com melhora mais rápida da hipercapnia com o BIPAP. A preferência recai sobre o BIPAP nesse grupo de pacientes e naqueles que não melhoraram inicialmente com o CPAP, por causa de maior conforto respiratório e melhora da ventilação alveolar pelo auxílio pressórico na inspiração.

DPOC EXACERBADO

A VNI em BIPAP pode ser considerada visando prevenir ou tratar a acidose respiratória, tal como a intubação e a ventilação invasiva em pacientes com acidose leve a moderada e dificuldade respiratória. Vê-se maior benefício naqueles pacientes com pH entre 7,25 e 7,35, na ausência de causa metabólica.

Deve-se adaptar a interface de forma que não haja fuga aérea. A opção por máscaras nasais ou total-face vai de acordo com a disponibilidade no serviço, o conforto do paciente e sua capacidade de cooperação sob uso da mesma.

Para aplicação prática, deve-se explicar ao paciente e orientar, uma vez que os pacientes em insuficiência respiratória estão em sua maioria ansiosos e desconfortáveis e o uso da máscara pode piorar essa sensação no início da aplicação. Manter o paciente confortavelmente sentado e, após a escolha da interface, adaptar de forma a evitar vazamentos e escape aéreo para a região dos olhos.

- Iniciar a VNI com pressões baixas: CPAP entre 4 e 5 cmH_2O e IPAP entre 8 e 12 cmH_2O.
- Ajustar a FiO_2 visando saturação > 90%.
- Considerar sedoanalgesia se paciente muito desconfortável.
- Monitorizar conforto, sincronia, escape, dispneia, pressão arterial, nível da consciência e saturação a cada 20-30 min após acoplamento. Sugere-se, também, a coleta de gasometria arterial após 60 min, já que o paciente de sucesso provavelmente, a essa altura, já terá melhora clínica e possivelmente gasométrica.
- Ajustar os parâmetros de forma gradativa, visando sempre manter o conforto e garantir um volume corrente expiratório ideal (> 6 mL/kg).
- Em insuficiências respiratórias predominantemente hipoxêmicas (tipo I), o fornecimento de oxigênio aumenta com o aumento da FiO_2 e da PEEP.
- Em insuficiências respiratórias hipercápnicas (tipo II), é possível aumentar a remoção do CO_2 aumentando-se a ventilação alveolar, com o aumento da frequência respiratória e dos valores de IPAP (aumento do delta de pressão).
- Importante estar preparado para falhas, deixando material para intubação e aspiração em fácil acesso. Pacientes que apresentam falência com o método são os que apresentam intolerância à máscara, dispneia persistente, instabilidade hemodinâmica, flutuação do nível de consciência e ausência de melhora clínica e gasométrica nos primeiros minutos.

Nos casos de edema pulmonar de origem cardiogênica, os dois modos ventilatórios poderão ser usados. A escolha será baseada na habilidade do operador e na gravidade do paciente, que provavelmente será candidato à ventilação invasiva em decorrência da potencial gravidade do caso.

BIBLIOGRAFIA

Barbas CSVB, Ísola A, Farias AMC, Cavalcanti AB, Gama AM, Duarte AC et al. Diretrizes Brasileiras de Ventilação Mecânica 2013 (Consenso AMIB/SBPT). Rev Bras Ter Intensiva. 2014;26(2):89-121.

Collins SP, Mielniczuk LM, Whittingham HA, Boseley ME, Schramm DR, Storrow AB. The use of noninvasive ventilation in emergency department patients with acute cardiogenic pulmonary edema: a systematic review. Ann Emerg Med. 2006;48(3):260-9.

Corredor C, Jaggar SI. Ventilator management in the cardiac intensive care unit. Cardiol Clin. 2013;31:619-36.

Gonzalez MM, Timerman S, Gianotto-Oliveira R, Polastri TF, Canesin MF, Schimidt A et al. I Diretriz de ressuscitação cardiopulmonar e cuidados cardiovasculares de emergência da Sociedade Brasileira de Cardiologia. Arq Bras Cardiol. 2013;101(2 Suppl 3):1-221.

Klein T, Ramani G. Assessment and management of cardiogenic shock in the emergency department. Cardiol Clin. 2012;30:651-64.

Seupaul RA. Should I consider treating patients with acute cardiogenic pulmonar edema with noninvasive positive-pressure ventilation? Ann Emerg Med. 2010;55:299-300.

Silvers SM, Howell JM, Kosowsky JM, Rokos IC, Jagoda AS. Critical issues in the evaluation and management of adult patients presenting to the emergency department with acute heart failure syndromes. Ann Emerg Med. 2007;49:627-69.

VENTILAÇÃO MECÂNICA: CONCEITOS E MODALIDADES

Renan Salgado Teixeira
Luis Henrique Gonçalves Felga

A ventilação mecânica é utilizada para pacientes que não conseguem manter ou realizar a troca gasosa alveolar, como nos casos de insuficiência respiratória aguda ou crônica. Com a substituição da ventilação espontânea deficitária pela ventilação mecânica há a melhora das trocas e menor esforço do paciente para realizar a respiração.

INDICAÇÕES DE VENTILAÇÃO MECÂNICA

- Insuficiência respiratória aguda ou crônica agudizada.
- Aumento do esforço respiratório com uso da musculatura acessória.
- Rebaixamento do nível e consciência.
- Sinais de falência cardiopulmonar.
- $PaO_2 < 60$ mmHg.
- $PaCO_2 > 55$ mmHg.

MODALIDADES PARA A VENTILAÇÃO MECÂNICA (QUADROS 5-1 A 5-4)

Quadro 5-1. Parâmetros Iniciais

Modalidade	Assistido-controlada (A/C)	Paciente interage com o ventilador
Modo	Pressão ou volume	Modo do ventilador dispensar a respiração
PEEP	3 a 5 cmH$_2$O	Força para evitar colabamento alveolar
Frequência respiratória	12 a 16 irpm	Incursões respiratórias
Relação inspiração/expiração	1:2 ou 1:3	Inspiração mais e expiração mais longa
Sensibilidade	0,5-2 cmH$_2$O/1-5 L/min	Capacidade de o aparelho reagir a mudanças
FiO$_2$	100%	Teor de O$_2$
Volume-corrente	8 a 10 mL/kg predito*	Volume de gás que entra e sai pelos pulmões
Volume-minuto	100 mL × peso em kg predito*	Volume de ar total em 1 minuto
Disparo de tempo	60 s/frequência respiratória	Modo como inicia uma ventilação

*Peso predito: homem = 50 + 0,91 × (altura cm − 152,4); mulher = 45,5 + 0,91 × (altura cm − 152,4).

Quadro 5-2. Parâmetros na DPOC

Modalidade	Assistido-controlada (A/C)
Modo volume	40-60 mL/min inicial
PEEP	8 cmH$_2$O
Frequência respiratória	8 a 12 irpm
Relação inspiração/expiração	1:4 ou 1:5
Sensibilidade	-0,5 a -2 cmH$_2$O ou 2-4 mL/min
FiO$_2$	92-95% (PaO$_2$ 65-80 mmHg)
Volume-corrente	6 mL/kg predito*
Volume-minuto	Ajustado para normalizar pH arterial
Pressão máxima	45 cmH$_2$O
Pressão mínima	Abaixo do valor da PEEP ajustado

Quadro 5-4. Parâmetros na SDRA

Modalidade	Assistido-controlada (A/C)
Modo volume	40-60 mL/min inicial
PEEP	≥ 5 cmH$_2$O
Frequência respiratória	20 irpm, reajustada até 35 irpm
Relação inspiração/expiração	Superior a 1:3
Sensibilidade	-0,5 a -2 cmH$_2$O ou 2-4 mL/min
FiO$_2$	> 92%
Volume-corrente	6 mL/kg predito (3 a 6 mL/kg)
Volume-minuto	Ajustado para normalizar pH arterial
Pressão máxima	40 cmH$_2$O
Pressão mínima	Abaixo do valor da PEEP ajustado

Quadro 5-3. Parâmetros na ASMA

Modalidade	Assistido-controlada (A/C)
Modo volume	60-100 mL/min inicial
PEEP	3 a 5 cmH$_2$O
Frequência respiratória	8 a 12 irpm
Relação inspiração/expiração	Superior a 1:3
Sensibilidade	-0,5 a -2 cmH$_2$O ou 2-4 mL/min
FiO$_2$	> 92% (PaO$_2$ > 60 mmHg)
Volume-corrente	6 mL/kg predito*
Volume-minuto	Ajustado para normalizar pH arterial
Pressão máxima	50 cmH$_2$O
Pressão mínima	Abaixo do valor da PEEP ajustado

ANALGESIA E SEDAÇÃO
- *Fentanil:* 1-3 mcg/kg/h.
- *Midazolam:* 0,04-0,06 mg/kg/h.

DESMAME
- Causa de falência respiratória resolvida ou controlada.
- PaO$_2$ ≥ 60 mmHg com FiO$_2$ ≤ 0,4 e PEEP ≤ 5 a 8 cmH$_2$O.
- Hemodinamicamente estável*.
- Paciente capaz de iniciar esforços respiratórios.
- Balanço hídrico zerado ou negativo nas últimas 24 h.
- Equilíbrios acidobásico e eletrolítico normais.

BIBLIOGRAFIA
Associação de Medicina Intensiva Brasileira (AMIB). Diretrizes Brasileiras de Ventilação Mecânica; 2013.

Martins HS, Neto RAB, Neto AS, Velasco IT. Emergências clínicas: abordagem prática. 10. ed. Barueri: Manole; 2015.

Morato JB, Sandri P, Guimarães HP. Emergências de Bolso – ABC da Ventilação Mecânica vol. 2. São Paulo: Editora Atheneu; 2015.

Pereira DHS. Vademecum do Interno de Medicina: "O manual de sobrevivência do interno"; 2018.

SEPSE E CHOQUE SÉPTICO

Renan Salgado Teixeira
Luis Henrique Gonçalves Felga
Rafaella Pereira Neiva

A sepse é um conjunto de manifestações sistêmicas de um processo infeccioso, sendo síndrome de alta prevalência, com elevada morbimortalidade, de forma que o diagnóstico precoce e o tratamento adequado e padronizado são fatores essenciais para mudança deste cenário. O Sepsis 3.0 trouxe novos conceitos e abordagens para o paciente crítico, estipulando início do antibiótico na primeira hora, hidratação vigorosa nas primeiras 3 horas e realização de culturas antes do início do antibiótico. Esses novos conceitos separaram a síndrome da resposta inflamatória sistêmica (SIRS) da sepse, sendo eliminado o conceito de sepse grave, porém mantido o conceito de choque séptico.

A SIRS é definida como uma resposta do organismo a uma agressão. A sepse é uma disfunção orgânica grave devida à resposta desregulada do hospedeiro frente a uma infecção, podendo evoluir para o choque séptico com instabilidade hemodinâmica, caracterizado principalmente pela hipotensão arterial persistente, levando a um maior risco de morte.

Recomenda-se que a disfunção de órgãos seja definida por meio dos critérios de pontuação de avaliação sequencial de falência orgânica (SOFA) ou dos critérios "rápidos" (q)SOFA. O escore SOFA é considerado padrão ouro no diagnóstico de sepse, uma pontuação maior igual a 2 indica disfunção orgânica, e está relacionado com maior mortalidade.

CRITÉRIOS DE DEFINIÇÃO (QUADROS 6-1 A 6-3)

Quadro 6-1. SIRS – 2 ou mais Critérios

Temperatura	> 38°C ou < 36°C
Frequência cardíaca	> 90 bpm
Frequência respiratória	> 20 irpm ou $PaCO_2$ < 32 mmHg
Leucograma	> 12.000 cel/mm^3 ou < 4.000 cel/mm^3 ou > 10 bastões

Quadro 6-2. Sepse (qSOFA) – 2 de 3 Critérios

Frequência respiratória	≥ 22 irpm
Pressão sistólica	≤ 100 mmHg
Nível de consciência	Alterado

| ESTADO MENTAL ALTERADO | TAXA RESPIRATÓRIA RÁPIDA | PRESSÃO SANGUÍNEA BAIXA |

Quadro 6-3. Sepse (SOFA) – 2 ou mais Critérios

	Pontuação				
	0	1	2	3	4
PaO$_2$/FiO$_2$ mmHg	≥ 400	< 400	< 300	< 200*	< 100*
Plaquetas × 10³/µL	≥ 150	< 150	< 100	< 50	< 20
Bilirrubina mg/dL	< 1,2	1,2-1,9	2,0-5,9	6,0-11,9	> 12,0
Pressão arterial média (PAM) mmHg	≥ 70	< 70	Dopamina < 5 ou dobutamina	Dopamina 5,1-15 ou epinefrina ou norepinefrina	Dopamina > 15 ou epinefrina ou norepinefrina
Glasgow	15	13-14	10-12	6-9	< 6
Creatinina	< 1,2	1,2-1,9	2,0-3,4	3,5-4,9	> 5,0
Diurese				< 500	< 200

*Com suporte ventilatório.

EXAMES SOLICITADOS NA PRIMEIRA HORA
- Hemograma, eletrólitos, glicose e EAS.
- Ureia e creatinina.
- Coagulograma I e II.
- Provas hepáticas.
- Gasometria.
- Lactato e PCR.
- Troponina.
- Culturas (urina e hemocultura em duas amostras; em caso de ventilação mecânica, colher lavado traqueal).
- Radiografia de tórax e ECG.

A PCR (proteína C reativa) revela um processo inflamatório e não define sepse, enquanto o lactato aumentado significa estresse metabólico e celular, não somente hipoperfusão tecidual, sendo importante marcador de choque.

DIAGNÓSTICO DIFERENCIAL
São várias as enfermidades que fazem parte da lista de diagnóstico diferencial: doenças cardiovasculares, pulmonares, abdominais, neurológicas e metabólicas.

- *Cardiovascular:* insuficiência cardíaca descompensada, choque cardiogênico.
- *Pulmonar:* embolia pulmonar, síndrome do desconforto respiratório agudo.
- *Abdominal:* pancreatite aguda.
- *Neurológica:* encefalopatia, hemorragia subaracnóidea.
- *Metabólica:* crise tireotóxica, crise addisoniana, anafilaxia, **intoxicações agudas**, síndromes hipertérmicas.

SEQUÊNCIA PARA DIAGNÓSTICO
1. Paciente suspeito.
2. qSOFA.
3. 2 de 3 critérios.
4. Avaliar disfunção orgânica.
5. SOFA.
6. + de 2 pontos.
7. Sepse.
8. Hidratação.
9. Sem resposta, uso de vasopressor e aumento do lactato.
10. Choque séptico.

ANTIBIÓTICOS UTILIZADOS NO TRATAMENTO
- *Foco urinário:* ciprofloxacino ou ceftriaxona/cefalosporina de quarta geração ou carbapenêmico.
- *Foco abdominal:* cefalosporina de terceira geração associada a metronidazol/cefalosporina de quarta geração ou carbapenêmico.
- *Foco pulmonar:* cefalosporina de terceira geração ou quinolonas respiratórias/vancomicina.

TRATAMENTO
- Pacote primeira hora:
  - Iniciar antibioticoterapia intravenosa empírica de amplo espectro.
- Pacote 3 horas:
  - Coleta de culturas.
  - Coleta de lactato.
  - Administrar 30 mL/kg de cristaloide quando hipotensão ou lactato duas vezes o valor normal.
- Pacote 6 horas:
  - Uso de vasopressores (primeira escolha a norepinefrina) para manter PAM ≥ 65 mmHg.
  - Se mantiver hipotensão após volume ou manter lactato de 36 mg/dL, medir pressão venosa central (ideal de 8-12 mmHg), saturação de O$_2$ venoso central (ideal ≥ 70%) e diurese (ideal ≥ 0,5 mL/kg/hora).
  - Medir novamente o lactato.
  - Transfusão de glóbulos vermelhos se hemoglobina < 7,0 g/dL.

- Administra plaquetas se a contagem for < 10.000/mm³.
- Se disfunção miocárdica realizar teste de infusão de dobutamina de até 20 μg/kg/min.
- Uso de hidrocortisona 200 mg/dia somente se a ressuscitação fluida e vasopressores não forem capazes de restaurar a hemodinâmica do paciente.
- Manter a glicemia entre 140-180 mg/dL.
- Realizar profilaxia farmacológica diária contra tromboembolismo venoso com heparina de baixo peso molecular subcutânea.
- Realizar profilaxia de úlcera de estresse com bloqueador H2 ou inibidor da bomba de prótons em paciente com choque séptico ou com risco elevado de sangramento.
- Nutrição oral ou enteral se tolerado em vez de jejum completo ou parenteral.

BIBLIOGRAFIA

Martins HS, Neto RAB, Neto AS, Velasco IT. Emergências clínicas: abordagem prática. 10. ed. Barueri: Manole; 2015.

Pedroso ERP, Oliveira RG. Blackbook – Clínica Médica. Belo Horizonte: Blackbook Editora; 2007.

Pereira DHS. Vademecum do Interno de Medicina: O manual de sobrevivência do interno"; 2018.

Singer M, Dutschman CS, Seymour CW, Shankar-Hari M, Annane D, Bauer M et al. The Third International Consensus Definitions for Sepsis and Septic Shock. JAMA. 2016;315(8):801-810.

USO DE DROGAS VASOATIVAS E DROGAS PARA INTUBAÇÃO

Amanda Ribeiro da Silva
Heitor dos Reis Barbosa
Luis Henrique Gonçalves Felga

Frequentemente usadas nos pacientes graves, essas medicações são de uso comum nas unidades de terapia intensiva (UTI) e o conhecimento de sua farmacocinética e farmacodinâmica é essencial, pois daí decorre o sucesso de seu uso.

Droga vasoativa é atribuída às substâncias que têm efeitos vasculares periféricos ou cardiorrespiratórios, sejam eles diretos ou indiretos, atuando em pequenas doses e com respostas dose-dependente de efeito rápido e curto, através de receptores situados nos vasos.

Logo é necessária a monitorização hemodinâmica invasiva, quando da utilização dessas substâncias, uma vez que suas potentes ações determinam mudanças importantes em parâmetros cardiorrespiratórios, que podem, com seu uso inadequado, causar efeitos colaterais indesejáveis que impossibilitem sua utilização (Quadros 7-1 e 7-2).

Quadro 7-1. Drogas Vasoativas

Drogas	Dose	Apresentação	Diluição	Características
Dobutamina	2 a 20 μg/kg/min	1 ampola = 20 mL = 250 mg	1 ampola em 230 mL de SF ou SGI	▪ Inotrópico ▪ Efeitos colaterais: arritmias, angina, HAS, hipotensão na hipovolemia
Dopamina	5 a 10 μg/kg/min (cronotrópico e inotrópico positivo) 11 a 20 μg/kg/min (vasoconstrição periférica e pulmonar)	1 ampola = 10 mL = 50 mg	5 ampolas em 200 mL de SF ou SGI	▪ Vasopressor ▪ Efeitos colaterais: cefaleia, arritmias, piloereção, dispneia, alargamento do QRS
Epinefrina	1 a 20 μg/min	1 ampola = 1 mL = 1 mg	6 ampolas + 94 mL SF 0,9%	▪ Vasopressor ▪ Efeitos colaterais: euforia, arritmias, hemorragia cerebral, HAS, EAP, dispneia
Nipride/ Nitroprussiato de sódio	0,5 a 10 μg/kg/min. Geralmente inicia-se a 3 μg/kg/min	1 ampola = 2 mL = 50 mg	1 ampola (2 mL) em 248 mL de SGI **0,2 mg/mL**	▪ Efeitos colaterais: diminuição PA, aumento FC, cefaleia tontura, coma, acidose, toxicidade por cianeto
Noradrenalina	0,05 a 3 μg/kg/min	1 ampola = 4 mL = 4 mg	5 ampolas + SG 5% 180 mL (1 mg/mL)	▪ Vasopressor ▪ Efeitos colaterais: euforia, arritmias, hemorragia cerebral, HAS, EAP, dispneia

(Continua.)

Quadro 7-1. *(Cont.)* Drogas Vasoativas

Drogas	Dose	Apresentação	Diluição	Características
Vasopressina	0,01 a 0,04 U/min	1 ampola = 1 mL = 20 U	1 ampola (1 mL) + 100 mL SF 0,9% 20 U em 100 mL de SGI 0,2 U/mL	▪ Indicada em casos de choque refratário
Tridil/ Nitroglicerina	Iniciar com 5 µg/min e aumentar de 5 em 5 ou de 10 em 10 µg/min a cada 3 a 5 minutos até dose máxima de 200 µg/min	1 ampola = 10 mL = 50 mg	1 ampola de 10 mL em 240 mL de SF ou SGI 0,2 mg/mL	▪ Efeitos colaterais: cefaleia, diminuição ▪ PA, aumento FC, tontura, náuseas, vômitos e anafilaxia

Quadro 7-2. Drogas para Intubação de Sequência Rápida

Analgésicos opioides (adjuvantes farmacológicos)				
	Dose	Apresentação	Diluição	Características
Fentanil	1-3 µg/kg	50 µ/mL 1 ampola com 2 mL	-	▪ Reduz a resposta cardiovascular exagerada ▪ Aumenta a pressão intracraniana ▪ Efeitos adversos: depressão respiratória, tórax rígido e hipotensão
Lidocaína	1-1,5 mg/kg	20 mg/mL 1 ampola com 50 mL	1 ampola com 50 mL + 200 mL de SGI = 1.000 mg/250 mL = 4 mg/mL	▪ Usado em pacientes com hipertensão intracraniana ou exacerbação de asma ▪ Ação antiarrítmica, sedativa e anti-inflamatória ▪ Efeitos adversos: náuseas, mal-estar e vômitos; bradicardia e depressão miocárdica direta (doses altas) ▪ Contraindicada em pacientes com síndrome de Stoke-Adams, Wolff-Parkinson-White ou com graus intensos de bloqueios sinoatrial, atrioventricular
Hipnóticos				
Etomidato	0,3 mg/kg EV	2 mg/mL 1 ampola com 10 mL	-	▪ Sedativo de curta ação sem ação analgésica ▪ Não causa instabilidade hemodinâmica ou disfunção miocárdica ▪ Útil em pacientes com pressão intracraniana elevada e nos pacientes críticos
Cetamina	1-2 mg/kg EV 5-10 mg/kg IM	50 mg/mL 1 ampola com 2 mL	SF 0,9% 90 mL + Cetamina 10 mL (500 g) = 5 mg/mL; 1 ampola com 2 mL + 8 mL de ABD = 10 mg/mL	▪ Promove analgesia, amnésia e sedação ▪ Útil em paciente hipovolêmico, hipotenso e hemodinamicamente instável ▪ Droga de escolha em paciente com broncoespasmo ▪ Não inibe o *drive* respiratório (indução prolongada)
Propofol	1,5-2 mg/kg EV	10 mg/mL	-	▪ Sem ação analgésica ▪ Efeito anticonvulsivante ▪ Útil para paciente hemodinamicamente estável ▪ Droga de escolha para grávida

(Continua.)

Quadro 7-2. *(Cont.)* Drogas para Intubação de Sequência Rápida

Hipnóticos				
Midazolam	0,3 mg/kg EV	5 mg/mL 1 ampola com 3 mL	SF 0,9% 80 mL + Midazolam 20 mL (100 mg) = 1 mg/mL ampola com 3 mL + 12 mL de ABD = 1 mg/mL	▪ Promove sedação e amnésia, sem ação analgésica ▪ Efeito anticonvulsivante ▪ Significativas depressões miocárdica e respiratória
Bloqueadores neuromusculares				
Succinilcolina	1,5 mg/kg EV	100 mg (pó para reconstituição)	-	▪ Contraindicada em hipercalemia, rabdomiólise, distrofia muscular e miopatias hereditárias, doença neuromuscular progressiva e hipertermia maligna
Rocurônio	1 mg/kg	10 mg/mL	-	▪ Usado quando contraindicado succinilcolina

BIBLIOGRAFIA

Brandão Neto RA, Martins HS, Velasco IT. Medicina de emergência: abordagem prática. São Paulo: Editora Manole; 2016.

Ellard L, Ross W. Indução em sequência rápida. Anaesthesia tutorial of the week; 2016.

Caderno da UTI. Disponível em: http://www.amape.com.br/wp-content/uploads/2018/05/CADERNO-DA-UTI-UNIFESP.pdf. Acesso em: 25/04/2019.

P. O. P. Diluição de medicamentos utilizados para sedação e analgesia. Disponível em: http://www.hu.ufsc.br/setores/medicina-intensiva/wp-content/uploads/sites/35/2016/03/Padroniza%C3%A7%C3%A3o-Seda%C3%A7%C3%A3o-e-Analgesia-2016.pdf. Acesso em: 25/04/2019v

CAPÍTULO 8
INTOXICAÇÃO EXÓGENA

Thaís Barretto Aleixo
Luis Henrique Gonçalves Felga

INTRODUÇÃO

Intoxicação exógena (CID 10: T65.9) é o conjunto de efeitos nocivos representados por manifestações clínicas ou laboratoriais que revelam o desequilíbrio orgânico produzido pela interação de um ou mais agentes tóxicos com o sistema biológico. Pode ser aguda ou crônica e se manifestar de forma leve, moderada ou grave, a depender da quantidade da substância, do tempo de absorção, da toxicidade do produto, da suscetibilidade do organismo e do tempo decorrido entre a exposição e o atendimento médico (nº do centro de intoxicação: 0800-7713733).

A notificação das intoxicações exógenas (por substâncias químicas, incluindo agrotóxicos, gases tóxicos e metais pesados) é compulsória semanal (NCS) de acordo com a Portaria de nº 204, de 17 de fevereiro de 2016, e deve ser registrada no Sinan através do preenchimento da ficha de investigação de intoxicação exógena.

DIAGNÓSTICO

A abordagem diagnóstica de uma suspeita de intoxicação envolve a história da exposição, o exame físico e os exames complementares de rotina e toxicológicos. Muitas vezes a história não é conhecida durante o tratamento na urgência, principalmente quando se trata de doentes psiquiátricos, crianças, tentativas de autoextermínio, e alterações de sensório), tornando a suspeita diagnóstica de intoxicação baseada nas manifestações clínicas.

Utiliza-se a estratégia dos "5 Ws", isto é, devem-se obter os dados relacionados com o paciente (*Who?* – Quem? – principalmente histórico de doenças), a substância utilizada (*What?* – O quê? – substância possivelmente utilizada), o horário da exposição (*When?* – Quando? – tempo decorrido entre a exposição e o atendimento), o local da ocorrência (*Where?* – Onde? – onde ocorreu o fato e se algo foi encontrado próximo à vítima) e o motivo da exposição (*Why?* – Por quê? – circunstância da exposição). Atentar para o fato de que muitas informações podem ser distorcidas ou omitidas, principalmente quando há tentativas de suicídio ou homicídio envolvidas, uso de drogas ilícitas, abortamento ou maus tratos.

Abordagem Geral

A realização de um exame físico completo é de suma importância, na tentativa de caracterizar alguma síndrome tóxica:

- *Odores característicos:* p. ex., hálito etílico (uso de álcool), odor de alho (organofosforados).
- *Achados cutâneos:* sudorese, secura de mucosas, vermelhidão, palidez, cianose, desidratação, edema.
- *Temperatura:* hipo ou hipertermia.
- *Alterações de pupilas:* miose, midríase, anisocoria, alterações de reflexo pupilar.
- *Alterações da consciência:* agitação, torpor, confusão mental, alucinação, delírio, desorientação.
- *Anormalidades neurológicas:* convulsão, síncope, alteração de reflexos, alteração de tônus muscular, fasciculações, movimentos anormais.
- *Alterações cardiovasculares:* bradicardia, taquicardia, hipertensão, hipotensão, arritmias.
- *Anormalidades respiratórias:* bradipneia ou taquipneia, presença de ruídos adventícios pulmonares.
- *Achados do aparelho digestório:* sialorreia, vômitos, hematêmese, diarreia, rigidez abdominal, aumento ou diminuição de ruídos hidroaéreos.

Exames Complementares

Sua relevância não está muito sedimentada porque varia de acordo com a substância causadora da intoxicação. Dependendo do agente envolvido podem ser solicitados exames laboratoriais (que incluem normalmente a investigação da função de determinados órgãos e os níveis séricos da substância tóxica – útil em poucos casos), eletrocardiograma (ECG), exames de imagem (radiografia e tomografia computadorizada) ou endoscopia digestiva alta.

Toxídromes
As principais síndromes tóxicas utilizadas para o diagnóstico da intoxicação aguda são: síndrome anticolinérgica, colinérgica, opioide, simpaticomimética e síndrome de abstinência (Quadro 8-1).

MANEJO GERAL DO INTOXICADO AGUDO
Deve haver suporte básico e avançado de vida, retirada de corpo estranho da orofaringe, suplementação com oxigênio e ventilação mecânica (se necessário), verificar glicemia, considerar utilização de antídotos específicos, estabilização hemodinâmica com uso de drogas vasopressoras (se necessário) – medidas de descontaminação para remover o agente causador.

Descontaminação Tópica
Envolve a retirada de roupas contaminadas, sapatos e meias. As superfícies afetadas devem ser lavadas com água corrente ou soro fisiológico, principalmente quando o contato for nos olhos.

Medidas de Descontaminação Gastrointestinal
- *Diluição:* não administrar água ou leite no domicílio (salvo sob orientação médica).
- *Neutralização:* aplicação de substâncias levemente ácidas para neutralização está contraindicado.
- *Êmese (indução de vômitos):* poder irritativo sobre a mucosa gástrica.
- *Lavagem gástrica:* método preferencial, mas que não deve ser utilizado de rotina (preferencialmente na primeira hora da ingesta.
- *Carvão ativado:* grande poder adsortivo sobre muitas substâncias, reduzindo a quantidade absorvida pelo sistema digestivo.
- *Catárticos:* utilizado na eliminação do carvão ativado.

Aumento da Eliminação
- *Carvão ativado em doses múltiplas:* pode aumentar a eliminação gastrointestinal de drogas que estejam presentes na circulação sistêmica em níveis tóxicos e que apresentem determinadas características.
- *Alcalinização urinária:* favorecimento da excreção renal de drogas com determinadas características.
- *Diálise, hemoperfusão e hemofiltração:* aumentam a eliminação extracorpórea de drogas.

Quadro 8-1. Principais Toxídromes Observadas nas Intoxicações Exógenas[2]

Toxídromes	Características	Agentes
Síndrome anticolinérgica	Taquicardia, midríase, pele quente e seca, retenção urinária, hipertermia, *delirium*	Atropina, anti-histamínicos, escopolamina, antidepressivos tricíclicos, biperideno, alcaloides beladonados, algumas drogas psicoativas, alguns cogumelos, maconha
Síndrome colinérgica muscarínica	Salivação, miose, broncorreia, dispneia, bradicardia, lacrimejamento, diarreia, vômitos	Carbamatos, organofosforados, fisostigmina, piridostigmina, pilocarpina, alguns cogumelos
Síndrome colinérgica nicotínica	Taquicardia, hipertensão, fasciculações, dor abdominal e paresias	Iatrodectismo, nicotina, alguns inseticidas organofosforados e carbamatos
Opioides	Miose, hipoventilação, sedação, hipotensão, possível hipotermia	Fentanil, difenoxilato, heroína, metadona, morfina, pentazocina, propoxifeno
Simpaticomimética	Taquicardia, hipertensão, agitação, midríase, convulsão, diaforese, psicose (uso crônico)	Anfetaminas, cafeína, cocaína, efedrina, ecstasy (MDMA-metilenodioximetanfetamina), fenilpropanolamina, agonistas beta-simpaticomiméticos, teofilina
Síndrome de abstinência (implica em tolerância e indica dependência)	Sensações de mal-estar e diferentes graus de sofrimento mental e físico, particulares para cada tipo de substância (sendo a maior parte dos sintomas o oposto daqueles observados na intoxicação com a mesma)	Álcool, benzodiazepínicos, barbitúricos, opioides e alguns sedativos

INTOXICAÇÕES ESPECÍFICAS (QUADRO 8-2)

Quadro 8-2. Intoxicações Específicas

Substância	Clínica	Tratamento (tempo de ingesta < 1 h)		Antídoto	Medidas/exames complementares
		Lavagem gástrica	Carvão ativado		
Paracetamol	Sudorese, náuseas, vômitos, palidez e dor epigástrica	Abundante E carvão ativado	Diluir 1 g/kg em 10 a 20 mL de AD e adm. por VO ou sonda gástrica (Crianças: 1 mg/kg)	N-acetilcisteína (NAC) – env. granulado 600 mg/env. ou xarope de 200 mg/5 mL. Tomar 140 mg/kg na dose de ataque. Manutenção: tomar 17 doses de 70 mg/kg sendo cada dose adm. de 4/4 h. **Obs.**: o ideal é começar a manutenção até 8 h do início da intoxicação	Realizar avaliação seriada a cada 24 h de TGO, TGP, FA, ureia e creatinina
Antidepressivos tricíclicos	↓ do nível de consciência, hipotensão, taquicardia, midríase, boca seca, bexigoma, ↓ dos RHA ECG: QRS (prolongado), onda R > 3 mm e maior que a onda S em aVR	Abundante E carvão ativado	Diluir 1 g/kg em 10 a 20 mL de AD e adm. por VO ou sonda gástrica. Múltiplas doses (Crianças: 1 mg/kg)		$NaHCO_3$ a 8,4% solução com 1 mEq/mL. Fazer dose de ataque com 2 mEq/kg em *bolus* EV. Manutenção: fazer solução com 150 mL de $NaHCO_3$ a 8,4% + 850 mL de SG 5% e correr na velocidade de 250 mL/h, sempre mantendo pH sérico ≈ 7,55
Benzodiazepínicos	↓ do nível de consciência, sem alterações pupilares, hipotermia, geralmente sem alterações cardiovasculares	Abundante OU carvão ativado	Diluir 1 g/kg em 10 a 20 mL de AD e adm. por VO ou sonda gástrica (Crianças: 1 mg/kg)	Flumazenil – amp. de 0,5 mL (0,1 mg/mL). Diluir 2 mL (0,2 mg) em 8 mL de SG a 5% e infundir EV em *bolus* em 15s. Depois infundir 1 mL (0,1 mg) diluídos em 9 mL de SG a 5% de 1 em 1 min até a ação desejada. Dose máx.: 3 mg (6 amp.) em 1 h	

(Continua.)

Opioides	↓ do nível de consciência, bradipneia, miose, ↓ dos RHA	Abundante E carvão ativado	Diluir 1 g/kg em 10 a 20 mL de AD e adm. por VO ou sonda gástrica. Nesse caso o uso está indicado, ainda que o tempo da intoxicação seja superior a 1 h. Múltiplas doses (Crianças: 1 mg/kg)	Naloxona – amp. 0,4 mg (1 mL). Diluir 5 amp. em 500 mL de SF a 0,9% (0,004 mg/mL) e infundir 50 mL (0,2 mg) em *bolus* EV da solução de 3 em 3 min até FR ≥ 12 irpm **Obs.**: Pacientes com IOT fazer o dobro da dose por essa via (Crianças: 0,25 mL da ampola por kg, diluído em SF; fazer EV ou SC repetindo de 3 em 3 min conforme necessário)
Cumarínicos (Raticida)	Dor abdominal, quadros hemorrágicos (equimoses, hematúria, gengivorragia)	Abundante E carvão ativado	Diluir 1 g/kg em 10 a 20 mL de AD e adm. por VO ou sonda gástrica. Múltiplas doses (Crianças: 1 mg/kg)	Vitamina K (Kanakion) – 10 mg amp. 1 mL. Fazer 10 a 20 mg/dose EV, lento na velocidade máxima de 1 mg/min de 12/12 h (Crianças: amp. pediátrica 0,2 mL (0,2 mg). Fazer 0,3 a 0,6 mg/kg EV lento de 12/12 h Conduta para o acompanhamento baseada no RNI de 12/12 h)
Digitálicos	Diarreia, náuseas, vômitos, alterações abdominais e visuais, confusão mental, cefaleia, arritmias	Abundante E carvão ativado	Diluir 1 g/kg em 10 a 20 mL de AD e adm. por VO ou sonda gástrica. Múltiplas doses (Crianças: 1 mg/kg)	Anticorpo antidigoxina – pó com 38 mg. Diluir em 4 mL de AD e fazer EV entre 15 a 30 min com repetidas doses se necessário. Na intoxicação aguda, média de 5 a 15 frascos
				Pesquisar distúrbios eletrolíticos e tratá-los: hipocalemia, hipercalcemia, hipomagnesemia, doença renal; ECG: pode evidenciar principalmente FA e taquicardia atrial paroxística e bloqueios AV de 2º e 3º graus

(Continua.)

Quadro 8-2. (Cont.) Intoxicações Específicas

Substância		Clínica	Tratamento (tempo de ingesta < 1 h)		Antídoto	Medidas/exames complementares
			Lavagem gástrica	Carvão ativado		
Agrotóxicos	**Organofosforados**	Miose, bradicardia, náuseas, vômitos, incontinências urinária e fecal, dores abdominais, fasciculações, fraqueza muscular e paralisia, ↓ do nível de consciência, convulsões	Abundante E carvão ativado (se intoxicação por VO); retirada das roupas do paciente com lavagem corporal para descontaminação (se intoxicação pela pele)	Diluir 1 g/kg em 10 a 20 mL de AD e adm. por VO ou sonda gástrica (Crianças: 1 mg/kg)	Atropina – amp. de 0,25 e 0,5 mg. Fazer 2-5 mg EV de 5 em 5 min até diminuição da congestão pulmonar. **Obs.:** Não se preocupar tanto com a frequência cardíaca desde que a mesma seja < 150 bpm, já que o foco principal é dimnuir a congestão pulmonar Pralidoxina – amp. de 200 mg. Diluir 10 amp. em 200 mL de SF a 0,9% e infundir em 15 a 30 min. Se a resposta não for adequada, a dose pode ser repetida após 30 min. Manutenção: infundir 4-8 mg/kg/h até 12 h após o término dos sintomas	
	Carbamatos	Idem aos Organofosforados	Idem aos Organofosforados	Idem aos Organofosforados	Idem aos Organofosforados	

CONDUTA NAS INTOXICAÇÕES EXÓGENAS (FIG. 8-1)

Exemplo de prescrição para todos:

1. Dieta zero.
2. SF 0,9% – 1.000 mL + Glicose 50% – 100 mL – Correr EV aberto em 2 etapas.
3. Carvão ativado.
4. Lavagem gástrica 200 mL.
5. O_2 ou intubar SN.
6. Controles.

Saber qual Tóxico Tomou

- Verificar PA e se PAM < 65, iniciar drogas vasoativas.
- Se paciente com sialorreia e/ou miose: administrar atropina até cessar a salivação ou até FC = 120 bpm (não passar disso).

Intoxicação por Benzodiazepínicos: Antídoto é o Flumazenil

A dose tóxica de Diazepan® é de 600 mg.

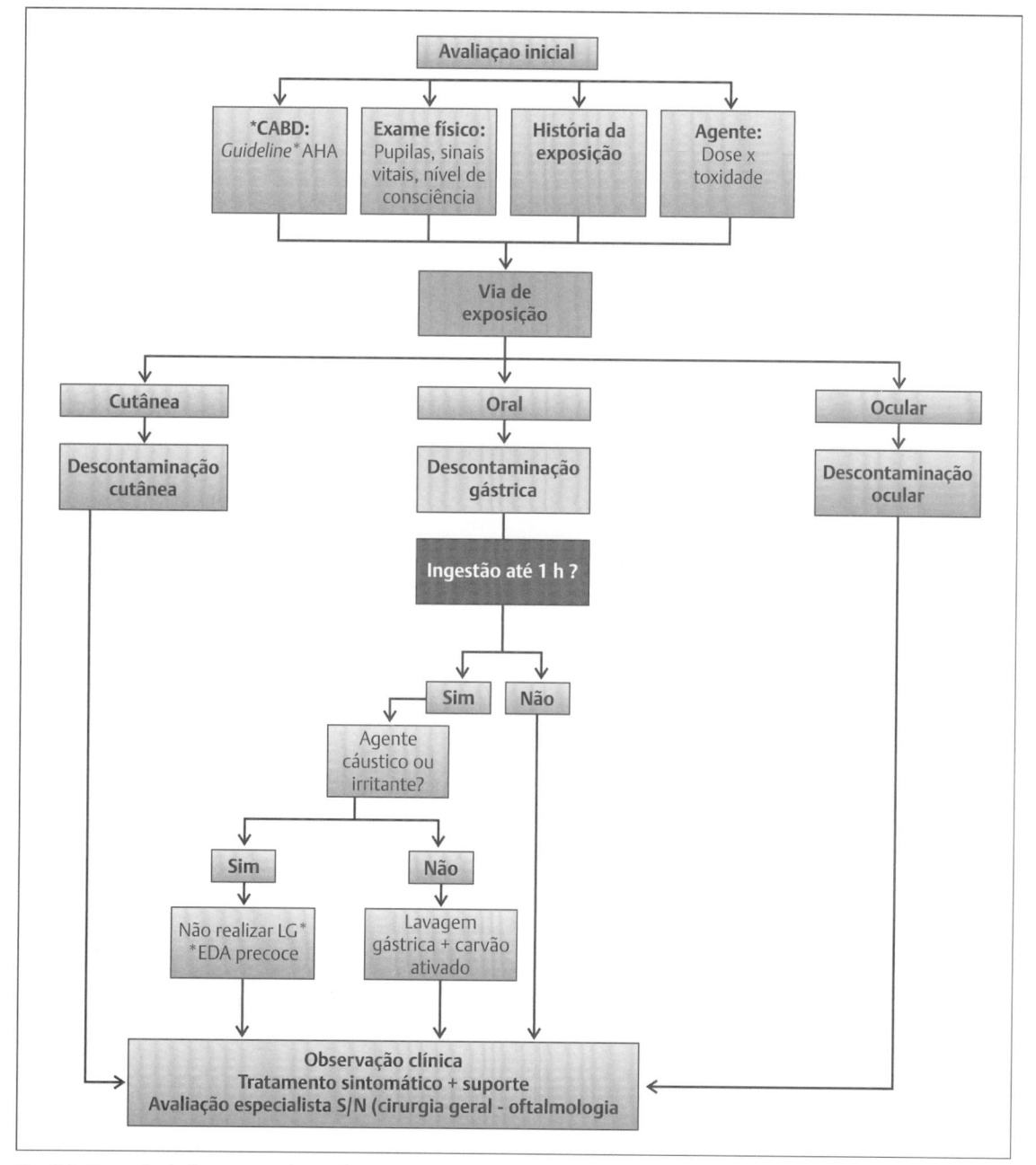

Fig. 8-1. Exemplo de fluxograma da conduta nas intoxicações exógenas.

Exemplo de prescrição:

- 1º – Flumazenil –1 amp. + AD-QSP-10 mL – Aplicar 5 mL EV em 5/5 min até 4 amp., ACM.
- 2º – Depois de acordar:
  - Flumazenil – 3 amp. + SF 0,9%-200 mL – Correr EV em 6 h.

Intoxicação por Organofosforados (Aerossóis = Malation)
- Fraqueza progressiva.
- São os que mais matam.
- Antídoto = *Contration*.

Intoxicação por Carbamato (Chumbinho)
- É o que mais mata.
- Não tem antídoto, usar atropina.

Intoxicação por Fenobarbital
- Não tem antídoto, mas pode-se fazer diálise peritoneal.

Intoxicação por Carbamazepina
- Não tem antídoto, mas pode-se fazer diálise peritoneal.

Intoxicação por Drogas (Cocaína, Crack)
- 1º – SF 0,9% 1.000 mL: correr aberto.
- 2º – Diazepan® 2 mL diluído em ABD 10 mL.

BIBLIOGRAFIA

Amorin SR, Pires, GO. Intoxicações agudas. In: Teixeira JCG, editor. Unidade de emergência – Condutas em medicina de urgência. 3. ed. São Paulo: Atheneu; 2013. p. 965-983.

Lourenço EE, Lima HS. Guia básico de plantão para o interno. In: Jesus U. Guia básico de plantão para o interno. 2. ed. Vila Velha: Above Editora e Publicações; 2017. p. 130-138.

Ministério da Saúde. Guia de vigilância em saúde. (acesso em 7 jan 2019). Disponível em: https://www.hc.ufu.br/sites/default/files/tmp//volume_3_guia_de_vigilancia_em_saude_2017.pdf.

Secretaria municipal de saúde de São Paulo. Manual de toxicologia clínica – Orientações para assistência e vigilância das intoxicações agudas. (acesso em 14 dec 2018). Disponível em: http://www.cvs.saude.sp.gov.br/up/MANUAL%20DE%20TOXICOLOGIA%20CL%C3%8DNICA%20-%20COVISA%202017.pdf.

USO RACIONAL DE ANTIBIÓTICOS

Patrícia Cardoso Schiaveto
Marcelo Barros Weiss

Os antimicrobianos são as medicações mais prescritas no Brasil e no mundo. Até 60% dos pacientes hospitalizados recebem algum tipo de medicação desse tipo.

Acredita-se que em torno de 55% das prescrições pesquisadas foram consideradas inapropriadas de acordo com as regras de prescrição desses fármacos e de 7 a 9 em cada 10 medicamentos vendidos nas famácias do Brasil são antibióticos.

O uso indiscriminado e até mesmo irracional dos mesmos fomenta o aparecimento de resistência bacteriana hospitalar e na comunidade tornando a abordagem desses pacientes muito mais difíceis e mais dispendiosas.

A racionalidade do uso desses fármacos está ligada à indicação correta, seja terapêutica ou profilática, à via de administração e às dosagens em seus corretos intervalos e o tempo de utilização adequado para cada caso necessário.

COMO DEFINIR O USO EMPÍRICO DO ANTIBIÓTICO NO PRONTO ATENDIMENTO?

Os 10 passos:

1. Se paciente febril, definir se a origem é infecciosa ou não.
2. Se paciente febril, a infecção é bacteriana ou viral.
3. Se infecciosa, defina o sítio mais provável (exame físico e exames complementares necessários).
4. Considerando o sítio da infecção, considerar as possíveis "cepas" (etiologia).
5. Definir se a infecção é hospitalar ou comunitária.
6. Se hospitalizado e febril, verificar todos os acessos venosos, tubos, drenos e cateteres e, na medida do possível, troque-os ou remova.
7. Coleta de culturas de sangue, urina, ponta de cateteres, lavado traqueal ou outros, solicitando antibiograma SEMPRE antes de iniciar o antibiótico (o antibiograma guiará possíveis trocas).
8. Escolha o fármaco mais apropriado para o sítio definido lembrando-se que deve iniciar pelo de menor espectro, mas de eficácia para o caso.
9. Prefira a monoterapia.
10. Caso de dúvidas ou necessidades discuta o caso com a CCIH de sua unidade (Comissão de Controle de Infecção Hospitalar).

USO EMPÍRICO
Pneumonias (Quadros 9-1 a 9-4)

Quadro 9-1. Na Comunidade em Adultos sem Internação

Antibiótico	Dose adulto	Duração	Ajuste
Amoxacilina 500 mg	500 mg 8/8 h	10 dias	Renal
Amoxacilina 875 mg + Clavulanato 125 mg (comp.)	1 comp. de 12/12 h ou 8/8 h	10 dias	
Levofloxacino 500 mg	1 comp. 12/12 ou 24/24 h	10 dias	

Quadro 9-2. Na Comunidade em Crianças sem Internação

Antibiótico	Dose infantil	Duração	Ajuste
Amoxacilina suspensão	40 mg/kg/dia 12/12 h	7 a 10 dias	Renal
Amoxacilina + clavulanato (susp.)	40 mg/kg/dia 12/12 h	7 a 10 dias	
*Claritromicina suspensão	15 mg/kg/dia 12/12 h	7 a 10 dias	
*Cefuroxima 250 mg/5 mL susp.	30 mg/kg/dia 12/12 h	7 a 10 dias	
*Cefaclor suspensão	20 mg/kg/dia 8/8 h	7 a 10 dias	

*Se sinais clínicos e ou radiológicos de pneumonia atípica.

Quadro 9-3. Na Comunidade em Adultos com Internação

Antibiótico	Dose adulto	Duração	Ajuste
Ceftriaxone 1 g	2 g IV 1× ao dia	7 a 10 dias	Renal
Claritromicina injetável 500 mg	1 dose IV 12/12 h	7 a 10 dias	Renal e hepático
Levofloxacino 5 mg/mL em 100 mL	500 mg IV 1× ao dia	10 dias	Renal

Critérios: confusão mental, taquicardia, taquipneia, oximetria > 90%, temperatura ≥ 39° ou ≤ 35° ou PAS < 90 mmHg.

Quadro 9-4. Na Comunidade em Crianças com Internação

Antibiótico	Dose infantil	Duração	Ajuste
Ceftriaxone 1 g	100 mg/kg/dia IV	7 a 10 dias	Renal
Claritromicina injetável 500 mg	15 mg/kg/dia 12/12 h IV	7 a 10 dias	Renal e hepático
Ampicilina 500 e Amicacina 125 mg/mL	200 mg/kg 6/6 h IV 15 mg/kg/dia 12/12 h IV	7 a 10 dias	Renal

Pneumonia Adquirida no Hospital

- Patógenos mais comuns: *Stahylococcus aureus*, aeróbios Gram-negativos incluindo *Pseudomonas aeruginosa* e anaeróbios (Quadros 9-5 a 9-7).

Sinusopatia, Otite e Amigdalite

Sinusite aguda

- Patógenos mais comuns: *Streptococcus pneumoniae*, *Haemophilus influenzae* (60% dos casos) e *Staphylococcus aureus* (Quadro 9-8).

Quadro 9-5. Pacientes em Ventilação Espontânea

Antibiótico	Dose adulto	Dose infantil	Duração	Ajuste
Cefepima 1 g	1 g IV 12/12 h	150 mg/kg/dia IV 8/8 h	7 a 10 dias	Renal
Piperacilina 4 g + tazobactam 500 mg	12 g + 1,5 g IV 6/6 ou 8/8 h	200-300 mg/kg/dia 6/6 h	7 a 10 dias	Renal

ATENÇÃO: Podemos associar aminoglicosídeo para efeito sinérgico caso não haja resposta

Antibiótico	Dose adulto	Dose infantil	Duração	Ajuste
Amicacina 125 mg/mL em 2 mL	1 g IV 24/24 h	15 mg/kg/dia IV ou IM 24/24 h	7 a 10 dias	Renal
Gentamicina 40 mg/mL em 2 mL	80 mg IV 12/12 ou 8/8 h	6 mg/kg/dia 8/8 ou 24/24 h	7 a 10 dias	Renal

Quadro 9-6. Pacientes em Ventilação Mecânica

Infecção precoce (≤ 3 dias de ventilação mecânica)				
Antibiótico	Dose adulto	Dose infantil	Duração	Ajuste
Cefepima 1 g	1 g IV 8/8 h	150 mg/kg/dia IV 8/8 h	7 a 10 dias	Renal
Piperacilina 4 g + tazobactam 500 mg	12 g + 1,5 g IV 6/6 ou 8/8 h	200-300 mg/kg/dia 6/6 h	7 a 10 dias	Renal
Meropenem 1 g	1 g IV 8/8 h	60 mg/kg/dia IV 8/8 h	7 a 10 dias	
Infecção tardia (≥ 3 dias de ventilação mecânica)				
Antibiótico	Dose adulto	Dose infantil	Duração	Ajuste
Vancomicina 500 mg	500 mg IV 6/6 h ou 1 g 12/12 h	40 mg/kg/dia IV 6/6 h (até 2 g/dia)	7 a 10 dias	Renal

Quadro 9-7. Pneumonia Aspirativa ou Abcesso Pulmonar

Antibiótico	Dose adulto	Dose infantil	Duração	Ajuste
Ceftriaxona 1 g e metronidazol 5 mg/mL em 100 mL	2 g IV 12/12 h 500 mg IV 8/8 h ou 1,5 g 24/24 h	10 mg/kg/dia 30 mg/kg/dia de 8/8 h	7 a 10 dias	
Piperacilina 4 g + tazobactam 500 mg	4,5 g IV 6/6 ou 8/8 h	200-300 mg/kg/dia 6/6 h	7 a 10 dias	Renal

Quadro 9-8. Sinusite Aguda

Antibiótico	Dose adulto	Dose infantil	Duração	Ajuste
Amoxacilina 500 mg e suspensão oral 250 mg/5 mL	500 mg VO	40 mg/kg/dia VO de 8/8 h	7 a 10 dias	
Ciprofloxacino 500 mg Suspensão 50 mg/mL	500 mg VO 8/8 h	10 mg/kg/dia 12/12 h	7 a 10 dias	Renal
Claritromicina 500 mg e suspensão oral	500 mg VO 12/12 h	15 mg/kg/dia IV 12/12 h	14 dias	Renal Hepática

Otite

Otite Média Aguda

- *Patógenos mais comuns: Streptococcus pneumoniae, Haemophilus influenzae, Staphylococcus aureus* e *Moraxella catarrhalis* (Quadro 9-9).

Otite Externa

Otite Externa Maligna

- *Patógenos mais comuns: Staphylococcus aureus, Pseudomonas aeruginosa* e fungemia (Quadro 9-10).

Quadro 9-9. Otite Média Aguda

Antibiótico	Dose adulto	Dose infantil	Duração	Ajuste
Amoxacilina 500 mg e suspensão oral 250 mg/5 mL	500 mg VO 8/8 h	40 mg/kg/dia VO de 8/8 h	7 a 10 dias	
Amoxacilina 875 + clavulanato 125 E suspensão (125 ou 250 mg)	1 cáp. VO 12/12 h	30 a 40 mg/kg/dia VO 12/12 h	10 a 14 dias	
Azitromicina 500 mg suspensão oral (600, 900, ou 1.500)	500 mg VO 8/8 h	10 mg/kg/dia	5 dias	
Claritromicina 500 mg e suspensão oral	500 mg VO 12/12 h	15 mg/kg/dia IV 12/12 h	14 dias	Renal Hepática

Quadro 9-10. Otite Externa Maligna

Antibiótico	Dose adulto	Dose infantil	Duração	Ajuste
Ciprofloxacino 2 mg/mL 100 mL	400 mg IV 12/12 h	10 mg/kg/dia IV de 12/12 h	7 a 14 dias	Renal
Cefepima 1 g	1 g IV 8/8 h	150 mg/kg/dia VO 8/8 h	7 a 10 dias	Renal

Atenção: Se otite fúngica usar fluconazol VO 200 mg no primeiro dia e 100 mg/dia por até 5 dias e fazer o tratamento externo com aplicação de pomada.

Amigdalite

- Patógenos mais comuns: agentes virais (rinovírus e adenovírus) *Streptococcus pneumoniae, Streptococcus pyogenes* (A), *Mycoplasma pneumoniae, Haemophilus influenzae, Staphylococcus aureus* e *Moraxella catarrhalis* (Quadro 9-11).

Meningite Bacteriana

- Patógenos mais comuns: *Neisseria meningitidis, Haemophilus influenza* e *Streptococcus pneumoniae* (Quadro 9-12).

Quadro 9-11. Amigdalite

Antibiótico	Dose adulto	Dose infantil	Duração	Ajuste
Amoxacilina 500 mg e suspensão oral 250 mg/5 mL	500 mg VO 8/8 h	40 mg/kg/dia VO de 8/8 h	7 a 10 dias	
Amoxacilina 875 + clavulanato 125 E suspensão (125 ou 250 mg)	1 cáp. VO 12/12 h	30 a 40 mg/kg/dia VO 12/12 h	10 a 14 dias	
Azitromicina 500 mg suspensão oral (600, 900, ou 1.500)	500 mg VO 8/8 h	10 mg/kg/dia	5 dias	
Claritromicina 500 mg e suspensão oral	500 mg VO 12/12 h	15 mg/kg/dia 12/12 h IV	14 dias	Renal Hepática

Quadro 9-12. Meningite Bacteriana

Menores de 1 mês de vida			
Antibiótico	Dose infantil	Duração	Ajuste
Ampicilina 500 mg	200 mg/kg/dia IV de 6/6 h	10 a 14 dias	
Cefotaxima 250 mg/mL	100 a 150 mg/kg/dia IV 8/8 h	10 a 14 dias	
De 2 meses a 12 anos			
Antibiótico	Dose infantil	Duração	Ajuste
Ceftriaxona 250 mg/mL	100 mg/kg/dia IV 24/24 h	10 a 14 dias	Renal
Adulto			
Antibiótico	Dose adulto	Duração	Ajuste
Ceftriaxona 1 g	2 g IV 12/12 h	10 a 14 dias	

Idosos e imunossuprimidos				
Antibiótico	Dose adulto	Dose infantil	Duração	Ajuste
Ceftriaxona 1 g	2 g IV 12/12 h	100 mg/kg/dia 24/24 h	10 a 14 dias	
Ampicilina 1 g	4 g IV 6/6 h	200 mg/kg/dia 6/6 h	10 a 14 dias	

Abdome Agudo
Apendicite Não Perfurada (Quadro 9-13)

Quadro 9-13. Apendicite Não Perfurada

Antibiótico	Dose adulto	Dose infantil	Duração	Ajuste
Ceftriaxona 1 g Metronidazol 5 mg/mL em 100 mL	2 g IV 12/12 h E 500 mg IV 8/8 h ou 1.500 IV 24/24 h	100 mg/kg/dia 24/24 h E 30 mg/kg/dia 8/8 h	7 a 10 dias	
Metronidazol 5 mg/mL em 100 mL Gentamicina 40 mg/mL	500 mg IV 8/8 h ou 1.500 IV 24/24 h 80 mg IV 12/12 h	30 mg/kg/dia 8/8 h E 6 mg/kg/dia 6/6 ou 8/8 h	7 a 10 dias	Renal
Ampicilina 1 g (pode associar em caso de diplococos)	4 g IV 6/6 h	200 mg/kg/dia 6/6 h	7 a 10 dias	
Amoxacilina 1 g + clavulanato 200 mg (Inj)	1 fr IV 8/8 h	30 a 40 mg/kg/dia IV 8/8 h	7 a 10 dias	Renal

Apendicite Perfurada
- Patógenos mais comuns: *Escherichia coli, Bacteroides fragilis* e *Enterococcus faecalis* (Quadro 9-14).

Peritonite Barcteriana Espontânea
- Patógenos mais comuns: Aeróbios Gram-negativos, *Stahylococcus* spp., *Streptococcus* spp. e raramente anaeróbios e *Listeria monocytogenes* (Quadro 9-15).

Quadro 9-14. Apendicite Perfurada

Antibiótico	Dose adulto	Dose infantil	Duração	Ajuste
Ceftriaxona 1 g Metronidazol 5 mg/mL em 100 mL Amicacina 125 mg/mL em 2 mL	2 g IV 12/12 h E 500 mg IV 8/8 h ou 1.500 IV 24/24 E 1 g IV 24/24 h	100 mg/kg/dia 24/24 h E 30 mg/kg/dia 8/8 h E 15 mg/kg/dia IV 24/24 h	10 a 14 dias	Renal
Gentamicina 40 mg/mL (substituindo a amicacina)	80 mg IV 12/12 h	6 mg/kg/dia 6/6 ou 8/8 h	7 a 10 dias	Renal
Ampicilina 1 g (pode associar em caso de diplococos)	4 g IV 6/6 h	200 mg/kg/dia 6/6 h	7 a 10 dias	
Amoxacilina 1 g + clavulanato 200 mg (Inj) E Metronidazol 5 mg/mL em 100 mL	1 fr IV 8/8H E 500 mg IV 8/8 h ou 1.500 IV 24/24 h	30 a 40 mg/kg/dia IV 8/8 h E 30 mg/kg/dia 8/8 h	7 a 10 dias	Renal
Piperacilina 4 g + tazobactan 500 mg	4,5 g 6/6 ou 8/8 h	200 a 300 mg/kg/dia 6/6 h	7 a 10 dias	Renal
Cefepime 1 g	1 g IV 8/8 h	150 mg/kg/dia	7 a 10 dias	
Meropenem 1 g	1 g 8/8 h	60 mg/kg/dia	7 a 10 dias	Renal
Vancomicina 500 mg E Metronidazol 5 mg/mL em 100 mL	1 g IV 12/12 h E 500 mg IV 8/8 h ou 1.500 IV 24/24 h	40 mg/kg/dia (até 2 g/dia) 30 mg/kg/dia 8/8 h	7 a 10 dias	Renal

Quadro 9-15. Peritonite Barcteriana Espontânea

Antibiótico	Dose adulto	Dose infantil	Duração	Ajuste
Ceftriaxona 1 g Metronidazol 5 mg/mL em 100 mL Amicacina 125 mg/mL em 2 ml	2 g IV 12/12 h E 500 mg IV 8/8 h ou 1.500 IV 24/24 h E 1 g IV 24/24 h	100 mg/kg/dia 24/24 h E 30 mg/kg/dia 8/8 h E 15 mg/kg/dia IV 24/24 h	10 a 14 dias	Renal
Gentamicina 40 mg/mL (substituindo a amicacina)	80 mg IV 12/12 h	6 mg/kg/dia 6/6 ou 8/8 h	7 a 10 dias	Renal
Ampicilina 1 g (pode associar em caso de diplococos)	4 g IV 6/6 h	200 mg/kg/dia 6/6 h	7 a 10 dias	
Piperacilina 4 g + tazobactan 500 mg	4,5 g 6/6 ou 8/8 h	200 a 300 mg/kg/dia 6/6 h	7 a 10 dias	Renal
Cefepime 1 g	1 g IV 8/8 h	150 mg/kg/dia	7 a 10 dlas	
Meropenem 1 g	1 g 8/8 h	60 mg/kg/dia	7 a 10 dias	Renal
Vancomicina 500 mg E Metronidazol 5 mg/mL em 100 mL	1 g IV 12/12 h E 500 mg IV 8/8 h ou 1500 IV 24/24 h	40 mg/kg/dia (até 2 g/dia) 30 mg/kg/dia 8/8 h	7 a 10 dias	Renal

Pâncreas e Vias Biliares
- *Patógenos mais comuns*: E. coli, Klebisiella spp. e Enterococcus (bacilos Gram-negatitvos, anaeróbios, Streptococcus e Sthaphilococcus mais raramente) (Quadro 9-16).

Infecção em Ortopedia
- Pioartrite, osteomielite aguda hematogênica, fraturas expostas tipo II om ou sem fragmentos oblíquos (Quadro 9-17).

Quadro 9-16. Pâncreas e Vias Biliares

Antibiótico	Dose adulto	Dose infantil	Duração	Ajuste
Ceftriaxona 1 g Metronidazol 5 mg/mL em 100 mL Amicacina 125 mg/mL em 2 mL	2 g IV 12/12 h E 500 mg IV 8/8 h ou 1.500 IV 24/24 h E 1 g IV 24/24 h	100 mg/kg/dia 24/24 h E 30 mg/kg/dia 8/8 h E 15 mg/kg/dia IV 24/24 h	10 a 14 dias	Renal
Gentamicina 40 mg/mL (substituindo a amicacina)	80 mg IV 12/12 h	6 mg/kg/dia 6/6 ou 8/8 h	7 a 10 dias	Renal
Ampicilina 1 g (pode associar)	4 g IV 6/6 h	200 mg/kg/dia 6/6 h	7 a 10 dias	
Piperacilina 4 g + tazobactan 500 mg	4,5 g 6/6 ou 8/8 h	200 a 300 mg/kg/dia 6/6 h	7 a 10 dias	Renal
Cefepime 1 g	1 g IV 8/8 h	150 mg/kg/dia IV 12/12 h	7 a 10 dias	
Meropenem 1 g	1 g IV 8/8 h	60 mg/kg/dia IV 8/8 h	7 a 10 dias	Renal

Quadro 9-17. Infecção em Ortopedia

Antibiótico	Dose adulto	Dose infantil	Duração	Ajuste
Oxaxilina 500 mg	2 g IV 4/4 h	200 mg/kg/dia	14 dias	
Gentamicina 40 mg/mL em 2 mL	3 a 5 mg/kg/dia IV	6 mg/kg/dia IV	14 dias	Renal
Amicacina 500 mg	1 g IV 24/24 h ou 500 mg 12/12 h	15 mg/kg/dia	10 a 14 dias	Renal
Clindamicina 600 mg	600 mg IV 6/6 h	30 mg/kg/dia IV 6/6 h	14 dias	

Fascite Necrosante (Comunitária) – (Quadro 9-18)

Quadro 9-18. Fascite Necrosante (Comunitária)

Antibiótico	Dose adulto	Dose infantil	Duração	Ajuste
Ceftriaxona 1 g Metronidazol 5 mg/mL em 100 mL Amicacina 125 mg/mL em 2 mL	2 g IV 12/12 h E 500 mg IV 8/8 h ou 1.500 IV 24/24 h E 1 g IV 24/24 h	100 mg/kg/dia 24/24 h E 30 mg/kg/dia 8/8 h E 15 mg/kg/dia IV 24/24 h	10 a 14 dias	Renal
Gentamicina 40 mg/mL (substituindo a amicacina)	80 mg IV 12/12 h	6 mg/kg/dia 6/6 ou 8/8 h	7 a 10 dias	Renal
Clindamicina 600 mg (substituindo metronidazol)	600 mg IV 6/6 h	30 mg/kg/dia IV 6/6 h	10 a 14 dias	
Ertapenem 1 g	1 g IV dose diária	15 mg/kg/dia 12/12 h não exceder 1 g	7 dias	Renal
Piperacilina 4 g + tazobactan 500 mg	4,5 g 6/6 ou 8/8 h	200 a 300 mg/kg/dia 6/6 h	7 a 10 dias	Renal

Fascite Necrosante (Hospitalar) – (Quadro 9-19)

Quadro 9-19. Fascite Necrosante (Hospitalar)

Antibiótico	Dose adulto	Dose infantil	Duração	Ajuste
Vancomicina 500 mg E Metronidazol 5 mg/mL em 100 mL Amicacina 125 mg/mL em 2 mL	1 g IV 12/12 h E 500 mg IV 8/8 h ou 1.500 IV 24/24 h E 1 g IV 24/24 h	40 mg/kg/dia 6/6 h (até 2 g) E 30 mg/kg/dia 8/8 h E 15 mg/kg/dia IV 24/24 h	10 a 14 dias	Renal
Gentamicina 40 mg/mL (substituindo a amicacina)	80 mg IV 12/12 h	6 mg/kg/dia 6/6 ou 8/8 h	7 a 10 dias	Renal
Clindamicina 600 mg (substituindo metronidazol)	600 mg IV 6/6 h	30 mg/kg/dia IV 6/6 h	10 a 14 dias	
Meropenem 1 g	1 g IV 8/8 h	60 mg/kg/dia 8/8 h	7 a 10 dias	Renal

BIBLIOGRAFIA

ANVISA. Agência Nacional de Vigilância Sanitária. Bulário Eletrônico da Anvisa. (acesso 1 out 2011.) Disponível em: <http://bulario.bvs.br>

Ayunba BR, Magoha GA. Epidemiological aspects of Fournier's gangrene at Kenyatta National Hospital. 1998;75:586-9.

Baer W, Schaller P, Ruf S, Lehn N, Lerch K. Necrotizing fasciitis. Orthopade. 2002;31:551-5.

Barros E, Machado A, Sprinz E. Antimicrobianos – Consulta rápida 5. ed. Porto Alegre: Artes Médicas; 2013.

Cláudio-da-Silva CS. Fasciite necrotizante, aspectos gerais e tratamento. Tese (Mestrado), Rio de Janeiro: Universidade Federal do Rio de Janeiro; 1992.

Efem SE. The features and aetiology of Fournier's gangrene. Postgrad Med J. 1994;70;568-71.

Eke N. Fournier's gangrene: a review of 1726 cases. Br J Surg. 2000;87:718.

Faucher LD, Morris SE, Edelman LS, Saffle JR. Burn center management of necrotizing soft-tissue surgical infections in unburned patients. Am I Surg. 2001;182:563-9.

Gottrup F. Prevention of surgical wound infections (editorial). N Engl J Med. 2000;347:2024.

Laube S, Farrell AM. Bacterial skin infections in the elderly: diagnosis and treatment. Drugs Aging. 2002;19:331-42.

Laudon I. Necrotizing fasciitis, hospital gangrene, and phagedena. Lancet. 1994;344:1416-9.

McHenry CR, Piotrowski JJ, Petrinic D, Malangoni MA. Determinants of mortality for necrotizing soft-tissue infections. Ann Surg, 1995:221:558-63.

Micromedex (R). Health Care Series: Micromedex, Greenwood Village, Colorado. (acesso em 1 out 2011). Disponível em: <http://www-thomsonhccom.ez49.periodicos.capes.gov.br/micromedex2/librarian/CS/A07B07/PFActionId/pf.HomePage>

Sharma S, Verma KK. Skin and soft tissue infection. Indian J Pediatr. 2001;68:s46-50.

Smith Gl, Bunker CB, Dinneen MD. Fournier's gangrene. Br J Urol. 1998;81:347-55.

Stamenkovic I, Lew PD. Early recognition of potentially necrotizing fasciitis. N Engl J Med. 1984;310:1689-93.

Stulberg DL, Penrod MA, Blatny RA. Common bacterial skin infections. Am Fam Physician. 2002;66(1)119-24.

Tamussino, K. Post operative infection. Clin Obstetr Gynecol 2002;45(2):562-73.

Voros D, Pissiotis C, Georgantas D, Katsaragakis S, Antoniou S, Papadimitriou J. Role of early and extensive surgery in treatment of severe necrotizing soft tissue infection. Br J Surg. 1993;80:1190-3.

ANAFILAXIA

Luis Henrique Gonçalves Felga
Thaís Barretto Aleixo

> **TÓPICOS IMPORTANTES**
>
> - O termo anafilaxia deve ser utilizado na descrição tanto de casos mais graves acompanhados de choque (colapso cardiovascular), quanto dos casos mais leves.
> - Medicação de manutenção à alta: orienta-se a combinação de corticosteroides e anti-histamínicos por até 5 dias, pensando em cobrir o principal período de risco pós-reação anafilática.
> - Orientação sobre o uso de acessórios que possam causar reações alérgicas no paciente, e sempre avisar ou portar relatório médico informando acerca da sensibilidade à alguma medicação por exemplo.

INTRODUÇÃO

A anafilaxia é definida como uma reação multissistêmica grave de início agudo e potencialmente fatal, em que alguns ou todos os seguintes sinais e sintomas podem estar presentes: urticária, angioedema, comprometimento respiratório e gastrintestinal e/ou hipotensão arterial. A ocorrência de dois ou mais destes sintomas imediatamente após a exposição ao alérgeno suspeito alerta para o diagnóstico e o tratamento imediato. A ausência de critérios mais abrangentes leva a sua subnotificação, subdiagnóstico e possíveis erros ou retardo na instituição da terapêutica adequada. O termo anafilaxia deve ser utilizado na descrição tanto de casos mais graves acompanhados de choque (colapso cardiovascular), quanto dos casos mais leves.

ETIOLOGIA E FISIOPATOLOGIA

Na maioria das vezes, a anafilaxia é desencadeada por mecanismo imunologicamente mediado por IgE contra diferentes antígenos como: alimentos, medicamentos, veneno de insetos himenópteros (abelhas, vespas, formigas), látex, entre outros e com liberação imediata de histamina e outros mediadores de mastócitos e basófilos. Entretanto, outros mecanismos imunológicos podem ocorrer, como no caso de reações por imunocomplexos circulantes a produtos biológicos. Raramente pode ser ocasionada por mecanismos não imunológicos, sendo o mais comum a ativação direta de mastócitos. Podem estar envolvidos também os componentes do sistema complemento, mediadores do ácido araquidônico como leucotrienos e prostaglandinas, cininas, fatores da coagulação e da fibrinólise. Em muitas ocasiões o fator etiológico é desconhecido, sendo estes casos designados como "anafilaxia idiopática". Independente do fator etiológico, o quadro clínico e mediadores químicos envolvidos são similares. A Figura 10-1 mostra quais os possíveis tipos de anafilaxia.

ACHADOS CLÍNICOS

A anafilaxia é caracterizada por manifestações clínicas isoladas ou em diversas combinações, envolvendo algum dos seguintes sistemas: respiratório, cardiovascular, neurológico, cutâneo e gastrintestinal (Quadro 10-1).

Quadro 10-1. Sinais e Sintomas de Anafilaxia em Diferentes Órgãos

Órgão	Sinais e sintomas
Pele	Prurido, urticária, *rash*, diaforese, angioedema
Olhos	Lacrimejamento, edema periorbitário, prurido
Trato respiratório	Coriza, rinorreia, estridor, tosse, sibilos, dispneia, cianose, edema laríngeo
Sistema cardiovascular	Distúrbios de condução, taquicardia, falência cardíaca, hipotensão
Sistema gastrintestinal	Náuseas, vômitos, dor abdominal
Sistema nervoso	Síncope, convulsões, fraqueza, tontura

CLASSIFICAÇÃO DE ANAFILAXIA

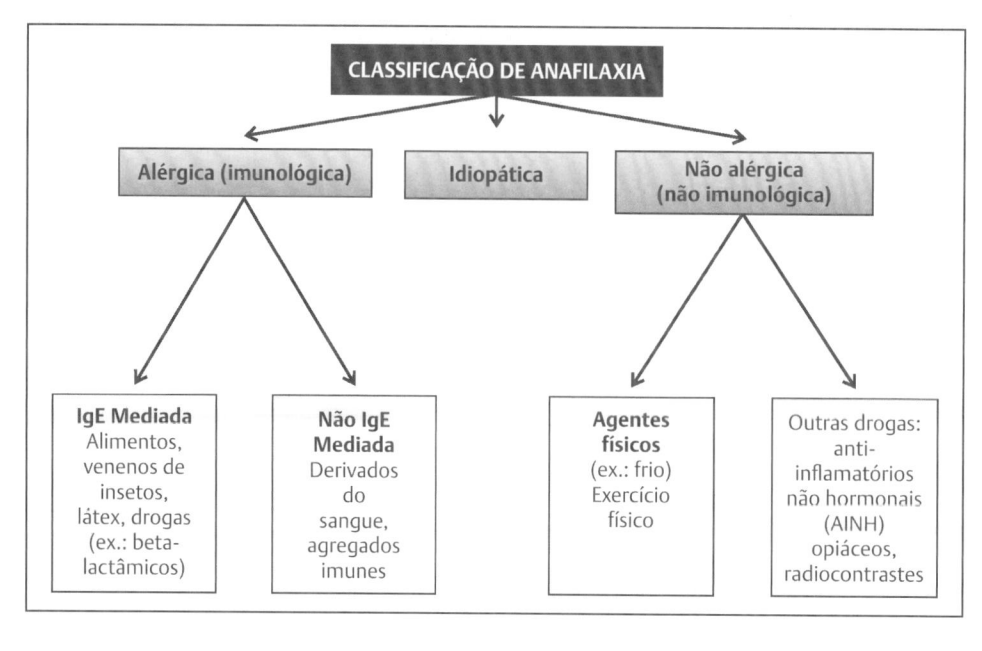

- **Alérgica (imunológica)**
  - **IgE Mediada**: Alimentos, venenos de insetos, látex, drogas (ex.: beta-lactâmicos)
  - **Não IgE Mediada**: Derivados do sangue, agregados imunes
- **Idiopática**
- **Não alérgica (não imunológica)**
  - **Agentes físicos** (ex.: frio), Exercício físico
  - **Outras drogas**: anti-inflamatórios não hormonais (AINH), opiáceos, radiocontrastes

Fig. 10-1. Classificação da anafilaxia de acordo com seus mecanismos fisiopatológicos.

O espectro das manifestações clínicas compreende desde reações leves até graves e fatais. Os sintomas podem ocorrer em minutos a horas depois do contato com o alérgeno, sendo mais comuns na primeira hora subsequente. O início geralmente é súbito, podendo atingir vários órgãos. O quadro clínico pode seguir um curso unifásico, em que os sintomas aparecem e não mais retornam, ou bifásico, quando os sintomas, reaparecerem cerca de 8 a 10 horas após, ou até mesmo 72 h após a resolução do quadro inicial. É importante ressaltar que reações bifásicas podem ocorrer de 8 a 12 h em até 10% dos casos (Quadro 10-2).

EXAMES COMPLEMENTARES

O diagnóstico de anafilaxia é exclusivamente clínico, e quando os sinais e sintomas prendem-se apenas à pele, o mesmo se torna desafiador. Em virtude de tais dificuldades no diagnóstico, procura-se por marcadores da anafilaxia. As dosagens de triptase e de histamina podem ser úteis, particularmente nos casos duvidosos, desde que disponíveis. Outras investigações podem ser realizadas envolvendo a pesquisa *in vitro* de IgE específica, testes cutâneos ou de provocação. No entanto, são passos normalmente praticados fora do ambiente de urgência e emergência, num seguimento ambulatorial que pode vir a requerer a participação de um alergista.

DIAGNÓSTICO DIFERENCIAL

Em caso de choque anafilático, o diagnóstico é puramente clínico, devendo-se atentar para alguns diagnósticos diferenciais (Quadro 10-3).

A lista de diagnósticos diferenciais é extensa e deve incluir especialmente todas as condições que determinem ou simulem as manifestações mais graves ou as mais comuns da anafilaxia, como hipotensão ou choque, dispneia, erupção cutânea como urticária ou angioedema e alterações do nível de consciência. Condições que aumentam a concentração

Quadro 10-2. Critérios Diagnósticos para Anafilaxia em Adultos

Anafilaxia é altamente provável na presença de qualquer um desses três critérios:
Quadro agudo (minutos a horas) associado a comprometimento de pele, mucosas ou ambos (prurido, *rash*, edema de língua, lábios, úvula) e a: • Sintomas respiratórios: dispneia, broncoespasmo, estridor, hipoxemia e/ou • Pressão arterial reduzida ou sintomas associados à disfunção orgânica (colapso cardiovascular, síncope)
Dois ou mais dos sintomas seguintes ocorrendo rapidamente após exposição a alérgenos (minutos a horas): • Comprometimento de pele e mucosas: prurido, *rash*, edema de língua, úvula ou lábios • Sintomas respiratórios: dispneia, broncoespasmo, estridor, hipoxemia • Pressão arterial reduzida ou sintomas associados à disfunção orgânica (colapso cardiovascular, síncope) • Sintomas gastrintestinais persistentes: dor abdominal, vômitos
Pressão arterial reduzida após exposição a alérgeno conhecido (minutos a horas) • Pressão arterial sistólica abaixo de 90 mmHg ou queda acima de 30% dis níveis basais

SEÇÃO SALA VERMELHA

Quadro 10-3. Diagnósticos Diferenciais de Anafilaxia

- Síncope vasovagal
- Quadros que causam eriema difuso:
  - Síndrome carcinoide
  - Feocromocitoma
  - Estados peri ou pós-menopausa
  - Agentes hipoglicemiantes orais associados a álcool
  - Carcinoma medular de tireoide
  - Epilepsia autonômica
  - Epilepsia idiopática
- Excesso de produção de histamina endógena
  - Mastocitose sistêmica
  - Leucemia basofílica
  - Leucemia promielocítica aguda
- Outras causas de insuficiência respiratória aguda:
  - Mal asmático
  - Aspiração de corpo estranho
  - Tromboembolismo pulmonar (TEP)
  - Epiglotite
- Quadros não orgânicos:
  - Disfunção de corda vocal
  - Síndrome do pânico
- Outras formas de choque:
  - Hemorrágico/hipovolêmico
  - Cardiogênico
  - Séptico
- Outras condições:
  - Pseudoanafilaxia
  - Angioedema hereditário

endógena de histamina, assim como situações que tenham como repercussão clínica eritema devem fazer parte do diagnóstico diferencial.

CONDUTA IMEDIATA

Por ser uma emergência médica a anafilaxia requer o pronto reconhecimento do quadro clínico a fim de se preservar a permeabilidade das vias respiratórias, manter a pressão sanguínea e a oxigenação. Três aspectos são fundamentais no tratamento:

1. Administração rápida de adrenalina.
2. Decúbito dorsal com membros inferiores (MMII) elevados.
3. Manutenção adequada da volemia.

O efeito β-adrenérgico da adrenalina reverte a vasodilatação periférica, diminui o edema da mucosa, a obstrução das vias aéreas superiores, bem como a hipotensão, além de reduzir os sintomas de urticária/angioedema. Suas propriedades β-adrenérgicas aumentam a contratilidade do miocárdio, o débito cardíaco e o fluxo coronariano. Além disso, causa broncodilatação e suprime a liberação de mediadores de mastócitos e basófilos.

Sabe-se que o conhecimento sobre o diagnóstico e o tratamento de anafilaxia não está bem enraizado na prática médica, principalmente no serviço de urgência e emergência. O tratamento da mesma vai além da conduta emergencial, embora esta seja prioritária. Uma tecnologia que funciona como aliada do paciente em risco contínuo se refere aos autoinjetores de adrenalina. Tais dispositivos foram criados para diminuir os danos causados pela demora na administração de adrenalina e consequente morte por anafilaxia (seus benefícios superam os riscos). É importante ressaltar que mesmo que as diretrizes internacionais recomendem o porte da adrenalina autoinjetável em pacientes em risco de anafilaxia fatal e a sua utilização logo após o reconhecimento dos primeiros sinais e/ou sintomas desta, a indisponibilidade da adrenalina autoinjetável no brasileiro, devido principalmente ao elevado custo, dificultam a utilização destes dispositivos. A Figura 10-2 resume o passo a passo para o manejo da anafilaxia no serviço de urgência e emergência.

O acompanhamento da anafilaxia deve ser individualizado, de acordo com a gravidade dos sinais e sintomas observados no paciente, sendo sempre necessárias orientações sobre os cuidados após a alta hospitalar e a prevenção de recorrências do quadro.

CASO CLÍNICO

Paciente com 80 kg, em choque distributivo de causa anafilática por anti-inflamatório não hormonal, com quadro de broncoespasmo associado. Prescrição sugerida:

1. Jejum até segunda ordem.
2. Acesso venoso calibroso.
3. Oxigênio por cateter ou máscara a critério médico (ACM).
4. Intubação orotraqueal e ventilação mecânica ACM.
5. SF 0,9% 1.000 mL EV aberto ACM.
6. Adrenalina (solução 1:1.000) 0,5 mg EV ACM.
7. Definidramina 500 mg EV 8/8 h.
8. Ranitidina 50 mg EV 8/8 h.
9. Metilprednisolona 125 mg EV 6/6 h a 8/8 h.
10. Fenoterol 10 gotas + SF 0,9% 3 L 2/2 h a 6/6 h.
11. Noradrenalina 4 ampolas + SG 5% 234 mL EV BIC ACM.
12. Dipirona + AD 1 ampola EV se necessário (SN).
13. Metoclopramida + AD 1 ampola EV SN.
14. Sonda vesical de demora (SVD).
15. Controle de diurese.
16. Dextro ACM.
17. Monitoração cardíaca.
18. Oximetria de pulso.
19. Pressão arterial (PA) não invasiva.

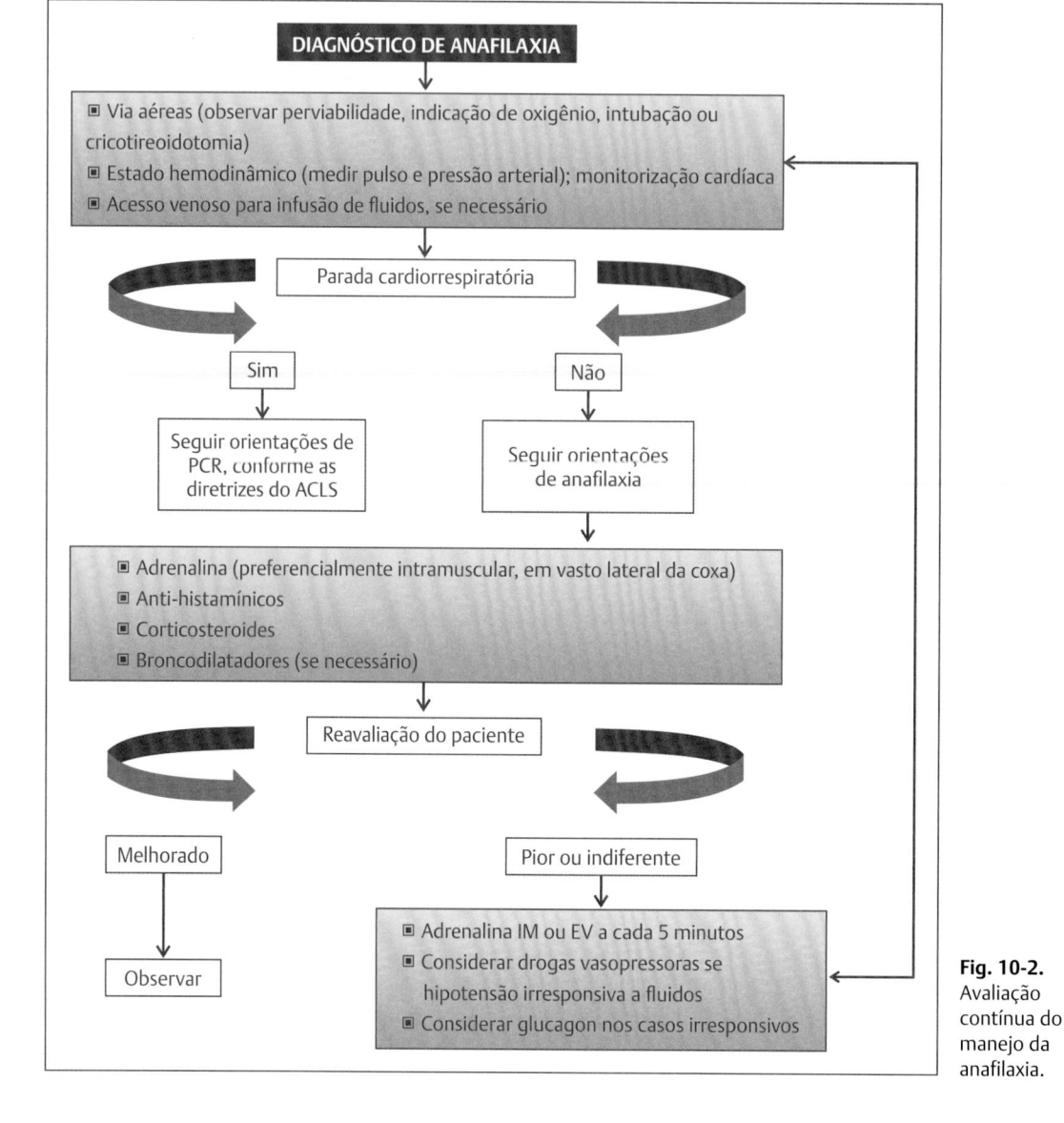

```
                    ┌─────────────────────────────┐
                    │  DIAGNÓSTICO DE ANAFILAXIA  │
                    └─────────────────────────────┘
                                   ↓
```

- Via aéreas (observar perviabilidade, indicação de oxigênio, intubação ou cricotireoidotomia)
- Estado hemodinâmico (medir pulso e pressão arterial); monitorização cardíaca
- Acesso venoso para infusão de fluidos, se necessário

Parada cardiorrespiratória

Sim → Seguir orientações de PCR, conforme as diretrizes do ACLS

Não → Seguir orientações de anafilaxia

- Adrenalina (preferencialmente intramuscular, em vasto lateral da coxa)
- Anti-histamínicos
- Corticosteroides
- Broncodilatadores (se necessário)

Reavaliação do paciente

Melhorado → Observar

Pior ou indiferente →
- Adrenalina IM ou EV a cada 5 minutos
- Considerar drogas vasopressoras se hipotensão irresponsiva a fluidos
- Considerar glucagon nos casos irresponsivos

Fig. 10-2. Avaliação contínua do manejo da anafilaxia.

BIBLIOGRAFIA

Genga KR. Choque. In: Teixeira JCG, editor. Unidade de emergência – Condutas em medicina de urgência. 3. ed. São Paulo: Atheneu; 2013. p. 911-927.

Leal OM, Zambon LS, Martins HS. Anafilaxia. In: Martins HS, Brandão Neto RA, Velasco IT, editores. Medicina de emergência – Abordagem prática. 11. ed. Barueri: Manole; 2016. p. 295-303.

Ribeiro MLKK, Barcellos AC, Silva HGF et al. Anafilaxia na sala de emergência: tão longe do desejado! Arq Asma Alerg Imunol. 2017;1(2):217-225.

Ribeiro MLKK, Chong Neto HJ, Rosário Filho NA. Diagnóstico e tratamento da anafilaxia: há necessidade urgente de implementar o uso das diretrizes. Einstein. 2017;15(4):500-506.

Sociedade Brasileira de Pediatria (SBP). Anafilaxia. (acesso em 9 dec 2018). Disponível em: URL: http://www.sbp.com.br/fileadmin/user_upload/documentos_cientificos/Alergia-GuiaPratico-Anafilaxia-Final.pdf.

Seção
Cardiologia

DOR TORÁCICA NA EMERGÊNCIA

Lucas Nicolato Almada
Williara Batalha Rosignoli
Valléria Pires Soares Felga

DEFINIÇÃO

A dor torácica é um dos motivos mais comuns de procura pelos serviços de emergência, representando desafio diagnóstico ao emergencista pela variabilidade de condições responsáveis pelo sintoma. Apesar de sugestivo de síndrome coronariana aguda (SCA), somente 15 a 25% dos casos de fato a apresentam. O diagnóstico errado desta condição ocorre em 2% dos pacientes levando a consequências significativas, como aumento de mortalidade. Já em pacientes de baixo risco devem ser considerados aspectos negativos de uma internação. Avanços recentes melhoraram a avaliação de pacientes com dor torácica em acurácia e eficiência.

CAUSAS DE DOR TORÁCICA AGUDA

Além dos 15 a 25% de pacientes com IAM ou angina instável, uma pequena porcentagem apresenta outras condições ameaçadoras à vida como embolia pulmonar ou dissecção aórtica, mas a maioria recebe alta sem diagnóstico ou com diagnóstico de patologia não cardíaca (p. ex., síndromes músculo esqueléticas, alterações psicológicas ou distúrbios do trato gastrointestinal) (Quadro 11-1).

Infarto Agudo do Miocárdio

A causa grave mais comum de desconforto torácico é a isquemia ou infarto miocárdico, na qual a oferta de oxigênio é inadequada à demanda do miocárdio.

A manifestação clássica da isquemia é a angina, aumentando de intensidade em poucos minutos, geralmente descrita como peso ou aperto no tórax, sensação de queimação ou dificuldade ao respirar. Comumente ocorre irradiação para pescoço, braço ou ombro esquerdo. A dor pode ser precipitada por esforço físico ou estresse emocional, porém na maioria dos casos ocorre sem fatores precipitantes identificados.

Quadro 11-1. Causas de Dor Torácica

Cardíaco	- Angina - Angina instável - Infarto agudo do miocárdio - Pericardite
Vascular	- Dissecção aórtica - Embolia pulmonar - Hipertensão pulmonar
Pulmonar	- Pleurite/pneumonia - Traqueobronquite - Pneumotórax
Gastrointestinal	- Refluxo esofágico - Úlcera péptica - Pancreatite
Musculoesquelético	- Costocondrite - Trauma ou lesão por esforço
Infeccioso	- Herpes-zóster
Psicológico	- Síndrome do pânico

Devemos sempre lembrar dos equivalentes anginosos, particularmente em mulheres, idosos e diabéticos, porém, não são características da isquemia miocárdica estes tipos de dor: dor pleurítica; localizada principalmente ou isoladamente em região meso ou hipogástrica; dor que se localiza com a ponta de um dedo, particularmente sobre ápex cardíaco; dor reproduzida com movimento ou palpação da parede do tórax ou dos braços; dor constante que persiste por horas; episódios muito breves de dor que duram poucos segundos ou menos; ou, dor que irradia para extremidades inferiores.

Doença Pericárdica

Por ser predominantemente insensível à dor, causas não infecciosas de pericardite geralmente causam pouca ou nenhuma dor, diferente das causas infecciosas que se apresentam com dor pleurítica ao respirar, tossir e mudar de posição. Pode haver dor nos ombros e pescoço assim como dor à deglutição, e, mais infrequente dor em abdome superior e dorso. Ocasionalmente provoca dor retroesternal contínua, em opressão, semelhante à do IAM.

Doença Vascular

A dissecção aguda da aorta tem manifestação clínica de dor torácica súbita de característica intensa, excruciante e lacerante, podendo irradiar para dorso (aorta descendente) ou linha média da região anterior de tórax (aorta ascendente). São raras e geralmente ocorrem em pacientes com fatores de risco (p. ex., síndrome de Marfan, valva aórtica bicúspide, hipertensão e gravidez).

A embolia pulmonar causa frequentemente dispneia e dor torácica pleurítica súbita, embora possa ser assintomática. Sua forma maciça causa dor retroesternal intensa e persistente, sendo que nos pequenos êmbolos essa dor pode ser unilateral. A hipertensão pulmonar pode levar à dor torácica similar à da síndrome coronariana aguda.

Doenças Pulmonares

As patologias pulmonares que causam dor torácica levam comumente à dispneia e sintomas pleuríticos, cuja localização reflete o local da doença pulmonar. A traqueobronquite está associada a dor em queimação na linha média, já a pneumonia causa dor no pulmão envolvido. A dor do pneumotórax é associada a dispneia e tem início súbito. As exacerbações de asma podem ser acompanhadas de desconforto torácico, do tipo aperto em sua maioria.

Doenças Gastrintestinais

A irritação do esôfago pelo refluxo pode produzir desconforto em queimação, podendo ser exacerbado por álcool, alimentos ou medicamentos como anti-inflamatórios. Os sintomas podem ser exacerbados em decúbito e melhores quando paciente assume ortostatismo ou com medidas antiácidas. As úlceras pépticas ocorrem geralmente 60 a 90 minutos após refeições e é rapidamente aliviada pelas terapias que reduzem acidez. A colecistite pode ter apresentação de dor torácica ou dorsal do tipo cólica. A pancreatite geralmente causa dor torácica com irradiação para dorso, com alívio limitado pelas terapias que reduzem acidez.

Causas Musculoesqueléticas e Outras

Podem decorrer de processos inflamatórios locais como costocondrites ou patologias que afetam nervos como herpes-zóster e após exercício físico. A dor geralmente apresenta característica fugaz. A síndrome do pânico é causa importante de desconforto torácico, caracterizada geralmente por dor torácica tipo aperto, dispneia e sensação de ansiedade com duração de 30 minutos ou mais.

DIAGNÓSTICO

Mesmo antes de um diagnóstico definitivo é necessário abordar questões de alta prioridade: 1) Há estabilidade clínica? 2) Qual o prognóstico imediato? 3) Existe segurança para dar alta para investigação ambulatorial do paciente?

- *Exame físico:* o exame inicial dos pacientes com dor torácica aguda deve ser objetivar a identificação dos potenciais precipitantes de isquemia, comorbidades importantes e identificação de complicações hemodinâmicas. Além dos sinais vitais, a aferição de pressão deve ser feita nos dois membros superiores assim como deve ser feita avaliação de pulsos nos membros superiores e inferiores, assim como diferenciação de sons respiratórios e bulhas cardíacas.
- *Eletrocardiograma:* idealmente o deve ser realizado em até 10 minutos após a chegada do paciente ao hospital, sendo o exame normal não exclui a presença de obstrução coronária. É útil tanto no diagnóstico quanto no prognóstico, sendo que a apresentação de um eletrocardiograma prévio melhora a acurácia diagnóstica.
- *Radiografia de tórax:* em geral ela não é diagnóstica para SCA, mas é útil para outras alterações como aumento de mediastino, derrame pleural, pneumotórax e botão aórtico, por exemplo.
- *Biomarcadores:* apresentam papel importante no diagnóstico de SCA. Os principais são a troponina e CKMB. A troponina é o marcador mais específico para lesão miocárdica, possui nível sérico detectável após 4 horas do início dos sintomas podendo manter por até 14 dias com pico em 72 horas. A CKMB apesar de menor especificidade e sensibilidade quando comparada com a troponina, a avaliação desta é essencial para aumentar acurácia diagnóstica, possuindo nível sérico detectável após 60 minutos, com pico em até 24 horas, e normalização também precoce em 48 a 72 horas, sendo atualmente mais utilizado para avaliação de reinfarto precoce, por sua meia-vida mais curta.

CONDUTA

- 1ª etapa – avaliar sinais vitais:
  - Instável – estabilizar e avaliar: IAM, embolia pulmonar, dissecção da aorta, tamponamento pericárdico.
  - Estável – 2ª etapa.
- 2ª etapa – eletrocardiograma: diagnóstico ou sugestivo?
  - Sim: elevação de ST (localizada: IAM/difusa: pericardite), depressão ou inversão de T = marcadores de necrose (angina instável ou IAMSSST).
  - Não: 3ª etapa.

- 3ª etapa – radiografia de tórax: diagnóstico ou sugestivo?
  - Sim: diferença entre a área lucente entre parênquima e parede do tórax (pneumotórax), alargamento do mediastino (realizar demais exames de imagem para avaliar dissecção aórtica), infiltrado (somado a clínica e laboratório sugestivos = pneumonia).
  - Estável – 4ª etapa.
- 4ª etapa:
  - Avaliar risco de síndrome coronariana aguda.
  - Avaliar risco de embolia pulmonar (realizar Wells, se risco baixo realizar dímero D, se alto risco ou dímero D positivo realizar exames de imagem – exame de ventilação/perfusão ou tomografia computadorizada de tórax).
  - Avaliar risco de dissecção de aorta (exame de imagem – tomografia computadorizada de tórax, ressonância magnética de tórax e ecocardiograma transesofágico).

TRATAMENTO

O tratamento deverá ser guiado para cada patologia, sendo descrito nos capítulos referentes às mesmas.

BIBLIOGRAFIA

Mann LD, Zipes PD, Libby P, Bonow RO. Braunwald – tratado de doenças cardiovasculares. 10. ed. Rio de Janeiro: Elsevier; 2018.

Scalabrini Neto A, Hajjar LA, Kalil Filho R. Cardiologia Diagnóstica Prática. Barueri: Manole; 2018.

SÍNDROME CORONARIANA AGUDA

Lucas Nicolato Almada
Luciana Henrique Duarte
Amanda de Paula Gonçalves Dias Reis

DEFINIÇÃO

A doença cardiovascular é a principal causa de mortalidade em todo mundo com relação direta entre o envelhecimento populacional e o aumento de sua incidência, sendo a síndrome coronariana responsável por 24 dos 29% responsáveis por óbitos em todo Brasil. Incluem os diagnósticos de angina instável (AI), infarto agudo do miocárdio (IAM) com ou sem supra do segmento ST.

MANIFESTAÇÕES CLÍNICAS

O diagnóstico pode ser feito com base na história de angina, presente em até 50% dos casos, e na presença de 1 ou mais fatores de risco para doença arterial coronariana (DAC). A angina típica é caracterizada por dor ou desconforto em região torácica (precordial, retroesternal ou epigástrica), em aperto ou queimação que pode irradiar para ombros, mandíbula ou membro superior esquerdo, desencadeada por esforço e que melhora com repouso ou uso de nitrato. É acompanhada ou não de dispneia, palpitações, pré-síncope, síncope, má perfusão de extremidades, estase jugular e presença de terceira bulha, náusea, sudorese e vômito. A apresentação atípica pode ser encontrada em idosos, mulheres e diabéticos.

DIAGNÓSTICO

- História clínica: a anamnese será a base do diagnóstico, caso as queixas sejam típicas, a combinação de dor torácica retroesternal por mais de 30 minutos associada à sudorese, sugere fortemente IAMCSST.
- Identificação de fatores de risco para doença aterosclerótica: idade (mulheres com idade > 55 anos, homens com idade > 45 anos), hipertensão arterial, diabetes, dislipidemia, tabagismo, história familiar de DAC precoce em parente de primeiro grau (idade < 65 anos para mulheres e < 55 anos para homens). Sendo agravantes para risco: insuficiência renal, microalbuminúria, síndrome metabólica e proteína C reativa > 3 mg/dL.
- Eletrocardiograma: idealmente o deve ser realizado em até 10 minutos após a chegada do paciente ao hospital, sendo que o exame normal não exclui a presença de obstrução coronária. Alterações sugestivas de isquemia são: presença de onda Q patológica, inversão de onda T ou alterações do segmento ST (infra ou supradesnivelamento, ou mesmo alterações dinâmicas), além de taquicardia ventricular ou fibrilação ventricular (Fig. 12-1).
- Radiografia de tórax: utilizada para identificar sinais de congestão pulmonar e alargamento mediastinal presente no diagnóstico diferencial de dissecção aórtica.
- Rotina laboratorial:
  1. Hemograma completo: utilizado para identificar possíveis causas secundárias para SCA, como anemia significativa. Além disso, a dosagem de plaquetas inicial é importante pelo uso de antiplaquetários.
  2. Coagulograma: auxilia na monitorização de sangramento.
  3. Glicemia capilar: o mau controle glicêmico na fase aguda associa a pior prognóstico cardiovascular.
  4. Eletrólitos (sódio, potássio, magnésio, fósforo e cálcio): distúrbios hidroeletrolíticos não corrigidos na vigência da SCA aumentam risco de eventos arritmogênicos.
  5. Função renal: disfunções renais podem influenciar na escolha terapêutica e aumentar o risco de sangramento.
  6. Marcadores de necrose miocárdica: CKMB: ↑ em 6 h, máximo em 24 h e normaliza em 48 a 72 h. Troponina (mais específica): ↑ em 6 h, máximo em 36 h e dura de 7 a 14 dias.

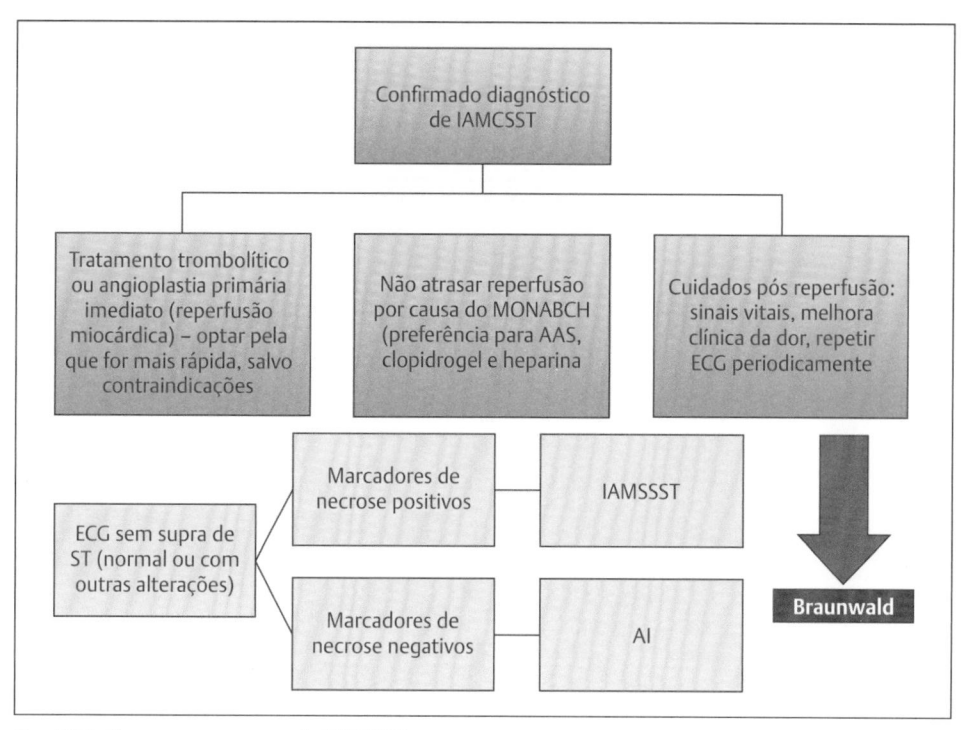

Fig. 12-1. Fluxograma em caso de IAMCSST.

```
Confirmado diagnóstico de IAMCSST
├── Tratamento trombolítico ou angioplastia primária imediato (reperfusão miocárdica) – optar pela que for mais rápida, salvo contraindicações
├── Não atrasar reperfusão por causa do MONABCH (preferência para AAS, clopidrogel e heparina)
└── Cuidados pós reperfusão: sinais vitais, melhora clínica da dor, repetir ECG periodicamente

ECG sem supra de ST (normal ou com outras alterações)
├── Marcadores de necrose positivos → IAMSSST
└── Marcadores de necrose negativos → AI

→ Braunwald
```

CONDUTA

1. Dieta zero.
2. Acesso venoso salinizado.
3. Monitorização cardíaca contínua e oximetria de pulso.
4. Oxigênio sob máscara se SpO$_2$ menor que 90%.
5. AAS (81 mg, 100 mg, 300 mg e 500 mg) 100 mg: tomar 2 cp VO imediatamente, seguidas de 100 mg VO 1× ao dia.
6. Clopidogrel (75 mg) 75 mg: tomar 4 a 8 cp VO imediatamente, seguidas de 1cp VO 1× ao dia.
   ou
   Ticagrelor (90 mg) 90 mg: tomar 2 cp VO imediatamente, seguidas de 1cp VO 2× ao dia (CI: pacientes que receberam fibrinolítico ou sem terapia de reperfusão).
   ou
   Prasugrel (5 e 10 mg): tomar 60 mg VO imediatamente, seguido de 10 mg 1× dia (CI: uso de fibrinolíticos ou sem terapia de reperfusão. Deve-se evitar em pacientes com antecedente de AVC ou AIT).
7. Captopril (12,5 mg, 25 mg e 50 mg) 6,25 a 12,5 mg VO: tomar 1 cp VO de 8 em 8 horas (CI: injúria renal aguda, hiperpotassemia, estenose bilateral de artéria renal, hipotensão e infarto de ventrículo direito).
8. Betabloqueadores possíveis: propranolol (10, 40 e 80 mg) 10 a 80 mg VO 8/8 h ou 12/12 h.
   Carvedilol (3,125 mg, 6,25 mg, 12,5 mg e 25 mg) 3,125 mg a 25 mg VO 12/12 h.
   Atenolol (25 mg, 50 mg e 100 mg) 25 a 100 mg VO 12/12 h.
   Bisoprolol (1,25 mg, 2,5 mg, 5 mg e 10 mg) 2,5 a 10 mg VO 24/24 h.
   Metoprolol (25 mg, 50 mg e 100 mg) 25 a 100 mg VO 24/24 h.
9. Sinvastatina (5 mg, 10 mg, 20 mg e 40 mg) 20 a 40 mg a noite: tomar 1cp VO à noite.
   ou
   Atorvastatina (10 mg, 20 mg, 40 mg e 80 mg) 20 a 80 mg a noite: tomar 1cp VO à noite.
   ou
   Rosuvastatina (5 mg, 10 mg, 20 mg e 40 mg) 10 a 40 mg a noite: tomar 1cp VO à noite.
10. Mononitrato de isossorbida sublingual (5 mg) 5 mg: Tomar 1cp VO imediatamente, podendo repetir a cada 5 minutos até dose máxima de 15 mg (CI: infarto com supradesnivelamento de ventrículo direito).
11. Nitroglicerina (5 mg/mL – ampolas de 5 e 10 mL): diluir 1 ampola de 10 mL ou 2 ampolas de 5 mL em 240 mL de SF 0,9% ou SG 5% (concentração de 200 mcg/mL): iniciando com 1,5 mL/h (5 mcg/min) e ir titulando a cada 5 minutos para alívio de sintomas ou redução de pressão arterial (máximo de 60 mL/h) (CI: alergia a nitroglicerina, uso nas últimas 48 horas de inibidores de fosfodiesterase – sildenafil e tadalafil, glaucoma de ângulo fechado, TCE por elevação de pressão intracraniana).
12. Morfina (10 mg/mL): diluir 1 ampola em 9 mL de AD (concentração de 1 mL/mL). Administrar

2 a 4 mL agora e repetir a cada 5 minutos se necessário (CI: hipersensibilidade à morfina, ou algum componente da fórmula, administração conjunta com inibidores da MAO – ou até 14 dias após, DPOC ou asma).

13. Enoxaparina (20 mg, 40 mg, 60 mg, 80 mg e 100 mg): dose de ataque de 30 mg EV (somente se houver supra de segmento ST), seguida de 1 mg/kg 12/12 h (pacientes com idade > 75 anos devem receber a dose de 0,75 mg/kg, SC, a cada 12 horas e não devem receber ataque EV; e, clearance de creatinina < 30 mL/min devem utilizar dose de 1 mg/kg/dia).
ou
Heparina não fracionada (25.000 UI/5 mL): diluir 5 mL em 495 mL de SG 5% em bomba de infusão (concentração de 50 UI/mL): em pacientes com peso ≤ 80 kg, realizar ataque de 60 UI/kg EV seguido de bomba de infusão inicial de 12 UI/kg/h, EV. Se peso > 80 kg, realizar ataque com 5.000 UI, EV, seguido, de infusão de 1.000 UI/h, EV. Realizar ajuste com TTPa a cada 6 horas em todas situações para correção de infusão.

14. Fibrinolíticos (nas SCA com supradesnivelamento de ST): devem ser realizados em até 30 minutos após chegada do paciente em serviço médico, sendo seu sucesso de reperfusão similar ao da angioplastia primária se até 3 horas de sintomas (CI: doença terminal, neoplasia de SNC, AVC hemorrágico a qualquer tempo, AVC isquêmico nos últimos 6 meses, trauma significativo ou cirurgia de grande porte no último mês, sangramento ativo (exceto menstruação), e suspeita de dissecção aórtica).
Estreptoquinase (1.500.000 UI EV em 1 hora).
Alteplase (rtPA – 15 mg EV em *bolus*, seguida de 0,75 mg/kg em 30 minutos; e, 0,5 mg/kg em 60 minutos com dose máxima de 100 mg).
Tenecteplase (*bolus* único conforme peso do paciente: < 60 kg = 30 mg, 60 a 70 kg = 35 mg, 70 a 80 kg = 40 mg, 80 a 90 kg = 45 mg, > 90 kg = 45 mg).

15. Glicemia capilar 4/4 h.
16. Insulina regular conforme esquema: < 180 = 0 UI, 180 a 250 = 2 UI, 251 a 300 = 4 UI, 301 a 350 = 6 UI, 351 a 400 = 8 UI, > 400 = 10 UI. Se > 400 ou < 70 avisar ao plantonista.

BIBLIOGRAFIA

Longo Dan L et al. Medicina Interna de Harrison. 18. ed. Porto Alegre: Mc Graw; 2013.

Piegas LS, Timerman A, Feitosa GS, Nicolau JC, Mattos LAP, Andrade MD et al. V Diretriz da Sociedade Brasileira de Cardiologia sobre Tratamento do Infarto agudo do Miocárdio com Supradesnível do segmento ST. Arq Bras Cardiol. 2015;105(2):1-105.

Martins MA. Manual do Residente de Clínica Médica. Barueri-SP: Manole; 2015.

MIOCARDITES

Lucas Nicolato Almada
Williara Batalha Rosignoli
Luiza Verardo Lima

DEFINIÇÃO

No seu sentido mais amplo, refere-se à inflamação do miocárdio, sendo seu sentido mais específico, no entanto, a miocardite clássica, que se refere à inflamação do músculo cardíaco que ocorre como resultado da exposição a antígenos externos específicos ou a gatilhos internos, como ativação autoimune contra antígenos próprios. A causa mais comum continua sendo infecção viral, mais comumente parvovírus B19 e herpes vírus humano.

CLÍNICA

A miocardite tem apresentações clínicas diversas, o que dificulta diagnóstico e classificação. O quadro clínico pode ser assintomático, com anomalias no eletrocardiograma ou ecocardiograma, podendo incluir sinais e sintomas de precordialgia, arritmias, insuficiência cardíaca e/ou colapso hemodinâmico. A miocardite tem uma distribuição bimodal em termos de idade na população, com a apresentação aguda mais comumente observada em crianças e adolescentes e mais sutis e insidiosos na população idosa (Quadro 13-1).

EXAMES

- *Rotina laboratorial:* hemograma, sódio, potássio, creatinina, glicose, proteína C reativa, CKMB, troponina, VHS, EAS (esperado leucocitose com elevação de PCR e/ou VHS, e quando elevada troponina – agora mais sensível que específica – há possibilidade de necrose miocárdica pela miocardite).
  - Sempre que possível avaliar etiologia, solicitar: FAN, fator reumatoide, anti-HIV, sorologias para hepatites B e C, sorologia para CMV, parvovírus B19, C3, C4, eletroforese de proteínas.
- *Eletrocardiograma:* inespecífico, sendo que ondas Q conferem pior prognóstico.
- *Radiografia de tórax:* grande parte não apresenta alterações, sendo importante no diagnóstico diferencial de dor torácica.

Quadro 13-1. Classificação Clínica

Miocardite aguda subclínica possível	No contexto clínico de possíveis lesões do miocárdio **sem** sintomas cardiovasculares, mas com pelo menos um dos seguintes: 1. Biomarcadores de lesão cardíaca 2. Alterações no ECG sugestivas de dano cardíaco 3. Função cardíaca alterada no ecocardiograma ou RMC Confirmação histológica: ausente Tratamento clínico: desconhecido
Miocardite aguda provável	No contexto clínico de possíveis lesões do miocárdio **com** sintomas cardiovasculares, mas com pelo menos um dos seguintes: 1. Biomarcadores de lesão cardíaca 2. Alterações no ECG sugestivas de dano cardíaco 3. Função cardíaca alterada no ecocardiograma ou RMC Confirmação histológica: ausente Tratamento clínico: por síndrome clínica
Miocardite definitiva	Evidência histológica ou imuno-histológica de miocardite Biomarcadores, ECG ou exames de imagem, alterações consistentes com miocardite: Não necessária Tratamento clínico: adaptado à causa específica

- *Ecocardiograma:* disfunção ventricular direita é relacionada com pior prognóstico, não havendo sinais específicos desta patologia.
- *Ressonância magnética:* avalia alterações geométricas e de função segmentar e global, visualizando derrame pericárdico quando presente, avalia presença de inflamação, cicatriz e mesmo fibrose, devendo ser sempre recomendada quando possível.
- *Cateterismo cardíaco:* imprescindível à diferenciação de doença coronariana da miocardite, podendo o médico realizar também angiotomografia para tal finalidade.

CONDUTA

- 1ª etapa – estabilização hemodinâmica (diuréticos e vasodilatadores).
  - Instável: suporte hemodinâmico (agentes inotrópicos, balão intra-aórtico, dispositivo de assistência ventricular) – se continuar instável ir para 2ª etapa instável.
  - Estável: 2ª etapa.
- 2ª etapa – terapia de remodelamento (IECA/ARA, betabloqueadores e antagonista de aldosterona).
  - Instável: imunoterapia (considerar biópsia, esteroides, azatioprina, interferon, imunoadsorção) – se continuar instável ir para transplante cardíaco.
  - Estável: 3ª etapa.
- 3ª etapa – seguimento: repetir ecocardiograma ou RMC, continuar RX efetivo (se FEVE persistir < 35%, pode-se considerar cardiodesfibrilador automático implantável).

Tratamento Sugerido

1. Dieta hipossódica ou suspensa.
2. Restrição hídrica se sódio menor que 130 mEq/L.
3. Insuficiência cardíaca aguda – nitroglicerina (50 mg/5 mL) diluir 5 mL em SG 5% 245 mL EV (concentração de 200 mcg/mL): iniciando com 5 a 10 mcg/kg/min até 100 a 200 mcg/kg/min.
ou
Nitroprussiato de sódio (50 mg/2 mL) diluir 2 mL em SG 5% 248 mL EV (concentração de 200 mcg/mL): iniciando com 0,5 mcg/kg/min com aumento de 0,5 mcg se necessário.
e
Furosemida (20 mg/2 mL) 0,5 a 1,0 mg/kg EV (*bolus*).
4. Choque cardiogênico (suspender anti-hipertensivos) – dobutamina (250 mg/20 mL) diluir 20 mL em SG 5% 230 mL EV (concentração de 1.000 mcg/mL): iniciando com 1,0 a 2,5 mcg/kg/min até 15 a 20 mcg/kg/min.
e/ou
Noradrenalina (1 mg/mL) diluir 20 mL em SG 5% 80 mL EV (concentração 200 mcg/mL): iniciando com 0,05 a 0,1 mcg/kg/min até 0,5 mcg/kg/min.
Considerar:
Digoxina (0,25 mg) 0,25 mg VO 24/24 h.
ou
Deslanosídeo (0,4 mg/2 mL) 2 mL de 12/12 h (digitalização lenta).
5. Captopril (12,5 mg, 25 mg e 50 mg) 6,25 a 50 mg VO: tomar 1 cp VO de 8 em 8 horas (CI: injúria renal aguda, hiperpotassemia, estenose bilateral de artéria renal, hipotensão e infarto de ventrículo direito).
ou
Enalapril (2,5 mg, 5 mg, 10 mg e 20 mg) 2,5 a 20 mg VO: Tomar 1 cp VO de 12 em 12 horas (CI: injúria renal aguda, hiperpotassemia, estenose bilateral de artéria renal, hipotensão e infarto de ventrículo direito).
6. Betabloqueadores:
Atenolol (25 mg, 50 mg e 100 mg) 25 a 100 mg VO 12/12 h.
Carvedilol (3,125 mg, 6,25 mg, 12,5 mg e 25 mg) 3,125 mg a 50 mg VO 12/12 h.
Bisoprolol (1,25 mg, 2,5 mg, 5 mg e 10 mg) 1,25 a 10 mg VO 24/24 h.
Metoprolol (25 mg, 50 mg e 100 mg) 25 a 100 mg VO 24/24 h.
7. Espironolactona (25 mg, 50 mg e 100 mg) 25 a 50 mg: tomar 1 cp VO 24/24 h.
8. Enoxaparina 40 mg 1 amp. SC 24/24 h.
ou
Heparina não fracionada 0,25 mL 5.000 UI 1 amp. 8/8 h.
9. Glicemia capilar 4/4 h.
10. Insulina regular conforme esquema: < 180 = 0 UI, 180 a 250 = 2 UI, 251 a 300 = 4 UI, 301 a 350 = 6 UI, 351 a 400 = 8 UI, > 400 = 10 UI. Se > 400 ou < 70 avisar ao plantonista.
11. Cabeceira elevada 30°.
12. Pesar diariamente.
13. Controle de sinais vitais.

BIBLIOGRAFIA

Mann LD, Zipes PD, Libby P, Bonow RO. Braunwald – tratado de doenças cardiovasculares. 10. ed. Rio de Janeiro: Elsevier; 2018.

Scalabrini Neto A, Hajjar LA, Kalil Filho R. Cardiologia Diagnóstica Prática. Barueri: Manole; 2018.

ENDOCARDITE INFECCIOSA

Lucas Nicolato Almada
Williara Batalha Rosignoli
Luiza Veraldo Lima

DEFINIÇÃO

Endocardite infecciosa (EI) é uma doença grave, que resulta usualmente da invasão de microrganismos por bactérias ou raramente por fungos, em tecido endocárdico ou material protético do coração. A infecção frequentemente produz vegetações, que são estruturas compostas de plaquetas, fibrina e microrganismos infecciosos. As valvas cardíacas são locais mais afetados, embora a infecção possa ocorrer em defeitos do septo, em cordas tendíneas ou endotélio mural. O dano valvar apresenta grande letalidade quando não é diagnosticado precocemente (10-30%), podendo ser maior quando diagnosticado tardiamente.

FATORES DE RISCO

Defeitos cardíacos congênitos (prolápso da válva mitral, valva aórtica bivalvular, tetralogia de Fallot, defeitos do septo atrial, defeitos do septo ventricular), válvula cardíaca com (ex., acometimento reumático), prótese cardíaca, histórico de endocardite, transplantados do coração, presença de dispositivos intracardíacos (marca-passo, CDI etc.). A entrada de bactérias na corrente sanguínea ocorre através de, acesso venoso central, uso de drogas injetáveis, procedimentos dentários, outras cirurgias ou procedimentos menores do trato respiratório, digestivo, trato urinário, pele infectada ou ossos e músculos.

MANIFESTAÇÕES CLÍNICAS

Na endocardite, os sintomas clínicos são desde um indivíduo aparentemente saudável, com sudorese noturna, perda de peso e febre baixa, até um paciente gravemente doente, com sintomas de infecção aguda e sepse. De modo geral, a infecção pode apresentar como sintomas inespecíficos como febre, astenia, fadiga, emagrecimento, com evolução lenta e gradual, tornando o diagnóstico, em muitos casos, difícil. Em outras situações, em que ocorre grande destruição valvar, o paciente apresenta sinais de franca insuficiência cardíaca. Esta apresentação polimórfica, leva a atrasos no diagnóstico de EI. EI subaguda tem como principal agente o estreptococo, e caracteriza-se por evolução lenta; já a EI aguda, tem o estafilococo como principal agente infeccioso e é caracterizado por causar quadros fulminantes. Febre e sopro são encontrados em 85% ds pacientes. Podem acometer sintomas imunológicos como artrite e glomerulonefrite, pela elevada quantidade de imunocomplexos circulantes. O acometimento neurológico inclui a embolização séptica, aneurismas micóticos, meningites e abscessos, além de petéquias em mucosa, nódulo de Osler, lesões de Janeway e manchas de Roth na retina.

DIAGNÓSTICO

Os critérios diagnósticos da endocardite infecciosa baseiam-se em dados de anamnese, exame físico e exames complementares, sendo os principais positividade das hemoculturas e ecocardiograma. Portanto, diante da suspeita clínica de endocardite infecciosa, estes devem ser realizados como exames complementares. Caso haja evidência do diagnóstico de endocardite pelo ecocardiograma transtorácico deve-se avaliar a disponibilidade para se realizar o ecocardiograma transesofágico – possui maior especificidade e sensibilidade para detecção de complicações.

A abordagem propedêutica inicial pode ser resumida pelo fluxograma da Figura 14-1.

O padrão ouro para o diagnóstico da endocardite infecciosa é a comprovação histológica e microbiológica da válvula acometida pelos agentes infecciosos. Na prática clínica diária, porém, utilizamos os critérios de Duke (Quadro 14-1) para direcionar o diagnóstico.

O diagnóstico é feito através dos critérios de DUKE modificados, que consiste em critérios maiores e menores e o somatório deles para o diagnóstico

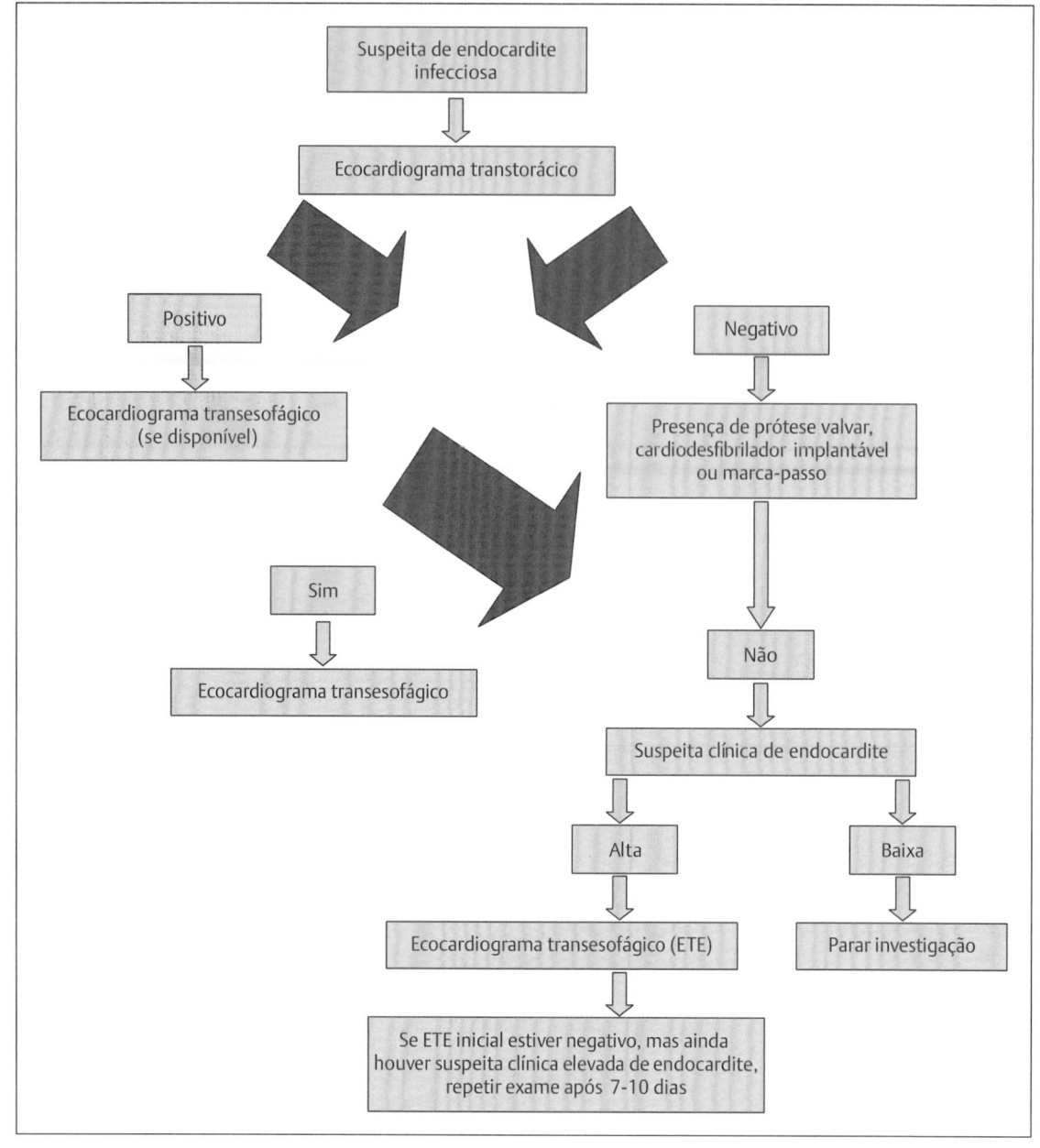

Fig. 14-1. Fluxograma da abordagem propedêutica inicial.

Quadro 14-1. Diagnóstico de Endocardite Infecciosa, Critérios de DUKE Modificado

Critérios maiores

Hemoculturas positivas:

- Organismos típicos cultivados em 2 hemoculturas diferentes: *Streptococcus* do grupo viridans, *S. aureus*. HACEK (*Haemophilus, Actinobacillus, Cardiobacterium, Eikenelle* ou *Kingella*), ou *Streptococcus bovis, Enterococcus* adquiridos em comunidade na ausência de uma fonte primária de infecção
- Hemoculturas persistentemente positivas com outros organismos: 2 hemoculturas positivas com mais de 12 horas de intervalo entre elas; ou positividade em todas as 3 ou a maioria de 4, com intervalo entre a primeira e última coleta maior que 1 hora
- Cultura, teste de biologia molecular ou sorologia IgG fase 1 > 1:800 para *Coxiella burnetti*

Evidência de envolvimento endocárdico:

- Ecocardiograma demonstrando massa intracardíaca oscilante sem outra explicação ou abscesso, ou nova deiscência parcial de uma valva protética, ou nova regurgitação valvar

Critérios menores

Predisposição à EI:

- EI prévia, uso de droga injetável, valva cardíaca protética, ou lesão cardíaca causando fluxo sanguíneo turbulento

Febre acima de 38ºC

Fenômeno vascular

- Embolismo arterial, infarto pulmonar, aneurisma micótico, hemorragia intracraniana ou conjuntival, ou lesões de Janeway
- Fenômeno imunológico
- Glomerulonefrite, nódulos de Osler, manchas de Roth, fator reumatoide positivo

Achados microbiológicos que não preenchem os critérios maiores

Obs.: O diagnóstico definitivo de EI requer 2 critérios maiores, ou 1 maior e 3 menores, EI provável requer 1 critério maior e 1 critério menor ou 3 critérios menores.
Fonte: Endocardite infecciosa: o que mudou na última década?

requer dois critérios maiores ou um maior com três menores. Pelo menos três conjuntos de hemoculturas obtidos em diferentes locais de punção venosa devem ser obtidos, com as primeiras e últimas amostras desenhadas pelo menos 1 hora de intervalo. O ecocardiograma deve ser realizado com rapidez em pacientes suspeitos de ter endocardite infecciosa.

TRATAMENTO CLÍNICO

O uso de antibióticos é a pedra fundamental do tratamento da endocardite infecciosa, geralmente feito por pelo menos 4 a 6 semanas, em ambiente hospitalar (internado) e, sempre que possível, guiados pelos resultados das hemoculturas. A maioria dos casos de hemocultura negativa deve-se ao uso prévio de antibiótico, dificultando a terapêutica específica. Na presença de paciente graves, toxemiados, com doença em estágio avançado, após a coleta de pelo menos três pares de hemoculturas, pode-se iniciar antibioticoterapia empírica, baseada na epidemiologia. As drogas de escolha são penicilina G cristalina e oxacilina por 4 a 6 semanas, associadas à gentamicina nos primeiros 14 dias. Após a identificação do microrganismo, o antibiótico será mantido ou não, de acordo com o antibiograma. A endocardite em prótese valvar é de evolução grave, com mortalidade alta (30-70%), com prognóstico pior nos casos de endocardite precoce, ou seja, até 60 dias após a cirurgia. Uma alternativa é a administração inicial empírica de vancomicina e aminoglicosídeo até o isolamento do germe, além de substituição da prótese contaminada. Em alguns casos a associação de rifampicina pode ser benéfica. Nos portadores de prótese valvar de implante tardio, os estafilococos persistem como agentes mais comuns, ainda que ocorra um nítido aumento na incidência dos estreptococos. Nestes casos, o prognóstico é melhor, e em infecção por *Streptococcus viridans*, se houver boa resposta à terapêutica antibiótica, o tratamento cirúrgico pode ser postergado.

Esquemas para tratamento empírico:

- Endocardite infecciosa subaguda de válvula nativa e de válvula protética com mais de 1 ano de inserção: ampicilina 2 g EV 4/4 h + gentamicina 1 mg/kg EV de 8/8 h.
- Endocardite infecciosa aguda em válvula nativa:
  - Não usuários de droga endovenosa: oxacilina 2 g EV 4/4 h (dose/kg) + gentamicina 1 mg/kg EV de 8/8 h.

- Usuários de droga endovenosa (maior probabilidade de MRSA*): vancomicina 15 mg/kg EV de 12/12 h + gentamicina 1 mg/kg EV de 8/8 h.
  S. aureus meticilina-resistente.
- Endocardite infecciosa aguda em válvula protética:
  - Vancomicina 15 mg/kg/dose de 12/12 h + gentamicina 2 mg/kg/dia em dose única. Acrescentar após 5 dias rifampicina 300 mg VO de 8/8 horas.

TRATAMENTO CIRÚRGICO

Cerca da metade dos pacientes com endocardite infecciosa necessita de abordagem cirúrgica. Este quando aplicado, deve estar associado à antibioticoterapia. As principais indicações cirúrgicas são: endocardite de prótese valvar precoce (< 2 meses de implante), insuficiência cardíaca, endocardite fúngica, endocardite estafilocócica sem resposta à antibioticoterapia; evidência de ruptura valvar, perfuração, abscesso, aneurisma, fístula ou bloqueio atrioventricular novo; endocardite por Gram-negativos, com resposta inadequada a antibioticoterapia; bacteremia persistente após 7 a 10 dias de antibioticoterapia adequada, sem outras infecções que justifiquem o quadro; embolia periférica recorrente; endocardite em prótese valvar tardia (> 2 meses do implante), com evolução clínica desfavorável.

PROFILAXIA DA ENDOCARDITE INFECCIOSA

As indicações de profilaxia antibiótica restringem-se aos pacientes de maior incidência de EI e/ou maior risco de desfecho desfavorável. Os pacientes com maior risco de EI podem ser classificados em três categorias: 1) pacientes com válvula protética ou com material protético usado para reparo valvular cardíaco; 2) pacientes com EI prévia; 3) paciente com doença cardíaca congênita cianótica (DCC) não tratada e aqueles com DCC que possuem *shunt*, condutos ou outras próteses paliativas pós-operatórias. Após o reparo cirúrgico sem defeitos residuais, recomenda-se a profilaxia nos primeiros 6 meses após o procedimento até a endotelização do material protético ter ocorrido. A antibioticoprofilaxia deve incluir cobertura para estafilococos e estreptococos do grupo A. Os agentes apropriados incluem uma penicilina ou cefalosporina; nos alérgicos a beta-lactâmicos, a escolha deve ser pela vancomicina ou clindamicina (Quadro 14-2).

Quadro 14-2. Antibioticoprofilaxia

Situação	Droga	Adulto	Criança
Oral	Amoxicilina	2 g	50 mg/kg
Endovenosa	Ampicilina	2 g IM ou IV	50 mg/kg IM ou IV
	Cefazolina	1 g IM ou IV	50 mg/kg IM ou IV
	Ceftriaxona	1 g IM ou IV	50 mg/kg IM ou IV
Alérgicos – oral	Cefalexina	2 g	50 mg/kg
	Clindamicina	600 mg	20 mg/kg
	Azatioprina	500 mg	15 mg/kg
	Claritromicina	500 mg	
Alérgicos – endovenoso	Cefazolina	1 g IM ou IV	50 mg/kg IM ou IV
	Ceftriaxona		
	Clindamicina	1 g IM ou IV	50 mg/kg IM ou IV
		60 mg IM ou IV	20 mg/kg IM ou IV

CONCLUSÃO

A EI é a infecção do miocárdio, com predileção pelo acometimento valvar. A gravidade e a manifestação clínica dependem do agente etiológico, das comorbidade presentes no paciente e da instituição precoce da terapia antimicrobiana direcionada e da abordagem cirúrgica quando necessária.

BIBLIOGRAFIA

Barbosa MM. Endocardite infecciosa: perfil clínico em evolução. Arq Bras Cardiol. 2004;83(3):189-90.

Gould FK, Elliott TSJ, Foweraker J, Fulford M, Perry JD, Roberts GJ et al. Guidelines for the diagnosis and antibiotic treatment of endocarditis in adults: a report of the Working Party of the British Society for Antimicrobial Chemotherapy. J Antimicrob Chemother. 2012;67:269-289.

Li JS, Sexton DJ, Mick N, Nettles R, Fowler VG Jr, Ryan T et al. Proposed modifications to the Dukes criteria for the diagnosis of infective endocarditis. Clin Infect Dis. 2000;30:633-8.

Mann LD, Zipes PD, Libby P, Bonow RO. Braunwald: Tratado de Doenças cardiovasculares. 10. ed. Rio de Janeiro: Editora Elsevier; 2018.

Santos ECL, Figuinha FCR, Lima AGS, Henares BB, Mastrocola F. Manual de Cardiologica: cardiopapers. São Paulo: Atheneu; 2013.

FIBRILAÇÃO ATRIAL

Lucas Nicolato Almada
Williara Batalha Rosignoli
Lívia Carolina Fonseca Terra Adami

DEFINIÇÃO

A fibrilação atrial é a arritmia mais tratada na prática clínica, sendo também a mais causadora de internações. É uma arritmia supraventricular, caracterizada eletrocardiograficamente por oscilações de baixa amplitude de linha de base (ondas F ou fibrilatórias que variam de amplitude, forma e duração com frequência entre 300 e 600 bpm) e ritmo ventricular irregularmente irregular. Quando frequência ventricular acima de 170 bpm, o grau de irregularidade é atenuado, podendo parecer regular.

CLASSIFICAÇÃO

- *Fibrilação atrial paroxística:* revertida espontaneamente ou com intervenção médica em até 7 dias de seu início.
- *Fibrilação atrial persistente:* duração superior a 7 dias
- *Fibrilação atrial persistente de longa duração:* superior a 1 ano.
- *Fibrilação atrial permanente:* utilizado nos casos em que as tentativas de reversão ao ritmo sinusal não serão mais instituídas.
- *Fibrilação atrial não valvar:* FA na ausência de estenose mitral reumática, válvula mecânica ou biológica ou plastia mitral prévia.

QUADRO CLÍNICO

Os sintomas de FA variam desde o assintomático, aproximadamente 25%, ao sintomático grave e funcionalmente incapacitante, fato que dificulta uma avaliação precisa de duração e frequência de FA com base em sintomas. Pacientes assintomáticos ou com sintomas mínimos podem ter como manifestação inicial complicações tromboembólicas como acidente vascular cerebral, ou, quadro insidioso de insuficiência cardíaca aguda, podendo ocorrer poliúria pela liberação de peptídeo natriurético atrial. No exame físico o achado mais comum é o pulso irregularmente irregular, além de pulso venoso irregular e primeira bulha de intensidade variável. A história clínica deve ser direcionada para determinação do tipo e da gravidade dos sintomas assim como identificação do primeiro episódio de FA, devendo atentar-se na história clínica a possíveis causas corrigíveis (alterações de tireoide ou libação etílica, por exemplo).

ESTRATIFICAÇÃO DE RISCO

O maior objetivo do tratamento é evitar as complicações tromboembólicas como o acidente cerebral. Estudos recentes demonstraram que o CHA2DS-2-VASc distingue mais acuradamente os pacientes de baixo risco daqueles com risco intermediário, em comparação com o CHADS2, cujo valor se dá na sua simplicidade e valor preditivo. Sendo indicada a anticoagulação em mulheres com escore maior ou igual a 2 e em homens com escore maior ou igual a 1. O HAS-BLED avalia o risco de sangramento, não sendo nunca contraindicada a anticoagulação por este, somente indicando necessidade de cuidados especiais, sendo importante para pacientes tratados com anticoagulantes orais, possuindo como componentes, cada qual valendo 1 ponto: hipertensão, função renal (ClCr < 50 ou Cr > 2,26), função hepática anormais, acidente vascular cerebral, história de sangramento ou predisposição, RNI lábil (exceção, valendo 2 pontos), idade > 75 anos, uso de álcool, ou, fármacos concomitantes (agente antiplaquetário ou anti-inflamatório não esteroidal). Cabe notar que o HAS-BLED foi validado para pacientes em uso de varfarina, não possuindo valor preditivo testado naqueles em uso de novos anticoagulantes.

- C – Insuficiência cardíaca (1 ponto).
- H – Hipertensão arterial (1 ponto).
- A2 – Idade igual ou superior a 75 anos (2 pontos).
- D – Diabetes (1 ponto).
- S2 – AVC ou AIT prévio (2 pontos).
- V – Doença vascular (1 ponto).
- A – Idade entre 65 e 74 anos (1 ponto).
- Sc – Sexo feminino (1 ponto).

EXAMES COMPLEMENTARES

Incluir dosagem de hormônio tireoidiano, função renal e função hepática, assim como ecocardiograma e radiografia de tórax

CONDUTA

- 1ª etapa – na sala de emergência:
  - Instável: cardioversão elétrica (95% de eficácia, com superioridade de efetividade da onda bifásica em comparação com monofásica, 150 a 200 J na bifásica como terapia inicial, até 360 J).
  - Estável:
    - Se crise menor que 48 horas ou paciente bem anticoagulado, pode ser realizada cardioversão elétrica ou droga antiarrítmica (amiodarona ou propafenona, esta última se não houver cardiopatia estrutural).
    - Se crise maior que 48 horas ou paciente com anticoagulação inadequada, fazer ecocardiograma transesofágico a descartar trombos intra/cavitários, realizando anticoagulação adequada (RNI 2,0 a 3,0 naqueles sem valva metálica, nos quais se deve manter RNI entre 2,5 a 3,5) 3 semanas antes e 4 semanas depois da cardioversão (caso ecocardiograma transesofágico não disponível. Se disponível mesmo assim deverá realizar anticoagulação 4 semanas após).

TRATAMENTO

1. Dieta hipossódica ou suspensa.
2. Restrição hídrica se sódio menor que 130 mEq/L.
3. Insuficiência cardíaca aguda: nitroglicerina (50 mg/5 mL) diluir 5 mL em SG 5% 245 mL EV (concentração de 200 mcg/mL): iniciando com 5 a 10 mcg/kg/min até 100 a 200 mcg/kg/min.
   ou
   Nitroprussiato de sódio (50 mg/2 mL) diluir 2 mL em SG 5% 248 mL EV (concentração de 200 mcg/mL): iniciando com 0,5 mcg/kg/min com aumento de 0,5 mcg se necessário.
   e
   Furosemida (20 mg/2 mL) 0,5 a 1,0 mg/kg EV (*bolus*).
4. Choque cardiogênico (suspender anti-hipertensivos) – dobutamina (250 mg/20 mL) diluir 20 mL em SG 5% 230 mL EV (concentração de 1.000 mcg/mL): iniciando com 1,0 a 2,5 mcg/kg/min até 15 a 20 mcg/kg/min.
   e/ou
   Noradrenalina (1 mg/mL) diluir 20 mL em SG 5% 80 mL EV (concentração 200 mcg/mL): iniciando com 0,05 a 0,1 mcg/kg/min até 0,5 mcg/kg/min.
   Considerar:
   Digoxina (0,25 mg) 0,25 mg VO 24/24 h.
   ou
   Deslanosídeo (0,4 mg/2 mL) 2 mL de 12/12 h (digitalização lenta).
5. Captopril (12,5 mg, 25 mg e 50 mg) 6,25 a 50 mg VO: tomar 1 cp VO de 8 em 8 horas (CI: injúria renal aguda, hiperpotassemia, estenose bilateral de artéria renal, hipotensão e infarto de ventrículo direito).
   ou
   Enalapril (2,5 mg, 5 mg, 10 mg e 20 mg) 2,5 a 20 mg VO: tomar 1 cp VO de 12 em 12 horas (CI: injúria renal aguda, hiperpotassemia, estenose bilateral de artéria renal, hipotensão e infarto de ventrículo direito).
6. Betabloqueadores:
   Atenolol (25 mg, 50 mg e 100 mg) 25 a 100 mg VO 12/12 h.
   Carvedilol (3,125 mg, 6,25 mg, 12,5 mg e 25 mg) 3,125 mg a 50 mg VO 12/12 h.
   Bisoprolol (1,25 mg, 2,5 mg, 5 mg e 10 mg) 1,25 a 10 mg VO 24/24 h.
   Metoprolol (25 mg, 50 mg e 100 mg) 25 a 100 mg VO 24/24 h.
7. Espironolactona (25 mg, 50 mg e 100 mg) 25 a 50 mg: tomar 1 cp VO 24/24 h.
8. Enoxaparina 40 mg 1 amp. SC 24/24 h.
   ou
   Heparina não fracionada 0,25 mL 5.000 UI 1 amp. 8/8 h.
9. Glicemia capilar 4/4 h.
10. Insulina regular conforme esquema: < 180 = 0 UI, 180 a 250 = 2 UI, 251 a 300 = 4 UI, 301 a 350 = 6 UI, 351 a 400 = 8 UI, > 400 = 10 UI. Se > 400 ou < 70 avisar ao plantonista.
11. Cabeceira elevada 30°.
12. Pesar diariamente.
13. Controle de sinais vitais.

BIBLIOGRAFIA

Mann LD, Zipes PD, Libby P, Bonow RO. Braunwald – tratado de doenças cardiovasculares. 10. ed. Rio de Janeiro: Elsevier; 2018.

Magalhães LP, Figueiredo MJO, Cintra FD, Saad EB, Kuniyoshi RR, Reixeira RA et al. II Diretrizes Brasileiras de Fibrilação Atrial. Arquivos Brasileiros de Cardiologia. Genesis Network [s.l.]. 2016;106(4)1-22.

Scalabrini Neto A, Hajjar LA, Kalil Filho R. Cardiologia Diagnóstica Prática. Barueri: Manole; 2018.

BRADIARRITMIAS

Lucas Nicolato Almada
Williara Batalha Rosignoli
Luiza Verardo Lima

DEFINIÇÃO

São arritmias que cursam com frequência cardíaca abaixo de 60 ou 50 bpm. Entretanto, a manutenção natural do ritmo cardíaco é resultado do funcionamento balanceado dos sistemas nervosos simpático e parasimpático, e pode sofrer influência de variáveis como condicionamento físico, idade e ciclo circadiano. Podem ser fisiológicas (atletas bem condicionados ou que aparecem durante o sono) ou patológicas. Os pacientes assintomáticos não devem receber tratamento, pois é indicado somente nos casos em que a bradicardia, independentemente do tipo ou da causa, provoque redução significativa da pressão arterial sistêmica com sinais clínicos de baixo débito cardíaco. São classificadas segundo alterações anatômicas (sinusal ou atrioventricular) ou eletrocardiográficas (bloqueio sinoatrial, síndrome bradicardia-taquicardia, disfunção do nó sinusal e bloqueio atrioventricular [BAV] de 1º, 2º e 3º graus).

CLASSIFICAÇÃO
Disfunção do Nó Sinusal

O nó sinusal é formado por células dotadas de automatismo que geram impulsos rítmicos. O funcionamento é comandado tanto por alterações locais quanto pelo sistema nervoso autônomo, além de sofrer influência de diversos hormônios. Esta entidade engloba diversas maneiras, desde formas mais comuns até apresentações menos habituais: bradicardia sinusal espontânea e persistente não causada por fármacos e inapropriada para circunstâncias fisiológicas; parada sinusal ou bloqueio de saída; combinações de distúrbios da condução sinoatrial; alternância de paroxismos de taquiarritmias atriais e bradicardia (síndrome bradicardia-taquicardia).

A etiologia idiopática ou primária é considerada a causa mais comum. Pode apresentar-se em indivíduos jovens, antes dos 40 anos, ou em crianças, por predisposição genética. No Brasil, a causa secundária cardíaca mais comum é doença de Chagas. É necessário sempre descartar causas medicamentosas (bloqueadores de canais de cálcio, betabloqueadores, antiarrítmicos), hipotireoidismo, distúrbio metabólico, além de isquemia cardíaca, doenças inflamatórias e distúrbios musculares.

Apresentação Clínica

Os sintomas encontrados são: pré-síncope ou síncope, fadiga, fraqueza, tonteira, sensação de cabeça vazia, diminuição do nível de consciência, dispneia, desconforto ou dor torácica. Existem também sinais associados como: sudorese, congestão pulmonar, hipotensão arterial.

Diagnóstico

É embasado na história clínica de sintomas de baixo débito cardíaco (mencionados anteriormente) e alterações eletrocardiográficas características (Figs. 16-1 a 16-3).

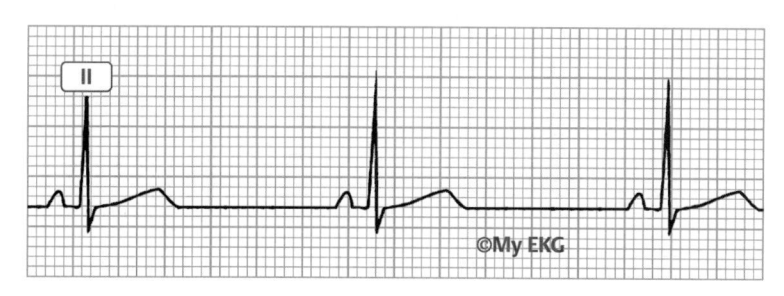

Fig. 16-1. Bradicardia sinusal.

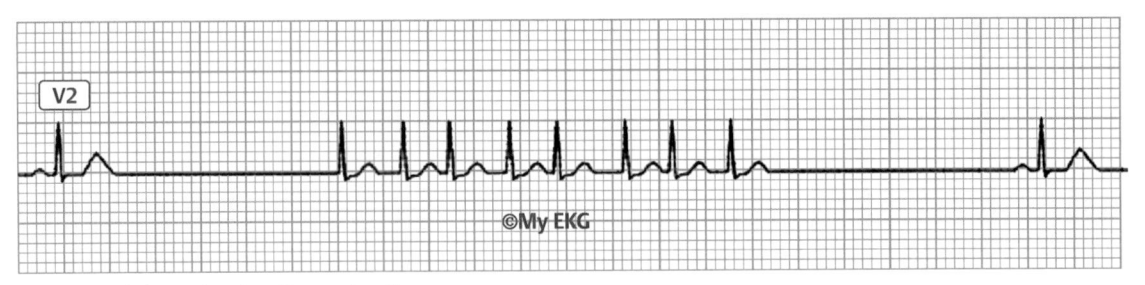

Fig. 16-2. Síndrome bradicardia-taquicardia.

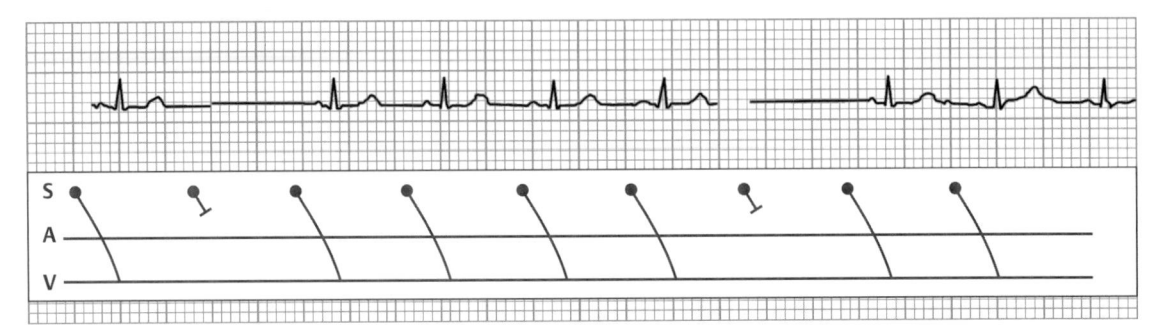

Fig. 16-3. Bloqueio de saída.

Tratamento
O implante de marca-passo definitivo é recomendado como tratamento da doença do nó sinusal.

Bloqueios Atrioventriculares
É definido como um atraso ou interrupção, total ou parcial, na condução do estímulo cardíaco dos átrios para os ventrículos. O bloqueio do impulso pode ocorrer no nó atrioventricular (AV), no feixe de His ou nos feixes de ramo.

A principal etiologia é degenerativa, por fibrose do sistema de condução, acometendo principalmente indivíduos a partir da sexta década de vida. Podem ser classificadas como:

- **BAV de 1º grau:** caracteriza-se pelo retardo na chegada do estímulo aos ventrículos. A relação atrioventricular (AV) permanece 1:1, ou seja, uma onda P para um complexo QRS. O intervalo PR é fixo, medindo mais de 0,2 segundo (200 ms). É observado em indivíduos com aumento do tônus vagal, como atletas e crianças, e, no caso de vômitos, manobra de Valsalva ou estímulo retal. A síndrome coronariana aguda (SCA), envolvendo a artéria coronariana direita, pode afetar a circulação para o NAV, levando a isquemia e retardando a condução AV.
- **BAV de 2º grau:** caracteriza-se pela interrupção na condução do estímulo para os ventrículos, alterando a relação P:QRS usual, de 1:1. No ECG surgem ondas P isoladas, ditas bloqueadas, ou seja, sem o complexo QRS correspondente. São subdivididos em:
  - Mobitz I: aumento progressivo do intervalo PR até aparecimento de onda P bloqueada – raramente evolui para BAV total. Ocorrem em situações em que há aumento importante do tônus vagal, como no atleta bem condicionado, nas crianças e durante o repouso.
  - Mobitz II: bloqueios súbitos da onda P, sem aumento gradativo do intervalo PR – comumente evolui para BAV total.
- **BAV de 3º grau/total:** ausência de condução atrioventricular (ondas P totalmente dissociadas do QRS). No Brasil, o BAVT é causado por cardiopatia chagásica, além de doença isquêmica, cardiopatia dilatada, pós-cirurgia cardíaca, entre outros.

Apresentação Clínica
Pacientes portadores de BAV podem apresentar um quadro clínico variado desde assintomáticos até sinais de baixo débito como: síncope, pré-síncope, fraqueza, diminuição da capacidade ao exercício físico, incapacidade de concentração, tonturas, angina.

Diagnóstico
O diagnóstico de bradicardia intermitente pode ser feito com registros eletrocardiográficos contínuos, como Holter ou Looper. Teste ergométrico é indicado principalmente quando houver sintomas após esforços físicos (Figs. 16-4 a 16-6).

SEÇÃO CARDIOLOGIA

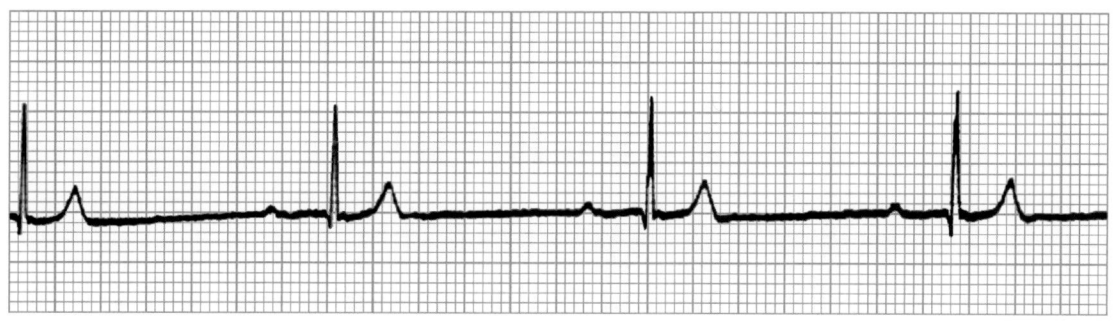

Fig. 16-4. BAV 1º grau.

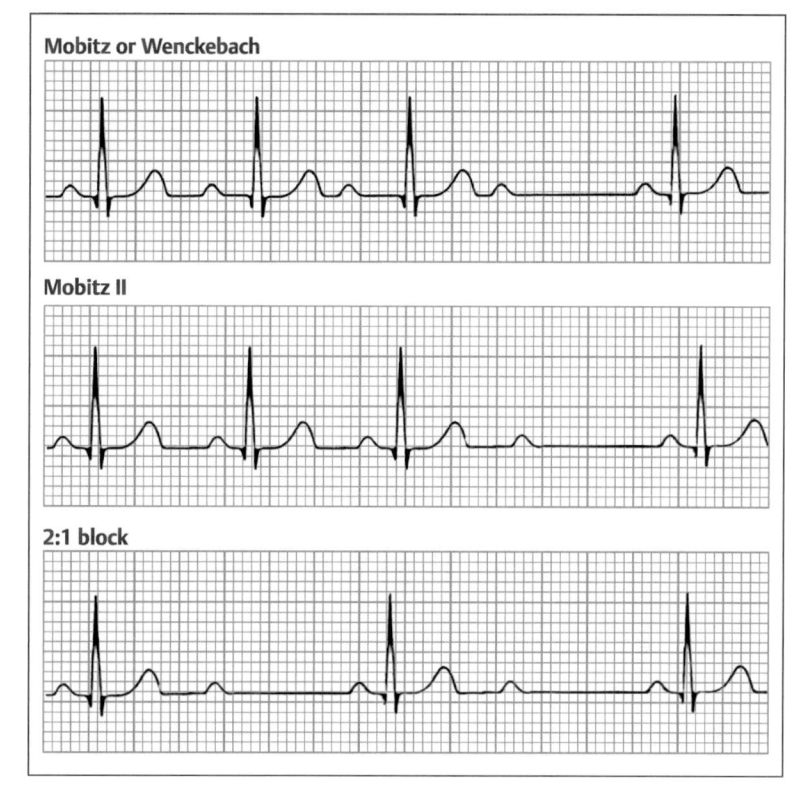

Mobitz or Wenckebach

Mobitz II

2:1 block

Fig. 16-5. BAV 2º grau.

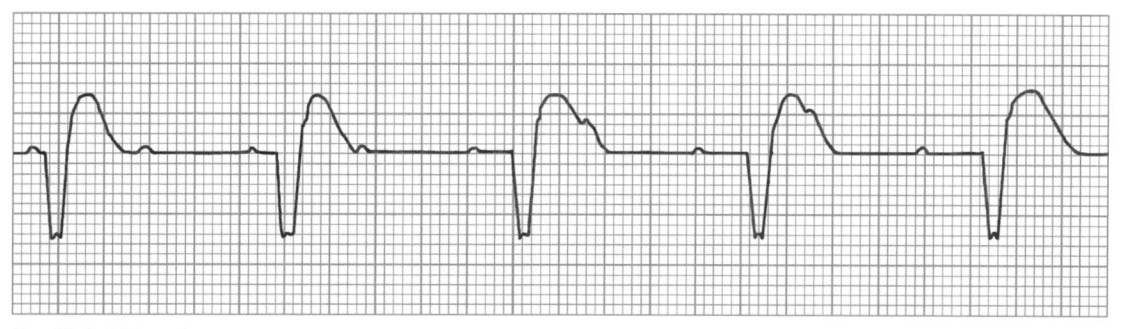

Fig. 16-6. BAV total.

Tratamento

Devem ser sempre excluídas causas reversíveis, sendo elas: Drogas: betabloqueador, digoxina, bloqueador de canal de cálcio; primeiros 14 dias após cirurgia cardíaca; distúrbios hidroeletrolíticos.

Bradiarritmias Estáveis

Não há necessidade de tratamento imediato para elevação da frequência cardíaca.

1. *Medidas gerais:* monitorização eletrocardiográfica contínua. Acesso venoso periférico. Prover O_2 suplementar se saturação < 90%. Em caso de BAV avançado, considerar passagem de marca-passo transcutâneo.

Bradiarritmias Instáveis

1. *Medidas gerais:* monitorização eletrocardiográfica contínua. Acesso venoso periférico. Prover O_2 suplementar se saturação < 90%.
2. *Atropina:* 0,5 a 1 mg EV a cada 3-5 minutos (dose máxima: 0,03 a 0,04 mg/kg). Se ineficaz, utilizar um dos três procedimentos:
   - Marca-passo provisório transcutâneo.
   - Dopamina 5-20 mcg/kg/min em infusão contínua (não deve ser infundida com substâncias alcalinas). Contraindicada para feocromocitoma e taquiarritmias.
   - Adrenalina 2-10 mcg/kg/min e titular de acordo com a resposta do paciente.

BIBLIOGRAFIA

Bonow RO, Mann DL, Zipes DP, Libby P. Braunwald: Tratado de Doenças Cardiovasculares. 9. ed. Rio de Janeiro: Elsevier; 2013.

Chagas ACP, Laurindo FRM, Pinto IMF. Manual Prático em Cardiologia – SOCESP. São Paulo: Atheneu; 2005.

Santos ECL, Figuinha FCR, Lima AGS, Henares BB, Mastrocola F. Manual de Cardiologia: cardiopapers. São Paulo: Atheneu; 2013.

TAMPONAMENTO CARDÍACO

Lucas Nicolato Almada
Williara Batalha Rosignoli
Luiza Verardo Lima

DEFINIÇÃO
Caracteriza-se pela restrição ao enchimento das câmaras cardíacas causado pelo acúmulo de líquido e aumento da pressão no espaço intrapericárdico. O resultado é a restrição do enchimento diastólico e a queda do débito cardíaco e da pressão arterial (PA). É uma emergência médica e necessita de diagnóstico e tratamento precoces.

APRESENTAÇÃO CLÍNICA
Pode ser intenso ou mais brando, dependendo da etiologia e da velocidade de acúmulo de líquido no espaço intrapericárdico. Em geral, encontram-se os seguintes sinais clínicos que compõem a chamada **tríade de Beck**: estase jugular a 45°, hipofonese ("abafamento") das bulhas cardíacas e hipotensão arterial. Outros achados possivelmente encontrados: taquipneia, taquicardia, pulso paradoxal, sinal de Kussmaul.

DIAGNÓSTICO
É eminentemente clínico e requer elevado índice de suspeição. Pode ser confirmado através do ecocardiograma, capaz de mostrar a restrição diastólica ao enchimento ventricular direito.

Importante ressaltar que a suspeita de tamponamento cardíaco em paciente instável hemodinamicamente autoriza a realização de pericardiocentese, mesmo sem a confirmação do ecocardiograma. O diagnóstico é comprovado caso haja melhora hemodinâmica após a intervenção.

TRATAMENTO
1. Medidas gerais: repouso no leito, monitorização cardíaca, acesso venoso, O_2 suplementar.
2. Infundir soro fisiológico (SF) a 0,9% IV – 500 mL em 10 minutos (expansão rápida) seguido de 100-500 mL/h.
3. Pericardiocentese percutânea se instabilidade hemodinâmica.

O tratamento definitivo do tamponamento cardíaco agudo é cirúrgico, em geral, por intermédio da toracotomia. A pericardiocentese é procedimento temporário, realizado em pacientes graves ou em caso de ausência de meios para a intervenção imediata definitiva (Fig. 17-1).

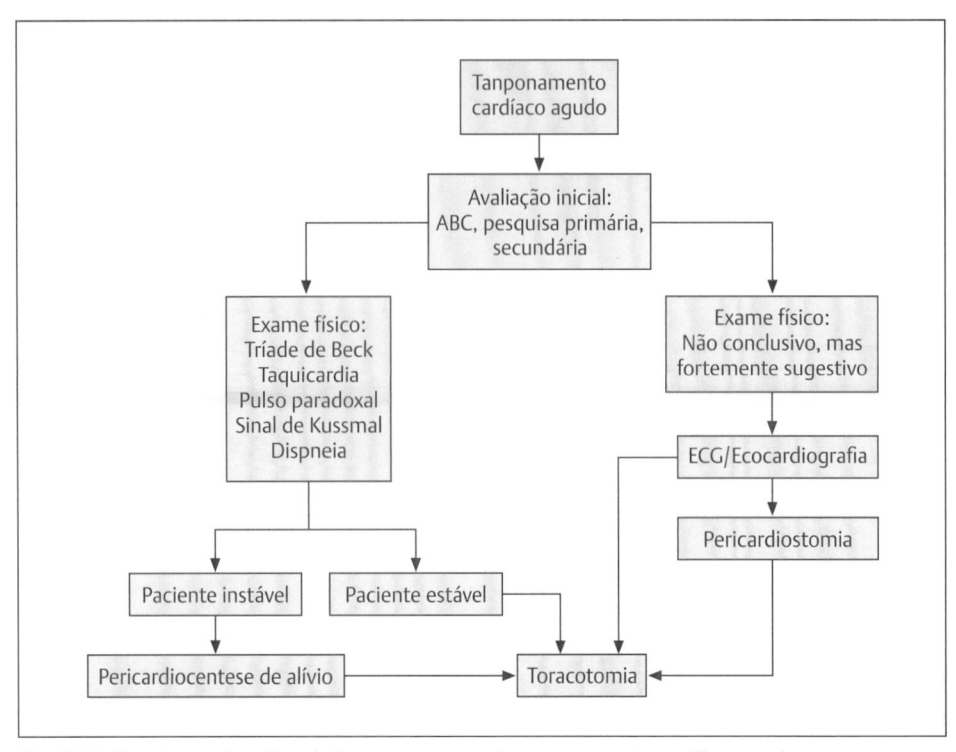

Fig. 17-1. Algoritmo sobre diagnóstico e tratamento de tamponamento cardíaco agudo.

BIBLIOGRAFIA

Barra LD, Guimarães LA, Gomes MBV, Hanashiro M, Kilimnik LM, Lodi LD et al. Tamponamento cardíaco agudo: uma breve revisão. Rev Med Minas Gerais. 2008;18(3 Supl 4):S37-S40.

Chagas ACP, Laurindo FRM, Pinto IMF. Manual Prático em Cardiologia – SOCESP. São Paulo: Atheneu; 2005.

Santos ECL, Figuinha FCR, Lima AGS, Henares BB, Mastrocola F. Manual de Cardiologia: cardiopapers. São Paulo: Atheneu; 2013.

DISSECÇÃO AÓRTICA

Lucas Nicolato Almada
Williara Batalha Rosignoli
Luiza Verardo Lima

DEFINIÇÃO

Trata-se de uma ruptura na camada íntima da artéria que expõe uma camada média doente à pressão de pulso na aorta, proporcionando separação de duas camadas, expansão longitudinal e formação de um falso lúmen repleto de sangue. É uma entidade clínica aguda grave. Possui alta mortalidade se não tratada e diagnosticada adequadamente, por volta de 50% nas primeiras 48 horas e 60 a 90% em 1 semana. Os homens são mais atingidos que as mulheres, com uma incidência maior na sexta década de vida.

Os fatores de riscos da dissecção aórtica são: hipertensão arterial, doença aórtica torácica geneticamente deflagrada (síndrome de Marfan, síndrome de Loeys-Dietz, a forma vascular da síndrome de Ehlers-Danlos); doença inflamatória da aorta; síndromes e doenças congênitas (síndrome de Turner e válvula aórtica bicúspide); história familiar de aneurisma de aorta e dissecção aórtica, além de substâncias estimulantes (cocaína e anfetaminas). Existem relatos de trauma físico extenuante (levantamento de peso ou na lesão de desaceleração em acidentes com veículos motorizados ou quedas); tabagismo, gravidez e cirurgia cardíaca prévia também aumentam o risco de dissecção e complicações.

CLASSIFICAÇÃO

1. *DeBakey:* baseiam-se nos critérios anatomocirúrgico – local de ruptura primária da camada íntima e possível envolvimento da aorta ascendente.
   - Tipo 1: origem na aorta ascendente, estendendo-se até, no mínimo, ao arco aórtico. Geralmente envolve também aorta descendente (tratamento cirúrgico geralmente recomendado).
   - Tipo 2: confinada à aorta ascendente (tratamento cirúrgico geralmente recomendado).
   - Tipo 3: origem na aorta descendente com extensão distal e, raramente, retrógrada, podendo atingir a ascendente (tratamento cirúrgico geralmente não recomendado).
     - Tipo 3a: limitada à aorta torácica.
     - Tipo 3b: extensão abaixo do diafragma.
2. *Stanford:* baseia-se na presença ou não do envolvimento da aorta ascendente.
   - Tipo A: acomete a porção ascendente, independentemente de sua origem (correspondendo aos tipos I e II de De Bakey).
   - Tipo B: acometem as dissecções distais sem extensão proximal.

APRESENTAÇÃO CLÍNICA

Os sintomas de dissecção aórtica podem ser variáveis e podem simular os sintomas das condições mais comuns, enfatizando a importância de um elevado índice de suspeição. O sintoma mais comum é a dor descrita como aguda, intensa ou lancinante; e normalmente tem início súbito, atingindo sua intensidade máxima bem no início do quadro.

Outras características clínicas da avaliação inicial são: hipertensão arterial, insuficiência cardíaca congestiva, síncope, manifestações isquêmicas (acidente vascular cerebral agudo, infarto agudo do miocárdio, neuropatia isquêmica periférica); parada cardíaca ou morte súbita.

Os achados físicos mais tipicamente associados à dissecção aórtica são déficits de pulso, regurgitação aórtica e manifestações neurológicas (paraplegia ou paraparesia).

DIAGNÓSTICO

O diagnóstico depende, inicialmente, da suspeita clínica, seguida da confirmação por exame de imagem que podem apresentar informações importantes para determinar as medidas terapêuticas. Devem ser realizados radiografia de tórax e eletrocardiograma (ECG), apesar de serem inespecíficos.

Isso porque o principal diagnóstico diferencial da dissecção da aorta é o infarto agudo do miocárdio.

Devido à sua disponibilidade em contexto de emergência, a TC com contraste normalmente é a primeira escolha para o diagnóstico de dissecção aórtica. O risco de nefropatia induzida pelo contraste muitas vezes complica a decisão sobre qual teste realizar quando o ecocardiograma transesofágico ou a RM não estão disponíveis ou são contraindicados. Os médicos devem lembrar que a TC sem contraste pode falhar em diagnosticar dissecção aórtica, portanto, a angiotomografia é utilizada quando possível para confirmação diagnóstica e planejamento terapêutico.

A abordagem diagnóstica do paciente sob suspeita de dissecção aórtica deve basear-se nos recursos e nas competências disponíveis em cada instituição, bem como na rapidez e na acurácia com as quais os procedimentos podem ser realizados.

TRATAMENTO

O paciente com suspeita clínica de dissecção da aorta deve ser admitido em unidade de tratamento intensivo, e o tratamento clínico precisa ser iniciado imediatamente, antes mesmo de se confirmar o diagnóstico e baseia-se no alívio da dor e no controle da frequência cardíaca e da pressão arterial sistêmica. A hipotensão está presente em 15 a 30% dos pacientes e a chance de óbito nesses casos aumenta em cinco vezes.

A hipotensão pode ser decorrente de insuficiência aórtica aguda, tamponamento pericárdico ou isquemia miocárdica, além de ruptura aórtica, acidose láctica sistêmica. A ecocardiografia transtorácica pode ser usada para determinar de forma rápida e não invasiva a funcionalidade da valva aórtica e a presença de derrame pericárdico. Embora a hipotensão possa responder de forma transitória à ressuscitação do volume, todos os pacientes hipotensos com dissecção aórtica, independentemente do tipo, devem ser imediatamente encaminhados para avaliação cirúrgica.

1. *Medidas gerais:* monitorização cardíaca e hemodinâmica. Considerar medida invasiva da pressão arterial. Repouso absoluto no leito.
2. *Analgesia:* Sulfato de morfina (escolha). Dose: 2 mg, EV, a cada 10 minutos até melhora da dor ou aparecimento de efeitos colaterais.
3. *Betabloqueadores:* estão indicados para todos os pacientes, na ausência de contraindicações. A frequência cardíaca (FC) deve ser mantida entre 55 e 65 bpm. Dose: metoprolol 5 mg EV a cada 5 minutos ou propranolol 1 mg EV a cada 3-5 minutos.
4. *Controle da pressão arterial (PA):* a PA sistólica (PAs) deve ser mantida entre 110 e 120 mmHg e a PA média (PAM) entre 60 e 75 mmHg. Caso este valor não seja atingido com uso de betabloqueadores, associar nitroprussiato de sódio. Dose: nitroprussiato de sódio 50 mg diluído em 250 mL de SG a 5% – iniciar 0,5 a 1 mcg/kg/min e ajustar para PA alvo.

A terapia definitiva deve ser iniciada após essa abordagem inicial. A intervenção cirúrgica imediata está indicada sempre que a dissecção aórtica envolver a aorta ascendente. A dissecção aguda confinada à aorta descendente tende a evoluir bem com a terapia clínica, entretanto, a cirurgia ou o tratamento endovascular também está indicado, quando ocorrer uma complicação grave.

BIBLIOGRAFIA

Almeida MA, Braga LPA, Dias PCF, Guerra MBB, Horta RS, Loureiro IA et al. Dissecção de Aorta. Rev Med Minas Gerais. 2008;18(3 Supl 4):S20-S24.

Barros E, Fochesatto Filho L. Medicina Interna na Prática Clínica. 1. ed. Rio de Janeiro: Artmed; 2013.

Mann LD, Zipes PD, Libby P, Bonow RO. Braunwald – tratado de doenças cardiovasculares. 10. ed. Rio de Janeiro: Elsevier; 2018.

Santos ECL, Figuinha FCR, Lima AGS, Henares BB, Mastrocola F. Manual de Cardiologia: cardiopapers. São Paulo: Atheneu; 2013.

CHOQUE CARDIOGÊNICO

Lucas Nicolato Almada
Williara Batalha Rosignoli
Luiza Verardo Lima

DEFINIÇÃO

Definido como síndrome que ocorre por incapacidade do coração de manter perfusão tecidual, sendo sua causa predominante a disfunção ventricular esquerda causada pelo infarto do miocárdio (78,5% dos casos). Seu diagnóstico frequentemente é feito com base em bases clínicas: hipotensão associada a sinais de má perfusão tecidual (extremidades frias, oligúria, *sensorium* obnubilado), devendo somente ser diagnosticado quando excluídos ou corrigidos fatores como hipovolemia, hipoxemia e acidose. Os critérios hemodinâmicos incluem hipotensão (pressão arterial sistólica < 90 mmHg ou queda de 30 mmHg do valor de base, índice cardíaca abaixo de 2,2 L/min/m² ou pressão capilar pulmonar > 18 mmHg.

CAUSAS DE CHOQUE CARDIOGÊNICO

Sendo o fenótipo mais comum da insuficiência cardíaca aguda, além da disfunção ventricular esquerda devemos também colocar como diagnóstico diferenciais: miocardite aguda, cardiomiopatia de Takotsubo, miocardiopatia da sepse, contusão miocárdica, disfunção ventricular direita (infarto de ventrículo direito) e disfunções valvares agudas.

ESTRATIFICAÇÃO DE RISCO

A classificação hemodinâmica de Forrester avalia a mortalidade intra-hospitalar avaliando dois parâmetros hemodinâmicos: pressão capilar pulmonar e índice cardíaco (Quadro 19-1).

Quadro 19-1. Classificação de Forrester Quanto a Mortalidade

		Pressão capilar (mmHg)	
		< 18	> 18
Índice cardíaco	> 2,2	3%	9%
	< 2,2	23%	51%

EXAMES

- *Rotina laboratorial:* hemograma, sódio, potássio, magnésio, cálcio, ureia, creatinina, TP, TTPA, CKMB, troponina, lactato e BNP/pró-BNP, gasometria venosa central (elevação de lactato ou BNP são marcadores de maior gravidade, assim como redução de sódio. A SvO_2 menor que 65% reforça que a etiologia do choque tenha origem cardíaca).
- *Eletrocardiograma:* primeiro exame a ser realizado após avaliação clínica, detectando arritmias ou processos isquêmicos.
- *Radiografia de tórax:* avalia grau de congestão pulmonar, derrame pleural e/ou pericárdico e pneumotórax. Útil para avaliação de fatores de descompensação de insuficiência cardíaca como processos infecciosos (p. ex., pneumonia).
- *Ecocardiograma:* pode ser realizado a beira do leito, avalia função e estrutura cardíaca além de ser capaz de sugerir etiologia para o choque cardiogênico (p. ex., tromboembolismo pulmonar e tamponamento cardíaco).
- *Cateterismo cardíaco:* imprescindível quando há suspeita de síndrome coronariana aguda ou naquelas sabidamente coronariopatas nos quais seja possível intervenção percutânea.

CONDUTA

- *1ª etapa:* choque cardiogênico.
  - Diagnóstico: história e exame físico dirigido, ECG, ecocardiograma, laboratório, radiografia de tórax, cateterização de artéria pulmonar.
  - Terapêutico: oxigênio suplementar/ventilação mecânica, acesso venoso, monitorização ECG, alívio da dor, suporte hemodinâmico (prova de fluidos em pequenas alíquotas ou vasopressores para aqueles que não respondem a fluidos.
- *2ª etapa:* avaliação de perfusão tecidual.
  - Inadequado: agentes inotrópicos > balão intra-aórtico.
  - Adequado ou congestão pulmonar: diurético.
- *3ª etapa:* angiografia coronariana.

TRATAMENTO

1. Dieta zero.
2. Congestão pulmonar: furosemida (20 mg/2 mL) 0,5 a 1,0 mg/kg EV (*bolus*) seguida 0,5 a 1,0 mg/kg EV 6/6 h.
3. Perfusão tecidual inadequada:
   SF 0,9% 250 mL EV (avaliar resposta a cada etapa).
   ou
   Dobutamina (250 mg/20 mL) diluir 20 mL em SG 5% 230 mL EV (concentração de 1.000 mcg/mL): iniciando com 1,0 a 2,5 mcg/kg/min até 15 a 20 mcg/kg/min.
   e/ou
   Noradrenalina (1 mg/mL) diluir 20 mL em SG 5% 80 mL EV (concentração 200 mcg/mL): iniciando com 0,05 a 0,1 mcg/kg/min até 0,5 mcg/kg/min.
   e
   Suspender anti-hipertensivos e betabloqueadores.
4. Heparina não fracionada 0,25 mL 5.000 UI 1 amp. 8/8 h.
5. Glicemia capilar 4/4 h.
6. Insulina regular conforme esquema: < 180 = 0 UI, 180 a 250 = 2 UI, 251 a 300 = 4 UI, 301 a 350 = 6 UI, 351 a 400 = 8 UI, > 400 = 10 UI. Se > 400 ou < 70 avisar ao plantonista.
7. Cabeceira elevada 30°.
8. Pesar diariamente.
9. Monitorização cardíaco e sistólica invasiva.
   Obs.: Se IAM seguir conduta do capítulo: infarto agudo do miocárdio.

BIBLIOGRAFIA

Hollenberg S. Choque cardiogênico. In: Goldman L, Schafer AW, Cecil Medicina. 24. ed. Rio de Janeiro: Elsevier; 2014. Cap. 107. p. 752-757.

Mann LD, Zipes PD, Libby P, Bonow RO. Braunwald – tratado de doenças cardiovasculares. 10. ed. Rio de Janeiro: Elsevier; 2018.

Scalabrini Neto A, Hajjar LA, Kalil Filho R. Cardiologia Diagnóstica Prática. Barueri: Manole; 2018.

HIPERTENSÃO E EMERGÊNCIA HIPERTENSIVA

Lucas Nicolato Almada
Williara Batalha Rosignoli
Lívia Carolina Fonseca Terra Adami

DEFINIÇÃO

Hipertensão arterial é condição clínica multifatorial caracterizada por elevação sustentada dos níveis pressóricos ≥ 140 e/ou 90 mmHg. Os critérios clínicos para definição da HAS baseiam-se na média de duas ou mais aferições da pressão em ocasiões distintas. Frequentemente se associa a distúrbios metabólicos, alterações funcionais e/ou estruturais de órgãos-alvo, sendo agravada pela presença de outros fatores de risco, dentre eles dislipidemia, obesidade abdominal, intolerância à glicose e diabetes melito.

Quando a elevação da PA diastólica é detectada como ≥ 120 mmHg, porém com estabilidade clínica, sem comprometimento de órgãos-alvo, caracteriza-se a urgência hipertensiva. Estes pacientes estão expostos a maior risco futuro de eventos cardiovasculares comparados com hipertensos que nunca apresentaram esse quadro. A emergência hipertensiva caracteriza-se pela elevação abrupta da PA ocasionando em território cerebral perda da autorregulação do fluxo sanguíneo e evidências de lesão vascular, com quadro clínico de encefalopatia hipertensiva, lesões hemorrágicas dos vasos da retina e papiledema. Já a pseudocrise hipertensiva são situações nas quais o aumento acentuado da PA é desencadeado por dor (cólicas, cefaleia, fibromialgia), desconforto, ansiedade, uso irregular dos medicamentos ou por associação desses fatores. Esse último grupo é o responsável pela maior procura por um pronto-socorro com pressão arterial elevada.

FATORES DE RISCO
- Idade.
- Sexo e raça: negros e mulheres.
- Peso: aumento do risco de HAS em pacientes com IMC ≥ 25 kg/m².
- Consumo excessivo de sal.
- Consumo abusivo de álcool.
- Sedentarismo.
- Baixa escolaridade.

CLASSIFICAÇÃO DAS EMERGÊNCIAS HIPERTENSIVAS
- *Cerebrovasculares:* encefalopatia hipertensiva, hemorragia intracerebral, hemorragia subaracnoide.
- *Cardiocirculatórias:* dissecção aguda de aorta, edema agudo de pulmão com insuficiência ventricular esquerda, síndromes coronarianas agudas.
- *Renais:* lesão renal aguda rapidamente progressiva.
- *Crises adrenérgicas graves:* crise do feocromocitoma.
- *Dose excessiva de drogas ilícitas:* cocaína, *crack*, LSD.
- *Hipertensão na gestação:* eclâmpsia, pré-eclâmpsia grave, síndrome "HELLP", hipertensão grave em final de gestação.

CLASSIFICAÇÃO DAS URGÊNCIAS HIPERTENSIVAS
- Insuficiência coronariana crônica.
- Insuficiência cardíaca.
- Aneurisma de aorta.
- Glomerulonefrites agudas.
- Pré-eclâmpsia.
- AVE isquêmico.
- Hipertensão acelerada maligna.

ACHADOS CLÍNICOS
A investigação clínica baseia-se em boa anamnese e exame físico sucintos.

- Coletar informações sobre a PA usual do paciente e situações que possam desencadear o seu aumento (ansiedade, dor, sal), comorbidades, uso de fármacos anti-hipertensivos (dosagem e adesão) ou que possam aumentar a PA (anti-inflamatórios, corticoides, simpaticomiméticos, álcool).
- Presença de lesão de órgão-alvo aguda ou progressiva: insuficiência cardíaca, doença coronariana, insuficiência renal ou cerebrovascular.

- No início, a PA deve ser medida nos dois braços, de preferência em um ambiente calmo, e repetidas vezes até a estabilização (no mínimo, três medidas).

  Alguns sinais e sintomas:

- *Sistema cardiovascular:* dor ou desconforto no tórax, abdome ou dorso; dispneia, fadiga e tosse. Verificação da FC, ritmo, alteração de pulso, galope, sopros cardíacos, vasculares e estase jugular, além de congestão pulmonar, abdominal e periférica.
- *Sistema nervoso:* tontura, cefaleia, alteração de visão, audição ou fala, nível de consciência ou coma, agitação, delírio ou confusão, déficits focais, rigidez de nuca, convulsão.
- *Sistema renal e genitourinário:* alterações no volume ou na frequência miccional ou no aspecto da urina, hematúria, edema, desidratação, massas e sopros abdominais.

EXAMES COMPLEMENTARES

A solicitação de exames deve ser voltada para a adequada avaliação da pressão arterial e de lesão de órgão-alvo. Nas urgências e emergências hipertensivas são necessários: ECG, monitorização eletrocardiográfica, radiografia de tórax, hemograma com plaquetas, eletrólitos, função renal, glicemia e urina tipo I.

Além disso, de acordo com o quadro clínico e a disponibilidade poderão ser necessários: ecocardiograma, marcadores de necrose miocárdica (troponina ou CKMB), marcadores de hemólise (LDH, haptoglobina, pesquisa de esquizócitos, bilirrubina indireta, desidrogenase láctica); TC de crânio sem contraste ou em alguns casos com contraste, raramente RM de crânio; punção lombar; gasometria arterial; fundoscopia.

CONDUTA (QUADRO 20-1)

Quadro 20-1. Diferenças no Diagnóstico, Prognóstico e Conduta

Urgência	Emergência
Nível pressórico elevado acentuado PAD > 120 mmHg	Nível pressórico elevado acentuado PAD > 120 mmHg
Sem lesão de órgão-alvo aguda e progressiva	Com lesão de órgão-alvo aguda e progressiva
Combinação medicamentosa oral	Medicamento parenteral
Sem risco iminente de morte	Com risco iminente de morte
Acompanhamento ambulatorial precoce (7 dias)	Internação em UTI

TRATAMENTO GERAL

- Observação clínica em ambiente calmo, condição que ajuda a afastar casos de pseudocrise (tratados somente com repouso ou uso de analgésicos ou tranquilizantes).
- Anti-hipertensivos orais como: captopril, clonidina e BB são usados para reduzir gradualmente a PA em 24 a 48 horas. O uso de nifedipino tem, atualmente, uma discutível aplicação em pré-eclâmpsia.
- O tratamento dos pacientes com emergência hipertensiva visa redução rápida da PA, com a finalidade de impedir a progressão das lesões de órgão-alvo. Estes devem ser admitidos em UTI para uso de anti-hipertensivos IV e adequada monitorização durante a terapia para evitar hipotensão. As recomendações gerais de redução da PA para EH devem ser:
  - ↓ PA ≤ 25% na 1ª hora.
  - ↓ PA 160/100-10 mmHg em 2-6 h.
  - PA 135/85 mmHg 24-48 h.

TRATAMENTO ESPECÍFICO

As emergências hipertensivas devem ser abordadas considerando a lesão de órgão-alvo acometido.

Síndromes Coronarianas

1. MOV: monitor, oxigênio, acesso venoso e coleta de exames.
2. AAS 300 mg (mastigar), realização de ECG em 10 minutos.
3. Metoprolol: 5 mg IV, durante 5 minutos. Se possível, repetir de 5 em 5 minutos, em três doses consecutivas.
4. Nitroglicerina: 5-10 μg/kg/min EV e aumentar a cada 3-5 minutos.
5. Morfina: 2 a 4 mg IV, repetir a cada 5-10 minutos, se necessário.
   Obs.: Outras medidas de acordo com o ECG inicial (ver capítulos específicos).

Edema Agudo Hipertensivo

1. MOV: monitor, oxigênio, acesso venoso e coleta de exames, ECG.
2. Ventilação não invasiva.
3. Furosemida 0,5-1,0 mg/kg EV (40-80 mg/kg).
4. Nitroglicerina: 5-10 μg/kg/min EV e aumentar a cada 3-5 minutos.
5. Morfina: 2 a 4 mg IV, repetir a cada 5-10 minutos, se necessário.
6. Nitroprussiato de sódio: 0,5 μg/kg/min EV, e aumentar conforme a pressão arterial, com incrementos de 0,5 mcg, até dose de 2-3 μg/kg/min.
   Obs.: Outras medidas ver capítulo específico.

Dissecção Aguda de Aorta
1. MOV: monitor, oxigênio, acesso venoso e coleta de exames.
2. Morfina: 2 a 4 mg IV, repetir a cada 5-10 minutos, se necessário.
3. Reduzir FC (< 60 bpm) e PA (< 120/80 mmHg): metoprolol: 5 mg IV, durante 5 minutos. Se possível, repetir de 5 em 5 minutos, em três doses consecutivas. Nitroprussiato de sódio: 0,3-0,5 µg/kg/min EV, e aumentar conforme a pressão arterial, com incrementos de 0,5 mcg, até dose de 2-3 µg/kg/min.

Obs.: Outras medidas ver capítulo específico.

Acidente Vascular Cerebral Hemorrágico
1. MOV: monitor, oxigênio, acesso venoso e coleta de exames.
2. Avaliação pressórica: para pacientes com PAS entre 150 e 220 mmHg e sem contraindicação para o tratamento, a redução aguda da PAS para 140 mmHg é segura e pode ser eficaz para melhorar o desfecho funcional (em 1 hora com infusão IV de anti-hipertensivos e monitorização da PA 5/5 min). Para pacientes com PAS > 220 mmHg, considerar a redução agressiva da PA com infusão IV contínua e monitoramento frequente da PA.

Obs.: Outras medidas de acordo com o capítulo específico.

Acidente Vascular Cerebral Isquêmico
1. MOV: monitor, oxigênio, acesso venoso e coleta de exames.
2. Avaliação pressórica: para pacientes sem indicação de terapia trombolítica e PA inicial > 220/120 mmHg, não se deve reduzir PA em mais de 15-20%, mantendo-se a PAD em 100-110 mmHg nas primeiras 24 horas. O nível ideal de PA a ser obtido não é conhecido, mas existe consenso de que não se deve instituir tratamento anti-hipertensivo durante o atendimento inicial, a menos que a PAS seja > 220 mmHg ou PAD > 120 mmHg. Considerar a possibilidade de utilização de trombolítico após controle da PA. Para pacientes com indicação de terapia trombolítica e PA inicial > 185/110 mmHg, reduzir a PA para < 185/105 mmHg por, no mínimo, as primeiras 24 horas após trombolítico.

Obs.: Outras medidas de acordo com o capítulo específico.

BIBLIOGRAFIA
Scala LC, Magalhães LB, Machado A. Epidemiologia da hipertensão arterial sistêmica. In: Moreira SM, Paola AV. Sociedade Brasileira de Cardiologia. Livro-texto da Sociedade Brasileira de Cardiologia. 2. ed. Barueri: Manole; 2015. p.780-5.

Sociedade Brasileira de Cardiologia. 7ª Diretriz Brasileira de Hipertensão Arterial. Arq Bras Cardiol. 2016;107(3Supl.3):1-83.

Whelton PK, Carey RM, Aronow WS et al. 2017 ACC/AHA/AAPA/ABC/ACPM/AGS/APhA/ASH/ASPC/NMA/PCNA Guideline for the prevention, detection, evaluation, and management of high blood pressure in adults: executive summary: a report of the American College of Cardiology/American Heart Association Task Force on clinical Practice Guidelines. Hypertension. 2018 Jun;71(6):1269-1324.

INSUFICIÊNCIA AÓRTICA

Lucas Nicolato Almada
Luciana Henrique Duarte

DEFINIÇÃO

É a incompetência da valva aórtica, determinando fluxo retrógrado de sangue da aorta para o ventrículo esquerdo durante a diástole. A causa mais comum no Brasil é a IAo secundária a lesão reumática (85% dos casos), sendo também frequente a endocardite infecciosa. Outras causas incluem: *Treponema pallidum*, valva aórtica bicúspide, trauma por dissecção da aorta ascendente, síndrome de Marfan, LES, AR, síndrome de Behçet, valvuloplastia aórtica.

MANIFESTAÇÕES CLÍNICAS

O paciente fica assintomático durante anos por razão dos mecanismos de compensação, desenvolvendo sintomas na quarta ou quinta década. As principais queixas são: dispneia, ortopneia e dispneia paroxística noturna, podendo haver angina com o desenvolver da doença. É frequente a queixa de palpitação ao deitar.

DIAGNÓSTICO

- *História clínica:* é uma das doenças com maior amplitude de sinais clínicos, estes decorrentes de débito sistólico elevado, compartimento arterial vazio e periferia arterial dilatada: sinal de Musset (cabeça oscilando), sinal de Müller (pulsação sistólica da úvula), sinal de Quincke (pulsação do leito ungueal), dança das artérias (movimentações arteriais amplas visualizadas no pescoço), pulso em martelo d'agua (pulso de Corrigan, no qual há distensão abrupta com colapso rápido).
- *Eletrocardiograma:* normal na IAo aguda, havendo desvio de eixo para esquerda e padrão de sobrecarga de câmaras esquerdas na forma crônica.
- *Radiografia de tórax:* na IAo aguda a área cardíaca é normal, na maioria das vezes com congestão pulmonar, na forma crônica se manifesta com VE aumentado inferolateralmente. Observar se há dilatação da raiz aórtica sugerindo causa primária de IAo uma doença primária da aorta como o aneurisma.
- *Ecocardiograma:* define e ajuda na busca de etiologia, podendo mensurar dimensão e volume de VE, fração de ejeção de ventrículo esquerdo e massa de ventrículo esquerdo.
- *Ressonância magnética:* ideal para avaliar o orifício regurgitante, massa e volume de ventrículo, assim como avaliar e mensurar raiz de aorta. Quantifica fibrose miocárdica, que é indicador prognóstico.
- *Cateterismo cardíaco:* indicado como pré-operatório e para definir etiologia quando há dúvida.

TRATAMENTO

Na IAo aguda o tratamento é de cuidados intensivos imediatos, sendo contraindicado o uso de betabloqueadores (aumentam jato regurgitante), podendo fazer uso de inotrópicos e vasodilatadores quando se prepara o paciente para uma cirurgia de emergência. Caso identificado endocardite como causa, em pacientes estáveis hemodinamicamente, pode-se tentar adiar cirurgia por até 7 dias para que a utilização antibiótica reduza recorrência de endocardite no pós-operatório.

Na IAo crônica durante a fase assintomática deve-se apenas atentar para endocardite infecciosa e febre reumática. O melhor marcador para indicativo cirúrgico são os inícios de sintomas, no qual podem beneficiar-se de uso de vasodilatadores. Pelas novas diretrizes brasileiras de 2017 está indicada troca valvar se: sintomas; FE < 50% nos reumáticos, diâmetros de VE pelo ecocardiograma > 75 mm diastólico e > 55 mm sistólico e nos não reumáticos, diâmetro de VE > 70 mm diastólico e > 50 mm sistólico indexado > 25 mm/m².

BIBLIOGRAFIA

Jameson JL, Fauci AS, Kasper DL, Hauser SL, Longo DL, Loscalzo J et al. Medicina Interna de Harrison 18. ed. Porto Alegre: Mc Graw; 2013.

Neto AS, Hajjar LA, Kalil Filho R. Cardiologia Diagnóstica Prática. Barueri-SP: Manole; 2018.

Martins MA. Manual do Residente de Clínica Médica. Barueri-SP: Manole; 2015.

INSUFICIÊNCIA CARDÍACA AGUDA

Lucas Nicolato Almada
Luciana Henrique Duarte

DEFINIÇÃO
É uma síndrome clínica de alta mortalidade intra-hospitalar e taxas de reinternação, caracterizada por início súbito ou piora dos sintomas de insuficiência cardíaca, sendo 70 a 80% por piora de sintomas de insuficiência cardíaca preexistente e os demais relacionados com disfunção aguda.

MANIFESTAÇÕES CLÍNICAS
Os episódios de descompensação são caracterizados por fenômenos congestivos, que resultam do acúmulo de líquido no interstício pulmonar e nos alvéolos, gerando respiração rápida e superficial (dispneia cardíaca), além de sintomas de baixo débito e hipoperfusão, como fadiga dos músculos esqueléticos e respiratórios. A insuficiência cardíaca aguda também pode gerar outras manifestações clínicas como ortopneia, dispneia paroxística noturna, respiração de Cheyne-Stokes, além de edema agudo de pulmão. Os pacientes também podem apresentar sintomas gastrointestinais como anorexia, náuseas e saciedade precoce, associados à dor abdominal e plenitude, queixas que podem estar relacionadas com edema da parede intestinal e/ou congestão hepática. A congestão do fígado, com estiramento da sua cápsula, pode produzir dor no quadrante superior direito. Alguns sintomas cerebrais como confusão, desorientação, além de distúrbio no sono e humor podem ser observados na IC descompensada. A nictúria também pode ocorrer, contribuindo para a insônia. Vale lembrar que a descompensação pode ser desencadeada por infecção, arritmias, abuso de diuréticos, embolia pulmonar, endocardite infecciosa, isquemia miocárdica, assim como estresses ambientais e/ou emocionais.

DIAGNÓSTICO
- *História clínica:* é essencialmente clínico sendo amparados por exames complementares.
- *Eletrocardiograma:* busca-se identificar sinais de isquemia aguda, arritmias, ondas Q, bloqueio de ramo esquerdo e hipertrofia ventricular.
- *Radiografia de tórax:* cardiomegalia, congestão pulmonar, derrame pleural, consolidação ou infiltrado (infecção).
- *Ecocardiograma:* avalia fração de ejeção de ventrículo esquerdo, função diastólica, diâmetros cavitários, contratilidade segmentar, pressão pulmonar, índice e débito cardíaco, pressão de enchimento ventricular esquerdo, pressão de átrio esquerdo, alterações valvares e pericárdio.
- *Rotina laboratorial:* hemograma, ureia, creatinina, sódio, potássio, cálcio, magnésio, marcadores de necrose miocárdica, glicemia, coagulograma, enzimas hepáticas, TSH, T4 livre, PCR, urina I, culturas (se suspeita de infecção), colesterol total e frações, gasometria arterial com lactato (se choque cardiogênico ou insuficiência respiratória), BNP abaixo de 100 pg/mL torna o diagnóstico improvável, se acima de 400 pg/mL apoia o diagnóstico. O pró-BNP abaixo de 300 pg/mL torna o diagnóstico improvável, se acima de 450 pg/mL a 1.800 pg/mL apoia o diagnóstico.

TRATAMENTO
1. Dieta hipossódica ou suspensa.
2. Restrição hídrica.
3. Furosemida (20 mg/2 mL) 0,5 a 1,0 mg/kg EV *bolus* (usar a mesma dose que o paciente usava).
4. Captopril (12,5 mg, 25 mg e 50 mg) 6,25 a 50 mg VO: tomar 1 cp. VO de 8 em 8 horas (CI: injúria renal aguda, hiperpotassemia, estenose bilateral de artéria renal, hipotensão e infarto de ventrículo direito).
ou
Enalapril (2,5 mg, 5 mg, 10 mg e 20 mg) 2,5 a 20 mg VO: tomar 1 cp. VO de 12 em 12 horas (CI: injúria renal aguda, hiperpotassemia, estenose bilateral de artéria renal, hipotensão e infarto de ventrículo direito).
5. Betabloqueadores:
Atenolol (25 mg, 50 mg e 100 mg) 25 a 100 mg VO 12/12 h.

Carvedilol (3,125 mg, 6,25 mg, 12,5 mg e 25 mg) 3,125 mg a 50 mg VO 12/12 h.
Bisoprolol (1,25 mg, 2,5 mg, 5 mg e 10 mg) 1,25 a 10 mg VO 24/24 h.
Metoprolol (25 mg, 50 mg e 100 mg) 25 a 100 mg VO 24/24 h.
6. Espironolactona (25 mg, 50 mg e 100 mg) 25 a 50 mg: tomar 1cp VO 24/24 h.
7. Enoxaparina 40 mg 1 amp. SC 24/24 h.
   ou
   Heparina não fracionada 0,25 mL 5.000 UI 1 amp. 8/8 h.
8. Dobutamina (250 mg/mL): diluir 20 mL em SG 5% 230 mL EV (concentração de 1.000 mcg/mL): iniciando com 2,5 mcg/kg/min a 20 mcg/kg/min (se choque cardiogênico ou refratariedade a furosemida – suspender betabloqueadores).
9. Glicemia capilar 4/4 h.
10. Insulina regular conforme esquema: < 180 = 0 UI, 180 a 250 = 2 UI, 251 a 300 = 4 UI, 301 a 350 = 6 UI, 351 a 400 = 8 UI, > 400 = 10 UI. Se > 400 ou < 70 avisar ao plantonista.
11. Cabeceira elevada 30°.
12. Controle de sinais vitais.

BIBLIOGRAFIA

Jameson JL, Fauci AS, Kasper DL, Hauser SL, Longo DL, Loscalzo J. Medicina Interna de Harrison. 18. ed. Porto Alegre: Mc Graw; 2013.

Neto AS, Hajjar LA, Kalil Filho R. Cardiologia Diagnóstica Prática. Barueri-SP: Manole; 2018.

Rohde LEP, Montera MW, Bocchi EA, Clausell NO, Albuquerque DC, Rassi S. Diretriz Brasileira de Insuficiência Cardíaca Crônica e Aguda. Arq Bras Cardiol. 2018;111(3):436-539.

IMPREGNAÇÃO DIGITÁLICA

CAPÍTULO 23

Lucas Nicolato Almada
Luciana Henrique Duarte

DEFINIÇÃO
Trata-se de uma condição que pode ocorrer durante o uso terapêutico da droga, já que a dose terapêutica é muito próxima da dose tóxica. Os sinais e sintomas relacionados com intoxicação por digoxina tornam-se mais frequentes com níveis acima de 2,0 ng/mL (2,56 nmol/L). As manifestações cardíacas são os sinais mais frequentes e graves de intoxicações agudas e crônicas. O pico dos efeitos cardiológicos geralmente ocorre de 3 a 6 horas após a superdosagem e pode persistir por 24 horas ou mais.

MANIFESTAÇÕES CLÍNICAS
- *Manifestações gastrintestinais:* anorexia, náuseas, vômitos, diarreia e dor abdominal.
- *Manifestações eletrocardiográficas:* redução da condução AV, taquicardia juncional, taquicardia atrial com bloqueio AV, ritmos ectópicos, BAVT e infradesnivelamento difuso do segmento ST (sinal da pá de pedreiro).
- *Manifestações neurológicas:* cefaleia, tontura, fadiga, ansiedade, desorientação, confusão, escotomas, alterações no paladar e na percepção das cores.

DIAGNÓSTICO
É composto por avaliação clínica, interpretação dos exames de sangue de rotina, ECG e radiografia de tórax e ecodopplercardiograma.

CONDUTA
1. Dieta oral zero.
2. Acesso venoso salinizado.
3. SF 0,9% 30 mL/kg, se hipotensão associada.
4. Lavagem gástrica com SF 0,9% 1.000 mL via SNG (não fazer se ingestão de substâncias corrosivas e hidrocarbonetos, com úlceras conhecidas ou cirurgias gástricas recentes).
5. Cloreto de potássio 10% 10 mL em SF 0,9% 490 mL EV em 60 minutos (objetivar > 4 meql/L).
ou
Cloreto de potássios xarope (900 mg/15 mL) 15 a 30 mL de 6/6 h – se hipocalemia leve (objetivar > 4 meql/L).
6. Atropina (0,25 mg/mL) 0,5 a 1,0 mg a cada 3 a 5 minutos, dose máxima de 3 mg (se bradicardia, caso haver insucesso evoluir para marca-passo transvenoso).
7. Amiodarona (150 mg/3 mL): realizar *bolus* de 3 mL, seguido de diluir 18 mL em SG 5% 232 mL EV (concentração de 1.000 mcg/mL): iniciando com 10 mL/h (acesso venoso central) (se taquicardia sem instabilidade hemodinâmica, se houver realizar cardioversão elétrica).
8. Digibind (40 g/frasco) 10 frascos EV em 30 minutos.
9. Monitorização cardíaca e dos sinais vitais com glicemia capilar se rebaixamento de nível sensório.

Em caso de intoxicação ligue para 0800-722-6001, se você precisar de mais orientações sobre como proceder.

BIBLIOGRAFIA
Mann LD, Zipes PD, Libby P, Bonow RO. Braunwald – tratado de doenças cardiovasculares. 10. ed. Rio de Janeiro: Elsevier; 2018.
Jameson JL, Fauci AS, Kasper DL, Hauser SL, Longo DL, Loscalzo J. Medicina Interna de Harrison 18. ed. Porto Alegre: Mc Graw; 2013.
Ministério da saúde. Portal da Anvisa. Digoxina. [Internet]

Seção
Pneumologia

INSUFICIÊNCIA RESPIRATÓRIA

Cláudia Gonçalves Magalhães
Vanessa de Lucas Oliveira

DEFINIÇÃO

Insuficiência respiratória aguda (IRA) é incapacidade do sistema respiratório para cumprir sua função básica, que é a troca gasosa de oxigênio e dióxido de carbono entre o ar ambiente e o sangue circulante, de forma eficaz e adequada às necessidades do metabolismo do organismo. É definida como a presença de hipoxemia arterial (PaO_2 inferior a 60 mmHg), em repouso, ao nível do mar e respirando o ar ambiente a IRA tipo I ou hipoxêmica; acompanhada ou não de hipercapnia ($PaCO_2$ maior que 45 mmHg), IRA tipo II ou hipercápnica.[1]

APRESENTAÇÃO DA DOENÇA

Os sinais e sintomas da IRA são inespecíficos e podem variar muito de um paciente para outro. Em geral, o paciente apresenta antecedentes de doenças cardíacas ou pulmonares, tabagismo, história de tosse, febre e sibilância. A dispneia corresponde ao sintoma principal. O paciente ainda pode apresentar um chiado, produzido por obstrução do caminho nas vias aéreas associado a broncoespasmo, hipertrofia ou espasmo; taquipneia; hipersecreção mucosa; cianose; tosse e uso de musculatura acessória. Podem ocorrer alterações no sistema cardiovascular, que são expressas principalmente pela taquicardia e arritmias, além de alterações nos valores pressóricos arteriais; e alterações neurológicas à medida que a hipoxemia acentua-se, variando de confusão a diminuição da função cognitiva, deterioração da capacidade de julgamento, agressividade, incoordenação motora até estupor e coma. Manifestações semelhantes podem ser causadas por elevações agudas do gás carbônico.[1,2] A clínica relacionada com as causas e a classificação da IRA estão apresentadas no Quadro 24-1.[3]

Quadro 24-1. Contraindicações a VNI

Absolutas (sempre evitar)
- Necessidade de intubação de emergência
- Parada cardíaca ou respiratória

Relativas (analisar caso a caso risco × benefício)
- Incapacidade de cooperar, proteger as vias aéreas, ou secreções abundantes
- Rebaixamento do nível de consciência (exceto acidose hipercápnica em DPOC)
- Falências orgânicas não respiratórias (encefalopatia, arritmias malignas ou hemorragia digestivas graves com instabilidade hemodinâmica)
- Cirurgia facial ou neurológica
- Trauma ou deformidade facial
- Alto risco de aspiração
- Obstrução de vias aéreas superiores
- Anastomose de esôfago recente (evitar pressurização acima de 20 cmH_2O)

Fonte: Diretrizes Brasileiras de Ventilação Mecânica – 2013.[3]

PROPEDÊUTICA/DIAGNÓSTICO

O diagnóstico e a investigação da causa da IR baseiam-se numa história clínica informativa, exame físico, detalhado e exames complementares, adequados. A confirmação da presença de IR só é feita pela análise dos gases sanguíneos. Uma indicação rápida das condições das trocas gasosas é dada pela oximetria de pulso. Uma SaO_2 inferior a 90% é fortemente indicativa do diagnóstico. Em casos de IR, é obrigatória a realização de radiografias de tórax em projeções posteroanterior e perfil, visando detectar a presença de alterações pulmonares. Exames adicionais, tais como fibrobroncoscopias, eletrocardiograma, ecocardiograma, tomografia de tórax e culturas, poderão ser pedidos em função das suspeitas e do rumo da investigação clínica. Dessa forma, com esses aparatos foi possível definir um algoritmo de diagnóstico de um paciente com IRA como nós apresentamos na Figura 24-1.[1,2]

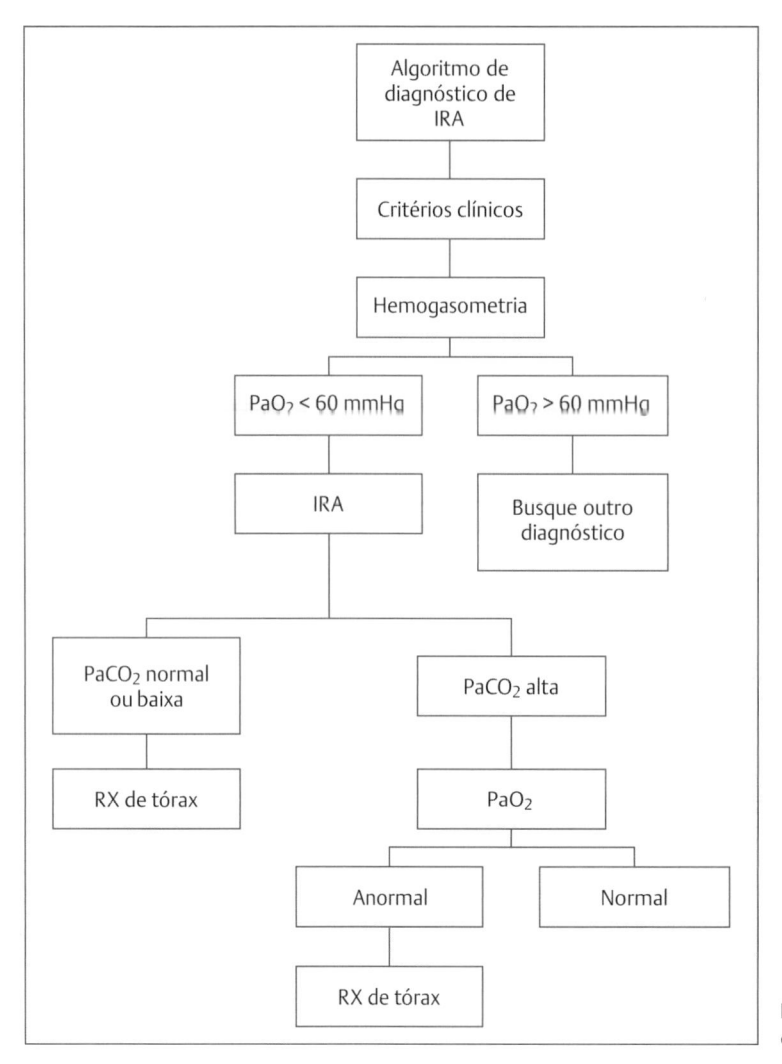

Fig. 24-1. Algoritmo de diagnóstico de IRA.

TRATAMENTO

O tratamento da IR deve ser individualizado, em função das causas desencadeantes e dos mecanismos fisiopatológicos envolvidos.

Manutenção da Via Aérea

A manutenção de vias aéreas pérvias e a profilaxia de complicações, em especial aspiração, são de fundamental importância em pacientes com IR, particularmente naqueles com distúrbios da consciência. Nesse caso, o paciente deve ser colocado em decúbito lateral com a cabeça abaixada e a mandíbula puxada para a frente, visando evitar a obstrução pela língua, remover corpos estranhos, incluindo dentaduras e superar obstáculos naturais como espasmo, edema laríngeo e glótico.

O uso de cânula orofaríngea é adequado, quando se espera o rápido retorno da consciência. Em pacientes com rebaixamento do nível de consciência (Glasgow < 9), instabilidade hemodinâmica ou risco eminente de parada cardiorrespiratória, deve-se proceder imediatamente à intubação orotraqueal. Portanto, caso se espere uma inconsciência mais prolongada ou ventilação mecânica seja necessária, a intubação endotraqueal está indicada. Em casos de obstrução alta acima das cordas vocais, a realização de cricotireoidotomia ou traqueostomia poderá ser necessária. Aspiração estéril de secreções traqueobrônquicas do tubo endotraqueal e da via aérea proximal é necessária em todos os pacientes intubados, porque a sucção pode ter complicações significativas, incluindo hipoxemia, hemorragia ou facilitar a infecção. Em pacientes politraumatizados, lembre-se dos cuidados na estabilização da coluna cervical.

Oxigenoterapia e Suporte Ventilatório

A hipoxemia arterial é frequentemente a alteração que mais ameaça a vida e, portanto, sua correção deve ser prioridade ao lidar com IRA. A administração de oxigênio estará indicada nos casos de IR aguda, quando a PaO_2 for inferior a 60 mmHg ou a SaO_2 inferior a 90%.

Os objetivos clínicos, específicos da oxigenoterapia são: 1) corrigir a hipoxemia aguda, suspeita ou comprovada; 2) reduzir os sintomas associados à hipoxemia crônica; 3) reduzir a carga de trabalho que a hipoxemia impõe ao sistema cardiopulmonar. Deve-se manter uma PaO$_2$ acima de 60 mmHg, com a menor FiO$_2$ possível, pelo risco de toxicidade pulmonar por oxigênio, com o uso de FiO$_2$ além de 60%, por períodos muito prolongados.

A oxigenoterapia suplementar é administrada por via nasal, máscara facial, não invasiva (VNI) ou modalidades de ventilação invasiva (VMIn) para correção da hipoxemia. A eficácia e segurança do oxigênio de alto fluxo através da cânula nasal para insuficiência respiratória hipoxêmica aguda em estudos randomizados permanece incerta; sugere-se que está associada com a melhora da oxigenação, a taxa respiratória diminuída, o volume pulmonar aumentado, e melhorou o conforto do paciente, em comparação com a terapia de oxigênio padrão e pode ser mais bem tolerado que a ventilação não invasiva; além de não ter demonstrado estar associada a diferenças significativas na mortalidade, intubação endotraqueal ou parada cardiorrespiratória.[4]

A ventilação tradicional não invasiva com pressão positiva através de máscara tem-se aplicado com vantagem para populações heterogêneas com IRA, incluindo aqueles com doença pulmonar obstrutiva crônica, edema pulmonar cardiogênico, e como uma estratégia de desmame dos adultos intubados para aguda insuficiência respiratória, em comparação com a terapia padrão de O$_2$ ou com o VMIn, a VNI diminuiu a mortalidade a curto prazo e a taxa de intubação traqueal em pacientes com IRA (Fig. 24-2).[5] Não havendo contraindicação (Quadro 24-1), a VNI deve ser aplicada naqueles pacientes com incapacidade de ventilação espontânea de acordo com o algoritmo 5, principalmente em casos de DPOC descompensado, edema agudo de pulmão e IRpA em imunodeprimido.[3,5,6]

De acordo com a diretriz brasileira de VM de 2013, para ser considerado sucesso, deve ser observado diminuição da FR, aumento do VC, melhora do nível de consciência, diminuição ou cessação de uso de musculatura acessória, aumento da PaO$_2$ e/ou da SpO$_2$ e diminuição da PaCO$_2$ sem distensão abdominal significativa. Quando não há sucesso, recomenda-se imediata IOT e ventilação invasiva. Os parâmetros de indicação de VM compreendem importantes alterações gasométricas, resposta inadequada ao tratamento clínico, excessivo trabalho respiratório, com evidência de fadiga da musculatura respiratória, e a depressão do estado de consciência. Em resumo, o suporte ventilatório é apresentado na Figura 24-3.

Monitorização e Oximetria de Pulso

É de suma importância a monitorização desse paciente com acompanhamento dos sinais vitais pelo risco iminente de parada cardiorrespiratória. Reavaliar necessidade de intubação e VM, se está sendo efetiva, acompanhar pela oximetria de pulso e pela gasometria e reajuste, quando necessário, a suplementação de O$_2$ para obter Sat Hg entre 90-95%.

Exames Complementares

Para a avaliação inicial, sempre que a urgência do caso e o ambiente de trabalho permitam, é indicado realizar uma gasometria e radiografia de tórax.

Outros exames que podem ser realizados:

- Eletrólitos, especialmente sódio, potássio.
- Hemograma.
- Glicemia, creatinina.
- Equilíbrio de fluidos e débito urinário.[1]

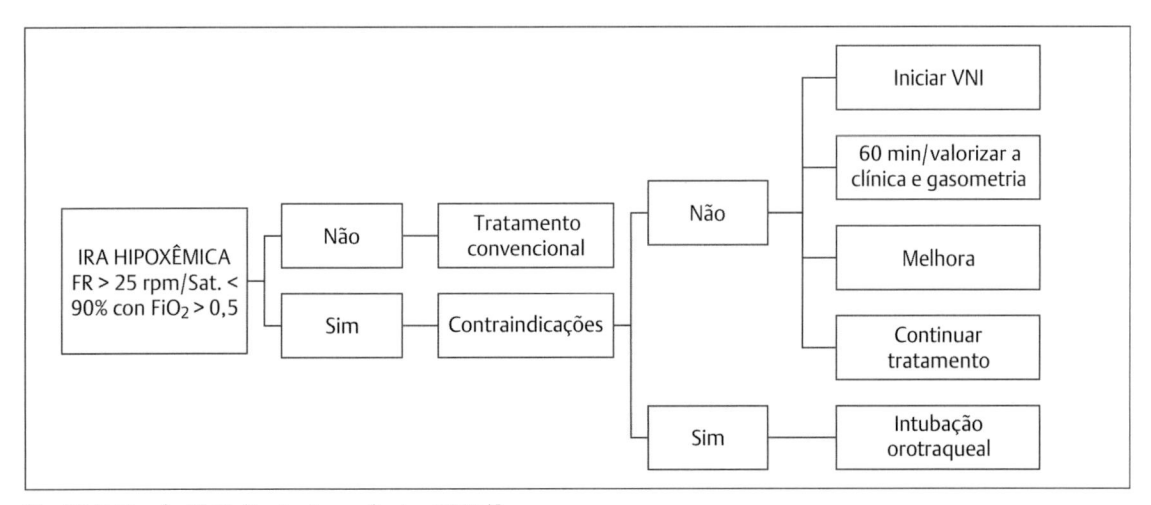

Fig. 24-2. Uso de CPAP. (Fonte: Emergências, 2009.)[5]

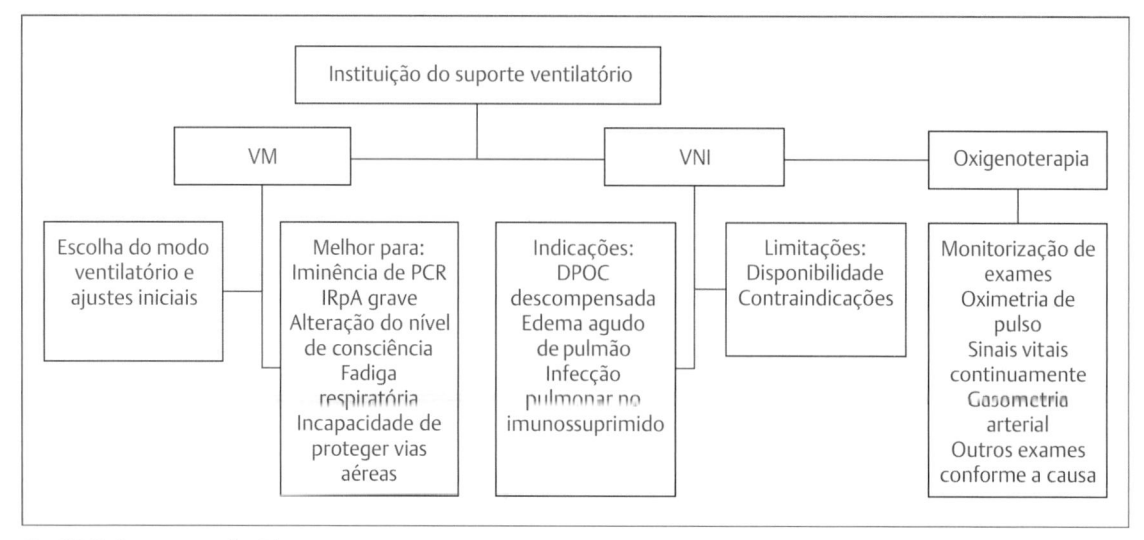

```
┌─────────────────────────────────────────────────────────────────────────────┐
│                     Instituição do suporte ventilatório                     │
│                    ┌────────────┼─────────────┐                             │
│                   VM           VNI          Oxigenoterapia                  │
└─────────────────────────────────────────────────────────────────────────────┘
```

- **VM**
  - Escolha do modo ventilatório e ajustes iniciais
  - Melhor para: Iminência de PCR, IRpA grave, Alteração do nível de consciência, Fadiga respiratória, Incapacidade de proteger vias aéreas
- **VNI**
  - Indicações: DPOC descompensada, Edema agudo de pulmão, Infecção pulmonar no imunossuprimido
  - Limitações: Disponibilidade, Contraindicações
- **Oxigenoterapia**
  - Monitorização de exames, Oximetria de pulso, Sinais vitais continuamente, Gasometria arterial, Outros exames conforme a causa

Fig. 24-3. Suporte ventilatório.

REFERÊNCIAS BIBLIOGRÁFICAS

1. Muñoz FRG. Acute respiratory failure. Acta Med Per. 2010;27(4):286.
2. Pádua AI, Alvares F, Martinez JAB. Insuficiência Respiratória. Medicina, Ribeirão Preto, Simpósio: Urgências e Emergências Respiratórias. Abr./dez. 2003;36:205-213.
3. Associação de Medicina Intensiva Brasileira (AMIB). Diretrizes Brasileiras De Ventilação Mecânica; 2013
4. Leeies M, Flynn E, Turgeon AF et al. High-flow oxygen via nasal cannulae in patients with acute hypoxemic respiratory failure: a systematic review and metaanalysis. Systematic Reviews. 2017;6:202.
5. Baptista FA, Moral GJ, DEL Pozo FJF. Manejo de la insuficiencia respiratoria aguda con ventilación mecánica no invasiva en urgencias y emergências. Emergencias. 2009;21:189-202.
6. Kondo Y, Kumasawa J, Kawaguchi A et al. Effects of non-invasive ventilation in patients with acute respiratory failure excluding post-extubation respiratory failure, cardiogenic pulmonary edema and exacerbation of COPD: a systematic review and meta-analysis. Received: 9 April 2017 / Accepted: 10 July 2017 © Japanese Society of Anesthesiologists 2017.

ND
DISPNEIA

Cláudia Gonçalves Magalhães
Vanessa de Lucas Oliveira

DEFINIÇÃO
De acordo com a Sociedade Americana Torácica, dispneia é"... uma experiência subjetiva de desconforto respiratório que consiste em sensações qualitativamente distintas que variam em intensidade".[1]

APRESENTAÇÃO
A dispneia é um termo genérico que pode ser designado pelo paciente como esforço respiratório, sensação de sufocação ou asfixia e fome de ar. A subjetividade da dispneia é uma das principais dificuldades enfrentadas pelo clínico cuja tarefa é determinar o diagnóstico e julgar a gravidade da condição subjacente.[2]

A prevalência de dispneia varia dependendo da doença; varia de 90 a 95% em doença pulmonar obstrutiva crônica (DPOC); aproximadamente 78% no pulmão com câncer; 60 a 88% na insuficiência cardíaca congestiva (ICC), e quase 100% em doenças neuromotoras.[3]

Uma classificação mais precisa dos sintomas do paciente é útil no diagnóstico diferencial. Existem vários critérios a serem considerados:

- Temporal:
  - Início agudo, crônico (presente por mais de 4 semanas), piora aguda dos sintomas preexistentes.
  - Intermitente, permanente.
  - Episódico (ataques).
- Situacional:
  - Em repouso, ao esforço.
  - Acompanhando estresse emocional.
  - Dependendo da posição do corpo.
  - Dependendo da(s) exposição(ões) especial(s).
- Patogenético:
  - Problemas relacionados com o sistema respiratório (controle central da respiração, vias aéreas, troca de gases).
  - Problemas relacionados com o sistema cardiovascular.
- Causas mistas cardíacas e pulmonares.
- Outras causas, por exemplo, anemia, doença da tireoide, condições físicas precárias (isto é, descondicionamento muscular).
- Causas mentais.[2]

Dentre as classificações para a dispneia, existem diversas escalas que avaliam o tipo e a intensidade dos sintomas. A escala do órgão britânico MRC (*Medical Research Council*) modificada está no Quadro 25-1.[4]

Além da estratificação dos sintomas, deve-se pensar em fatores de risco. As mulheres geralmente relatam mais falta de ar do que os homens por terem a gravidez e a menopausa como eventos importantes frequentemente associadas à dispneia pelos níveis reduzidos de estrogênio e progesterona. Ademais, a obesidade está associada a um aumento da prevalência de dispneia, assim como a ansiedade e a depressão.[5]

Quadro 25-1. Escala do Conselho Britânico de Pesquisas Médicas Modificada

Grau	Descrição
0	Sem dispneia, a não ser durante exercícios extenuantes
1	Dispneia correndo no plano ou subindo uma inclinação leve
2	Devido a dispneia, caminha no plano mais vagarosamente do que pessoas da mesma idade ou quando andando no plano em seu próprio ritmo, tem que interromper a marcha para respirar
3	Interrompe a marcha para respirar após caminhar em torno de 100 metros ou após andar poucos minutos no plano
4	A dispneia impede a saída de casa ou apresenta dispneia ao vestir-se ou despir-se

Algumas denominações específicas quanto a dispneia podem ser úteis na descrição do quadro do paciente:

- *Dispneia de esforço:* é o nome dado ao surgimento ou agravamento da sensação de dispneia por atividades físicas.
- *Ortopneia:* é a denominação dada ao surgimento ou agravamento da sensação de dispneia com a adoção da posição horizontal.
- *Dispneia paroxística noturna:* é o nome dado à situação na qual o paciente tem seu sono interrompido por uma dramática sensação de falta de ar, levando-o a sentar-se no leito, ou mesmo levantar-se e procurar uma área da casa mais ventilada, visando obter alívio da súbita sensação de sufocação.
- *Platipneia:* é o nome dado à sensação de dispneia, que surge ou se agrava com a adoção da posição ortostática, particularmente em pé.
- *Trepopneia:* é a sensação de dispneia, que surge ou piora em uma posição lateral, e desaparece ou melhora com o decúbito lateral oposto.[4]

PROPEDÊUTICA/DIAGNÓSTICO

Além da anamnese e do exame físico bem feitos que ajudam no diagnóstico diferencial, a avaliação diagnóstica inicial na prática inclui exames laboratoriais (hemograma completo, testes de função tireoidiana, dímero D). Um eletrocardiograma para detectar possíveis arritmias e cardiopatias. Uma radiografia simples de tórax pode revelar congestão pulmonar, pneumotórax ou pneumonia. Testes sanguíneos específicos chamados biomarcadores como peptídeos natriuréticos, troponina, dímero D também desempenham um papel importante no diagnóstico diferencial. Se houver suspeita de doença pulmonar, testes de função pulmonar devem ser realizados.[2]

TRATAMENTO

É importante ficar atento quanto aos sinais de alarme: confusão, cianose acentuada (como um novo achado), dispneia ao falar e esforço respiratório insuficiente ou exaustão respiratória. A ameaça potencial à vida deve ser avaliada imediatamente. A medição dos sinais vitais (frequência cardíaca, pressão arterial, saturação de oxigênio do sangue) é obrigatória para a tomada de decisão oportuna sobre o que fazer a seguir, em particular se o paciente precisa ser tratado em uma unidade de terapia intensiva ou receber tratamento invasivo, ventilação assistida. A frequência respiratória é outro critério importante para a acuidade e gravidade da condição. Como parte de seu *workshop* sobre a crise da dispneia, a Sociedade Americana Torácica criou materiais educativos

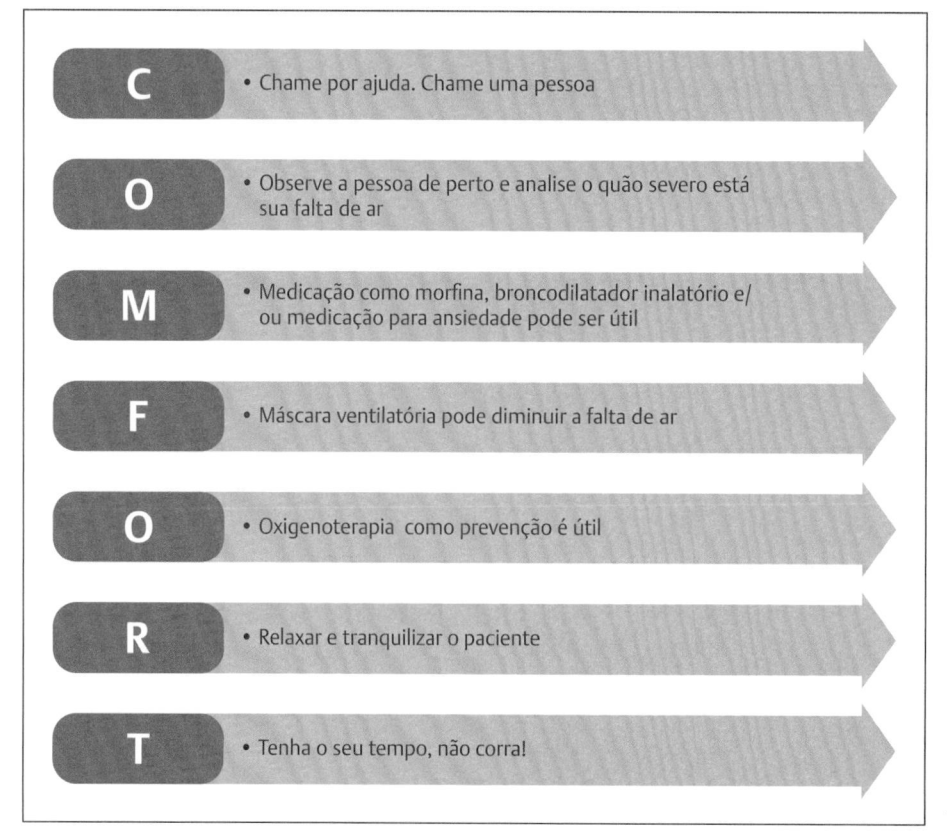

C • Chame por ajuda. Chame uma pessoa

O • Observe a pessoa de perto e analise o quão severo está sua falta de ar

M • Medicação como morfina, broncodilatador inalatório e/ou medicação para ansiedade pode ser útil

F • Máscara ventilatória pode diminuir a falta de ar

O • Oxigenoterapia como prevenção é útil

R • Relaxar e tranquilizar o paciente

T • Tenha o seu tempo, não corra!

Fig. 25-1. Plano de atenção a falta de ar. (Fonte: Sociedade Americana Torácica.)

no planejamento e no gerenciamento da falta de ar aguda demonstrados na Figura 25-1.[1-3]

Todos os pacientes com dispneia devem ser encaminhados para a sala de emergência e receber oxigênio suplementar se necessário. O tratamento específico da etiologia do quadro poderá ser iniciado após a suplementação de oxigênio e medidas iniciais, incluindo intubação orotraqueal, se necessário.

REFERÊNCIAS BIBLIOGRÁFICAS

1. Parshall MB, Schwartzstein RM, Adams L, Banzett RB, Manning HL, Bourbeau J et al. A official American Thoracic Society statement: update on the mechanisms, assessment, and management of dyspnea. Am J Resp Crit Care Med. 2012;185(4):43552.
2. Berliner D, Schneider N, Welte T, Bauersachs J: The differential diagnosis of dyspnea. Dtsch Arztebl Int. 2016;113:834-45.
3. Cabezón-Gutiérrez L, Khosravi-Shahi P, Custodio-Cabello S et al. Opioids for management of episodic breathlessness or dyspnea in patients with advanced disease. Support Care Cancer Published. 22 June 2016. Acesso 27/10/2018.
4. Martinez JAB, Padua AI, Terra Filho J. Dispneia. Medicina, Ribeirão Preto, jul./dez. 2004;37:199-207.
5. Mahler DA, O'Donnell DE. Recent Advances in Dyspnea. CHEST. 2015;147(1):232-241.

CAPÍTULO 26
ASMA NA EMERGÊNCIA

Cláudia Gonçalves Magalhães
Franciely Máyra Reis Carmo
Flávio Vieira Marques Filho
Ana Elisa Silveira de Gouvêa e Lopes
Rafael Ferreira E Bringel

DEFINIÇÃO
A asma é uma doença inflamatória crônica, caracterizada por hiper-responsividade das vias aéreas inferiores e por limitação variável ao fluxo aéreo, reversível espontaneamente ou com tratamento. É uma das doenças crônicas mais comuns do mundo, atingindo cerca de 300 milhões de pessoas, bem como uma das principais causas de absenteísmo em escolas e ambientes de trabalho.

MANIFESTAÇÕES CLÍNICAS
Sintomatologia é variável e intermitente, sendo desencadeada por determinados gatilhos (alérgenos, exercícios físicos, mudanças climáticas, risadas, dentre outros). Quadro inclui dispneia, respiração curta, sibilância, tosse crônica que piora no período da noite e no início da manhã e desconforto e sensação de opressão torácica e associação, em até 40% dos casos, com rinite.

FENÓTIPOS DE ASMA
1. *Asma alérgica:* em 80% dos casos, os pacientes são atópicos, reativos a ácaro, animais domésticos e baratas. A lâmina própria do epitélio é infiltrada por eosinófilos (justificando eosinofilia e aumento de IgE), sendo espessada e obstruindo a luz. Além disso, ocorre broncoespasmo e hiperprodução de muco por proliferação de receptores (de gatilhos), justificando presença de eosinófilos no escarro.

2. *Asma não alérgica:* desencadeada por medicamentos e situações ocupacionais

Obs.: asmática grávida pode apresentar melhora (1/3), estabilização (1/3) ou piora (1/3) do quadro, de forma que o mesmo deve ser sempre controlado para garantir bem-estar fetal.

DIAGNÓSTICO
Diagnóstico é sugerido por história pregressa positiva e sintomas respiratórios característicos, já que raramente o exame físico cursa com alterações (mesmo sibilos, quando presentes, não confirmam diagnóstico). Uma forma menos complexa, mas menos acurada para o diagnóstico, é a realização e a análise do pico de fluxo expiratório (PFE), através de medidas matinais e vespertinas do fluxo por 2 semanas, sendo que geralmente variações diurnas > 20% indicam positividade para o quadro. No entanto, confirmação absoluta da obstrução reversível é feita por espirometria, sendo o quesito obstrução confirmado por relação VEF1/CVF < 0,75-80 em adultos e < 0,90 em crianças e o quesito reversibilidade confirmado após nova espirometria com prova broncodilatadora com β_2 de curta (p. ex., salbutamol 200 a 400 mcg) indicando aumento > 12% e > 200 mL na VEF1 em adultos ou apenas aumento > 12% em crianças. Já asmáticos pouco inflamados podem apresentar espirometria normal, de forma que reatividade pode ser induzida por drogas (p. ex., metacolina e histamina), gerando queda > 20% na VEF1.

DIAGNÓSTICO DIFERENCIAL

Os principais diagnósticos diferenciais variam de acordo com a idade:

1. *De 6 a 11 anos:* bronquiectasia, fibrose cística, displasia broncopulmonar, cardiopatias congênitas, obstrução de VAS, dentre outros.
2. *De 12 a 39 anos:* Churg Strauss, aspergilose broncopulmonar alérgica, disfunção de cordas vocais, deficiência de α-1-antitripsina, dentre outros.
3. *Maiores de 40 anos:* insuficiência cardíaca, TEP, bronquiectasias, disfunção de cordas vocais, doença parenquimatosa pulmonar, DRGE, DPOC, dentre outros.

TRATAMENTO NA EMERGÊNCIA
Tratamento de Manutenção

- *1º passo:* afastamento de gatilhos + vacinação para pneumococo e gripe + β_2 de curta para alívio.
- *2º passo:* corticoide inalatório (budesonida ou beclometasona) em doses baixas, sendo a mesma aumentada à medida que se progride para os próximos passos (baixa em 2 e 3, média em 4 e alta em 5).
- *3º passo:* acrescentar outra droga sem aumentar a dose de corticoide, sendo a melhor opção β_2 de longa (exceto em < 12 anos, nesses casos opta-se por aumentar corticoide inalatório).
- *4º passo:* aumentar a dose de corticoide inalatório (dose máxima em criança).
- *5º passo:* encaminhar para especialista, que pode indicar droga Anti-IgE (omalizumabe) e/ou corticoide VO.

Obs.: asma controlada por 3 meses ou mais permite regressão de 1 passo, sendo corticoide inalatório a primeira droga a entrar e a última a sair.

Classificação do Controle (Quadro 26-1)

Quadro 26-1. Perguntas-Chave (nas Últimas 4 Semanas)

Existe limitação de atividades?	
Existe uso de β_2 de curta mais que 2×/semana?	
Existe relato de despertares noturnos?	
Existem sintomas diurnos mais que 2×/semana	
Resultados	**Grau de controle**
NENHUM "SIM"	Asma controlada
ATÉ 2 "SIM"	Asma parcialmente controlada
3 OU 4 "SIM"	Asma descontrolada

Obs.: caso a asma não esteja controlada, avaliar medidas ambientais e técnicas de tratamento antes de avançar 1 passo.

Tratamento da Crise Asmática

- *Objetivo:* realizar exame físico e anamnese direcionadas, rápidas e objetivas.
- *Anamnese:* deve constar o tempo do início da exacerbação, gravidade dos sintomas, incluído limitação ao exercício e dificuldade de dormir, sintomas de anafilaxia, fatores de risco para mortes relacionadas com asma e medicações em uso para alívio dos sintomas, frequência de uso, alteração na tomada e aderência ao tratamento.
- *Exame físico:* assim como a anamnese, deve ser direcionado para o grau de gravidade na exacerbação (fluxograma): sinais vitais (nível de consciência, FC, FR, sibilos, temperatura, pressão arterial, capacidade de completar frases, uso de musculatura acessória). Ao mesmo tempo, devemos estar atentos aos possíveis diagnósticos diferenciais e excluí-los, tais como aspiração de corpo estranho, TEP, ICC descompensada.
- *Auxílio:* PFE e VEF1, oximetria de pulso – < 90%, indica necessidade de terapia agressiva.

Leve a Moderada

Características

1. Fala frases completas.
2. Não utiliza musculatura acessória.
3. PFE > 50%.
4. FC ≤ 120.
5. $SatO_2 \geq 90\%$.

Tratamento

- *$Beta_2$ agonista inalatório de curta duração:* em casos leves a moderados realizar a administração. A droga comumente utilizada é o salbutamol, por causa do menor preço e de maior disponibilidade, na forma de *spray* dosimetrado. Deve-se realizar de 4 a 10 jatos a cada 20 min na primeira hora. Depois da primeira hora, a dose requerida varia de 4 a 10 jatos a cada 3-4 horas até 6-10 jatos a cada 1-2 horas, ou até mesmo, em maior frequência, nos casos mais graves. Uma boa resposta ao tratamento, ou seja, um aumento do PFE > 60-80% do previsto ou do melhor resultado do paciente nas próximas 3-4 horas, não necessita de uso adicional de SABA. Pode-se realizar também a medicação através de inalador pressurizado acoplado a espaçador valvulado ou não, ou de nebulizadores (medicamento veiculado em 3-4 mL de solução salina com fluxo de 6-8 L de oxigênio), com eficácia semelhante.
- *Oxigenoterapia:* a meta que se deseja é uma saturação entre 93-95% e entre 94-98% para crianças de 6 a 11 anos. Deve-se utilizar oxigênio em baixo fluxo e controle da saturação com oxímetro de pulso. O_2 por cânula nasal (1 a 2 L/min) ou máscara (6 L/min).

- *Corticoides sistêmicos:* corticoides orais devem ser prontamente realizados, o mais precocemente possível, atuam na redução da inflamação, reduzem as recidivas, diminuem a taxa de internação, reduzem o risco de asma fatal e melhoram em demasia a recuperação. Recomenda-se a dose de 1 mg/kg de prednisolona/dia, em adultos, no máximo 50 mg/dia. E para crianças de 6 a 11 anos a dose recomendada e de 1 a 2 mg/kg/dia, e um máximo de 40 mg/dia. A duração do tratamento é de 5 a 7 dias.
- *Antibioticoterapia:* **não é recomendada**, a não ser naqueles pacientes com quadro sugestivo de infecção pulmonar.

Resposta ao Tratamento

Pacientes devem ser monitorados até 30 a 60 minutos após o início do tratamento, tendo sua gravidade reclassificada. Aqueles com boa resposta à terapia, saturação > 95%, ausência de sinais de gravidade, ou que atingiram PFE ou VEF1 maior do que 70% podem ser liberados para casa. Já aqueles com quadro grave e deterioração do *status* clínico (apesar do tratamento) devem ser referenciados o quanto antes e avaliada a necessidade de internação.

Grave

Características

1. Fala frases incompletas.
2. Agitação.
3. PFE ≤ 50%.
4. FC > 120 bpm.
5. SatO$_2$ < 90%.
6. FR > 30 irm.
7. Refratariedade ao tratamento de leve a moderada.

Tratamento

- *Oxigenoterapia:* a meta que se deseja é uma saturação entre 93-95% e entre 94-98% para crianças de 6 a 11 anos. De preferência através de cânula nasal ou máscara. Utilizar oxigênio em baixo fluxo e controle da saturação com oxímetro de pulso. O$_2$ por cânula nasal (1 a 2 L/min) ou máscara (6 L/min)
- *Beta$_2$ agonista inalatório de curta duração:* salbutamol *spray* com espaçador 4 jatos de 20/20 min, três doses mantendo oxigênio contínuo por cateter nasal durante a administração ou salbutamol 1 gota/2 kg/dose (máx. 10 gotas).
- *Brometo de ipatrópio:* deve ser associado ao beta$_2$ agonista de curta duração. 1 gota kg/dose (máx. 20 gotas).
- *Corticoide sistêmico:* iniciar de preferência até 1 hora do início do quadro. Pode ser realizado tanto por via oral quanto venosa, no entanto há uma preferência para via oral por ser mais rápido e menos invasivo. A via venosa deve ser utilizada, quando o paciente está muito dispneico, vomitando ou no caso de intubação orotraqueal. Corticoide oral (prednisona 1 a 2 mg/kg/dose – máximo de 40 mg/dose) logo após a primeira dose de salbutamol. Corticoide venoso – hidrocortisona: dose de ataque: 10 mg/kg/dose; dose de manutenção: 5 mg/kg, EV, de 6/6 horas. Após alta, 50 mg de prednisolona em dose única pela manhã ou 200 mg de hidrocortisona em doses divididas. E para crianças de 6 a 11 anos a dose recomendada e de 1 a 2 mg/kg/dia, e um máximo de 40 mg/dia. 5 a 7 dias para adultos e 3 a 5 para crianças.
- *Corticoide inalatório:* iniciar de preferência até 1 hora do início do quadro em altas doses. Há resultados conflitantes na literatura quanto à utilização junto com corticoide oral ou venoso. As evidências quanto a agente, dose ou duração ainda não estão muito claras.
- *Aminofilina e teofilina:* não é recomendada a sua utilização. Cursa com efeitos colaterais fatais.
- *Sulfato de magnésio:* recomendada a sua utilização em dose única de 2 g EV em 20 min (diluir em água destilada 1:10) em adultos com VEF1 < 25-30% do previsto, adultos e crianças com hiopoxemia persistente e que não respondem ao tratamento inicial e em crianças que após 1 h mantém VEF1 < 60%.
- *Sedação:* não é recomendada, risco de depressão respiratória em pacientes em franca crise asmática.
- *Ventilação não invasiva:* não há fortes recomendações na literatura pra uso rotineiro.
- *Antagonista dos receptores de leucotrienos:* poucas evidências quanto ao seu uso.
- *Antibioticoterapia:* não é recomendada, a não ser naqueles pacientes com quadro sugestivo de infecção pulmonar.
- *Corrigir desidratação* evitando hiper-hidratação.

Resposta ao Tratamento

Deve ser realizada a reavaliação contínua do *status* clínico e da saturação do paciente. A função pulmonar deve ser reavaliada após 1 hora, depois dos três tratamentos com broncodilatador. Pacientes com resposta parcial ou lenta devem ser monitorizados de perto. O tratamento deve ser continuado até que o PFE ou VEF1 atinjam um platô ou que, idealmente, voltem ao melhor do paciente previamente. Para aqueles pacientes que apresentam deterioração da sua condição clínica apesar do tratamento com beta$_2$ agonista e corticoide, devem ser reavaliados e transferidos para a unidade de terapia intensiva.

Muito Grave

Característica
1. Incapacidade de fala.
2. Sonolência, confusão.
3. Tórax silencioso: por incapacidade total de entrada de ar.
4. Acidose respiratória: inicialmente ocorre alcalose por hiperventilação, mas comprometimento pulmonar progressivo gera acúmulo de CO_2.

Tratamento
Transferir para um serviço de urgência e de preferência unidade de terapia intensiva. β_2 de curta (IV) + brometo de ipratrópio + corticoide VO/IV + O_2 e avaliar necessidade de intubação.

Quando Dar Alta?
1. Melhora clínica.
2. PEF > 60 a 80%.
3. PEF entre 40-60% do previsto pós-tratamento, alta pode ser considerada levando em consideração os riscos do paciente e avaliação da possibilidade de seguimento.
4. $SATO_2$ > 94% em ar ambiente.

Obs.: nesses casos, inicia-se o tratamento ou aumenta-se 1 passo, avaliando, ainda, a adesão ao tratamento, o ambiente, a técnica, a prescrição de $beta_2$ agonista via inalatória em dose alta de alívio, predinisolona por 5 a 7 dias para adultos e 3 a 5 para crianças, referir ao especialista, e agendar nova consulta entre 2 e 7 dias.

A Figura 26-1 resume de forma simplificada a conduta frente a crises asmáticas leve, moderada e grave.

```
                    ┌─────────────────────────────────────────────────┐
                    │       A: Via aérea  B: Respiração  C: circulação │
                    │ AVALIAÇÃO: História, exame físico, medida do PFE* ou VEF1* │
                    │              Medida da saturação de O₂           │
                    └─────────────────────────────────────────────────┘
                                            │
                                            ▼
                    ┌─────────────────────────────────────────────────┐
              NÃO   │ Paciente confuso, cianótico, não consegue       │  SIM
           ◄────────│ falar, sonolento ou tórax silencioso            │────────►
                    └─────────────────────────────────────────────────┘
```

LEVE OU MODERADA	GRAVE
Avaliar gravidade	**Consultar equipe CTI**, administrar SABA* + O₂* + preparar para intubar ou transferência para unidade de emergência

LEVE OU MODERADA:
- Pronuncia frases completas
- Prefere ficar sentado do que deitado
- FR* aumentada
- Não usa musculatura acessória
- FC*: 100-120 bpm SatO₂: 90-95%

GRAVE:
- Pronuncia palavras isoladas
- Senta inclinado para frente
- FR > 30 irm
- FC > 120 bpm
- Saturação O₂ < 90%
- PFE* < 50% do valor previsto ou melhor valor

TRATAR:
SABA 4 a 10 inalações por IP + espaçador; repetir a cada 20 minutos por 1 hora
Prednisolona: Adulto 1mg/kg, máximo de 50 mg;
Criança 1 a 2 mg/kg, máximo de 40 mg
O₂ – SatO₂ 93-95% adulto
   SatO₂ 94-98% criança

TRATAR OU TRANSFERIR PARA UNIDADE DE EMERGÊNCIA
β₂ agonista a área de curta duração + anticolinérgico a cada 10-20 minutos
Corticoide IV
Sulfato de magnésio
O₂ por cateter nasal, considerar o uso de CI* em alta doses

Reavaliar a evolução clínica com mais frequência + PFE ou VEF1 em 1h

VEF1 ou PFE entre 60 a 80% do valor previsto ou melhorar valor pessoal, SatO₂ > 94% e melhora dos sintomas
Considerar alta

VEF1 ou PFE < 60% do valor previsto ou melhorar valor pessoal ou ausência a resposta clínica
Continuar tratamento + avaliação frequente

PROVIDENCIAR ALTA
Medicação de alívio: continuar conforme necessário, β₂ agonista via inalatória dose alta
Medicação de controle: iniciar ou amentar a dose, checar adesão e técnica de uso
Prednisolona: continuar 5 a 7 dias para adultos e 3 a 5 para crianças
Referir ao especialista

PIORA
Tórax silencioso
Incapacidade de falar
Sintomas graves
Exaustão
Sonolência
Confusão
PFE < 30%
PaO₂ < 60%
PaO₂ > 45%

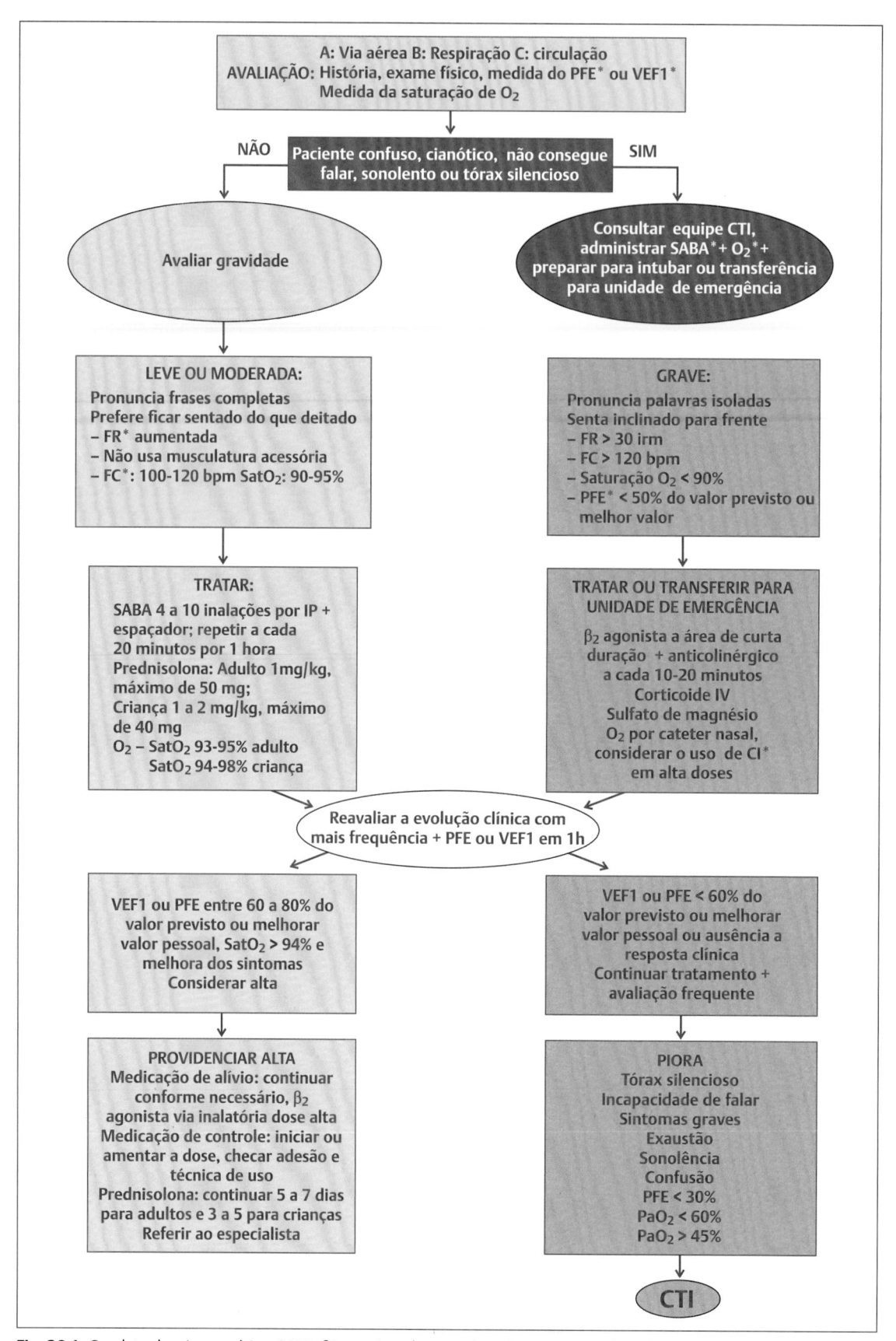

CTI

Fig. 26-1. Conduta da crise asmática. SABA: β2 agonista de curta duração; CI: corticoide inalatório; O2: oxigênio; PFE: pico de fluxo expiratório; VEF1: volume expiratório final; FC: frequência cardíaca; FR: frequência respiratória.

BIBLIOGRAFIA

Affonso AGA, Fonseca ACC, Sad CT, Calazans GM, Ramalho LFC, Ribeiro ML et al. Protocolo de asma: diagnóstico e manejo. Belo Horizonte: Secretaria Municipal de Saude; 2015.

Alangari AA, Malhis N, Mubasher M et al. Asthma diagnostic and treatment. The efficacy of budesonide in the treatment of acute asthma in children: a double-blind, randomized, controlled trial. World Allergy Organ J. 2013;6(suppl 1):12.

Arnold DH, Gebretsadik T, Moons KG et al. Development and internal validation of pediatric acute asthma prediction rule for hospitalization. J Allerty Clin Immunol Pract. 2015;3:228-35.

Chen X, Peng WS, Wang L. Etiology analysis of npnspecific chronic cough in children of 5 years and younger. Medicine (Baltimore). 2019:98(3).

Chung KF, Wenzel SE, Brozek JL, Bush A, Castro M, Sterk PJ et al. International GRS/ATS guidelines na definition, evaluation and treatment of severe asthma. Eur Respir. 2014;43:343-73.

Diretrizes da Sociedade Brasileira de Pneumologia e Tisiologia para o Manejo da Asma. Jornal Brasileiro de Pneumologia. Abr 2012;38(col. 1):FALTA PÁGINA.

Global Initiative for Asthma. Global Strategy for Asthma Management and Prevention. Fontana. 2018;FALTA NÚMERO DA EDIÇÃO;FALTA PÁGINA.

Global initiative for Asthma. Pocket guide for asthma management and preventions. Fontana. 2018;FALTA NÚMERO DA EDIÇÃO;FALTA PÁGINA.

Gupta A, Bhat G, Pianosi P. What is new in the management of childhood asthma. Indian J Pediatr. 2018;85(9):773-81.

Indinnimeo L, Chiappini E, Giudice MM. Guideline on management of the acute asthma attack in children. Ital J Pediatr. 2018;44:46.

Kamps AW, Veeger NJ, Heijsman SM. An innovative childhood asthma score predicts the need for bronchodilatador nebulization in children with acute asthma independent of auscultative findings. Respir Care. 2014;59(11):1710-5.

Kelly HW, Van Natta ML, Covarr RA, Tonascia J, Green RP, Strunk RC. CAMP research group. Effect of long-term corticosteroid use on boné mineral deensity in children: a prospective longitudinal assessment in the childhood asthma management program (CAMP) study. Pediatrics. 2008;122:e53-e61.

Lehr AR, McKinney ML, Gouin et al. Development and presting of na eletronic learning module to train health care professionals on the use of the pediatric respiratory assessment measure to assess acute asthma severity. Can Respir J. 2013;20:435-1.

Murrison LB, Brandt EB, Myers JB, Hershey GKK. Environmental exposures and mechanism in allergy and asthma development. J Clin Invest. 2019;FALTA NÚMERO DA EDIÇÃO;FALTA PÁGINA.

Reddel HK, Taylor DR, Bateman ED, Boulet LP, Boushey HA, Busse WW, et al. Europea respiratory Society: Asthma Control and Exacerbations. Na Official American Thoraxic Society. Am J Respir Cirt Care Med 2009;180:59-99.

Spongenberg KB, Bodtger U, Hansen KS, Chawes B. Biological drugs for treatment of children and adolescentes with severe asthma. Ugeskr Laeger. 2019;181(6);FALTA PÁGINA.

DPOC NA EMERGÊNCIA

Cláudia Gonçalves Magalhães
Vanessa de Lucas Oliveira

DEFINIÇÃO

A doença pulmonar obstrutiva crônica (DPOC) é uma enfermidade respiratória prevenível e tratável, que se caracteriza pela presença de obstrução crônica do fluxo aéreo, que não é totalmente reversível. De acordo com Global Initiative for Chronic Obstructive Lung Disease (GOLD) de 2009, a exacerbação da DPOC (E-DPOC) é um evento no curso natural da doença, caracterizada por sustentada piora dos sintomas respiratórios habituais do paciente: dispneia, tosse ou expectoração, além das variações normais do dia a dia, resultando na necessidade de se alterar a medicação habitual.

APRESENTAÇÃO DA DOENÇA

Um paciente com história de DPOC que chega ao pronto atendimento com queixa de aumento da dispneia, aumento da tosse, alteração na produção e cor de escarro, apresenta um quadro de exacerbação da sua doença de base (E-DPOC).[1] Deve-se ficar atento aos fatores de risco para E-DPOC frequentes como a idade avançada, função pulmonar muito comprometida, tosse com expectoração, comorbidades, doença do refluxo gastroesofágico e, principalmente, antecedentes de E-DPOC.

A principal causa de agudização em pacientes com DPOC é a infecção respiratória. Na maioria dos casos, as características típicas de infecção pulmonar, tais como febre, leucocitose e alterações evidentes na radiografia de tórax não estão presentes. A principal característica das infecções é uma alteração no aspecto e/ou na quantidade de secreção eliminada, que passa de mucoide para purulenta e tem seu volume aumentado acompanhada do aumento da dispneia do paciente. Em relação às causas não infecciosas, sempre se deverá suspeitar de tromboembolismo pulmonar quando ocorrer uma descompensação aguda da DPOC sem causa evidente ou que não responda à terapêutica instituída.[2]

PROPEDÊUTICA/DIAGNÓSTICO

As exacerbações são categorizadas de acordo com a clínica e/ou de uso de recursos de saúde. Deve-se avaliar a gravidade da DPOC estável (o estadiamento da doença com base na espirometria – Quadro 27-1 e dados coletados com o paciente – Quadro 27-2), a presença de comorbidades e a história de exacerbações prévias (Fig. 27-1).

Quadro 27-1. Estadiamento da DPOC Estável com Base na Espirometria

Estádio	VEF1/CVF pós-BD	VEF1 pós-BD
Leve	< 70%	Normal
Moderada	< 70%	≥ 50% < 80%
Grave	< 70%v	≥ 30% < 50%
Muito grave	< 70%	< 30%

Fonte: II Consenso Brasileiro sobre Doença Pulmonar Obstrutiva Crônica – DPOC – 2004. J Bras Pneumol. 2004;30(5).[2]

Quadro 27-2. Avaliação da Gravidade da Exacerbação

História e sinais de gravidade
Anamnese
■ Gravidade do VEF1
■ Duração do quadro de piora dos sintomas
■ Números de episódios prévios (exacerbações e hospitalizações)
■ Presença de comorbidades
■ Tratamento atual
Sinais de gravidade
■ Uso da musculatura acessória
■ Movimentos paradoxais da parede torácica
■ Piora ou início de cianose central
■ Aparecimento de edema periférico. Sinais de falência ventricular direita
■ Instabilidade hemodinâmica
■ Diminuição do estado de alerta

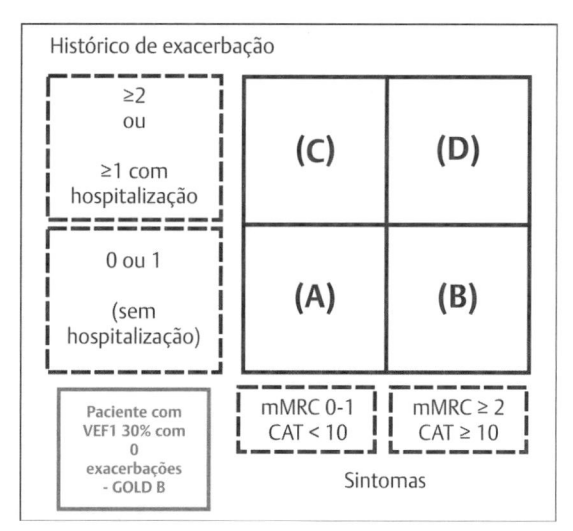

Fig. 27-1. Classificação ABCD.

CONDUTA

É importante informar ao paciente o que está acontecendo, o que significa a exacerbação e qual sua classificação: leve, moderada ou grave, a necessidade de ajuste de medicação ou a introdução de novas drogas; além de atingir os objetivos do tratamento da E-DPOC (Quadro 27-3).

Na sala de emergência, deve-se melhorar, se for o caso, a FiO_2 e ter acesso venoso garantido. É sempre seguro obter-se radiografia de tórax, hemograma completo e eletrocardiograma. A radiografia de tórax em PA e perfil é um exame que auxilia no diagnóstico diferencial da DPOC e na identificação das complicações, especialmente na presença de infecção, pneumotórax ou cardiopatia associada (diagnósticos alternativos que podem simular os sintomas de uma exacerbação); já o ECG, por sua vez, é utilizado para auxiliar no diagnóstico diferencial e identificação de hipertrofia cardíaca direita, arritmias e episódios isquêmicos. Deve-se lembrar que na emergência pode ser difícil a adequada realização da espirometria ou mesmo a correta medição do pico de fluxo expiratório para avaliação da gravidade do paciente. Logo, o seu uso rotineiro não é recomendado. A oximetria de pulso pode ser usada para avaliar a saturação de oxigênio do paciente e a necessidade de oxigenoterapia suplementar.

O tratamento da exacerbação da DPOC pode ser realizado em nível ambulatorial ou hospitalar; a definição do local depende da gravidade do quadro e da certeza da correta adesão do paciente ao tratamento em domicílio (Quadros 27-4 a 27-6).[3,4]

Quadro 27-3. Objetivos do Tratamento da E-DPOC

Objetivos do tratamento da exacerbação
■ Tratar a causa da exacerbação – infecção, TEP, pneumotórax, cardiopatia isquêmica, arritmias, ICC
■ Melhorar a oxigenação do paciente – manter a SaO_2 entre 90 e 92%
■ Diminuir a resistência das vias aéreas – broncodilatadores, corticoides, fisioterapia respiratória
■ Melhorar função da musculatura respiratória – suporte ventilatório não invasivo, nutrição adequada, ventilação mecânica

Fonte: II Consenso Brasileiro sobre Doença Pulmonar Obstrutiva Crônica – DPOC – 2004. J Bras Pneumol. 2004;30(5).[2]

Quadro 27-4. Indicações para Hospitalização de Pacientes com DPOC Exacerbado

- Insuficiência respiratória aguda grave: aumento acentuado na dispneia e alterações súbitas dos sinais vitais; impossibilidade de comer, deambular e dormir de acordo com os sintomas
- DPOC grave
- Cianose, hipoxemia refratária (PaO_2 < 60 mmHg) com ou sem hipercapnia, ou em pacientes com hipoxemia crônica: piora dos níveis prévios de oxigênio e/ou presença de acidose respiratória
- Comorbidades significativas ou descompensação destas (ex.: ICC, DM)
- Exacerbações frequentes ou que não respondem ao tratamento inicial
- Alteração no estado mental
- Aparecimento de novas arritmias
- Diagnóstico incerto
- Idade avançada
- Apoio domiciliar insuficiente
- Presença de complicações como TEP, pneumonia, pneumotórax
- Impossibilidade de realizar tratamento ambulatorial por condições econômicas
- Devem-se considerar condições que possam exacerbar o paciente estável, como: necessidade de procedimentos invasivos, como broncoscopia, biópsia transbrônquica ou biópsia transparietal com agulha; necessidade de realizar procedimentos médicos ou cirúrgicos que requeiram o uso de hipoanalgésicos, sedativos ou anestésicos

Fonte: Global Initiative for Chronic Obstructive Lung Disease (GOLD); 2004.[3]

Quadro 27-5. Fatores de Risco de Má Evolução da Agudização

- Idade > 65 anos
- Dispneia grave
- Comorbidade significativa (cardiopatia, DM, IR, insuficiência hepática)
- Mais de 4 exacerbações nos últimos 12 meses
- Hospitalização por exacerbação no último ano
- Uso de corticoesteroides sistêmicos nos últimos 3 meses
- Uso de antibióticos nos 15 dias prévios
- Desnutrição

Fonte: II Consenso Brasileiro sobre Doença Pulmonar Obstrutiva Crônica (DPOC); 2004.[2]

Quadro 27-6. Critérios para Internação em UTI

- Dispneia grave que responde inadequadamente à terapia emergencial inicial
- Mudança no estado mental (confusão, letargia, coma)
- Hipoxemia persistente ou com sinais de piora (PaO_2 < 40 mmHg) e/ou hipercapnia grave ou piorando ($PaCO_2$ > 60 mmHg) e/ou acidose respiratória severa (pH < 7,25) apesar de oxigênio suplementar e ventilação não invasiva
- Necessidade de ventilação mecânica invasiva
- Instabilidade hemodinâmica – necessidade de vasopressores

Fonte: Global Initiative for Chronic Obstructive Lung Disease; 2018.[4]

Segundo o GOLD, o tratamento antimicrobiano deve ser administrado quando:

- Pacientes com os três sintomas: aumento da dispneia, aumento no volume do escarro e aumento da purulência do escarro.
- Pacientes com pelo menos dois dos sintomas anteriores, se pelo menos um deles for aumento da purulência do escarro.
- Paciente com exacerbação grave que requer ventilação mecânica (invasiva ou não invasiva).

O II Consenso Brasileiro propõe que o tratamento antibiótico deve ser administrado sempre em pacientes com agudização infecciosa, com troca na coloração do escarro que lhe confira um aspecto mais purulento.

A escolha do antibiótico usualmente é empírica. De um modo geral, as drogas como os beta-lactâmicos, macrolídeos e fluoroquinolonas se equivalem do ponto de vista de redução da purulência, erradicação bacteriana, tempo livre de nova exacerbação, taxa de reinternação e mortalidade, mas as quinolonas mais recentes são melhores em alguns desfechos. O tempo médio de tratamento é de 5-10 dias.[5]

Quanto ao uso dos broncodilatadores, a recomendação é que se use aqueles agonistas adrenérgicos de curta duração (salbutamol, fenoterol e terbutalina) em intervalos mais curtos (de 4 em 4 h) em doses de 200-400 μg por via inalatória (Quadro 27-7).[6] Caso a opção seja pelo brometo de ipratrópio, o mesmo intervalo pode ser observado. Com frequência, utiliza-se a associação dessas duas drogas.[5] A adição de um segundo broncodilatador de longa duração com um mecanismo de ação diferente aumenta os benefícios sobre diferentes desfechos, notadamente a dispneia e a frequência e a gravidade das E-DPOC. A associação LABA + LAMA está indicada para pacientes com DPOC de moderada a muito grave, sintomáticos e nos exacerbadores; ou, caso o paciente já esteja em uso dessa combinação, acrescentar um CI, determinando a terapia tripla.[2] Caso a caso, pode ser mantido o uso de broncodilatadores de longa ação ou ultralonga duração (formoterol, salmeterol, tiotrópio e indacaterol).[5]

Os corticoides orais ou IV têm lugar no tratamento dessas intercorrências, reduzindo o tempo de internação e aumentando o espaço livre de reinternações. A dose recomendada é 20-40 mg de prednisolona ou equivalente por via oral ou IV pelo período de 5-10 dias.[5] Um CI deve ser indicado para

Quadro 27-7. Tratamento Inalatório da Exacerbação da DPOC

Medicamentos	Doses	Intervalo		
		Inicial	Com boa resposta	Com pouca resposta
Fenoterol ou salbutamol	0,5 mL ou 10 gotas	Nebulizar 2 vezes com 30 minutos de intervalo	Nebulizar de 4/4 h ou 6/6 h	Nebulizar de 2/2 h até sinais de melhora
Brometo de ipratrópio	2 mL ou 40 gotas			
Soro fisiológico	2 mL			

Fonte: Revista da AMRIGS; 2010.[6]

pacientes selecionados e sempre em associação com LABA. A associação LABA + CI é indicada em pacientes com fenótipos específicos, como aqueles com asma associada à DPOC ou com eosinofilia sérica ou no escarro. O uso dos CI associados a LABA tem sido citado como opção terapêutica com o objetivo de reduzir o número de E-DPOC e de melhorar a qualidade de vida e a função pulmonar. O CI pode ser retirado em todos os pacientes não exacerbadores nos quais seu uso foi iniciado sem indicação.[2]

A oxigenoterapia suplementar deve estar titulado para melhorar a hipoxemia de pacientes com saturação entre 88-92% e objetiva manter a saturação de oxigênio ≥ 90% em ar ambiente ou que se retorne aos níveis anteriores aos da agudização. A oxigenoterapia pode ser ministrada por cateter nasal ou máscara facial. Os fluxos devem ser baixos (em torno de 2-3 L/min), principalmente nos pacientes retentores de gás carbônico.[5,7]

A ventilação mecânica não invasiva (VNI) está indicada nos pacientes com exacerbação de DPOC, que evoluem com desconforto respiratório importante, caracterizado por frequência respiratória superior a 25 incursões por minuto, ou evidente dificuldade respiratória com intensa utilização de musculatura acessória, bem como naqueles que evoluem com acidose respiratória descompensada (elevação da $PaCO_2$ com pH inferior a 7,35). As indicações e contraindicações para a ventilação não invasiva encontram-se no Quadro 27-8.[1]

A decisão de colocar o paciente em ventilação mecânica invasiva (VMI) é primariamente clínica. Um fator determinante é o nível de consciência do paciente. As demais indicações de VMI se encontram no Quadro 27-9, o resumo do suporte ventilatório do DPOC na Figura 27-2 e os critérios de alta hospitalar no Quadro 27-9.[1]

Quadro 27-8. Indicações e Contraindicações para Ventilação não Invasiva

- Impossibilidade de tolerar VNI ou fracasso na VNI
- Dispneia grave com uso de músculos acessórios e movimentos paradoxais abdominais
- Frequência respiratória > 35 respirações por minuto
- Hipoxemia grave
- Acidose grave (pH < 7,25) e/ou hipercapnia ($PaCO_2$ > 60 mmHg)
- Parada respiratória
- Sonolência, alteração do nível de consciência
- Complicações cardiovasculares (hipotensão, choque)
- Outras complicações (anormalidades metabólicas, sepse, pneumonia, embolia pulmonar, derrame pleural extenso)

Fonte: Revista da AMRIGS; 2010.[6]

Quadro 27-9. Critérios para Alta Hospitalar

- Necessidade de terapia com β_2 agonista inalatório com frequência não mais que a cada 4 horas
- O paciente é capaz de deambular
- O paciente é capaz de alimentar-se e dormir sem frequentemente acordar pela dispneia
- O paciente está clinicamente estável por 12-24 horas
- A gasometria arterial está estável por 12-24 horas
- O paciente (ou quem for responsável pelos cuidados domiciliares) compreende inteiramente o uso correto dos medicamentos
- O acompanhamento e a preparação para cuidados domiciliares foram completados (ex.: enfermeiro visitante, entrega de oxigênio, fornecimento de refeições)
- O paciente, a família e o médico estão confiantes que o paciente pode fazer tratamento domiciliar com sucesso

Fonte: Revista da AMRIGS; 2010.[6]

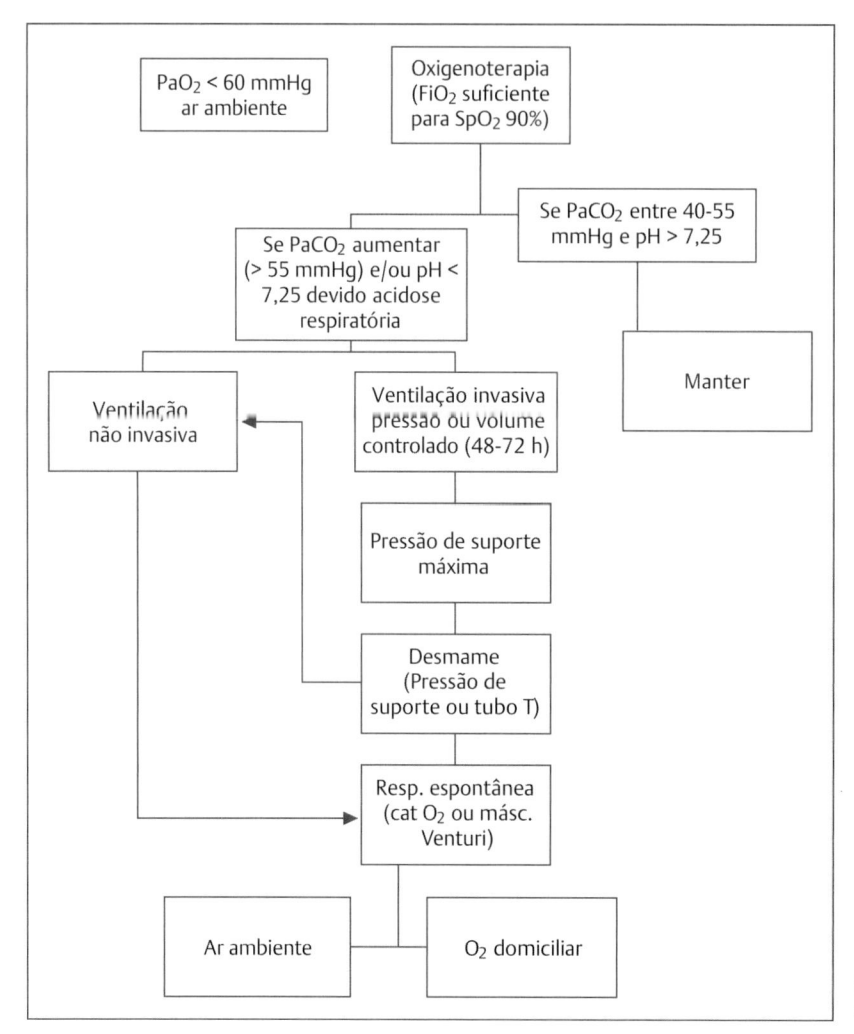

Fig. 27-2. Suporte ventilatório.[2]

REFERÊNCIAS BIBLIOGRÁFICAS

1. Marchiori RC, Susin CF, Dal Lago L, Felice CD, Silva DB, Severo MD. Diagnosis and treatment of exacerbated COPD in emergency care. Rev AMRIGS. abr-jun 2010;54(2):214-223.
2. II Consenso Brasileiro sobre Doença Pulmonar Obstrutiva Crônica – DPOC. J Bras Pneumol. 2004;30:(5).
3. Gold, II Consenso Brasileiro e "Standards for the diagnosis and treatment of patients with COPD: a summary of the ATS/ERS position paper". Eur Respir J. 2004.
4. Global Initiative for Chronic Obstructive Lung Disease. Global Strategy for the Diagnosis, Management, and Prevention of Chronic Obstructive Pulmonary Disease Updated 2018. A collaborative project of the National Heart, Lung and Blood Institute, Nationals Institutes of Health, and the World Health Organization [Internet, acesso em novembro de 2018]. Disponível em: www.goldcopd.com
5. Cardoso A. Exacerbations of COPD. Pulmão RJ. 2013;22(2):60-64.
6. Revista da AMRIGS, Porto Alegre. Abr-jun 2010;54(2):214-223.
7. From the Global Strategy for the Diagnosis, Management and Prevention of COPD, Global Initiative for Chronic Obstructive Lung Disease (GOLD) 2017. Disponível em: https://goldcopd.org. Acessado em novembro de 2018.

PNEUMONIA NA EMERGÊNCIA

Rafaella Pereira Neiva
Erica Possa de Abreu
Laura Magalhães Reiff
Sacha Tâmara Nogueira Nissan
Cláudia Gonçalves Magalhães

DEFINIÇÃO

Infecção aguda do parênquima pulmonar, causada principalmente por bactérias, vírus ou fungos contraídos no domicílio ou nas primeiras 48 horas de internação hospitalar. No caso de pacientes hospitalizados por pelo menos 2 dias nos últimos 90 dias; oriundos de unidades especiais de internação prolongada como asilos e casas de repouso; em quimioterapias ou diálise nos últimos 30 dias, são considerados como pneumonia hospitalar e não PAC.

Dentre as pneumonias, a PAC persiste como a de maior impacto e é a terceira causa de mortalidade no nosso meio. O agente etiológico não é identificado em cerca de 60% dos casos e em 5% é de origem polimicrobiana. O Streptococcus pneumoniae é o agente mais frequente, sendo responsável por 30-40% das infecções, seguido do *H. influenzae, Staphylococcus aureus, Chlamydophila pneumoniae, Legionella, Mycoplasma* e alguns bacilos Gram-negativos.

FATORES DE RISCO (QUADRO 28-1)

QUADRO CLÍNICO

Hiperagudo (2-3 dias), composto por febre alta (39-40°), dor torácica pleurítica, tosse produtiva com expectoração purulenta ou seca, cefaleia, dispneia, calafrios, tremores, confusão mental em idosos.

Ao exame físico:

- Prostração, taquipneia, taquicardia, hipertermia.
- Asculta respiratória: crepitações localizadas e sopro tubário.
- Percussão: hipossonoridade.

Podendo cursar com síndrome consolidativa ou derrame pleural.

Há quadros atípicos, nos quais a pneumonia tem curso semelhante a um quadro gripal prolongado, sendo o *Mycoplasma pneumoniae* seu principal agente.

DIAGNÓSTICO

Composto pela tríade: anamnese/exame físico + laboratório + radiografia de tórax.

Quadro 28-1. Fatores de Risco

Ligados ao hospedeiro	Ligados ao ambiente
- Idade muito avançada - Hospitalização recente - Usuário de drogas injetáveis - Gripes e infecções viróticas - Alcoolismo: predispõe a pneumonia por agentes Gram-negativos - Tabagismo - Desnutrição - Diabetes melito - Insuficiência hepática e/ou renal - AIDS e outras imunodeficiências adquiridas - Doenças oncológicas ou caquetizantes - Sequelas neurológicas graves - Doença pulmonar obstrutiva crônica e asma	- Tabagismo passivo - Poluição ambiental ou no trabalho

Exames Complementares

Exames laboratoriais:

- *Hemograma:* leucocitose com desvio à esquerda são característicos de pneumonia bacteriana, mas podem ocorrer em algumas pneumonias virais, sendo nessa mais prevalente leucopenia e linfócitos atípicos.
- *Gasometria:* indicada em pacientes com pneumonia extensa ou com saturação de oxigênio abaixo de 90% em ar ambiente.
- *Hemocultura (duas amostras de sítio diferentes):* positiva em apenas 15% dos casos e reservada para casos graves, em imunodeprimidos ou refratários ao tratamento inicial.
- *Cultura de escarro:* tem resultado tardio em relação ao início do tratamento, sendo inferior a 50% de positividade na pneumonia pneumocócia e frequentemente o germe isolado não é a causa real da pneumonia.
- *Bateroscopia do escarro:* é útil em diagnostico diferencial para tuberculose e para diferenciar Gram-positivos e negativos, levando à ampliação da cobertura com antimicrobianos.
- *Sorologias:* a maioria exige comparação dos títulos da fase aguda e da convalescença, o que as torna úteis apenas para fins epidemiológicos: HIV, *Legionella*, *Pneumocystis*, *Mycoplasma pneumoniae*.
- *Testes rápidos para* Influenzae: apontam que antibióticos não são necessários e indicam isolamento.
- *Pesquisa de antígenos urinários para pneumococo e* Legionella: de resultado rápido em poucas horas, são particularmente úteis nos casos internados mais graves, nos com derrame pleural ou quando há falha com o tratamento clínico inicial.

Obs.: a realização de testes etiológicos não é necessária nos casos de pacientes com PAC não grave e tratamento ambulatorial. Assim, permanecem as recomendações para a realização de exames que busquem a etiologia somente para pacientes com PAC grave ou não respondedora à terapia empírica inicial, bem como nos internados em UTI.

Escores de Avaliação da Gravidade da PAC

Todos os pacientes com diagnóstico de PAC devem ser avaliados quanto à gravidade da doença. Para isso existem escores de avaliação que guiam a decisão no que diz respeito ao local de tratamento, se ambulatorial, hospitalar ou UTI, e quanto à necessidade de investigação etiológica, escolha do antibiótico e sua via de administração.

PSI (Pneumonia Severity Index)

Escore menos utilizado devido a muitas variáveis (Quadros 28-2 a 28-5).

Quadro 28-2. Fatores Demográficos/Idade

Fatores demográficos	Idade
Homens	1 ponto/ano de idade
Mulheres	Idade menos 10
Procedentes de asilos	Idade mais 10

Quadro 28-3. Comorbidades Associadas

Comorbidades	Pontos
Neoplasia	+ 30
Doença hepática	+ 10
ICC	+ 10
Doença cerebrovascular	+ 10
Doença renal	+ 10

Quadro 28-4. Achados Laboratoriais e Radiológicos

Achados laboratoriais e radiológicos	Pontos
pH < 7,35	+ 30
Ureia > 65 mg/dL	+ 20
Sódio < 130 mEq/L	+ 20
Glicemia > 250 mg/dL	+ 10
Hematócrito < 30%	+ 10
PO_2 < 60 mmHg	+ 10
Derrame pleural	+ 10
Exame físico	
Alteração de estado mental	+ 20
FR > 30 ciclos	+ 20
PA sistólica < 90 mmHg	+ 20
Temp. < 35°C ou > 40°C	+ 15
FC > 125 bpm	+ 10

Quadro 28-5. Classificação

Classe	Pontos	Mortalidade %	Local para tratamento
I	-	0,1	Ambulatorial
II	< 71	0,6	Ambulatorial
III	71-90	2,8	Ambulatorial ou breve internação
IV	91-130	8,2	Internação
V	> 130	29,2	Internação

Curb-65 (Quadro 28-6 e Fig. 28-1)

O teste é limitado devido a não inclusão de comorbidades, porém pela sua simplicidade é o mais empregado nas emergências.

Obs.: existe uma forma mais simplificada (CRB-65), sem a dosagem de ureia que é muito útil em ambientes onde não há laboratório disponível.

Quadro 28-6. Critérios de Pontuação/Curb-65

Confusão mental	1 ponto
Ureia	1 ponto
Respiração	1 ponto
Pressão sanguínea (**B**lood pressure)	1 ponto
Idade maior ou igual a **65** anos	1 ponto

Exames de Imagem Confirmatórios

Radiografia de Tórax

Deve ser feita em todos os casos com suspeita de pneumonia (em PA e perfil) para confirmar ou descartar o diagnóstico. Permite avaliar a extensão das lesões, sugerir etiologia mais provável, detectar complicações como derrame pleural ou empiema e auxiliar no diagnóstico diferencial por exemplo: câncer de pulmão (Fig. 28-2).

Ultrassom

A ultrassonografia de tórax (UST) contribui na detecção de complicações como o derrame pleural, além de permitir a visualização de loculações na cavidade.

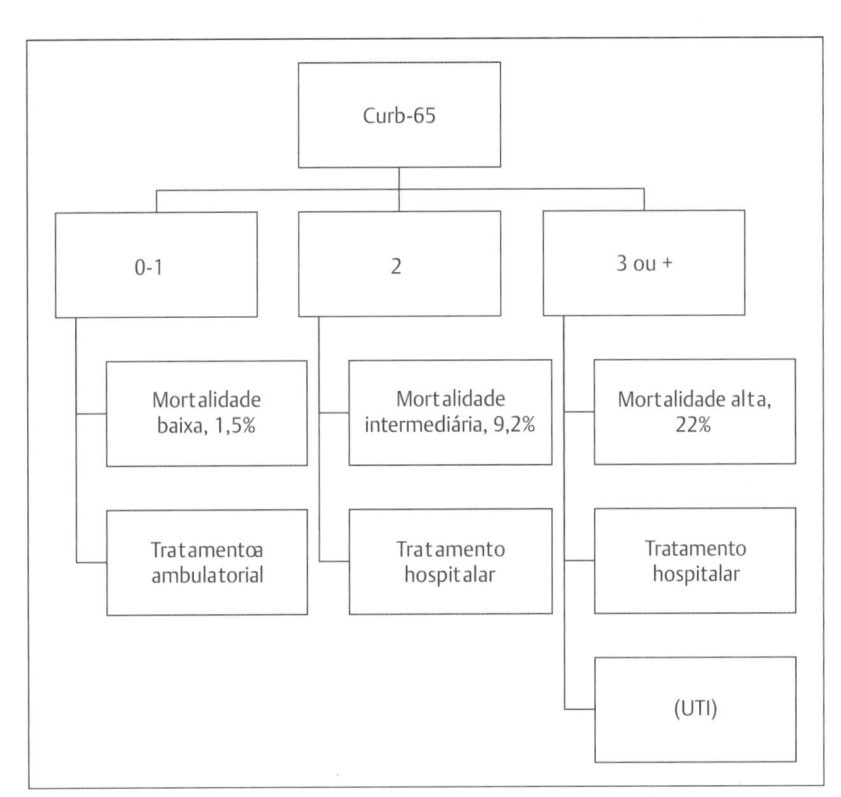

Fig. 28-1. Organograma do escore de avaliação Curb-65. C: confusão mental; U: ureia > 50 mg/dL; R: frequência respiratória > 30 ciclos/min; PAS: sistólica < 90 mmHg ou diastólica < 60 mmHg e I: idade > 64 anos.

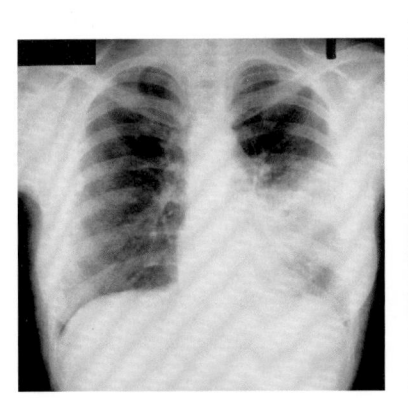

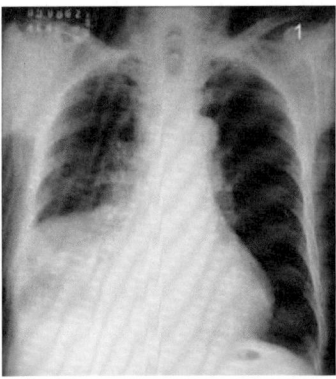

Fig. 28-2. RX de tórax com imagens de pneumonia.

TC de Tórax
A TC de tórax é o método mais sensível, porém de custo mais elevado que a radiografia de tórax e nem sempre disponível em todas emergências. Torna-se importante para a avaliação de complicações da PAC, como abscesso de pulmão e derrame pleural loculado, e a investigação de motivos de falta de resposta clínica ao tratamento.

TRATAMENTO
O tratamento antibiótico da PAC é definido de forma empírica pela impossibilidade de se obterem dados microbiológicos logo após o seu diagnóstico. Ademais, de acordo com as características clínicas dos pacientes, ele será subdividido em: tratamento ambulatorial, tratamento de pacientes internados em enfermaria, e internados em UTI.

Ambulatorial
Deve ser baseado em: patógeno mais prevalente no local; fatores de risco individuais; presença de comorbidades; fatores epidemiológicos (Quadro 28-7).

Internados em Enfermaria
É recomendada:

- **Monoterapia** com FLUOROQUINOLONA RESPIRATÓRIA* por 5 a 7 dias.
  ou
- **Associar** B-LACTÂMICO + MACROLÍDEO por 7 a 10 dias.

O objetivo é garantir a boa cobertura contra: *S. pneumoniae, M. pneumoniae, H. influenzae, Legionella* sp.

*CIPROFLOXACINO NÃO está recomendado por carecer de ação contra pneumococo e outros organismos Gram-positivos.

Obs.: Se exclusão comprovada de *Legionella* sp. B-LACTÂMICO isolado pode ser considerado.

Internados em UTI
Com o objetivo de reduzir a mortalidade, a administração de antibióticos em pacientes PAC grave deve ser terapia combinada por via endovenosa e iniciada o mais precoce possível.

- Cefalosporina 3ª geração (ceftriaxona ou cefotaxima) ou ampicilina/sulbactan + macrolídeo por 7-14 dias.
  ou
- Cefalosporina 3ª geração + quinolona respiratória por 7-14 dias.

Obs.: O uso de corticoide na PAC grave somente deve ser considerado naqueles pacientes com maior grau de inflamação sistêmica e que apresentam maior risco de complicação. Nesses casos, utiliza-se como biomarcador a proteína C reativa.

Terapia-Alvo Específica
As pneumonias por patógenos multirresistentes (pneumococo resistente à penicilina e *S. aureus* adquirido na comunidade resistente a meticilina CA-MRSA) dependem principalmente da epidemiologia local. Portanto, sua terapia-alvo específica inclui (Quadro 28-8):

Vacinação em Adultos
- Vacina anti-influenza: recomendada para reduzir a intensidade dos sintomas, necessidade de hospitalização e mortalidade. Há disponível a trivalente no sistema único de saúde e a tetravalente em clínicas privadas.
  - Não vacinar:
    - Pessoas com alergia grave (anafilaxia) a ovo de galinha ou a algum componente da vacina ou dose anterior.
    - Menores de 6 meses de idade.
    - História prévia de Guillan-Barré.
    Obs.: Em caso de febre, adiar a vacinação até a remissão do sinal.
- Vacina antipeneumocócica:
  - Pneumo10 (PCV10): prevenção de doença penumocócia invasiva em menores de 2 anos.
  - Pneumo13 (PCV13): 6 semanas de vida até adultos. Deve ser administrada como dose única em adultos maiores de 50 anos de idade, incluindo vacinados anteriormente.

Quadro 28-7. Antibioticoterapia Empírica

Sem comorbidades/uso recente de ATB/fator de risco para resistência/alergia à droga	Com comorbidade/uso ATB últimos 3 meses/doença mais grave
Monoterapia B-Lactâmico por 7 dias Ou Macrolídeo (azitromicina 3-5 dias e claritromicina 7 dias)	Monoterapia fluoroquinolona respiratória por pelo menos 5 dias Ou Associar macrolídeo + B-lactâmico por 5 a 7 dias

Quadro 28-8. Terapia Alvo Específica

Agentes	Terapia-alvo
Pneumococo resistente a penicilina	*Não Grave:* B-lactâmico em alta dose + macrolídeo 5-7 dias **ou** Fluoroquinolona *Grave:* Ceftriaxona, cefotaxima, cefepima **ou** ceftarolina 7-10 dias
CA-MRSA	Clindamicina **ou** linezolida **ou** vancomicina 7-21 dias
MRSA	Linezolida **ou** Vancomicina 7-21 dias
Enterobactérias produtores de B- lactamase:	Ertapenem 7-14 dias
Pseudomonas spp.	Fluoroqquinolonas Antipseudomonas, Piperacilina/Tazobactam, Meropenem, Polimixina B (mono ou terapia combinada) 10-14 dias
Suspeita de Pneumonia aspirativa	Quinolonas **ou** Cefalosporina 3ª Geração 7-10 dias

BIBLIOGRAFIA

José RJ, Periselneris JN, Brown JS. Community-acquired pneumonia. Curr Opin Pulm Med. 2015;21(3):212-8.

Daniel MM, Thorner, AR. Community-Acquired Pneumoniarequiring hospitalization among adults. N Engl J Med. 2014;371:1619-1628.

Mandell LA, Wunderink RG, Anzueto A et al. Infectious Disease Society of America/American Thoracic Society Consensus Guidelines on the Management of Community-Acquired Pneumonia in Adults. IDSA/ATS. 2007;44(Suppl 2):S27–S63.

Corrêa RA, Costa AN, Lundgren F, Michelin L et al. Recomendações para manejo da pneumonia adquirida na comunidade 2018. J Bras Pneumol. 2018;44(5):405-424.

Li G, Gu C, Zhang S, Lian R, Zhang C. Value of glucocorticoid steroids in the treatment of patients with severe community-acquired pneumonia complicated with septic shock. Zhonghua Wei Zhong Bing Ji Jiu Yi Xue. 2016;28(9):780-784.

Torres A, Sibila O, Ferrer M, Polverino E, Menendez R, Mensa J et al. Effect of corticosteroids on treatment failure among hospitalized patients with severe community-acquired pneumonia and high inflammatory response: a randomized clinical trial. JAMA. 2015;313(7):677-86.

EMBOLIA PULMONAR

Cláudia Gonçalves Magalhães
Nathália Chebli de Abreu
Camila Ribeiro Mota

DEFINIÇÃO

Doença pulmonar aguda decorrente da obstrução de vasos da circulação arterial pulmonar causada pela impactação de partículas cujo diâmetro é maior que o do vaso acometido. A maioria dos casos é precedida por uma trombose venosa profunda dos membros inferiores. Mais raramente, a embolia é causada por ar, líquido amniótico, substâncias injetadas, êmbolos sépticos ou tumores. Em alguns casos, a embolia pulmonar (EP) é causada por uma carga embólica tão grande que ponto dificultar a ejeção de sangue a partir do VD, resultando na redução do débito cardíaco e, logo, no colapso circulatório agudo – o que é chamado de embolia maciça. De modo geral, a EP é considerada um evento grave e potencialmente fatal, frequente em pacientes acamados e/ou hospitalizados – sobretudo idosos e pacientes que apresentam algum dos fatores de risco para sua ocorrência.

FATORES DE RISCO

A tendência a trombose ou estado de hipercoagulabilidade pode ser decorrente de uma situação adquirida ou hereditária (Quadro 29-1).

QUADRO CLÍNICO

É importante ter em mente que a maioria dos casos de EP cursa com manifestações inespecíficas, com espectro de intensidade e gravidade extremamente variável de acordo com a magnitude da "carga embólica" e da função cardiorrespiratória basal do indivíduo. Por isso, é fundamental manter um alto grau de suspeição e considerar esta possibilidade em qualquer paciente que apresente alterações cardiorrespiratórias agudas, sobretudo nos que possuem os fatores de risco listados anteriormente (Quadro 29-2).

DIAGNÓSTICO

Exames Complementares

A seguir são listados alguns exames inespecíficos que devem ser solicitados para todo paciente com suspeita de TEP, por fazerem parte da rotina de avaliação geral de pacientes com queixas cardiorrespiratórias. Eles **não servem para confirmar o diagnóstico**, apesar de poderem enfraquecer ou fortalecer a suspeita clínica.

Quadro 29-1. Fatores de Risco Relacionados com Trombose Venosa Profunda e Embolia Pulmonar

Hereditários	Adquiridos
▪ Trombofilia (mutação do fator V de Leiden; mutação do gene da protrombina; deficiência de proteínas C e/ou S; deficiência de antitrombina) ▪ Colagenoses (lúpus eritematoso sistêmico, síndrome antifosfolípide) ▪ Doenças mieloproliferativas (trombocitose essencial e policitemia vera)	▪ Cirurgias nos últimos 3 meses (sobretudo ortopédicas) ▪ Imobilização (restrição ao leito em geral com potencial debilitante, pós-operatório, viagens prolongadas, uso de talas e gessos) ▪ Trauma ▪ Uso de ACO ▪ TRH ▪ Gravidez e puerpério ▪ Neoplasias malignas ▪ Quimioterapia ▪ Tabagismo ▪ Obesidade (IMC > 40) ▪ Idosos

Observação: história prévia de embolia pulmonar também é um importante fator de risco no desenvolvimento de novo evento.

SEÇÃO PNEUMOLOGIA

Quadro 29-2. Principais Sinais e Sintomas de Embolia Pulmonar

Moderado-grave	Maciço – listados ao lado mais:
Taquipneia (principal sinal associado)	Sinais de choque obstrutivo (PAS < 90 mmHg ou queda ≥ 40 mmHg na PAS basal por mais de 15 minutos, a qual não é explicada por outras razões)
Dispneia (principal sintoma associado)	*Cor pulmonale* agudo
Tosse	
Taquicardia	
Dor torácica (pleurítica/ventilatório-dependente)	
Hemoptise	
Sibilância	

- *Gasometria arterial:* a maioria dos pacientes apresenta hipoxemia no sangue arterial, bem como hipocapnia (alcalose respiratória pela taquipneia). No TEP maciço é comum encontrarmos acidose mista (respiratória + lática) em razão do choque obstrutivo.
- *Eletrocardiograma (ECG):* a alteração eletrocardiográfica mais comum, absolutamente inespecífica, é a taquicardia sinusal. A síndrome S1Q3T3 (onda S em D1, onda Q em D3 e onda T invertida em D3) é uma alteração pouco sensível (está ausente na maioria dos casos), mas relativamente comum nos pacientes com EP maciça e *cor pulmonale* agudo, pois revela a presença de sobrecarga do VD.
- *Radiografia de tórax:* pode reforçar a hipótese de TEP quando há dissociação clínicorradiológica (sintomas respiratórios agudos >>>> imagem) ou a presença de sinais clássicos de TEP (raros): 1) Westermark (oligoemia focal; a região embolizada não recebe mais sangue, mas recebe ar e, por isso, torna-se hipertransparente, mais preta); 2) Corcova de Hampton (hipotransparência triangular periférica, justapleural, representando uma área de infarto pulmonar); e 3) Palla (dilatação da artéria pulmonar direita) (Fig. 29-1).
- *Ecocardiograma:* pode identificar sinais típicos de sobrecarga aguda do VD, como dilatação de sua cavidade, hipocinesia da parede basolateral e regurgitação tricúspide. Quando presente, indica EP maciça e, portanto, mau prognóstico. Uma anomalia menos comum, porém, bastante sugestiva de TEP, é a presença de um trombo na cavidade ventricular direita.
- *Marcadores bioquímicos:* a elevação de BNP (Brain Natriuretic Peptide) e de troponinas cardioespecíficas denotam mau prognóstico (são mais frequentes na EP maciça), pois seus níveis elevados indicam a ocorrência de dilatação ventricular e de microlesões miocárdicas na parede do VD, secundárias à sobrecarga aguda dessa câmara.
- *Dímero D:* é um produto de degradação da fibrina, gerado pela atividade fibrinolítica endógena (o próprio corpo começa a destruir a rede de fibrina de um coágulo logo após a sua formação). Dessa forma, os níveis do dímero D se elevam sempre que houver um trombo no interior do organismo e, por isso, a expectativa é de que haja uma elevação dos seus níveis no paciente com TEP. No entanto, como este marcador aumenta em várias outras situações, sua grande vantagem é seu valor preditivo negativo: um paciente com baixa probabilidade pré-teste de TEP e dímero D normal certamente não tem trombose. Nos pacientes com alta probabilidade clínica, esse exame tem pouco valor prático pois não altera a conduta.

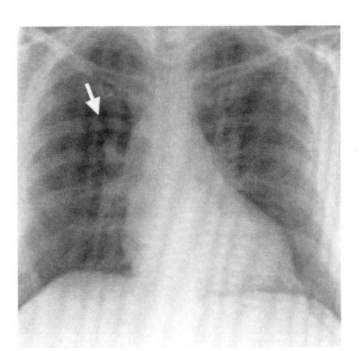

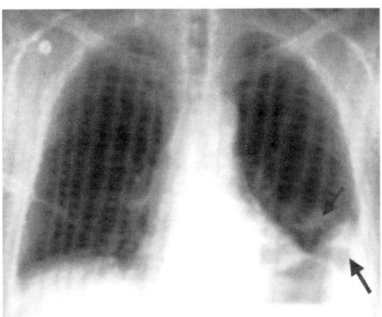

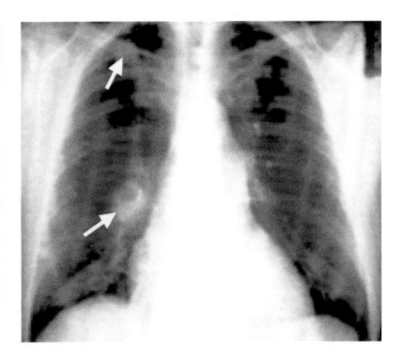

Fig. 29-1. Radiografias de tórax, com sinais de TEP.

Algoritmo Diagnóstico

Não temos como confirmar a existência de TEP – e, principalmente, excluí-la – apenas com dados clínicos (anamnese e exame físico): certos exames complementares são obrigatórios nas situações de risco onde há suspeita clínica! Assim, diante de um paciente cujo quadro clínico seja compatível com TEP, devemos estimar a probabilidade pré-teste desse diagnóstico. Para tanto, utiliza-se o escore de Wells (Quadro 29-3).

A) TEP improvável: Wells ≤ 4:
- Dosar dímero D. Se dímero D < 500 ng/dL, exclui TEP (pois o TEP já era improvável e o exame altamente sensível veio negativo). Se dímero D > 500 ng/dL, aumenta-se a suspeita de TEP. Nesse caso, o diagnóstico passa a ser considerado provável e deve-se realizar exame de imagem.

Quadro 29-3. Escore de Wells: Probabilidade de TEP

Clínica de TVP	3 pontos
Não há outro diagnóstico mais provável	3 pontos
FC > 100 bpm	1,5 ponto
Imobilização > 3 dias ou cirurgia recente (< 4 semanas)	1,5 ponto
Episódio prévio de TVP/TEP	1,5 ponto
Hemoptise	1 ponto
Câncer (atual ou tratado nos últimos 6 meses)	1 ponto

B) TEP provável: Wells > 4:
- Realizar exame de imagem e iniciar anticoagulação até que o TEP seja excluído ou confirmado (exceto se contraindicação importante) (Fig. 29-2).

Exames de Imagem Confirmatórios

1. *Angiotomografia pulmonar com tomógrafo helicoidal:* é o teste de escolha na investigação inicial do TEP. Permite visualizar as estruturas arteriais no exato momento em que elas recebem uma carga de contraste. Este exame, quando associado à venotomografia dos MMII, tem sua sensibilidade aumentada: a extensão do corte tomográfico até a pelve e grandes veias proximais do MMII permite a detecção de TVP concomitante, sem necessidade de injetar mais contraste. **Lembrando: no paciente com clínica suspeita para TEP, o encontro de uma TVP autoriza o diagnóstico presuntivo de TEP.**

2. *Cintigrafia ventilação-perfusão (V/Q):* baseia-se na injeção IV de contraste, que será retida na rede capilar pulmonar indicando as áreas do parênquima bem perfundido, associada à inalação de xenônio radioativo, a fim de indicar as áreas ventiladas. A presença de áreas mal perfundidas, mas normalmente ventiladas, indica uma doença vascular pulmonar (EP). Por outro lado, a presença de áreas mal perfundidas e também mal ventiladas à cintilografia indica uma doença do parênquima pulmonar.

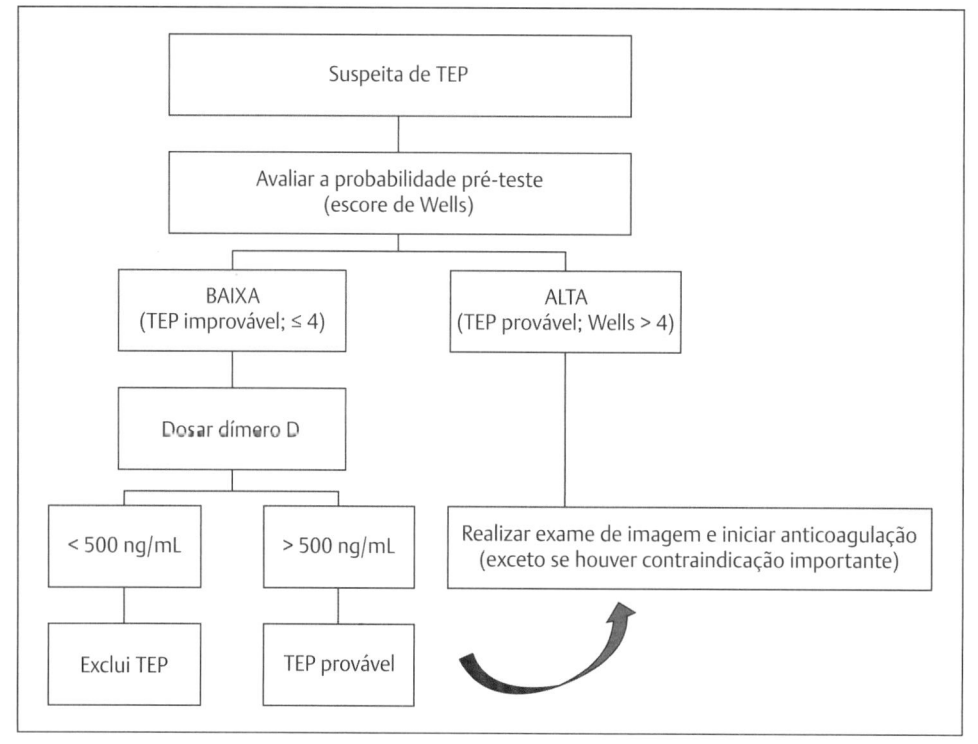

Fig. 29-2. Fluxograma para suspeita de TEP.

3. *Doppler de MMII:* diante de uma suspeita de TEP, o encontro de uma TVP nos MMII dá por encerrada a investigação diagnóstica. Cabe ressaltar, no entanto, que um Doppler normal não exclui a possibilidade de TEP, pois o trombo pode ter se deslocado por inteiro ou ter sede nas veias pélvicas.
4. *Arteriografia pulmonar:* é o padrão ouro, mas também o mais invasivo (requer cateterização da artéria pulmonar e a injeção direta do contraste em seu lúmen). O TEP pode ser evidenciado pela presença de uma falha de enchimento no leito arterial pulmonar, ou então a interrupção abrupta de um vaso. Atualmente, sua principal indicação é como método confirmatório nos casos que receberão tratamento intervencionista endovascular, por permitir localizar o êmbolo com exatidão e, assim, o correto posicionamento do cateter para fragmentação e aspiração do material trombótico.

Observações:

1. Se o exame 1 não é capaz de confirmar ou excluir a presença de TEP, ou seja, não é diagnóstico, é necessário continuar investigando, através da realização do exame 2 (e assim por diante).
2. Se houver suspeita clínica de TEP em gestantes, o primeiro exame deve ser o Doppler de MMII, pois a confirmação de TVP já basta para darmos início ao tratamento anticoagulante (poupando a gestante da realização de exames radiográficos).

DIAGNÓSTICO DIFERENCIAL
Frente a um paciente com os sintomas listados, devemos ter em mente outras hipóteses diagnósticas (Quadro 29-4).

TRATAMENTO
O diagnóstico e o tratamento da embolia pulmonar precisam ser precoces, pois a mortalidade é de cerca de 11% só na primeira hora e pode superar 30% nos casos não tratados.

- *Oxigenoterapia:* iniciar com cateter nasal a 2-4 L/min e ajustar conforme saturimetria.

Quadro 29-4. Diagnóstico Diferencial

▪ Pneumonia	▪ Tamponamento pericárdico
▪ Exacerbação de DPOC	▪ Fratura de costelas
▪ Bronquite	▪ Pneumotórax
▪ Asma	▪ Costocondrite
▪ Colelitíase	▪ Mialgia
▪ IAM	▪ Herpes-zóster
▪ Edema pulmonar	
▪ Ansiedade	
▪ Dissecção da aorta	

- *Cuidado com as pernas:* se a origem do trombo não é conhecida ou é mesmo nos membros inferiores, o paciente deve permanecer em repouso no leito com os membros inferiores elevados até que o trombo esteja aderido à parede do vaso. As pernas devem ser movidas ativamente 24 horas após iniciado o tratamento. Antes de começar a deambular é recomendável o uso de meias de compressão gradual.
- *Suporte hemodinâmico:* recomendado nos pacientes com sinais de choque ou de baixo débito, iniciado com dopamina ou dobutamina.
- *β2 inalatório:* recomendado em pacientes com broncoespasmo associado, iniciar nebulização com salbutamol.
- *Anticoagulantes:* a anticoagulação reduz a taxa de mortalidade em 90%, basicamente pela sua capacidade de evitar a recorrência do TEP. Dessa forma, os anticoagulantes não exercem ação direta sobre o trombo (a dissolução do mesmo é realizada pelo sistema fibrinolítico endógeno), mas inibem a continuidade do processo trombótico, virando a balança para o lado da fibrinólise (impedir a formação de novos trombos e maior agregação no trombo pré-existente). Portanto, anticoagular é a base do tratamento do TEV, e o estado de anticoagulação plena deve ser alcançado dentro das primeiras 24 h de terapia, o que é possível com:
  - Varfarina (antagonista da vitamina K) 5 mg/dia + heparina ou fondaparinux (iniciar ao mesmo tempo). Essa associação é necessária quando optamos pela anticoagulação com varfarina, tendo em vista que seu efeito anticoagulante demora cerca de 5-7 dias para estar plenamente estabelecido, ao passo que as drogas parenterais têm início imediato. Dessa forma, as drogas parenterais devem ser suspensas após 2 dosagens do INR (*International Normalized Ratio*) entre 2-3 em 2 dias consecutivos, acusando o efeito anticoagulante da varfarina.
  - Heparina em monoterapia, por 5 dias, seguida de dabigatrana (inibidor da trombina) em monoterapia (150 mg 2×/dia).
  - Rivaroxabana (15 mg 2×/dia) em monoterapia. É um inibidor do fator Xa.

De modo geral, a anticoagulação deve ser mantida por 3-6 meses para pacientes com fatores de risco modificáveis (p. ex., uso de ACO, cirurgia), e poderá ser *ad eternum* para pacientes com fatores de risco não modificáveis (p. ex., trombofilia).

Observações:

1. As heparinas de baixo peso molecular (HBPM), a exemplo da enoxiparina, são as drogas de escolha para pacientes com TEP hemodinamicamente estáveis e para portadores de câncer que desenvolvem TEP (neste caso, devem ser mantidas em monoterapia indefinidamente ou até

que o paciente seja curado da neoplasia). Comparada com HNF, é uma medicação de farmacocinética mais previsível, de uso subcutâneo, associada a menor risco de trombocitopenia induzida por heparina (HIT) e que dispensa a monitoração da anticoagulação (tempo de tromboplastina parcial ativado – PTTa). No entanto, tem meia-vida maior que a HNF (12 × 6 h) e, por isso, é arriscada em pacientes mais graves (que podem precisar de um procedimento invasivo a qualquer momento).

2. A heparina não fracionada (HNF) é a droga de escolha para pacientes com TEP hemodinamicamente instáveis, pois tem reversão rápida do efeito anticoagulante após sua suspensão e responde melhor ao antídoto das heparinas (sulfato de protamina). A dose inicial é 80 U/kg em *bolus*, seguindo-se infusão de 18 U/kg (a dose deve ser ajustada de acordo com o PTTa, verificado de 6 em 6 h). Uma de suas complicações mais temidas é a trombocitopenia induzida por heparina (HIT), na qual há a formação de autoAcs contra o complexo heparina-fator IV plaquetário – exposto na superfície externa das plaquetas. Assim, ocorre intensa ativação plaquetária, e o paciente que estava sendo satisfatoriamente anticoagulado começa a apresentar tromboses arteriais e venosas. O grande sinal de alerta é a queda progressiva na contagem de plaquetas, sendo mandatório suspender a heparina quando essa contagem estiver < 100.000 cél/mL ou < 50% do valor basal. Nesse caso, nenhuma forma de heparina poderá ser usada de novo, e obrigatoriamente teremos que usar outro tipo de anticoagulante.

3. O fondaparinux é derivado da heparina e promove uma interação seletiva entre a antitrombina e o fator Xa, inativando-o. Não causa HIT, é de uso subcutâneo e não requer monitoração laboratorial, mas não existe antídoto contra essa droga.

4. Como vantagens dos novos anticoagulantes orais (rivaroxaban, dabigatran), podemos citar: uso oral, doses fixas, anticoagulação plena logo após a primeira tomada, não é necessário monitoração laboratorial, não possuem tantas interações medicamentosas como a varfarina.

- *Trombolíticos:* a exemplo da uroquinase, estreptoquinase e t-PA, estão indicados na presença de instabilidade hemodinâmica (TEP maciço). Atuam ativando o plasminogênio tecidual, e **podem ser ministrados até 14 dias após o início do episódio de TEP.**

Obs.: a heparina deve ser suspensa até o término da infusão do trombolítico. Outras indicações do uso de trombolíticos no TEP são: TVP extensa, envolvimento extenso (múltiplos segmentos ou um lobo inteiro), hipoxemia grave, disfunção de VD ao eco.

Filtro de veia cava: é capaz de impedir a recidiva de TEP em curto prazo (impede que eventuais trombos formados ascendam pela VCI), estando indicado em casos de falha na anticoagulação ou de contraindicação ao uso de anticoagulantes (p. ex., sangramento GI ativo, pós-operatório de craniotomia, complicações do uso de heparina, QT planejada).

Terapia intervencionista: deve ser considerada em pacientes com contraindicações aos trombolíticos ou naqueles em que houve falha terapêutica do trombolítico. São opções o trombolítico intra-arterial, embolectomia succional e a embolectomia por fragmentação.

BIBLIOGRAFIA

Hepburn-Brown M, Darvall J, Hammerschlag G. Acute Pulmonary Embolism: A concise review of diagnosis and management. Epub ahead of print.

Morrone D, Morrone V. Acute Pulmonary Embolism: Focus on the Clinical Picture. Korean Circ J. 2018 May;48(5):365-381.

Righini M, Robert-Ebadi H, Le Gal G. Diagnosis of acute pulmonary embolism. J Thromb Haemost. 2017;15:1251-61.

Tromeur C, Pol LMV, Couturaud F, Klok FA, Huisman MV. Therapeutic management of acute pulmonary embolism. Expert Review of Respiratory Medicine, 2017;11(8):641-648.

EDEMA AGUDO DE PULMÃO

Ana Tereza Alvarenga Carneiro

DEFINIÇÃO
O edema agudo de pulmão (EAP) traduz a transdução de líquido para dentro do espaço alveolar em consequência do desequilíbrio entre os fatores que regulam o transporte de líquido da microcirculação pulmonar para o espaço intersticial dos pulmões (mecanismos de Starling).

Sua principal etiologia são as doenças cardíacas (síndrome coronariana aguda; crise hipertensiva; arritmias; insuficiência cardíaca; valvulopatias), no entanto, pode ser causado por distúrbios não cardíacos: lesão direta à membrana alveolocapilar, estresse por grandes altitudes, embolia pulmonar.

QUADRO CLÍNICO
- Paciente com *fascies* angustiada, pálido ou cianótico.
- Dispneia intensa.
- Taquipneia.
- Sudorese profusa.
- Tosse acompanhada de expectoração abundante (podendo ser espumosa, rosada ou sanguinolenta).
- Ausculta pulmonar com estertores difusos bilateralmente em ambos os hemitórax.
- Sinais e/ou sintomas de acometimento cardíaco podem estar presentes, tais como: precordiais, diapneia paroxística noturna, ortopneia, edema em membros inferiores, sinais de congestão hepática, estase jugular, presença de B3/B4 e sopros mitrais e ou aórticos.

DIAGNÓSTICO
É essencialmente clínico!

- *Exames bioquímicos:* hemograma completo, função renal, eletrólitos (Na, K, Ca), glicemia, gasometria arterial, lactato, troponina, BNP/NT-pro-BNT (somente para os casos duvidosos de dispneia não cardiogênica).
- *Eletrocardiograma:* avaliar distúrbios de condução, alterações compatíveis com isquemia, infarto antigo, sobrecargas, arritmias entre outros.
- *Radiografia de tórax:* procura-se por achados compatíveis com congestão (consolidação alveolar com predomínio na região peri-hilar e nas bases, derrame pleural, linha de B de Kerley, cardiomegalia. Auxilia, ainda, na identificação de possíveis diagnósticos alternativos.
- *Ecocardiograma:* útil na investigação do mecanismo/etiologia do EAP, tais como alterações valvulares, avaliação da função ventricular, hipertrofia, dimensões das câmaras cardíacas etc. (ECO-TE: apenas em casos selecionados).

TRATAMENTO
A) Suporte de oxigênio, monitorização, acesso venoso periférico e elevação da cabeceira.
B) Ventilação não invasiva (VNI) – CPAP/BiPAP. Ajuste inicial da VNI: CPAP: 5-10 mmHg; BiPAP: ePAP = 5-10 mmHg e iPAP até 15 mmHg.
   - Contraindicações:
     - Parada respiratória franca ou iminente; instabilidade hemodinâmica.
     - Rebaixamento do nível de consciência (exceto se secundária à retenção de CO_2).
     - Não colaboração com VNI.
     - Obstrução fixa de via aérea/trauma de face recente.
     - Inabilidade de proteção à via aérea.
     - Excesso de secreção em via aérea. Reavaliar sucesso da VNI entre 30-120 min (reavaliação clínica e gasométrica).
C) Ventilação invasiva:
   - Indicado na falha ou contraindicação à VNI.
   - Ajuste inicial do respirador: modo: pressão ou volume; PEEP em geral $\geq$ 8 mmHg (atenção à autoPEEP); VC = 5-6 mL/kg de peso ideal; FiO_2 ajustada para manter $SatO_2$ entre 94-96%.
D) Tratamento farmacológico:
   - Furosemida EV: 0,5 mg/kg.
   - Vasodilatadores EV: nitroglicerina: 5-00 µg/min – diluir em SF; droga de escolha na suspeita de SCA. NItroprussiato: 0,5-10,0 µg/kg/min – diluir em SG 5% com frasco e equipo protegido da luz; melhor opção no EAP

hipertensivo; morfina EV: 1-3 mg – ação: reduzir a pré-carga e efeito ansiolítico; não é necessário usar em todos os casos.

E) Tratar a causa de base conforme protocolo específico: causas comuns: síndrome coronariana aguda, emergência hipertensiva, miocardiopatias, valvopatias, doença renal crônica avançada, estenose de artérias renais, arritmias.

BIBLIOGRAFIA

Fernandes ALG, Stelmach R, Algranti E. Malignant pleural effusion. J Bras Pneumol. 2006;32(Supl 4):S182-S1899.

Recomendações para o tratamento farmacológico da DPOC: perguntas e respostas. J Bras Pneumol. 2017;43(4):290-301.

Teixeira J C G. Condutas em Medicina de Urgência. 3. ed. São Paulo: Atheneu; 2013.

IRRITAÇÃO PLEURAL

Cláudia Gonçalves Magalhães
Vanessa de Lucas Oliveira
Wagner Willian Lopes

DEFINIÇÃO

Irritação pleural, pleurite ou pleurisia é a inflamação das pleuras, que pode ou não ser acompanhada de derrame pleural, o acúmulo de líquido na cavidade pleural. Quando esse líquido é infectado, denomina-se empiema, ou seja, há presença de pus na cavidade pleural.

APRESENTAÇÃO DA DOENÇA

Os sintomas mais comumente associados são: dor, dispneia e tosse. A dor provém do acometimento da pleura parietal, geralmente unilateral que irradia para o dorso, causada por processos inflamatórios, como nas pneumonias e na tuberculose pleural; é caracteristicamente do tipo ventilatório dependente e repentina. A dispneia está presente sempre que há dor, por estimulação dos nervos intercostais que causa limitação imposta aos movimentos ventilatórios na tentativa de diminuir a dor, ou quando há derrame pleural volumoso, por perda de área pulmonar. A respiração é rápida e superficial. A tosse que ocorre geralmente está relacionada com o estímulo de receptores da tosse, nas vias aéreas torcidas, pelo deslocamento mecânico das mesmas. O quadro clínico do paciente pode revelar, também, sintomas e sinais próprios da enfermidade que está determinando o derrame como neoplasia, tuberculose, pneumonia, entre outros.

Ao exame físico, pode-se perceber redução da expansibilidade do hemitórax comprometido e atrito pleural. Esse último é o sinal físico característico de som áspero, lembrando rangido, embora frequentemente esteja ausente. Quando se desenvolve derrame pleural, a dor pleurítica geralmente diminui. Nota-se, então, macicez à percussão, frêmito tátil ausente, murmúrio diminuído ou ausente e egofonia na borda superior do fluido.

PROPEDÊUTICA/DIAGNÓSTICO

História, exame físico e radiografia de tórax são recomendados para todos os pacientes com dor torácica pleurítica. A eletrocardiografia é útil, especialmente se houver suspeita clínica de infarto do miocárdio, embolia pulmonar ou pericardite. Quando essas outras causas significativas de dor pleurítica foram excluídas, o diagnóstico de pleurisia pode ser feito. Existem inúmeras causas de pleurisia, com pleurisia viral entre as mais comuns. Outras etiologias podem ser avaliadas através de testes diagnósticos adicionais em pacientes selecionados.[1]

Quando há suspeita de doença inflamatória pleural, o procedimento diagnóstico de escolha é a toracocentese. O procedimento analisa o líquido quanto às características bioquímicas, citológicas e bacteriológicas. Por meio dessa análise, chega-se ao diagnóstico. Sabe-se que as doenças inflamatórias da pleura resultam na produção de exsudato, rico em proteínas, enzimas e células, podendo ser hemorrágico, turvo ou purulento e frequentemente se coagulam em decorrência da presença de fibrinogênio, necessitando de investigação para estabelecimento do diagnóstico etiológico; diferente dos transudatos que geralmente são límpidos, amarelo-claros, não se coagulam espontaneamente e frequentemente não há necessidade de estudos laboratoriais adicionais e investigação.[2,3]

Análise da toracocentese:

1. Bioquímica:
   - Proteína e desidrogenase lática: utilizam-se principalmente para classificar os derrames em exsudatos ou transudatos.
   - Glicose: quando os valores estão abaixo de 50 mg/dL, sugere presença de empiema pleural, de artrite reumatoide, na tuberculose pleural e nos derrames neoplásicos.
   - Triglicerídeos: é solicitado quando o líquido pleural é turvo, espesso e esbranquiçado, com aspecto semelhante a leite condensado,

visualizado por ocasião da punção. Valores acima de 110 mg/dL caracterizam o diagnóstico de quilotórax.
- Amilase: sempre que houver a suspeita clínica de derrame causado por pancreatite, por exemplo, um derrame pleural crônico, localizado à esquerda, sem causa aparente.
- Adenosina deaminase (ADA): atividade da enzima pode elevar-se em alguns casos de derrame pleural e sua determinação tem sido empregada na elucidação dos derrames por tuberculose, situação em que seu valor estaria em níveis inconfundivelmente altos.

2. Citologia:
- Neutrófilos: um aumento predominante de neutrófilos, no líquido pleural, costuma ocorrer, quando a etiologia é infecciosa ou inflamatória.
- Linfócitos: linfocitose de 85% ou mais costuma estar presente na tuberculose pleural, nos linfomas e, ocasionalmente, nas neoplasias brônquicas.
- Células neoplásicas: o líquido pleural torna-se um sítio de células malignas, quando existe neoplasia pleural primária ou metastática, podendo o diagnóstico etiológico ser feito através da pesquisa de células neoplásicas no derrame.

3. Bacterioscopia:
- A busca de bactérias e fungos e do bacilo álcool-ácido resistente pode ser feita através de pesquisa direta e de cultura do líquido pleural.[4]
- No Brasil, a biópsia de pleura é feita no mesmo tempo cirúrgico da toracocentese quando há suspeita clínica de tuberculose ou câncer. A biópsia pleural é um procedimento auxiliar de extrema importância no diagnóstico das doenças da cavidade pleural. Os fragmentos podem ser obtidos por agulha ou sob visão direta através de toracoscopia ou toracotomia. O diagnóstico de derrame pleural neoplásico requer a demonstração citológica (no líquido pleural) ou histológica (no fragmento de pleura) de células neoplásicas.
- Uma vez que o diagnóstico de derrame pleural seja suspeitado, a partir das informações clínicas, torna-se necessária uma radiografia de tórax nas incidências posteroanterior (PA) e perfil. Ela irá confirmar a presença e a extensão do derrame, informar sobre a sua natureza livre na cavidade pleural ou loculado, bem como sobre a ocorrência ou não de outros envolvimentos torácicos (pulmonar, cardíaco ou mediastinal) associados. A radiografia em PA, no derrame pleural livre, caracteriza-se pela presença de um velamento homogêneo, com densidade de partes moles, localizado, inferiormente, no hemitórax, obliterando o ângulo do seio costofrênico e desenhando uma curva de convexidade para baixo, chamada curva de Damoiseau ou sinal do menisco (oposta ao ângulo doseio costofrênico). O achado radiológico de derrames pleurais maciços é frequente em pacientes com neoplasia.

TRATAMENTO

O tratamento da pleurisia consiste tipicamente no controle da dor com medicamentos anti-inflamatórios não esteroidais, bem como em tratamentos específicos direcionados à causa subjacente.[1]

Em casos de empiema, a toracocentese esvaziadora, seguida de "lavagem" da cavidade pleural com solução fisiológica e administração de gentamicina local, no tratamento inicial do empiema pleural (livre ou septado), mostrou-se um método eficaz, que traz mínimos riscos de complicação, diminui custos e permanência hospitalar, com possibilidade de abordagem por profissionais sem treinamento cirúrgico. O método pode, ainda, ser realizado com segurança na abordagem inicial em pacientes ambulatoriais, reservando-se os procedimentos mais invasivos apenas para os casos de falha terapêutica.[5]

Os métodos de tratamento da irritação pleural por neoplasia compreendem um amplo espectro, desde o tratamento não cirúrgico (simples observação ou tratamento com quimioterapia sistêmica para neoplasias responsivas), passando por métodos pouco invasivos (toracocenteses de repetição e as diversas formas de pleurodese, com ou sem o uso de pleuroscopia), até, excepcionalmente, métodos cirúrgicos de maior porte, como pleurectomia parietal com ou sem decorticação pulmonar. Na Figura 31-1, apresenta-se a conduta em relação ao derrame pleural neoplásico.[6,7]

Deve-se ressaltar que a pleurodese se constitui de uma instilação na cavidade pleural de substâncias esclerosantes, como os antineoplásicos (bleomicina), agentes cáusticos (nitrato de prata), antibióticos (tetraciclina e seus derivados doxiciclina e minociclina) e o talco, determinando uma intensa reação inflamatória aguda das superfícies pleurais, de rápida instalação (menos de 12 horas) e que resulta em intensa fibrose e sínfise do espaço pleural através de mecanismos ainda não completamente esclarecidos. Este processo pressupõe aposição das pleuras visceral e parietal, mediante drenagem de todo o líquido acumulado e reexpansão pulmonar. Os pré-requisitos, as principais condições de indicação e contraindicação da pleurodese são encontradas nos Quadros 31-1 a 31-3.[6] É frequentemente realizada para prevenir a recorrência de pneumotórax ou derrame pleural, e em particular para tratar efusões malignas.

Derrame pleural neoplásico recidivante e sintomático

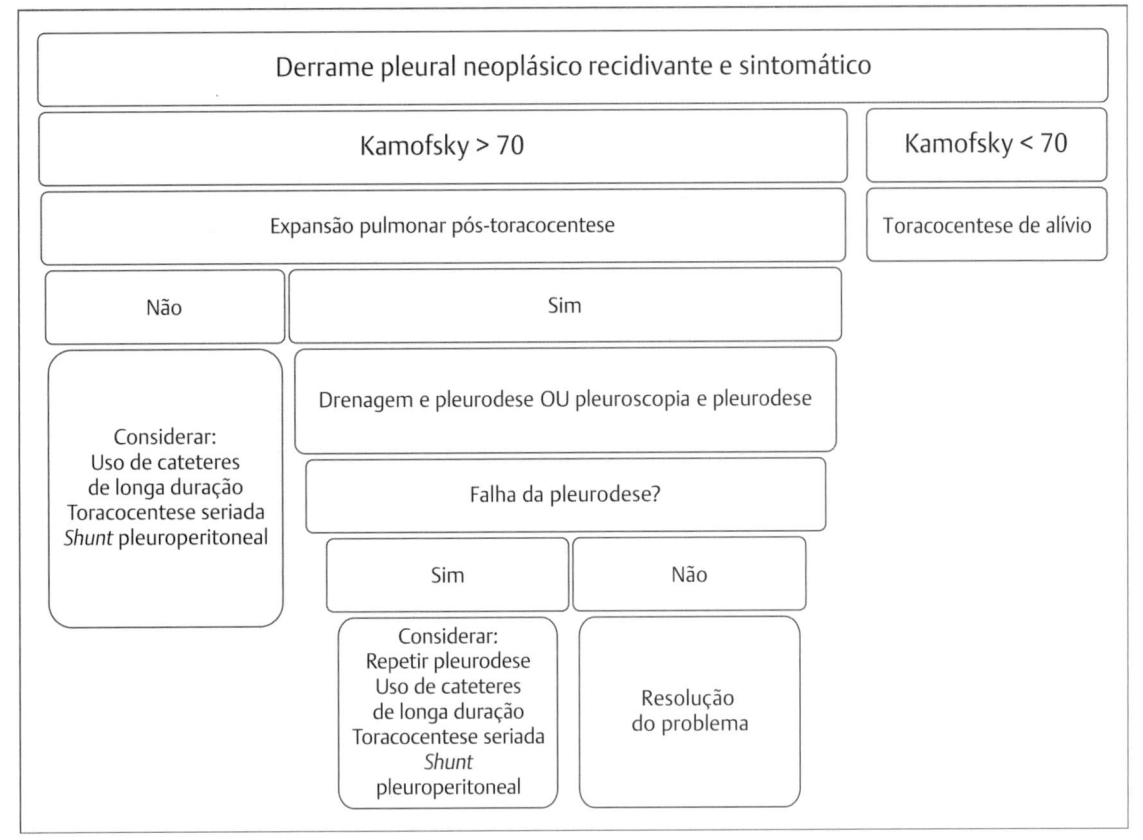

```
Derrame pleural neoplásico recidivante e sintomático
├── Kamofsky > 70
│   └── Expansão pulmonar pós-toracocentese
│       ├── Não
│       │   └── Considerar:
│       │       Uso de cateteres de longa duração
│       │       Toracocentese seriada
│       │       Shunt pleuroperitoneal
│       └── Sim
│           └── Drenagem e pleurodese OU pleuroscopia e pleurodese
│               └── Falha da pleurodese?
│                   ├── Sim → Considerar: Repetir pleurodese, Uso de cateteres de longa duração, Toracocentese seriada, Shunt pleuroperitoneal
│                   └── Não → Resolução do problema
└── Kamofsky < 70
    └── Toracocentese de alívio
```

Fig. 31-1. Conduta em relação ao derrame pleural neoplásico. (Fonte: J Bras Pneumol. 2006.)[6]

Quadro 31-1. Pré-Requisitos para a Realização de Pleurodese

A) Melhora clínica com remoção parcial ou total do derrame por toracocentese inicial
B) Natureza maligna do derrame inequivocamente determinada
C) Capacidade de reexpansão pulmonar pela ausência de obstrução brônquica, de encarceramento neoplásico do pulmão e de linfangite carcinomatosa

Fonte: J Bras Pneumol. 2006.[6]

Quadro 31-2. Indicações de Pleurodese

A) Derrames pleurais neoplásicos causados por tumores não responsivos a tratamento sistêmico
B) Derrames sintomáticos e cujos sintomas podem ser definidamente atribuídos ao derrame
C) Derrames recidivantes
D) Derrames neoplásicos com inequívoca evidência de capacidade de reexpansão pulmonar

Fonte: J Bras Pneumol. 2006.[6]

A resolução da tuberculose pleural pode ser espontânea, mesmo sem tratamento. A ausência de diagnóstico e tratamento pode levar, nos 5 anos subsequentes, à ocorrência de TB pulmonar e/ou extrapulmonar em 65% dos casos. A punção pleural deve ser realizada para colheita de material para exames diagnósticos e para alívio dos sintomas, não

Quadro 31-3. Contraindicações Absolutas e Relativas de Pleurodese

Absolutas:
- Ausência de melhora clínica pós-esvaziamento
- Reexpansão pulmonar inadequada (encarceramento pulmonar, obstrução brônquica ou linfangite carcinomatosa)

Relativas:
- Expectativa de sobrevida < 90 dias do derrame
- Neoplasia com disseminação metastática extensa
- Baixa capacidade de desempenho físico
- Extenso comprometimento do pulmão homolateral
- pH do líquido pleural < 7,3 ou glicose < 60 mg/dL

Fonte: J Bras Pneumol. 2006.[6]

sendo obrigatória a retirada total do líquido. O tratamento definitivo é quimioterápico, com esquemas padronizados para tuberculose: esquema I (2RHZ/4RH) durante 6 meses, esquema IR (2RHZE/4RHE) em casos de retratamento ou retorno após abandono, e esquema III (3SEZEt/9EEt) para os pacientes com falência ao esquema I comprovada com teste de sensibilidade.[8]

REFERÊNCIAS BIBLIOGRÁFICAS

1. Kass SM, Williams PM, Reamy BV. Pleurisy. Am Fam Physician. 2007;75:1357-64.

2. Antonangelo L, Capelozzi VL. Collection and preservation of the pleural fluid and pleural biopsy. J Bras Pneumol. 2006;32(Supl 4):S163-S169.
3. Trajman A, Belo MT, Teixeira EG, Belo Neto E, Rodrigues DF, Branco MMC. Efficacy of thoracentesis and pleural biopsy in the diagnosis of pleural inflammatory diseases: experience in an internal medicine Ward. J Pneumol. 2000;27(1):11-16.
4. Silva GA. Pleural Effusions: Pathophysiology and Diagnosis. Medicina, Ribeirão Preto, Simpósio: Doenças Pulmonares. abr/jun 1998;31:208-215.
5. Duailibe LP, Donatti MI, Müller PT, Dobashi PN. Treatment of empyema using thoracentesis with irrigation and intrapleural application of an antimicrobial agente. J Bras Pneumol mai/jun 2004;30(3).
6. Fernandes ALG, Stelmach R, Algranti E. Malignant pleural effusion. J Bras Pneumol. 2006;32(Supl 4):S182-S1899.
7. Sonoda A, Jeudy J, White CS, Kligerman SJ, Nitta N, Lempel J, Frazier A. Pleurodesis: indications and radiologic appearance. Jpn J Radiol. 9 March 2015;33(5):241-245.
8. Seiscento M, Conde MB, Dalcolmo MM. Tuberculous pleural effusions. J Bras Pneumol. 2006;32(Supl 4):S174-S81.

Seção
Gastroenterologia

DIARREIAS

Giuliana Schindler Fogaça
Raphael Maron Ramos

DEFINIÇÃO

A diarreia é uma doença que se caracteriza pelo aumento da quantidade e frequência das evacuações e diminuição da consistência das fezes, podendo apresentar algumas vezes muco e sangue (disenteria). Pode ser aguda (14 dias), persistente (14-29 dias) e crônica (> 30 dias). Pela diarreia, o organismo perde água e eletrólitos. Possui várias causas como: hipertireoidismo, remoção cirúrgica parcial de intestino ou estômago, secção do nervo vago em tratamento de úlceras, derivação de *bypass* cirúrgica do intestino, medicamentos, infecções por vírus (mais comum), bactérias ou parasitas, certos tipos de alimentos e estresse. Nas formas infecciosas, as principais bactérias envolvidas são *E. coli, Shiguela, E. histolytica*, enquanto os parasitas mais envolvidos são a ameba e a giárdia.

Neste livro, explicitaremos a avaliação mais detalhada da diarreia aguda.

DIARREIA INFECCIOSA

Definição

É uma diarreia decorrente da infecção do trato gastrointestinal por algum microrganismo patógeno. Infecções virais, *Escherichia coli, Salmonella, Campylobacter*, Entamoeba e Giardia se destacam entre as principais causadoras.

Os sintomas variam de acordo com o patógeno responsável pelo quadro, podendo haver diarreia invasiva (disenteria), com um quadro mais sistêmico, de febre, cólica, tenesmo, enterorragia, presença de pus nas fezes e leucocitose. Em casos de diarreia invasiva, os principais agentes causadores são: Shigella, *Salmonella, E. Coli* enteroinvasiva e *Clostridium difficile*.

Nas infecções virais, o quadro é de diarreia aquosa volumosa sem sangue ou pus, ausência de febre ou febre baixa e cólica intestinal.

Avaliação

É importante classificar a diarreia conforme a duração para definição de principais causas e tratamento específico, além do aspecto das fezes, principalmente para diferenciar diarreia invasiva (com muco e sangue) da não invasiva (aquosa, volumosa).

Além disso, atentar para sinais de alarme, pois estes pacientes necessitam de tratamento diferenciado.

Os principais sinais de alarme a serem avaliados são:

- Febre.
- Diarreia invasiva.
- Desidratação grave.
- Pacientes idosos ou imunossuprimidos.
- Rebaixamento do nível de consciência.

Tratamento

A) Medidas de suporte, hidratação e reposição eletrolítica:
- É indiscutivelmente a conduta mais importante no caso de diarreias agudas por qualquer causa.
- Sais de reidratação oral: dissolver um envelope em 1 litro de água e tomar em pequenas quantidades, durante todo o dia, enquanto durar a diarreia.
- Soro caseiro: para cada 1 litro de água, adicionar 3 g de sal (1 colher de chá) e 18 g de açúcar (6 colheres de chá).
- Orientar também, a ingestão de 2 litros por dia de outros líquidos (isotônicos, sucos, água de coco, água).
- A via nasogástrica é indicada em lactentes, crianças e adultos com desidratação moderada, que não toleram a ingestão oral, ou em crianças com estado mental normal que estejam muito fracas ou se recusem a beber adequadamente.
- A via parenteral com Ringer lactato e solução salina são indicados quando houver

desidratação grave, choque ou estado mental alterado e falha da terapia pela via nasogástrica. Descontinuar a reidratação quando o pulso, a perfusão e o estado mental se normalizarem e o paciente despertar. O déficit remanescente pode ser substituído pelo uso de SRO.

B) Antimicrobianos – indicados apenas quando há indícios de infecção **bacteriana**: (história clínica sugestiva, febre alta, presença de sangue ou pus).
Adultos:
1. Ciprofloxacina 500 mg – 1 caixa: tomar 1 comprimido de 12 /12 h, por 5 a 7 dias para adultos, 20-30 mg/kg/dia (dividido em 12/12 h) para crianças, sendo dose máxima de 1.500 mg/dia.
OU
2. Norfloxacin 400 mg – 1 caixa: tomar 1 comprimido de 12/12 h, por 5 dias.
OU
3. Azitromicina 500 mg – 1 caixa: tomar 1 comprimido a cada 24 h, por 3 dias.

Crianças:
1. Cefalosporina de terceira geração: para bebês < 3 meses de idade e outros com envolvimento neurológico.
OU
2. Ciprofloxacina 500 mg – 1 caixa: tomar 20-30 mg/kg/dia (dividido em 12/12 h), sendo dose máxima de 1.500 mg/dia.
OU
3. Azitromicina 500 mg – 1 caixa: tomar 10 mg/kg a cada 24 h, por 3 dias, sendo dose total máxima de 1.500 mg.

É indicado iniciar antibiótico antes do resultado dos exames nos seguintes casos:
- Bebês < 3 meses de idade com suspeita de etiologia bacteriana.
- Imunocompetentes com febre documentada em um ambiente médico e sintomas de dor abdominal, diarreia sanguinolenta e disenteria bacilar, com suspeita de *Shigella*.
- Pacientes com história de viagem internacional com febre ≥ 38,5°C e/ou sinais de sepse.
- Imunodeprimidos.

Obs.: Pacientes com suspeita de sepse e de febre entérica devem ser tratados empiricamente com terapia antimicrobiana de amplo espectro após coleta de sangue, fezes e cultura de urina. A terapia antimicrobiana deve ser reduzida posteriormente, de acordo com o antibiograma.

Obs.: Após identificado o agente causador, a terapia antimicrobiana deve ser modificada e direcionada para o combate de tal agente.

C) Antieméticos e antiespásmódicos:
1. Plasil, bromoprida, ondansetrona: 1 comprimido até de 6/6 horas, em caso de enjôo ou vômito.
2. Buscopan, tropinal: 1 comprimido (ou 40 gotas) em caso de dor abdominal, até de 6/6 horas.

D) Antitérmicos:
1. Dipirona ou paracetamol 500 mg – tomar 1 comprimido 6/6 h em caso de febre.

E) Probióticos:
- Indicados para reduzir a gravidade e duração dos sintomas em adultos imunocompetentes e crianças com diarreia infecciosa.
- Diversos disponíveis no mercado (floratil, florax, 20 bi, enterogermina...).
- A investigação diagnóstica de diarreias não agudas pode ser extensa, incluindo exames laboratoriais, de imagem e exames endoscópicos.

BIBLIOGRAFIA

Agência Nacional de Vigilância Sanitária. Bulário Eletrônico. Avaliable from: URL: http://www.anvisa.gov.br/datavisa/fila_bula/frmVisualizarBula.asp?pNuTransacao=13296422016&pIdAnexo=3143681. Accessed april 11, 2018.

Agência Nacional de Vigilância Sanitária. Bulário Eletrônico. Avaliable from: URL: http://www.anvisa.gov.br/datavisa/fila_bula/frmVisualizarBula.asp?pNuTransacao=11108192015&pIdAnexo=3012989. Accessed april 11, 2018.

Agência Nacional de Vigilância Sanitária. Bulário Eletrônico. Avaliable from: URL: http://www.anvisa.gov.br/datavisa/fila_bula/frmVisualizarBula.asp?pNuTransacao=6282892015&pIdAnexo=2743179. Accessed april 11, 2018.

Shane AL, Mody RK, Crump JA et al. 2017 Infectious Diseases Society of America Clinical Practice Guidelines for the Diagnosis and Management of Infectious Diarrhea. Clinical Infectious Diseases 2017;65:e45-e80.

ENTEROCOLITE PSEUDOMEMBRANOSA

Marcela Pires Andrade
Raphael Maron Ramos

DEFINIÇÃO
Doença inflamatória intestinal associada a destruição da microbiota anaeróbica fisiologicamente presente no trato gastrointestinal principalmente pelo uso prévio de antibióticos de amplo espectro (p. ex.: vancomicina, clindamicina, ampicilina e cefalosporinas). Patógeno mais comumente identificado é o *Clostridium difficile*. Pode ser causa tanto de diarreia aguda quanto crônica.

QUADRO CLÍNICO
A colite pseudomembranosa comumente cursa com febre (30 a 50% dos casos), dor abdominal (20 a 33%) e diarreia, que pode ser leve e autolimitada ou grave. A diarreia está associada à presença de melena (5 a 10%) e de muco (85%). Sangramento colônico oculto pode ocorrer. Leucocitose está presente em 40 a 60% dos pacientes.[2] No atual caso, o paciente apresentou todos esses sinais, sendo o sangramento oculto suspeitado devido à queda do hematócrito.

Em resumo:

- Diarreia aquosa com muco, 10-20 evacuações/dia (5º-10º dia de antibioticoterapia).
- Dor abdominal.
- Febre.
- Leucocitose.
- Se grave: ascite, hipoalbuminemia.
- Evolução mais grave: sepse, distúrbios hidroeletrolíticos, isquemia intestinal, megacólon tóxico e perfuração intestinal.

DIAGNÓSTICO
1. História clínica de imunossupressão ou uso de antibióticos de amplo espectro.
2. Detecção de toxinas A e B nas fezes pelo teste ELISA.
3. Colonoscopia com biópsia.
    - Pseudomembrana (elevações da mucosa) amarelo-esbranquiçadas, arredondadas, 1-2 mm (Fig. 33-1).

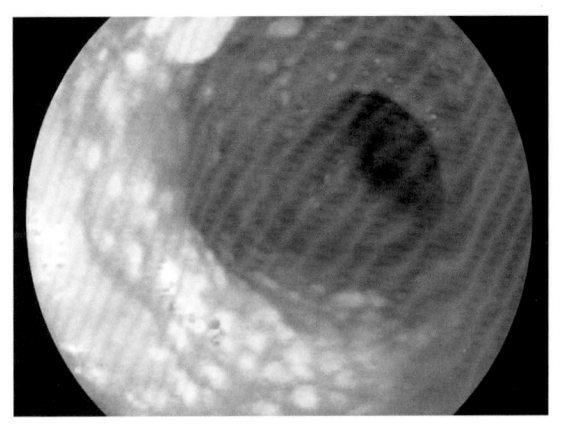

Fig. 33-1. Mucosa de sigmoide com espessa camada de fibrina (pseudomembranas) entremeada por mucosa de aspecto normal. (Ver *Prancha em Cores*.)

- Contraindicação: suspeita de megacólon tóxico ou perfuração intestinal.
3. Radiografia simples de abdome:
    - Inespecífico: dilatação de cólon e/ou intestino delgado.
    - Específico: espessamento nodular das haustrações.
4. Tomografia computadorizada: a tomografia computadorizada (TC) apresenta sensibilidade de 85%, entretanto, possui baixa especificidade (48%), o que dificulta o diagnóstico da colite pseudomembranosa (Fig. 33-2).

Tratamento
- Se leve ou moderado:
    - Medidas de suporte (hidratação, reposição de eletrólitos).
    - Avaliar suspensão de inibidores da bomba de prótons (omeprazol, pantoprazol...).
    - Antibiótico – metronidazol VO 400 mg de 8/8 horas de 10 a 14 dias.
- Se grave:
    - Vancomicina 250 mg VO 6/6 h por 10-14 dias.
    - Reposição de eletrólitos.

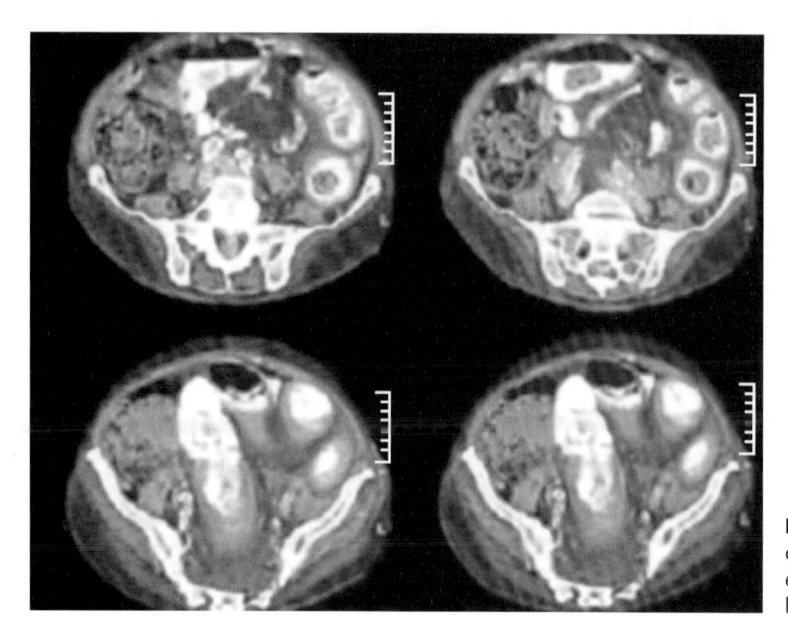

Fig. 33-2. Espessamento parietal difuso e concêntrico do hemicólon esquerdo e da ampola retal associado a borramento do meso adjacente.

- Descanso intestinal com sonda nasogástrica.
- Hiperalimentação proteica.
- Se vancomicina VO não puder ser utilizada:
  - Vancomicina ou metronidazol por SNG.
    OU
  - Vancomicina por enema de retenção (vancomicina 500 mg em 1 L de RL 8/8 h.
    OU
  - Metronidazol 500 mg EV 8/8 h.
- Se reicidiva: repetir esquema primário **OU** alternar metronidazol/vancomicina **OU** vancomicina prolongada (doses decrescentes 500-125 mg por 5-6 semanas) **OU** vancomicina 500 mg VO 6/6 h + rifampicina 600 mg 12/12 h por 14 dias.
- Probióticos (se disponível).

BIBLIOGRAFIA

Neves PO, Magalhães GP, Júnior SJ, de Paulo GA, Costa SMCR. Colite pseudomembranosa simulando abdome agudo cirúrgico – relato de caso. Rev Med Minas Gerais. 2018;18(1):63-66.

Quilici FA, Cordeiro F, Quilici LCM. Diarreia Associada a Antibióticos e Enterocolite Pseudomembranosa. In: Coelho JCU, editor. Aparelho Digestivo: Clínica e Cirurgia. 4. ed. São Paulo: Atheneu; 2005. p. 1147-52.

Secretaria da Saúde Governo do Estado do Paraná. (Doença Diarreica Aguda) Aspectos Gerais. Avaliable from: URL: http://www.saude.pr.gov.br/modules/conteudo/conteudo.php?conteudo=377. Accessed 11 April, 2018.

Sociedade Brasileira de Medicina de Família e Comunidade. Diarreia. Avaliable from: URL: http://www.sbmfc.org.br/default.asp?site_Acao=MostraPagina&PaginaId=514. Accessed 11 April, 2018.

CORPO ESTRANHO NO TGI

Isabela de Oliveira Meirelles
Flávia Travassos Oliveira
Raphael Maron Ramos

A ingestão de corpo estranho é uma emergência prevalente. Em aproximadamente 80% dos casos ocorre resolução espontânea, porém em 10-20% a intervenção endoscópica se faz necessária. Na presença de alto risco de perfuração por objetos pontiagudos ou direcionados para a parede do trato gastrointestinal (TGI), a cirurgia é a opção mais segura, representando 1% dos casos.[1-3]

A etiologia da obstrução varia de acordo com a faixa etária analisada, uma vez que em adultos a obstrução por corpo estranho está mais relacionada com impactação de conteúdo alimentar, osso, por exemplo, e quando relacionada com objetos, comumente se trata de paciente com quadro psiquiátrico ou retardo mental.[1,2] Aqueles que foram submetidos previamente à cirurgia, de laringe superior ou de TGI, ou apresentam comprometimento da motilidade esofágica, apresentam maior risco para impactação de corpo estranho pela alteração anatômica e funcional, respectivamente.[1]

O diagnóstico de ingestão de corpo estranho é iminentemente clínico e radiológico. O paciente adulto relata ingestão e sensação de desconforto, sendo que a definição da sua localização não condiz com a real localização. Na vigência de doença mental, outros sinais e sintomas podem auxiliar como: asfixia, sialorreia – sinal importante de obstrução, vômito, sibilância, dispneia.[2] Além disso, os raios X de tórax permitem visualizar, caso os corpos sejam radiopacos, porém osso de frango, bolo alimentar, objeto de metal, plástico e vidro são dificilmente visualizados.[1]

O manejo desses casos depende do tipo de material ingerido, do seu formato, localização e de como o paciente se apresenta clinicamente. A endoscopia digestiva alta (EDA) é um método diagnóstico e terapêutico, que pode ser aplicado neste contexto, por ser seguro, menos agressivo, apresentar menor taxa de complicação e maior chance de sucesso terapêutico, visto que a maioria terá passagem espontânea.[1,4] No entanto, no paciente assintomático e com o corpo estranho localizado no estômago, o tratamento conservador é o mais apropriado, pois, em suma, grande parte deles demora aproximadamente de 4 a 6 dias para passar.[2]

O Comitê de Normas Práticas da American Society for Gastrointestinal Endoscopy (ASGE) definiu o tempo necessário para remoção em emergente, urgente e em não urgente. As indicações emergentes são: obstrução esofágica proximal, evidenciada clinicamente pela incapacidade de deglutir suas próprias secreções, presença de bateria ou objetos pontiagudos no esôfago. As urgentes são: presença de objetos não pontiagudos ou afiados no esôfago, impactação alimentar sem obstrução completa, objetos pontiagudos no estômago ou duodeno, objeto com 6 cm de comprimento no duodeno proximal ou acima do mesmo e ímãs que podem ser alcançados pelo endoscópio. Por fim, quando há ingestão de moeda, objetos com 2,5 cm de diâmetro, pacientes assintomáticos portando bateria no estômago que permita observação até 48 horas, a intervenção endoscópica não exige caráter de emergência.[1,4]

A perfuração gastrintestinal é um evento raro, ocorrendo em menos de 1% dos pacientes. Porém quando ocorre, acomete principalmente regiões em que há angulação como na porção ileocecal e retossigmoide. Podendo também acometer apêndice e divertículo de Meckel. Clinicamente pode apresentar-se assintomático ou sintomático.[3]

Dentre as possíveis complicações que comprometem o esôfago, estão: ulceração da mucosa, hemorragia, esofagite, obstrução e perfuração. Os fatores que predispõem a perfuração são: EDA realizada 24 horas do início dos sintomas,[1,2] corpo estranho afiado e doença mental. Haja vista que a literatura preconiza a realização da endoscopia em até 6 horas, se não houver resolução espontânea. A abordagem cirúrgica nesse contexto é vista como primeira opção, uma vez que apresenta alto risco de perfuração esofágica.[1]

Essa entidade apresenta sintomatologia ampla e inespecífica, dificultando seu diagnóstico, porém a associação entre a clínica e a radiografia de tórax são os meios habitualmente utilizados na prática clínica. Os sinais e sintomas incluem: dor, dispneia, febre, enfisema, penumomediastino, náusea/vômito, pnemotórax, efusão pleural, hematêmese, disfagia, empiema.[5]

A perfuração pode acometer qualquer um dos três segmentos do esôfago (cervical, torácico, abdominal) e a conduta e sua agressividade de dependerão da localização. Não existe um padrão ouro para tratamento dessas lesões na literatura; porém, a partir da revisão de casos, o tratamento cirúrgico em comparação com o conservador, apresenta menores taxas de mortalidade, sendo assim mais indicado. As lesões do esôfago torácico têm o prognóstico agravado pela facilidade de contaminação do mediastino e da cavidade pleural, logo, devem ser manejadas de forma cuidadosa.[5]

Na vigência de perfuração mediada por corpo estranho, o manejo é feito pela limpeza do sítio cirúrgico, drenagem e reparação da ferida no mesmo tempo cirúrgico. A não realização do tratamento conservador está relacionada com o fato de que, como a perda de continuidade ocorreu na presença de conteúdo alimentar, aumentam-se as chances de contaminação, diferentemente de quando ela ocorre durante um procedimento endoscópico eletivo e o paciente encontra-se de jejum.[5]

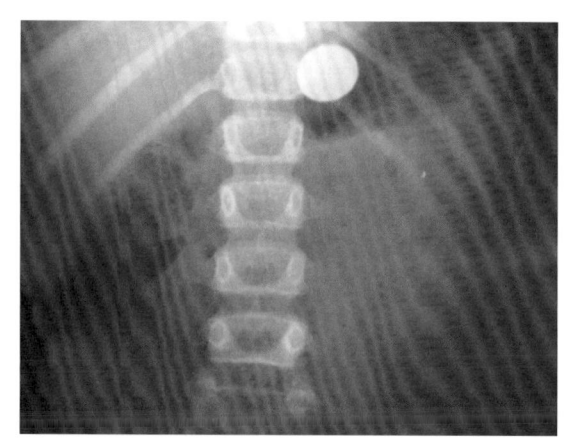

Fig. 34-1. Moeda intragástrica.

CONDUTA

Avaliação Inicial

- Colher o relato da ingestão, em relação a tempo e características do objeto (formato, tamanho, presença de pontas, material).
- Avaliar sinais de impactação esofágica (engasgo, recusa alimentar, sialorreia, dispneia).
- Estabilização do paciente se necessário.
- Radiografias de TGI para avaliar topografia do objeto (cervical lateral, tórax AP e perfil e abdome) – apenas para objetos radiopacos (Fig. 34-1).
- Tomografia apenas se sinais de complicação como perfuração.

Endoscopia Digestiva Alta

- *Indicação de exame imediato:* ingestão de bateria principalmente se impactada no esôfago, dois imãs ou imã + peça metálica, objetos cortantes, sinais de impactação esofágica (Fig. 34-2).
- *Exame em até 24 horas (urgência):* objetos com mais de 2,5 cm de diâmetro ou 6 cm de comprimento, persistência de objeto no estômago por mais de 24 horas, persistência de sintomas esofágicos mesmo após passagem do objeto.
- *Exame em mais de 24 horas (não urgentes):* objeto pequeno e rombo, impactação de alimento já resolvida, mas que necessita de avaliação em decorrência de sintomas (Quadro 34-1).

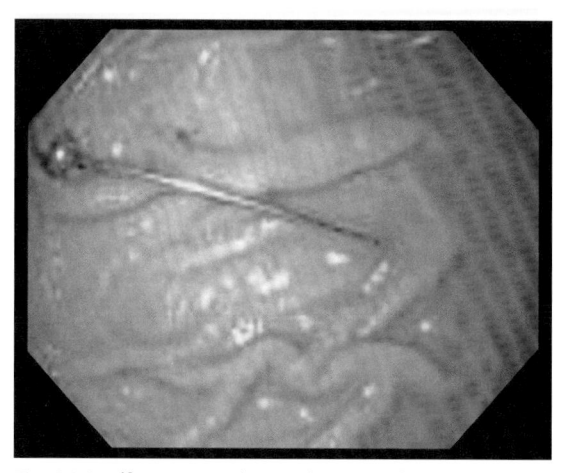

Fig. 34-2. Alfinete intragástrico. (Ver *Prancha em Cores*.)

Quadro 34-1. Indicação de Endoscopia Digestiva Alta de Acordo com a Prioridade

Quando	Indicação
Emergência	- Risco de aspiração ou obstrução VA - Objetos perfurantes, cortantes ou baterias no esôfago
Urgência	- Objetos no esôfago (não perfurocortantes ou bateria) - Objetos grandes que não ultrapassem o duodeno - Paciente sintomático - Alimento no esôfago com obstrução parcial
Não urgência	- Objetos rombos e pequenos no estômago (indicação se persistir no estômago) - Baterias pequenas (≤ 12 mm) no estômago - Impactação de alimento resolvida

Seguimento

- Orientar sinais de alarme (sialorreia, dor abdominal, hemorragia).
- Para objetos não retirados por endoscopia:
  - Pequenos e de baixo risco (rombos), não necessita seguimento.
  - Bateria – RX a cada 3-5 dias.
  - Objetos > 2,5 cm de largura ou 6 cm de comprimento – RX diário.

BIBLIOGRAFIA

ASGE Standards of Practice Committee, Ikenberry SO, Jue TL, Anderson MA, Appalaneni V, Banerjee S, Ben-Menachem T, Decker GA et al. Management of ingested foreign bodies and food impactions. Gastrointest Endosc. 2011;73(6):1085-91.

Geraci G, Giovanni S, Carlo D, Picciurro A, Modica G. Retrospective analysis of management of ingested foreign bodies and food impactions in emergency endoscopic setting in adults. BMC Emerg Med. 2016;16:42.

Goh BK, Chow PK, Quah HM, Ong HS, Eu KW, Ooi LL, Wong WK. Perforation of the Gastrointestinal Tract Secondary to Ingestion of Foreign Bodies. World J Surg. 2006;30(3):372-7.

Hasimoto CN, Cataneo C, Eldib R, Thomazi R, Pereira RS, Minossi JG, Cataneo AJ. Efficacy of surgical versus conservative treatmente in esophageal perforation. A systematic review of case series studies. Acta Cir Bras. 2013;28(4):266-71.

Ofosu A, Ramai D, Reddy M. Overtube-Assisted Foreign Body Removal: A Review of Endoscopic Management and Case Illustration. Cureus. 2017;9(9):1730.

ABDOME AGUDO

Carolina Piccinini Silva
Raphael Maron Ramos

DEFINIÇÃO

A expressão abdome agudo faz referência a dor e sensibilidade abdominal súbita ou de evolução progressiva que perdura por mais de 6 horas. Muitas vezes requer abordagem cirúrgica imediata.

É um dos quadros mais frequentes e importantes, principalmente em serviços de emergência.

APRESENTAÇÃO CLÍNICA

Em função da diversidade etiológica deste quadro, deve-se considerar primeiramente se está diante de uma condição clínica ou cirúrgica e, se cirúrgica, em qual tipo este se enquadra (Quadro 35-1). Podem existir diferenças no quadro clínico dependente do fator etiológico:

- *Inflamatório:* o agravamento e a localização da dor ocorrem com o tempo. Há defesa e descompressão brusca dolorosa no quadrante correspondente ao processo inflamatório e piora aos movimentos bruscos. O paciente pode apresentar sinais sistêmicos como febre, taquicardia e hipotensão.
- *Perfurativo:* a dor é súbita e intensa, com defesa abdominal e descompressão brusca dolorosa. Há derrame de conteúdo no peritônio gerando, irritação peritoneal.
- *Obstrutivo:* a dor é mais comumente do tipo cólica e periumbilical. Podem surgir sintomas associados como náuseas, vômitos, distensão abdominal e parada da eliminação de flatos e fezes.
- *Hemorrágico:* a dor é intensa, com rigidez e descompressão brusca dolorosa e pouca irritação peritoneal. Pode haver sinais de hipovolemia como hipotensão, taquicardia, palidez, sudorese, queda do nível de consciência.

Quadro 35-1. Podem Existir Diferenças no Quadro Clínico Dependente do Fator Etiológico

Inflamatório	Perfurativo	Obstrutivo	Hemorrágico	Vascular
Apendicite aguda	Úlcera péptica	Aderências/bridas	Gravidez ectópica rota	Colite isquêmica
Colecistite aguda	Câncer TGI perfurado	Hérnia encarcerada/estrangulada	Ruptura de aneurisma abdominal	Trombose/embolia mesentérica
Pancreatite aguda	Infecção TGI	Tumor TGI	Cisto hemorrágico ovariano	Trombose em veia porta
Colangite aguda	Síndrome de Boerhaave	Bolo de áscaris	Ruptura espontânea de baço	Torção no grande omento
Diverticulite aguda	Secundário a AA inflamatório	Corpos estranhos	Endometriose	Torção ovariana
Peritonites e abscessos	-	Volvo de sigmoide ou cecal	Necrose tumoral	Infarto esplênico
Doença inflamatória pélvica	-	Cálculo biliar	Divertículo sangrante	Doença de Buerger
-	-	Obstrução pilórica	Angiodisplasia	Hérnia estrangulada
-	-	Fecaloma	Ulceração intestinal	-
-	-	Doença inflamatória intestinal	Pancreatite hemorrágica	-
-	-	Intussuscepção	Síndrome de Mallory-Weiss	-

- *Vascular:* dor difusa, mal definida, havendo desproporção entre a dor e o exame físico. Pode ocorrer intensa reação peritoneal e íleo adinâmico difuso.

Exemplos de causas não cirúrgicas de abdome agudo: IAM, pneumonia, derrame pleural, crise falciforme, leucemia aguda, herpes-zóster, cetoacidose diabética, picada de cobras, fibromialgia.

DIAGNÓSTICO/CONDUTA
1. História clínica.
2. Exame físico completo e em especial do abdome.
3. Toque retal.
4. Exame ginecológico em paciente do sexo feminino.
5. Rotina radiográfica: RX tórax em PA, RX de abdome em decúbito dorsal e em posição ortostática.
6. Estudo laboratorial: hemograma completo, amilase, lipase, bilirrubina total e frações, TGO, TGP, GGT, fosfatase acalina, ureia, creatinina, eletrólitos, lactato.
7. Paciente do sexo feminino: beta HCG quantitativo.
8. EAS + PHQ.
9. Gasometria arterial.
10. USG abdome total.
11. Se não diagnosticada a causa com USG = TC.

HISTÓRIA CLÍNICA E EXAME FÍSICO
Principais meios para diagnóstico, principalmente no paciente colaborativo, características-chave devem ser coletadas como idade, história prévia, uso de medicamentos, características da dor, e sintomas associados, como vômitos, diarreia, anorexia e sintomas ginecológicos.

Em relação ao exame físico, é importante avaliar o aspecto geral do paciente, como posição antálgica, palidez cutânea, além de sinais clínicos como taquicardia, febre e hipotensão.

O exame abdominal específico deve iniciar com inspeção, onde é possível detectar hérnias, lesões características de herpes-zóster, além dos sinais de Cullen e Grey-Turner na pancreatite hemorrágica.

Após, deve ser realizada a ausculta, onde podem ser detectados, por exemplo, sopros em causas vasculares, peristaltismo de luta ou abdome silencioso especialmente em peritonites difusas.

Em relação à palpação, deve ser realizada com a menor força possível para induzir resposta e sempre iniciada no local de menor sensibilidade. Com a palpação é possível identificar massas, ascite, irritação peritoneal e sinais semiológicos que podem indicar uma entidade específica como:

- *Sinal de Blumberg:* dor abdominal transitória à descompressão brusca, indicando irritação peritoneal.
- *Sinal de Chandelier:* dor pélvica ou no abdome inferior à movimentação do colo uterino, indicando doença inflamatória pélvica.
- *Sinal de Courvoisier:* vesícula biliar palpável, que pode sugerir presença de tumor periampular.
- *Sinal de Murphy:* dor à inspiração enquanto se aplica pressão no hipocôndrio direito, sugerindo colecistite aguda.

Após anamnese e exame clínico detalhado, devem ser solicitados os exames complementares necessários, de acordo com as hipóteses diagnósticas aventadas.

TRATAMENTO
O tratamento do abdome agudo deve ser sempre direcionado à causa base, as causas não cirúrgicas (pancreatite, crise falcêmica nefrolitíase, dentre outras) devem ser compensadas com tratamento clínico, enquanto na presença de claros sinais de necessidade cirúrgica como irritação peritoneal, ou evidência de patologia cirúrgica aos exames complementares (apendicite aguda, úlcera perfurada e gravidez tubária rota, por exemplo).

Exemplo de Prescrição na Internação
1. Dieta Zero.
2. Repouso no leito.
3. SF 0,9% – 900 mL.
   Glicose 50% – 100 mL.
   KCL 20% – 10 mL.
   - Correr EV 8/8 h.
4. Buscopan® – 1 amp. de 6/6 horas se dor.
5. Plasil® – 1 amp. de 6/6 horas se enjôo ou vômito.
6. Ranitidina® – 1 amp AD – 10 mL – aplicar EV **lento** 12/12 h.
7. Monitorização dos sinais vitais.

Obs: Opção de analgesia:

- Tramadol 100 mg – 1 amp.
  SF 0,9% – 200 mL.
  - Correr EV em 30 minutos.
- Morfina 10 mg.
  ABD 10 mL.
  - Administrar 2 mL da solução e repetir de acordo com necessidade.

BIBLIOGRAFIA

Goldman L, Schafer AI. Goldman's Cecil Medicine. 24th Ed. Philadelphia: Elsevier Saunders; c2012. volume 1.

McNamara R, Dean AJ. Approach to acute abdominal pain. Emerg Med Clin North Am. 2011 May;29(2):159-73, vii.

Pitts SR, Niska RW, Xu J et al. National hospital ambulatory medical care survey: 2006 emergency department summary. National health statistics report; no. 7. Hyattsville (MD): National Center for Health Statistics; 2008.

Rhode L, Osvaldt AB. Rotinas em cirurgia digestiva. 2. ed. Porto Alegre: Artmed; 2011.

Souza HP, Utiyama EM, Andrade JI et al. Algoritmo no diagnóstico do abdome agudo: Conseso 9. Concensos do XXVI Congresso do Colégio brasileiro de Cirurgiões; 2005 jun 5-9; Rio de Janeiro, Brasil. Bol CBC. 2006;(ed.esp.):40-3. Disponível em: https://www.cbc.org.br/wpcontent/uploads/2013/06/cbc-boletim-informativo-consenso.pdf

OBSTRUÇÃO INTESTINAL

Rafael Andrade Schettino de Azevedo
Renato Lourenço de Medeiros
Ramon Coelho Caetano

INTRODUÇÃO

A obstrução intestinal aguda (OIA) corresponde a 15% de todas as admissões relacionadas com dor abdominal na emergência e representa 20% dos casos de abdome agudo cirúrgicos.

A OIA é classificada de acordo com o grau de oclusão do lúmen intestinal presente, podendo ser parcial ou completa. Além disso, pode ser dividida em simples (quando há preservação do fluxo sanguíneo) ou estrangulada (se houver comprometimento vascular). Se o fluxo intestinal estiver fechado em sua parte distal e aberto em sua parte proximal, essa será denominada OIA de alça aberta. Em contrapartida, se tanto o fluxo distal quanto o proximal estiverem bloqueados, a OIA será de alça fechada, que apresenta prognóstico pior do que a anterior.

Existem diversas etiologias para a obstrução intestinal, sendo as mais comuns descritas no Quadro 36-1. A prevalência dessas etiologias varia de acordo com o seu local de acometimento: intestino delgado ou cólon, descritos na Figura 36-1.

Quadro 36-1. Principais Causas de OIA

Extrínsecas:
- Aderências
- Hérnias
- Neoplasias (doenças malignas extraintestinais)

Intrínsecas:
- Doenças inflamatórias intestinais
- Doenças congênitas (p. ex., má rotação intestinal, atresia, estenose e duplicação intestinal)
- Neoplasias intestinais
- Trauma
- Outras (p. ex., intussuscepção intestinal, volvo e aganglionose)

Intraluminais:
- Bezoares
- Fezes/fecalomas

FISIOPATOLOGIA

A OIA leva ao acúmulo de gases e secreções próximo ao local de oclusão. Esse acúmulo gera aumento da pressão intraluminal e distensão do intestino, provocando alterações de motilidade. Inicialmente há aumento do peristaltismo progredindo para sua diminuição e relaxamento intestinal.

Essa diminuição da motilidade associada à estase causada pela própria oclusão promove crescimento bacteriano, especialmente de Gram-negativos entéricos e anaeróbios. Esse processo provoca aumento da translocação de bactérias e endotoxinas para a circulação sistêmica e linfática, podendo evoluir para sepse em alguns casos.

Com a persistência da obstrução intestinal e, consequentemente, com a elevação continuada da pressão intraluminal, a perfusão intestinal pode ser comprometida. Quando isso ocorre, o paciente pode desenvolver isquemia, necrose e perfuração, sendo essa condição mais frequente na OIA de alça fechada.

CLÍNICA

Os sintomas cardinais do paciente com OIA serão dor abdominal em cólicas, distensão abdominal, náusea e vômitos e alteração do hábito intestinal. Entretanto, os sintomas experimentados pelo paciente podem ser desproporcionais aos achados no exame físico.

Na anamnese, é importante atentar-se aos elementos da história patológica pregressa do paciente que podem auxiliar na elucidação do quadro, entre eles estão qualquer cirurgia abdominal prévia, câncer ou doença inflamatória intestinal. Em relação ao exame físico, é necessário inspecionar o abdome em busca de cicatrizes operatórias e peristalse de luta. Na ausculta abdominal, pode haver inicialmente aumento dos ruídos hidroaéreos (borborigmos) e, com a progressão da obstrução, sua diminuição ou ausência. O exame abdominal deve ser feito de forma cuidadosa para descartar hérnias encarceradas na virilha, triângulo femoral e forame obturador.

OBSTRUÇÃO INTESTINAL ALTA

- Aderências — 60%
- Neoplasias — 20%
- Hérnias — 10%
- Doença de Crohn — 5%
- Miscelânea — 5%

OBSTRUÇÃO INTESTINAL BAIXA

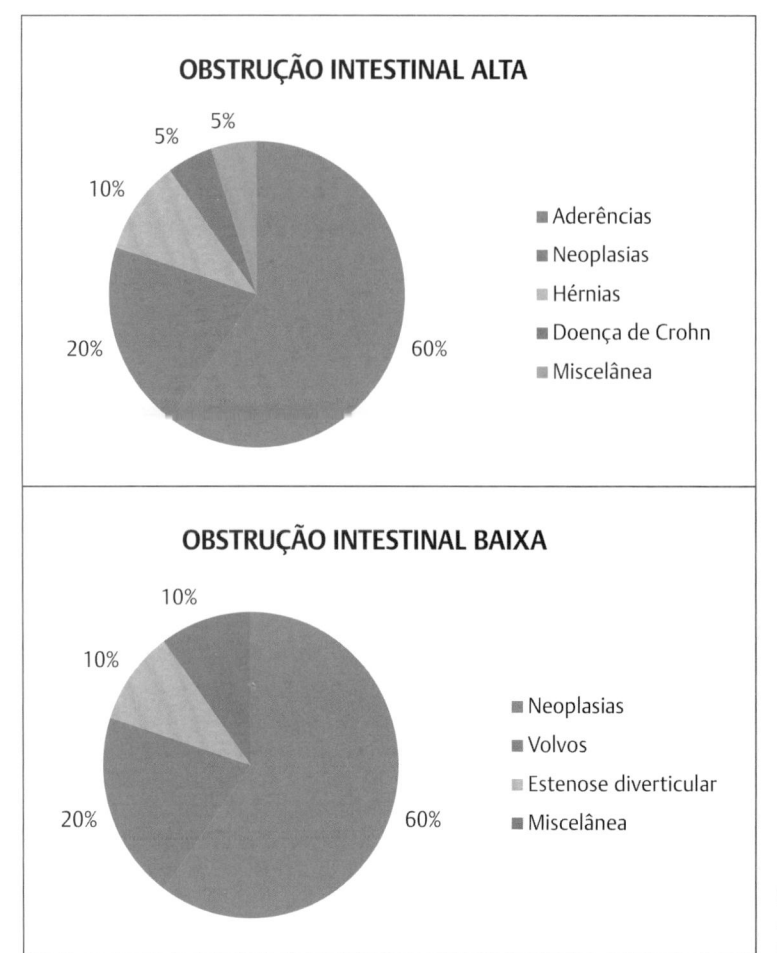

- Neoplasias — 60%
- Volvos — 20%
- Estenose diverticular — 10%
- Miscelânea — 10%

Fig. 36-1. Principais causas de OIA alta e baixa em adultos. (Ver *Prancha em Cores*.)

Por fim, a realização do toque retal é mandatória para a busca de massas intraluminais. Se a ampola retal estiver totalmente livre de fezes, haverá aumento da suspeita de obstrução intestinal. Caso seja verificado sangue na luva, a suspeita será de intussuscepção ou carcinoma. O toque retal também é útil para a retirada de fecalomas, situação mais frequente em pacientes idosos e acamados.

O local da obstrução interfere diretamente nas manifestações clínicas do paciente, como verificados no Quadro 36-2.

Outra diferenciação importante para a conduta clínica é avaliar se a OIA é completa ou incompleta. Nos casos de bloqueio parcial, o paciente pode continuar eliminando flatos e fezes, enquanto naqueles com bloqueio completo pode haver evacuação de conteúdo intestinal além da obstrução, com posterior parada da evacuação. No estágio inicial da obstrução pode haver relato de diarreia, secundária ao aumento do peristaltismo, com desenvolvimento posterior de obstipação. Logo, é importante ressaltar que se houver história de evacuações intestinais amolecidas, a obstrução intestinal completa não deve ser descartada.

A refratariedade de alguns sinais e sintomas apontam para OIA estrangulada, sendo eles: taquicardia, taquipneia, hipotensão, alteração do nível de consciência, oligúria, febre e leucocitose.

A diferenciação entre os quadros clínicos que geram dor abdominal é de suma importância, uma vez que existem inúmeras entidades que se assemelham, porém apresentam espectro de gravidade e condutas variáveis. No Quadro 36-3 estão

Quadro 36-2. Manifestações Clínicas Principais da OIA Alta e Baixa

	OIA alta	OIA baixa
Cólicas	Frequentes	Esparsas
Vômitos	Mais precoces e pronunciados, biliosos ou fecaloides	Mais tardios, fecaloides
Distensão abdominal	Menor	Maior
Ruídos hidroaéreos	Aumentados inicialmente e diminuídos ou ausentes posteriormente	Ausentes

demonstrados os principais diagnósticos diferenciais de OIA. Além disso, nas mulheres é importante descartar afecções ginecológicas, tais como doença inflamatória pélvica e gravidez ectópica rota.

EXAMES LABORATORIAIS E ESTUDOS RADIOLÓGICOS

Os exames laboratoriais não são úteis para efetivar o diagnóstico de OIA, mas a sua avaliação de forma seriada costuma ser importante para analisar o grau de hidratação do paciente e outras complicações associadas. Portanto, os exames devem incluir hemograma completo, sódio, cloro, potássio, bicarbonato ureia e creatinina.

A desidratação pode resultar em hipernatremia e hemoconcentração, que serão avaliadas pela contagem elevada do hematócrito. Vômitos e desidratação podem cursar com hipopotassemia, hipocloremia, elevação da relação ureia/creatinina e alcalose metabólica. Esses exames são essenciais para a adequação da hidratação e reposição hidroeletrolítica que deve ser realizada no paciente. Além disso, deve ser feita a leucometria, pois a presença de leucocitose é indicativa de estrangulamento.

Na maioria dos casos, o diagnóstico da OIA é realizado através da história clínica e exame físico meticulosos. Entretanto, as radiografias simples de abdome auxiliam na confirmação da suspeita clínica e na definição do local de obstrução. Essas radiografias devem incluir as incidências em ortostatismo e em posição supina. Os achados radiográficos das OIA alta ou baixa estão demonstrados no Quadro 36-4 e nas Figuras 36-2 a 36-5.

Diante da impossibilidade do diagnóstico imediato, pode-se recorrer à tomografia computadorizada (TC) de abdome. A TC é o exame mais sensível para detecção da obstrução intestinal, principalmente em obstruções completas e/ou obstruções altas. A acurácia da TC, no entanto, é menor nas obstruções de alça fechada e obstruções parciais do delgado. Além disso, esse exame é especialmente útil em caso de suspeita de obstrução extrínseca. A TC contrastada pode identificar isquemia ou necrose. As imagens de TC na OIA estão apresentadas nas Figuras 36-6 e 36-7.

Quadro 36-3. Diagnósticos Diferenciais de Obstrução Intestinal em Relação à Dor Abdominal

Diagnóstico	Instalação	Local	Padrão	Intensidade
Obstrução intestinal	Gradual	Mesogástrio	Espasmódica e contínua	Moderada à intensa
Apendicite	Rápida	Inicialmente difusa/mesogástrio com evolução para QID	Contínua	Moderada à intensa
Colecistite	Rápida	QSD	Localizada e em aperto	Intensa
Pancreatite	Rápida	Epigástrica ou dorsal	Localizada	Moderada à intensa
Diverticulite	Gradual	QIE	Localizada e contínua	Moderada à intensa
Úlcera péptica perfurada	Súbita	Epigástrica	Queimação inicialmente localizada com evolução para difusa	Intensa
Infarto mesentérico	Súbita	Mesogástrio/difuso	"Agonizante"	Intensa
Aneurisma roto	Súbita	Flancos, dorso ou difuso	"Em facadas"	Intensa
Gastroenterite	Gradual	Mesogástrio/difuso	Espasmódica	Leve à moderada

Quadro 36-4. Diferenças Radiográficas entre OIA Alta e Baixa

OIA alta	OIA baixa
- Distensão de alças de delgado ocupando o centro do abdome - Presença das válvulas de Kerckring ("moedas empilhadas") - Dois ou mais níveis hidroaéreos com ao menos 2,5 cm (níveis hidroaéreos em escadaria) - Ausência de ar no intestino grosso*	- Distensão do cólon na periferia do abdome - Presença de saculações ou haustrações - Ausência de ar na ampola retal*

*Ambas as situações refletem obstrução completa do segmento.

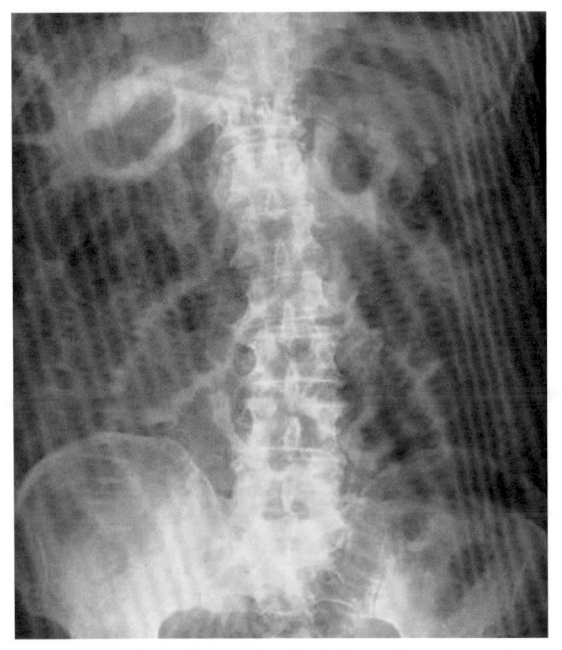

Fig. 36-2. Radiografia simples do abdome demonstrando válvulas coniventes (pregas de Kerckring) e distensão intestinal ocupando o centro do abdome, indicativos de obstrução do intestino delgado.

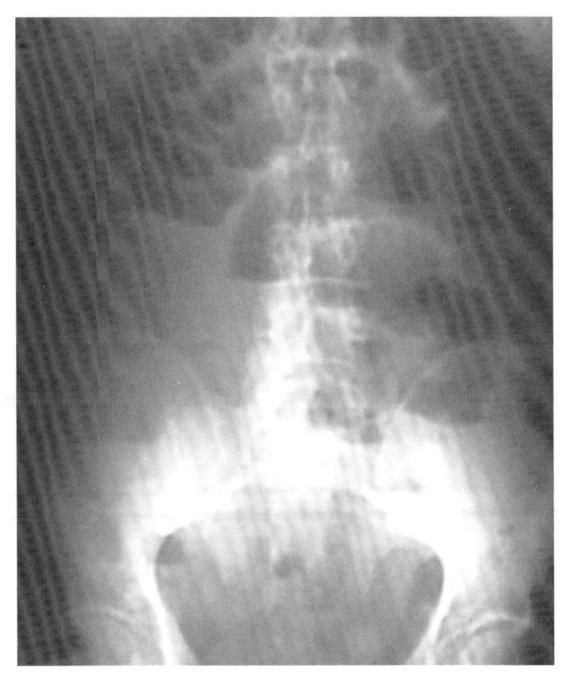

Fig. 36-3. Radiografia simples do abdome em ortostatismo demonstrando níveis hidroaéreos, compatíveis com o diagnóstico da OIA alta.

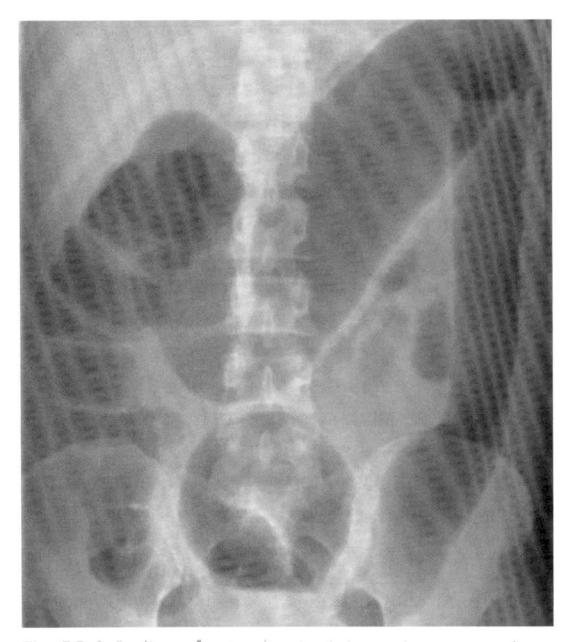

Fig. 36-4. Radiografia simples de abdome demonstrando haustrações e distensão intestinal periférica, achados característicos de obstrução do intestino grosso.

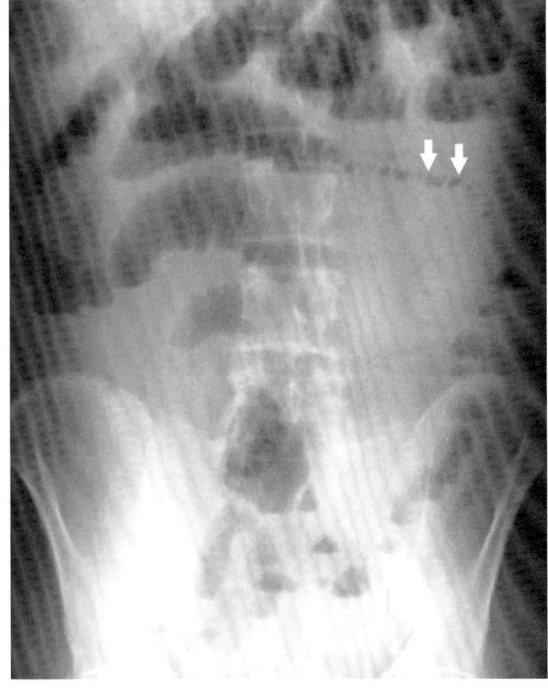

Fig. 36-5. Radiografia simples do abdome demonstrando o achado de "colar de pérolas", que reflete obstrução na transição entre o intestino delgado e o intestino grosso.

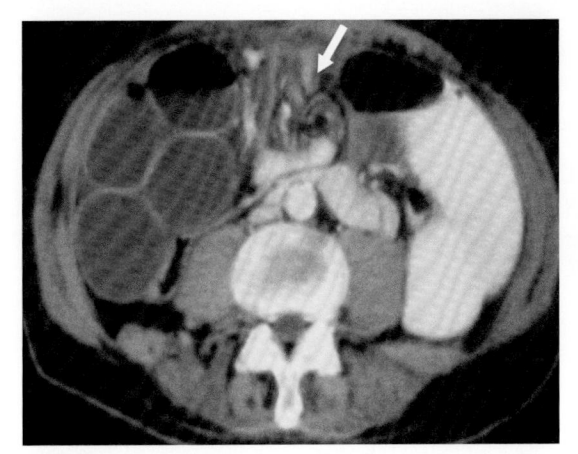

Fig. 36-6. TC de abdome demonstrando alças de intestino delgado distendidas e parada do contraste, refletindo aderências pós-operatórias.

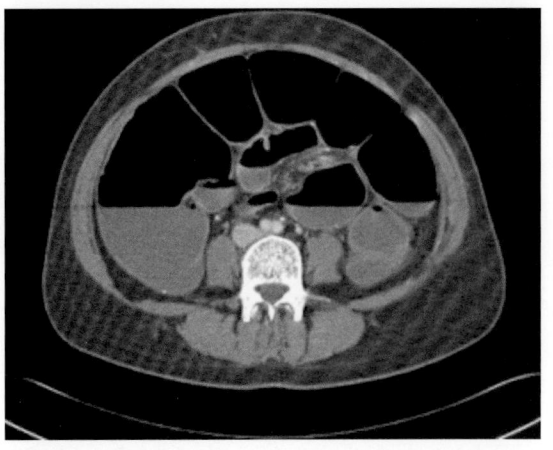

Fig. 36-7. TC de abdome demonstrando distensão do intestino grosso, indicativo de OIA baixa.

O exame ultrassonográfico é de difícil interpretação e não deve ser considerado, exceto em situações de contraindicação à exposição aos raios X, como gestantes.

TRATAMENTO

Inicialmente, todos os pacientes devem ser monitorizados e estabilizados o mais rápido possível, pois pacientes com OIA costumam estar desidratados e com desequilíbrio eletrolítico, necessitando de reposição venosa agressiva com solução salina isotônica ou Ringer lactato. O débito urinário deve ser avaliado com o uso de um cateter de Foley.

Deve-se realizar aspiração por sonda nasogástrica para descomprimir o estômago, diminuir a distensão abdominal, reduzir o risco de broncoaspiração e fornecer conforto ao paciente. Pode ser realizada antiobioticoterapia profilática com cobertura para bactérias Gram-negativas e anaeróbias, principalmente se o paciente apresentar sinais de estrangulamento.

Entre 60 a 85% dos pacientes com obstrução intestinal parcial podem ser manejados de forma conservadora. Esse tratamento clínico deve ser acompanhado de exames seriados e, após 48 horas (OIA alta) ou 24 horas (OIA baixa) deve-se avaliar se houve resolução do quadro. Se o paciente não apresentar melhora, será indicada laparotomia. A obstrução intestinal completa ou presença de estrangulamento representam indicação de laparotomia. Como as opções de tratamento cirúrgico são variáveis, é útil estabelecer um diagnóstico etiológico o mais próximo da realidade possível antes da realização cirurgia. Se o paciente apresentar obstrução precoce sem que haja suspeita de aderências extensas a abordagem laparoscópica pode ser indicada (Figs. 36-8 e 36-9).

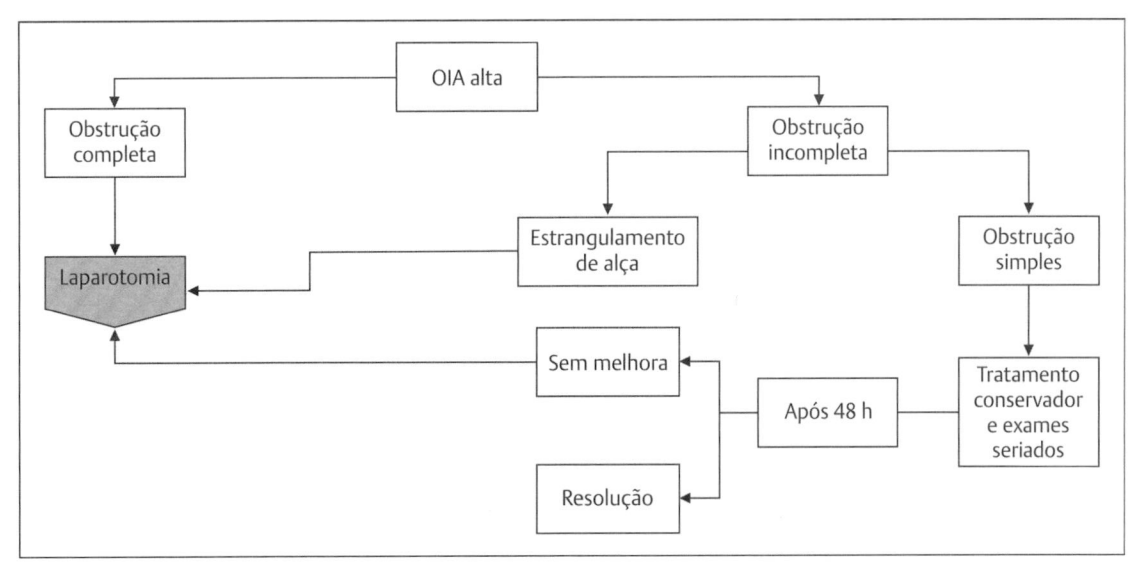

Fig. 36-8. Tratamento da obstrução de intestino delgado.

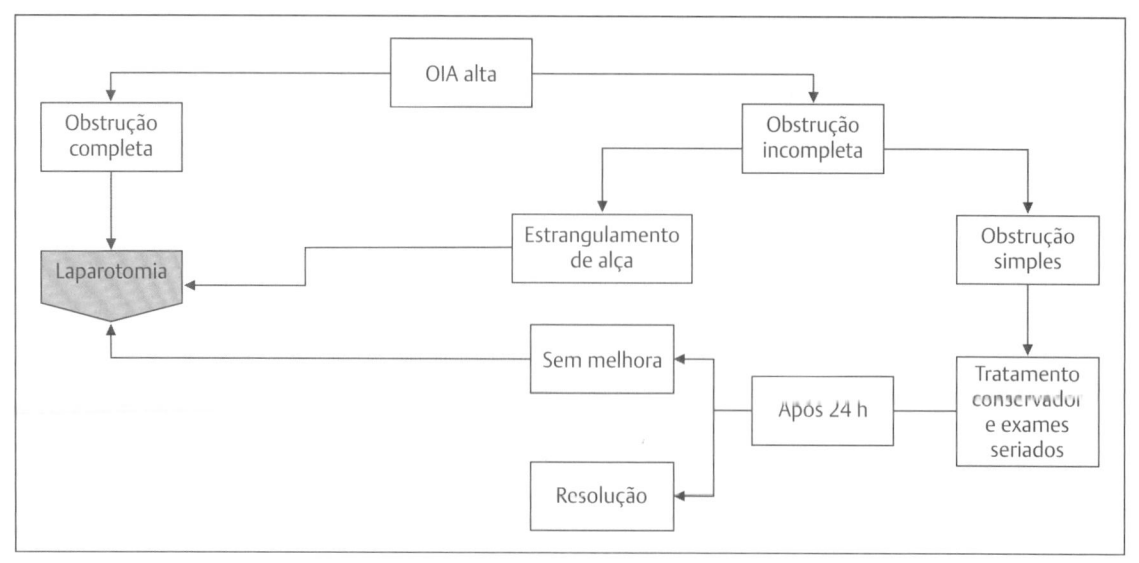

Fig. 36-9. Tratamento da obstrução de intestino grosso.

OBSTRUÇÕES INTESTINAIS FUNCIONAIS

- *Íleo paralítico:* trata-se de uma condição comum na prática clínica, ocorrendo principalmente em pacientes no pós-cirúrgico imediato ou em uso de fármacos opioides. Nesta afecção há parada de eliminação de gases e fezes sem que haja obstrução mecânica. O íleo paralítico cursa com náuseas vômitos, distensão abdominal e dor não cólica. Nesses pacientes, os sons intestinais estão ausentes ou diminuídos desde o início. Esses pacientes devem ser tratados com reposição venosa hidroeletrolítica e descompressão nasogástrica. Apesar de não haver terapia farmacológica comprovadamente eficaz, antagonistas do receptor opioide µ podem ser utilizados.
- *Síndrome de Ogilvie (pseudo-obstrução intestinal):* trata-se de grave dismotilidade de todo o trato gastrointestinal. Pode ser primária (distúrbios neuromusculares) ou secundária a doenças sistêmicas (como esclerodermia, diabetes melito, acidente vascular encefálico e doença de Parkinson) e pode ser classificada como aguda ou crônica. Não se sabe ao certo sua causa, mas hipóteses apontam para situações de hiperativação simpática. Costuma haver distensão abdominal, dor abdominal de caráter variável, alteração do hábito intestinal e, em casos mais graves, náuseas e vômitos. Antes de iniciar o tratamento, deve-se excluir a hipótese de obstrução mecânica com estudos baritados, TC e/ou laparoscopia. Seu tratamento é realizado com inibidores da acetilcolinesterase (neostigmina) que aumentam a atividade parassimpática, estimulando a atividade colônica. Há necessidade de monitorização cardíaca e deve haver disponibilidade imediata de atropina caso necessária. Em casos refratários, a anestesia peridural pode apresentar sucesso, uma vez que provoca bloqueio simpático.

VOLVO COLÔNICO

O volvo trata-se de uma condição na qual o cólon sofre uma torção sobre seu eixo mesentérico, resultando em uma obstrução completa ou parcial, afetando em graus variáveis o suprimento sanguíneo. A principal porção intestinal acometida é o sigmoide. Em relação aos achados radiográficos, eles costumam ser bastante característicos ou patognomônicos, permitindo o diagnóstico e tratamento adequado, como pode ser observado na Figura 36-10.

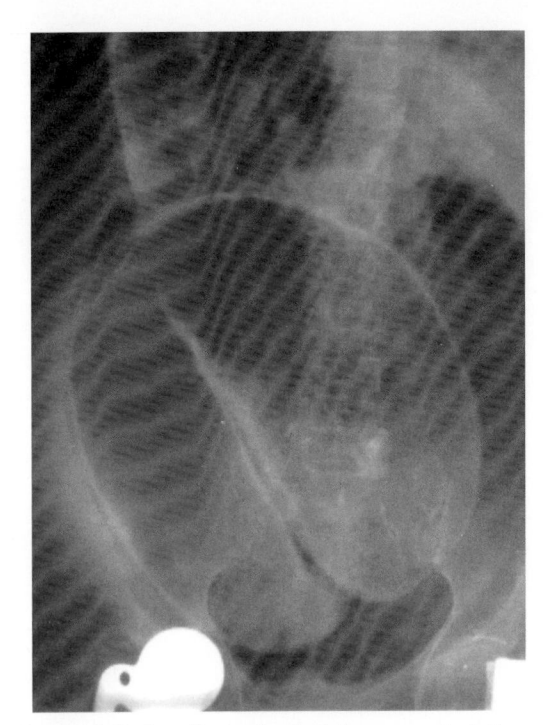

Fig. 36-10. Radiografia simples de abdome em ortostatismo demonstrando sinal do grão-de-café, patognomônico de volvo colônico.

O tratamento normalmente é efetuado com a passagem de um tubo retal por sigmoidoscopia ou colonoscopia. A descompressão bem-sucedida resulta em saída de gás e líquido imediatamente associada a redução na distensão abdominal. O volvo de ceco, entretanto, geralmente requer correção por laparotomia ou laparoscopia.

BIBLIOGRAFIA

Fry RD, Mahmoud NN, Maron DJ et al. Cólon e reto. In: Sabiston. Tratado de cirurgia: A base biológica da prática cirúrgica moderna. 19. ed. Saunders: Elsevier; 2015. p. 1295-380.

Gore RM, Silvers RI, Thakrar KH et al. Bowel obstruction. Radiol Clin N Am. 2015;53:1225-40.

Jacobs DO. Obstrução intestinal aguda. In: Kasper, Dennis L et al. Medicina interna de Harrison. 19. ed. Porto Alegre: AMGH; 2017. p. 1981-5.

Jaffe T, Thompson WM. Large-bowel obstruction in the adult: classic radiographic and CT findings, etiology, and mimics. Radiology. 2015;275:651-63.

Rami Reddy SR, Cappell MS. A systematic review of the clinical presentation, diagnosis, and treatment of small bowel obstruction. Curr Gastroenterol Rep. 2017;19:1-14.

HÉRNIAS DA PAREDE ABDOMINAL NA URGÊNCIA

Pedro Felipe de Souza Ker
Raphael Maron Ramos

DEFINIÇÃO

Protrusão anormal de um órgão ou tecido através de um defeito da parede abdominal. Podem ser classificadas quanto à localização: inguinal, femoral, epigástrica, umbilical e incisional (Fig. 37-1); ou quanto à redutibilidade: redutível, encarcerada e estrangulada.

- *Hérnia redutível:* conteúdo herniado reduz espontaneamente ou à manipulação.
- *Hérnia encarcerada:* saco herniado irredutível passiva ou ativamente.
- *Hérnia estrangulada:* conteúdo herniado com comprometimento vascular devido à obstrução arterial e venosa causada pelo orifício da hérnia. É uma emergência cirúrgica potencialmente fatal. Mais comuns: femorais e inguinais.

CLÍNICA

As manifestações clínicas de qualquer hérnia dependem da localização, da natureza do conteúdo herniado e da sua redutibilidade.

- *Hérnias redutíveis:* assintomáticas, exceto abaulamento e leve desconforto na região afetada.
- *Hérnias encarceradas:* abaulamento da parede abdominal irredutível, acompanhado de dor, vômitos, mas sem alterações cutâneas locais.
- *Hérnias estranguladas:* dor intensa em queimação na hérnia associada a sinais flogísticos na pele, seguida de sinais de obstrução intestinal (dor em cólica = peristaltismo de luta, parada da eliminação de gases e fezes, diminuição ou ausência dos ruídos hidroaéreos, abdome distendido e hipertimpânico, náuseas e vômitos). Pode haver perfuração espontânea, que ocasiona peritonite

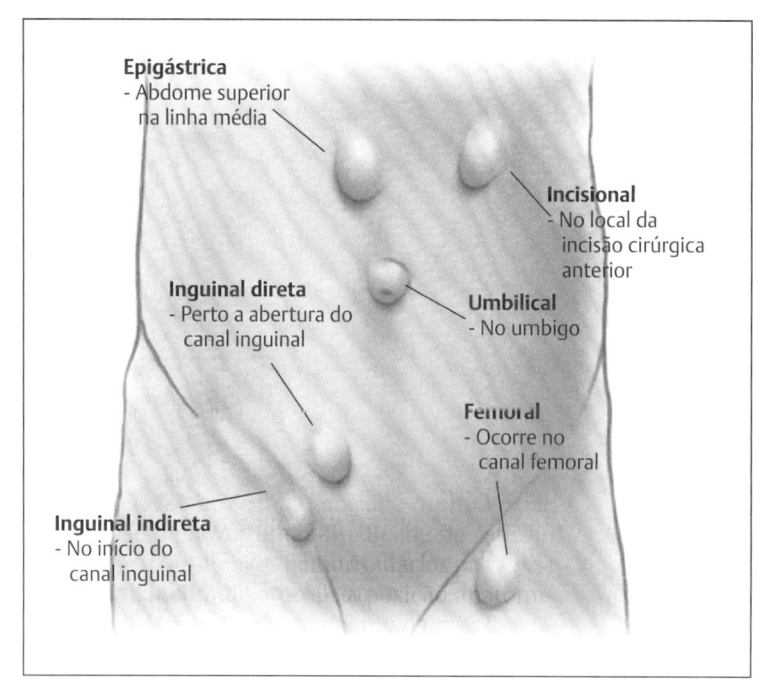

Fig. 37-1. Principais formas de apresentação.

difusa (dor e rigidez da parede abdominal difusamente, sepse).

DIAGNÓSTICO

Exame físico: abaulamento da região abdominal, visível ou mais proeminente à manobra de Valsalva.

- Se houver irredutibilidade associada – hérnia encarcerada.
- Se houver irrudutibilidade, sinais flogísticos e sinais de obstrução intestinal – hérnia estrangulada.
- Se houver irrudutibilidade, sinais flogísticos, sinais de obstrução intestinal e de peritonite difusa – hérnia estrangulada perfurada.

Obs.: O diagnóstico é essencialmente clínico, mas em caso de dúvida diagnóstica, pode ser solicitado USG.

CONDUTA

- Hérnia não complicada:
  - Cirurgia eletiva.
- Hérnia encarcerada:
  - Redutível – analgesia + cirurgia em 24-48 h.
  - Irredutível – cirurgia de urgência.
- Hérnia estrangulada:
  - *Solicitar:* rotina de abdome agudo (RX de abdome AP em decúbito dorsal e ortostase e de tórax PA em ortostase), hemograma, gasometria, eletrólitos e SNG para descompressão gástrica (nº 18 ou 20 para adultos).
  - *Prescrever:* dieta zero, hidratação venosa conforme conteúdo aspirado, correção de eletrólitos, analgesia, antiemético, ATB contra Gram-negativos e anaeróbios.

Sugestão de prescrição para hérnia estrangulada ou encarcerada:

1. Dieta zero.
2. SG 5% 500 mL: EV 6/6 h.
   NaCl 20% 10 mL: EV 6/6 h
   KCl 20% 10 mL: EV 6/6 h.
3. Dipirona 2-4 mL: EV 6/6 h
   ABD 10 mL: EV 6/6 h.
6. Ondansetrona 8 mg: EV 6/6 h.
7. Ciprofloxacino 400 mg: EV 12/12 h.
8. Metronidazol 500 mg: EV 8/8 h.
9. Sinais vitais 4/4 h.

Cirurgia de Emergência (Laparotomia) (Fig. 37-2)

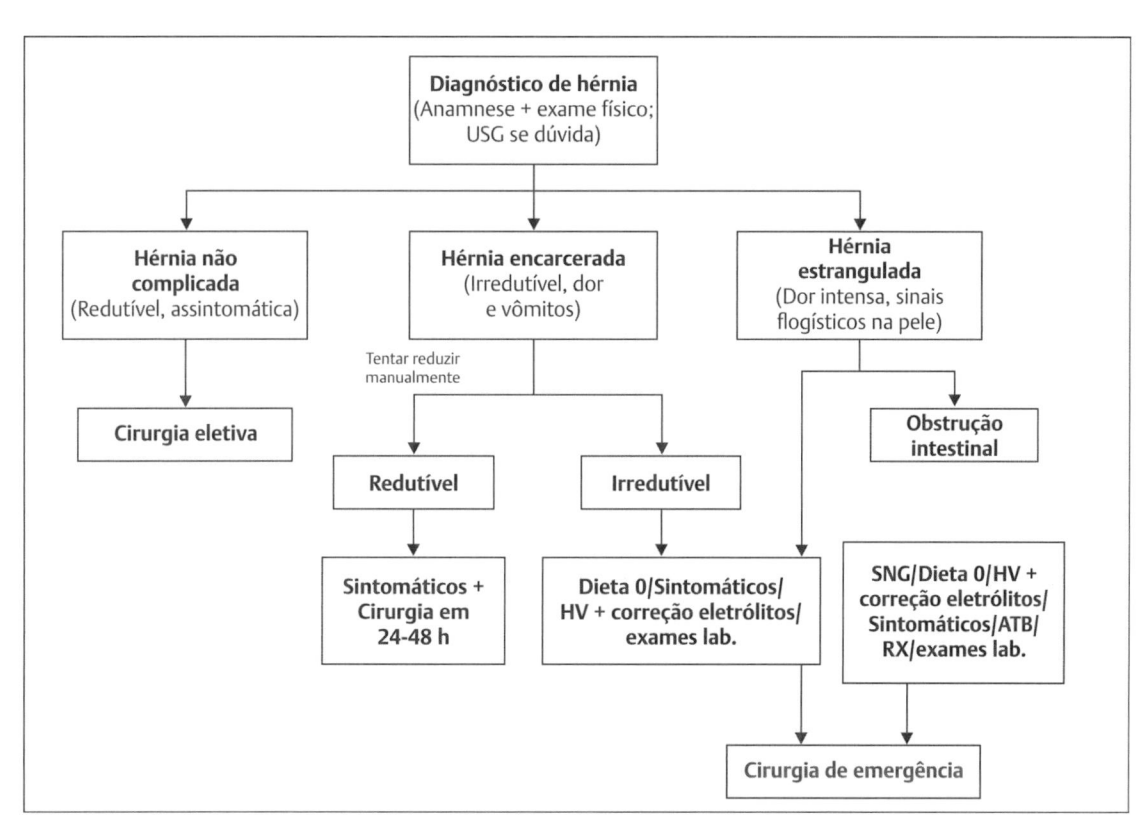

Fig. 37-2. Fluxograma de atendimento para as hérnias da parede abdominal.

BIBLIOGRAFIA

Porto CC, Porto AL. Semiologia Médica. 7. ed. Rio de Janeiro: Guanabara Koogan; 2014.

Townsend Junior CM, Beauchamp RD, Evers BM et al. Sabiston Textbook of Surgery. 20th ed. Philadelphia: Elsevier; 2017.

COLECISTITE AGUDA

Pedro Felipe de Souza Ker
Raphael Maron Ramos

DEFINIÇÃO
Inflamação aguda da parede da vesícula biliar, usualmente causada por obstrução do ducto cístico por cálculo biliar e acompanhada de infecção da bile.

CLÍNICA
- Cólica biliar (dor abdominal em epigástrio/hipocôndrio direito intermitente e predominantemente pós-prandial, que pode irradiar para a região interescapular e se tornar contínua e progressiva).
- Dor e interrupção da inspiração à palpação no ponto cístico (sinal de Murphy), associada a descompressão súbita dolorosa.
- Náuseas e vômitos.
- Febre (se houver infecção associada).
- Laboratório: leve aumento das enzimas hepáticas (TGO, TGP, FA) e da bilirrubina; leucocitose.

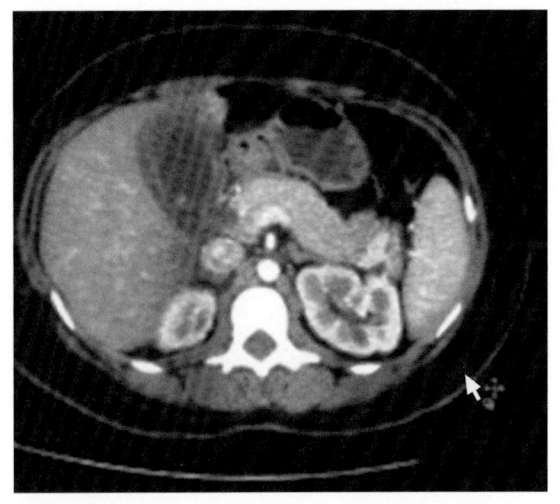

Fig. 38-2. Colecistite na tomografia computadorizada.

DIAGNÓSTICO
1. USG abdome cálculo na vesícula biliar + sinal de Murphy ultrassonográfico, vesícula em porcelana.
2. Dor abdominal típica (descrita anteriormente).
3. Avaliação laboratorial sugestiva (Figs. 38-1 e 38-2).

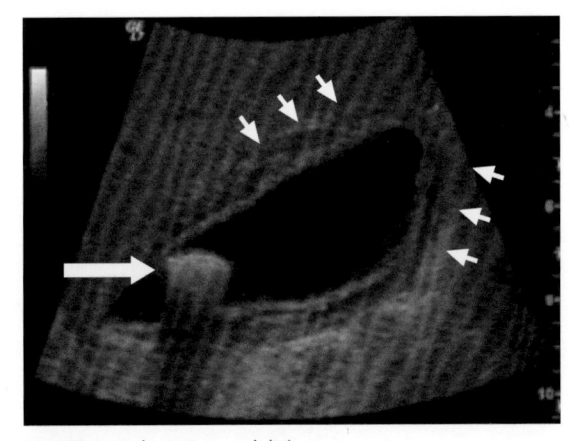

Fig. 38-1. Colecistite e colelitíase.

CONDUTA
- Internar.
- Solicitar:
  - B-HCG quantitativo para mulheres em idade fértil.
  - Rotina de abdome agudo (RX de abdome AP em decúbito dorsal e ortostase e de tórax PA em ortostase).
  - USG de abdome.
  - Tomografia computadorizada em casos de complicações ou suspeita de pancreatite.
  - Hemograma, PCR, coagulograma I e II, Ur, Cr, Na, K.
- Prescrever:
  - Dieta zero.
  - ATB de largo espectro contra Gram-negativos e anaeróbios (ciprofloxacino + metronidazol é o esquema mais comum).
  - Hidratação endovenosa e correção de eletrólitos.
  - Analgesia: analgésicos simples, AINEs, e, ocasionalmente, opioides.
  - Antiemético.

Sugestão de prescrição:

1. Dieta zero.
2. SG 5% 500 mL EV 6/6 h.
   NaCl 20% 10 mL: EV 6/6 h.
   KCl 20% 10 mL EV 6/6 h.
4. Cetoprofeno 100 mg EV 12/12 h.
   SF 0,9% 100 mL: EV 12/12 h.
5. Cloridrato de tramadol 2 mL EV 6/6 h.
   SF 0,9% 100 mL: EV 6/6 h.
6. Ondansetrona 8 mg: EV 6/6 h se náuseas ou vômitos.
7. Ciprofloxacino 400 mg: EV 12/12 h.
8. Metronidazol 500 mg: EV 8/8 h.
9. Sinais vitais 12/12 h.

Realizar colecistectomia:

- 48-72 h do diagnóstico.
- Laparoscópica é o padrão ouro.
- Risco cirúrgico elevado – colecistostomia seguida de colecistectomia eletiva.

BIBLIOGRAFIA

Kasper DL, Hauser SL, Jameson JL et al. Harrison's Principles of Internal Medicine. 19th ed. New York: Mc Graw Hill Education; 2015.

Monteiro AM, Lim CMAO. Ribeiro EB, Diagnóstico por imagem no abdome não traumático. Braz J Health Biomed Scienc. 2009;8(1):11-30.

Townsend Junior CM, Beauchamp RD, Evers DM et al. Sabiston Textbook of Surgery. 20th ed. Philadelphia: Elsevier; 2017.

PANCREATITE AGUDA

Pedro Felipe de Souza Ker
Marcelo Barros Weiss
Raphael Maron Ramos

DEFINIÇÃO
Processo inflamatório agudo do pâncreas, envolvendo a glândula, tecidos peripancreáticos e, eventualmente, órgãos à distância. Possui diversas causas, sendo as mais comuns a litíase biliar e o etilismo
 Pode ser leve (80% dos casos) ou grave (20% dos casos).

CLÍNICA
- Dor abdominal epigástrica em barra, intensa e contínua, podendo irradiar para o dorso.
- Náuseas e vômitos.
- Distensão abdominal, com parada de eliminação de gases e fezes (RHA ↓ ou Ø).
- Febre e calafrios.
- Casos graves: comprometimento do estado geral e sinais vitais (taquicardia, taquipneia, hipotensão), SRIS, cianose, equimose em flancos e/ou periumbilical (raro).
- Laboratório: elevação da amilase e lipase (3× valores normais, sendo a lipase mais específica; os níveis elevados de lipase não são proporcionais à gravidade do paciente), leucocitose hiperglicemia, hemoconcentração, elevação das enzimas hepáticas (FA, TGO, TGP), elevação da ureia e creatinina.
- Ocasionais: hiperbilirrubinemia, hipertrigliceridemia.

DIAGNÓSTICO
Pelo menos 2 dos seguintes critérios:

1. Dor abdominal típica no epigástrio, em barra, podendo irradiar para o dorso, de forte intensidade, acompanhada ou não de vômitos e anorexia.
2. Elevação da lipase e/ou amilase séricas em 3× dos valores normais.
3. Achados de imagem confirmatórios de pancreatite aguda (TC/USG/RNM) – (Fig. 39-1).

CLASSIFICAR A GRAVIDADE
Objetivo: triagem e direcionamento do paciente para os níveis de tratamento.

- Escores baixos – enfermaria.

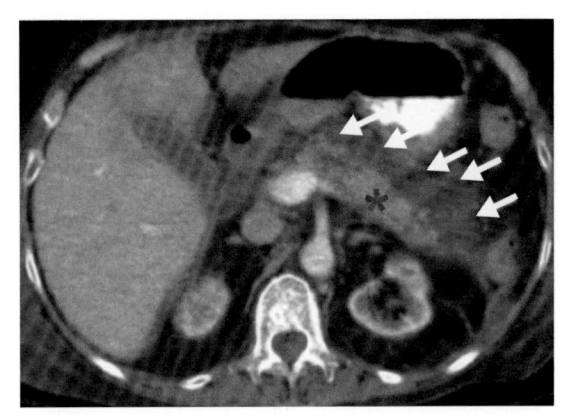

Fig. 39-1. Pancreatite. TC com contraste em pâncreas com dimensões aumentadas apresentando necrose (setas). Área de parênquima pancreático normal (asterisco).

- Escores altos – CTI.
- Existem diversos critérios destinados à avaliação da pancreatite, porém nenhum deles deve substituir a avaliação clínica criteriosa e contínua.

Atlanta e Atlanta Revisado
É o critério mais utilizado e de mais fácil aplicação (Quadros 39-1 e 39-2).

Quadro 39-1. Critérios de Atlanta para Diagnóstico de Pancreatite Aguda Grave

Falência orgânica
▪ Choque: pressão sistólica < 90 mmHg
▪ Insuficiência respiratória: PO_2 < 60 mmHg
▪ Insuficiência renal: creatinina > 2 mg/dL
▪ Hemorragia digestiva: > 500 mL/24 h
Complicações locais
▪ Necrose
▪ Abscesso
▪ Pseudocisto
Fatores de pior prognóstico
▪ 3 ou mais critérios de Ranson
▪ Apache II > 8 pontos

Ranson

Feito na admissão e 48 horas após a terapêutica. Se mais que três critérios presentes – pancreatite aguda grave (Quadro 39-3).

APACHE II

Serve para qualquer paciente em estado grave, independente da patologia (Quadro 39-4).

Quadro 39-2. Classificação de Gravidade

Gravidade da pancreatite	Falência orgânica e complicações locais e sistêmicas
Leve	▪ Sem falências ▪ Sem complicações
Moderada	▪ Falência orgânica que resolve em 48 horas ▪ Complicações locais e sistêmicas sem persistência do quadro
Grave	▪ Falência orgânica persistente

Quadro 39-3. Critérios de Ranson

Admissão	PA alcoólica e outras	PA biliar
Idade	> 55 anos	> 70 anos
Leucócitos	> 16.000/mm³	> 18.000/mm³
Glicemia	> 200 mg/100 mg	> 220 mg/100 mg
LDH	> 350 U/L	> 250 U/L
TGO	> 250 U/L	> 250 U/L
48 horas		
Hematócrito	↓ 10%	↓ 10%
Nitrogênio	↑ 5 mg/100 mg	↑ 2 mg/100 mg
Cálcio	< 8 mg/100 mg	< 8 mg/100 mg
PO$_2$	< 60 mmHg	
BE	< -4 mEq/L	< -5 mEq/L
Sequestro hídrico	> 6.000 mL	> 4.000 mL

Quadro 39-4. APACHE II

Sistema de classificação de gravidade APACHE II										
A	4	3	2	1	0	1	2	3	4	
T retal (°C)	> 40,9	39-40,9		38,5-38,9	36-38,4	34-35,9	32-33,9	30-31,9	< 30	
PAM	> 159	130-159	110-129		70-109		50-69		< 50	
FC	> 179	140-179	110-129		70-109		55-69	40-54	< 40	
FR	> 49	35-49		25-34	12-24	10-11	6-9		< 6	
SatO$_2$	> 499	350-499	200-349		< 200					
SiFiO$_2$ ≥ 0,5 SiFiO$_2$ ≤ 0,5					> 70	61-70		56-60	< 56	
pH art.	> 7.69	7.60-7.69		7.50-7.59	7.33-7.49		7.25-7.32	7.15-7.24	< 7.15	
Na (mmol/l)	> 179	160-179	155-159	150-154	130-149		120-129	111-119	< 111	
K (mmol/l)	> 6,9	6,0-6,9		5,5-5,9	3,5-5,4	3,0-3,4	2,5-2,9		< 2,5	
Cr (mg/dl)	> 3,4	2-3,4	1,5-1,9		0,6-1,4		< 0,6			
Ht (%)	> 59,9		50-59,9	46-49,9	30-45,9		20-29,9		< 20	
GB (×1000)	> 39,9		20-39,9	15-19,9	3-14,9		1-2,9		< 1	
Soma de pontos (A) = 0 a 4 pontos por cada item, consoante valores										
Escala de coma de Glasgow (B)					**Índice da idade (C)**					
Avaliação da abertura ocular/avaliação da resposta verbal/ avaliação da resposta motora					Idade em anos < 45 anos: 0 pontos 45-54: 2 pontos					
Soma de pontos (B) = 15- Escala de coma de Glasgow atual					55-64: 3 pontos 65-74: 5 pontos ≥ 75: 6 pontos					
Condições crônicas (D)										
Comorbidades: ▪ Sem história de condições crônicas: 0 pontos ▪ Com história de condições crônicas, se o doente for admitido após cirurgia eletiva: 2 pontos ▪ Com história de condições crônicas, se o doente for admitido por cirurgia de urgência ou por outro motivo: 5 pontos										
Escore APACHE II = somatório de A + B + C + D										

Independente destes *scores*, alguns dados clínicos devem chamar a atenção, pois predispõe a pior evolução:

- Idade > 55 anos.
- Obesidade.
- Derrame pleural.
- Insuficiência orgânica (hipoxemia, alteração de nível de consciência, hipotensão, redução da diurese).
- Comorbidades.
- PCR persistentemente elevada.

Os sinais de Cullen e Grey Turner indicam pancreatite necro-hemorrágica como sinais clínicos importantes (Figs. 39-2 e 39-3).

CONDUTA
- Internar.
- Solicitar:
  - Amilase, lipase, hemograma, glicemia, Ur, Cr.
  - Gasometria arterial.
  - USG de abdome.
  - TC de abdome somente após 3-5 dias sem resposta a terapia de suporte clínico, à procura de complicações locais (necrose pancreática, pseudocisto, ruptura do ducto pancreático, complicações perivasculares).
  - CPRE (24-48 h) + colecistectomia se suspeita de coledocolitíase.
- Prescrever:
  - Ressucitação volêmica – é a conduta que mais impacta em morbimortalidade, *bolus* inicial de 20 mL/kg em 30-45 minutos, seguido de 2 mL/kg/h nas primeiras 24 horas se não houver contraindicações.

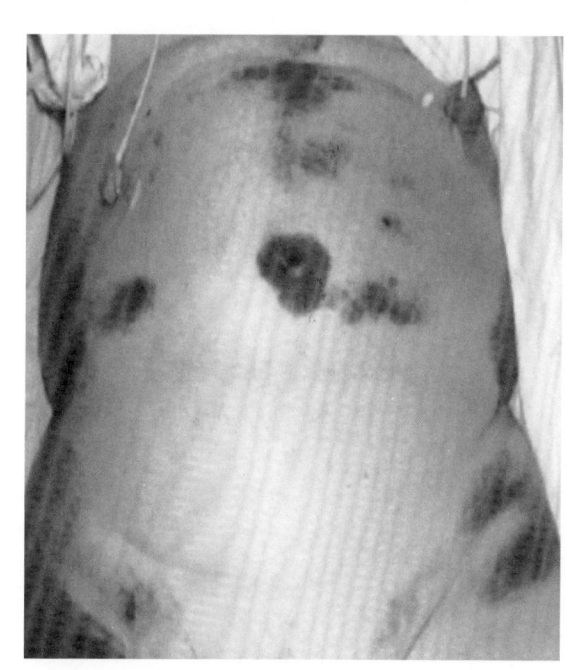

Fig. 39-2. Sinal de Cullen. (Ver *Prancha em Cores*.)

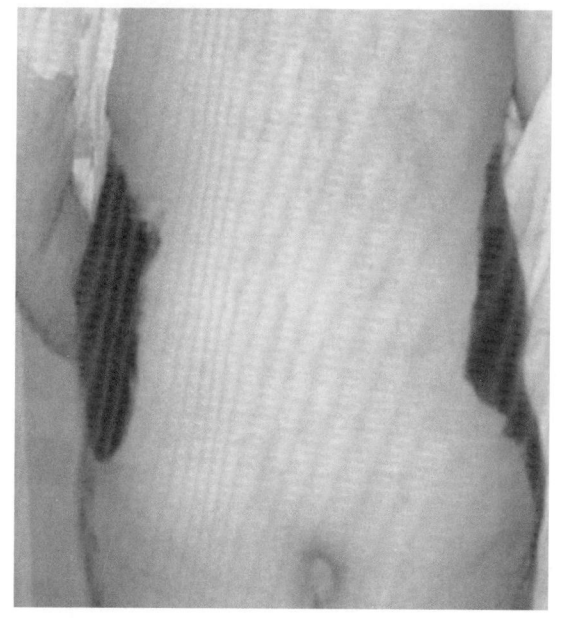

Fig. 39-3. Grey Turner. (Ver *Prancha em Cores*.)

- Repouso alimentar por 2-3 dias – retornar alimentação o mais precocemente de acordo com a tolerância do paciente (sempre tentar da via menos invasiva para a mais invasiva VO → SNE, → sonda pós-pilórica...).
- Correção de eletrólitos.
- Analgesia de acordo com a intensidade da dor.
- **Importante – antibiótico apenas se evidência de necrose pancreática infectada, estando proscritos em pancreatite leve ou como profilaxia.**

Sugestão de prescrição:

1. Dieta zero: importante liberar dieta assim que paciente tolerar alimentação.
2. Ringer lactato ou soro fisiológico 15-20 mL/kg (ataque) + 200-250 mL/h.
3. Dipirona 2-4 mL: 6/6 h.
   ABD 10 mL: EV – 6/6 h.
4. Cetoprofeno 100 mg: EV 12/12 h.
   SF 0,9% 100 mL: EV 12/12 h.
5. Cloridrato de tramadol 2 mL: 6/6 h.
   SF 0,9% 100 mL: EV 6/6 h.
6. Ondansetrona 8 mg: EV 6/6 h.
7. Sinais vitais e glicemia capilar 6/6 h.

BIBLIOGRAFIA
Kasper DL, Hauser SL, Jameson JL et al. Harrison's Principles of Internal Medicine. 19th ed. New York: Mc Graw Hill Education; 2015.

Monteiro AM, Lim CMAO. Ribeiro EB, Diagnóstico por imagem no abdome não traumático. Braz J Health Biomed Scienc. 2009;8(1)11-39.

PubMed. MeSH. Avaiable from: URL: https://www.ncbi.nlm.nih.gov/mesh/ 68010195. Accessed November 1, 2018.

APENDICITE AGUDA

Pedro Felipe de Souza Ker
Raphael Maron Ramos

DEFINIÇÃO
Inflamação aguda do apêndice vermiforme, geralmente causada por obstrução deste órgão, seja por fecalito, seja por hiperplasia linfoide (dentre outras etiologias). É a causa mais comum de abdome agudo cirúrgico.

CLÍNICA
1. Dor abdominal:
   - Inicialmente mal localizada (periumbilical) que migra para fossa ilíaca direita (ponto de McBurney). A localização da dor pode variar conforme as variações anatômicas do apêndice: dor em flanco ou dorso, dor suprapúbica.
   - Sinal de Blumberg (dor à descompressão súbita do ponto de McBurney).
   - Atitude de defesa, posição antálgica, preferência pelo repouso (dor à movimentação).
   - Sinais auxiliares: sinal de Rovsing (dor em FID à palpação do QIE); sinal do obturador (dor em FID à rotação interna do quadril); sinal do psoas (dor em FID à extensão ipsolateral do quadril).

   Obs.: Dor e rigidez da musculatura da parede abdominal sugerem fortemente **perfuração** associada a peritonite difusa.
2. Sinais e sintomas gastrintestinais:
   - Náuseas, vômitos e inapetência.
   - Diarreia ou constipação.
   - Sinais de obstrução intestinal.
3. Exame físico geral:
   - Febre.
   - Taquicardia.
   - Leve desidratação.
   - Queda do estado geral.

EXAMES COMPLEMENTARES
1. Exames laboratoriais:
   - Leucocitose com desvio à esquerda (90% dos casos).
   - Aumento de PCR.
2. Exames de imagem:
   - RX de abdome: imagem radiopaca na topografia do apêndice vermiforme = fecalito calcificado, apenas 5% dos casos.
     - Vantagens: acessível e barato/desvantagens: baixa acurácia, pouco valor diagnóstico, emite radiação (Fig. 40-1).
   - TC de abdome: espessamento e inflamação da parede do apêndice, com edema periapendicular (sinal do alvo); apêndice com diâmetro > 7 mm.
     - Vantagens: é o exame mais sensível e específico, mas deve ser usado apenas em caso de dúvida diagnóstica/desvantagens: custo médio, emite radiação.

   Obs.: Fluido ou ar periapendicular é altamente sugestivo de **perfuração** (Fig. 40-2).

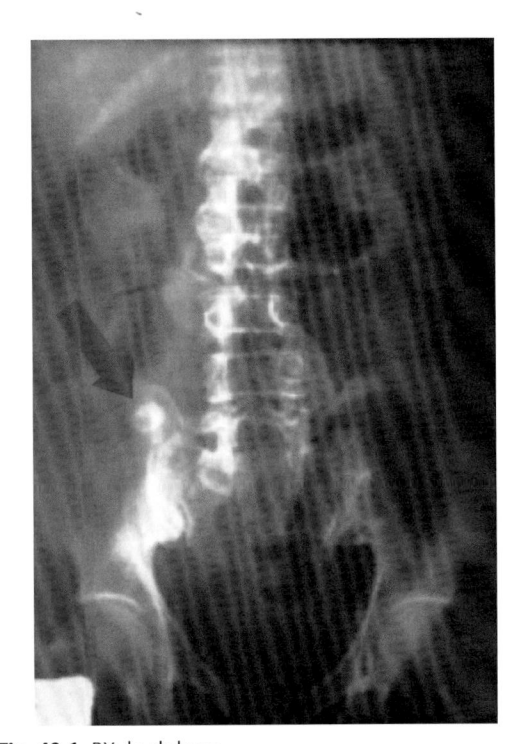

Fig. 40-1. RX de abdome.

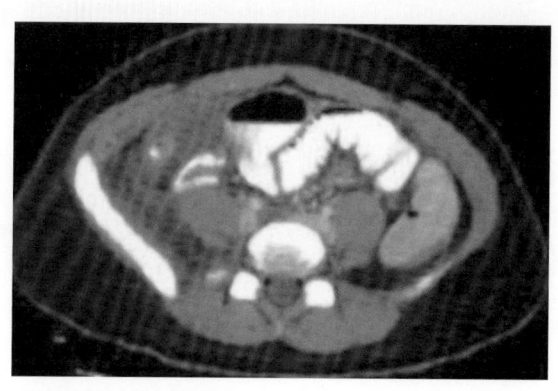

Fig. 40-2. TC de abdome.

- USG abdome: dilatação, imobilidade e incompressibilidade do apêndice (Fig. 40-3).
  - Vantagens: não emite radiação, acessível e barato, útil em grávidas e crianças/desvantagens: menor acurácia, operador dependente.
- RM abdome: espessamento e inflamação da parede do apêndice, com edema periapendicular; diâmetro > 7 mm, espessura da parede > 2 mm. Reservado para pacientes grávidas.
  - Vantagens: alta acurácia/desvantagens: procedimento de alto custo, muitas vezes inacessível e emite radiação.

DIAGNÓSTICO

O diagnóstico é clínico e, portanto, não são necessários exames laboratoriais ou de imagem para confirmação diagnóstica.

Contudo, em caso de dúvida, pode ser necessária a solicitação de TC de abdome com contraste endovenoso (se possível) e/ou USG de abdome.

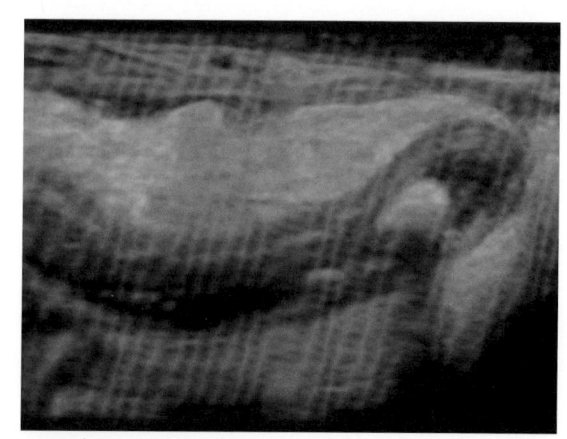

Fig. 40-3. USG abdome.

CONDUTA

- Internar.
- Solicitar:
  - B-HCG quantitativo para mulheres em idade fértil.
  - Rotina de abdome agudo (RX de abdome AP em decúbito dorsal e ortostase e de tórax PA em ortostase).
  - Se dúvida diagnóstica: TC com contraste endovenoso ou USG (se mais acessível).
  - Hemograma, PCR, coagulograma I e II, Ur, Cr, Na, K.
- Prescrever:
  - Dieta zero.
  - ATB de largo espectro contra Gram-negativos e anaeróbios.
  - Hidratação endovenosa conforme indicação.
  - Analgésico.
  - Antiemético.

Sugestão de prescrição:

1. Dieta zero.
2. SF 0,9% 1.000 mL: EV12/12 h.
3. Cloridrato de tramadol 2 mL: EV 6/6 h. SF 0,9% 100 mL: EV 6/6 h.
4. Ondansetrona 8 mg: EV 6/6 h se náuseas ou vômitos.
5. Ciprofloxacino 400 mg: EV 12/12 h.
6. Metronidazol 500 mg: EV 8/8 h.
7. Sinais vitais 6/6 h.

- Realizar apendicectomia:
  - O mais breve possível.
  - Preferencialmente laparoscópica.

Obs.: Existe mais recentemente na literatura, a possibilidade do tratamento não cirúrgico da apendicite, com terapia antimicrobiana e suporte contra sintomas. A escolha do antimicrobiano tem sido controversa e o tratamento só pode ser realizado em pacientes que apresentam sintomas a mais de 5 dias, sem sinais de peritonite difusa ou complicações, com diagnóstico confirmado com exames de imagem e sem disfunção orgânica.

Caso o paciente não apresente melhora após 48-72 horas do tratamento conservador, este deve ser suspenso e está indicada a cirurgia.

COMPLICAÇÕES

1. Apendicite perfurada:
   - Clínica: peritonite difusa, história compatível com apendicite aguda, sinais de sepse.
   - Conduta:
     - Dieta zero.

- ATB de largo espectro contra Gram-negativos e anaeróbios.
- Ressuscitação volêmica mais agressiva.
- Apendicectomia via laparoscópica ou laparotômica, com lavagem da cavidade peritoneal e drenagem do abscesso.
- Se for via laparotômica, a pele e o tecido subcutâneo são deixados abertos por 3-4 dias para prevenir infecção de sítio cirúrgico e suturados após esse período.
- Pode ser necessário coleta de cultura e antibiograma, especialmente se o paciente foi recentemente exposto a internação ou antibioticoterapia.

2. Apendicite aguda de apresentação tardia:
   - Clínica: dor localizada em FID (ou, mais raro, peritonite difusa), febre e história compatível com apendicite de início há dias ou semanas.
   - Conduta:
     - Reposição volêmica.
     - ATB de largo espectro contra Gram-negativos e anaeróbios.
     - TC de abdome com contraste endovenoso.
     - Abscesso localizado – drenagem percutânea guiada por TC **ou** laparoscópica com colocação de dreno por 4-7 dias.
     - Após resolução das complicações – apendicectomia eletiva.

BIBLIOGRAFIA

Monteiro AM, Lim CMAO. Ribeiro EB, Diagnóstico por imagem no abdome não traumático. Braz J Health Biomed Scienc. 2009;8(1):11-39.

PubMed. MeSH. Avaiable from: URL: https://www.ncbi.nlm.nih.gov/mesh/ ?term=appendicitis. Accessed November 1, 2018.

Townsend Junior CM, Beauchamp RD, Evers BM et al. Sabiston Textbook of Surgery. 20th ed. Philadelphia: Elsevier; 2017.

DIVERTICULITE AGUDA

Alfredo A. Bechara
Lilian M. Visentin Bechara
Gabriel Lunardi Aranha

INTRODUÇÃO

A doença diverticular dos colons (DDC) é caracterizada pela presença do divertículo ou divertículos em sua parede, sendo portanto "saculações" destas, sendo chamados de "falsos ou pseudodivertículos" pelo fato das camadas envolvidas serem a mucosa e a serosa, que atravessam a muscular com maior facilidade em pontos fracos da parede, como a entrada de vasos sanguíneos (vaso retos). São adquiridos, de pulsão, aumentando sua incidência a partir da idade (no ocidente, tem uma prevalência de mais de 50% em indivíduos com mais de 65 anos, tendendo aumentar. Os divertículos verdadeiros são raros, assim chamados porque todas as camadas do cólon estão herniadas, são congênitos, de tração, geralmente únicos, com prevalência no cólon direito.

ETIOLOGIA

O surgimento dos divertículos é multifatorial, incluindo idade, dieta pobre em fibras (diminuem a consistência fecal aumentando a pressão intraluminal), alto consumo de carne vermelha, sedentarismo, hipertrofia da camada muscular do cólon, e outros como síndromes hereditárias.

Podem ser hipertônicos, com óstios menores, tendendo a inflamar, ou hipotônicos, com óstios mais largos, tendendo a sangramento.

DIVERTICULITE AGUDA

Diverticulite aguda: é a inflamação de um ou mais divertículos e tecidos pericolônicos, acometendo 10-15% dos pacientes com DDC. Pode ocorrer qualquer segmento colônico, mais comum em cólon esquerdo, sendo o sigmoide acometido em mais de 80% dos casos; os divertículos, em relação a sua morfologia, podem ser hipertônicos ou hipotônicos.

QUADRO CLÍNICO

O quadro clínico clássico é descrito como "apendicite do lado esquerdo em paciente", onde os sintomas são febre, dor abdominal em fossa ilíaca e flanco esquerdo, podendo estender-se para mesogástrio, hipocôndrio esquerdo e outros quadrantes, com descompressão brusca dolorosa à esquerda, náusea ou vômitos e inapetência. Casos mais sérios e reincidentes podem evoluir com abcessos intramurais, intracavitários, fístulas para outros órgãos (2% dos casos), mais comuns as colovesicais e colovaginais, estenose da luz acometida, devido a processos inflamatórios repetidos, podendo raras vezes levar a quadros de suboclusão intestinal: "diverticuite pseudotumoral" e a perfuração do divertículo, com indicações de cirurgias de urgência; leucocitose e aumento de marcadores inflamatórios como VHS, PCR e procalcitonina podem ser encontrados, porém não são regra. A calprotectina fecal pode ajudar para indicar gravidade ou intensidade e diferenciar da SII.

DIAGNÓSTICO E CLASSIFICAÇÃO

O diagnóstico é realizado com uma boa anamnese e exame físico em associação com métodos de imagem. Em pacientes com suspeita de diverticulite, além da rotina de abdome agudo, o exame recomendado para diagnóstico é a tomografia computadorizada de abdome com contraste (TC de abdome), chegando a 97% de sensibilidade. Que vai diagnosticar e demonstrar como classificar o quadro e orientar o melhor tratamento (Quadro 41-1, Figs. 41-1 e 41-2). A ultrassonografia abdominal, embora tenho acurácia semelhante, é um exame examinador dependente além de ter resultados

Quadro 41-1. Classificação de Hinchey Modificada

0	Diverticulite
I	Abcesso pericólico
II	Abcesso pélvico, intra-abdominal ou a distância
III	Peritonite purulenta
IV	Peritonite fecal

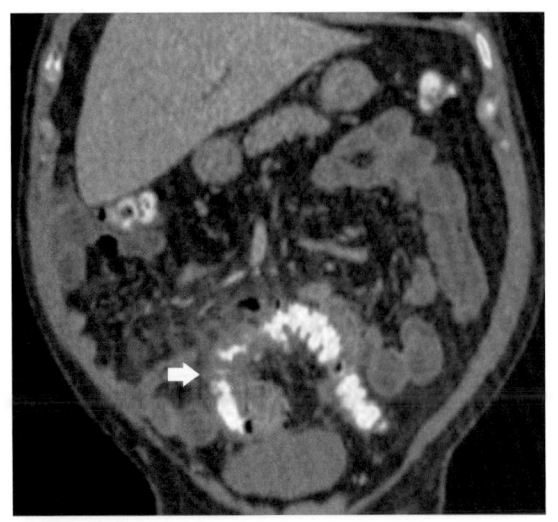

Fig. 41-1. Espessamento parietal. TC de abdome, plano coronal, contraste intravenoso e endorretal, demonstra divertículos colônicos associados a espessamento da parede intestinal superior a 1,0 cm, por uma extensão de 8,0 cm (seta).

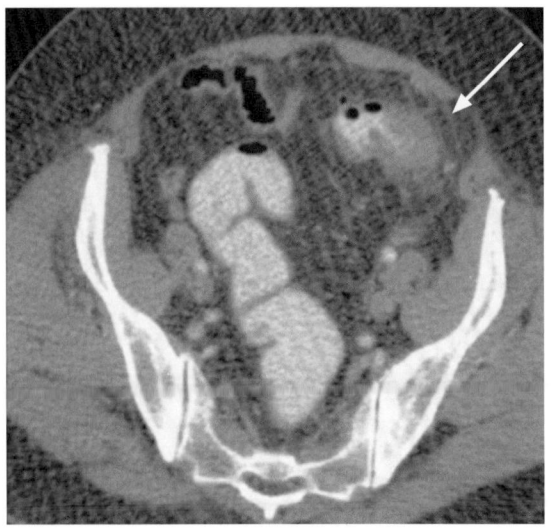

Fig. 41-2. Sinais inflamatórios na gordura pericolônica. TC de abdome, plano axial, contraste intravenoso e endorretal, mostra aumento da atenuação da gordura mesentérica (seta), adjacente ao processo inflamatório dos divertículos.

piores para a classificação da doença e ter resultados ruins em casos de distensão abdominal. A colonoscopia é um exame contraindicado na suspeita de diverticulite aguda devido ao risco de perfuração intestinal aumentado. Todavia, a mesma deve ser realizada 4-6 semanas após a resolução do caso atual.

Os achados apresentados na tomografia de abdome em casos de diverticulite aguda consistem em borramento da gordura pericólica, abcesso pericólico, pneumatose intestinal, espessamento parietal intestinal, sinais inflamatórios na gordura pericolônica e espessamento da fáscia lateroconal com sensibilidade de sinais de perfuração intestinal, abscesso pericolônico ou a distância, fístulas com órgãos adjacentes, ingurgitamento vascular.

Existem diversos sistemas de classificação disponíveis para diverticulite aguda, os dois mais usados são o de Hinchey e o de Kaiser, ambos além de classificar ditam a conduta a ser tomada no paciente (Quadro 41-1 e 41-2).

Quadro 41-2. Sistema de Classificação Tomográfico de Hinchey

0	Diverticulite clínica leve
IA	Inflamação pericólica confinada
IB	Abcesso pericólico confinado
II	Abcesso pélvico ou a distância
III	Peritonite purulenta generalizada
IV	Peritonite fecal generalizada a apresentação

Modificado: Kaiser *et al.* 2005.

TRATAMENTO

O tratamento da diverticulite aguda é embasado em sua classificação:

Diverticulite Aguda Não Complicada (Hinchey 0):

O tratamento clínico é suficiente. Em pacientes imunocompetentes e sem sinais de infecção ou inflamação sistêmica, a antibioticoterapia não é necessária e o paciente pode ser tratado ambulatorialmente com analgesia escalonada e retorno em 7 dias, além de monitorização de sinais de sepse e choque séptico. Já em pacientes com sinais de infecção ou inflamação sistêmica, deve ser realizado curso de antibióticos com cobertura para anaeróbios e Gram-negativos, como o esquema ciprofloxacino + metronidazol.

Diverticulite Aguda Complicada (Hinchey IA):

O tratamento deve ser realizado com antibioticoterapia (ciprofloxacino + metronidazol ou amoxicilina + clavulanato, por exemplo), devendo a decisão de internar ou não o paciente ser baseada nos sinais clínicos de gravidade, como sinais e sepse ou falência orgânica.

Diverticulite Aguda Complicada (Hinchey IB e II):

A decisão clínica nestes casos, vai depender do tamanho do abcesso e das condições clínicas do paciente. Abcessos menores que 4-5 cm podem ser tratados clinicamente, com internação e antibioticoterapia. Já abcessos maiores devem ser drenados de forma percutânea, preferencialmente guiados por TC. Se o abcesso não for drenável de forma percutânea, é possível internar o paciente, iniciar o tratamento com antibioterapia e avaliar a resposta clínica. Todos os pacientes com abcesso na apresentação devem passar por colonoscopia após 4-6 semanas de doença.

Diverticulite Aguda Complicada (Hinchey III e IV):

Em casos de peritonite difusa, seja ela purulenta ou fecal, o paciente torna-se cirúrgico. É indicado dieta zero, antibioticoterapia parenteral e cirurgia. A cirurgia recomendada em pacientes críticos ou com múltiplas comorbidades é a colectomia a Hartmann, onde o segmento colônico afetado é retirado, o coto retal é fechado e uma colostomia terminal é realizada, para que em um segundo tempo possa ser feita a reconstrução do trânsito intestinal.

Essa cirurgia é a cirurgia de escolha pois a inflamação colônica presente dificulta a anastomose entre as alças remanescentes levando a piores resultados. Entretanto, em pacientes estáveis e sem comorbidades, a cirurgia em um tempo, com ressecção e anastomose primária pode ser uma opção. Em pacientes com choque séptico, em casos de pacientes muito graves, pode ser tentada a cirurgia de controle de danos, para posterior ressecção e anastomose em condições clínicas melhores.

BIBLIOGRAFIA

Bafutto M et al. Doença Diverticular dos Cólons, capítulos 12, 13, 16, 33, 34, 35, 36, 39. FALTA CIDADE: FALTA EDITORA; 2016.

Corman ML. Colon and Rectal Surgery. Nova Iorque: Lippincott; 1993. p. 667-685.

Goligher JC. Surgery of The Anus, Rectum and Colon. United Kingdom: Bailliere Tindal; 1975. p. 1076-1115.

Magela GGC. Coloproctologia: Terapêutica – volume III. Rio de Janeiro: Revinter; 2000. p. 2083-2116.

Magela GGC. Coloproctologia: Propedêutica Nosológica – volume II. Rio de Janeiro: Revinter; 2000. p. 985-1050.

FALTA AUTOR. FALTA TÍTULO DO ARTIGO. Revista Brasileira de Radiologia. Março/abril 2017;50(2)FALTA PÁGINA.

PERITONITES

Marcela Pires Andrade
Raphael Maron Ramos

DEFINIÇÃO
Inflamação da membrana peritoneal.

APRESENTAÇÃO CLÍNICA
Primária, secundária e terciária.

Primária
Definição
Infecção do líquido ascítico na ausência de uma causa intra-abdominal cirúrgica detectável. Bactérias comuns: *Escherichia coli* e *Klebisiella*. Comum em pacientes cirróticos avançados.

Diagnóstico
Clínica + análise do líquido ascítico – cultura bacteriana + **ou** contagem polimorfonucleares > 250 céls/mm³ + USG (*FAST*).

Clínica
Assintomáticos com alterações laboratoriais (leucocitose, acidose, insuficiência renal e lactato aumentado) **ou** sintomáticos com **febre**, dor e defesa abdominais nos quatro quadrantes, alteração do estado mental e diarreia.

Obs.:
- Cirróticos tendem à hipotermia, então qualquer febrícula deve ser valorizada. Na ausência de uma causa para a febre, deve-se pedir hemograma, EAS, hemocultura e análise do líquido ascítico.
- Alteração mental:
  - SEPSE.
  - Insuficiência hepática (encefalopatia).
- Diarreia > alteração flora colônica > crescimento patógeno > translocação > contaminação líquido ascítico > peritonite.

Tratamento
- Hidratação SF 0,9% 500 mL 12/12 h.
- Albumina EV.
- Cefotaxima 1 g EV ou IM 8/8 h por 5 dias – terapêutica empírica.
  - Se quadro persistente = nova paracentese e análise de PMN.
    - < 250 céls./mm³: tratamento cessado.
    - > 250 céls./mm³, porém menor que a contagem pré-tratamento: prolongar AMB por 48 horas + nova análise líquido ascítico.
    - Contagem maior que pré-tratamento: avaliar causas cirúrgicas.
- Se cirróticos com 1 episódio prévio de peritonite = profilaxia contínua.
  - Norfloxacina **ou**
  - Sulfametoxazol-trimetroprim.

Secundária
Definição
- Contaminação da cavidade peritoneal por bactérias gastrintestinais ou geniturinárias.
- Causas + comuns: doenças inflamatórias e supurativas das vísceras abdominais.
- Por ex.: apendicite aguda, colecistite aguda, diverticulite aguda.
- Outras causas: gravidez tubária rota, úlcera gástrica perfurada, extravazamento contraste radiológico.

Clínica
Irritação peritoneal nos quatro quadrantes (dor em cólica, defesa, contratura e rigidez abdominal à descompressão brusca dolorosa > sinal de Blumberg), náuseas, vômitos, febre, aumento do peristaltismo, hipertimpanismo. Se houver abcesso = massa palpável.

Diagnóstico
- **Clínica** + rotina de abdome agudo (RX de abdome em decúbito e ortostático + RX de tórax em AP) + USG (*FAST*) + hemograma (hemoconcentração + leucocitose) + coagulograma + dosagem albumina, proteína C reativa, glicemia e lactato (aumentado).

- Se suspeita de perfuração/isquemia = TC (se hemodinamicamente estável).
- Se paciente ascítico = análise de líquido ascítico (diagnóstico diferencial peritonite 1° e 2°).
- Se necessário = videolaparoscopia (diagnóstico + tratamento) > fazer antes **teste de sensibilidade aos antimicrobianos**.

Tratamento

Três etapas:

1. Medidas de suporte:
   1. Dieta zero.
   2. Sonda nasogástrica de alívio.
   3. Sonda vesical de demora (mínimo 0,5 mL/kg/h).
   4. Ringer lactato EV 10 meq 6/6 h.
   5. Dipirona 2 a 5 mL EV 6/6 h.
   6. Bromoprida 10 mL EV 8/8 h.
   7. Omeprazol 40 mg VO.
   8. Albumina (se grave).
   9. O_2 cateter nasal 4 L/min.
2. Antimicrobianos:
   - Auxílio da cultura e antibiograma.
   - 7 a 14 dias (avaliar leucograma e PCR).
   - Cobrir Gram-negativos e anaeróbios:
     - Ciprofloxacino EV 400 mg 12/12 h.
     - + Metronidazol 7,5 mg/kg/dia (**ou** clindamicina 20-50 mg/kg/dia **ou** ceftriaxone 50-100 mg/kg/dia).
   - Se infecção hospitalar: imioenem 50-200 mg/kg/dia + metronidazol.
   - Se peritoninte por *Candida* sp.: anfotericina B 1 mg/kg/dia **ou** fluconazol 200 mg/dia (controlar função hepática).
3. Cirurgia: indicada por meio dos exames de imagem + parecer do médico cirurgião.

Terciária

Definição

Caso avançado de peritonite 1° ou 2° com persistência dos sinais clínicos e manifestações de SEPSE mesmo com tratamento antimicrobiano inicial.

Conduta

- Medidas de suporte + antimicrobiano embasado por cultura e antibiograma.
- Tratamento empírico: imipenem 50-200 mg/kg/dia **ou** meropenem 500 mg 1 g EV 8/8 h.

BIBLIOGRAFIA

Azevedo JRS, Duarte JGC, Menezes ATA, Nagato RMS, de Paula AL. Peritonite. In: Coelho JCU, editor. Aparelho Digestivo: Clínica e Cirurgia. 4. ed. São Paulo: Atheneu; 2005. p. 199-212.

Li PKT, Szeto CC, Piraino B, Arteaga J et al. ISPD Peritonitis Recommendations: 2016 Update on Prevention and Treatment. *Perit Dial Int*: inPress 2016;36(5):481-508.

Ross JT, Matthay MA, Harris HW. Secondary peritonitis: principles of diagnosis and intervention. BMJ 2018;361:1-16.

CAPÍTULO 43
HEMORROIDAS NA URGÊNCIA

Alfredo A. Bechara
Lilian M. Visentin Bechara
Lívia Carolina Fonseca Terra Adami

INTRODUÇÃO

Considerada afecção das mais antigas da humanidade, contida em escritos e sítios arqueológicos como na Coluna de Isis, no Egito (2750 a.C.), no Código de Hammurabi, na Babilônia (1793 a.C.), no Papiro de Edwin Smith (1700 a.C.) e na Grécia antiga (460 a.C.) onde Hipócrates, o pai da medicina descreveu sua importância, incluindo tratamento cirúrgico para a mesma.

Com maior prevalência no adulto, incidência maior aos 40 anos, em ambos os sexos e em todas as raças, a doença hemorroidária chega afetar, nos EUA, cerca de um milhão de pessoas por ano, embora vários casos atribuídos a elas tenham outros diagnósticos diferenciais com sintomas parecidos, como fissura anal, fístulas, abcessos, plicomas, havendo necessidade de diagnóstico correto.

CONCEITO/FISIOPATOLOGIA

São conceituadas como dilatações e congestões do plexo hemorroidário, causando seus sintomas. Em 1976 Thompson denominou "coxins vasculares" aos plexos anastomóticos de vasos venosos e arteriais que se encontravam na submucosa do reto, havendo três principais (localização anatômica: lateral esquerdo, anterior direito e posterior direito) ramos da artéria retal superior, que dão origem às hemorroidas internas. Os vasos hemorroidários são estruturas normais da anatomia humana, assintomáticos, até que ocorra a deterioração do tecido de sustentação fibromuscular permitindo que esses coxins deslizem, prolapsem, ingurgitem e sangrem. As hemorroidas não são veias varicosas, conforme errônea e leigamente conceituadas.

Em relação ao fisiopatologia, é multifatorial, com a base de haver uma dificuldade do retorno venoso local (dos plexos hemorroidários para a via sistêmica), incluindo a própria posição anatômica desfavorável, qualquer aumento da pressão intra-abdominal (incluindo o constipado, a gestante, o excesso de peso), a fatores que alteram o hábito intestinal, patologias sistêmicas, hábitos errôneos, posturais e higiênicos, entre outros.

ANATOMIA/CLASSIFICAÇÃO

As hemorroidas se classificam em internas, externas e mistas, quando a presença de ambas:

- Hemorroidas internas (HI): a artéria retal superior, ramo final da artéria mesentérica inferior, emite três ramos principais, em nível retal, nas posições clássicas: anterior direita, posterior direita e lateral esquerda.
- Estão acima da linha pectínea, podendo ocorrer seu prolapso incompleto, mucoso, o que leva a sua classificação, sendo que a HI grau I (sem prolapso); grau II: prolapso redutível espontaneamente; grau III: redução do mesmo só com manobras digitais; e grau IV: prolapso irredutível.
- Hemorroidas externas são aquelas que se originam da pudenda interna, de cada lado, ramos da ilíacas internas que atravessam o espaço isquiorretal situando-se abaixo da linha pectínea, no canal anal, sendo cobertas por pele.

QUADRO CLÍNICO

As hemorroidas internas podem evoluir de forma assintomática no início, apresentando como principais sintomas o sangramento, que embora seja frequente, é considerado leve em termos quantitativos, raramente levando a quadros hipovolêmicos e poucas vezes a anemia. O prolapso é o sintoma que não só irá classificá-las como servir de referência nas formas variadas de tratamento. Outros sintomas são desconforto anal, eliminação de muco e prurido.

As hemorroidas externas cursam com uma reação inflamatória no tecido conectivo peri-hemorridário, levando à formação de um trombo no nível do anoderma, doloroso, podendo evoluir para uma complicação, a trombose do mesmo, tornando-se urgente o quadro.

TRATAMENTO

Como citado por vários autores, o tratamento deve ser individualizado, levando-se em conta a classificação, a presença de hemorroidas mistas, de outras patologias como fissura anal e plicomas, adequando o que seria o melhor tratamento para o caso, devido ao arsenal terapêutico que possui o proctologista, desde o tratamento clínico, aos procedimentos ambulatórias, até a indicação de cirurgia:

- O tratamento clínico: abrange não só o uso de medicações tópicas (pomadas vasoconstritoras e venotônicas, associadas ou não a anestésicos locais), como sistêmicas, a base de diosmina, com finalidade semelhante, além da importante orientação dietética a base de fibra, que constitui prevenção primária do câncer colorretal, à correção dos hábitos higiênicos e posturais errôneos, dos mais variados.
- Os tratamentos ambulatórias, segundo a literatura, nas hemorroidas internas grau I (pouco realizado), II e III, variam com a experiência e a formação do proctologista, sendo hoje unanimidade que a ligadura elástica, um método físico de obter uma escara no prolapso, seja o mais utilizado universalmente, além de outros como escleroterapia (injeção de uma substância esclerosante, geralmente o fenol a 5% na base do mamilo), crioterapia (introdução de nitrogênio líquido, visando congelar o tecido hemorroidário) e a laserterapia.
- O tratamento cirúrgico, indicado nas hemorroidas internas grau IV e em casos não responsivos em grau III, considerado cada caso individualizado, evoluiu durante a virada do século, com importante e histórico pioneirismo dos primeiros proctologistas do Saint Marks Hospital, considerado a "Meca" da proctologia, onde nasceu oficialmente a especialidade, desde a técnica não mais utilizada de Whitehead (1890), pelas complicações como estenose e ectrópio anal, a importante e necessária preservação das pontes cutaneomucocas relatadas na técnica aberta de Mulligan e Morgan (1937), mas utilizada como princípio de outras hemorroidectomias (p. ex., submucosa de Parks; Buie), a ligadura cirúrgica (técnica semi-fechada) de Rene Obando, à técnica fechada, do norte-americano Fergunson, que em 1959 a descreveu, com posterior sutura da pele, até a hoje aceita técnica com grampos, anorretopexia (cirurgia de Longo).

Obs.: As complicações cirurgias variam com difíceis estatísticas, como dor, sangramento da ferida (abaixo relatado o sangramento do vaso, com indicação de reitervenção imediata), infecção (de baixa ocorrência, mesmo se tratamento de uma ferida cruenta), incontinência urinária imediata pós-operatório (devido a raquianestesia, opioides, manipulação grosseira ou espasmo anal), fecaloma, fissura residual, prurido pela eliminação de muco até as complicações mais sérias e até mesmo irreversíveis como estenose anal e incontinência, realizadas por iatrogenias, a maioria das vezes por não especialistas.

URGÊNCIAS HEMORROIDÁRIAS

Conforme citado anteriormente, pode o quadro hemorroidário diagnosticado, ou não, evoluir de maneira insatisfatório com ou não tratamento clínico adotado, sendo necessária avaliação proctológica de urgência. Citamos aqui como exemplos:

- Trombose hemorroidária externa, que não respondem ao tratamento clínico, levando à coagulação do vaso com edema, tornando-se o quadro álgico mais grave, e com maior dificuldade de reverter (Fig. 43-1). A conduta adotada é a drenagem do trombo externo ambulatorialmente sob anestesia local, seguida de incisão e ressecção do trombo externo, com cicatrização por segunda intenção, como preferimos na maioria dos casos, ou a abordagem cirúrgica hospitalar, sob raquianestesia, dependendo do quadro.
- As hemorroidas internas grau IV (ou grau III que não regridem) podem, devido a espasmos involuntários do músculo esfíncter interno do ânus, e/ou de sua hipertonia, levar a uma grave complicação, a trombose da mesma, também conhecido como "pseudoestrangulamento hemorroidário" (Fig. 43-2), com início de isquemia do vaso, dilatação e edema volumosos, havendo a necessidade de internação, cirurgia e antibioticoterapia, que cubra a flora intestinal, anaeróbios e Gram-negativos. Embora seja uma urgência proctológica com principal tempo o cirúrgico, alguns profissionais esperam por cerca de 72 horas, com o paciente internado, visando reduzir parte do edema e a congestão instaladas, para a realização do ato, o que achamos desnecessário, porque na nossa humilde experiência percebemos que o quadro mais acentuado nos facilita, anatomicamente, a operar.

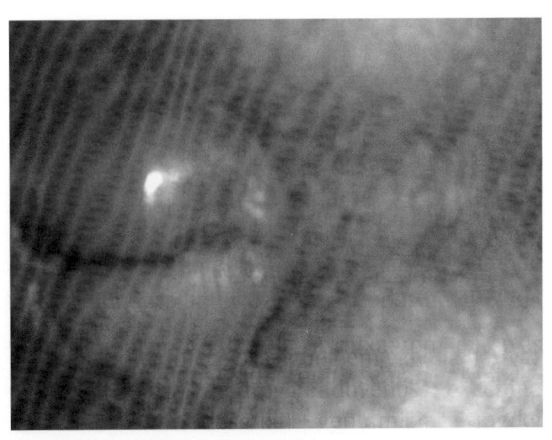

Fig. 43-1. Trombose hemorroidária.

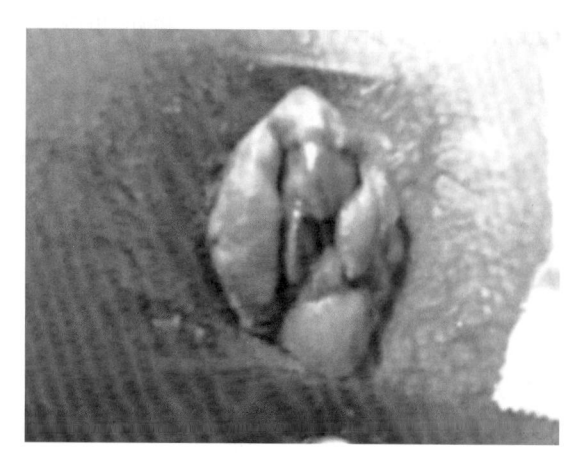

Fig. 43-2. Estrangulamento hemorroidário.

- Uma séria complicação, com repercussão volêmica, é a hemorragia digestiva baixa pelo rompimento do ponto absorvível (usamos *categut* cromado 2-0) de ligadura do vaso, que se for imediata, foi falta de técnica adequada, ou tardia, que pode ocorrer entre os período de 7-14 dias de pós-operatório, durante a cicatrização, por rompimento do ponto por sepse do pedículo (segundo Corman, em 2% das hemorroidectomias) o que requer intervenção imediata, pelo sangramento importante imposto, podendo levar a choque hipovolêmico.
- Outras urgências seriam a formação de um abcesso, que pode ocorrer mais na técnica fechada, havendo a necessidade, de como todo abcesso anorretal, de sua pronta drenagem, ambulatorial ou cirúrgica, e a formação de um grande fecaloma, requerendo sua eliminação com a "quebra" digital.

Por se tratar de um quadro dos mais antigos relatados na história da medicina, tão frequente nos dias atuais, relacionado com hábitos dietéticos, posturais, anatômicos e patológicos associados, com tratamento variado de acordo com o quadro e individualizado, a doença hemorroidária pode levar a quadros urgentes, em termos álgicos, volêmicos e até complicações sépticas, mas que se for abordada adequadamente, sem demora em definir o tratamento, não negligenciada pelo profissional e com o conhecimento adequado do especialista no assunto, pode-se diminuir o índice de complicações urgentes e, quando surgirem, ser adotada a melhor conduta no caso.

BIBLIOGRAFIA

Corman ML. Colon and Rectal Surgery. Nova Iorque: Lippincott; 1993. p. 89-144.

Goligher JC. Surgery of The Anus, Rectum and Colon. United Kingdom: Bailliere Tindal; 1975. p. 116-169.

Longo DL et al. Harrison's Principles of Internal Medicine. 19th ed. New York: Mc Graw-Hill; 2015.

Magela GGC. Coloproctologia: Terapêutica – volume III. Rio de Janeiro: Revinter; 2000. p. 2141-2159.

Magela GGC Coloproctologia: Propedêutica Nosológica – volume II. Rio de Janeiro: Revinter; 2000. p. 2139-2156.

GASTRITE AGUDA

Lívia Carolina Fonseca Terra Adami
Raphael Maron Ramos

DEFINIÇÃO
Caracteriza-se por inflamação da mucosa gástrica documentada histologicamente. A inflamação pode ser causada por vários fatores, como infecções, estresse, lesões, uso de certos medicamentos e distúrbios do sistema imunológico.

QUADRO CLÍNICO
Pode ser totalmente assintomático. Dispepsia (dor epigástrica, náuseas e vômitos) pode estar presente. E quando os sintomas de gastrite ocorrem, incluem também dor ou desconforto abdominal.

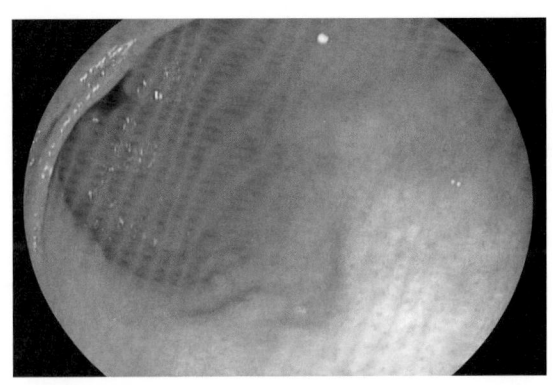

Fig. 44-1. Gastrite erosiva elevada. (Ver *Prancha em Cores*.)

DIAGNÓSTICO
Frequentemente, os médicos fundamentam o diagnóstico com base nos sintomas da pessoa, mas ocasionalmente é necessário examinar o estômago utilizando endoscopia digestiva alta (Figs. 44-1 e 44-2). Pesquisa de antígeno fecal e teste respiratório da ureia para verificação da presença do *Helicobacter pylori* que frequentemente é causa da doença.

TRATAMENTO
1. Ranitidina – 1 amp: aplicar EV lento 12/12 h AD – 10 mL: aplicar EV lento 12/12 h.

   Obs.: Ranitidina só pode diluir em AD. Aplicar lento para não ter risco de parada cardíaca.

2. Omeprazol 40 mg – 1 amp: Aplicar EV lento 24/24 h.
3. SF 0,9% – 100 mL: aplicar EV lento 24/24 h.

Podem-se associar antieméticos para ajudar no processo de digestão e melhorar a dispepsia que é frequente.

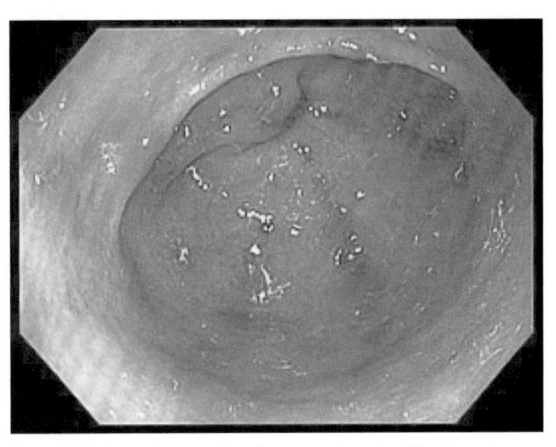

Fig. 44-2. Gastrite erosiva plana moderada. (Ver *Prancha em Cores*.)

BIBLIOGRAFIA
Longo DL et al. Harrison's Principles of Internal Medicine 19th ed. New York: Mc Graw-Hill, 2015.
Townsend Junior CM, Beauchamp RD, Evers BM et al. Sabiston Textbook of Surgery. 20th ed. Philadelphia: Elsevier; 2017.

HEMORRAGIA DIGESTIVA ALTA (HDA)

Tayenne do Vale Cabral
Marcelo Barros Weiss
Raphael Maron Ramos

CONCEITO
É todo sangramento do trato gastrintestinal originado acima do ligamento de Treitz (proximal à junção duodeno jejunal). Pode ser varicosa ou não varicosa (Quadro 45-1).

APRESENTAÇÃO DA DOENÇA
Podem apresentar-se como hemorragia digestiva (HD) evidente ou oculta. HD evidente se manifesta por hematêmese e melena e/ou hematoquezia. Já a HD oculta é quando não há evidência de hemorragia, porém há a presença de sintomas de perda sanguínea ou anemia, como tontura, síncope, angina ou dispneia; ou quando há anemia por deficiência de ferro ou quando o teste de sangue oculto nas fezes é positivo (Quadro 45-2).

PROPEDÊUTICA/DIAGNÓSTICO
Avaliação Clínica
A avaliação clínica durante uma HDA deve ser realizada direcionada ao sangramento e sempre que possível, concomitante com as atitudes terapêuticas, em razão da potencial gravidade do quadro.

Atentar-se a "falsas HDA's", como por exemplo vômitos de estase, epistaxe. Hemoptise, fezes avermelhadas por ingestão de alimentos ou medicamentos.

Deve ser realizada uma anamnese orientada, no sentido de confirmar se houve sangramento e buscar antecedentes do paciente como relato de dor abdominal, vômitos copiosos, uso de medicamentos (principalmente AINE), comorbidades, história de etilismo.

Exame Físico
Deve ser direcionado à avaliação de instabilidade hemodinâmica e mensuração de volume estimado de perda sanguínea.

Avaliação do Glasgow, pressão arterial e frequência cardíaca tanto deitado quanto sentado ou se possível de pé, coloração de mucosas e avaliação de vias aéreas por frequência respiratória, presença de esforço e saturação de oxigênio (Quadro 45-3).

Quadro 45-1. Classificação e Causas Mais Frequentes

Não varicosa (85%)	Varicosa (15%)
▪ Doença ulcerosa gástrica e duodenal (55%) ▪ Má formação arteriovenosa (6%) ▪ Mallory Weiss (5%) ▪ Tumores (4%) ▪ Erosões (4%) ▪ Outras (11%)	▪ Varizes de esôfago ▪ Varizes gástricas ▪ Varizes duodenais

Quadro 45-2. Quando Suspeitar?

- Hematêmese, melena ou enterorragia, fraqueza ou síncope, hipotensão arterial
- Hipotensão postural e/ou taquicardia
- Anemia em exame laboratorial, sem outra causa evidente

Quadro 45-3. Mensuração da Perda Sanguínea

	PAS	Pulso	Perda
Pequena (20% volemia)	Deitado: normal De pé: ↓ 20 mmHg	Deitado: normal De pé: ↑ 20 bpm	< 1.000 mL
Moderada (20-40% volemia)	90-100 mmHg	100 bpm	1.500 mL
Maciça (> 40% volemia)	< 90 mmHg	120 bpm	> 2.000 mL

Exames Complementares

Dependendo da causa mais provável, devem ser solicitados exames complementares para uma avaliação mais completa do quadro. Alguns exames de rotina na avaliação desta afecção são:

- Hemograma com plaquetas.
- Coagulograma.
- Tipagem sanguínea.
- Ureia, creatinina.
- Eletrólitos.
- Provas de função hepática (bilirrubina, RNI, albumina).
- Gasometria arterial.

Sonda Nasogástrica

A sonda nasogástrica permite aspiração e lavagem do TGI superior, podendo ser utilizada para confirmação do diagnóstico (aspirado com sangue é patognomônico de HDA, porém o aspirado sem sangue ainda pode ocorrer em cerca de 25% dos casos de HDA).

Outra utilidade da sonda é o preparo do TGI para a endoscopia, removendo restos de sangue, alimentos e coágulos para maior efetividade do exame.

Endoscopia Digestiva Alta

É o exame mais importante na incidência de uma hemorragia digestiva alta, deve ser realizada em até 24 horas para HDA não varicosa e em até 12 horas para HDA varicosa.

Confirma o diagnóstico, define a etiologia, viabiliza medidas terapêuticas e fornece prognóstico.

CONDUTA NA HDA NÃO VARICOSA

- Estabilização hemodinâmica é a medida mais importante, deve ser realizada ressuscitação volêmica e, caso permaneça em choque, devem ser iniciadas drogas vasoativas, avaliar transfusão de sangue se hemoglobina menor que 9 mg/dL em cardiopatas e menor que 7 mg/dL na população geral (Fig. 45-1).

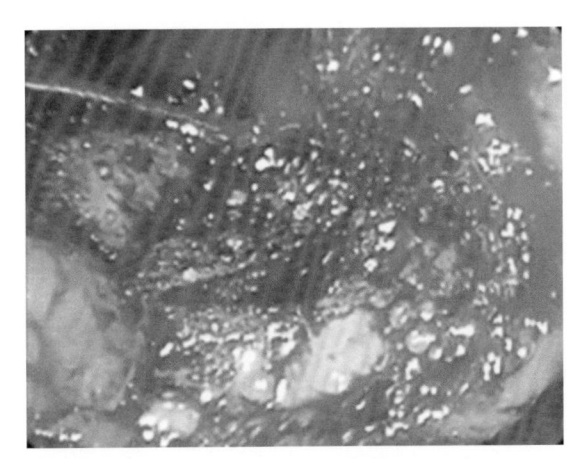

Fig. 45-1. Úlcera gástrica (Forrest 1a). (Ver *Prancha em Cores*.)

- Internação hospitalar em UTI, monitorização de parâmetros clínicos como pressão arterial, frequência cardíaca, diurese, saturação de oxigênio.
- Punção de acessos venosos calibrosos.
- Oxigênio se necessário, avaliar intubação orotraqueal se insuficiência respiratória ou rebaixamento de nível de consciência.
- Dieta zero.
- Omeprazol 80 mg EV em *bolus*, seguido de manutenção com 40 mg EV de 12/12 horas.
- Avaliar necessidade de sonda nasogástrica para preparo para endoscopia.
- Solicitar endoscopia digestiva alta a ser realizada em até 24 horas da admissão.

Sugestão de prescrição:

1. Dieta zero.
2. SF 0,9% 1.000 mL IV na internação e na ACM.
3. Omeprazol 40 mg 2 ampolas EV em *bolus*.
4. Omeprazol 40 mg 1 ampola EV de 12/12 horas.
3. Concentrado de hemácias 300 mL 1 U S/N.
4. Plasma fresco congelado S/N (RNI > 1,5).
5. Concentrado de plaquetas S/N (plaquetas < 50.000).
6. Cateter nasal de oxigênio 2 L/min S/N.
7. Passar sonda nasogástrica e lavar com 250 mL SF 0,9% até o retorno de secreção clara.
8. Passar sonda vesical.
9. Controle de débito urinário.
10. Monitoração cardíaca.
11. Oximetria de pulso.
12. PA não invasiva.

CONDUTA NA HDA VARICOSA

- Assim como na HDA não varicosa, a estabilização hemodinâmica é a medida mais importante, deve realizar-se ressuscitação volêmica e, caso permaneça em choque, devem ser iniciadas drogas vasoativas, avaliar transfusão de sangue se hemoglobina menor que 9 mg/dL em cardiopatas e menor que 7 mg/dL na população geral (Fig. 45-2).
- Internação hospitalar em UTI, monitorização de parâmetros clínicos como pressão arterial, frequência cardíaca, diurese, saturação de oxigênio.
- Punção de acessos venosos calibrosos.
- Oxigênio se necessário, avaliar intubação orotraqueal se insuficiência respiratória ou rebaixamento de nível de consciência.
- Dieta zero.
- Em relação ao tratamento medicamentoso, na HDA varicosa temos que ter atenção a outras complicações da hipertensão portal e, por se tratar de afecção potencialmente mais grave, temos mais opções terapêuticas, além da endoscopia ter que ser realizada de forma mais precoce do que na HDA não varicosa.

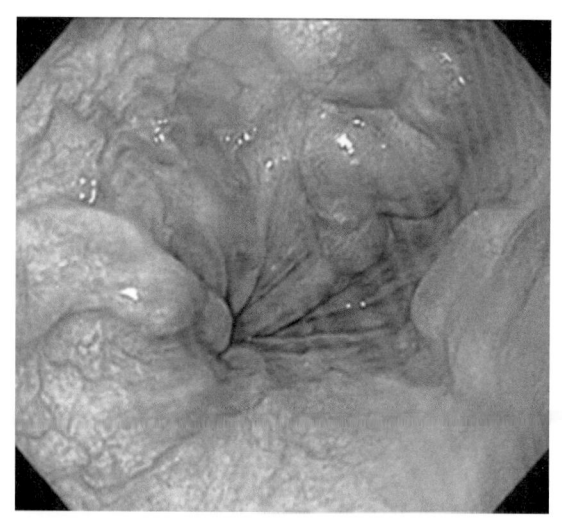

Fig. 45-2. Varizes de esôfago distal de médio para grande calibre. (Ver *Prancha em Cores*.)

- Antibioticoprofilaxia para peritonite bacteriana espontânea com ceftriaxone 1 g/dia por até 7 dias após resolução do sangramento.
- Lactulona para profilaxia de encefalopatia hepática, dose de até 120 mL/dia, fracionado em 3 ou 4 tomadas diárias. A dose ideal é aquela na qual o paciente evacua de 2 a 3 vezes ao dia.
- Drogas vasoativas para hipertensão portal constituem importante ferramenta no tratamento; as mais disponíveis são terlipressina, octreotide e somatostatina, devendo sempre ser utilizadas na evidência de HDA varicosa, e serem mantidas por 2 a 5 dias.
- Avaliar necessidade de sonda nasogástrica para preparo para endoscopia.
- Solicitar endoscopia digestiva alta a ser realizada em até 12 horas após a admissão.

Sugestão de prescrição:

1. Dieta zero.
2. SF 0,9% 1.000 mL IV na internação e na ACM.
3. Terlipressina 2 mg EV em *bolus* **ou** octreotide 100 mcg EV em *bolus*.
4. Terlipressina 1 mg EV de 6/6 horas **ou** octreotide 50 mcg/h em bomba de infusão.
5. Ceftriaxone 1 g 1 ampola EV de 24/24 horas.
6. Lactulona 20 mL de 8/8 horas VO ou SNE.
3. Concentrado de hemácias 300 mL 1U S/N.
4. Plasma fresco congelado S/N (RNI > 1,5).
5. Concentrado de plaquetas S/N (plaquetas < 50.000).
6. Cateter nasal de oxigênio 2 L/min S/N.
7. Passar sonda nasogástrica e lavar com 250 mL SF 0,9%.
8. Passar sonda vesical.
9. Controle de débito urinário.
10. Monitoração cardíaca.
11. Oximetria de pulso.
12. PA não invasiva.

BIBLIOGRAFIA

Laine L. Medicina interna de Harrison. 19. ed. São Paulo: Editora AMGH; 2017. Cap. 57.

Schiavon JLN, Schiavin LL. Unidade de emergência: condutas em medicina de urgência. 3. ed. Editor Teixeira JCG. São Paulo: Editora Atheneu; 2013. Cap. 32 e 34.

Soares MAP, Neto DGRR, Vasconcellos GBS. Hemorragia Digestiva Alta. In: Bittencourt PL, Zoolinger CC. Manual de Cuidados Intensivo em Gastroenterologia e Hepatologia. São Paulo: Manole; 2009.

HEMORRAGIA DIGESTIVA BAIXA

Rafael Leal de Menezes
Raphael Maron Ramos
Marcelo Barros Weiss

DEFINIÇÃO

Sangramento gastrointestinal (hematoquezia) originado do cólon ou do reto, ou seja, distal à papila ileocecal. As causas mais comuns são doença hemorroidária, fissura anal, diverticulose, ectasia vascular, neoplasias e colites (Figs. 46-1 e 46-2).

AVALIAÇÃO CLÍNICA

Consiste, primariamente, na avaliação do tempo de sangramento, volume perdido e no **grau de choque hipovolêmico** do paciente, o qual direcionará a conduta inicial (Quadro 46-1).

Atenção
ABCDE:
- A – Avaliação da via aérea.
- B – Respiração e saturação de O_2.
- C – Instabilidade hemodinâmica.
- D – Escala de coma de Glasgow.
- E – Prevenção de hipotermia.

Deve-se excluir instabilidade hemodinâmica através dos sinais vitais (PA, FC, FR, perfusão, palidez/cianose e diurese).

O exame físico deve incluir anuscopia e toque retal.

Breve história clínica onde precisa diferenciar tipo de sangramento (hematoquezia, melena ou enterorragia) e pesquisar provável etiologia (história patológica pregressa e história social).

AVALIAÇÃO COMPLEMENTAR
- Gasometria arterial e lactato para avaliar a hipoperfusão tecidual.
- Hemograma e coagulogramas I e II para avaliar a necessidade de transfusão.
- Eletrólitos (potássio e cálcio).
- Ureia e creatinina para avaliar a função renal.

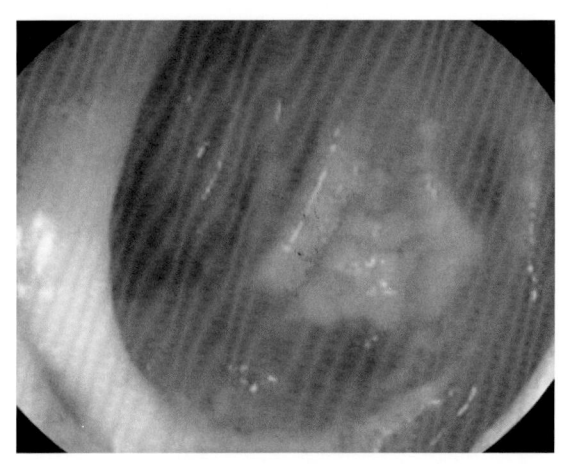

Fig. 46-1. Divertículo de sigmoide sangrando. (Ver *Prancha em Cores.*)

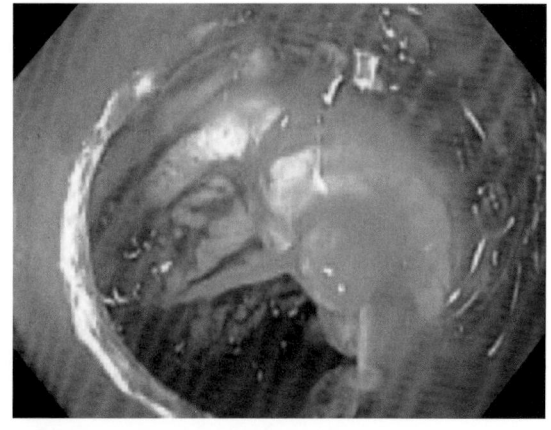

Fig. 46-2. Dilafoy de cólon sangrando. (Ver *Prancha em Cores.*)

Quadro 46-1. Classificação de Choque e Estimativa de Perda Volêmica

	Classe I	Classe II	Classe III	Classe IV
Perda volêmica	< 750 mL (< 15%)	750-1.500 mL (15-30%)	1.500-2.000 mL (30-40%)	> 2.000 mL (> 40%)
FC (bpm)	< 100	> 100	> 120	> 140
PA	Normal	Normal	Hipotensão	Hipotensão
Enchimento capilar	Normal	Reduzido	Reduzido	Reduzido
FR (irpm)	< 20	20-30	30-40	> 35
Diurese (mL/h)	> 30	20-30	5-20	Desprezível
Nível de consciência	Pouco ansioso	Ansioso	Ansioso-confuso	Confuso-letárgico
Fluido	Cristaloide	Cristaloide	Cristaloide + conc. hemác.	Cristaloide + conc. hemác.

Estimativa com base em um paciente de 70 kg.

CONDUTA

A conduta varia conforme a estabilidade e o grau de choque do paciente; alguns procedimentos podem não ser necessários (Fig. 46-3).

- Internar se sinais de gravidade ou sangramento maciço.
- Solicitar:
  - Gasometria arterial.
  - Lactato.
  - Hemograma completo, coagulograma I e II, K, Ca, Ur e Cr, tipagem sanguínea.
  - Colonoscopia em até 24 h após estabilização hemodinâmica.
  - Se sangramento volumoso, poderá ser realizada endoscopia digestiva alta antes da colonoscopia, por causa da maior facilidade de realização e possibilidade de HDA, mesmo em casos de enterorragia.
- Ressuscitação volêmica:
  - Monitorização contínua dos sinais vitais (oximetria de pulso, eletrocardiograma, PA).
  - Reposição volêmica conforme classificação do choque.
  - Ataque: 1.500-2.000 mL + manutenção: 2 L/dia.
  - Transfusão de concentrado de hemácias se Hb < 7 g/dL.

Prescrever:

1. Dieta zero.
2. SF 0,9% 1.000 mL IV na internação e na ACM.
3. Concentrado de hemácias 300 mL 1 U S/N.
6. Cateter nasal de oxigênio 2 L/min S/N.
8. Passar sonda vesical.
9. Controle de débito urinário.
10. Monitorização cardíaca.
11. Oximetria de pulso.
12. Pressão arterial não invasiva.

Se a propedêutica inicial não apontar um diagnóstico ou local de sangramento, ou se sangramento continua após colonoscopia, podem ser realizados exames como cintilografia, angiografia e enteroscopia.

- Indicar abordagem cirúrgica se:
  - Sangramento persistente por mais de 72 h.
  - Ressangramento volumoso com intervalo menor que 1 semana.
  - Necessidade de mais de cinco concentrados de hemácias para ressuscitação sem resolução do sangramento
  - Necessidade de mais de seis concentrados de hemácias para atingir estabilidade clínica.

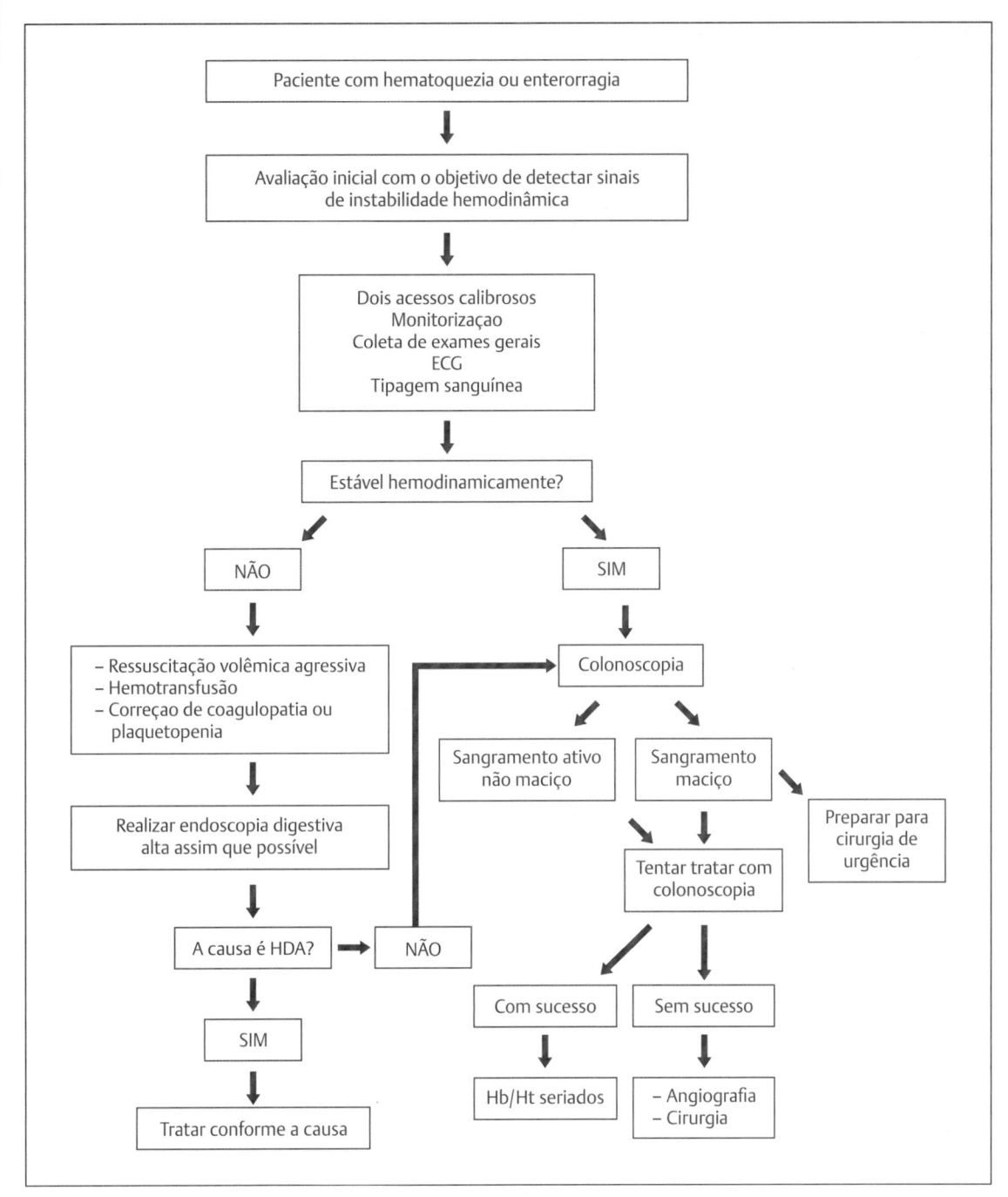

Fig. 46-3. Fluxograma de atendimento na hemorragia digestiva baixa.

BIBLIOGRAFIA

Cannon JW. Hemorrhagic shock. N Engl J Med. 2018;378(4):370-9.

Gralnek IM, Neeman Z, Strate LL. Acute lower gastrointestinal bleeding. N Engl J Med. 2017;376(11):104-8.

Kasper DL, Hauser SL, Jameson JL et al. Harrison's Principles of Internal Medicine. 19th ed. New York: Mc Graw Hill Education; 2015.

Mahler MA, Roig GVG. Hemorragia digestiva baja masiva por lesión de Dieulafoy de colon. www.actagastro.org 2017.

Martins HS, Brandão Neto RA, Scalabrini Neto A et al. Emergências Clínicas: Abordagem Prática. 10. ed. Barueri: Manole; 2015.

INSUFICIÊNCIA HEPÁTICA AGUDA

Raphael Maron Ramos
Tayenne do Vale Cabral

CONCEITO

A insuficiência hepática aguda (IHA) consiste no desenvolvimento de coagulopatia, icterícia e encefalopatia por perda repentina da função hepatocelular na ausência prévia de conhecimento do comprometimento da função hepática. Vale ressaltar que há exceções a essa definição como: reativação aguda grave de HBV e doença de Wilson, que podem evoluir com IHA no decorrer da evolução da doença hepática crônica. Ela pode ser classificada de acordo com o tempo do intervalo entre o início da icterícia e a encefalopatia (Quadro 47-1):

- IH hiperaguda: ≤ 7 dias.
- IHA: 8 a 28 dias.
- IH subaguda: 29 a 84 dias.

As causas mais comuns de IHA são as intoxicações exógenas, principalmente em países desenvolvidos, como exemplo clássico temos a intoxicação por acetominofeno (paracetamol). Outra causa importante são as hepatites virais, sendo a hepatite B a causa mais comum, mas também pode ocorrer na hepatite C, citomegalovírus, Epstein-Barr, infecções por arbovírus como dengue, dentre outras.

Podemos citar outras causas como as doenças vasculares, como a trombose da veia hepática (síndrome de Budd-Chiari), hepatite isquêmica, trombose de veia porta e síndrome HELLP.

FISIOPATOLOGIA

No quadro de IHA, múltiplos órgãos e sistemas podem ter déficit de funcionamento. Os principais incluem:

- *Hepático:* hiperbilirrubinemia, com relação entre o seu grau e a gravidade do quadro, coagulopatia devida a síntese hepática prejudicada dos fatores de coagulação e necrose hepatocelular, responsável pelo aumento das enzimas hepáticas.
- *Cardiovascular:* resistência vascular periférica aumentada e diminuição da pressão arterial, causando estado de circulação hiperdinâmica, aumento da frequência e débito cardíaco.
- *Cerebral:* encefalopatia portossistêmica, secundária à produção de amônia e edema cerebral, devendo-se atentar à herniação uncal.
- *Renal:* pode estar presente em até 50% dos pacientes, sendo a síndrome hepatorrenal a mais grave. Por causa de vasodilatação esplâncnica, ocorre uma vasoconstrição renal, levando a uma disfunção renal, retenção de água e sódio.

Quadro 47-1. Classificação da IHAG de acordo com o Intervalo e Encefalopatia

	Hiperaguda	Aguda	Subaguda
Intervalo entre icterícia e encefalopatia	0 a 1 semana	1 a 4 semanas	4 a 12 semanas
Coagulopatia	+++	++	+
Icterícia	+	++	+++
Edema cerebral	69%	50%	14%
Sobrevida livre de transplante	80%	50%	15%
Causas típicas	Paracetamol, vírus A e E	Vírus B/Droga não paracetamol	Droga não paracetamol/ hepatite autoimune

Fonte: Bittencourt PL, Zollinger CC, Lopes EPA; 2017.

- *Imunológico:* ocorrem diversos defeitos que prejudicam a imunidade, como opsonização defeituosa, alterações do sistema de complemento, e leucócitos disfuncionais, além do aumento de translocação bacteriana no trato gastrointestinal. Sepse de foco urinário e pulmonar são comuns.
- *Metabólico:* alcaloses metabólica e respiratória podem ocorrer já no início da apresentação, hipocalemia e hipomagnesemia também são relativamente comuns, além de hipoglicemia.

QUADRO CLÍNICO

Pode apresentar-se como um quadro inespecífico no início (anorexia, fadiga, desconforto abdominal, icterícia e febre) para só depois evoluir para uma encefalopatia (Quadro 47-2).

Pode evoluir com as seguintes complicações:

- Disfunção hepatocelular (coagulopatia, hipoglicemia e acidose metabólica).
- Edema cerebral.
- Infecção (mais comuns são as infecções pulmonares e as renais, e 1/3 evolui com infecção fúngica – Candida albicans).
- Sangramento gastrointestinal (coagulopatia e plaquetopenia; e chances de evoluir com úlcera de stress).
- Síndrome da falência de múltiplos órgãos (hipotensão, edema pulmonar, necrose tubular aguda, síndrome hepatorrenal e CIVD).

PROPEDÊUTICA/DIAGNÓSTICO

O diagnóstico presuntivo é dado pela história clínica, associada às manifestações clínicas já citadas e laboratorialmente as alterações mais sugestivas são hiperbilirrubinemia e aumento de aminotransferases.

Importante coletar na anamnese dados como uso de drogas lícitas e ilícitas, exposição a toxinas, exames prévios de hepatites virais e marcadores autoimunes.

1. Exames laboratoriais:
   - Hemograma.
   - Função hepática: bilirrubinas, albumina e coagulograma.
   - Enzimas hepáticas e canaliculares: AST, ALT, FA, GGT.
   - Função renal: ureia e creatinina.
   - Eletrólitos: Na e K.
   - Sorologias: anti-HAV IgM, HBsAg, anti-HBc IgM, anti-HCV e anti-HEV; CMV e Epstein-Barr.
   - Marcadores autoimunes: FAN, antimúsculo liso, imunoglobulinas.
   - Amônia sérica: se < 75 μm – baixo risco de hipertensão intracraniana; mas se for > 100 μm é alto risco para encefalopatia; e quando > 200 μm prediz hipertensão intracraniana.

   A razão bilirrubina/FA > 2,0 é sugestiva de IHA, e quando houver elevação de aminotransferase com valores reduzidos de bilirrubina, deve-se suspeitar de intoxicação por paracetamol.

   Caso haja suspeita de infecção, solicitar culturas: hemocultura, urocultura, cultura de líquido ascítico, além de RX de tórax para rastreio infeccioso.
2. USG com Doppler: para avaliar ascite, hepatomegalia, esteatose, esplenomegalia, hipertensão portal, causas vasculares e causas estruturais em geral.

CONDUTA

Os pacientes devem ser internados em UTI e até a causa mais provável ser detectada e tratada, devem receber monitorização contínua e minuciosa de alterações de sinais vitais e múltiplos sistemas, incluindo exames laboratoriais diários de função hepática.

O tratamento consiste em medidas de suporte, avaliação quanto a transplante hepático e tratamentos específicos como resolução de quadros infecciosos e acetilcisteína na intoxicação por acetominofeno, por exemplo.

Cuidados intensivos da IHA:

1. Edema cerebral e HIC:
   - Encefalopatia graus I e II = considerar transplante hepático, TC para descartar outras

Quadro 47-2. Classificação de Estado Mental na IHA

Grau	Estado mental	Sinais neurológicos	EEG	Glasgow
I	Redução da atenção; ansiedade ou euforia; lentificação; dificuldade em realizar contas simples	Tremor leve, apraxia, incoordenação	Normal	15
II	Letargia ou apatia; desorientação; alteração de personalidade; comportamento inapropriado	Asteríxis; ataxia; disartria	Lentidão	11-15
III	Sonolência a semiestupor; responsivo a estímulos, confusão; desorientação grosseira e comportamento bizarro	Asteríxis; ataxia	Anormal	8-11
IV	Coma	Descerebração	Anormal	< 8

Fonte: Schiavon JLN, Schiavin LL; 2013

causas de degradação do estado mental, evitar sedação, uso de antibióticos pode ser necessário e a profilaxia em alguns casos pode ser útil, e uso de lactulose pode ajudar.
- Encefalopatia graus III e IV = continuar com os cuidados já citados acima, intubação, colocar a cabeça elevada na cama, realizar monitorização cardíaca e dos sinais vitais, realizar tratamento imediato das convulsões requeridas; usar o manitol para PIC de elevações graves ou para quando ocorrerem os primeiros sinais clínicos de hérnia, e solução salina hipertônica para elevar o sódio sérico para 145-155 mmol/L.

2. Infecção:
- Acompanhar o paciente para iniciar o tratamento com antibiótico assim que necessário. Preferencialmente com antibiótico guiado por culturas.

3. Coagulopatia:
- A principal medicação a ser utilizada, principalmente na vigência de sangramento ativo ou procedimento invasivo é transfusão de plasma fresco congelado. Porém, pode levar a sobrecarga circulatória e alterar o TP, que é usado como fator prognóstico e critério para transplante. O fator VII ativado recombinante desponta como principal medicamento na vigência de distúrbio de coagulação com sangramento ativo ou previsão de procedimento invasivo, e tem como vantagem o menor volume de infusão, a ausência de necessidade de metabolização hepática e a não alteração de provas de coagulação.

4. Hemodinâmica/insuficiência renal:
- Reposição volêmica, manutenção pressórica (dopamina, epinefrina, norepinefrina) conforme necessário para manter a pressão arterial média adequada. Devem-se evitar agentes nefrotóxicos e indicar hemodiálise, se necessário. Vasopressina recomendada em hipotensão refratária à ressuscitação volêmica e a drogas vasoativas.

5. Preocupações metabólicas:
- Avaliação contínua de glicose, potássio, magnésio, fosfato e deve-se considerar nutrição por alimentação enteral, se possível, ou nutrição parenteral total.

IHA Induzida por *Overdose* de Paracetamol

Tratamento consiste em lavagem gástrica antes da administração oral de outros medicamentos, medidas de suporte e administração oral de carvão vegetal ativado ou de colestiramina para evitar absorção de medicamento residual.

A administração de *N-acetilcisteína* reduz a gravidade de necrose hepática e deve ser usada em pacientes com altos níveis sanguíneos de paracetamol (> 200 μg/mL medidos em 4 horas ou > 100 μg/mL em 8 horas após a ingestão). Deve ser administrado em solução IV *na dose* de ataque de 140 mg/kg em 1 hora e dose de manutenção de 70 mg/kg 4/4 horas até 15 a 20 doses ou até RNI < 1,5.

Sugestão de prescrição para admissão:

1. Dieta livre – avaliar nível de consciência antes de liberar.
2. Acesso venoso.
3. SF 0,9% 500 mL EV 6/6 h.
4. Cloridrato de ranitidina 1 amp. EV 8/8 h.
5. Glicemia capilar de 6/6 horas e se < 80 dar glicose 50% – 3 amp. EV.
6. Monitorização cardíaca e de sinais vitais/PA não invasiva e oxímetro de pulso.
7. Monitorar diurese.
8. Observar nível de consciência.

BIBLIOGRAFIA

Bittencourt PL, Zollinger CC, Lopes EPA. Manual de cuidados intensivos em hepatologia. Sociedade Brasileira de Hepatologia e Associação de Medicina Intensiva Brasileira 2. ed. São Paulo: Editora Manole; 2017.

Lee MW, Diestang JL. Medicina interna de Harrison. 19. ed. São Paulo: Editora AMGH; 2017. Cap. 361.

Lee MW, Larson AM, Stravitz RT. The Management of Acute Liver. AASLD - The American Association for the Study of Liver Diseases, Position Paper; 2011.

Schiavon JLN, Schiavin LL.Unidade de emergência: condutas em medicina de urgência. 3. ed. Editor Teixeira JCG. São Paulo: Editora Atheneu; 2013. Cap. 37.

Seção
Endocrinologia

CRISE TIREOTÓXICA

Lorena Costa Miron
Felipe José Vieira
Christianne Tolêdo de Souza Leal

DEFINIÇÃO

A crise tireotóxica ou tempestade tireoidiana é uma exacerbação aguda e potencialmente fatal dos sinais e sintomas do estado de hipertireoidismo, desencadeada por fatores precipitantes como infecções (mais comum), cirurgias, traumas, sobrecarga aguda de iodo (terapia com radioiodo ou uso de contrastes iodados), suspensão abrupta das drogas antitireoidianas, gestação, parto, uso de amiodarona, insuficiência cardíaca, hipoglicemia, infarto do miocárdio, entre outros. Os mecanismos responsáveis pelo agravamento da tireotoxicose por estes fatores não são totalmente compreendidos, mas parecem estar relacionados com liberação de citocinas inflamatórias e alterações imunológicas.

COMO O PACIENTE GERALMENTE SE APRESENTA?

Febre, geralmente associada a sudorese intensa, taquicardia (> 140 bpm), anormalidades neurológicas (agitação, ansiedade, delírio, psicose ou até mesmo coma), disfunções gastrointestinais (náuseas, vômitos, diarreia e dor abdominal), hipertensão sistólica, tremores finos e icterícia (geralmente é sinal de mau prognóstico).

DIAGNÓSTICO (QUADRO 48-1)

O diagnóstico é essencialmente clínico. Na avaliação laboratorial da função tireoidiana há elevação dos níveis séricos dos hormônios da tireoide (T4 e T3) e supressão do hormônio tireoestimulante (TSH). Outros achados laboratoriais que podem estar associados são: hiperglicemia, alterações de enzimas hepáticas e leucocitose com desvio à esquerda.

Quadro 48-1. Critérios Diagnósticos de Tempestade Tireoidiana

Critérios	Pontuação
Disfunção termorreguladora	
Temperatura (ºC)	
37,2 a 37,7	5
37,8 a 38,3	10
38,4 a 38,8	15
38,9 a 39,4	20
39,5 a 39,9	25
> 40	30
Efeitos sobre o sistema nervoso central	
Ausentes	0
Ligeiros: agitação	10
Moderados: *delirium*, psicose	20
Graves: crise convulsiva, coma	30
Disfunção gastrointestinal-hepática	
Ausente	0
Moderada: diarreia, náuseas, vômitos, dor abdominal	10
Grave: icterícia inexplicável	20
Disfunção cardiovascular	
Taquicardia (bpm)	
100-109	5
110-119	10
120-129	15
130-139	20
> 140	25

(Continua.)

Quadro 48-1. (*Cont.*) Critérios Diagnósticos de Tempestade Tireoidiana

Critérios	Pontuação
Insuficiência cardíaca congestiva	
Ausente	0
Leve: edema periférico	5
Moderada: estertores em bases pulmonares	10
Grave: edema pulmonar	20
Fibrilação atrial	
Ausente	0
Presente	10
Fator desencadeante	
Negativo	0
Positivo	10
Escore: somatório dos pontos	
45 = altamente sugestivo de tireotoxicose	
25-44 = sugestivo de tireotoxicose	
< 25 = baixa probabilidade de tireotoxicose	

CONDUTA

1. Internação, preferência em unidade de terapia intensiva.
2. Estabilização do paciente e correção dos fatores precipitantes. Os salicilatos para o controle térmico devem ser evitados.
3. Propiltiouracil (PTU): ataque: VO 500-1.000 mg, depois 200 mg de 4/4 (tentar evitar o uso de propiltiuracil que está implicado em aumento do risco de hepatite fulminante); preferência atual para metimazol: ataque: 50 a 100 mg; manutenção: 50 mg VO de 6/6 h.
4. Iodo (após 1 hora da dose de PTU): VO solução de Lugol 4-10 gotas de 6/6 h ou VO solução saturada de iodeto de potássio (SSKI) 5 gotas de 6/6 h.
5. Propranolol (quando não houver contraindicações): o propranolol bloqueia os efeitos adrenérgicos e inibe a conversão de T4 para T3; VO 40-80 mg de 4/4 a 6/6 h ou EV: 0,5-1,0 mg em 10 min, seguido de 1-2 mg de 10/10 min.
6. Glicocorticoide: dexametasona EV 2 mg de 6/6 h ou hidrocortisona EV 100 mg de 8/8 h.

BIBLIOGRAFIA

Chiha M, Samarasinghe S, Kabaker AS. Thyroid storm: an updated review. J Int Care Med. 2015;30:130-40.

Giusti CF, Amorim SR. Crise tireotóxica. In: Teixeira JCG. Unidade de emergência. 3. ed. São Paulo: Atheneu; 2013. p. 725-9.

Maia AL, Scheffel RS, Meyer ELS et al. Consenso brasileiro para o diagnóstico e tratamento do hipertireoidismo: recomendações do Departamento de Tireoide da Sociedade Brasileira de Endocrinologia e Metabologia. Arq Bras Endocrinol Metab. 2013;57:205-32.

Martins HS, Brandão Neto RA, Scalabrini Neto A et al. Emergências Clínicas: Abordagem Prática. 10. ed. Barueri: Ed Manole; 2015.

Vilar L. Endocrinologia Clínica. 6. ed. Rio de Janeiro: Guanabara Koogan; 2016. p. 1037-1040.

HIPOGLICEMIAS E DIABETES MELITO NA URGÊNCIA

Lucas Goiatá Gonzalez
Felipe José Vieira
Christianne Tolêdo de Souza Leal
Lívia Carolina Fonseca Terra Adami

HIPOGLICEMIA

A hipoglicemia costuma ser definida como valor de glicemia < 54 mg/dL. Contudo, esta definição não é satisfatória, já que grande parte das hipoglicemias percebidas e tratadas no dia a dia não chegam a ser medidas ou registradas, sendo assim a hipoglicemia pode ser assim classificada:

- *Hipoglicemia grave:* evento que requer assistência de terceiros para administração de açúcar, carboidrato ou glicose venosa. Implica em neuroglicopenia suficiente para induzir convulsão, alteração do comportamento e até coma.
- *Hipoglicemia sintomática documentada:* evento com sintomas e glicemia < 70 mg/dL.
- *Hipoglicemia assintomática:* glicemia < 70 mg/dL mas sem sintomas típicos.
- *Hipoglicemia sintomática provável:* evento com sintomas, porém não confirmados com medida da glicemia.
- *Hipoglicemia relativa:* evento no qual o paciente diabético se apresenta com sintomas atribuídos a hipoglicemia, mas com glicemia > 70 mg/dL. Isto é observado quando o controle glicêmico não é adequado e ocorre queda mais abrupta na glicemia deste paciente.

Para que se confirme o diagnóstico de hipoglicemia, é necessário que esteja presente a tríade de Whipple:

- Hipoglicemia (glicemia < 70 mg/dL nos diabéticos e < 45 mg/dL nos não diabéticos).
- Sintomas de hipoglicemia (tonteiras, visão turva, sudorese fria etc.).
- Melhora dos sintomas após administração de glicose.

Achados Clínicos

A hipoglicemia pode simular doenças neurológicas difusas ou focais, portanto se deve suspeitar de todo paciente que apresente alteração neurológica no pronto-socorro, como confusão mental, agressividade, irritabilidade, espasmos, paresias, parestesias, convulsões, coma e etc.

Nos diabéticos geralmente há história do uso de insulina, sulfonilureias ou meglitinidas. Alguns destes pacientes podem apresentar hipoglicemias severas e assintomáticas.

- *Manifestações neuroglicopênicas:* cefaleia, sonolência, tonturas, ataxia, astenia, dificuldade de concentração, lentificação dos pensamentos, confusão, irritabilidade, alterações de comportamento, déficits neurológicos focais, convulsões e coma.
- *Manifestações adrenérgicas:* palpitações, taquicardia, ansiedade, tremores, sudorese, fome e parestesias.

Vale ressaltar que os sintomas adrenérgicos podem estar ausentes nos idosos com diabetes de longa data em decorrência de disfunção autonômica senil ou uso de betabloqueadores. Tal fato retarda o diagnóstico da hipoglicemia aumentando o risco de sequelas.

Causas de Hipoglicemias em Adultos

- Indivíduos doentes ou em uso de medicamentos:
  - Insulina ou secretagogos.
  - Álcool.
  - Indometacina, lítio, levofloxacina, gatifloxacina etc.
- Doenças graves:
  - Insuficiência hepática, renal ou cardíaca.
  - Sepse.
  - Inanição.
  - Malária.

- Deficiência hormonal:
  - Cortisol, GH, ACTH, glucagon e epinefrina.
- Indivíduos aparentemente saudáveis:
  - Insulinoma.
  - Síndrome da hipoglicemia pancreatógena não insulinoma.
  - Hipoglicemia pós-cirurgia de derivação gástrica.
  - Anticorpo antirreceptor insulínico etc.

Exames Complementares/Diagnósticos Diferenciais

A avaliação da necessidade sobre quais exames devem ser pedidos leva em conta os principais diagnósticos diferenciais.

No pronto-socorro, como a principal causa de hipoglicemia é diabetes, a glicemia capilar deve sempre ser um exame realizado na admissão. Para excluir as demais causas, devem ser realizadas: anamnese e exame físico detalhados, assim como exames laboratoriais específicos.

As hipoglicemias podem ser divididas em insulinodependente ou não insulinodependente. A razão insulina/glicose é o primeiro teste para direcionar ao diagnóstico.

Quando a relação insulina mUI/mL × 100/glicemia (mg/dL) – 30 = > 50 significa hiperinsulinemia orgânica e para ajudar a elucidar a etiologia das hipoglicemias o teste do jejum prolongado é uma ferramenta utilizada. Possui duração de até 72 horas, mensurando, se disponíveis, a glicemia, a insulina, o peptídeo C e a pró-insulina quando glicemia < 60 mg/dL, a cada hora. O paciente está autorizado a apenas ingerir líquidos, livres de calorias e de cafeína, e não deverá permanecer em repouso absoluto. O teste é interrompido sempre que:

- Glicemia for menor igual a 45 mg/dL.
- Paciente apresentar sintomas de hipoglicemia.
- O tempo de jejum chegar a 72 horas.

As hipoglicemias podem ocorrer no período pós-prandial ou em jejum, lembrando que qualquer causa de hipoglicemia de jejum pode provocar hipoglicemia também no período pós-prandial.

A) *Hipoglicemias de jejum:* suas causas podem ser divididas em dois grupos:
- Pacientes aparentemente doentes: medicamentos, sepse, malária, desnutrição grave, insuficiência hepática, insuficiência renal, neoplasias de células não beta, insuficiência adrenal, glicogenoses.
- Pacientes aparentemente saudáveis: hiperinsulinismo endógeno permanente ou transitório, hipoglicemia factícia, autoimune, pós-operatório de feocromocitoma.

B) *Hipoglicemias pós-prandiais:* os sintomas ocorrem em geral no prazo de 4 horas após a refeição, sendo as principais causas:
- Esvaziamento gástrico acelerado: após cirurgias gástricas (gastrectomia, *bypass* gástrico, piloroplastia etc.), precisa ser diferenciada da síndrome de *dumping*, que ocorre em menos de 1 hora após a refeição com sensação de plenitude gástrica, náuseas e fraqueza.
- Hipoglicemia pancreatógena não insulinoma: causa rara, difere do insulinoma por geralmente causar hipoglicemia apenas no período pós-prandial.
- Erros inatos do metabolismo: galactosemia; intolerância hereditária à frutose. O tratamento possui ótimos resultados com a retirada da substância envolvida da dieta.
- Álcool: bloqueia a gliconeogênese, não a glicogenólise. Por isso, só costuma causar hipoglicemia se houver grande ingesta ou em casos de desnutrição.
- Idiopática ou funcional: comum em pacientes magros e ansiosos ou com outros distúrbios psiquiátricos.
- Diabetes melito.

Tratamento

O tratamento consiste em infusão de glicose hipertônica a 50% (SGH 50%) 30 a 40 mL via endovenosa (15 a 20 g de glicose), contudo (se houver dificuldade no acesso venoso, prescrever 1 a 2 mg de glucagon IM) e deve ser iniciado o mais precocemente possível a fim de evitar sequelas neurológicas irreversíveis ou óbito.

Em pacientes pouco sintomáticos, a glicose via oral pode ter efeito eficaz com a ingestão de carboidrato de rápida absorção.

Em pacientes diabéticos em uso de insulina, sem causa aparente de hipoglicemia, deve-se sempre investigar insuficiência renal, pois, se presente, a dose de insulina deverá ser reduzida. Se a insuficiência renal for confirmada, sobretudo nos diabéticos em uso de sulfonilureias, podem ocorrer graves hipoglicemias de repetição. O ideal seria manter o paciente em observação por 16-24 horas, com glicemia capilar de 1/1 hora.

Vale ressaltar que metformina, glitazonas e acarbose não causam hipoglicemia, exceto se associadas à insulina, sulfonilureias ou meglitinidas (repaglinida ou nateglinida).

Tiamina

A tiamina deve ser incluída, juntamente à glicose, no tratamento de pacientes desnutridos, hepatopatas ou etilistas como prevenção da encefalopatia de Wernicke-Korsakoff.

A dose recomendada é de 100 mg de tiamina, IV ou IM, juntamente com a glicose (não é mais recomendado prescrever a tiamina e aguardar alguns minutos até infundir a glicose) (Fig. 49-1).

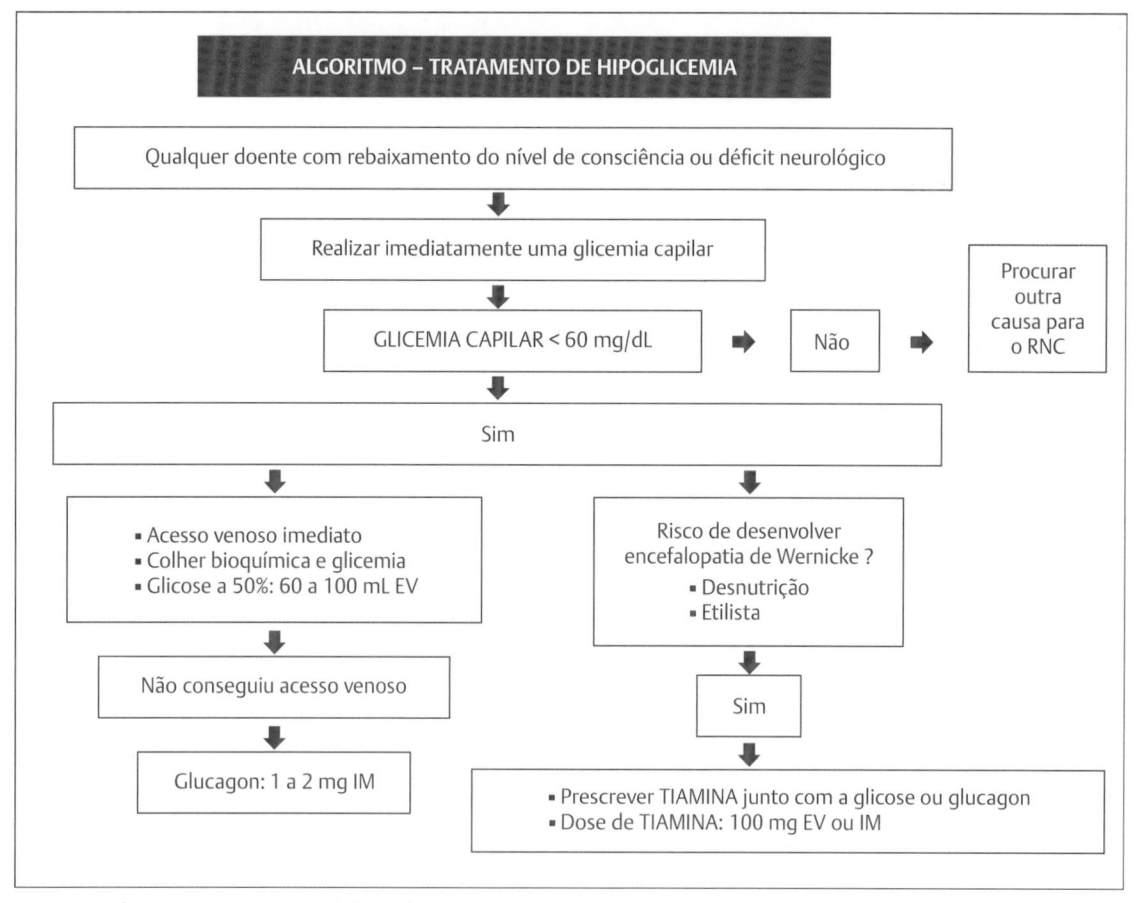

Fig. 49-1. Algoritmo – tratamento de hipoglicemia.

HIPERGLICEMIAS

Nos pacientes diabéticos, a cetoacidose diabética (CAD) e o estado hiperglicêmico hiperosmolar (EHH) são duas complicações agudas temidas, que diferem entre si pelo grau da hiperglicemia e pela presença de cetoácidos. Em ambas ocorre uma redução da secreção de insulina como mecanismo central.

- CAD: glicemia maior que 250 mg/dL; pH arterial ou venoso < 7,3; bicarbonato < 15 mEq/L e cetonúria positiva (se disponível, a cetonemia é mais apropriada).
- EHH: glicemia maior que 600 mg/dL; pH arterial ou venoso > 7,3; osmolalidade efetiva > 320 mOsm/kg.

A cetoacidose é uma complicação aguda típica do diabetes melito do tipo 1 e cerca de 25% dos pacientes apresentam-se com cetoacidose ao diagnóstico. Já a EHH acomete pacientes com diabetes melito do tipo 2 em uma faixa etária maior, acima dos 50 anos. A mortalidade de ambas é maior nos extremos de idade, na presença de coma, hipotensão ou choque, e está fortemente relacionada com a gravidade do fator precipitante. Dentres estes os principais são: infecção, omissão ou inadequação do uso de insulina, erro alimentar, distúrbios endócrinos como doença de *cushing* ou feocromocitoma, desidratação ou drogas (antipsicóticos, álcool, cocaína, corticoides, diuréticos)

Achados Clínicos

A febre, quando presente, possui alto valor preditivo de que o fator precipitante seja infeccioso, contudo, sua ausência não descarta foco de infecção.

Na CAD a dor abdominal é um achado muito característico, ocorrendo em cerca de 30% dos casos (é rara na EHH). Náuseas, vômitos ou dor abdominal tendem a melhorar com a hidratação inicial do paciente. Causas secundárias de dor abdominal devem ser investigadas se refratária ao tratamento da cetoacitose ou caso se torne localizada.

No EHH o quadro clínico é mais arrastado e a desidratação mais acentuada em decorrência da hiperglicemia. O acesso à água fica ainda mais dificultado por limitações físicas: idade avançada, pacientes acamados ou com déficits neurológicos.

O Quadro 49-1 considera as principais diferenças laboratoriais da CAD em relação ao EHH.

Quadro 49-1. Diferenças Laboratoriais da CAD em Relação ao EHH

Dados laboratoriais	CAD	EHH
Glicemia (mg/dL)	> 250	> 600
pH sanguíneo	< 7,3	> 7,3
Bicarbonato (mEq/L)	< 15	> 15
Osmolidade (mOsm/kg)	< 320	> 320
Cetonúria	≥ 3	≤ 1
Cetonemia (diluição 2:1)	Positiva	Negativa
Sódio sérico (mEq/L)	130 a 140	145 a 155
Potássio sérico (mEq/L)	5 a 6	4 a 5
Ureia (mg/dL)	38 a 53	43 a 86
Ácidos graxos (nM)	1,6	1,5

Exames Laboratoriais a Serem Solicitados

Nas complicações agudas de CAD ou EHH, os seguintes exames devem ser solicitados:

- Gasometria arterial.
- Eletrólitos: potássio, sódio, cloro, magnésio e fósforo.
- Hemograma: pode haver leucocitose com desvio à esquerda sem que signifique infecção. Valores acima de 25.000 céls./mm^3 sugerem processo infeccioso.
- Urina: EAS.
- Cetonúria (contudo, se disponível, dosagem sérica de cetoácidos).
- Eletrocardiograma: busca de achados de hipercalemia e isquemia (mais útil no EHH).
- Radiografia de tórax.
- Outros, de acordo com a suspeita clínica. Exemplos: hemoculturas, urocultura, tomografia de crânio, punção liquórica, teste de gravidez, enzimas hepáticas, amilase, lipase etc.

Tratamento

O tratamento da descompensação diabética, tanto por CAD quanto por EHH têm muitas semelhanças.

Os princípios do tratamento são:

1. Procurar e tratar os fatores precipitantes.
2. Corrigir o déficit hídrico: hidratação vigorosa.
3. Corrigir a hiperglicemia: insulinoterapia.
4. Corrigir os déficits de eletrólitos: cuidado especial com o potássio.
5. Raramente repor bicarbonato: aguardar a hidratação vigorosa. Apenas indicar reposição se pH < 6,9 e/ou hipercalemia grave.

Obs.: A reposição de fósforo só é indicada em situações específicas, como arritmias, disfunção ventricular esquerda, insuficiência cardíaca e níveis menores que 1 mg/dL. Os critérios de resolução da cetoacidose são: glicemia < 200 mg/dL; pH > 7,30; bicarbonato > 15 mEq/L; normalização do ânion *gap*.

Hidratação

Realizada inicialmente com líquidos isotônicos: 1.000 mL na primeira hora e posteriormente 15 a 20 mL/kg/h de solução fisiológica nas primeiras horas, com cuidado de não ultrapassar a 5 L nas primeiras 8 horas. Não existem benefícios com uso de coloides. A hidratação objetiva expansão extracelular, restauração do volume intravascular e melhora da perfusão tecidual, para diminuir os níveis de hormônios contrarreguladores e da glicemia. Durante a fase de manutenção da hidratação, podem-se calcular 10 mL/kg/hora e a escolha do líquido para hidratação dependerá dos níveis de sódio corrigido, se acima de 150 mEq/L então utilizar soro ao meio (SF 0,9%: água destilada).

Insulinoterapia

Realizada concomitantemente à hidratação. Recomenda-se, antes de iniciar a infusão, verificar os níveis de potássio sérico além de desprezar cerca de 50 mL da solução no equipo para saturar a ligação da insulina ao sistema (a insulina é adsorvida ao plástico). Calcular 0,1 UI/kg/hora para início da velocidade de infusão da insulina em bomba contínua. A monitorização deve ser feita com glicemia capilar de hora em hora. O objetivo é manter a glicemia em torno de 250 mg/dL nas primeiras 12 a 24 horas, sendo assim é preciso ligar um SG 5% na velocidade de 150 mL/hora quando a glicemia estiver < igual a 250 mg/dL.

Cuidados com o Potássio

Em geral estará normal ou aumentado (raramente baixo), contudo o déficit corporal (pela hidratação, reposição de insulina, correção da acidose e da hipovolemia) será grande, em torno de 3 a 6 mEq/kg de peso, devendo ser dosado com frequência (2/2 a 4/4 horas).

Se a primeira dosagem, assim que o paciente chegar ao hospital, for maior que 5,2 mEq/L não deve ser realizada a reposição de potássio, mas se estiver menor que o limite inferior do método de referência então começar a reposição com 40 mEq/L antes de ligar a bomba de infusão contínua de insulina (Quadro 49-2).

Complicações ao Tratamento

- Hipoglicemia: é a principal.
- Hipocalemia: pode aparecer após insulinoterapia.
- Edema cerebral: raro. Pode ocorrer quando há alteração da osmolaridade plasmática.
- Síndrome do desconforto respiratório agudo.

SEÇÃO ENDOCRINOLOGIA

- Embolia pulmonar: mais frequente em pacientes com EHH e rara nos casos de CAD. Está indicado o uso de heparina profilática até resolução do quadro.
- Congestão pulmonar por sobrecarga hídrica.
- Dilatação gástrica aguda grave: por neuropatia autonômica. O tratamento é com descompressão gástrica obtida através da passagem de sonda nasogástrica.
- Mucormicose: principalmente nos seios da face por alteração do metabolismo de ferro durante a CAD. Rara, porém letal.
- Alcalose metabólica paradoxal.

Algoritmos – Tratamento das Hiperglicemias (Figs. 49-2 e 49-3)

Quadro 49-2. Dosagem Sérica de Potássio

Dosagem sérica de K⁺	Conduta correta
Menor que 3,3 mEq/L	- Não prescrever a dose inicial de insulina (*bolus*) - Repor 20 a 30 mEq de K⁺ em 1 L de SF em 1 hora e dosá-lo logo depois - Só iniciar insulina quando o potássio estiver maior que 3,3 mEq/L
3,3 a 5,2 mEq/L	- Repor o potássio desde a chegada ao PS: colocar 20 a 30 mEq de K⁺ para cada litro de qualquer soro infundido (soro fisiológico, soro a 0,45%, soro com glicose etc.) - Dosagem sérica de 2/2 a 4/4 horas
Maior que 5,2 mEq/L	- Não se deve repor eletrólito e continuar a dosagem. Só iniciar a reposição quando ele estiver menor que 5 mEq/L

ALGORITMO – CETOACIDOSE DIABÉTICA

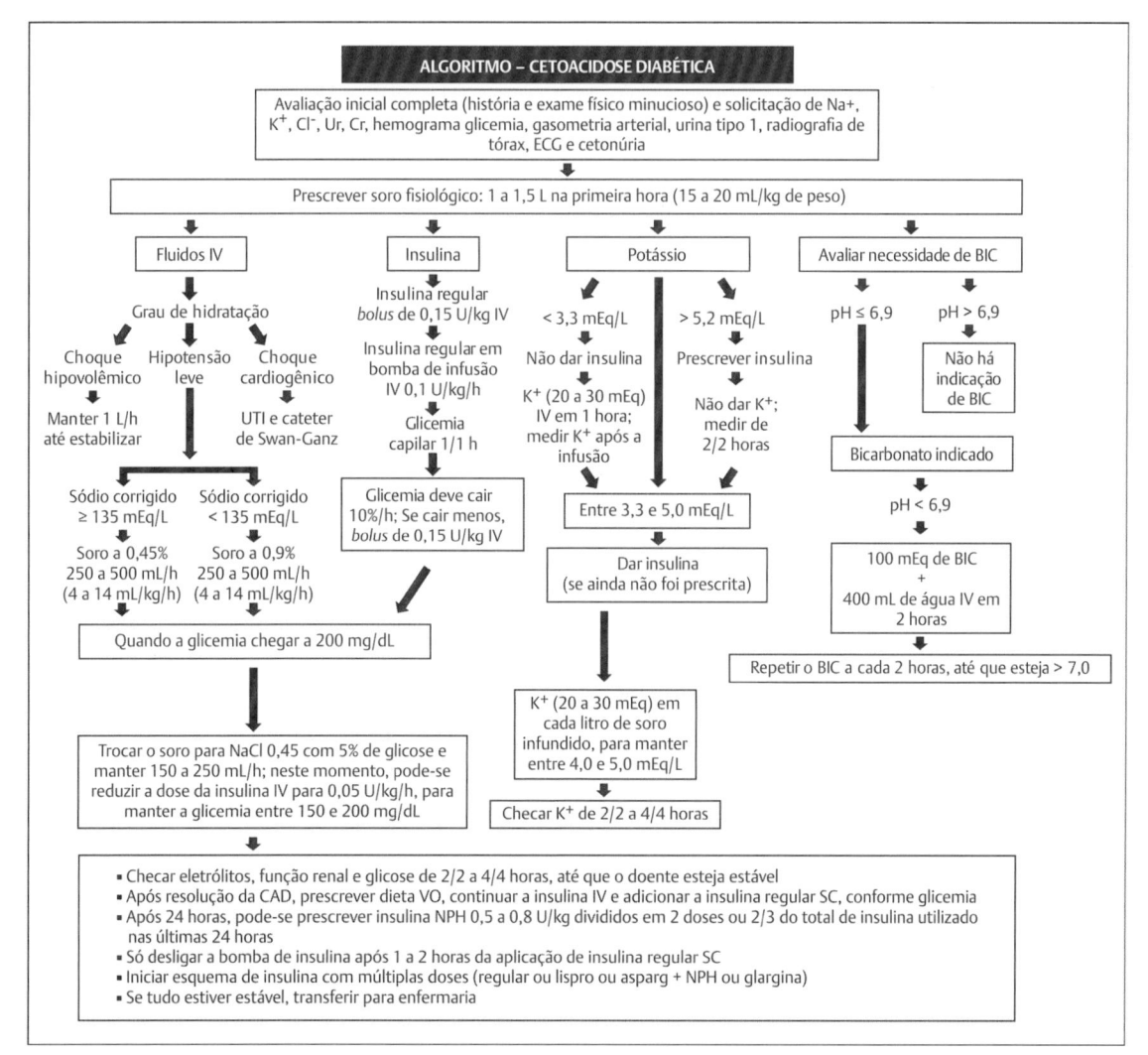

Avaliação inicial completa (história e exame físico minucioso) e solicitação de Na⁺, K⁺, Cl⁻, Ur, Cr, hemograma glicemia, gasometria arterial, urina tipo 1, radiografia de tórax, ECG e cetonúria

Prescrever soro fisiológico: 1 a 1,5 L na primeira hora (15 a 20 mL/kg de peso)

Fluidos IV
- Grau de hidratação
- Choque hipovolêmico / Hipotensão leve / Choque cardiogênico
- Manter 1 L/h até estabilizar
- UTI e cateter de Swan-Ganz
- Sódio corrigido ≥ 135 mEq/L → Soro a 0,45% 250 a 500 mL/h (4 a 14 mL/kg/h)
- Sódio corrigido < 135 mEq/L → Soro a 0,9% 250 a 500 mL/h (4 a 14 mL/kg/h)
- Quando a glicemia chegar a 200 mg/dL
- Trocar o soro para NaCl 0,45 com 5% de glicose e manter 150 a 250 mL/h; neste momento, pode-se reduzir a dose da insulina IV para 0,05 U/kg/h, para manter a glicemia entre 150 e 200 mg/dL

Insulina
- Insulina regular bolus de 0,15 U/kg IV
- Insulina regular em bomba de infusão IV 0,1 U/kg/h
- Glicemia capilar 1/1 h
- Glicemia deve cair 10%/h; Se cair menos, bolus de 0,15 U/kg IV

Potássio
- < 3,3 mEq/L → Não dar insulina; K⁺ (20 a 30 mEq) IV em 1 hora; medir K⁺ após a infusão
- > 5,2 mEq/L → Prescrever insulina; Não dar K⁺; medir de 2/2 horas
- Entre 3,3 e 5,0 mEq/L → Dar insulina (se ainda não foi prescrita)
- K⁺ (20 a 30 mEq) em cada litro de soro infundido, para manter entre 4,0 e 5,0 mEq/L
- Checar K⁺ de 2/2 a 4/4 horas

Avaliar necessidade de BIC
- pH ≤ 6,9 → Bicarbonato indicado
- pH > 6,9 → Não há indicação de BIC
- pH < 6,9 → 100 mEq de BIC + 400 mL de água IV em 2 horas
- Repetir o BIC a cada 2 horas, até que esteja > 7,0

- Checar eletrólitos, função renal e glicose de 2/2 a 4/4 horas, até que o doente esteja estável
- Após resolução da CAD, prescrever dieta VO, continuar a insulina IV e adicionar a insulina regular SC, conforme glicemia
- Após 24 horas, pode-se prescrever insulina NPH 0,5 a 0,8 U/kg divididos em 2 doses ou 2/3 do total de insulina utilizado nas últimas 24 horas
- Só desligar a bomba de insulina após 1 a 2 horas da aplicação de insulina regular SC
- Iniciar esquema de insulina com múltiplas doses (regular ou lispro ou asparg + NPH ou glargina)
- Se tudo estiver estável, transferir para enfermaria

Fig. 49-2. Algoritmo – cetoacidose diabética.

ALGORITMO – ESTADO HIPEROSMOLAR HIPERGLICÊMICO

Avaliação inicial completa (história e exame físico minucioso) e solicitação de Na^+, K^+, Cl^-, Ur, Cr, hemograma glicemia, gasometria arterial, urina tipo 1, radiografia de tórax, ECG e cetonúria

↓

Prescrever soro fisiológico: 1 a 1,5 L na primeira hora (15 a 20 mL/kg de peso)

↓

Fluidos IV
- Grau de hidratação
  - Choque hipovolêmico → Manter 1 L/h até estabilizar
  - Hipotensão leve
  - Choque cardiogênico → UTI e cateter de Swan-Ganz
- Sódio corrigido ≥ 135 mEq/L → Soro a 0,45% 250 a 500 mL/h (4 a 14 mL/kg/h)
- Sódio corrigido < 135 mEq/L → Soro a 0,9% 250 a 500 mL/h (4 a 14 mL/kg/h)

Insulina
- Insulina regular bolus de 0,15 U/kg IV
- Insulina regular em bomba de infusão IV 0,1 U/kg/h
- Glicemia capilar 1/1 h
- Glicemia deve cair 50 a 70 mg/h; Se cair < 50 mg/h, dobrar a taxa de infusão da insulina IV

Potássio
- < 3,3 mEq/L → Não dar insulina → K^+ (20 a 30 mEq) IV em 1 hora; medir K^+ após a infusão
- > 5,2 mEq/L → Prescrever insulina → Não dar K^+; medir de 2/2 horas
- Entre 3,3 e 5,0 mEq/L → Dar insulina (se ainda não foi prescrita)
- K^+ (20 a 30 mEq) em cada litro de soro infundido, para manter entre 4,0 e 5,0 mEq/L
- Checar K^+ de 2/2 a 4/4 horas

↓

Quando a glicemia chegar a 250 mg/dL

↓

Trocar o soro para NaCl 0,45 com 5% de glicose e manter 150 a 250 mL/h; neste momento, pode-se reduzir a dose da insulina IV para 0,05 U/kg/h, para manter a glicemia entre 150 e 200 mg/dL

↓

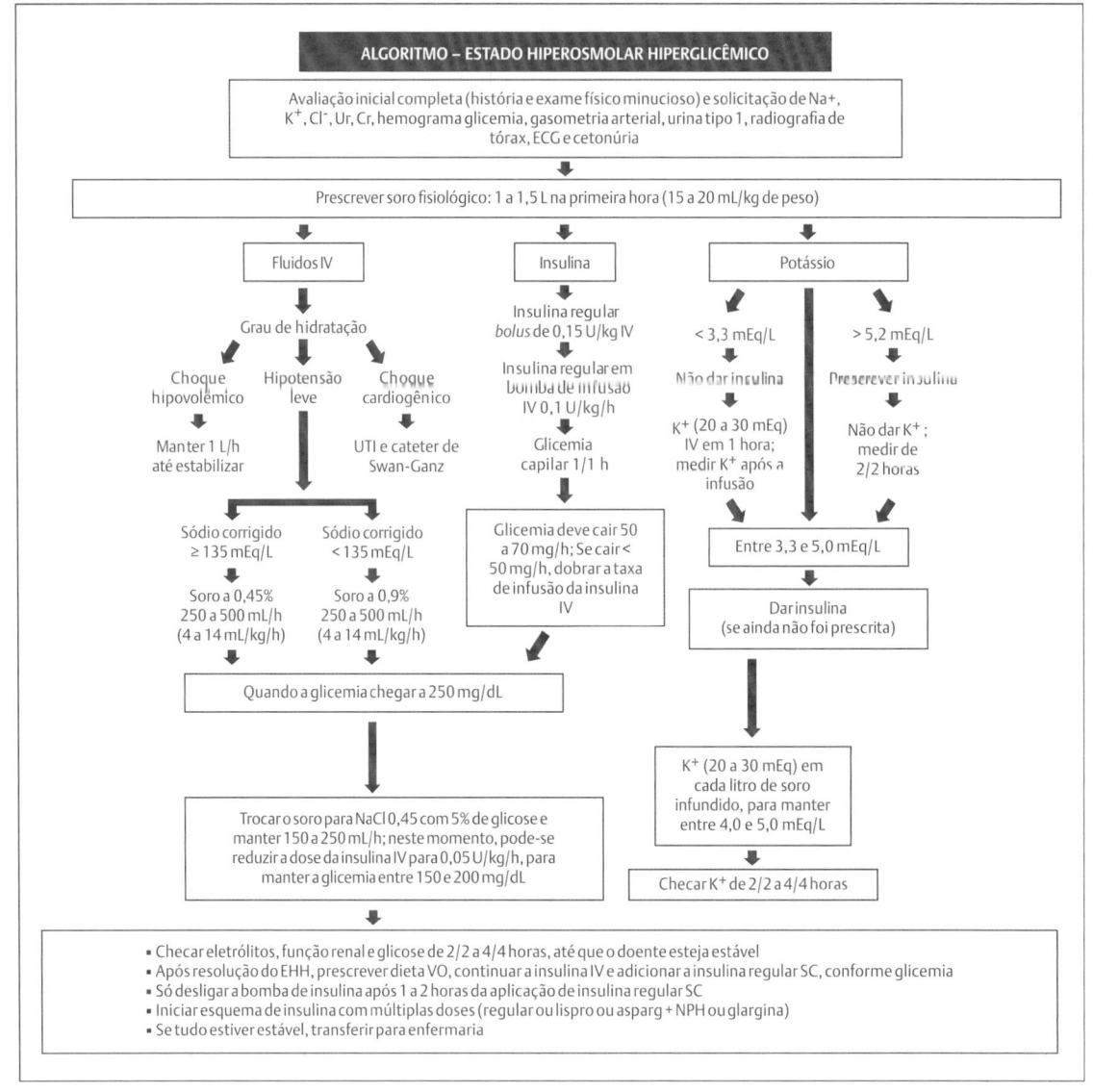

- Checar eletrólitos, função renal e glicose de 2/2 a 4/4 horas, até que o doente esteja estável
- Após resolução do EHH, prescrever dieta VO, continuar a insulina IV e adicionar a insulina regular SC, conforme glicemia
- Só desligar a bomba de insulina após 1 a 2 horas da aplicação de insulina regular SC
- Iniciar esquema de insulina com múltiplas doses (regular ou lispro ou asparg + NPH ou glargina)
- Se tudo estiver estável, transferir para enfermaria

Fig. 49-3. Algoritmo – estado hiperosmolar hiperglicêmico.

BIBLIOGRAFIA

Brady WJ, Harrigan RA. Hypoglicemia. In: Tintinalli JE, Kelen GD, Stapczynski JS. Emergency medicine – American College of Emergency Physicians. 6. ed. Nova Iorque: McGraw-Hill; 2004. p. 1283-7.

Chansky ME, Lubkin CL. Diabetic ketoacidosis. In: Tintinalli JE, Kelen GD, Stapczynski JS. Emergency medicine: American College of Emergency Physicians. 6. ed. Nova Iorque: McGraw-Hill; 2004. p. 1287-94.

Cydulka RK, Siff J. Diabetes mellitus and disorders of glucose homeostasis. In: Rosen's emergency medicine. 6. ed. Philadelphia: Elsevier; 2006. p. 1955-74.

Oliveira JEP, Foss-Freitas MC, Junior RMM, Vencio S (orgs). Diretriz da Sociedade Brasileira de Diabetes 2017-2018. São Paulo: Editora Clannad; 2017. p. 358-362.

Vilar L. Endocrinologia Clínica. 6. ed. Rio de Janeiro: Guanabara Koogan; 2016. p. 788-803.

Goto A, Arah OA, Goto M, Terauchi Y, Noda M. Severe hypoglycaemia and cardiovascular disease: systematic review and meta-analysis with bias analysis. BMJ. 2013;347:f4533.

Hardern RD. Emergency management of diabetic ketoacidosis in adults. Emerg Med J. 2003;20:210-3.

Klingensmith GJ et al. Diabetic ketoacidosis at diabetes onset: still an all too common threat in youth. J Pediatr. 2013;162:330.

Martins HS, Neto RAB, Neto AS, Velasco IT. Emergências Clínicas. Abordagem Prática. 10. ed. Barueri: Manole; 2015. p. 1223-1243.

Otunnu RV, Hack JB. Hyperglicemic crisis. J Emerg Med. 2013;45(5):797-805.

Rush MD, Winslett S, Wisdow KD. Diabetes mellitus. In: Tintinalli JE, Kelen GD, Stapczynski JS. Emergency medicine – American College of Emergency Physicians. 6th ed. Nova Iorque: McGraw-Hill; 2004. p. 1294-304.

Schwab RA, Marsala M. Diabetic ketoacidosis. In: Harwood-Nuss. Clinical practice of emergency medicine. 4th ed. Philadelphia: Lippincott Williams and Wilkins; 2005. p. 842-6.

INSUFICIÊNCIA ADRENAL

Lorena Costa Miron
Felipe José Vieira
Christianne Tolêdo de Souza Leal

CLASSIFICAÇÃO

A insuficiência adrenal pode ser:

- *Primária:* doença de Addison.
- *Secundária:* comprometimento da hipófise com redução do ACTH secretado – causa mais comum.
- *Terciária:* acometimento do hipotálamo levando à deficiência de CRH.
- *Iatrogênica:* decorrente da suspensão abrupta de glicocorticoide após uso prolongado.

COMO O PACIENTE GERALMENTE SE APRESENTA?

Com sintomas de fraqueza, fadiga, história de perda de peso e anorexia, náuseas, vômitos, febre inexplicada, avidez por sal, hiperpigmentação (apenas na doença de Addison), hipoglicemia e redução da pilificação em mulheres. Suspeitar também no paciente grave que apresentar desidratação, hipotensão ou choque a despeito do tratamento adequado. Dos exames laboratoriais pode haver hiponatremia e hipercalemia.

Diante da suspeita clínica, deve-se dosar o cortisol e ACTH. Valores de cortisol abaixo de 15 mcg/dL (em paciente criticamente enfermo) sugerem insuficiência adrenal e valores maiores que 34 mcg/dL excluem o diagnóstico. Valores intermediários (entre 15 e 34) indica-se o teste dinâmico com ACTH (Cortrosina).

CAUSAS

A) Causas de insuficiência adrenal primária:
  - Autoimune.
  - Infecciosa (TB e paracoccidioidomicose).
B) Causas de insuficiência adrenal secundária:
  - Iatrogênica (glicocorticoterapia crônica).
  - Neoplasias (adenomas hipofisários).
  - Traumatismo craniano.
  - Síndrome da sela vazia.
  - Pós-radioterapia.
  - Vascular: apoplexia hipofisária.
  - Infecciosa: meningite, encefalite.
  - Idiopática.

CONDUTA NA EMERGÊNCIA

Requer intervenção imediata, iniciar tratamento logo após coleta do material para exames.

1. Estabelecer acesso venoso periférico e realizar ressuscitação volêmica com solução isotônica.
2. Monitorização cardíaca contínua.
3. Solução glicosada 5% 500 mL EV 8/8 h, se hipoglicemia.
4. Hidrocortisona 100-300 mg EV em *bolus* seguido da dose de manutenção de 50 mg EV a cada 6/6 h, durante 24 h, depois reduzir a dose lentamente nas próximas 72 h.
5. Após estabilização, procurar os fatores precipitantes da crise e tratá-los.
6. Quando o paciente estiver tolerando alimentos via oral, passar a administrar o glicocorticoide via oral e se necessário adicionar fludrocortisona (0,1 mg).

BIBLIOGRAFIA

Vilar L. Endocrinologia Clínica. 6. ed. Rio de Janeiro: Guanabara Koogan; 2016. p. 396-411

Fares AB, Santos RA. Conduct protocol in emergency: Acute adrenal insufficiency. Rev Assoc Med Bras. 2016;62:728-34.

Giusti CF, Amorim SR. Insuficiência adrenal. In: Teixeira JCG. Unidade de emergência. 3. ed. São Paulo: Atheneu; 2013. p. 739-48.

Martins HS, Brandão Neto RA, Scalabrini Neto A et al. Emergências Clínicas: Abordagem Prática. 10. ed. Manole: Barueri; 2015.

COMA MIXEDEMATOSO

Lorena Costa Miron
Felipe José Vieira
Christianne Tolêdo de Souza Leal

DEFINIÇÃO

O coma mixedematoso é definido pela presença de sinais e sintomas de hipotireoidismo grave, associados ao rebaixamento do nível de consciência e hipotermia. Representa a manifestação clínica mais grave e temida do hipotireoidismo, com taxa de mortalidade que pode chegar a 50%. Pode ocorrer em indivíduos com hipotireoidismo prévio conhecido ou não. Ocorre geralmente em mulheres idosas nos meses de inverno. Os principais fatores precipitantes são: infecção, uso de medicamentos (sedativos), amiodarona, carbonato de lítio e diuréticos.

COMO O PACIENTE SE APRESENTA?

Suspeitar em paciente com histórico de hipotireoidismo, que apresente alteração do estado mental desde lentificação psicomotora até convulsões, bradicardia, hipotensão, hipotermia e depressão respiratória. Observar no exame físico se há sinais de hipotireoidismo como pele ressecada, cabelos opacos e quebradiços, presença de edema periorbital e de extremidades, retardo de reflexos tendinosos e presença de bócio tireoidiano.

EXAMES PARA CONFIRMAÇÃO

Dosagem de T4 livre e TSH. O T4 é sempre baixo e o TSH em geral aumentado, podendo estar normal ou diminuído em alguns casos (de hipotireoidismo central).

CONDUTA

Apesar da necessidade dos exames para confirmação, diante da suspeita clínica, deve-se coletar material para realização dos exames laboratoriais confirmatórios e iniciar o tratamento imediatamente após.

1. Medidas de suporte, como ressuscitação volêmica, suporte ventilatório e correção de distúrbios eletrolíticos, se necessário.
2. Tratamento dos fatores precipitantes, como hipotermia e iniciar antibioticoterapia em caso de suspeita de infecção.
3. Hidrocortisona EV 50-100 mg de 8/8 h.
4. Reposição de hormônios tireoidianos: levotiroxina VO 500-1.000 mcg/dia, seguida de 100-200 μg/dia. Esse plano inicial deve ser seguido pela manutenção oral de L-T4 quando o paciente estiver estável.

BIBLIOGRAFIA

Brenta G, Vaisman M, Sgarbi JA et al. Diretrizes clínicas práticas para o manejo do hipotireoidismo. Arq Bras Endocrinol Metab. 2013;57:265-99.

Vilar J. Endocrinologia Clínica. 6. ed. Rio de Janeiro: Guanabara Koogan; 2016. p. 1040-1041.

Giusti CF, Amorim SR. Coma mixedematoso. In: Teixeira JCG. Unidade de emergência. 3. ed. São Paulo: Atheneu; 2013. p. 731-7.

Martins HS, Brandão Neto RA, Scalabrini Neto A et al. Emergências Clínicas: Abordagem Prática. 10. ed. Barueri: Manole; 2015.

Wiersinga WM. Myxedema and Coma (Severe Hypothyroidism) [Updated 2018 Apr 25]. In: De Groot LJ, Chrousos G, Dungan K et al. Endotext [Internet]. South Dartmouth (MA): MDText.com, Inc.; 2000 – Acessado em 06/01/2019: https://www.ncbi.nlm.nih.gov/books/NBK279007/#!po=86.1111

PÉ DIABÉTICO

CAPÍTULO 52

Heitor dos Reis Barbosa
Felipe José Vieira
Christianne Tolêdo de Souza Leal

INTRODUÇÃO

Os pacientes com diabetes melito apresentam maior risco de desenvolver pé diabético com neuropatia periférica, complicações vasculares e musculoesqueléticas, podendo resultar em infecções, lesões, úlceras, gangrena e, em casos mais graves, amputação. As úlceras formadas por essa condição propiciam a colonização de bactérias presentes na pele, principalmente, o *Staphylococcus aureus*. Se não tratadas adequadamente, podem evoluir para lesões mais profundas, infectadas especialmente por Gram-negativos e anaeróbios.

Os fatores de risco relacionados com essa condição são isquemia, neuropatia, tabagismo, duração e controle inadequado do diabetes. Além disto, pacientes que têm histórico de úlcera nos pés possuem maior probabilidade de desenvolvê-la novamente.

A incidência anual de úlceras nos pés do diabético é de aproximadamente 2% na maioria dos países ocidentais, embora tenham sido relatadas taxas mais altas em certas populações. Embora o risco vital de úlceras nos pés até recentemente tenha sido geralmente de 15 a 25%, dados recentes sugerem que o número pode chegar a 34%.

QUADRO CLÍNICO

O quadro clínico do pé diabético infectado é amplamente diversificado. Apresentam desde lesões cutâneas superficiais, atingindo pele e subcutâneo, até acometimento de tecidos adjacentes profundos, abaixo da fáscia muscular.

Nos casos de lesões mais externas, não há sinais sistêmicos de infecção ou descompensação do diabetes. Suas principais manifestações são locais, dentre elas, piodermite, celulite localizada, úlcera superficial, perioníquia e hematomas (Fig. 52-1).

Quando ocorre agressão de tecidos mais internos, abcessos, comprometimento de tendões, articulações a osteomielite podem estar presentes (Figs. 52-2 e 52-3). Além disso, o paciente se encontra prostrado, febril e com as glicemias alteradas.

A probabilidade do pé diabético tornar-se infectado é alta, cerca de metade dos diabéticos que apresentam uma ferida no pé tem evidência clínica de infecção (Fig. 52-4). As principais portas de entrada das infecções agudas são através de micoses interdigitais, pequenas lesões por sapatos inadequados, traumas banais e úlceras crônicas. As infecções de pé diabético perfazem uma grande porcentagem das hospitalizações e amputações de membros inferiores nesta população, entretanto, esses resultados adversos podem ser evitados com diagnóstico e tratamento precoces.

O Quadro 52-1 apresenta a classificação das úlceras do pé diabético.

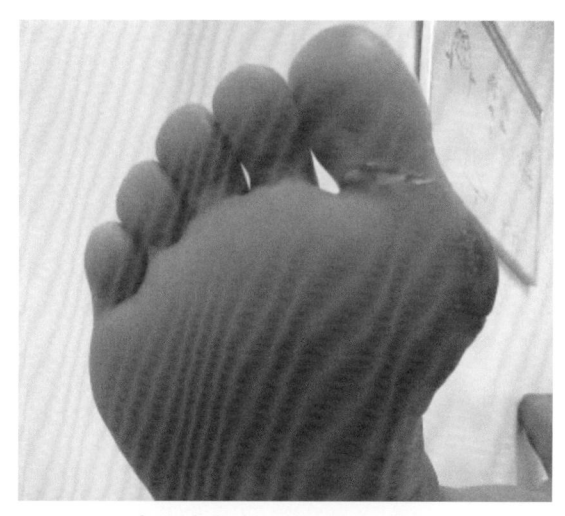

Fig. 52-1. Deformidade da neuropatia motora – hálux valgo com hematoma por calçado apertado. (Fonte: CAIAFA JS, 2011.)

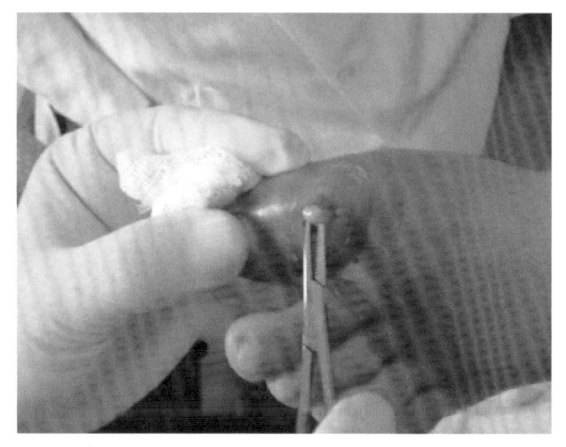

Fig. 52-2. Abcesso do dorso do hálux causado por sandália inadequada em paciente com neuropatia sensitiva. (Fonte: CAIAFA JS, 2011.)

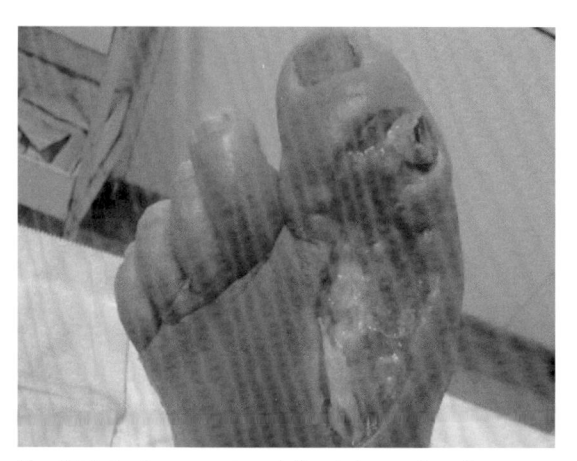

Fig. 52-3. Lesão com osteomielite de longa duração. (Fonte: CAIAFA JS, 2011.)

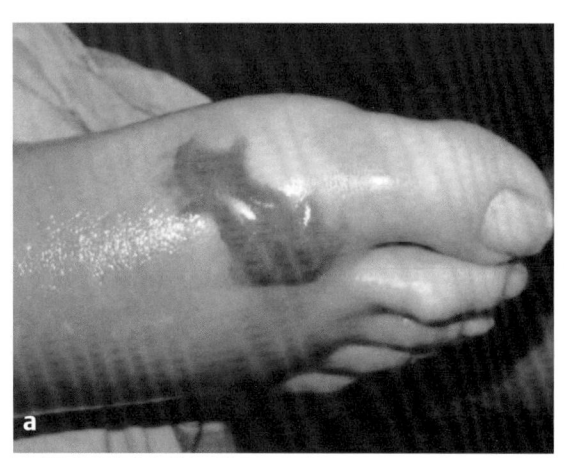

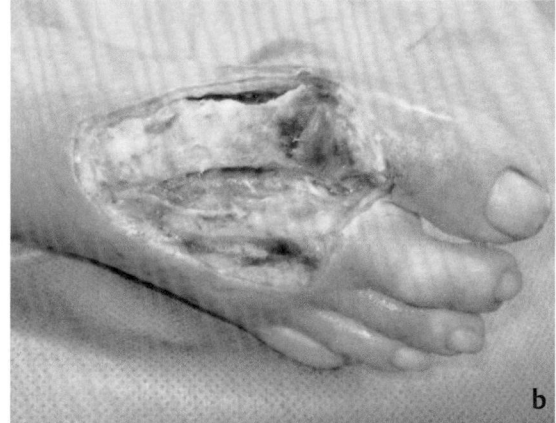

Fig. 52-4. Infecção em pé diabético. (**a**) Infecção grave em paciente após picada de inseto; (**b**) Evolução após desbridamento inicial. (Fonte: CAIAFA JS, 2011.)

Quadro 52-1. Classificação das Úlceras do Pé Diabético

Grau	Descrição	Estágio
0	Lesão pré ou pós-ulcerativa	A-D
1	Superficial	A-D
2	Atinge o tendão ou a cápsula	A-D
3	Atinge o osso	A-D

Estágios: A = sem infecção ou isquemia; B = infecção; C = isquemia; D = infecção + isquemia.

DIAGNÓSTICO

O diagnóstico é essencialmente clínico, mas podem-se utilizar exames complementares para uma melhor investigação. Os achados laboratoriais sugerem infecção na presença de leucocitose e VHS elevado. Suspeita-se de osteomielite quando há corpo estranho ou rarefação, gás e destruição óssea no exame radiológico (Fig. 52-5). Na suspeição de coleções profundas, a ressonância nuclear magnética é uma alternativa viável, porém é de alto custo. A cultura e o antibiograma são de grande importância para a identificação dos agentes quando o tecido infectado é profundo.

TRATAMENTO

As infecções superficiais geralmente são monomicrobianas e respondem bem ao tratamento com cefalosporinas de 1ª geração, amoxicilina/clavulanato,

SEÇÃO ENDOCRINOLOGIA

Quadro 52-2. Tratamento

Infecções superficiais (flora monomicrobiana) Tratar por 1 a 2 semanas	▪ Cefalosporina 1ª geração
	▪ Amoxicilina/clavulanato
	▪ Clindamicina
	▪ Fluoroquilonona
Infecções profundas (flora polimicrobiana) Tratar por 2 a 4 semanas	▪ Ampicilina/sulbactam ou amoxicilina/clavulanato + fluoroquilonona
	▪ Vancomicina + metronidazol + ceftazidima
	▪ Ertapenem/imipenem

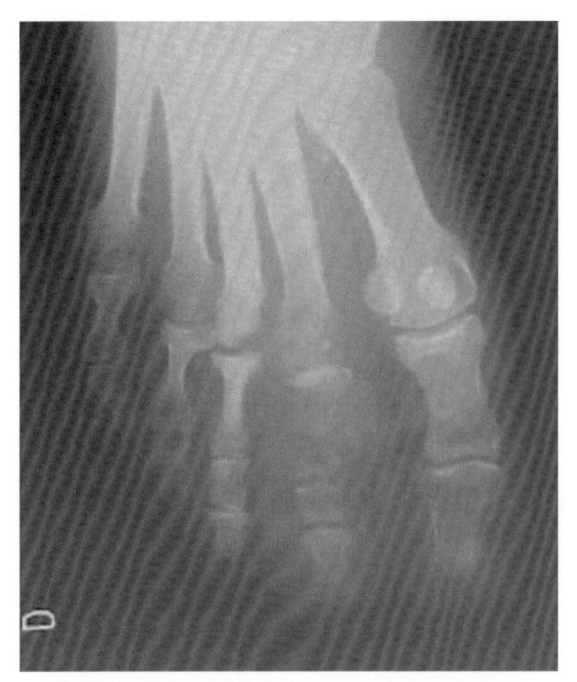

Fig. 52-5. Osteomielite da cabeça do 2º metatarso da falange proximal do 2º padodáctilo com sequestro ósseo, lesões osteolíticas e destruição da cortical. (Fonte: CAIAFA JS, 2011.)

clindamicina ou fluoroquilonona. Já as infecções profundas, são caracteristicamente colonizadas por uma flora polimicrobiana com associação de bactérias anaeróbicas (Quadro 52-2).

O tratamento deve ser feito empiricamente até a identificação do germe pela cultura. Com o resultado, o esquema antimicrobiano será ajustado de acordo com a eficiência microbiológica e custo-efetividade (Fig. 52-6).

Em casos específicos, como suspeita de abscessos e presença de necrose associada, é necessária a realização de desbridamento com retirada de tecidos desvitalizados e antibioticoterapia. Os tipos de desbridamento são: mecânico, enzimático, autolítico, biológico e cirúrgico, sendo este o mais comum. O desbridamento cirúrgico é mais apropriado para feridas progressivas. Em geral, esse desbridamento permite um controle superior sobre quais tecidos e quanto deles são removidos e pode acelerar o processo de cura na maioria dos pacientes com feridas do pé diabético.

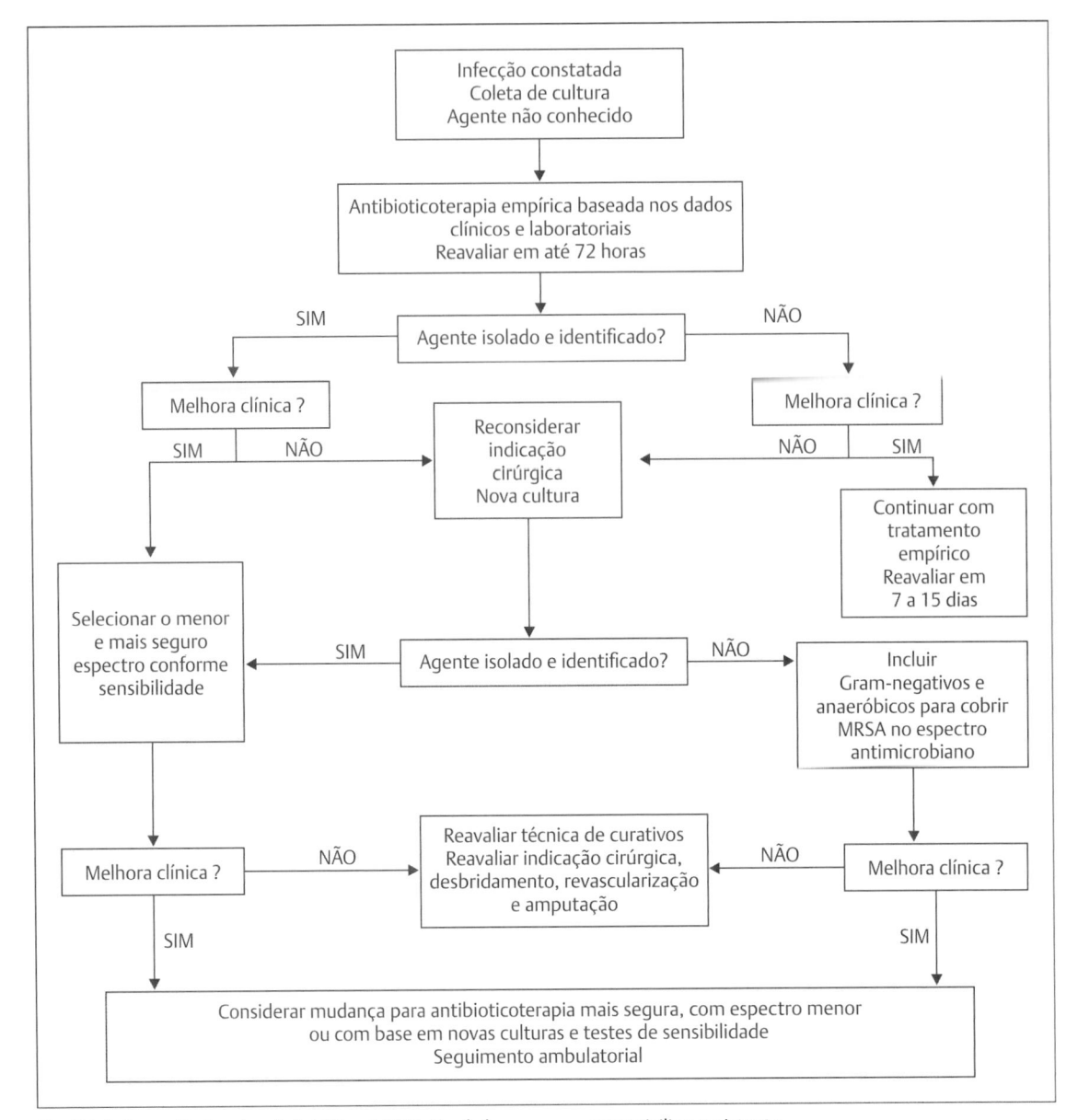

Fig. 52-6. Propedêutica do pé diabético. MRSA: *Staphylococcus aureus* meticilina-resistente.

BIBLIOGRAFIA

Boulton AJM, Armstrong DG, Kirsner RS, et al. Diagnosis and Management of Diabetic Foot Complications. American Diabetes Association; 2018.

Caiafa JS, Castro AA, Fidelis C, et al. Atenção integral ao portador de pé diabético. J Vasc Bras. 2011;10(4):1-32.

Diretriz da Sociedade Brasileira de Diabetes 2017-2018. São Paulo: Editora Clannad; 2017. p. 273-285.

Hazari A, Maiya AG, Shivashankara KN, et al. Kinetics and kinematics of diabetic foot in type 2 diabetes mellitus with and without peripheral neuropathy: a systematic review and meta-analysis. Springerplus. 2016;5(1):1819.

Monastero F, Barros Júnior N. Pé diabético infectado. In: Ferreira LM, Odo LM, editors. Guia de Cirurgia: urgências e emergências. Barueri: Editora Manole Ltda.; 2011. p. 497-507.

Patil A, More D, Patil A, et al. Clinical, Etiological, Anatomical, and Bacteriological Study of "Diabetic Foot" Patients: Results of a Single Center Study. Cureus. 2018;10(4):e2498.

Seção
Nefrologia

INSUFICIÊNCIA RENAL AGUDA

CAPÍTULO 53

Ana Tereza Alvarenga Carneiro
Bárbara Loures Peralva

DEFINIÇÃO

Define-se insuficiência renal aguda (IRA) como declínio abrupto da taxa de filtração glomerular (TFG), que evolui ao longo de horas ou dias, pelo menos em parte reversível, resultando em incapacidade de eliminar metabólitos e de manter o equilíbrio hidroeletrolítico e acidobásico (Quadro 53-1).

Pode ser classificada em:
- Pré-renal (hipofluxo):
  - Causa mais comum de IRA (60% dos casos adquiridos na comunidade).
  - Causas: redução do volume circulante efetivo: hemorragias, vômitos, diarreia; insuficiência cardíaca; medicamentosa (diuréticos; IECA; BRAA); vasodilatação sistêmica (SISRS; sepse).
- Pós-renal (obstrutiva):
  - Causas: obstrução ao livre fluxo da urina: litíase bilateral; tumor retroperitoneal; hipertrofia prostática; tumores ginecológicos; prostatite; câncer de bexiga.
- Renal:
  - Causas: lesões no parênquima renal: vasculite; glomerulonefrite; **necrose tubular aguda**; nefrite intersticial aguda.

APRESENTAÇÃO CLÍNICA

Os sinais e sintomas são devidos à condição clínica causal (Quadro 53-2).

Quando suspeitar: queixa do paciente de que parou de urinar. Oligúria (diurese < 400-500 mL/dia) ou anúria (diurese < 100 mL/dia).

Em azotemias mais graves surgem sinais e sintomas de insuficiência renal que compõem a síndrome urêmica aguda (uremia aguda), a qual é composta por três distúrbios básicos: acúmulo de toxinas nitrogenadas dialisáveis; hipervolemia; desequilíbrio hidroeletrolítico e acidobásico. Geralmente para o desenvolvimento da uremia aguda a Cr > 4,0 mg/dL e Ur > 120 mg/dL.

Quadro 53-1. Definições de Insuficiência Renal Aguda

Elevação da creatinina sérica ≥ 0,3 mg/dL em 48 h E/OU
Aumento da creatinina sérica ≥ 1,5× o valor da normalidade, ocorrendo nos últimos 7 dias E/OU
Débito urinário < 0,5 mL/kg/h por mais de 6 h

Quadro 53-2. Principais Sinais e Sintomas da Uremia Aguda

Hipertensão arterial; edema periférico
Edema agudo de pulmão
Distúrbio da hemostasia com sangramentos
Encefalopatia, crise convulsiva, coma
Hiper-reflexia, asteríxis, mioclônus
Síndrome das pernas inquietas, neuropatia periférica
Hipercalcemia, hiponatremia, acidose metabólica, hiperfosfatemia, hipocalcemia
Náuseas, vômitos, diarreia, soluços incoercíveis
Pericardite e tamponamento cardíaco

DIAGNÓSTICO

Os exames laboratoriais iniciais mais importantes são: ureia, creatinina, ionograma (Na, K, Cl, Ca, P, Mg), EAS, gasometria venosa.

- *Azotemia pré-renal:* história clínica do paciente (vômito, diarreia, baixa ingesta oral, insuficiência cardíaca, uso de AINE, IECA ou BRA). Exame físico evidenciando sinais de queda do volume circulante efetivo (taquicardia, hipotensão, secura de mucosas). Análise laboratorial: sódio urinário baixo (< 20 mEq/L), Osmolaridade urinária alta (> 500 mOsm/L), densidade urinária alta (> 1.020), relação de creatinina alta (> 40), FE Na < 1%, EAS inocente: cilindros hialinos
- *Azotemia pós-renal:* suspeitar de obstrução urinária em todo paciente com história clínica de

anúria aguda, ou com flutuações do débito urinário. No exame físico podemos encontrar globo vesical palpável em hipogastro (bexigoma). EAS pode apresentar hematúria, piúria. Em casos avançados pode-se encontrar FE Na > 1%. A ultrassonografia de rins e vias urinárias pode evidenciar hidronefrose.

- *Azotemia renal:* sódio urinário > 40 mEq/L; osmolaridade urinária < 1.015; creatinina < 20; ureia < 3; FE Na > 1% (geralmente > 2%); EAS com proteinúria maciça e presença de cilindros granulosos pigmentares.

TRATAMENTO

Todos casos de insuficiência renal aguda de início recente devem ser internados, aqueles que apresentarem sinais de gravidade devem ser admitidos em unidades de terapia intensiva.

1. Volume intravascular deve ser expandido em caso de pré-renal, mantendo pressão arterial média acima de 80 mmHg, hematócrito acima de 30% e oxigenação tecidual adequada.
2. Evitar hiper-hidratação, que poderá causar edema, hipertensão, insuficiência cardíaca e hiponatremia. Se o paciente não estiver perdendo ao redor de 300 g de peso corporal por dia ele está em balanço positivo de água.
Lembre-se que o melhor parâmetro para diagnosticar precocemente hiper-hidratação é o peso diário.
3. Previna hipercalemia diminuindo a ingestão de potássio e evite drogas que interfiram com a sua excreção. Trate agressivamente hipercalemias graves ou sintomáticas através de infusão endovenosa de gluconato de cálcio no caso de alterações eletrocardiográficas, soluções polarizantes (glicose e insulina), uso de agonistas β2, correção da acidose, resinas de troca iônica e hemodiálise.
4. Tome precauções extremas contra processos infecciosos. Evite antibioticoterapia desnecessária, quebras da barreira cutâneomucosa (sondas, cateteres etc.) e pesquise cuidadosamente a presença de focos infecciosos. A maior causa de mortalidade em pacientes com IRA é septicemia.
5. Nutra o paciente. Tente obter o balanço nitrogenado menos negativo possível através da administração de uma relação calórico/proteica adequada. Evite restrições alimentares severas. Se a sobrecarga de volume for um problema não contornável clinicamente, inicie diálise precocemente ou a intensifique.

- *Azotemia pré-renal:* reposição de cristaloides, suspender AINE, IECA, BRA. Metas da ressuscitação volêmica: PAM > 65 mmHg; Débito urinário > 0,5 mL/kg/h; Saturação venosa central > 70%.
- *Azotemia pós-renal:* primeira conduta é cateterismo vesical, se não for possível proceder com cistostomia ou cateter duplo J.

Indicações de diálise:

- Síndrome urêmica inquestionável (encefalopatia, hemorragia, pericardite).
- Hipervolemia grave refratária (HAS, edema agudo).
- Hipercalemia grave refratária ou recorrente.
- Acidose metabólica grave refratária ou recorrente.
- Azotemia grave: ureia > 200 ou creatinina > 8-10.
- Intoxicação exógena – AAS, metformina, etilenoglicol, metanol e lítio.

BIBLIOGRAFIA

Diretrizes da AMB-Sociedade Brasileira de Nefrologia; Insuficiência Renal Aguda; 2007.
Goldman L, Schafer A. Goldman Cecil Medicina. 24. ed. Rio de Janeiro: Elsevier; 2014.
Júnior AN, Reis RB, Campos RSM. Manual de Urologia. São Paulo: PlanMark; 2010.

INFECÇÕES DO TRATO URINÁRIO

CAPÍTULO 54

Ana Tereza Alvarenga Carneiro
Bárbara Loures Peralva

DEFINIÇÃO

É a colonização e a invasão tecidual do trato urinário por agentes infecciosos, sendo o agente etiológico mais comum a *Escherichia coli* (75-95% dos casos), o segundo agente mais comum é *Staphylococcus saprophyticus,* outros uropatógenos são, *Enterococcus* spp. e bacilos Gram-negativos como *Klebsiella, Proteus* e *Enterobacter.* Atingem todas as idades e ambos sexos, sendo mais prevalente no sexo feminino com o início da vida sexual até a sexta década de vida, em homens está intimamente relacionada com doença prostática.

Sua classificação é feita de acordo com o sítio da infecção:

- *ITU baixa:* infecção na bexiga e uretra, próstata e epidídimo (cistite).
- *ITU alta:* infecção do parênquima renal e ureteres (pielonefrite).
- *Bacteriúria:* urina.

Pode ser classificada, ainda, como: não complicada (atinge o trato urinário normal) e complicada (quando o trato urinário apresenta alterações estruturais, funcionais ou metabólicas).

Populações suscetíveis: crianças pequenas; gestantes; idosos; diabéticos; usuários de sonda vesical; pacientes com lesões medulares.

APRESENTAÇÃO CLÍNICA

1. Cistite:
   - Disúria, polaciúria, urgência miccional, hematúria, dor suprapúbica (sintomas urinários).
   - Uretrite: em mulheres, o quadro clínico é idêntico ao da cistite, porém com duração mais arrastada dos sintomas (> 7 dias), os principais agentes envolvidos são *Neisseria gonorrhoeae, Chlamydia trachomatis* e vírus *herpes-simplex.* Devemos investigar fatores de risco para DST. Em homens é marcada por disúria e corrimento uretral.
   - Prostatite bacteriana: febre alta e calafrios associados a sintomas acentuados de irritação e obstrução urinária. Causada pelos mesmos agentes etiológicos da ITU.
2. Pielonefrite:
   - Febre alta, calafrio, dor lombar com sinal de Giordano positivo → tríade clássica.
   - Náusea e vômito.
   - Queda do estado geral (sintomas sistêmicos).

DIAGNÓSTICO

Em mulheres com sintomatologia de infecção do trato urinário baixo não complicado, o diagnóstico é baseado na história clínica, sendo que não há necessidade de exames complementares;

Em pacientes do sexo masculino com sintomas de cistite, a urocultura é obrigatória.

- *Urocultura:* o exame definitivo para ITU é a urocultura quantitativa, a qual deve ser colhida antes de adotada antibioticoterapia. Considerada positiva quando há uma contagem igual ou superior a 100.000 colônias/mL, entretanto, em mulheres sintomáticas considera-se bacteriúria quando há valor igual ou superior a 100 colônias/mL associado a piúria (Quadro 54-1).
- *EAS:* não deve ser valorizado de maneira isolada. A presença de nitrito no EAS representa evidência de crescimento bacteriano. Piúria é praticamente universal, sendo seu valor considerado quando há contagem maior que 10 leucócitos/mL. Pode haver hematúria micro ou macroscópica.

Quadro 54-1. Bacteriúria Significativa

Presença de ≥ 100.000 unidades formadoras de colônia/mL
Mulheres com sintomas de cistite não complicada: ≥ 100 UFC/mL + piúria
Mulheres com pielonefrite não complicada ou homens com qualquer forma de ITU: ≥ 10.000 UFC/mL + piúria
Mulheres com ITU complicada: ≥ 100.000 UFC/mL com ou sem piúria

Exames de imagem não são úteis na fase aguda, a não ser que haja suspeita de bloqueio do fluxo urinário.

Diagnósticos diferenciais: vaginites e uretrites; pionefrose; abcesso perirrenal.

TRATAMENTO
Bacteriúria Assintomática

- *Quem tratar:* gestantes e pacientes submetidos a procedimento urológico com risco de sangramento da mucosa, transplantado renal.
- *Não indicado:* mulheres não grávidas, pré-menopáusicas, diabéticos, idosos na comunidade, idosos institucionalizados, pacientes com lesão medular ou em uso de cateterismo de demora.

Realizar urocultura após 7 dias do término do tratamento.

Cistite no Homem

Deve-se procurar diferenciação entre cistite e uretrite (DST), no homem jovem. Já no homem idoso deve-se sempre lembrar de fatores obstrutivos (hiperplasia prostática benigna).

- Uretrite: corrimento uretral purulento → ceftriaxone 250 mg IM
  - Dose única.
- Inespecífica → doxaciclina 100 mg ------ 20 comp.
  - Tomar 1 comp. de 12/12 h por 10 dias
- Cistite: obrigatório realizar urocultura com antibiograma e exame da próstata (se normal o tratamento tem duração de 7 dias, e é guiado pelo antibiograma).

Cistite na Gestante

Sempre solicitar urocultura com antibiograma.
- Ampicilina 500 mg ---------------------- 28 comp.
  - Tomar 1 comp. de 6/6 h por 7 dias.
  OU
- Cefalexina 500 mg --------------------- 28 comp.
  - Tomar 1 comp. de 6/6 h por 7 dias.

Fazer urocultura de controle de cura 7 dias após término do tratamento.

Pielonefrite Aguda Não Complicada

Devem ser solicitados EAS, urocultura com antibiograma.

O tratamento inicial deve ser empírico, podendo ser oral ou parenteral, de acordo com o estado geral do paciente. A duração do tratamento deve ser de no mínimo 10 dias (recomenda-se 14 dias).

Internação hospitalar: hipotensão arterial; vômitos intensos/desidratação; febre com tremores; leucocitose intensa; sintomas sugestivos de sepse; doença grave associada.

Caso não houver melhora importante do quadro clínico em 24-48 horas, deve-se solicitar exames de imagem para verificar a presença de complicações (obstrução urinária, abcesso intrarrenal ou perinéfrico).

Pielonefrite em Gestantes

Internação hospitalar.

TRATAMENTO (QUADROS 54-2 A 54-4)

Quadro 54-2. Cistite

Antimicrobiano	Dose	Duração
Cistite Não Complicada		
Nitrofurantoína	100 mg VO 2× ao dia	5 dias
SMX/TMP	800/160 mg VO 2× ao dia	3 dias
Fosfomicina	3 g VO	Dose única
Cistite Complicada		
Ciprofloxacino	500 mg VO 2× ao dia	5 a 10 dias
Levofloxacino	750 mg VO ao dia	5 a 10 dias
Levofloxacino	500 mg IV ao dia	5 a 14 dias
Ceftriaxona	1 g IV ao dia	5 a 14 dias
Ertapenem	1 g IV ao dia	5 a 14 dias
Genta/Amica	3 a 5 mg/kg/dia	5 a 14 dias

Quadro 54-3. PNA Não Complicada/Ambulatorial

Antimicrobiano	Dose	Duração
Ciprofloxacino	500 mg VO 2× ao dia	7 dias
Levofloxacino	750 mg VO ao dia	5-7 dias
SMX/TMP	800/160 mg VO 2× ao dia	10-14 dias
Ceftriaxona	1 g IV/dia	10-14 dias
Aztreonam	1 g IV 8/8 ou 12/12 h	10 dias

Quadro 54-4. PNA Complicada

Antimicrobiano	Dose	Duração
Ciprofloxacino	400 mg EV 2× ao dia	7-14 dias
Ceftriaxone	1 g EV ao dia	7-14 dias
Cefepime	2 g EV 2× ao dia	10-21 dias
Tazocin	4,45 g IV 6/6 h	10-21 dias
Aztreonam	1 g IV 8/8 ou 12/12 h	10 dias

Profilaxia Antimicrobiana (Quadro 54-5)
- Indicação:
  - 2 ou + episódios ITU sintomática em 6 meses.
  - 3 ou + episódios ITU sintomática em 12 meses.

Quadro 54-5. Profilaxia Antimicrobiana

Agente	Dose
Regime padrão	
Nitrofurantoína	50-100 mg/dia
Nitrofurantoína (macrocristais)	50-100 mg/dia
SMX + TMP	40/200 mg/dia ou 3× por semana
Trimetoprim	100 mg/dia
Fosfomicina	3 g/10 dias
Infecções resistentes	
Ciprofloxacina	125 mg/dia
Norfloxacina	200-400 mg/dia
Ofloxacin	100 mg/dia
Durante a gravidez	
Cefalexina	125 mg/dia
Ceflacor	250 mg/dia

BIBLIOGRAFIA
Júnior AN, Reis RB, Campos RSM. Manual de Urologia. São Paulo: PlanMark; 2010.

Martins HS, Neto RAB, Vdasco IT. Medicina de emergências: abordagem prática. 11. ed. São Paulo: Manole; 2016.

EQUILÍBRIO HIDROELETROLÍTICO

Ana Tereza Alvarenga Carneiro
Bárbara Loures Peralva

HIPERNATREMIA

A hipernatremia é definida quando o sódio plasmático ultrapassa 145 mEq/L. A concentração sérica de sódio e, consequentemente, a osmolalidade sérica são controladas pela homeostase da água, a qual é mediada pela sede, pela vasopressina e pelos rins. Qualquer desequilíbrio, no balanço de água, manifesta-se como uma anormalidade da concentração sérica de sódio: hipernatremia ou hiponatremia. É menos frequente do que a hiponatremia, e mais comum em pacientes muito jovens, muito velhos, e doentes, que não têm condição de ingerir líquido em resposta ao aumento de osmolalidade, o que provoca sede, decorrente da sua incapacidade física.

- Principal causa é a perda de água. Vr: 135-145 (média considerar 140).
- Solução a infundir: ½ de água destilada + ½ SF 0.9% = Correr em 24 h.

Fórmula do volume de água a infundir:

$$V_{sol} = (0{,}5 \text{ se } \male \text{ e } 0{,}4 \text{ se } \female) \times \text{peso} \times \left[\frac{\text{Na paciente}}{\text{Na desejado}} - 1\right]$$

Exemplo: Homem de 80 kg com Na⁺ = 170

$$0{,}5 \times 80 \times \left[\frac{170}{160} - 1\right] = 2{,}5 \text{ L}$$

Então infundiria 2,5 L de água + 2,5 L de SF 0,9% correndo em 24 h.

Obs.: Não se deve nunca tentar abaixar o Na⁺ mais que 10 em 24 h, pois ocorre o risco de edema cerebral. Por isso na fórmula usou-se o Na⁺ desejado igual a 160 e não 140, que seria a média dos valores de referência.

HIPONATREMIA

A hiponatremia é definida como a concentração de sódio, no soro, inferior a 136 mEq/L. É associada a diferentes doenças, e quase sempre é resultado de retenção hídrica. Na maioria das vezes, esse problema é devido à secreção inapropriada do hormônio antidiurético (HAD).

Vr = 135-145 (média considerar 140).

Fórmula da quantidade de Na⁺ em mEq:

$$QmEq = (0{,}6 \text{ se } \male \text{ e } 0{,}5 \text{ se } \female) \times \text{peso} \times (Na^+ \text{ desejado} - Na^+ \text{ paciente})$$

Exemplo: Mulher de 80 kg com Na⁺ = 115:

$$0{,}5 \times 80 \times (125-115) = 400 \text{ mEq}$$

Massa de Na⁺ = 400/17 => 24g de Na.

Obs.: Mais uma vez não se deve subir o Na⁺ mais que 10 em 24 h, pois corre o risco de desmielinização cerebral.

Por isso, usamos Na⁺ desejado igual a 125 e não 140, que seria a média dos valores de referência.

Deve-se subir no máximo 10 de Na⁺ por dia até atingir Na⁺ = 140.

HIPERNATREMIA E HIPONATREMIA (MANEIRA MAIS FÁCIL DE CALCULAR)

$$\text{Quantidade em mEq de Na}^+ = \left[\frac{Na^+ \text{ infundido} - Na^+ \text{ paciente}}{\text{Água corporal} + 1}\right]$$

Considerar Na⁺ infundido se:
- Hiponatremia: NaCl 3% ≥ 513
- Hipernatremia: NaCl 0,45 ≥ 77

Quantidade em mEq de Na⁺ é o valor que 1 litro da solução vai alterar no Na⁺ do paciente.

Exemplo de hipernatremia:

- Na⁺ do paciente: 177.

$$x = \frac{77-177}{50+1} \rightarrow X = 2 \text{ mEq em 1 litro da solução}$$

Podemos alterar no máximo 10 mEq de Na+ do paciente em 24 h. O paciente ficaria então com Na⁺ de 167 no primeiro dia e, assim, com os cálculos sucessivos para cada dia, até chegar no valor de referência (135 a 145).

Se 1 litro da solução reduz 2 mEq, então × litros reduziria 10 mEq.

Portanto, serão necessários 5 litros de solução (NaCl 0,45%) para este paciente.

Serão 2,5 litros de SF 0,9% + 2,5 litros de AD para se conseguir 5 litros e NaCl 0,45%.

Considerando-se que para fazer o NaCl 0,45% usa-se ½ de SF 0,9% + ½ de AD.

Exemplo de hiponatremia:
Na⁺ do paciente = 110.

$$x = \frac{513-110}{50+1} \rightarrow X = 8 \text{ mEq em 1 litro da solução}$$

Como na hipernatremia, podemos alterar no máximo 10 mEq de Na⁺ em 24 h. O paciente ficaria, então, com Na⁺ de 120 no primeiro dia e assim, com os cálculos sucessivos para cada dia, até chegar ao valor de referência (135 a 145).

Se 1 litro da solução aumenta 8 mEq, então X litros aumentaria 10 mEq.

Portanto, serão necessários 1,250 litros da solução (NaCl 3%) para este paciente.

Serão 1,125 litros de SF 0,9% + 125 mL de AD para conseguir 1,250 litros de NaCl 3%.

Considerando que para se fazer NaCl 3% usam-se 9 partes de SF 0,9% + 1 parte de NaCl 20%.

HIPERCALEMIA

Concentração plasmática do íon potássio acima de 5,0 mEq/L.

Deve-se excluir a pseudo-hiperpotassemia, que ocorre nas seguintes situações em que há leucocitose (acima de 100.000/mm) e plaquetose (acima de 1.000.000/mm).

Causas mais comuns são acidose metabólica, IRA, IRC, insuficiência de suprarrenal.

A sintomatoligia é a predisposição a arritmias (bradicardias – bloqueios, assistolias). Caso haja alteração de ECG são necessárias medidas de urgência e essa alterações são de ECG são:

- Onda T apiculada.
- Elevação de onda P.
- Alargamento QRS.

Medidas a Tomar

1. Glicose 50% – 100 mL } solução polarizante:
   Insulina – 10 UI } correr até de 6/6 h.
2. Bicabornato de sódio 8,4%: correr 50 a 100 mL EV direto.
3. β₂ agonista: nebulizar com Berotec® 6/6 h.
4. Resinas de troca catiônica (Sorcal®): diluir 1 env. de 30 g e tomar até de 8/8 h.
5. Diálise se anúrico ou não responsivo à terapia.
6. Furosemida: aplicar 2 amp. EV.

Se tiver alteração ECG adicionar gluconato de cálcio para diminuir os efeitos da hipercalemia sobre o coração (urgência):

1. Gluconato de cálcio 10% – 10 mL } EV direto.
   SF 0,9% – 50mL }
2. Associar também 1 amp. de gluconato de cálcio 10% na solução polarizante.

Obs.: dar 5 g de glicose para cada UI de insulina.
Exemplo:

- SG 5% - 400 mL (contém 20 g glicose) + glicose 50% - 100 mL (contém 50 g glicose) + insulina 14 UI.
- Considerando 10 mL de glicose a 50% tem 5 g de glicose e 100 mL de soro glicosado 5% tem 5 g.

HIPOCALEMIA

Os termos hipocalemia ou hipopotassemia são utilizados quando a concentração do potássio no soro é inferior a 3,5 mEq/L, não distinguem o déficit total de potássio no organismo das alterações de distribuição do mesmo. Contudo, a hipopotassemia avaliada em conjunto com dados clínicos e laboratoriais oferece orientação quanto a etiologia, o prognóstico e a terapêutica não só do próprio distúrbio, como, também, de outros problemas que o paciente apresenta.

- Causas: vômitos, uso excessivo de diuréticos, SNG, gastrostomias.
- Sintomas: depressão muscular geral (hiporreflexia, fadiga muscular, extrassístoles, FV, TV, íleo paralítico, constipação intestinal).
- vr = 3,5-5,5.
- Alterações ECG: achatamento de onda T, inversão de onda T, onda U.

Medidas a Tomar
Tratamento Oral

1. Slow K®: tomar 1 cp às refeições
   ou
   Xarope KCl 6%: tomar 2/3 medida ao dia.

Tratamento Venoso

1. SF 0,9% – 500 mL
   KCl 20% – 20 mL } Correr EV em 6-8 h.

Obs.: A velocidade de infusão não pode ultrapassar 40 mEq/hora.

KCl 10% = 1 g ou 13 mEq → em cada ampola de 10 mL.

BIBLIOGRAFIA

Évora PRB, Garcia LV. Equilíbrio ácido-base. Medicina (Ribeirão Preto). 2008;41(3):301-11.

Évora PRB, Reis CL, Ferez MA, Conte DA, Garcia LV. Distúrbios do equilíbrio hidroeletrolítico e do equilíbrio acido-básico: uma revisão prática. Medicina (Ribeirão Preto). 1999;32:451-69.

Guyton AC, Hall JE. Tratado de fisiologia médica. 10. ed. Rio de Janeiro: Guanabara Koogan; 2002.

Kellum JA. Disorders of acid-base balance. Crit Care Med. 2007;35(11):2630-6.

Porto CC. Semiologia médica. 5. ed. Rio de Janeiro: Guanabara Koogan; 2005.

Riella MC. Princípios de nefrologia e distúrbios hidroelétrolíticos. 4. ed. Rio de Janeiro: Guanabara Koogan; 2003.

Wargo KA, Centor RM. ABCs of ABGs: a guide to interpreting acid-base disorders. Hosp Pharm. 2008;43(10):808-15.

Seção
Neurologia

ACIDENTE VASCULAR ENCEFÁLICO

Dirceu David de Andrade Junior
Franciely Máyra Reis Carmo
João Gabriel Policeno Campos
Carolina Piccinini Silva
Lídio de Almeida Lacerda Neto

Para a identificação de um paciente com quadro sugestivo de AVE (isquêmico ou hemorrágico), são utilizados alguns critérios clínicos que auxiliam no manejo do paciente. Diante destes critérios é importante identificar o momento inicial dos sintomas para definir um tratamento e a conduta a ser tomada (Quadro 56-1).

Quadros de hipoglicemia podem simular um acidente vascular encefálico. Dessa forma é indispensável a aferição glicêmica para descartar essa alteração metabólica.

A história patológica pregressa do paciente também é útil para a exclusão de outros diagnósticos diferenciais, como por exemplo *delirium*, demência, epilepsia e dependência de álcool.

A escala de Cincinatti é um instrumento de avaliação médica que permite de forma prática significativa (72% de índice de acerto) a prever se o médico está diante de um quadro de AVC. Essa ferramenta consiste na avaliação de três características: assimetria fácil, derivação de membro superior e alteração de linguagem (Fig. 56-1).

ACIDENTE ISQUÊMICO TRANSITÓRIO (AIT)
Definição
Alteração da função cerebral que normalmente dura de 1 a 2 horas (não excedendo 24 horas). Causada por um bloqueio temporário do fornecimento sanguíneo cerebral. Não causam danos permanentes.

Apresentação Clínica
Evento súbito com déficit neurológico focal. Os sinais e sintomas precisos do AIT dependem primariamente da região privada de fluxo sanguíneo.

Quadro 56-1. Identificação de Paciente com Suspeita de AVE

Identificar a hora do início dos sintomas
Aferição dos sinais vitais e glicemia capilar
Verificar história de diabetes, epilepsia, demência (excluir delirium) e dependência química (álcool)
Aplicar escala de Cincinatti

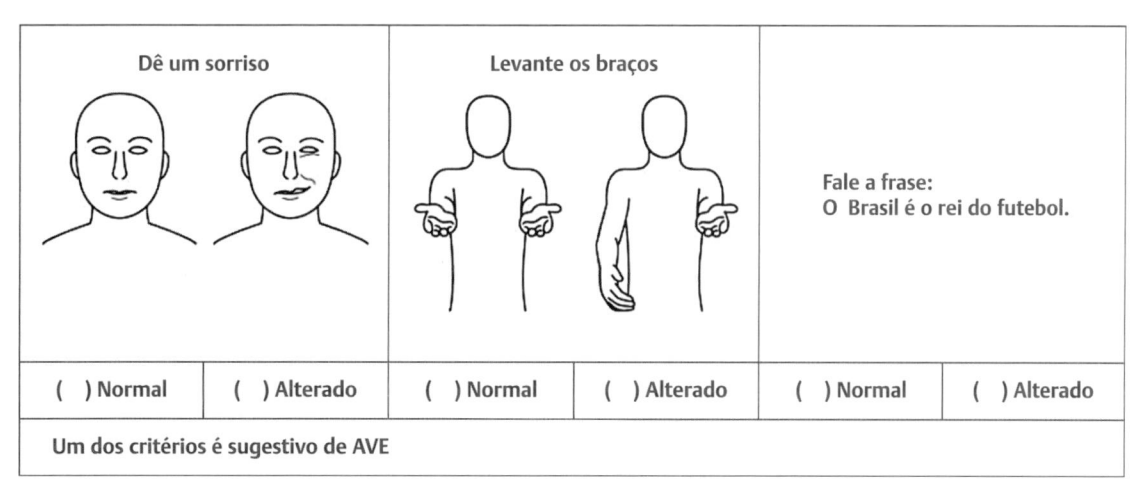

Dê um sorriso		Levante os braços		Fale a frase: O Brasil é o rei do futebol.	
( ) Normal	( ) Alterado	( ) Normal	( ) Alterado	( ) Normal	( ) Alterado
Um dos critérios é sugestivo de AVE					

Fig. 56-1. Escala de Cincinatti.

Diagnóstico

Os AITs podem não ser distinguíveis de um acidente vascular encefálico (AVE) durante as fases iniciais. Deve-se afastar a possibilidade de AVE hemorrágico com a realização de TC de crânio sem contraste.

Conduta

- Internação, monitorização de sinais vitais e estabilização clínica.
- Exame físico neurológico.
- Exame cardiovascular (incluir medição de PA em ambos membros superiores).
- TC crânio.
- USG de carótidas.

ACIDENTE VASCULAR ENCEFÁLICO ISQUÊMICO (AVEi)

O acidente vascular encefálico isquêmico (AVEi), é causado por uma obstrução arterial encefálica, levando a diminuição na irrigação no território afetado. Consequentemente, a falta de aporte nutricional e sanguíneo, em poucas horas, leva à morte neuronal. A grande maioria dos eventos são de origem trombótica (de procedência cardíaca), por processos ateroscleróticos ou embólicos.

Dentre os principais fatores de risco, destacam-se a hipertensão arterial sistêmica e as arritmias cardíacas, principalmente a **fibrilação atrial**. Nesse contexto, as doenças crônicas, como a aterosclerose, diabetes, dislipidemias, tabagismo, sedentarismo, tem grande importância na história clínica e no rastreamento da etiologia do processo. Entretanto, esses fatores que podem ser modificados, com a mudança do estilo de vida e com a terapia medicamentosa.

Clínica

A clínica se manifesta de forma súbita, com a instalação de um déficit neurológico focal e persistente.

No Quadro 56-2 estão descritos sintomas apresentados pelos pacientes que permitem a suspeita clínica de um AVEi.

Quadro 56-2. Clínica AVFi

Hemiparestesia

Hemiparesia contralateral ao lado cerebral acometido

Confusão mental

Fala distorcida

Desvio da comissura labial

Cefaleia súbita e intensa

Diminuição da acuidade visual uni ou bilateral

Diagnóstico

O diagnóstico de um paciente que está sofrendo um AVEi baseia-se na suspeita **clínica**, e confirmado por exames de imagem (**tomografia computadorizada sem contraste** ou ressonância magnética). O mais utilizado é a tomografia computadorizada de crânio sem contraste, pois apresenta maior sensibilidade e descarta eventos hemorrágicos. A TC pode ser normal no início da lesão, porém, com cerca de 24-48 h a partir do início dos sintomas, apresenta área de penumbra isquêmica (Figs. 56-2 e 56-3).

Na abordagem diagnóstica, após controle hemodinâmico do paciente, ainda se faz necessária a realização de outros exames com o intuito de se identificar a etiologia do processo. Dentre esses exames destacam-se: eletrocardiograma, ecocardiograma, USG Doppler de carótidas e exames laboratoriais.

Tratamento

O tratamento se inicia com a rápida detecção dos sinais e sintomas, estabelecendo medidas de suporte e estabilização hemodinâmica do paciente. Dentre as medidas mais importantes, faz-se necessária inicialmente a monitorização do paciente, o fornecimento de oxigênio, o acesso venoso, a avaliação dos sinais vitais, a cabeceira elevada, determinar o tempo de início dos sintomas e a realização do exame de imagem na primeira hora após os sintomas, além do controle rigoroso da pressão arterial.

Após a confirmação do evento, deve-se iniciar o tratamento para a desobstrução para restabelecer o fluxo sanguíneo na região afetada, diminuindo a mortalidade, minimizando as sequelas

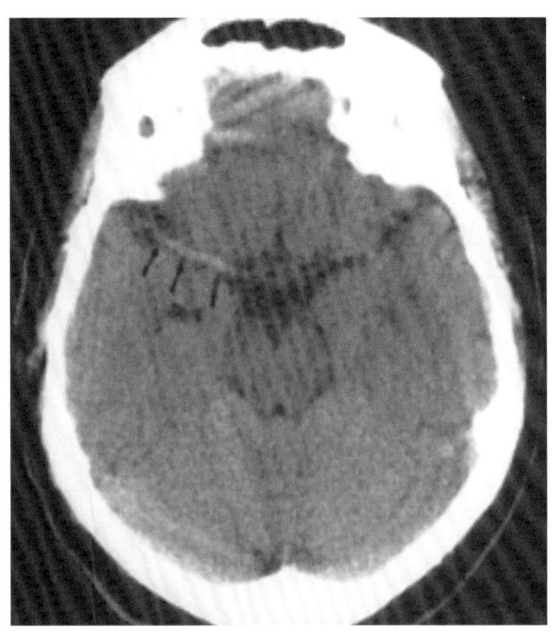

Fig. 56-2. Sinal da artéria cerebral média hiperdensa.

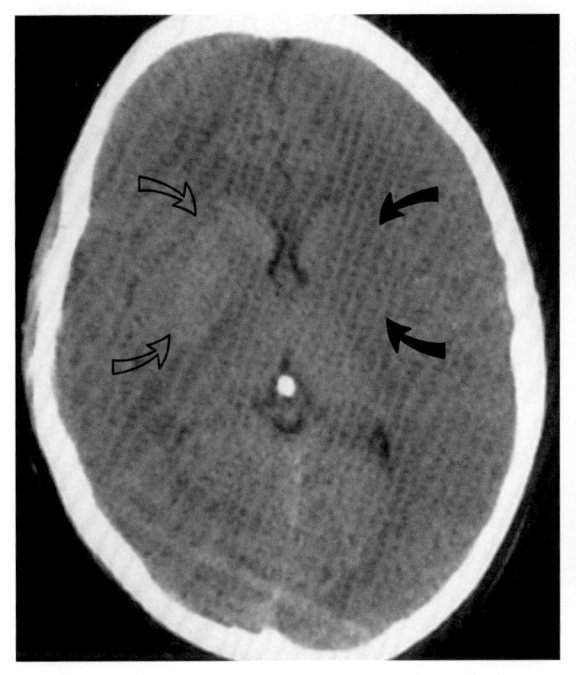

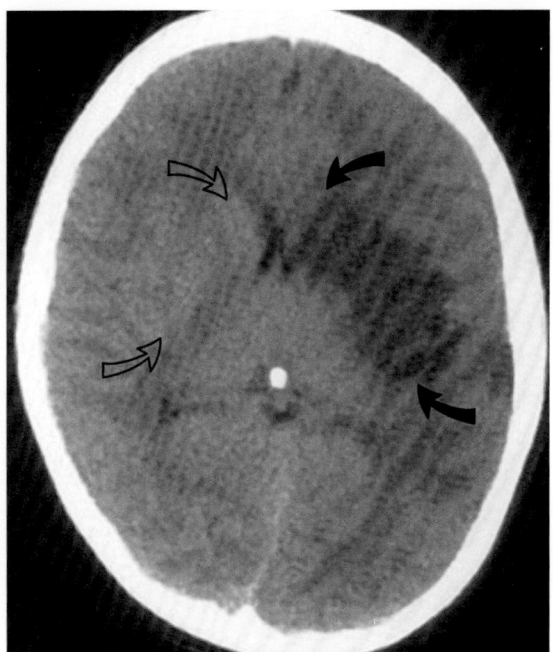

Fig. 56-3. Evolução na tomografia computadorizada de um AVEi.

incapacitantes, e dessa forma aumentar as chances de recuperação.

A desobstrução consiste na administração de **agentes trombolíticos** (desde que descartado evento hemorrágico), como a *alteplase*, em até 3 a 4,5 horas do início dos sintomas. Podem-se utilizar também AAS 300 mg dentro de 48 h do início do evento isquêmico e heparina profilática 5.000 UI 8/8 horas ou heparina de baixo peso molecular (HBP) 40 mg SC 1× ao dia.

Outra opção terapêutica é a utilização de agentes trombolíticos via **endovascular**, com ação direta no trombo. Essa última terapia pode ser realizada ainda nas primeiras 6 horas do início dos sintomas.

É importante salientar que o prognóstico e o sucesso na terapia são dependentes da temporalidade em relação ao início dos sintomas, não havendo, dessa forma, diferença considerável entre as técnicas terapêuticas escolhidas. Quanto mais precoce a desobstrução, maiores serão as chances de recuperação e reabilitação do paciente.

Exemplo de prescrição:

1. Medidas de suporte:
   - Cabeceira elevada.
   - Avaliar temperatura.
   - Na entre 135-145 mEq/L.
   - Glicemia (140-180 mg/dL).
2. Controle de PA:
   - Se PA ≥ 220 × 120 mmHg = labetalol ou nitroprussiato se PAD ≥ 140.
   - Reduzir a PA em aproximadamente 15% no primeiro dia.
3. AAS 325 mg dentro de 48 h do início do AVE isquêmico.
   - Heparina profilática 5.000 UI 8/8 horas ou HBP 40 mg SC 1× ao dia.
4. Trombóliticos: rt-PA.
   - Critérios de inclusão:
     - AVE isquêmico em qualquer território encefálico.
     - Possibilidade de se iniciar a infusão do rt-PA dentro de 4 horas e 30 minutos do início dos sintomas.
     - TC do crânio ou RM sem evidência de hemorragia.
     - Idade superior a 18 anos.
   - Critérios de exclusão:
     - Uso de anticoagulantes orais com tempo de pró-trombina (TP) >15 segundos (RNI >1,7).
     - Uso de heparina nas últimas 48 horas com TTPa elevado.
     - AVE isquêmico ou TCE grave nos últimos 3 meses.
     - História pregressa de alguma forma de hemorragia intracraniana ou de malformação vascular cerebral.
     - TC de crânio com hipodensidade precoce igual ou maior do que um terço do território da artéria cerebral média.
     - PA sistólica ≥ 185 mmHg ou PA diastólica ≥ 110 mmHg (em três ocasiões, com 10 minutos de intervalo) refratária ao tratamento anti-hipertensivo.

- Melhora rápida e completa dos sinais e sintomas no período anterior ao início da trombólise.
- Déficits neurológicos leves (sem repercussão funcional significativa).
- Cirurgia de grande porte ou procedimento invasivo dentro das últimas 2 semanas.
- Hemorragia geniturinária ou gastrointestinal (nas últimas 3 semanas), ou história de varizes esofagianas.
- Punção arterial em local não compressível na última semana.
- Coagulopatia com TP prolongado (RNI > 1,7), TTPa elevado, ou plaquetas < 50 mg/dL com reversão dos sintomas após a correção.
- Evidência de endocardite ou êmbolo séptico, gravidez.
- Infarto do miocárdio recente (3 meses).
- Suspeita clínica de hemorragia subaracnoide ou dissecção aguda de aorta.

▪ Manejo da hipertensão arterial: o tratamento do AVC isquêmico agudo implica na necessidade de um controle rigoroso da pressão arterial (PA < 180 × 105 mmHg nas primeiras 24 horas após infusão)
▪ Não utilizar antitrombóticos (antiagregantes, heparina ou anticoagulante oral) nas próximas 24 horas pós-trombolítico.
▪ Não realizar cateterização venosa central ou punção arterial nas primeiras 24 horas.
▪ Não introduzir sonda vesical até pelo menos 30 minutos do término da infusão do rt-PA.
▪ Não introduzir sonda nasoenteral nas primeiras 24 horas após a infusão do rt-PA.
▪ Sugere-se realizar exame de neuroimagem (tomografia ou ressonância magnética) ao final de 24 horas antes de iniciar a terapia antitrombótica.
▪ Rotina de uso do rt-PA: inicialmente devem ser obtidos dois acessos venosos periféricos. O rt-PA deve ser administrado na dose de 0,9 mg/kg, até um total máximo de 90 mg. Injetar 10% da dose EV inadequada nos próximos 4 minutos, novo *bolus* de 500 μg/kg/min em 1 minuto e aumentar a dose de manutenção para 200 μg/kg/min (dose máxima). O paciente deverá estar monitorado por período mínimo de 24 horas para a detecção de quaisquer mudanças no quadro neurológico, sinais vitais, ou evidência de sangramento.

ACIDENTE VASCULAR ENCEFÁLICO HEMORRÁGICO (AVEh)

O acidente vascular encefálico hemorrágico (AVEh), é uma emergência médica caracterizada pelo rompimento súbito de um vaso sanguíneo intracraniano. Esse processo pode ocorrer dentro do parênquima (intraparenquimatoso) ou no interior das meninges (subaracnóidea). O tipo mais comum é o AVE hemorrágico intraparenquimatoso, que na maioria das vezes decorre de uma lesão crônica das artérias perfurantes. Nessa situação ocorre uma fragilidade da parede vascular e consequentemente a formação de aneurismas que se rompem durante uma crise hipertensiva.

Clínica

A clínica pode variar de acordo com a localização e a extensão da hemorragia. É caracterizado por um quadro agudo, com instalação dentro de minutos ou algumas horas.

No Quadro 56-3 estão descritos sintomas apresentados pelos pacientes que permitem a suspeita clínica de um AVEh.

Dentre os principais fatores de risco, destacam-se a hipertensão arterial sistêmica e a angiopatia amiloide. Podem-se considerar também dislipidemia, pacientes acima de 50 anos, usuários de drogas (cocaína e outros simpaticomiméticos), tumor de sistema nervoso central e malformação de vasos cerebrais.

Diagnóstico

É dado pela **tomografia computadorizada de crânio não contrastada**, descartando o evento isquêmico. Este exame determina a localização e o tamanho da lesão, representada na imagem como uma área hiperdensa (hematoma), geralmente com edema em volta (zona hipodensa) (Fig. 56-4).

Há também a possibilidade da utilização da ressonância magnética na suspeita de malformação de vasos ou tumores do SNC.

Da mesma forma que no acidente vascular cerebral isquêmico, após a estabilização hemodinâmica do paciente, é necessária a realização de outros exames como o eletrocardiograma, ecocardiograma e exames laboratoriais, a fim de identificar a etiologia do processo.

Quadro 56-3. Clínica AVEh

Cefaleia súbita e intensa

Hemiparesia contralateral à lesão neurológica

Diplopia e visão turva

Vômitos

Síncope

Rebaixamento do nível de consciência

Rigidez de nuca (hemorragia subaracnoide)

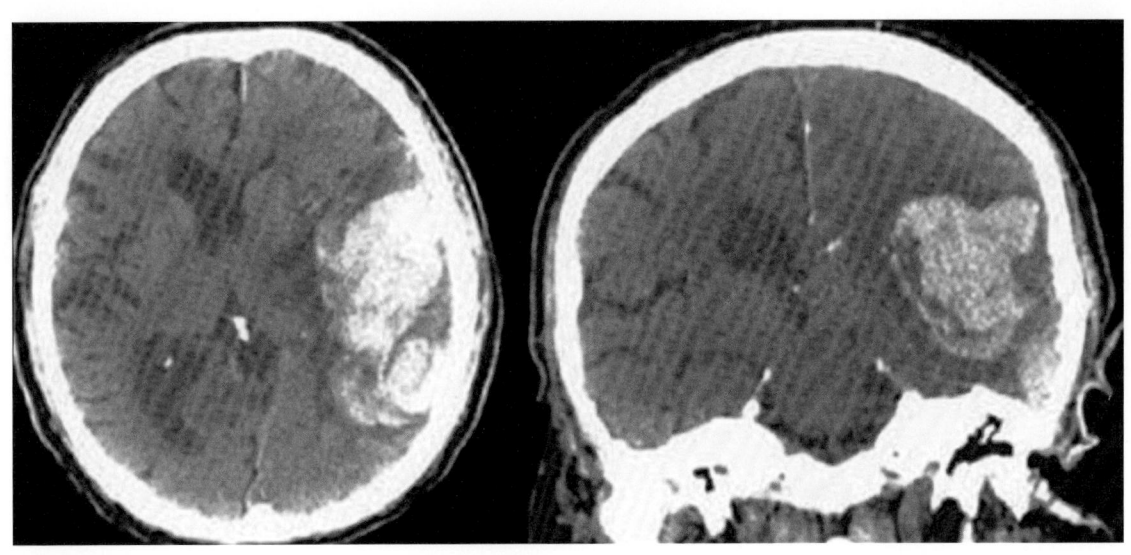

Fig. 56-4. Hemorragia intracerebral em paciente com AVEh.

Tratamento

A abordagem, inicia com a monitorização do paciente, fornecimento de oxigênio, acesso venoso, estabilização dos parâmetros hemodinâmicos e detecção de sinais neurológicos focais. Comunicar imediatamente ao neurocirurgião responsável pelo serviço ou buscar por um disponível. Em pacientes comatosos, com sinais de hipertensão intracraniana, é indicada a elevação da cabeceira a 30 graus, associada à analgesia, sedação e manitol (1 g/kg de ataque e 0,25-0,5 g/kg a cada 6 horas). Quando há rebaixamento de nível de consciência, o paciente deve ser intubado, permanecendo em ventilação mecânica.

O paciente deve ser encaminhado para o CTI neurológico, e em alguns casos deve ser implantado o cateter invasivo de PAM (pressão arterial média) e de PIC (pressão intracraniana) para fins de monitorização.

A estabilização da pressão arterial deve ser instituída tão logo que possível, para evitar a expansão do sangramento. Entretanto, deve-se atentar para a redução excessiva dos níveis pressóricos, uma vez que esta pode acarretar diminuição da pressão de perfusão cerebral (PPC). O objetivo é manter a PA sistólica abaixo de 140 mmHg e a PPC acima de 60 mmHg (PPC = PAM - PIC).

O tratamento cirúrgico apenas é indicado se o hematoma cerebelar for maior que 3 cm ou entre 1-3 cm com repercussão neurológica.

BIBLIOGRAFIA

Guidelines for acute ischemic stroke treatment – Part II: Stroke treatment. Arq Neuropsiquiatr. 2012;70(11):885-893. Sociedade Brasileira de Doenças cerebrovasculares, 2012.

Longo, DL et al. Harrison's Principles of Internal Medicine. 19th ed. New York: McGraw-Hill; 2015.

Martins, Herlon Saraiva; Brandão Neto RA, Scalabrini Neto A, Velasco IT. Medicina de Emergência: Revisão Rápida. Barueri: Manole; 2017.

Ministério da Saúde. Secretaria de Atenção à Saúde. Departamento de Atenção Especializada. Manual de rotinas para atenção ao AVC. Brasília: Ministério da Saúde; 2013.

Pontes-Neto OM et al., Diretrizes para o manejo de pacientes com hemorragia intreparenquimatosa cerebral espontânea. Arq Neuropsiquiatr 2009;67(3-B).

MENINGITES AGUDAS EM UM ADULTO IMUNOCOMPETENTE

Maria Angelina Carvalho Pereira
Marcelo Barros Weiss

DEFINIÇÃO

Meningites abrangem os processos inflamatórios no sistema nervoso central (SNC) que acometem as meninges e o espaço subaracnóideo cranioespinhais, afetando o sistema ventricular, as cisternas da base do crânio, os nervos cranianos e o canal vertebral.

Embora com o advento das vacinas a incidência dessas doenças tenham diminuído, a mortalidade ainda é significativa, exigindo um diagnóstico imediato e a instituição adequada do tratamento.

Entre suas etiologias não infecciosas estão neoplasias, lúpus, substâncias químicas e vasculites, enquanto as infecciosas mais comuns e capazes de gerar um quadro agudo em um indivíduo imunocompetente compreendem:

- *Bactérias: Neisseria meningitidis, Haemophilus influenzae, Streptococcus pneumoniae.* Na vigência de um trauma, ruptura de abscesso ou neurocirurgia, podemos cogitar outros agentes como anaeróbios e Gram-negativos.
- *Vírus:* Enterovírus (*Echo, Cocksakie*), Herpes simplex (HSV 1 e 2), Varicela-zóster (VZV), Epstein-Barr, vírus da caxumba.

De forma geral, as meningites infecciosas supracitadas são transmitidas pelo contato direto com secreções respiratórias de portadores da doença, assintomáticos ou não.

QUADRO CLÍNICO

O quadro clínico e a evolução de uma meningite dependem diretamente do foco infeccioso, da via de disseminação e do agente patogênico.

Meningites Bacterianas

A disseminação hematogênica ou por contiguidade (ouvidos, garganta, seios da face, ossos cranianos) gera um processo inflamatório supurativo que espessa as membranas meníngeas e atrai polimorfonucleares ao longo das paredes dos vasos e bainhas dos nervos. Pode, também, culminar em obstrução fibroconjutiva do espaço aracnóideo, alterando a drenagem liquórica, e em edema cerebral. Apresentam-se, geralmente, na forma de três síndromes:

- *Síndrome toxêmica:* queda do estado geral, febra alta (muitas vezes mantendo um pulso basal), *delirium* e quadro confusional.
- *Síndrome de hipertensão intracraniana (HIC):* cefaleia, náuseas e vômitos em jato, com menor frequência.
- *Síndrome de irritação meníngea:* rigidez nucal, desconforto lombar e os sinais de Kernig e de Brudsinski (Figs. 57-1 e 57-2).

Infecção pulmonar, otite ou sinusite concomitantes ou prévias à meningite, falam a favor de *Streptococcus pneumoniae*. A associação de otite ou infecção de vias aéreas superiores pode ser encontrada em uma infecção por *Haemophilus influenzae*.

A doença meningocócica pode apresentar-se desde um curso benigno com apenas febre transitória e bacteremia oculta ou com sinais de irritação meníngea como as demais meningites até mais grave, invasiva e septicêmica (meningococcemia). Nesta última, acomete qualquer idade, mas, principalmente menores de 5 anos, o paciente pode evoluir com mal-estar de instalação repentina, que se inicia com febre alta, cefaleia, mialgia e vômitos, hipotonia muscular, sinais de choque (palidez, sudorese, taquicardia, pulso fino, hipotensão, oligúria), evoluindo com diminuição do nível de consciência. Alterações cutâneas, inicialmente com um *rash* maculopapular seguido de manifestações hemorrágicas (petéquias e púrpuras) também caracterizam esse quadro. Portanto, devemos pensar em meningocócica na vigência de epidemias, apresentando uma evolução rápida e grave.

Meningites Virais

A clínica de uma meningite viral, também chamada de asséptica, assemelha-se às meningites bacterianas, porém, é mais branda e de curso autolimitado. O quadro caracteriza-se por aparição súbita de cefaleia descrita como latejante, fotofobia, febre,

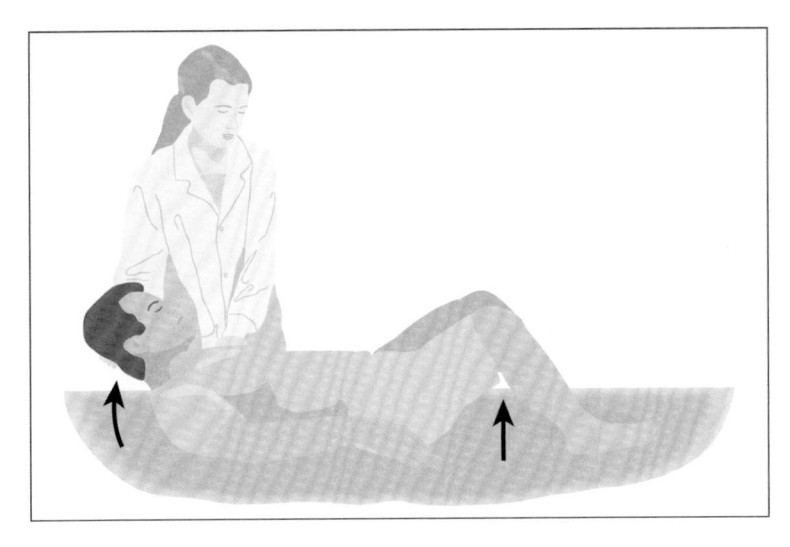

Fig. 57-1. Sinal de Brudsinski: flexão de ambos os joelhos ao antefletir a nuca.

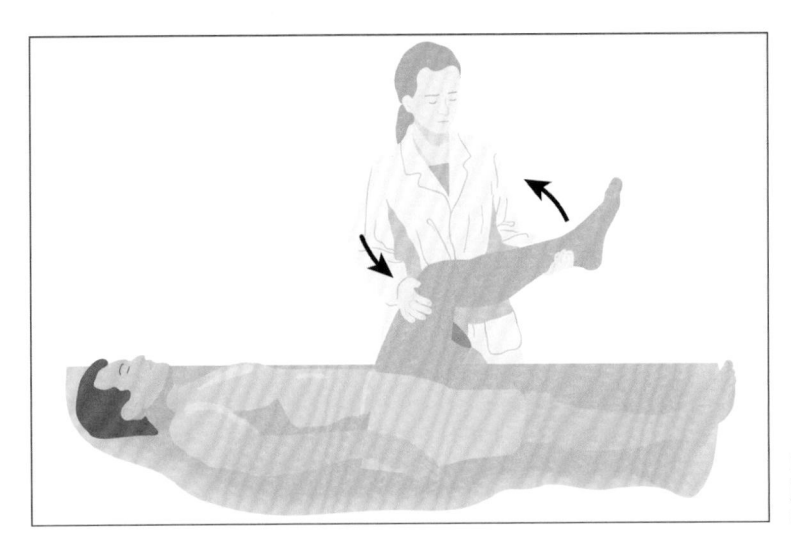

Fig. 57-2. Sinal de Kernig: flexão do joelho contralateral quando estirado o outro membro.

náusea, vômitos e rigidez de nuca, mantendo um bom estado geral. Sintomas gastrointestinais podem acompanhar com maior frequência infecções por Enterovírus, assim como infecções respiratórias, mialgia e erupções cutâneas não pruriginosas. A maioria tem uma evolução benigna, regredindo em menos de 2 semanas.

Aquelas que evoluírem com complicação poderão apresentar sinais focais, convulsões, letargia e até mesmo coma. Contudo, esse quadro, geralmente, está associado à encefalite, em imunodeprimidos.

DIAGNÓSTICO
Meningites Bacterianas
A partir de uma clínica com forte suspeita, a indicação da análise do líquido cefalorraquidiano (LCR) é imprescindível, com riscos mínimos, desde que feita corretamente. Primeiramente, sugere um diagnóstico sindrômico (hipercelularidade com predomínio de neutrófilos, hiperproteinorraquia, cloreto baixo e hipoglicorraquia intensa). O diagnóstico etiológico poderá ser fornecido pela presença do agente no exame bacteriológico direto ou detecção de antígenos bacterianos pela prova do látex.

Em casos de meningococcemia, a hemocultura do paciente estará positiva.

Exames de imagem (TC/RNM) não apresentam utilidade diagnóstica exceto em casos com pacientes > 60 anos, evolução atípica, alteração do nível de consciência, sinais focais, incluindo convulsões, papiledema (sinal tardio de HIC) ou outras alterações visuais, história pregressa de lesão em SNC ou imunodepressão.

Meningites Virais
Nesse caso, a análise do LCR também é fundamental, entretanto, encontraremos um líquor de aspecto límpido, incolor, lactato normal, glicorraquia normal, proteinorraquia levemente elevada, hipercelularidade com predomínio de linfócitos e ausência de bactérias. Para a etiologia, podem-se usar as técnicas de cultivo celular, identificação de

material genético viral através da reação em cadeia da polimerase (PCR), entretanto a história clínica e epidemiológica do paciente já é uma orientação importante.

TRATAMENTO

As suspeitas de meningite são de notificação obrigatória, independente de sua etiologia. Isso é importante para identificação e controle de surtos e epidemias, que podem ter uma duração preocupantemente longa, análise da efetividade das medidas de prevenção e cobertura vacinal.

Meningites Bacterianas

A antibioticoterapia deve ser instituída o mais precocemente possível, mas, de preferência após a coleta do LCR e do sangue, para hemocultura, o que está relacionado com uma menor mortalidade. Associada a ela devem estar medidas de suporte, como hidratação, e cuidadosa assistência. Alguns estudos, ainda, fornecem o corticoide, como a dexametasona como um adendo ao tratamento das meningites bacterianas, diminuindo sequelas e mortalidade.

Seguem os esquemas de antibioticoterapia:
A) Na vigência de meningococcemia em um adulto:
- Ceftriaxone 2 g endovenosa a cada 12 h por 7 dias.
- Penicilina cristalina 250.000-400.000 UI/kg/dia até 24.000.000 UI/dia a cada 4 h por 7 dias.
- Ampicilina 200-400 mg/kg/dia até 12 g/dia a cada 6 h por 7 dias.

B) Na vigência de uma meningite por *Streptococcus pneumoniae* em um adulto:
- Penicilina cristalina 250.000-400.000 UI/kg/dia até 24.000.000 UI/dia a cada 4 h por 10-14 dias.
- Ceftriaxone 4 g endovenosa a cada 12 h por 7 dias.
- No caso de pneumococo resistente à penicilina (piora clínica com 24-48 h de tratamento, não esterilização liquórica ou constatação por antibiograma), associa-se vancomicina à ceftriaxone ou à cefotaxima.
- A vancomicina não deve ser usada isoladamente.

C) Na vigência de uma meningite por *Haemophilus influenzae* em um adulto:
- Ceftriaxone 80-100 mg/kg/dia até 4 g/dia endovenosa a cada 12 h por 7 dias.

Meningites Virais

O tratamento de uma infecção viral consiste em tratamento de suporte, com vigilância e monitorização clínica adequadas.

O uso de antirretrovirais, como o aciclovir, estaria indicado somente nos casos mais graves, como meningite herpética (HSV 1 e 2, VZV), em imunocomprometidos.

Em casos arrastados, de resposta inflamatória intensa ou presença de hipertensão intracraniana, o corticosteroide pode ser útil.

PROFILAXIA

As vacinas disponíveis no sistema público brasileiro importantes quanto aos quadros de meningite são:
A) Vacina conjugada contra o meningococo do grupo C:
- 1ª dose aos 3 meses – 2ª dose aos 5 meses – reforço aos 12 meses.
- 1 dose para adolescentes entre 11 e 15 anos incompletos.

B) Vacina contra *Haemophilus influenzae* (pentavalente):
- 1ª dose aos 2 meses – 2ª dose aos 4 meses – 3ª dose aos 6 meses.

C) Vacina conjugada contra 10 sorotipos de *Streptococo pneumoniae* (pneumo-10):
- 1ª dose aos 2 meses – 2ª dose aos 4 meses – reforço aos 12 meses.

Esquema de quimioprofilaxia indicado para todos os contatos próximos de um caso de doença meningocócica, independente do estado vacinal. Deve ser iniciada, preferencialmente, nas primeiras 24 h da identificação do caso primário, mas pode ser administrada até o 30° dia pós-contato:

- *Rifampicina:* crianças < 1 mês (5 mg/kg/dose), crianças ≥ 1 mês e adultos (10 mg/kg/dose, máximo de 600 mg) de 12 em 12 horas por 2 dias.
- *Ceftriaxona:* crianças < 12 anos (125 mg) ou ≥ 12 anos (250 mg), intramuscular, dose única.
- *Ciprofloxacino:* adultos > 18 anos (500 mg), via oral, dose única.

Os adolescentes e crianças com esquema vacinal incompleto deverão recorrer a uma unidade de saúde para atualização.

BIBLIOGRAFIA

Martins HS, Neto RAB, Neto AS, et al. Emergências Clínicas: Abordagem Prática. 10. ed. Barueri: Manole; 2015.

McGill F, Heyderman RS, Panagiotou S, et al. Acute bacterial meningitis in adults. Lancet. 2016;388(10063):3036-3047.

VanDemark M. Acute Bacterial Meningitis: Current Review and Treatment Update. Crit Care Nurs Clin N Am. 2013;25(3):351-361.

Ministério da Saúde. Guia de Vigilância em Saúde; 2017. Disponível em: http://portalarquivos.saude.gov.br/images/pdf/2017/outubro/06/Volume-Unico-2017.pdf. Acessado em 15 de junho de 2019.

Wright WF, Pinto CN, Palisoc K, et al. Viral (aseptic) meningitis: A review. J Neurolog Scienc. 2019;398:176-183.

CEFALEIAS

Dirceu David de Andrade Junior
Franciely Máyra Reis Carmo
João Gabriel Policeno Campos
Lídio de Almeida Lacerda Neto

DEFINIÇÃO

É um dos sintomas mais frequentes em consultas clínicas, podendo ser considerada um sinal de alarme para doenças com maior gravidade. Apresenta-se de forma episódica ou contínua.

As cefaleias podem ser divididas em primárias e secundárias, de acordo com a sua origem. As de origem primária não têm associação com alterações do SNC, e são classificadas como enxaquecas ou cefaleias tensionais. Já as de origem secundária, representam cerca de 1% dos casos e são associadas a neoplasias, doenças vasculares, traumatismo, doenças infecto parasitárias e metabólicas.

CEFALEIA PRIMARIA

Tensional

Causa mais comum de cefaleias com predomínio no gênero feminino. Geralmente é bilateral, de caráter opressivo, leve ou moderada e com grande parte dos sintomas vespertinos.

Tratamento

Baseia-se em analgésicos comuns e AINE. A combinação desses medicamentos com cafeína, aumenta a eficácia terapêutica.

Enxaqueca ou Migrânea

Cefaleia comum no gênero feminino, pulsátil, uni ou bilateral e associada a crises álgicas. Pode vir acompanhada de náuseas, vômitos, fotofobia e a fonofobia. A aura é um sintoma que geralmente pode preceder ou acompanhar as crises. Sua origem está relacionada principalmente com a dilatação das artérias intracranianas.

Tratamento

Através de analgésicos associados a agonistas serotoninérgicos (triptanos), principalmente em crises mais fortes. É importante afastar o paciente de fontes de luz, som e odores e iniciar o tratamento logo que os sintomas surgirem. No tratamento profilático, os betabloqueadores e antidepressivos tricíclicos apresentam bons resultados.

Salvas ou Neuralgia do Trigêmeo

São cefaleias que geralmente afetam o gênero masculino, com quadro de dor supraorbitária ou temporal, com duração de 15 minutos a 3 horas, associada a lacrimejamento, congestão nasal e conjuntival. Podem ser desencadeadas pelo uso de álcool e alterações do sono.

Tratamento

Neste caso não devem ser utilizados analgésicos. A terapia consiste basicamente em oxigenoterapia 7 L/min, podendo ser associada a sumatriptano 6 mg subcutâneo. Atividade física também é vista como um método terapêutico, que pode contribuir na melhora dos sintomas e no cessar da crise.

Em pessoas com cefaleias alguns sinais são importantes:

- Alterações súbitas na visão, fraqueza, perda de coordenação, convulsões, dificuldade de fala ou de compreender, ou alterações nos níveis de consciência, confusão mental e sonolência.
- Febre e rigidez no pescoço.
- Uma cefaleia súbita e muito forte (cefaleia trovoada).
- Dor na têmpora aguda ou dor na mandíbula ao mastigar.
- A presença de câncer ou de uma doença que enfraquece o sistema imunológico como SIDA/AIDS.
- Utilização de drogas.
- Uma cefaleia que piora progressivamente.
- Olhos vermelhos e halos ao redor de luzes.

Um neurologista talvez necessite ser chamado.

BIBLIOGRAFIA

Duncan BB et al. Medicina Ambulatorial: condutas de atenção primária baseadas em evidências. 4. ed. Porto Alegre: Artmed; 2013. c. 72.

Longo, DL et al. Harrison's Principles of Internal Medicine. 19th ed. New York: McGraw-Hill, 2015.

Martins, Herlon Saraiva; Brandão Neto RA, Scalabrini Neto A, Velasco IT. Medicina de Emergência: Revisão Rápida. 1. ed. Barueri: Manole, 2017.

SBCE (Sociedade Brasileira de Cefaleia). Tratamento das crises. Goiânia, 2013b.

Sociedade Internacional de Cefaleias. Classificação Internacional de Cefaleias. 3. ed. Lisboa: Sociedade Internacional de Cefaleias, 2014.

CRISE CONVULSIVA E ESTADO EPILÉTICO

Giuliana Schindler Fogaça
Lídio de Almeida Lacerda Neto

DEFINIÇÃO

A crise epiléptica é uma alteração transitória das atividades neuronais, desencadeada por uma descarga elétrica anormal sustentada em um grupo de células pertencentes ao tecido nervoso cerebral. Pode ser desencadeada por diversas situações, como distúrbios hidroeletrolíticos, lesões neurológicas agudas, febre, medicações etc. Quando ela ocorre de forma espontânea e recorrente (duas ou mais vezes num intervalo maior que 24 h), e não em um episódio isolado, consideramos que o cérebro deste paciente apresenta uma predisposição permanente em originar crises epilépticas. Dessa forma, dizemos que este paciente é epiléptico.

A definição de epilepsia requer a ocorrência de pelo menos uma crise epiléptica. Do ponto de vista prático, a epilepsia pode ser definida por uma das seguintes condições:

- Ao menos duas crises não provocadas (ou reflexas), ocorrendo em um intervalo maior que 24 horas.
- Uma crise não provocada (ou reflexa) e probabilidade de novas crises ocorrerem nos próximos 10 anos, similar ao risco de recorrência geral (pelo menos 60%) após duas crises não provocadas.
- Diagnóstico de uma síndrome epiléptica.

APRESENTAÇÃO DA DOENÇA

As crises epilépticas iniciam-se quando um grupo de células neuronais dispara uma atividade elétrica anormal e excessiva, que pode espalhar-se rapidamente para outras redes neuronais e atingir ambos os hemisférios cerebrais simultaneamente, dando origem a uma crise generalizada. Porém, quando esta descarga elétrica se mantém localizada numa área específica do cérebro, sem se espalhar para regiões cerebrais mais distantes, originará uma crise focal. Desta forma, as manifestações da crise epiléptica irão variar conforme a sua classificação e a região cerebral atingida.

Crises Generalizadas

Manifestam-se por alterações motoras bilaterais e/ou de consciência. São exemplos a crise de ausência, crises mioclônicas e crises tônico-clônicas generalizadas.

A crise tônico-clônica generalizada, habitualmente chamada de convulsão, é o tipo mais comum de crise epiléptica. Nela ocorrerá, primeiramente, uma fase tônica, caracterizada por contrações musculares súbitas involuntárias que geram um enrijecimento do corpo, levando o paciente a perda de equilíbrio e queda da própria altura. Em seguida, haverá relaxamento e contração de agrupamentos musculares, dando início à fase clônica. Pode ocorrer relaxamento dos esfíncteres vesical e intestinal durante a crise.

Crises Focais

Desencadeia sintomas em uma região corporal específica conforme a região cerebral que disparou o estímulo elétrico anormal. Pode apresentar ou não alteração de consciência durante a crise.

Obs.: uma crise focal pode terminar em uma crise tônico-clônica generalizada quando a descarga elétrica anormal inicialmente localizada se propagar e atingir todo o córtex cerebral. Desta forma designamos este tipo de crise como crise focal secundariamente generalizada.

DIAGNÓSTICO

Em geral, o diagnóstico de uma crise epiléptica é feito clinicamente através da visualização da crise pelo médico ou através de uma anamnese detalhada, com o relato de um acompanhante que presenciou a crise, já que na maioria dos casos o paciente chega ao serviço de urgência e emergência no período pós-ictal, apresentando sonolência, confusão mental e não se lembrando do que ocorreu. É importante investigar a existência de aura (manifestação sensorial premeditada pela crise) e de condições que possam ter precipitado a crise. A realização de um exame físico geral, com ênfase nas áreas neurológicas e psiquiátricas, também faz parte da rotina de atendimento.

Os exames complementares serão úteis na investigação da causa da crise epiléptica e deverão ser guiados por anamnese e clínica do paciente.

O primeiro exame a ser realizado em todos os pacientes com suspeita ou com crise epiléptica consumada é a glicemia capilar. Caso haja hipoglicemia, esta deve ser prontamente corrigida.

Exames séricos como hemograma completo, coagulograma, função renal e hepática, eletrólitos, cálcio, magnésio, glicemia, CPK, gasometria arterial, hemocultura e exames urinários, como urina tipo 1 e urocultura são úteis para a avaliação de causas clínicas e devem ser solicitados de forma direcionada.

Perfil toxicológico e dosagem sérica de antiepilépticos devem ser solicitados para a avaliação de intoxicação aguda e para avaliar se o fármaco utilizado (pacientes previamente epilépticos) está em dose terapêutica, respectivamente.

Exames de imagem, como ressonância e tomografia, são úteis na investigação de causas por doenças neurológicas estruturais, muito comuns nas crises epilépticas focais. E caso haja suspeita de infecção do SNC, está indicada a coleta de líquor.

O eletroencefalograma (EEC) é importante para diagnóstico diferencial entre uma crise epiléptica e outras causas que geram rebaixamento de nível de consciência e confusão mental. Além disso, quando alterado, é capaz de identificar a região epileptogênica, orientar a classificação do tipo de síndrome epiléptica e na escolha da terapia mais indicada para o paciente.

CONDUTA

A terapêutica será guiada de acordo com a história e a situação clínica do paciente. A conduta farmacológica com antiepilépticos é reservada para casos específicos, já que a maioria das crises é autolimitada. Nesses casos, o objetivo será cessar uma crise prolongada e evitar novas crises.

Crise Epiléptica Presenciada
- Conduta básica:
  - Verificar via aérea, respiração e circulação.
  - Acesso venoso periférico.
  - Colocar o paciente de lado para prevenir broncoaspiração.
  - Aferir glicemia capilar e temperatura corporal.
- Soro fisiológico 0,9% IV – velocidade de 30 gotas/minuto.
- Glicose 50% IV – dar 50 mL, com ressalva aos pacientes alcoolistas e desnutridos.
- Diazepam 10 mg IV – aplicar lentamente e, caso a crise não cesse, repetir a dose após 10 minutos.
  Obs.: Não dar mais que duas doses de diazepam.

Após o término da crise ou quando esta não for presenciada pela equipe médica, avaliar emprego de antiepilépticos de acordo com a classificação abaixo. Caso a crise não cesse, persista por mais de 5 minutos ou o paciente não tenha recuperação do nível de consciência entre as crises, adotar conduta do estado de mal epiléptico.

Crise Epiléptica Secundária a Doença Metabólica

Nestes casos, como a crise epiléptica é desencadeada por um distúrbio metabólico, a correção deste consiste no tratamento mais indicado para controle das crises. Fármacos antiepilépticos para estes pacientes são pouco eficazes.

O emprego dos benzodiazepínicos é muito útil para tirar um paciente da crise epiléptica, mas não evita uma nova crise, pois a sua meia-vida é curta. Desta forma, eles não devem ser administrados quando a crise já estiver cessada e o paciente estiver em período pós-ictal. Nesta situação, tais fármacos podem piorar a depressão respiratória e retardar a recuperação do nível de consciência.

Crise Isolada

A utilização de antiepiléticos nestes casos está restrita aos pacientes que apresentam alto risco de recorrência. Para avaliar o risco de uma nova crise ocorrer, são necessários dois exames: tomografia ou ressonância de crânio e eletroencefalograma.

Resultados normais em ambos exames indicam chance de recorrência de 30%, sendo maior nos primeiros meses e diminui gradualmente com o passar do tempo. Porém, se os resultados forem anormais, a chance será de 70% de uma nova crise ocorrer, devendo, portanto, ser discutida com o paciente a introdução de um tratamento a longo prazo com drogas antiepilépticas.

Crise Epiléptica em Pacientes Sabidamente Epilépticos

Deve-se investigar qual foi a causa que levou ao descontrole da crise para tomar a decisão terapêutica mais adequada. As causas mais comuns são a não aderência ao tratamento, a troca de medicações antiepilépticas, os distúrbios metabólicos, as infecções sistêmicas e interações medicamentosas. A dosagem sérica do agente antiepiléptico pode ser útil na avaliação se a dosagem tomada pelo paciente estava adequada ou não.

Para pacientes com dosagem baixa ou não adesão ao tratamento, deve ser feito o ajuste da dose do antiepiléptico já em uso. Deve-se dar sempre preferência ao tratamento em monoterapia, elevando a dose do fármaco até o máximo tolerado para controlar as crises e não ter efeitos adversos. Nos casos em que as crises foram desencadeadas por fatores secundários à doença, como infecções, distúrbios metabólicos e interação medicamentosa, o fator causal de base deve ser corrigido.

Pode-se considerar em alguns casos a dose de ataque com fenitoína: 20 mL/kg, para pacientes que não utilizam previamente esta droga, e 5-10 mL/kg, para paciente que já fazem uso.

A conduta após o controle da crise nos casos acima será:

1. Se tiver sido a primeira crise epiléptica do paciente:
   - Paciente consciente, estável, sem déficits neurológicos evidentes, sem sinais de doença aguda/crônica ou outros sinais de alerta: Observação por 4-6 horas e seguimento ambulatorial em 15 dias.
2. Se o paciente já tiver tido duas ou mais crises, com intervalo de dias ou semanas:
   - Paciente com exame neurológico alterado, alteração persistente do nível de consciência ou suspeita de doença sistêmica/neurológica aguda: internar, solicitar exame de sangue (hemograma, glicemia, Na, K, Mg, Ca), de imagem de crânio (TC ou RNM) e eletroencefalograma. Realizar investigação e tratamento de acordo com doença de base, iniciar fenitoína 10 mg/kg (VO ou IV) com manutenção de 300 mg/dia. Alta com seguimento ambulatorial em 15 dias.
   - Paciente sem alteração de exame neurológico, nível de consciência normal e sem doença sistêmica/neurológica aguda: observação por 6-12 horas, solicitar exame de sangue (hemograma, glicemia, Na, K, Mg, Ca), tomografia de crânio, iniciar tratamento com antiepiléptico e, na alta, encaminhar para seguimento ambulatorial em 15 dias.

Crises Febris (CF)

As crises febris são o transtorno convulsivo mais comum na infância, afetando 2 a 5% das crianças. O diagnóstico é essencialmente embasado na história clínica e no exame físico. Uma crise febril simples (CFS) é definida como uma breve (< 15 min) convulsão generalizada, não recorrente dentro de 24 horas, que ocorre durante uma doença febril não resultante de uma doença aguda do sistema nervoso, em uma criança com idade entre 6 meses e 5 anos, sem déficits neurológicos e sem crises epilépticas afebris anteriores. Já uma crise febril complexa (CFC) é definida como uma crise focal ou generalizada, prolongada, com uma duração maior do que 15 minutos, recorrendo mais de uma vez em 24 horas, ou associada a anormalidades neurológicas pós-ictais, mais frequentemente uma paralisia (de Todd), ou com déficits neurológicos anteriores. As crianças com esta última condição devem ser internadas, por causa da ampla variabilidade das condições subjacentes a este evento.

Nos casos de CFS, não estão recomendados exames laboratoriais de rotina, nem EEG ou exames de imagens. Uma punção lombar só é indicada, nestes casos, na presença de sinais meníngeos, em pacientes em uso de antibióticos nos dias que antecederam a crise e em crianças com menos de 18 meses de idade com sinais de deterioração clínica. Já nos pacientes com CFC, estão recomendados exames laboratoriais, de imagem, EEG e punção lombar, na busca de uma causa para a condição, e nestes casos, o tratamento será voltado para a causa encontrada.

Vários estudos, incluindo meta-análises, demonstraram que a administração contínua de fenobarbital e ácido valproico é eficaz na prevenção da recorrência de crises febris simples. Há, no entanto, contraindicações para a administração desses fármacos, como potenciais efeitos adversos, que podem superar os benefícios do tratamento. Portanto, dado o prognóstico benigno das CFS, que não causam danos permanentes e tendem a entrar em remissão espontaneamente com a idade, e os efeitos adversos potenciais dos fármacos antiepilépticos, a profilaxia para recorrências de CFS não é recomendada.

Na maioria dos casos, as CFS cessam espontaneamente (em 2 a 3 minutos) e não requerem tratamento. Os principais fatores de risco para a recorrência de crises febris são primeira ocorrência de CF com menos de 1 ano de idade, história familiar (HF) de epilepsia ou CF e curta duração do episódio febril. A frequência de recorrência é de 10% em pacientes sem fatores de risco; 25 a 50% na presença de um a dois fatores de risco; 50 a 100% na presença de três ou mais fatores de risco. O risco de epilepsia é estimado em cerca de 1 a 1,5% em pacientes com CFS, apenas um pouco maior que a incidência na população em geral, que é aproximadamente 0,5%. O risco de epilepsia em indivíduos com CFC é estimado entre 4 e 15%. A indicação da profilaxia pode ser feita após o primeiro episódio de caso, desde que um ou mais fatores preditivos estejam presentes.

No entanto, dois cenários devem ser considerados: a) pacientes com um ou mais episódios de CFS e pais confiáveis; b) pacientes com CFS frequentes num curto espaço de tempo (três ou mais em 6 meses, quatro ou mais em 1 ano). Nestes casos, a terapia intermitente, que é a administração retal (primeira escolha), ou oral de diazepam, pode ser considerada como uma medida de emergência e administrada, no início da febre, na dose de 0,4 a 0,5 mg/kg, para repetir uma segunda vez, se a febre persistir após 8 horas. Alternativamente, pode ser utilizado o clobazam por via oral, nas seguintes doses: crianças com até 5 kg, 5 mg/dia; de 5 a 10 kg, 10 mg/dia; de 11 a 15 kg, 15 mg/dia; e acima 15 kg, 20 mg/dia. Tipicamente, a administração de diazepam deve ser limitada a duas doses, embora condições clínicas específicas possam exigir uma terceira dose após pelo menos 24 horas da primeira administração.

Estado de Mal Epiléptico (EME)

Consiste em qualquer crise epiléptica prolongada em que sua duração seja maior ou igual a 30 minutos ou que apresente vários episódios sucessivos, reentrantes, em que não há a recuperação da consciência no intervalo entre eles. Quanto mais prolongada for a crise no EME, haverá maiores riscos de lesão do SNC. Dessa forma, recomenda-se que a conduta para o EME seja adotada quando uma crise epiléptica não se cessar em até 5 minutos ou quando houver duas ou mais crises sucessivas sem a recuperação da consciência entre elas, ou ainda quando as duas doses iniciais de diazepam não forem resolutivas para cessar a crise (Fig. 59-1).

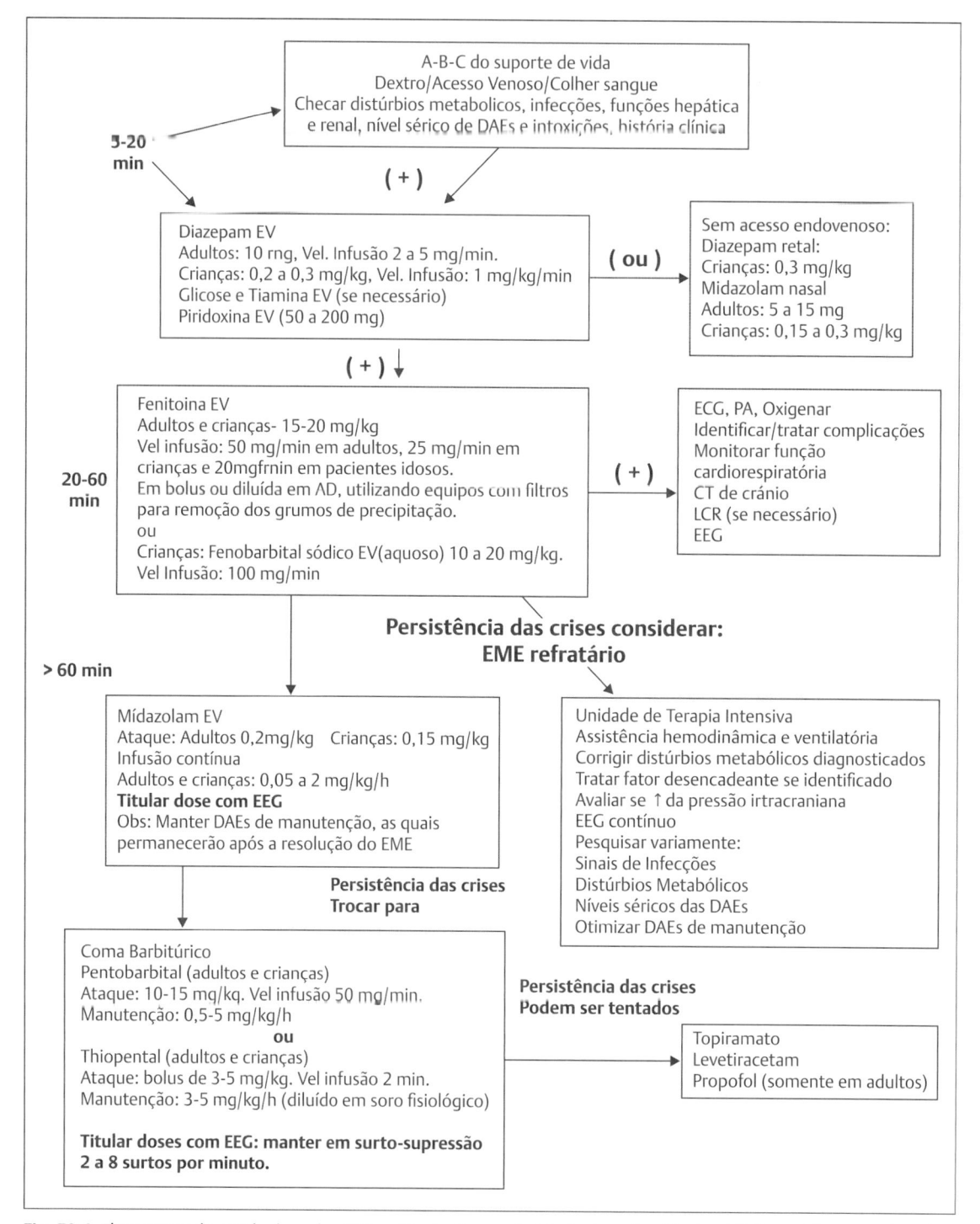

Fig. 59-1. Fluxograma de estado de mal epilético. (Fonte: Garzon E. Estado de mal epiléptico. J Epilepsy Clin Neurophysiol. 2008;14(Supl. 2):7-11.)

O EME é uma emergência médica e a conduta imediata é:

1. Conduta básica:
   - Assegurar via aérea, respiração e circulação.
   - Monitorização cardíaca.
   - Acesso venoso calibroso com soro fisiológico 0,9% IV 30 gotas/minuto.
   - Colocar o paciente de lado para prevenir broncoaspiração.
   - Internação em UTI.
   - Solicitar exames: hemograma, eletrólitos, cálcio, magnésio, creatinina, glicemia.
2. Tiamina + glicose IV:
   - Só será utilizada se o paciente tiver suspeita de etilismo com hipoglicemia ou em desnutridos.
   - Glicose 50% IV – administrar 50 mL.
   - Tiamina 100 mg IV – administrar na solução glicosada.
3. Benzodiazepínicos:
   - Diazepam IV lento – 0,1 a 0,15 mg/kg em 1-2 minuto(s), sendo utilizado nos adultos a dosagem de 2 a 4 mg. Pode ser repetida a conduta após 5 a 10 minutos. Não se deve administrar mais que 2 doses de diazepam no total (contando as doses pré-hospitalares).
   - Velocidade de infusão: 1 a 2 mg/minuto até controlar a crise (máximo de 10-20 mg).
   - Duração de ação: 30 minutos, não prevenindo a ocorrência de uma nova crise, mas atuando na cessação da crise atual.
   - Efeito adverso: depressão respiratória.
4. Antiepiléptico:
   - Fenitoína IV – 15 a 20 mg/kg, diluído em 250-500 mL de soro fisiológico 0,9%, nunca use soro glicosado e prefira acesso venoso exclusivo.
     - Velocidade de infusão: 50 mg/minuto.
     - Pode ser administrado dose adicional de 5-10 mg/kg do fármaco em 30 minutos, caso não haja o controle completo das crises.
     - Duração de ação: mais prolongada no SNC, prevenindo a ocorrência de uma nova crise
     - O paciente deve ser mantido com monitorização cardíaca durante a administração dos fármacos, pelo risco de arritmias e hipotensão.
   - Fenobarbital IV – 10 a 20 mg/kg, sendo o mais recomendado fazer 10 mg/kg primeiramente e, se necessário, repetir.
     - Será utilizado como segunda opção, quando a fenitoína for utilizada na dosagem máxima e, mesmo assim, não se obtiver sucesso no controle da crise. Esta droga só será considerada como primeira opção, antes da fenitoína, quando o paciente tiver desencadeado a crise porque interrompeu o tratamento que realizava anteriormente com o fenobarbital.
     - Velocidade de infusão: 50 a 75 mg/min.
     - Duração da ação: meia-vida longa, prevenindo a ocorrência de uma nova crise.
     - Efeito adverso: pode rebaixar muito o nível de consciência e necessitar de suporte ventilatório. Nestes casos, pode-se trocar o fenobarbital pelo valproato IV.
   - Valproato IV – 25 a 40 mg/kg em 10 minutos. Pode ser feito uma dose suplementar de 20 mg/kg, quando necessário.
     - Está indicado em caso de efeito adverso com a fenitoína. Ele terá menos alteração do nível de consciência e nem sempre necessitará de intubação orotraqueal e ventilação mecânica.

Obs.: Ao término da crise e recuperação completa do nível de consciência, deve-se manter o paciente em observação por 30 minutos e iniciar dose de manutenção de antiepiléptico após 6 a 8 horas.

Porém, caso as crises não cessem após todas essas medicações (EME refratário), deve-se proceder com anestesia geral com acompanhamento encefalográfico:

- Midazolam IV:
  - Droga de primeira escolha.
  - Fazer 1 mg em *bolus* e depois 0,05 a 0,2 mg/kg/h diluído em soro fisiológico 0,9% para manutenção.
  - Efeito adverso: taquifilaxia e depressão respiratória.
- Propofol IV:
  - Utilizar caso o midazolam não seja efetivo.
  - Fazer em *bolus* 1,5-3 mg/kg e depois 1-5 mg/kg/h para manutenção.
  - Efeito Adverso: hipotensão e depressão respiratória.
- Barbitúricos (tiopental) IV:
  - Utilizar caso as drogas anteriores não sejam efetivas.
  - Fazer na dosagem de 3 a 5 mg/kg/h.
  - Efeito adverso: acumulação, hipotensão e depressão respiratória.

EXEMPLO DE PRESCRIÇÃO

1. Soro fisiológico 0,9% – 500 mL para manter veia.

Para sair da crise:

1. Diazepan 10 mg – aplicar 1 ampola EV pó vez (tentar até 3×) + fenobarbital – 1 ampola: aplicar IM 12/12 h após parada das crises com diazepan.
2. Hidantal 2,5 mL + água destilada 10 mL: aplicar EV de 8/8 h.

3. Midazolam 15 mg – 1 frasco: Aplicar EV.

Manutenção na internação:
1. Fenobarbital – 1 ampola: aplicar IM de 12/12 h.
2. Hidantal 2,5 mL + água destilada 10 mL: aplicar EV de 8/8 h.

Para o paciente que faz várias crises (hidantalização):
1. Hidantal – 4 ampolas + soro fisiológico 0,9% – 200 mL: aplicar EV em 40 minutos.

Para o paciente que fez crise (pós-comicial) e quer evitar novas crises:
1. Fenobarbital – 1 ampola: aplicar IM 12/12 h.

Manutenção na UTI:
1. Dormonid 50 mg – 3 frascos + soro glicosado 5% – 200 mL: aplicar EV 12/12 h em BIC.

Tratamento domiciliar:
1. Ácido valproico.
   ou
2. Fenobarbital 100 mg (gardenal): 1 ou 2 comprimidos por dia.
   ou
3. Hidantal (fenitoína) 100 mg – 1 comprimido de 12/12 h.

BIBLIOGRAFIA

Alves PG, Cabral FB, Silva GS. Estado de Mal Epiléptico. In: Guimarães HP, Tallo FS, Truffa AAM, Lopes RD, Lopes AC, editors. Manual de Bolso de UTI. 3. ed. São Paulo: Editora Atheneu; 2011. p. 362-5.

Castro LHM. Crise Epiléptica. In: Martins HS, Brandão Neto RA, Scalabrini Neto A, Velasco IT. Emergências Clínicas Abordagem Prática. 10. ed. Barueri: Manole; 2015. p. 574-86.

Comissão Nacional de Incorporação de Tecnologias no SUS. Protocolo Clínico de Epilepsias é Atualizado. (acesso em 10 jan 2019). Disponível em: http://conitec.gov.br/protocolo-clinico-de-epilepsia-e-revisado.

Garzon E. Estado de Mal Epiléptico. J Epilepsy Clin Neurophysiol. 2008;14(Supl. 2):7-11.

Ministério da Saúde Secretaria de Atenção à Saúde. Portaria Nº 1.319, de 25 de novembro de 2013. (acesso em 10 jan 2013). Disponível em: http://portalarquivos.saude.gov.br/images/pdf/2014/fevereiro/07/pcdt-epilepsia-2013.pdf.

Ministério da Saúde Secretaria de Atenção à Saúde. Protocolo Clínico e Diretrizes Terapêuticas Epilepsias. (acesso em 10 jan 2019). Disponível em: http://conitec.gov.br/images/Protocolos/PCDT_Epilepsia.pdf.

Ministério da Saúde. Avaliação e Conduta da Epilepsia na Atenção Básica e na Urgência e Emergência. (acesso em 10 jan 2019). Disponível em: http://bvsms.saude.gov.br/bvs/publicacoes/avaliacao_conduta_epilepsia_atencao_basica.pdf.

VERTIGEM

Patrícia Cardoso Schiaveto
Lídio de Almeida Lacerda Neto

INTRODUÇÃO
Tontura e vertigem são queixas frequentes de pacientes ambulatoriais no departamento neurológico. Eles afetam aproximadamente 15-35% da população em geral e têm sérios impactos pessoais e ocupacionais; aproximadamente 40% das pessoas afetadas pediram licença por doença.

No passado, a tontura era usada como um termo geral e compreendia quatro sintomas principais: vertigem, pré-síncope, desequilíbrio e tontura inespecífica. No entanto, os limites entre esses sintomas são indistintos e os pacientes e muitos médicos costumam usar esses termos de forma intercambiável.

CAUSAS
Entre as causas de vertigem e tontura, as infecções periféricas e síndromes vestibulares são as mais comuns, como vertigem posicional paroxística benigna, doença de Ménière (MD), neurite vestibular, enquanto síndrome vestibular central é relativamente rara. Entretanto, a síndrome vestibular central não pode ser subestimada, pois pode levar a sérias consequências.

CLASSIFICAÇÃO
A vertigem pode ser dividida em fisiológica e patológica. A vertigem fisiológica geralmente está associada a movimentos estranhos ao paciente (como o que muitos sentem em barcos) ou pela discordância entre sinais visuais e a propriocepção (muito comum na vertigem relacionada com altura).

Já a vertigem patológica ocorre ou por lesão no nervo vestíbulo coclear, ou por lesão no próprio labirinto (que pode ser de origem mecânica) ou até mesmo por uma lesão direta no SNC.

Além disso, é possível classificar e diferenciar a vertigem central (relacionada com tronco encefálico ou cerebelo) e a periférica (do labirinto ou do oitavo par) como se pode observar no Quadro 60-1.

A vertigem periférica tem algumas causas, e o tratamento será feito de acordo com as mesmas. Dentre elas, vale destacar:

- *Infecção (labirintite), trauma e isquemia labiríntica:* podem ser responsáveis por vertigem prolongada aguda.
- *Medicamentos (como aminoglicosídeos), bebidas alcoólicas e distúrbios degenerativos:* podem causar a disfunção bilateral aguda do labirinto.
- *Doença de Ménière:* relacionada com disfunção recorrente do labirinto que provoca vertigens frequentes e recorrentes que estão acompanhadas de alteração na audição.
- *Traumatismos:* podem provocar a vertigem posicional paroxística benigna (VPPB) mas a **maior** causa dela é idiopática (fazendo com que normalmente ela termina de forma espontânea após semanas ou meses).

Em pacientes com algum histórico psiquiátrico deve-se suspeitar sempre de vertigem psicogênica. Nela o exame neurológico é normal e não há nistagmo presente.

Das causas de vertigem central destacam-se:

- Doença vascular e neoplasias. Além dessas, a vertigem pode ser manifestação de enxaqueca ou de epilepsia de lobo temporal.

TRATAMENTO
Para o tratamento da vertigem os medicamentos expostos no Quadro 60-2 podem ser utilizados.

Quadro 60-1. Sinais e Sintomas da Vertigem Central e Periférica

Sinal/sintoma	Periférica	Central
Presença de náuseas e vômitos	Sim	Não
Nistagmo (alt. ocular para compensar a vertigem)	Horizontal em direção oposta à lesão	Vertical ou vertical sem direção específica
Queda do paciente na crise	Em direção oposta à lesão	Ausente
Alterações neurológicas	Ausentes	Podem estar presentes
Alterações relacionadas com outros nervos cranianos	Ausentes	Pode ter disartria, diplopia, disfagias, soluços e outros

Quadro 60-2. Medicamentos Usados no Tratamento da Vertigem

Medicamento	Dosagem	Uso
Pometazina	25 mg 2 a 3×/dia	Cinetose
Diazepan	2,5 mg 1 a 3×/dia	
Clonazepan	0,25 mg 1 a 3×/dia	
Escopolamina transdermica	Adesivo transdermico	Cinetose
Metilpredinisolona	100 mg nos dias 1 a 3	Neurite vestibular aguda
Manobras de reposicionamento		VPPB
Restrição de sal	1 g/dia	Ménière
ISRS		Vertigem psicossomática

BIBLIOGRAFIA

Duncan BB et al. Medicina Ambulatorial: condutas de atenção primária baseadas em evidências. 4. ed. Porto Alegre: Artmed; 2013. c. 72.

Goldman L, Schafer A. Cecil Medicina. 24. ed. São Paulo: Elsevier; 2014.

Kasper DL, Hauser SL, Jameson JL, Fauci AS, Longo DL, Loscalzo J. Medicina Interna de Harrison. 18. ed. Artmed; 2016.

Kasper DL, Hauser SL, Jameson JL, Fauci AS, Longo DL, Loscalzo J. Harrison's Principles of Internal Medicine. 19th ed. New York: McGraw-Hill; 2015.

Martins HS, Brandão Neto RA, Scalabrini Neto A, Velasco IT. Medicina de Emergência: Revisão Rápida. Barueri: Manole; 2017

Pan Q, Zhang Y, Long T, He W, Zhang S, et al. Diagnosis of Vertigo and Dizziness Syndromes in a Neurological Outpatient Clinic. Eur Neurol. 2018;79(5-6):287-294.

SÍNDROME DE GUILLAIN-BARRÉ

Patrícia Cardoso Schiaveto
Rafaella Pereira Neiva
Lídio de Almeida Lacerda Neto

DEFINIÇÃO

É uma polineuropatia inflamatória periférica adquirida, ascendente, em geral mais motora que sensorial geralmente considerada monofásica; portanto, um curso recidivante ou remitente na apresentação seria considerado atípico. Além disso, um evento anterior também é incomum, ocorrendo em < 10% de todos os pacientes. Se o paciente relata progressão para além de 8 semanas, outros diagnósticos devem ser considerados.

É acompanhada de:

- Arreflexia.
- Paralisia motora.
- Elevação de proteínas totais no LCR sem aumento de leucócitos.

QUADRO CLÍNICO

Em geral, os quadros surgem após infecção de tratos respiratório e gastrointestinal.

Os pacientes com síndrome de Guillain-Barré descrevem um curso fulminante de sintomas que geralmente incluem fraqueza ascendente e sintomas sensoriais não dependentes do comprimento. Por definição, o ápice é geralmente alcançado em 4 semanas e o envolvimento simétrico é uma característica fundamental. Geralmente, os pacientes com GBS terão um padrão proximal e fraqueza distal, que é flácida e frequentemente profunda se hospitalizada. Fraqueza significativa na flexão do pescoço pode estar presente e pode indicar necessidade de intubação. Areoflexia ou hiporreflexia geralmente estão presentes. Além da fraqueza flácida e arreflexia, os pacientes experimentam sintomas sensoriais não dependentes do comprimento; portanto, diferentemente das neuropatias crônicas mais comuns, como a neuropatia diabética, os pacientes podem relatar disestesias nas mãos, seguidas pelos pés. Os pacientes podem desenvolver diplegia facial devida ao envolvimento de ambos os nervos cranianos faciais. Eles também podem desenvolver disfagia causada pelo envolvimento dos nervos cranianos glossofaríngeo, vago e hipoglosso. Insuficiência respiratória pode ocorrer em até 30% dos pacientes, geralmente levando a uma hospitalização prolongada e recuperação. É considerada um diagnóstico clínico; portanto, um diagnóstico pode ser feito com confiança à beira do leito na maioria dos casos. Para casos atípicos ou subtipos incomuns, testes auxiliares podem ser úteis.

Ela é subdividida em:

- Polineuropatia desmielinizante inflamatória aguda.
- Neuropatia axonal motora e sensitiva.
- Miller-Fisher.

Através de história, exame físico e análise do LCR podem-se estabelecer o diagnóstico e diferenciar os subtipos de Guillain-Barré.

As diferentes manifestações podem ser observadas no Quadro 61-1.

Análise do LCR: deve ter ao menos 5 leucócitos/mm. Se a concentração for maior que 50 leucócitos/mL, deve-se pensar em outros diagnósticos como HIV e doença de Lyme, por exemplo.

Proteína no LCR: pode não estar alterada nos primeiros 7-10 dias de doença.

TRATAMENTO

Pode ser dividido em etapas:

1. Hospitalização → pelo risco de comprometimento respiratório.
2. Realização de testes pulmonares → se CV menor que 1 L ou força inspiratória negativa menor que -70 indica provável necessidade de suporte ventilatório.
3. Imunoglobulina IV (IVIG) é a primeira escolha → 2 g/kg divididos por 2 a 5 dias nas primeiras 2 semanas.

Quadro 61-1. Manifestações na Síndrome de Guillain-Barré

Sintomas	Polineuropatia desmielinizante inflamatória aguda	Neuropatia axonal motora e sensitiva aguda	Miller Fisher
Fraqueza	Sintoma inicial marcante	Branda	Em geral não presente
Perda sensitiva	Presente	Presente	Presente
Oftalmoplegia	-	-	Presente
Ataxia	-	-	Presente
Arreflexia	-	-	Presente
Velocidade de condução nervosa	Reduzida	Reduzida	Normal

4. Plasmaférese (acredita-se que a troca de plasma atue removendo anticorpos patogênicos, mediadores humorais e proteínas do complemento envolvidas na patogênese) → em média quatro trocas de sangue de 1,5 L por 10 dias (duas trocas em casos leves e quatro em pacientes mais graves). A troca de plasma é geralmente dada como um volume de troca ao longo de cinco sessões.

A troca de plasma e a IVIG demonstraram ser igualmente eficazes. Os corticosteroides (prednisona oral e metilprednisolona intravenosa) não demonstraram benefício em relação ao placebo.

Em geral, o tratamento é geralmente considerado para encurtar o curso da recuperação do GBS. Os pacientes tratados em um estudo alcançaram a deambulação independente 32 dias mais rápido que os pacientes não tratados.

BIBLIOGRAFIA

Diagnosis of Vertigo and Dizziness Syndromes in a Neurological Outpatient Clinic. Eur Neurol. 2018;79:287-294.

Duncan BB et al. Medicina Ambulatorial: condutas de atenção primária baseadas em evidências. 4. ed. Porto Alegre: Artmed; 2013. c. 72.

Goldman L, Schafer A. Cecil Medicina. 24. ed. São Paulo: Elsevier; 2014.

Kasper DL, Hauser SL, Jameson JL, Fauci AS, Longo DL, Loscalzo J. Medicina Interna de Harrison. 18. ed. Artmed; 2016.

Kasper DL, Hauser SL, Jameson JL, Fauci AS, Longo DL, Loscalzo J. Harrison's Principles of Internal Medicine. 19th ed. New York: McGraw-Hill; 2015.

Martins HS, Brandão Neto RA, Scalabrini Neto A, Velasco IT. Medicina de Emergência: Revisão Rápida. Barueri: Manole; 2017.

NEURALGIA DO TRIGÊMEO

Patrícia Cardoso Schiaveto
Lídio de Almeida Lacerda Neto

INTRODUÇÃO

Primeiras descrições: escritos de Galeno, Aretaeus da Capadócia e no século XI por Avicena e depois:

- 1671 Johannes Laurentius Bausch, descreve a dor que sofria como um relâmpago na face direita, tornando-se incapaz de falar ou comer, levando-o a morte.
- 1677 John Locke, médico e filósofo, descreve o quadro doloroso de sua paciente, a condessa de Northumberland, esposa do embaixador francês.
- 1773 John Fothergill: primeira descrição completa e precisa.
- 1756 Nicolas André inventou o termo *tic doloreux*.

Trata-se de um distúrbio neuropático crônico que afeta o nervo trigêmeo, responsável por levar as informações de sensibilidade do rosto ao cérebro. Essa neuralgia é caracterizada por uma dor fortíssima e intensa nas áreas da face em que o nervo passa. Pode afetar pessoas de todas as idades, mas ela costuma aparecer mais em idosos.

O nervo recebe o nome "trigêmeo" por possuir três ramificações, que são:
- *Ramo oftálmico:* região dos olhos e testa.
- *Ramo maxilar:* maxilar superior.
- *Ramo mandibular:* mandíbula ou o maxilar inferior.

Cerca de 13 pessoas em cada 100 mil são diagnosticadas com neuralgia do trigêmeo por ano em todo o mundo.

POSSÍVEIS CAUSAS

A neuralgia do trigêmeo acontece quando a função do nervo acaba sendo interrompida. Geralmente, isso ocorre quando ele entra em contato com alguma veia ou artéria do rosto. Esse contato pressiona o nervo e provoca dores intensas.

Trata-se de um distúrbio neuropático crônico que afeta o nervo trigêmeo, responsável por levar as informações de sensibilidade do rosto ao cérebro. Essa neuralgia é caracterizada por uma dor fortíssima e intensa nas áreas da face em que o nervo passa. Pode afetar pessoas de todas as idades, mas ela costuma aparecer mais em idosos.

Mas essa é uma condição dolorosa que afeta lábios, gengiva, bochechas, queixo, olhos e testa provocada por estímulos sensoriais. Geralmente está presente em paciente mais velho e deve ser diferenciada de outras dores faciais para não comprometer o tratamento.

A dor é muito característica e em geral seu relato já pode dar o diagnóstico da neuralgia. As crises provocam uma dor aguda, penetrante, semelhante a um choque elétrico (em punhaladas) que afeta uma ou mais ramificações do quinto par sem déficit sensorial e com duração de segundos chegando no máximo a 2 minutos. Geralmente as crises são desencadeadas por estímulos em pontos de gatilho como por exemplo: escovar os dentes, tocar a face em pontos de inervação trigeminal e mastigação.

QUADRO CLÍNICO

- Crises paroxísticas de dor com duração de uma fração de segundo a 2 minutos, afetando uma ou mais divisões do nervo trigêmeo.
- Intervalo entre as crises sem dor.
- Choque, pontada.
- Unilateral (normalmente).
- Moderada/forte intensidade.
- Presença de áreas de gatilho ou por fatores desencadeantes.
- Crises estereotipadas.
- Não há déficit neurológico clinicamente evidente.
- Não atribuída a outro transtorno.

O diagnóstico diferencial se faz com:

- Cefaleia em salvas.
- Dor de origem dentária.
- Arterite de células gigantes.
- Neuralgia do glossofaríngeo.
- Enxaqueca/migrânea.
- Distúrbios da articulação temporomandibular.
- Cefaleia tipo SUNCT.

DIAGNÓSTICO

Habitualmente é clínico.

A confirmação do diagnóstico é feita com ressonância magnética de crânio (RM). Que pode apresentar as seguintes alterações: vasos sanguíneos comprimindo o nervo (AICA, artéria cerebelar superior, veia petrosa superior) e 1/3 das RNM de pacientes assintomáticos apresentam compressão vascular.

Descartar em exames de imagem:

- Processos expansivos.
- Esclerose múltipla.

TRATAMENTO

O tratamento de primeira linha para a neuralgia do trigêmeo é feito com carbamazepina (400 a 1.200 mg) iniciada em uma dose de 100 mg e aumentando a dose conforme necessária a cada 1 ou 2 dias (em geral aumenta de 100 mg em 100 mg). Há alternativas como por exemplo: fenitoína (200 a 300 mg); clonazepam (2 a 6 mg) e ácido valproico (500 a 1.500 mg).

Bloqueios Anestésicos

- Injeção de anestésico local tem sido usada para fins de diagnóstico e para alívio transitório em pacientes com dor insuportável refratária ao tratamento clínico e/ou aguardando o cirúrgico (MDV).
- Não há estudos controlados de bloqueio do nervo para alívio da NT e são necessários mais estudos para validar esta abordagem.
- Emplastros de lidocaína 5% são usados no alívio da alodínia desde 2009, associados ou não a medicamentos sistêmicos.

O tratamento cirúrgico é usado como uma alternativa caso o tratamento clínico não possa ser feito por alguma contraindicação pessoal ou em pacientes refratários ao tratamento medicamentoso ou ainda em pacientes com dose máxima da medicação sem melhora do quadro. Os procedimentos incluem: descompressão microvascular, radiofrequência para destruir parcialmente o nervo com calor ou glicerol para destruição parcial química.

BIBLIOGRAFIA

Goldman L, Schafer A. Cecil Medicina. 24. ed. São Paulo: Elsevier; 2014.

Holland NJ, Bernstein JM. Bell's palsy. Clin Evid 2014;2014:1204

Kasper DL, Hauser SL, Jameson JL, Fauci AS, Longo DL, Loscalzo J. Medicina Interna de Harrison. 18. ed. Artmed; 2016.

Kasper DL, Hauser SL, Jameson JL, Fauci AS, Longo DL, Loscalzo J. Harrison's Principles of Internal Medicine. 19th ed. New York: McGraw-Hill; 2015.

Stew B, Williams H. Modern management of facial palsy. Br J Gen Pract. 2013 Feb;63(607):109-110.

DISTÚRBIOS ATÁXICOS

Patrícia Cardoso Schiaveto
Lídio de Almeida Lacerda Neto

DEFINIÇÃO

Os distúrbios atáxicos podem ter diferentes etiologias e, de acordo com elas, o tratamento pode variar.

As principais ataxias são:

1. Espinocerebelar.
2. De Friederich.
3. Relacionada com álcool.
4. Ataxia pós-infecciosa.
5. Ataxia por AVC.

As ataxias 1 e 2 são de evolução mais crônica e, em geral, não aparecem em um atendimento de urgência e devem ser acompanhadas por um especialista.

DIAGNÓSTICO

Existem algumas características clínicas que auxiliam no diagnóstico. De acordo com o Quadro 63-1 a seguir é possível diferenciá-las.

Quadro 63-1. Sinais Clínicos dos Distúrbios Atáxicos

Sinais clínicos	Ataxia de Friederich	Ataxia espinocerebelar	Ataxia pós-AVC	Ataxia relacionada com álcool	Ataxia pós-infecciosa
Simetria	Simétrica	Simétrica	Variável	Simétrica	Simétrica
Lateralidade	Bilateral	Bilateral	Unilateral	Bilateral	
Tempo de evolução	Crônico	Crônico	Aguda	Aguda	Subaguda ou crônica
Idade	Puberdade	Variável	Variável	Qualquer	Qualquer (predomina em crianças)
Nistagmo	Presente	Ausente	Pode estar presente	Presente	Ausente
Disartria	Presente	Presente	Pode estar presente	Ausente	Presente
Babinsky	Presente	Presente	Pode estar presente	Ausente	Ausente
Perda sensorial	Presente	Pode estar presente	Pode estar presente	Pode estar presente	Pode estar presente
Fraqueza	Presente	Presente	Pode estar presente	Presente	Pode estar presente
Disdiadococinesia	Ausente	Presente	Pode estar presente	Ausente	Ausente
Característica marcante	Miocardiopatia hipertrófica	Rigidez em roda dentada, coreia e distonia	Miose; paralisia de 6º ou 7º nervo	Tem relação com doença de Wernick	Muito comum após infecção por varicela (1 a 3 sem.). Vômitos

TRATAMENTO

De acordo com a causa:

1. *Espinocerebelar:* não há tratamento.
2. *De Friederich:* medidas de suporte de acordo com o sintoma que o paciente apresentar, em geral usa-se idebenona 5 a 20 mg/kg/dia.
3. *Relacionada com álcool:* reposição de tiamina 100 mg IV imediata e manutenção de 50 mg/dia IV. Vitaminas dos complexos B e C devem ser administradas. A administração de magnésio, ácido fólico ou vitamina B_{12} deve ser feita com base no hemograma.
4. *Ataxia pós-infecciosa:* em geral involui espontaneamente em até 24 meses. Deve tratar de acordo com o agente etiológico. Havendo complicações como hidrocefalia e herniação tonsilar, é mandatório o uso de manitol e corticoide. Deve também avaliar necessidade de tratamento cirúrgico em caso de sintomas compressivos.
5. *Ataxia por AVC:* tratamento para AVC descrito neste manual.

Tratamento da incoordenação e do desequilíbrio:

- Amantadina 25 a 150 mg 2×/dia.
- Clonazepam 0,5 a 2 mg por dia.
- Baclofeno 5 a 40 mg 3×/dia.

BIBLIOGRAFIA

Goldman L, Schafer A. Cecil Medicina. 24. ed. São Paulo: Elsevier; 2014.

Holland NJ, Bernstein JM. Bell's palsy. Clin Evid 2014;2014:1204.

Kasper DL, Hauser SL, Jameson JL, Fauci AS, Longo DL, Loscalzo J. Medicina Interna de Harrison. 18. ed. Artmed; 2016.

Kasper DL, Hauser SL, Jameson JL, Fauci AS, Longo DL, Loscalzo J. Harrison's Principles of Internal Medicine. 19th ed. New York: McGraw-Hill; 2015.

Stew B, Williams H. Modern management of facial palsy. Brit J Gen Pract. 2013 Feb;63(607):109-10.v

PARALISIA FACIAL

Rafaella Pereira Neiva

DEFINÇÃO
A paralisia de Bell é a desordem mais comum que acomete o nervo facial e é responsável por 80% de todas as mononeuropatias faciais. O pico de incidência encontra-se entre 15-50 anos e os grupos de maior suscetibilidade são as gestantes durante o terceiro trimestre, diabéticos, idosos e pacientes com hipotireoidismo.

A fisiopatologia da paralisia de Bell ainda é alvo de debates, porém a mais aceita descreve a patologia como uma doença desmielinizante e de caráter inflamatório. Esse processo pode ocorrer por reativação de uma infecção por herpes vírus e a consequente migração dos mesmos para o nervo facial. Acredita-se que, o herpes vírus simples 1 (HSV-1) e o herpes-zóster vírus (HZV) são os principais responsáveis, no entanto, existem ainda outras possíveis etiologias: *Adenovirus, Coxsackievirus, Cytomegalovirus*, Epstein-Barr, *Influenza*, além de processos autoimunes como a encefalopatia de Hashimoto; ateroesclerose e isquemia e, por fim, de origem familiar (Fig. 64-1).

QUADRO CLÍNICO
Ocorre por um processo inflamatório do nervo facial mediado por células mononucleares em decorrência de causas imunes ou infecciosas. Inicia-se abruptamente com a fraqueza facial ocorrendo em poucas horas, inicialmente parcial atingindo sua máxima em 48 horas. Pode ser acompanhada de dor retroauricular, geralmente, precedendo a paralisia em 1 ou 2 dias, além de dormência em face, língua e orelha. Pode-se notar, ainda, hiperacusia, além de perda unilateral de gustação.

DIAGNÓSTICO
O diagnóstico é clínico. Frequentemente há um movimento ipsolateral comprometido do lado afetado da face, queda da sobrancelha e do canto da boca, bem como a perda do sulco nasolabial ipsolateral. O movimento ascendente do olho na tentiva de fechar a pálpebra em decorrência de fraqueza do músculo orbicular do olho é chamado de fenômeno de Bell e consiste em um sinal patognomônico da doença. A paralisia tipicamente apresenta resolução de 4 meses; um curso prolongado e progressivo pode sugerir um processo neoplásico.

A doença de Bell deve ser diferenciada de outras causas de paralisia facial, como acidente vascular encefálico, infecção pelo vírus HIV, esclerose múltipla, síndrome de Guillain-Barré, doença de Lyme, trauma, doenças autoimunes como a síndrome de Sjogren, e desordens metabólicas como diabetes melito. O diagnóstico será por exclusão e é importante ressaltar que 60% dos pacientes terão história de doença viral prévia ao quadro. Exames de laboratório e de imagem não são necessárias rotineiramente e são solicitados apenas em pacientes que não apresentaram melhora após 3 semanas de tratamento. A eletroneuromiografia pode ser útil na avaliação da viabilidade do nervo e sobre a necessidade de um tratamento cirúrgico para a doença.

TRATAMENTO
O tratamento de escolha atualmente é a corticoterapia e não há evidências acerca dos benefícios do uso em associação com antivirais.

Tratamento anteriormente proposto:

1. Citoneurim® 5.000 UI – 1 caixa: tomar 1 cp às refeições todos os dias por 1 semana.
ou

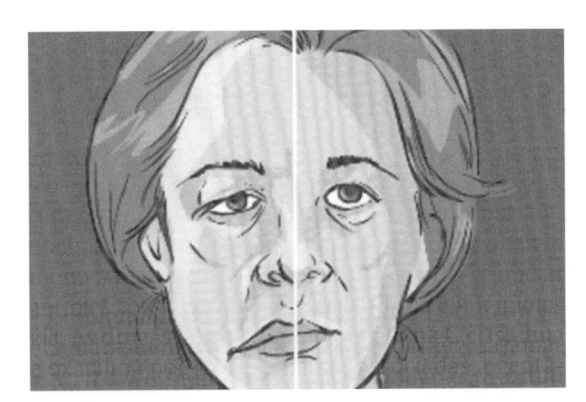

Fig. 64-1. Apresentação clínica.

2. Cinaxial® 40 mg, 5 ampolas: aplicar em dias alternados.

Tratamento atualmente proposto:

1. Prednisona (5, 10, 20 mc/cp) 60-80 mg/dia VO 1×/dia por 5-7 dias.

Obs.: O tratamento com antiviral é de benefício contestado, sendo recomendada a associação apenas em quadros graves.

→ Valaciclovir (0,5; 1 g/cp) 1 g VO de 8/8 h por 5-7 dias ou aciclovir 400 mg 5×/dia por 10 dias.

BIBLIOGRAFIA

Akerman A. Tratamento da paralisia facial de Bell pela cortisona. Arq Neuro-Psiquiatr. 1954;12.

Holland NJ, Bernstein JM. Bell's palsy. Clinical Evidence. 2014;2014:1204.

Langhals NB, Urbanchek MG, Ray A, Brenner MJ. Update in Facial Nerve Paralysis: Tissue engineering and new Technologies. Curr Opin Otolaryngol Head Neck Surg. 2014 Aug;22(4):291-299.

Stew B, Williams H. Modern management of facial palsy. Brit J Gen Pract. 2013 Feb;63(607):109-10.

Tessitore A, Pfelsticker LN, Paschoal JR. Aspectos neurofisiológicos da musculatura facial visando a reabilitação na paralisia facial. Rev CEFAC, São Paulo. 2008;10(1):68-75.

Zandian A, Osiro S, Hudson R, Ali IM, Matusz P, Tubbs SR et al. The neurologist's dilemma: A comprehensive clinical review of Bell's palsy, with emphasis on current management trends. Med Sci Monit. 2014;20:83-90.

PARKINSON NA URGÊNCIA

Rafaella Pereira Neiva

DEFINIÇÃO

O aparecimento de pacientes nos pronto-atendimentos no Brasil costuma ser na verdade de investigação ambulatorial, porém é importante saber identificar e incialmente até tratar o Mal de Parkinson na urgência em decorrência da carência dos sistemas de saúde no Brasil.

Consiste na degeneração progressiva da substância negra mesencefálica. Normalmente, apresenta-se após os 55 anos e é caracterizada por um conjunto de sintomas: tremor de repouso, bradicinesia, rigidez em roda denteada e instabilidade postural. A marcha parkinsoniana é descrita como passos curtos, ausência de movimento dos braços e tronco para a frente (Fig. 65-1).

DIAGNÓSTICO

O diagnóstico é feito pelo quadro clínico e pela exclusão de outras patologias que cursam com sintomas semelhantes ou uso de medicamentos que podem simular o quadro.

Uma das formas de se diagnosticar clinicamente é fazer o paciente escrever e reparar que sua letra vai diminuindo.

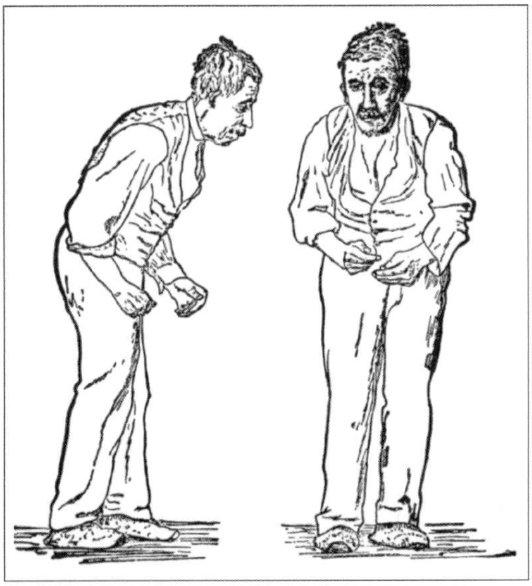

Fig. 65-1. Ilustração descritiva da doença de Parkinson da autoria de Willian Richard Gowers, publicada no livro *Manual of Diseases of the Nervous System* (1886).

TRATAMENTO

A proposta no tratamento do Parkinson é iniciar com drogas "mais fracas" e progredir conforme a evolução dos sintomas.

Sugere-se iniciar o tratamento com amantadina ou seligilina, que são fracos antiparkinsonianos porém apresentam baixa toxicidade. Se resposta insatisfatória, recomenda-se entrar com agonista dopaminérgico (pramipexol), uma vez que eles irão retardar o início do uso de levodopa.

Caso a resposta permaneça insatisfatória ou em caso de doença avançada, lança-se mão da levodopa. Para evitar efeitos como náusea, intolerância gástrica, taquicardia e hipotensão arterial, a formulação da L-dopa é preparada associada a um inibidor da descarboxilase (carbidopa ou benzerasida). Nesse estágio, podem-se associar ainda os inibidores da COMT (tolcapone e entacapone); úteis para prolongar os efeitos da levodopa e utilizados principalmente em pacientes com flutuações motoras.

Esquemas propostos:

1. Levodopa + benserazida (100 + 25, 200 + 50 mg/cp): iniciar com 100 + 25 VO de 6/6 horas, progredir conforme resposta. Dose máxima: 1,5-2 g/dia.
2. Carbidopa + levodopa (25 + 100 mg/cp): iniciar com 100 + 25 mg VO 6/6 horas, progredir conforme resposta.
3. Carbidopa + levodopa (50 + 200 mg/cp): iniciar com 100 + 25 mg VO de 6/6 horas, progredir conforme resposta.
4. Carbidopa + levodopa + entacapona (25 + 100 + 200 mg/cp VO 2-4×/dia).

BIBLIOGRAFIA

Gowers WR. Manual of Diseases of the Nervous System. Philadelphia: Ed Blakinstone; 1888.

Braunwald E, Kasper DL, Fauci AS, et al. Harrison Medicina Interna. New York: The McGraw-Hill Companies; 2011.

Holland NJ, Bernstein JM. Bell's palsy. Clin Evid. 2014;2014:1204

Sun BC, Costantino G, Barbic F, Bossi I, Casazza G, Dipaola F. Priorities for Emergency Department Syncope Research. Ann Emerg Med. 2014;64(6):649-55.e2.

Zandian A, Osiro S, Hudson R, Ali IM, Matusz P, Tubbs SR. The neurologist's dilemma: A comprehensive clinical review of Bell's palsy, with emphasis on current management trends. Med Sci Monit, 2014;20:83-90.

SÍNCOPE

Rafaella Pereira Neiva

DEFINIÇÃO
Consiste em uma perda transitória e autolimitada da consciência, decorrente do comprometimento global agudo do fluxo sanguíneo cerebral. O início é rápido, a duração é breve e a recuperação espontânea e completa, sem sequelas e necessidade de intervenções médicas adicionais.

CLASSIFICAÇÃO
A classificação da síncope baseia-se no mecanismo que irá gerar o evento final de hipoperfusão (Fig. 66-1).

Síncopes Neuromediadas
Engloba uma variedade de condições, sendo a mais importe a síncope vasovagal e a segunda mais comum ocorre por uma hipersensibilidade do seio carotídeo. Elas podem ser facilmente diferenciadas, uma vez que a primeira consiste em um achado clínico e a segunda trata-se de uma manifestação clínica. A hipersensibilidade do seio carotídeo só será diagnosticada se a massagem do mesmo for suficiente para provocar uma bradicardia no paciente ou hipotensão. A síncope situacional corresponde a terceira mais comum e encontra-se relacionada com uma série de atividades como micção, defecação ou tosse.

Hipotensão Ortostática
A síncope ortostática ocorre por uma inabilidade de manter a pressão sanguínea adequada para a perfusão cerebral quando um indivíduo se coloca em posição ortostática. O organismo humano mantém defesas fisiológicas contra esses episódios, incluindo reflexos para aumentar a frequência cardíaca, reflexos de vasoconstrição arterial e venosa e ajustes neuroendócrinos. Todos esses mecanismos previnem um indivíduo sadio de ter a síncope ortostática. Contudo, em certas situações, essas defesas podem estar reduzidas como em condições de depleção de volume, ou resposta cardíaca diminuída por incompetência cronotrópica, reflexo vasoconstritor reduzido por disfunção autonômica ou medicamentos.

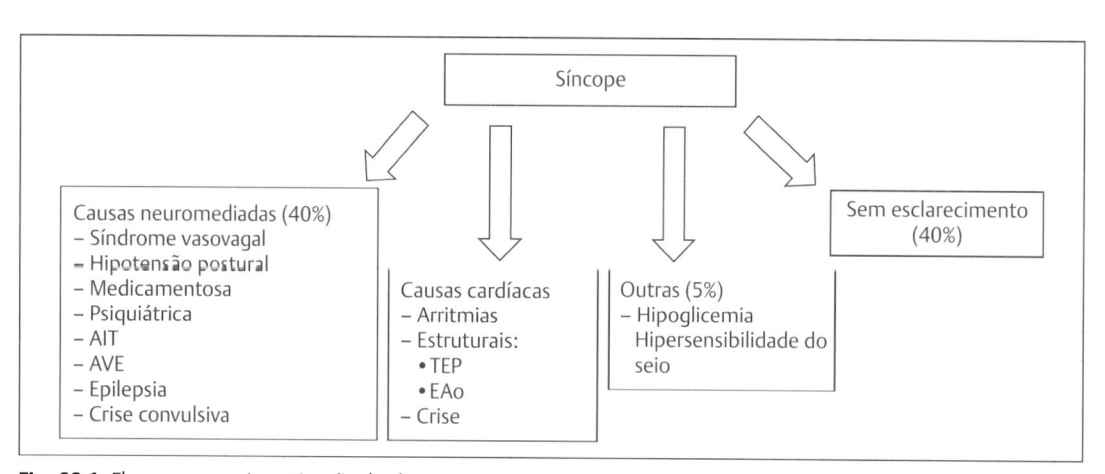

```
                            Síncope
           ↙                   ↓                 ↘
Causas neuromediadas (40%)                    Sem esclarecimento
- Síndrome vasovagal                               (40%)
- Hipotensão postural
- Medicamentosa        Causas cardíacas    Outras (5%)
- Psiquiátrica         - Arritmias         - Hipoglicemia
- AIT                  - Estruturais:        Hipersensibilidade do
- AVE                    • TEP               seio
- Epilepsia              • EAo
- Crise convulsiva       - Crise
```

Fig. 66-1. Fluxograma na investigação de síncope.

Síncope por Arritmias Cardíacas

A hipoperfusão cerebral pode ser ainda provocada por bradi ou taquiarritmias, sendo a primeira mais comum. Nesses casos, a implantação de marca-passos pode ser útil para prevenir esses episódios. Estes pacientes devem ser encaminhados adequadamente para a avaliação especializada com cardiologista.

Síncopes Originadas por Doenças Cardíacas Estruturais

Embora não muito comum, as síncopes podem ser geradas por infarto do miocárdio ou embolismo pulmonar. A hipoperfusão cerebral nesses casos é geralmente resultado do impacto hemodinâmico direto da anomalia, bem como dos reflexos neuro-mediados, ou a falta deles.

Síncope por Causas Cerebrovasculares

O cérebro é protegido por múltiplos vasos sanguíneos que alimentam o círculo de Willis e, por isso, uma verdadeira síncope quase nunca ocorre como resultado direto de uma doença cerebrovascular isolada. Mesmo que rara, uma isquemia transitória em território vertebrobasilar pode provocar síncope. A presença de sintomas de circulação posterior, como desequilíbrio e vertigem, faz desse evento distinguível de outras causas de síncope.

BIBLIOGRAFIA

Amorim MP et al. Avaliação de pacientes com síncope 2008. Revista do Hospital Universitário Pedro Ernesto, UERJ.

Goldman L, Schafer A. Cecil Medicina. 24. ed. São Paulo: Elsevier; 2014.

Harrison. Medicina Interna 2011. The McGraw-Hill Companies; New York.

Puppala VK, Dickinson O, Benditt DG. Syncope: Classification and risk stratification. J Cardiol 2014;63:171-4.

Sociedade de Cardiologia do Rio de Janeiro: http://sociedades.cardiol.br/socerj/publico/dica-prolapso.asp

Sun BC, Costantino G, Barbic F, Bossi I, Casazza G, Dipaola F. Priorities for Emergency Department Syncope Research. Ann Emerg Med. 2014;64(6):649-55.e2.

Seção
Hematologia

DOENÇA FALCIFORME AGUDA

Mateus Sales Silva Araújo

DEFINIÇÃO

A anemia falciforme é uma das hemoglobinopatias mais comuns no Brasil e é uma doença genética em que há predominância da hemoglobina S nas hemácias (HBS).

A hemólise intravascular, hoje reconhecida como um dos fatores centrais da fisiopatogenia da doença falciforme, compromete o metabolismo do óxido nítrico, o que causa uma vasculopatia proliferativa. Há alterações endoteliais que geram um estado inflamatório crônico. O endotélio lesado expõe o fator tecidual, que desencadeia a cascata da coagulação e libera multímeros de fator de von Willebrand. Além disso, na anemia falciforme a expressão anômala de moléculas de adesão acentua a interação indesejada entre os elementos celulares sanguíneos e o endotélio vascular.

A anemia falciforme é comum em pessoas descendentes de populações do norte da África e do Mediterrâneo. No Brasil, ela é muito mais comum na população negra. Caracterizada por formato alterado das hemácias.

O paciente com anemia falciforme tem uma pequena quantidade de hemácias normais e uma grande quantidade de hemácias defeituosas.

Essas hemácias defeituosas, além de serem menos efetivas no transporte de oxigênio, vivem apenas 20 dias (as hemácias normais vivem cerca de 120 dias), pois, por serem defeituosas, elas são rapidamente eliminadas do organismo pelo baço.

Como as células falciformes são pouco elásticas, elas têm dificuldade de fluir por vasos pequenos e bifurcações. Essa falta de maleabilidade leva as hemácias a ficarem presas em certas regiões dos pequenos vasos sanguíneos, causando obstrução do fluxo de sangue.

É importante ressaltar que indivíduos com doença falciforme, particularmente com anemia falciforme, têm um quadro clínico que varia de um paciente para outro e que, embora o aumento de HbF pareça ter um relevante papel na diminuição das manifestações clínicas da doença, outros fatores, tais como polimorfismos gênicos, modulam essas manifestações.

Estudos apontam que os benefícios do tratamento superam os riscos. O uso da hidroxiureia reduz em 40% o risco de óbito pela doença falciforme e diminui significativamente o número anual de episódios álgicos agudos em adultos.

PREVENÇÃO DE CRISES E COMPLICAÇÕES

A hidroxiureia leva a um aumento da produção de HbF, da hidratação do glóbulo vermelho e da taxa hemoglobínica, além de diminuição da hemólise, maior produção de óxido nítrico e diminuição da expressão de moléculas de adesão. Até o momento, a hidroxiureia é considerada a terapia farmacológica mais eficaz para a doença falciforme.

Crises Vasoclusivas

Os quadros de dor na anemia falciforme são provocados pelas obstruções dos pequenos vasos sanguíneos em decorrência do formato das células vermelhas.

Essas dores são chamadas de crises falciformes ou crises álgicas vasoclusivas e ocorrem principalmente no tórax, abdome e membros.

Essas obstruções podem acometer órgãos-alvo e levar a lesões cerebrais, infarto do miocárdio, trombose e isquemia de membros. Nos olhos, a obstrução de vasos da retina pode levar à amaurose.

O baço, que é o órgão responsável pela retirada das hemácias defeituosas da circulação, é o órgão mais afetado podendo haver hiperesplenismo. Como nesta forma de anemia há muitas células defeituosas, depois de algum tempo, o baço fica congestionado de células que obstruem a chegada de sangue, ocasionado o que chamamos de infarto esplênico.

Infecções

Pacientes com doença falciforme são frequentemente acometidos por asplenia funcional (ausência da função normal do baço), com consequente aumento da suscetibilidade a infecções por bactérias com parede celular. O *Streptococcus pneumoniae* é responsável por 70% das infecções nessa população.

O baço, além de remover células defeituosas do sangue, também é um órgão que participa do sistema imunológico. A ausência do seu funcionamento leva a uma queda na imunidade e favorece certas infecções, principalmente por formas não encapsuladas causando pneumonias graves e até meningites. Infecções são a principal causa de morte em pacientes com anemia falciforme. Elas são frequentes, geralmente graves e constituem causa importante de mortalidade principalmente em crianças.

Colecistite como complicação:

- A colecistite é tratada com ampicilina e gentamicina e a colangite, com cefotaxima. Deve ser programada colecistectomia após a fase aguda.

Prescrição (Sugestão)
- Dieta livre.
- SF 0,9 – 1000 mL EV em 12 horas.
- Ampicilina 6-8 g/dia EV de 4/4 h ou de 6/6 h + gentamicina 3-5 mg/kg EV de 24/24 h. Duração de tratamento: até 72 h após o controle do quadro infeccioso (afebril e leucograma normal).
- Sonda vesical de demora.
- Sinais vitais de 6 em 6 horas.

Anemia
A anemia surge em decorrência da sobrevida pequena da célula defeituosa associada a sua eliminação pelos órgão hematopoiéticos. A destruição das hemácias é mais rápida que a capacidade da medula óssea de produzir novas células saudáveis.

O portador de anemia falciforme precisa de transfusão sanguínea sempre que a anemia se torna grave, o que costuma acontecer várias vezes durante a vida.

Algumas situações aumentam a quantidade de hemácias em forma de foice, sendo a desidratação uma das principais.

Indicações de hemotransfusão na doença falciforme:

- Queda da Hb de 2 g/dL ou mais do valor basal com repercussão hemodinâmica.
- Crise aplásica.
- Sequestro esplênico.
- Síndrome torácica aguda.
- Hipóxia crônica.
- Cansaço e dispneia com Hb abaixo do nível basal.
- Falência cardíaca.

   Obs.: Gravidez.

- As condições transfusionais são feitas de acordo com critérios hematológicos e obstétricos. Os hematológicos são Hb < 6 g/dL, queda de 30% da Hb basal ou sinais de descompensação cardíaca.

Crises de Dor
Os principais fatores desencadeantes da dor são: frio, traumas, esforço físico, desidratação, infecções e hipóxia. A dor deve ser tratada, inicialmente, com analgésicos comuns (dipirona ou paracetamol), por via oral. Também deve ser feita a hidratação oral (1,5 a 2 vezes o valor das necessidades hídricas para a idade). É importante o tratamento imediato, mesmo quando a dor for de leve intensidade, pois a própria dor pode levar à piora da crise.

Se não houver melhora da dor após a primeira abordagem, o paciente deve ser internado. A dipirona venosa pode, então, ser utilizada. Não tendo resposta, associa-se codeína a 2% por via oral ou um anti-inflamatório não esteroide, podendo-se optar por medicamentos que tenham em sua formulação a associação de paracetamol com codeína. Essa analgesia deve ser mantida regular, de 6 em 6 horas ou até mesmo de 4 em 4 horas.

Condições especiais:

- Priapismo.
- Sequestro esplênico.

Prescrição sugerida na internação:

- Dieta geral mais líquidos.
- Soro fisiológico 0,9% e soro glicosado 5% intravenoso de 8/8 horas.
- Cetoprofeno 100 mg 12/12 horas.
- Tramadol 100 mg e soro fisiológico 0,9% 100 mL, intravenoso 6/6 horas.
- Omeprazol 20 mg via oral 24 em 24 horas em jejum.
- Dipirona 1 g (2 mL) água destilada intravenosa se dor ou febre de 6/6 horas.
- Metoclopramida 10 mg (2 mL) água destilada se náuseas ou vômitos de 6/6 horas.
- Cateter O_2 3 L/min.
- Monitorização e oximetria de pulso e sinais vitais.
- Cuidados gerais e comunicar anormalidades.

   Obs.: Podemos trocar o tramadol por morfina (1 mg) e a metoclopramida por bromoprida (10 mg). Na presença de infecção iniciar antibióticos específicos.

BIBLIOGRAFIA
Hoffman R et al. Hematology: Basic Principles and practice. 4. ed. Churchill Livingstone; 1980.

Ministério da Saúde, 2009. Secretaria de Atenção à Saúde. Departamento de Atenção Especializada. Manual de eventos agudos em doença falciforme. Ministério da Saúde, 2009.

Ministério da Saúde. Protocolo Clínico e Diretrizes Terapêuticas Doença Falciforme. Ministério da Saúde, 2016.

Zago MA, Passeto FR. Hematologia: Fundamentos e prática. São Paulo: Atheneu; 2001. p. 127.

HEMOCOMPONENTES NA EMERGÊNCIA

Mateus Sales Silva Araújo

A hemotransfusão não é uma tarefa fácil e nem tecnicamente simples. Nela os tecidos de um indivíduo entram em contato com o de outra pessoa podendo gerar sérias complicações.

A indicação de transfusão deve ser feita exclusivamente por um médico e ser baseada principalmente em critérios clínicos. Toda a transfusão traz em si riscos, sejam imediatos ou tardios, sendo que os benefícios da transfusão devem superar os riscos.

INDICAÇÕES

Restaurar ou manter a capacidade de transporte de oxigênio, o volume sanguíneo e a hemostasia.

PROPEDÊUTICA

As transfusões de extrema urgência de sangue total ou concentrado de hemácias podem ser liberadas sem provas de compatibilidade sob as seguintes condições:

A) Em caso de risco de morte do paciente, se não for realizada imediatamente.
B) Por solicitação por escrito.
C) Por assinatura do termo de responsabilidade pelo médico solicitante.
D) Por continuidade e conclusão das provas transfusionais, mesmo após o fim da transfusão. Nos demais tipos de urgência, o sangue do receptor deve ser submetido a provas pré-transfusionais para determinação do grupo ABO e do fator Rh, e pesquisa de anticorpos irregulares.

CONCENTRADO DE HEMÁCIAS

No caso da transfusão de concentrado de hemácias, pode ser recomendada em pacientes com concentração de hemoglobina inferior a 7 g/dL, devendo ser evitada com hemoglobina superior a 10 g/dL. Os pacientes que não toleram bem a anemia, como idosos, cardiopatas e pneumopatas graves, entretanto, devem ser transfundidos quando a hemoglobina é inferior a 8 g/dL. Hemácias podem ser transfundidas em acesso venoso compartilhado, apenas, com cloreto de sódio 0,9%. Todo o produto hemoterápico deve ser transfundido com equipo com filtro de 170 µ capaz de reter coágulos e agregados.

As perdas sanguíneas podem ser classificadas em:

- *Hemorragia classe I:* perda de até 15% do volume sanguíneo.
- *Hemorragia classe II:* perda sanguínea de 15 a 30%.
- *Hemorragia classe III:* perda de 30 a 40%.
- *Hemorragia classe IV:* perda maior que 40%.

Pacientes com hemorragia classes III e IV podem evoluir para óbito por falência múltipla de órgãos se não forem submetidos a esquemas de ressuscitação na primeira hora. A transfusão de concentrado de hemácias está recomendada após perda volêmica superior a 25 a 30% da volemia total.

O hematócrito não deve ser considerado para nortear a decisão de transfundir, uma vez que só começa a diminuir 1 a 2 horas após o início da hemorragia. Em hemorragias agudas, o paciente deve ser imediatamente transfundido quando apresentar sinais e sintomas clínicos, como os seguintes:

- Frequência cardíaca acima de 100 a 120 bpm.
- Hipotensão arterial.
- Queda no débito urinário.
- Frequência respiratória aumentada.
- Enchimento capilar maior que 2 segundos.
- Alteração no nível de consciência.

Deve ser transfundida a quantidade de hemácias suficiente para a correção dos sinais/sintomas de hipóxia, ou para que a Hb atinja níveis aceitáveis. Em indivíduo adulto de estatura média, a transfusão de uma unidade de concentrado de hemácias normalmente eleva o hematócrito em 3% e a Hb em 1 g/dL.

Tem sido aceita a indicação de transfusão de CH se níveis de Hb estiverem abaixo de 7 g/dL somente se o paciente não apresentar sinais clínicos de hipóxia tecidual ou sintomas como dor precordial, taquicardia não responsiva a reposição volêmica, mesmo em pacientes de terapia intensiva.

Em relação a anemias, na anemia aguda a transfusão deve ser feita para aliviar sintomas de descompensação clínica relacionados com a perda de sangue. Na anemia crônica, ela deve ser feita para aliviar sintomas relacionados com a diminuição do volume de hemácias, quando outras intervenções terapêuticas, como reposição de ferro, ácido fólico ou vitamina B_{12} ou o tratamento com eritropoetina, ou ambas, foram insuficientes.

A transfusão de concentrado de hemácias não deve ser considerada para promover aumento da sensação de bem-estar, ajudar na cicatrização de feridas, profilaticamente ou para expansão do volume vascular, quando a capacidade de transporte de O_2 estiver adequada.

A transfusão de plaquetas na urgência está comumente indicada diante de sangramento ativo associado a:

1. Contagem de plaquetas inferior a 10.000/mm³ secundária à falência da medula óssea; uso de medicação antiplaquetária; plaquetopenia autoimune, na vigência de sangramento grave em sistema nervoso central, gastrintestinal, ou geniturinário, com risco de morte.
2. Diante de coagulação intravascular disseminada.

Pacientes portadores de alterações da função plaquetária raramente necessitam de transfusões de concentrado de plaquetas. No caso de pacientes pediátricos, estes toleram contagens plaquetárias mais baixas, definindo-se como critério de indicação de transfusão contagens inferiores a 5.000/μL em pacientes estáveis.

Em pacientes adultos portadores de tumores sólidos, estes teriam maior risco de sangramento quando submetidos à quimioterapia e/ou à radioterapia associados à necrose tumoral, sendo indicado transfusão de concentrado de plaquetas se contagens forem inferiores a 20.000/μL.

Existe uma grande variedade de dados associados a indicações de transfusão de CP em pacientes plaquetopênicos submetidos a procedimentos cirúrgicos ou invasivos. Existe um consenso que contagens superiores a 50.000/μL são suficientes para a maioria dos casos.

O significado clínico da transfusão de concentrado de plaquetas ABO incompatível parece pouco relevante.

A dose preconizada é de 1 unidade de CP para cada 7 a 10 kg de peso do paciente, porém pode-se considerar também a contagem de plaquetas desejada dependendo da presença ou ausência de sangramento. Transfusões terapêuticas (contagem desejada superior a 40.000/μL):

- *Adultos > 55 kg de peso:* dose mínima de 6,0 × 1.011 (8-10 U de CP unitários ou 1 U CP obtidos por aférese).
- *Pacientes 15-55 kg de peso:* dose mínima de 3,0 × 1.011 (4-6 U de CP unitários ou 0,5-1 U CP obtidos por aférese).
- *Crianças < 15 kg:* dose de 5-10 mL/kg.

As indicações de transfusão de plasma fresco congelado (PFC) relacionam-se com as condições de deficiência de múltiplos fatores de coagulação, em pacientes com sangramento ativo ou, nesses pacientes, como profilaxia antes de procedimentos invasivos que não podem ser adiados. Dentre as principais indicações estão:

1. Deficiência congênita ou adquirida de fatores da coagulação, como ocorre nas hepatopatias.
2. Uso de antagonistas da vitamina K.
3. Coagulação intravascular disseminada.
4. Sangramento microvascular durante transfusão massiva.
5. Deficiência congênita de fatores da coagulação, em que está indicada a transfusão de PFC na ausência de concentrado específico do fator necessário.

Deve ser ressaltado como contraindicação o uso de PFC nas seguintes situações:

- Como expansor volêmico e em pacientes com hipovolemias agudas (com ou sem hipoalbuminemia).
- Em sangramentos sem coagulopatia.
- Para correção de testes anormais da coagulação na ausência de sangramento.
- Em estados de perda proteica e imunodeficiências.

A utilização do PFC como líquido de reposição na plasmaférese terapêutica é o tratamento de primeira linha para pacientes com púrpura trombocitopênica trombótica.

Não há necessidade da realização de provas de compatibilidade antes da transfusão de PFC. Os componentes devem ser preferencialmente ABO compatíveis, mas não necessariamente idênticos.

O volume a ser transfundido depende do peso e da condição clínica e hemodinâmica do paciente. A utilização de 10-20 mL de PFC por quilo de peso aumenta de 20% a 30% os níveis dos fatores de coagulação do paciente, chegando a níveis hemostáticos.

O crioprecipitado está indicado no tratamento de hipofibrinogenemia congênita ou adquirida (< 100 mg/dL), disfibrinogenemia ou deficiência de fator XIII. A hipofibrinogenemia adquirida pode ser observada após tratamento trombolítico, transfusão maciça ou coagulação intravascular disseminada (CID). Somente 50% do total dos 200 mg de fibrinogênio administrados/bolsa no paciente com complicações devidas à transfusão maciça são recuperados por meio intravascular. Pode ser útil também no tratamento de sangramento ou no procedimento invasivo em pacientes urêmicos, com o intuito de diminuir o tempo de sangramento (TS) e diminuir o sangramento

Antes de ser utilizado para transfusão, o PFC deve ser completamente descongelado em banho-maria a 37°C ou em equipamentos apropriados para este fim. Caso seja descongelado em banho-maria, deve ser envolto em saco plástico, de modo a evitar o contato direto da bolsa.

CRIOPRECIPITADO

O crioprecipitado está indicado no tratamento de hipofibrinogenemia congênita ou adquirida, disfibrinogenemia ou deficiência de fator XIII. A hipofibrinogenemia adquirida pode ser observada após tratamento trombolítico, transfusão maciça ou coagulação intravascular disseminada. Somente 50% do total dos 200 mg de fibrinogênio administrados/bolsa no paciente com complicações devidas à transfusão maciça são recuperados por meio intravascular.

Pode ser útil também no tratamento de sangramento ou no procedimento invasivo em pacientes urêmicos, com o intuito de diminuir o tempo de sangramento e diminuir o sangramento.

Não deve ser usado no tratamento de pacientes com deficiências de outros fatores que não sejam de fibrinogênio ou fator XIII. Indicação de uso de crioprecipitado: 1) Repor fibrinogênio em pacientes com hemorragia e deficiência isolada congênita ou adquirida de fibrinogênio, quando não se dispuser do concentrado de fibrinogênio industrial. 2) Repor fibrinogênio em pacientes com coagulação intravascular disseminada (CID) e graves hipofibrinogenemias. 3) Repor fator XIII em pacientes com hemorragias por deficiência deste fator.

O crioprecipitado contém anticorpos ABO, portanto sempre que possível utilizar componente ABO compatível. Quando não houver disponibilidade de bolsa ABO compatível, todos os grupos ABO serão aceitos para transfusão, exceto em crianças.

CONCENTRADO DE GRANULÓCITOS

Indicações e contraindicações: ainda não está totalmente definido se, mesmo grandes doses de granulócitos, são úteis em debelar infecções e aumentar a sobrevida de pacientes neutropênicos imunossuprimidos para, com segurança, que se diga que existem benefícios que superem os riscos desta terapêutica cara. Antes da indicação de transfusão de concentrado de granulócitos (CG), considerar o uso de alternativas farmacológicas.

BIBLIOGRAFIA

Guia Nacional de Gerenciamento de Estoque de sangue Em situações de emergência. Ministério da Saúde, 2011.
Hoffman R et al. Hematology: Basic Principles and practice 4. ed. Churchill Livingstone; 1980. p. 713.
Ministério da Saúde, 2010. Guia para uso de hemocomponentes.
Rossaint R et al. Key issues in advanced bleeding care in trauma. Shock, Philadelphia. 2008;26(4):322-31.
Zago MA et al. Hematologia: Fundamentos e prática. São Paulo: Atheneu; 2001. p. 234.

EMERGÊNCIAS NAS HEMOFILIAS

Mateus Sales Silva Araújo
Lívia Carolina Fonseca Terra Adami

CONCEITO
É uma doença hemorrágica recessiva ligada ao X, causada por mutações no gene F8 (hemofilia A ou clássica) ou do gene F9 (hemofilia B). Os homens apresentam manifestações clínicas da doença, enquanto as mulheres são portadoras de um gene mutante e em geral são assintomáticas. Nas formas moderadas e grave, da doença caracteriza-se por sangramento nas articulações, nos tecidos moles e nos músculos depois de traumatismo mínimo ou até espontaneamente.

APRESENTAÇÃO
A hemofilia leve pode causar manifestações hemorrágicas associadas a traumas maiores ou procedimentos invasivos; os sangramentos sem causas aparentes e as hemorragias musculoesqueléticas, principalmente as hemartroses, são as manifestações clínicas mais frequentes nos pacientes com hemofilia grave.

DIAGNÓSTICO
As hemofilias A e B apresentam quadros clínicos semelhantes, caracterizados por sangramentos intra-articulares (hemartroses), hemorragias musculares ou em outros tecidos ou cavidades. As hemartroses afetam mais frequentemente as articulações do joelho, tornozelo, cotovelo, ombro e coxofemoral.

O diagnóstico de hemofilia deve ser pensado sempre que há história de sangramento fácil após pequenos traumas, ou espontâneo, podendo ser hematomas subcutâneos nos primeiros anos de vida, ou sangramento muscular e/ou articular em meninos acima de 2 anos, ou mesmo com história de sangramento excessivo após procedimentos cirúrgicos ou extração dentária.

O coagulograma com alargamento do tempo de tromboplastina parcialmente ativada (TTPa) e tempo de protrombina (TP) normal é observado na grande maioria das vezes, com exceção de alguns casos de hemofilia leve, onde o TTPa permanece normal. O diagnóstico confirmatório é realizado por meio da dosagem da atividade coagulante do fator VIII (hemofilia A) ou fator IX (hemofilia B).

DIAGNÓSTICO DIFERENCIAL
Deve-se pensar em outras doenças hemorrágicas, como a doença de von Willebrand, que é um diagnóstico diferencial para hemofilia A.

TRATAMENTO
Tem como principal objetivo a reposição do fator da coagulação deficiente (fator VIII ou fator IX). Além disso, outros agentes hemostáticos podem ser utilizados, como o acetato de desmopressina (DDAVP), que é um análogo sintético da vasopressina (hormônio antidiurético) e tem a vantagem de não apresentar os efeitos vasopressores, como o hormônio natural. Esse medicamento é utilizado no tratamento das intercorrências hemorrágicas em indivíduos com hemofilia A leve. O DDAVP deve ser utilizado para o tratamento de hemorragia de leve a moderada intensidade e no preparo de pequenos procedimentos, como extração de dente. O DDAVP pode ser administrado por via intravenosa, subcutânea ou intranasal.

O mecanismo de ação não está bem estabelecido. No entanto, sabe-se que o efeito hemostático está relacionado com o aumento dos níveis plasmáticos do fator VIII liberado dos reservatórios da parede vascular, aumento dos níveis plasmáticos do fator de von Willebrand, liberado dos reservatórios das células endoteliais da parede vascular e grânulos a plaquetários; aumento dos níveis plasmáticos do ativador tecidual do plasminogênio, liberado dos reservatórios das células endoteliais da parede vascular e aumento da adesividade plaquetária.

O DDAVP deve ser utilizado para o tratamento de hemorragia de leve a moderada intensidade e no preparo de pequenos procedimentos, como extração dentária, em todos os pacientes com hemofilia A leve responsivos ao medicamento, embora alguns pacientes com hemofilia A moderada possam também apresentar boa resposta. Além disso, em outros sangramentos, como epistaxe, hematúria, menorragia, pequenos traumas e pequenas cirurgias em mulheres portadoras de hemofilia A sintomáticas, e em pacientes com doença de von Willebrand tipos 1, 2A, 2M e 2N, que sejam responsivos ao DDAVP.

Em geral, os efeitos colaterais do DDAVP não são muito importantes, como: rubor facial, cefaleia leve ou moderada, hipotensão, hipertensão e taquicardia. Retenção hídrica, que é mais comum em crianças e idosos, e hiponatremia também podem surgir, devido aos efeitos antidiuréticos do DDAVP.

Posologia do DDAVP

A dose para uso intravenoso e subcutâneo recomendada é de 0,2 a 0,4 mg/kg de peso.

Há duas apresentações disponíveis no Brasil, ampolas de 1 mL com DDAVP na concentração de 4 e 15 mg/mL.

Para uso intravenoso recomenda-se a diluição em 50 a 250 mL de solução salina e infundido durante 30 a 40 minutos.

A apresentação do DDAVP de 15 mg/mL permite o uso por meio de injeções subcutâneas, cujo pico de concentração do fator VIII e fator de von Willebrand ocorre após 60 a 120 minutos após sua administração. Essa via de administração além de ser mais conveniente permite o uso domiciliar da medicação.

As doses de DDAVP podem ser repetidas a cada 12 ou 24 horas, por duas a três doses. Após a terceira dose a resposta é menos efetiva por causa do fenômeno da taquifilaxia, que ocorre por esgotamento dos estoques de fator preexistentes, devendo-se aguardar em média 5 dias para o reinício de seu uso de forma eficaz.

O DDAVP está contraindicado nos casos de pacientes com história pregressa de quadro convulsivo, pacientes com hipertensão e/ou cardiopatia, pacientes que desenvolveram plaquetopenia após "dose-teste" e pacientes com polidipsia.

Uma dose teste deve ser administrada em todos os candidatos ao uso do DDAVP para avaliar sua resposta e efeitos adversos. O teste de DDAVP é feito pela administração de 0,3 mg/kg diluído em 50 a 100 mL de soro fisiológico, infundido em 30 a 40 minutos, por via endovenosa. A resposta desejada é o aumento da atividade coagulante do fator VIII.

Mesmo não sendo contraindicações, algumas condições exigem cuidados especiais em razão do maior risco de efeitos colaterais, como: idosos, visto que são relatados casos de insuficiência cardíaca congestiva; crianças menores do que 3 anos, principalmente se estiverem recebendo soluções hipotônicas endovenosas, por causa da possibilidade de desenvolverem hiponatremia e convulsões; pacientes que apresentem angina instável, pois há relatos de fenômenos tromboembólicos; portadores de doença de von Willebrand tipo 2B, pelo risco de desenvolvimento ou piora da plaquetopenia e gestantes, pela possibilidade de hipervolemia.

O DDAVP está contraindicado nos casos de pacientes com história pregressa de quadro convulsivo, hipertensão e/ou cardiopatia, pacientes que desenvolveram plaquetopenia após "dose-teste" e aqueles que apresentam polidipsia.

Antifibrinolíticos

O ácido tranexâmico e o ácido épsilon-aminocaproico são agentes antifibrinolíticos que inibem a ativação do plasminogênio a plasmina. Os antifibrinolíticos promovem maior estabilidade do coágulo, sendo bastante utilizado no tratamento dos episódios hemorrágicos nas hemofilias. O uso dessa substância possui vantagens ao uso do ácido épsilon-aminocaproico, uma vez que este possui meia-vida plasmática mais curta, menor potência e maior efeito colateral.

Os antifibrinolíticos são úteis principalmente no controle das hemorragias em mucosas, como sangramento oral, extração dentária, sangramento menstrual e epistaxe.

Eles podem ser usados isoladamente ou em combinação com concentrado de fatores (exceto com os complexos protrombínicos). Caso sejam utilizados em associação ao complexo protrombínico ativado, deve-se manter intervalo mínimo de 6 horas entre a administração dos dois produtos.

O ácido tranexâmico é geralmente utilizado na dose de 10 mg/kg/dose, por via intravenosa a cada 8 horas e 15-20 mg/kg de peso por dose a cada 8 horas, por via oral, durante 3 a 10 dias, na dependência do local e da gravidade do evento hemorrágico.

O ácido épsilon-aminocaproico é utilizado na dose inicial de 50 a 60 mg/kg, cada 4 a 6 horas por via intravenosa diluído em 250 mL de solução salina, seguido da mesma dosagem por via oral. A dose oral recomendada é de 25 a 50 mg/kg/dose, de 3 a 4 doses ao dia.

Para sangramentos na cavidade bucal, os antifibrinolíticos podem ser usados como bochecho, por meio da diluição do comprimido em água ou sob forma de pasta, por meio da maceração dos comprimidos (1 comprimido misturado em água ou com soro fisiológico ou solução anestésica), que são colocados em gaze ou mesmo diretamente sobre a ferida cirúrgica.

Como efeitos colaterais dos antifibrinolíticos pode haver: náuseas, vômitos e diarreia, que regridem com a redução da dose.

Os antifibrinolíticos são contraindicados nos casos de hematúria pelo risco de formação de coágulo e obstrução dos túbulos renais, em cirurgias torácica e abdominal, pelo risco de ocorrência de hematomas de difícil absorção, em pacientes com hemofilia e inibidor fazendo uso concomitante de complexo protrombínico ativado, pelo risco de ocorrência de tromboembolismo.

No caso da hemofilia, o tratamento de profilaxia consiste no uso regular de concentrados de fator de coagulação a fim de manter os níveis de fator suficientemente elevados.

O uso dos antifibrinolíticos em pacientes com hipertensão arterial, idade avançada, diabetes melito, insuficiência hepática e coronariopatia deve ser realizado com cautela.

No caso da hemofilia, o tratamento de profilaxia consiste no uso regular de concentrados de fator de coagulação a fim de manter os níveis de fator suficientemente elevados, mesmo na ausência de hemorragias.

Tratamento:

- Tipo A: dar fator VIII:

$$\text{Vol fatVIII} = \frac{\text{peso} \times (30\ a\ 50\%)}{2} \rightarrow \text{Dar em 1 dose}$$

Obs.: 30 a 50% dependendo da gravidade do caso.

- **Exemplo:** paciente, 70 kg, caso moderado.

$$\text{Vol fatVIII} = \frac{70 \times 40}{2} = 1.400\ \text{UI de fator VIII}$$

- Tipo B: dar fator IX:

$$\text{Vol fatIX} = \text{peso} \times (30\ a\ 50\%) \rightarrow \text{Dar em 1 dose}$$

Obs.: 30 a 50% dependendo da gravidade do caso.

- **Exemplo:** paciente, 70 kg, caso grave.

$$\text{Vol fatIX} = 70 \times 50 = 3.500\ \text{UI de fator IX.}$$

Hemartrose

Em geral, a terapia de reposição (elevação do fator de 30 a 50%), associada ao repouso e à aplicação de gelo, é suficiente para controle das hemartroses.

Nas hemartroses de quadril elevar o fator VIII ou fator IX a 50% a cada 24 horas, variando conforme a resposta individual de cada paciente (média 4 a 5 dias) e repouso no leito.

Observar a ocorrência de articulação-alvo, ou seja, três ou mais hemartroses em uma mesma articulação em um período de 6 meses. Nesses casos considerar a indicação de profilaxia terciária ou intermitente (de curta duração por no mínimo 3 meses).

Hemorragia Intramuscular

Os sangramentos intramusculares (hematomas musculares) devem ser cuidadosamente avaliados, devido ao seu risco de compressão neurológica, síndrome compartimental e perda sanguínea volumosa. Deste modo, deve-se sempre avaliar a intensidade e a gravidade do sangramento.

Nos hematomas musculares de panturrilha, antebraço e iliopsoas, a conduta dependerá da gravidade do processo.

Nos hematomas de iliopsoas, tratar pelo menos por um período de 5 a 10 dias e considerar manter profilaxia terciária ou intermitente (de curta duração por até 6 meses), pelo risco de recorrência, associando fisioterapia ao tratamento.

Hemorragia Cervical, Assoalho da Língua ou Face

Realizar reposição de fator VIII ou IX para elevar para 80 a 100% na primeira infusão e, caso não haja progressão do hematoma, elevar para 40 a 50% a cada 12 horas, de 1 a 7 dias, dependendo da evolução. Manter níveis de 30 a 50% até o dia 14.

Hemorragia em Retroperitôneo

Realizar reposição de fator VIII ou IX para elevar a 80 a 100% de 1 a 2 dias. Após, manter atividade do fator em 30 a 60% ao dia por 3 a 7 dias. O período de tratamento dependerá da extensão do processo e da resposta ao tratamento. Deve-se avaliar a necessidade de tratamento cirúrgico.

Epistaxe

Deve-se, inicialmente, fazer compressão externa. No caso de tamponamento local, deve-se evitar lesão de mucosa e se possível utilizar tamponamento com dedo de luva. Recomenda-se administrar antifibrinolíticos: ácido tranexâmico, dose de 15-20 mg/kg/dose de 8/8 horas, via oral, durante 3 a 7 dias ou ácido épsilon-aminocaproico na dose de 25-50 mg/kg/dose de 3 a 4 vezes ao dia, via oral durante 3 a 7 dias

Se o sangramento não cessar deve-se elevar o fator VIII ou IX a 30% a cada 24 horas até cessação do sangramento (em geral dose única é suficiente).

Outras recomendações seriam a compressão externa com gelo, uso tópico de ácido épsilon-aminocaproico ou ácido tranexâmico, evitar o uso de adrenalina e avaliação da otorrinolaringologia.

Hematúria

Deve-se iniciar hidratação via oral e/ou intravenosa intensa e estimular diurese. Na maioria das vezes não há necessidade de iniciar a terapia de reposição, no primeiro momento não se deve administrar antifibrinolíticos.

Os seguintes cuidados gerais devem ser seguidos: repouso no leito, hidratação oral vigorosa e descartar infecção.

Se em 48 a 72 horas a hematúria macroscópica não tiver cessado, sugere-se elevar fator VIII ou IX para 30 a 50% a cada 24 horas, até o controle do sangramento, mantendo a hidratação.

Caso a hematúria esteja associada à sintomatologia de dor em cólica, investigar, com urgência e conjuntamente com o nefrologista, a possibilidade de nefrolitíase. Caso seja indicada litotripsia extracorpórea, esse procedimento deve ser precedido de elevação do fator deficiente a 100%, seguida de 50% por 3 a 5 dias de reposição.

BIBLIOGRAFIA

Kasper DL, Hauser SL, Jameson JL, Fauci AS, Longo DL, Loscalzo J. Harrison's Principles of Internal Medicine. 19th ed. New York: Mc Graw-Hill; 2015.

Martinez-Sanchez LM et al. Hemofilia: aproximação diagnóstica e terapêutica. Revisão bibliográfica. Rev Fac Nac Salud Pública. 2018;36(2):85-93.

Ministério da Saúde. Manual de hemofilia. Brasília (DF), 2015.

SÍNDROME DO ANTICORPO ANTIFOSFOLÍPEDE

Mateus Sales Silva Araújo

DEFINIÇÃO
A síndrome do anticorpo antifosfolípede (SAF) é uma doença sistêmica autoimune em que pode haver trombose arterial e venosa, morbidade gestacional e presença de níveis séricos de anticorpos antifosfolípedes elevados e persistentemente positivos. Quando tromboses arteriais ou venosas ocorrem em pacientes que não possuem fatores de risco óbvios para trombose ou quando eventos trombóticos são recorrentes, deve-se pensar no diagnóstico de SAF.

APRESENTAÇÃO
A SAF possui três apresentações clínicas: primária, secundária e catastrófica. Na primária, a doença não se associa com nenhuma outra patologia. A secundária ocorre em portadores de outra doença autoimune, neoplásica ou infecciosa, principalmente o lúpus eritematoso sistêmico. Na forma catastrófica, há o desenvolvimento de manifestações clínicas agudas caracterizadas pela oclusão vascular em múltiplos órgãos e sistemas, com púrpura trombótica trombocitopênica.

Qualquer órgão ou sistema pode ser afetado pela SAF. A síndrome manifesta-se mais comumente por trombose venosa profunda (TVP). Suas manifestações, porém, não se limitam ao leito venoso, podendo também se manifestar através de trombose arterial (com ou sem aterosclerose subjacente), resultando, por exemplo, num acidente vascular encefálico (AVE) isquêmico, ou ainda cursar com microangiopatia trombótica, tal como a observada na nefropatia da SAF. Também tem sido atribuída à SAF a ocorrência de vasculopatia associada a hiperplasia intimal acentuada e estenose arterial. Por fim, um quadro acelerado de aterosclerose tem sido descrito em pacientes com aPL ou SAF. Raramente, observa-se um quadro devastador e de rápida instalação conhecido como SAF catastrófica, caracterizado por múltiplas oclusões vasculares (em mais de três órgãos ou sistemas) num curto período de tempo (menos de 1 semana). Mais da metade dos casos de CAPS ocorre na presença de fatores desencadeantes (gatilhos) identificáveis, tais como infecções bacterianas ou virais, procedimentos cirúrgicos, descontinuação do tratamento anticoagulante, complicações obstétricas, neoplasia e LES concomitante. A CAPS está associada a elevadas taxas de mortalidade, variando de 36,8% a mais de 50% dos casos, conforme diferentes publicações.

DIAGNÓSTICO DIFERENCIAL
O diagnóstico diferencial da síndrome antifosfolípede deve ser realizado com pacientes que apresentem distúrbios tromboembólicos, infecções e vasculite.

DIAGNÓSTICO
Existem critérios preliminares para a classificação da síndrome antifosfolípide determinados por um consenso internacional.

- Trombose vascular: um ou mais episódios clínicos de trombose arterial, venosa ou de pequenos vasos, ocorrendo em qualquer tecido ou órgão confirmada por Doppler ou exame histopatológico. A histopatologia deve excluir vasculite.
- Diagnóstico na morbidade gestacional.
  - Uma ou mais mortes de feto morfologicamente normal com mais de 10 semanas de idade gestacional.
  - Um ou mais nascimentos prematuros de feto morfologicamente normal com 34 semanas ou menos em virtude de pré-eclâmpsia, eclâmpsia ou retardo do crescimento uterino.
  - Três ou mais abortamentos espontâneos antes de 10 semanas de idade gestacional, excluídas as causas cromossomiais ou maternas.

Critérios laboratoriais de diagnóstico:

1. Anticorpo anticardiolipina: anticorpo anticardiolipina IgG ou IgM em títulos moderados a altos (mais que vinte unidades) em duas ou mais ocasiões com intervalo de no mínimo 6 semanas. O teste a ser utilizado deve ser o Elisa padronizado.
2. Anticorpo anticoagulante lúpico presente no plasma.

3. Anti-beta2GPI IgG ou IgM presente no plasma em duas ou mais ocasiões com intervalo mínimo de 12 semanas por teste ELISA padronizado.

MANIFESTAÇÕES CLÍNICAS

A manifestação clínica mais comum da síndrome antifosfolípide é a trombose. A trombose venosa em membros inferiores ocorre em mais de 55% dos pacientes com SAF.

Várias complicações obstétricas podem estar associadas à SAF, incluindo aborto (principalmente no final do primeiro trimestre), morte fetal, pré-eclâmpsia e retardo do crescimento intrauterino. A perda fetal após 10 semanas de gestação é característica de portadoras de SAF, contrastando com a que se verifica na população geral, em que os abortos são mais frequentes durante as nove primeiras semanas de gestação.

Um elevado risco de recorrência é descrito em pacientes com SAF não tratados.

Atualmente, a indicação de uso perene de anticoagulação oral em casos de trombose arterial, venosa ou microcirculatória é consensual, mas sua intensidade e possibilidade de interrupção ainda são discutidas.

O livedo reticular e as úlceras cutâneas são as lesões dermatológicas mais frequentes.

TRATAMENTO

Qualquer decisão terapêutica em pacientes com SAF deve levar em consideração o risco de recorrência de trombose e os riscos decorrentes do tratamento anticoagulante (p. ex., hemorragia). Recomenda-se de forma geral a estratificação do risco de trombose através da identificação dos fatores de risco cardiovascular (principalmente tabagismo, hipertensão, diabetes, dislipidemia e obesidade), da presença ou não de doença autoimune associada (p. ex., lúpus eritematoso sistêmico). Fatores que podem aumentar o risco de complicações hemorrágicas do tratamento anticoagulante incluem o uso associado de aspirina (especialmente se > 100 mg/dia), idade > 75 anos, hemorragia grave prévia, polifarmácia, câncer e alterações de substância branca cerebral (leucoaraiose).

No tratamento da SAF devem-se fazer profilaxia primária, prevenção de tromboses de repetição, tratamento da trombose aguda e cuidado da paciente que estiver grávida.

No caso de primeiro episódio de trombose venosa ou em caso de episódios recorrentes sem profilaxia com warfarina é recomendado o tratamento prolongado com warfarina e manutenção do RNI entre 2,0 e 3,0. Se a trombose venosa for cerebral deve ser feito tratamento prolongado com warfarina, aspirina e manter o RNI entre 1,4 e 2,8.

Caso não seja o primeiro episódio de trombose e a paciente seja gestante é necessário considerar a utilização de heparina não fracionada ou heparina de baixo peso molecular e aspirina, principalmente após a primeira perda fetal. No caso de não se tratar do primeiro episódio de trombose em paciente que não é gestante, a conduta a ser seguida é usar dose baixa de aspirina.

Não há nenhuma evidência de que o tratamento agudo da trombose secundária à SAF deva ser diferente do tratamento da trombose aguda por outro motivo. A terapia inicial é com heparina não fracionada ou heparina de baixo peso molecular, seguida por warfarina. Como os pacientes com SAF e trombose são de alto risco para episódios recorrentes de tromboembolismo, terapia anticoagulante oral prolongada, talvez por toda a vida, é a garantia de prevenção de novos episódios. O anticoagulante oral mais usado é warfarina.

Tratamento da SAF em Gestantes

O atendimento de pacientes com SAF obstétrica inclui medidas não farmacológicas, tais como o acompanhamento por equipe multidisciplinar em clínica de gestação de alto risco e o rigoroso controle clínico e laboratorial, bem como o monitoramento ecográfico do crescimento fetal e da circulação uteroplacentária. Pacientes com história de SAF com manifestações unicamente obstétricas podem ser tratadas, no caso de nova gestação, com aspirina em dose baixa (ADB) (75-100 mg/dia) associada a heparina não fracionada (HNF) ou HBPM em doses profiláticas até 6 semanas após o parto. Entretanto, gestantes com SAF e história de eventos trombóticos requerem terapia antitrombótica durante toda a gravidez e no puerpério, com a combinação de ADB e dose anticoagulante plena de heparina (HNF ou HBPM). Após o término do ciclo gravídico-puerperal, pacientes que apresentaram SAF gestacional, mesmo sem antecedentes de trombose, permanecem sob risco aumentado de eventos trombóticos, recomendando-se, nessas circunstâncias, além do controle dos fatores de risco clássicos para trombose, a profilaxia primária com ADB por prazo indeterminado.

Tratamento da SAF Catastrófica (CAPS)

Pela sua gravidade, a CAPS requer abordagem imediata e vigorosa. Fatores precipitantes reversíveis (p. ex., infecções) devem ser identificados e tratados. Análises de séries e relatos de casos indicam maior sobrevida com o uso de terapia combinada tríplice que inclui a anticoagulação plena com heparina e a corticoterapia em doses altas associadas à plasmaférese e/ou imunoglobulina intravenosa (IgIV), sendo esta última preferencial se houver infecção ativa. Caso se usem ambas (plasmaférese e IgIV), a sequência de plasmaféreses deverá ser concluída previamente ao início da administração de IgIV. Na presença de LES ou outra doença autoimune, deverá ser feito tratamento adicional com ciclofosfamida ou outro imunossupressor. O uso de rituximabe tem sido aventado no tratamento de CAPS refratária, recidivante, na presença de anemia hemolítica microangiopática ou quando a anticoagulação for contraindicada por causa de complicações hemorrágicas concomitantes.

BIBLIOGRAFIA

Aliani NA, Wardil1ML, Bisinotto HB, Mendes PM, Santos LLB. Síndrome do anticorpo antifosfolípide: relato de caso e revisão da literatura. Rev Med Minas Gerais. 2009;19(4 Supl 3):S69-S74.

Danowskia A, Regob J, Kakehasic AM. Diretrizes para o tratamento da síndrome do anticorpo antifosfolipídeo. Rev Bras Reumatol. 2013;53(2):184-192.

Funkel A, Danowski A, Andrade DC, Rêgo J, Levy RA. A importância de reconhecer a síndrome antifosfolípide na medicina vascular. J Vasc Bras. 2017 Apr-Jun;16(2):140-149.

COAGULAÇÃO INTRAVASCULAR DISSEMINADA

Mateus Sales Silva Araújo

DEFINIÇÃO

A coagulação intravascular disseminada (CIVD) é uma síndrome que se caracteriza pela ativação sistêmica de vias que regulam a coagulação, o que pode resultar na geração de coágulos de fibrina causando falência de órgãos com consumo concomitante de plaquetas e fatores de coagulação, e com isso ocorrendo sangramentos.

APRESENTAÇÃO

Nunca ocorre isoladamente e o reconhecimento de que o paciente tem um distúrbio clínico que pode resultar no desenvolvimento do CIVD é a chave para investigação e gerenciamento adequados. O diagnóstico de CIVD deve abranger informações clínicas e laboratoriais.

Não existe um teste laboratorial único que possa estabelecer ou descartar o diagnóstico de CIVD. Assim, é de extrema importância avaliar todo o quadro clínico, levando em consideração a condição do paciente, o diagnóstico, e todos os resultados laboratoriais disponíveis. Como tal, um diagnóstico de CIVD deve ser feito com base em uma suspeita clínica apropriada, apoiada em testes laboratoriais relevantes. Além disso, a condição clínica subjacente pode ter influência nos testes laboratoriais. No entanto, uma combinação de testes quando repetidos em um paciente com uma condição clínica conhecida por estar associada ao CIVD pode ser usada para diagnosticar com certeza razoável na maioria dos casos.

CONDIÇÕES ASSOCIADAS

A CIVD é sempre secundária a uma doença de base. O consumo e a consequente diminuição dos fatores de coagulação e plaquetas, pode causar um sangramento difuso, que frequentemente é o primeiro sintoma a ser percebido.

Condições associadas a CIVD são: sepse/infecções, leucemia, transplante, insuficiência hepática aguda, reações alérgicas, acidente ofídico, hipotermia, tumores sólidos, cirrose, vasculite, trauma, grandes operações, lesão em sistema nervoso central, embolia gordurosa, queimaduras, cirurgia cardíaca bypass, transplante de órgãos, aneurisma de aorta, tumores vasculares, embolia de líquido amniótico, aborto séptico, ruptura uterina, HELLP, feto morto retido, reação hemolítica transfusional aguda, transfusão maciça.

EXAMES A SEREM SOLICITADOS

Contagem de Plaquetas e Visualização do Esfregaço de Sangue Periférico

Uma redução na contagem de plaquetas ou uma clara tendência descendente nas medições subsequentes é um sinal sensível (embora não específico) de CIVD. A trombocitopenia é uma característica em até 98% dos casos de CIVD com contagem de plaquetas entre 50.000 e 109.000/mm^3 de sangue. Uma baixa contagem de plaquetas correlaciona-se fortemente com marcadores de geração de trombina, porque a agregação plaquetária induzida pela trombina é a principal responsável para o consumo de plaquetas. Uma única determinação da contagem de plaquetas não é muito útil como a contagem original de plaquetas, que pode permanecer na faixa "normal" de 150.000-400.000/mm^3. Ao mesmo tempo, uma queda contínua dentro de uma faixa normal pode indicar a geração ativa de trombina.

Uma redução na contagem de plaquetas ou uma clara tendência descendente nas medições é um sinal sensível (mas não específico) de CIVD.

Tempo de Protrombina

O tempo de protrombina ou o tempo de tromboplastina parcial ativada é prolongado em cerca de 50 a 60% dos casos de CIVD em algum momento durante a doença.

Produtos de Degradação de Fibrina e Dímero-D

Novos ensaios voltados para a detecção de neoantígenos na fibrina de ligação cruzada degradada foram desenvolvidos; um desses testes detecta um epítopo relacionado com a fibrina reticulada degradada por plasmina, resultando em fragmento dímero-D. No entanto, é importante lembrar-se de que muitas outras condições além da CIVD, como trauma, cirurgia recente ou tromboembolismo venoso, são associadas a níveis elevados de dímero-D. Assim, o dímero-D não deve ser considerado como teste independente na CIVD, mas como um indicador útil do processo quando há uma elevação em níveis de dímero-D com quedas concomitantes na contagem de plaquetas e mudanças nos tempos de fibrinogênio.

Tempo de Tromboplastina Parcial Ativada e Tempo de Trombina

O tempo de protrombina ou o TTPA são prolongados em cerca de 50-60% dos casos de CIVD em algum momento durante o curso da doença. Isso é atribuído principalmente ao consumo de fatores de coagulação, mas síntese prejudicada, por disfunção hepática, deficiência de vitamina K ou perda das proteínas da coagulação, em razão de hemorragia maciça, também pode ter relação. Em quase metade dos pacientes portadores de CIVD, o tempo de protrombina e o TTPA são normais ou até encurtados. As razões para períodos normais ou menores são a presença de fatores de coagulação ativados circulantes, como trombina ou Xa, que podem acelerar a formação de trombina.

Dosagem de Fibrinogênio

Não é muito útil na maioria dos casos. Ele age como um reagente de fase aguda e, apesar do consumo contínuo, no plasma os níveis podem permanecer bem dentro do intervalo normal por um longo período de tempo. Em uma série consecutiva de pacientes, a sensibilidade de um nível baixo de fibrinogênio para o diagnóstico de CIVD foi de apenas 28% e hipofibrinogenemia foi detectada em casos muito graves de CIVD. Os níveis de fibrinogênio podem ser normais em 57% dos pacientes, e estudos demonstraram que medições de fibrinogênio sequenciais podem ser mais úteis e fornecer pistas diagnósticas.

Outros Marcadores da Hemostase

Os anticoagulantes naturais antitrombina e proteína C estão muitas vezes reduzidos na CIVD.

DIAGNÓSTICO

O diagnóstico deve ser feito a partir de avaliação clínica e laboratorial.

Avaliação de risco: O paciente tem um distúrbio subjacente conhecido por estar associado a CIVD evidente (Quadro 71-1)?

Coagulação intravascular disseminada (CIVD) (Fig. 71-1).

Quadro 71-1. Escore de CIVD

Plaquetas	Pontos
> 100.000 mm³	0
< 100.000 mm³	1
< 50.000 mm³	2
Marcadores de fibrinólise (dímero-D)	
Normais	0
Elevação discreta	2
Elevação severa	3
Tempo de tromboplastina	
< 3 s	0
> 3 s e < 6 s	1
> 6 s	2
Dosagem de fibrinogênio	
> 100 mg/dL	0
< 100 mg/dL	1

Escore diagnóstico proposto pela International Society on Thrombosis and Haemostasis: ≥ ou = 5: compatível com CIVD → repetir exames diariamente; < 5: sugestivo CIVD → repetir exames em 24 a 48 h.

TRATAMENTO

A chave para o tratamento da CIVD é o tratamento específico e vigoroso do distúrbio subjacente. Em muitos casos, irá se resolver espontaneamente quando o distúrbio subjacente for gerenciado de forma adequada. Exemplos são a administração de antibióticos e/ou drenagem cirúrgica em pacientes em decorrência de grave infecção e sepse. Entretanto, em alguns casos, pode ser necessário um tratamento de suporte adicional, especificamente voltado para anormalidades da coagulação.

- Tratamento da doença de base.
- Administração de fluidos, correção de distúrbios hidroeletrolíticos e do equilíbrio acidobásico.
- Suportes ventilatório e cardiocirculatório, se necessários.
- Anticoagulantes: heparina.

Estudos experimentais demonstraram que a heparina pode inibir, pelo menos em parte, a ativação da coagulação na CIVD.

Nos casos de CIVD nos quais predomina trombose, como tromboembolismo arterial ou venoso, púrpura fulminante grave associada a isquemia aguda ou infarto vascular da pele, doses terapêuticas de heparina devem ser consideradas.

- Transfusão de plaquetas: em pacientes com CIVD e sangramento ou com alto risco de sangramento (p. ex., pacientes em pós-operatório ou pacientes

SEÇÃO HEMATOLOGIA

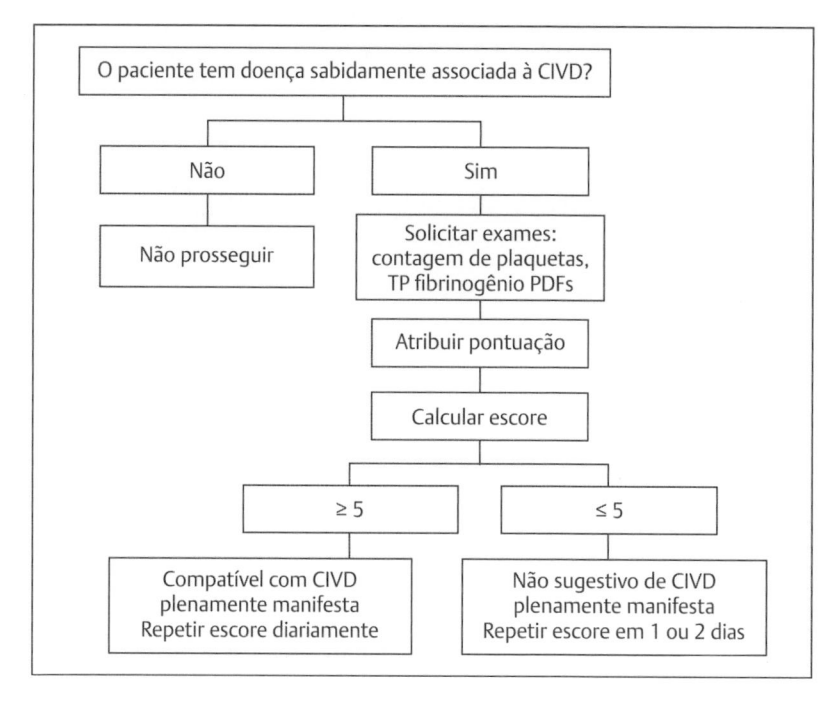

```
O paciente tem doença sabidamente associada à CIVD?
    ├── Não → Não prosseguir
    └── Sim → Solicitar exames: contagem de plaquetas, TP fibrinogênio PDFs
              → Atribuir pontuação
              → Calcular escore
                  ├── ≥ 5 → Compatível com CIVD plenamente manifesta
                  │         Repetir escore diariamente
                  └── ≤ 5 → Não sugestivo de CIVD plenamente manifesta
                            Repetir escore em 1 ou 2 dias
```

Fig. 71-1. Fluxograma de CIVD.

submetidos a procedimento invasivo) e contagem plaquetária < 50 × 109/L, a transfusão de plaquetas deve ser considerada.
- Transfusão de plasma e crioprecipitado: pode ser necessário usar grandes volumes de plasma para corrigir o defeito de coagulação. As doses iniciais de 15 mL/kg de plasma fresco congelado são sugeridas, embora haja evidências de que uma dose de 30 mL/kg produz uma correção mais completa dos níveis do fator de coagulação.
- Considerar o tratamento de pacientes com sepse grave e CIVD com proteína C recombinante humana ativada (infusão contínua, 24 µg/kg/h por 4 dias). Pacientes com alto risco de sangramento não devem receber proteína recombinante C.
- **Atenção:** antifibrinolíticos são contraindicados.

BIBLIOGRAFIA

Dinisio M, Baudo F, Cosmi B, Angelo A. Diagnosis and treatment of disseminated intravascular coagulation: guideleness of the Italian Society of Hemosthasis and trombosis. Tromb Res. 2011;29;177-184.

Levi M, Toh CH, Thachil J, Watson HG. Guidelines for the diagnosis and management of disseminated intravascular coagulation. Brit J Haematol. 2009;145:24-33.

PÚRPURA TROMBOCITOPÊNICA IDIOPÁTICA NA EMERGÊNCIA

Mateus Sales Silva Araújo

DEFINIÇÃO

A púrpura trombocitopênica idiopática, também conhecida como púrpura trombocitopênica imunonológica é uma doença adquirida e geralmente benigna, de causa desconhecida, que se caracteriza por trombocitopenia (baixas contagens de plaquetas). Pode ser classificada, de acordo com a faixa etária acometida, como infantil ou adulta e, quanto ao tempo de evolução, como aguda ou crônica.

A púrpura trombocitopênica idiopática é uma das causas mais comuns de plaquetopenia em crianças, com maior número de casos entre os 2-5 anos de idade e com leve predomínio no sexo masculino. Apesar da etiologia desconhecida, reconhecem-se autoanticorpos, geralmente da classe IgG, direcionados a antígenos da membrana plaquetária. Uma vez que a plaqueta apresenta um anticorpo aderido à sua membrana, é reconhecida por macrófagos localizados no baço e em outras áreas de tecido reticuloendotelial, onde são destruídas, levando a um menor tempo de vida médio plaquetário e, consequentemente, a menores contagens de plaquetas circulantes.

APRESENTAÇÃO

Entre crianças e adolescentes, a apresentação clínica típica é a ocorrência de sangramentos em pacientes previamente saudáveis. Muitas vezes há história de processo infeccioso viral nas semanas anteriores ao início do quadro. Os sangramentos apresentam-se como petéquias, equimoses, sangramento mucoso (gengival, nasal, do trato urinário e digestivo) e dependem das contagens de plaquetas, sendo mais comuns e clinicamente significativos quando estão abaixo de 20.000/mm^3 (Fig. 72-1). Sangramento intracraniano, complicação grave e potencialmente fatal, é raro em crianças, ocorrendo em cerca de 0,1% dos casos com plaquetas abaixo de 20.000/mm^3. A maioria das crianças acometidas (cerca de 70%) apresenta a forma aguda e autolimitada da doença, definida como a recuperação das contagens de plaquetas (acima de 150.000/mm^3) em até 6 meses, mesmo na ausência de tratamento específico. A terapia medicamentosa é direcionada para controle precoce dos sintomas e redução do risco de sangramentos graves, não afetando o prognóstico em longo prazo.

Na população adulta, ao contrário, as remissões espontâneas são infrequentes, ocorrendo em menos de 10% dos casos. A apresentação clínica caracteriza-se por sangramento na presença de plaquetopenia, sendo as mais comuns petéquias, equimoses, epistaxe, gengivorragia e menorragia. Sangramentos do trato gastrointestinal e geniturinário são pouco frequentes; sangramento intracraniano é raro. A gravidade dos sintomas também está associada a contagens de plaquetas, sendo maior quando elas são abaixo de 10.000/mm^3. Os pacientes assintomáticos e com contagem plaquetária acima de 30.000/mm^3 tendem a seguir um curso clínico favorável, sendo o tratamento restrito aos poucos casos que evoluem para trombocitopenia grave (contagens abaixo de 20.000/mm^3). Séries de casos de pacientes com púrpura trombocitopênica idiopática acompanhados ao longo de vários anos demonstram que a morbimortalidade relacionada com a doença é baixa, aproximando-se daquela da população geral, ao passo que as complicações relacionadas com o tratamento não são desprezíveis. Tais dados sugerem que o tratamento deva ser reservado a pacientes com trombocitopenia grave e sintomática, uma vez que o risco de complicações dele decorrentes pode ser até maior do que o sangramento em si.

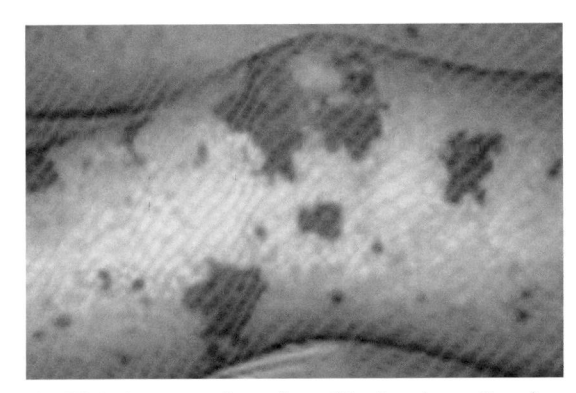

Fig. 72-1. Apresentação cutânea. (Ver *Prancha em Cores*.)

DIAGNÓSTICO

O diagnóstico de PTI é de exclusão, sendo realizado com base na história clínica e no exame físico, além de hemograma completo e esfregaço de sangue periférico. O diagnóstico é realizado quando houver: presença de trombocitopenia (menos de 100.000 plaquetas/mm³) isolada, sem alterações nas outras séries do hemograma e no esfregaço de sangue periférico; e ausência de outras condições clínicas que cursam com trombocitopenia, como infecções, doenças autoimunes, neoplasias, efeito adverso de medicamentos, entre outras. Causas comuns de trombocitopenia: trombocitopenia gestacional, pré-eclâmpsia, HIV, hepatites virais, mononucleose infecciosa, cirrose alcoólica, esquistossomose e medicamentos.

Inexiste exame laboratorial específico para o diagnóstico. A dosagem de anticorpos antiplaquetários não é recomendada em razão da baixa acurácia diagnóstica. Pesquisas de anticorpos anti-HIV e anti-HCV devem ser solicitadas rotineiramente em adultos para o diagnóstico diferencial, uma vez que infecção crônica previamente assintomática pode manifestar-se inicialmente com trombocitopenia. A realização de outros exames laboratoriais pode ser necessária, conforme a situação clínica, a fim de excluir outras causas de plaquetopenia. Deve-se avaliar a medula óssea (biópsia e aspirado) sempre que houver suspeita de neoplasias ou mielodisplasia como causa de plaquetopenia e quando houver anemia ou leucopenia associadas a plaquetopenia. A púrpura trombocitopênica idiopática é considerada persistente quando houver plaquetopenia nos 3-12 meses após o diagnóstico, e crônica quando persistir por mais de 12 meses.

Púrpura Trombocitopênica Idiopática na Gestação

Na gestação, o diagnóstico de púrpura trombocitopênica é dificultado por se tratar uma enfermidade menos comum do que outras causas frequentes de plaquetopenia, como trombocitopenia gestacional, pré-eclâmpsia e síndrome HELLP (associação de hemólise, elevação de enzimas hepáticas e plaquetopenia que ocorre na gravidez). Para o diagnóstico diferencial, recomendam-se aferição da pressão arterial, avaliação de fragmentação eritrocitária no esfregaço periférico, dosagem de enzimas hepáticas e anti-HIV quando apropriado.

Deve ser feito o diagnóstico diferencial com trombocitopenia gestacional, uma vez que ambas as situações cursam com plaquetopenia isolada. Porém a trombocitopenia gestacional, via de regra, cursa com contagens de plaquetas acima de 70.000/mm³ e raramente causa sangramentos significativos; inicia-se usualmente no terceiro trimestre e resolve-se após o parto.

O tratamento de púrpura trombocitopênica idiopática na gestação permanece motivo de debate em vista da carência de estudos. Recomenda-se que o tratamento seja instituído apenas quando houver indicação materna, utilizando-se prednisona, salvo se houver sangramentos significativos, quando imunoglobulina humana deve ser considerada. Utiliza-se também imunoglobulina humana quando há falha do tratamento com corticosteroides ou contraindicação ao uso dos mesmos. Nas pacientes com púrpura trombocitopênica crônica e plaquetopenia persistente, sem resposta às medidas terapêuticas usuais, recomenda-se postergar, dentro do possível, a realização de esplenectomia, visto que parte das pacientes recupera as contagens após o parto. No momento do parto, seja por via vaginal ou cesáreo, devem ser mantidas, idealmente, contagens de plaquetas acima de 50.000/mm³, tendo em vista o risco de sangramento aumentado relacionado com o procedimento na presença de contagens menores.

TRATAMENTO
Crianças e Adolescentes

O adequado tratamento de crianças e adolescentes com quadro agudo de púrpura trombocitopênica idiopática é ainda motivo de debate, já que não há evidências definitivas da superioridade do tratamento medicamentoso sobre a observação criteriosa. Entre os argumentos que sustentam a observação criteriosa está o fato de a maioria das crianças recuperar-se completamente de um quadro agudo de PTI independentemente da realização de qualquer tratamento e de não apresentar sangramentos significativos mesmo com contagens de plaquetas abaixo de 10.000/mm³, com o evento mais temido, a hemorragia cerebral, ocorrendo muito raramente. Por outro lado, o tratamento medicamentoso eleva a contagem de plaquetas mais rapidamente, com potencial redução do período sob risco de sangramentos mais importantes.

Contudo, o tratamento medicamentoso não reduz o risco de evolução para a forma crônica da doença. Portanto, a observação criteriosa pode ser considerada como opção terapêutica inicial para crianças com quadro agudo sem evidência de sangramentos. Além disso, deve-se recomendar restrição de atividades, sobretudo os esportes de contato, e de medicamentos com atividade antiplaquetária (p. ex., ácido acetilsalicílico e anti-inflamatórios não esteroides). Entre as opções de tratamento medicamentoso estão os corticosteroides e as imunoglobulinas. Estudo de custo-efetividade, publicado por Chen et al., concluiu que o uso de corticosteroides foi mais custo-efetivo do que imunoglobulina humana em crianças com PTI sem tratamento prévio.

Nos bebês com a doença, o tratamento intravenoso da imunoglobulina é recomendado e as contagens de plaqueta devem ser repetidas diariamente até normalizadas.

Os pacientes com plaquetopenia leve a moderada (30.000-50.000/mm³) e assintomática tendem ao curso benigno, sem necessidade de tratamento, o que sugere que a farmacoterapia seja reservada diante de trombocitopenia grave (< 20.000/mm³) ou de sangramentos.

A pulsoterapia com corticoesteroides constitui a escolha para o tratamento inicial. Existem vários esquemas de administração sem evidência de superioridade de um sobre o outro. Em adultos, pode ser iniciado com a administração de prednisona oral, 1 mg/kg, em dose única diária. A maioria dos adultos com púrpura trombocitopênica idiopática responde a esse esquema dentro de 1 a 2 semanas. A duração do tratamento com a prednisona e a posologia são determinadas pela contagem de plaquetas. Não há regime padrão de diminuição gradual da dose de prednisona.

SITUAÇÕES DE EMERGÊNCIA

Define-se como emergência a presença de sangramento intracraniano ou mucoso (digestivo, geniturinário ou respiratório) com instabilidade hemodinâmica ou respiratória, em pacientes com PTI. Inexistem estudos randomizados específicos sobre esta situação clínica, sendo o tratamento embasado em opinião de especialistas.

- *Transfusões de plaquetas:* recomendam-se três vezes mais do que o usual, em vista da destruição rápida das plaquetas que ocorre na PTI (três unidades para cada 10 kg de peso).
- *Corticosteroide em altas doses:* 30 mg/kg de metilprednisolona por 3 dias em crianças e 1 g/dia por 3 dias em adultos.
- *Imunoglobulina humana intravenosa:* 1 g/kg por 1-2 dias (repete-se a dose no segundo dia se a contagem de plaquetas permanecer abaixo de 50.000/mm³).

BIBLIOGRAFIA

Kretll WSC, Mota BC. Púrpura trombocitopênica idiopática: etiopatogênese, diagnóstico e tratamento em adultos. Rev Med Minas Gerais. 2011;21(4 Supl 6):S1-S143 9.

Ministério da Saúde. Purpura trombocitopênica idiopática, 2013.

Santana LM, Neves T, Fenilli AC. Trombocitopenia autoimune em crianças: revisão das recomendações do último consenso. Boletim Científico de Pediatria. 2013;2(3):77-82.

Tsiara S, Nelson-Piercy C, Cooper N. Thrombocytopenia in Pregnancy: Gestational Thrombocytopenia and Immune Thrombocytopenic Purpura. In: Cohen H., O'Brien P. (eds) Disorders of Thrombosis and Hemostasis in Pregnancy. Cham: Springer; 2015. p. 261-277.

Seção
Infectologia

ESQUISTOSSOMOSE

Luísa Jabour Pazeli
Marcelo Barros Weiss

DEFINIÇÃO
Várias espécies do trematódeo do gênero *Schistosoma* podem causar doença em humanos, sendo a espécie mais comum no Brasil a *Schistosoma mansoni*. A doença é geralmente contraída em situações em que o ser humano entra em contato com fontes água em que vivem os caramujos, hospedeiros intermediários do parasita, possibilitando, assim, a penetração da larva (cercária) no corpo.

QUADRO CLÍNICO
Uma grande variedade de sintomas pode surgir dependendo do estágio da infecção.

Logo após o contato da larva com a pele, um *rash* macular pode evidenciar-se, porém nem sempre é notado ou visível a olho nu. Ocasionalmente, ocorre febre depois de 3 a 6 semanas da exposição à cercária. Esse estágio agudo da doença é descrito como febre de Katayama e é mais frequente nos indivíduos que foram expostos pela primeira vez ao parasita. Além da febre pode ocorrer anorexia, prostração, diarreia sanguinolenta associada a dor abdominal, cefaleia, hepatoesplenomegalia e eosinofilia.

Seis meses depois do contato inicial, alguma das formas crônicas da doença pode se desenvolver:

- *Tipo 1 ou intestinal:* pode ser assintomática ou se manifestar com diarreias mucossanguinolentas associadas a desconforto abdominal.
- *Tipo 2 ou hepatointestinal:* marcada pela presença de diarreia, epigastralgia, hepatomegalia. Ao exame físico, pode ser possível palpar nodulações no fígado.
- *Tipo 3 ou hepatoesplênica compensada:* ocorre hepatoesplenomegalia, hipertensão portal com formação de varizes esofagianas.
- *Tipo 4 ou hepatoesplênica descompensada:* é a forma mais grave da doença, sendo caracterizada por aumento de volume ou contração (fibrose de Symmers) do fígado, esplenomegalia, ascite, varizes esofagianas, hematêmese, anemia, desnutrição e hiperesplenismo.

DIAGNÓSTICO
A doença deve ser suspeitada quando o indivíduo apresenta sintomas condizentes com a doença e está inserido em um contexto epidemiológico de risco para a infecção pelo trematódeo. O padrão ouro para diagnóstico laboratorial é o exame parasitológico de fezes realizado pela técnica de Kato-Katz para detecção de ovos do parasita. A fibrose de Symmers pode ser diagnosticada por ultrassonografia abdominal.

Dentre os diagnósticos diferenciais da fase aguda da doença estão: febre tifoide, brucelose, malária, hepatites virais anti-ictéricas A e B, estrongiloidíase, amebíase, mononucleose e tuberculose miliar.

TRATAMENTO
Os casos de esquistossomose são de notificação obrigatória.

A droga de escolha para o tratamento é o praziquantel e a alternativa é a oxaminiquina.

A) Tratamento adultos:
- Praziquantel 50 mg/kg, via oral em dose única.
- Oxaminiquina 15 mg/kg, via oral em dose única*.

B) Tratamento crianças (até 15 anos):
- Praziquantel 60 mg/kg, via oral em dose única.
- Oxaminiquina 20 mg/kg, via oral em dose única*.

*Deve ser ingerido 1 hora após a refeição.

Ambos os medicamentos não devem ser adotados para gestantes, crianças menores de 2 anos, portadores de insuficiência renal ou hepática grave e durante a amamentação.

BIBLIOGRAFIA

Lewis FA, Tuckes MS. Schistosomiasis. Adv Exp Med Biol. 2014;766:47-75.

Ministério da Saúde. Guia de bolso: doenças infecciosas e parasitárias. (acesso em: 01 nov 2018). Disponível em: http://portalarquivos2.saude.gov.br/images/pdf/2014/janeiro/23/doen-infecciosas-guia-bolso-8ed.pdf.

Tavares W, Marinho LAC. Rotinas de diagnóstico e tratamento das doenças infecciosas e parasitárias. 4. ed. São Paulo: Atheneu; 2015.

CELULITE E ERISIPELA

Luísa Jabour Pazeli
Marcelo Barros Weiss

DEFINIÇÃO

As infecções de tecidos moles são comuns e possuem um largo espectro de gravidade. A erisipela é caracterizada por um envolvimento superficial da pele com acometimento linfático. A celulite, no entanto, compreende camadas mais profundas e atinge extensamente o tecido subcutâneo.

O principal agente etiológico da erisipela é o *Streptococcus pyogenes*, mas o *Staphylococcus aureus* também é um possível responsável. A celulite pode ser causada por um maior número de microrganismos, incluindo os responsáveis pela erisipela e, também, outros Gram-positivos, Gram-negativos e anaeróbios. Organismos mais envolvidos com situações específicas (queimaduras, câncer, diabetes) incluem *Streptococcus pneumoniae*, *Haemophilus influenzae*, bacilos Gram-negativos e anaeróbios.

Soluções de continuidade na integridade da pele facilitam a entrada bacteriana em tecidos moles, como feridas, ulcerações, infecções fúngicas, traumas penetrantes e predispõem ao surgimento destas infecções, que também podem ter causa iatrogênica, como feridas cirúrgicas e cateterização venosa. Infecção secundária pode acontecer em doenças dermatológicas como, por exemplo, o eczema.

APRESENTAÇÃO CLÍNICA

A erisipela acomete, frequentemente, crianças e idosos. Na maioria das vezes está localizada na face, mas também é comum em membros inferiores (Fig. 74-1). Corresponde a uma área de *rash* avermelhado, edemaciado e quente, nitidamente separada da pele não afetada por uma borda nítida. Febre alta e astenia podem estar presentes. Com o decorrer dos dias pode haver o desenvolvimento de bolhas flácidas, contudo não costuma ocorrer acometimento de tecidos mais profundos. Após 5-10 dias ocorre descamação da pele comprometida.

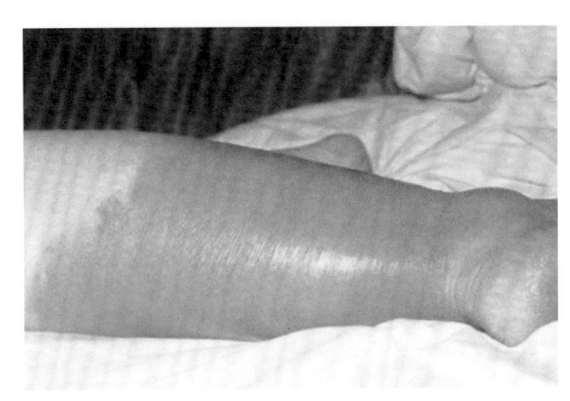

Fig. 74-1. Erisipela. (Ver *Prancha em Cores*.)

O envolvimento do pavilhão auricular é específico da erisipela.

Já a celulite é prevalente em adultos e idosos e costuma acometer membros inferiores (Fig. 74-2). A área é afetada por um eritema quente e macio, sem uma delimitação nítida. Sintomas sistêmicos, como febre e mal-estar geral, podem estar associados.

Uma complicação preocupante da celulite é a fascite necrosante. Consiste em inflamação bacteriana com evolução rápida e que atinge maior profundidade, levando à destruição tecidual severa, que pode ser fatal.

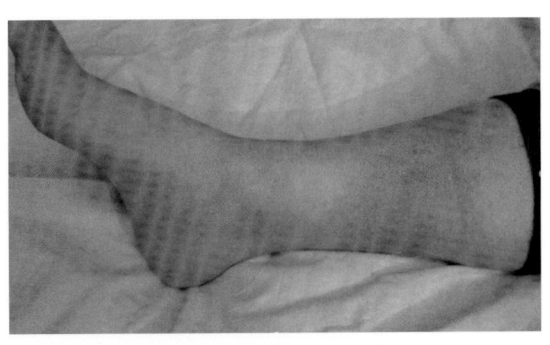

Fig. 74-2. Celulite. (Ver *Prancha em Cores*.)

DIAGNÓSTICO

Predominantemente embasado nas características clínicas. O exame de sangue pode mostrar leucocitose com neutrofilia e proteína C reativa elevada. O diagnóstico diferencial deve ser feito com trombose venosa profunda, eczema varicoso e edema periférico. Exames de imagem são úteis para excluir complicações ou outros diagnósticos. Culturas sanguíneas só são úteis em situações em que há risco de bacteremia.

CONDUTA

A localização, a severidade e a presença de comorbidades vão orientar o manejo clínico.

Medidas gerais devem ser adotadas, como analgesia, elevação do membro afetado, repouso, antipiréticos em caso de febre e hidratação. A área atingida deve ser delimitada e revisada regularmente para avaliar a resposta ao tratamento.

TRATAMENTO ANTIMICROBIANO

- Erisipela:
  - Penicilina procainada: 400.000 U IM 12/12 h, 10 dias.
  - Amoxicilina oral: 500 mg, 8/8 h (criança: 30 mg/kg/dia), 10 dias.
  - Penicilina G cristalina: IV 4/4 h, para casos graves e idosos. Dose adulto: 15-18 milhões U/dia. Crianças: 300.000 U/kg/dia, 10 dias.
  - Hipersensibilidade à penicilina: macrolídeos, cefalosporinas.
- Celulite:
  - Oxacilina: 2 g IV 4/4 h.
  - Alternativo: cefazolina 1 a 2 g 8/8 h.
  - Ampicilina/sulbactam: 1,5 a 3 g IV 6/6 h.
  - A duração do tratamento deve ser de 1 a 2 semanas, de acordo com a apresentação clínica.

BIBLIOGRAFIA

Dalal A, Eskin-Shwartz M, Mimouni et al. Interventions for the prevention of recurrent erysipelas and cellulitis. Cochrane Database Syst Rev. 2017;6:1-11.

Kasper DL, Hauser SL, Jameson JL, Fauci AS, Longo DL, Loscalzo J. et al. Medicina interna de Harrison. 18. ed. Porto Alegre: AMGH; 2013.

Maxwell-Scott H, Kandil H. Diagnosis and management of cellulitis and erysipelas. Br J Hosp Med. 2015;76:114-17.

Tavares W, Marinho LAC. Rotinas de diagnóstico e tratamento das doenças infecciosas e parasitárias. 4. ed. São Paulo: Atheneu; 2015.

LEPTOSPIROSE

Luísa Jabour Pazeli
Marcelo Barros Weiss

DEFINIÇÃO

A leptospirose é uma zoonose causada por espiroquetas patogênicas do gênero *Leptospira*. É uma doença febril generalizada. Estas bactérias são microrganismos aeróbios obrigatórios capazes de afetar animais domésticos e selvagens. A infecção pode ser assintomática ou produzir uma diversidade de sinais e sintomas que podem levar a formas graves e fatais. Os principais responsáveis pela transmissão da doença são os ratos, que uma vez infectados eliminam as espiroquetas pela urina por toda a vida. O microrganismo é capaz de penetrar através da pele ou mucosa íntegra quando o ser humano entra em contato direto com sangue, tecidos, órgãos ou urina de animais infectados ou pelo contato indireto com água e solo contaminados pela urina dos animais portadores. A água é uma das principais fontes de contaminação e os pequenos mamíferos, principalmente ratos, são os principais reservatórios, por isso situações como enchentes e chuvas fortes assim como atividades laborativas, pesca e trabalho em criadouros de animais favorecem a infecção.

QUADRO CLÍNICO

O período de incubação é, na maioria das vezes, de 3 a 13 dias. A doença apresenta evolução bifásica, sendo que no primeiro período ocorre bacteremia e a duração é de 4 a 7 dias, depois ocorre um pequeno período de defervescência de 1 a 2 dias, seguido pela fase imune, na qual a febre e os sintomas reaparecem. Este modelo é frequente na forma ictérica, porém nem sempre ocorre na forma anictérica.

Forma Anictérica

- *Fase de leptospiremia:* o início é abrupto com febre alta e remitente, juntamente com calafrios, mialgia, prostração e cefaleia intensa. A panturrilha é um músculo caracteristicamente afetado pela leptospirose, mas a musculatura da região lombar e da parede abdominal também são regularmente acometidas. Também se observam anorexia, dor abdominal, náuseas, vômitos, diarreia e injeção conjuntival com sintomas oculares. Lesões cutâneas exantematosas variadas em região pré-tibial e do tronco são também relatadas. Dentre as manifestações respiratórias estão tosse seca ou produtiva com ou sem hemoptise, além de dor torácica e ausculta compatível com consolidação. A radiografia demonstra infiltrado alveolar com áreas de consolidação. Pequenos derrames pleurais podem ocorrer. Hepatoesplenomegalia e linfadenopatia são menos comuns.
- *Fase imune:* os anticorpos específicos podem ser detectados no soro. A febre surge em menor intensidade, juntamente com manifestações de envolvimento de diversos órgãos. A meningite asséptica é o principal acontecimento desta fase, caracterizada por cefaleia intensa, vômitos e sinais de irritação meníngea. Outra ocorrência importante da fase imune é a uveíte.

Forma Ictérica ou Síndrome de Weill

A minoria dos pacientes evolui para a fase grave tardia. Icterícia, falência renal e hemorragia correspondem à tríade que caracteriza a síndrome de Weil. A icterícia é um sinal proeminente com início abrupto e se manifesta com coloração amarelo-avermelhada (icterícia rubínica). Hepatomegalia e colúria são usuais. Devido ao tropismo da bactéria pelos rins, eles são os principais órgãos acometidos, com elevação de escórias nitrogenadas e piúrias, hematúria e proteinúria ao EAS. A insuficiência renal aguda pode ser oligúrica com hipocalemia e aumento da excreção de sódio, evoluindo com desidratação e hipotensão. Miocardite pode ocorrer em qualquer fase, mas é mais grave na síndrome de Weill com colapso circulatório e insuficiência cardíaca. Trombocitopenia é comum e quase metade dos pacientes apresenta fenômenos hemorrágicos: sangramento de pele e mucosas, como petéquias, epistaxe e equimoses. Sangramentos gastrointestinais e capilarite pulmonar hemorrágica são as principais causas de morte. O colapso circulatório pode vir acompanhado de síndrome do desconforto respiratório agudo.

DIAGNÓSTICO

A leptospirose deve ser considerada em indivíduos que tenham manifestações clínicas condizentes com a doença e história epidemiológica sugestiva.

O exame de sangue pode resultar em achados não específicos, como relativo aumento de transaminases, aumento de bilirrubina e plaquetopenia. Na leptospirose severa pode ocorrer leucocitose com desvio à esquerda.

Quando a cefaleia vier acompanhada de meningismo deve ser feita a punção lombar. Achados que contribuem para o diagnóstico de meningite asséptica são: predomínio linfocitário com contagem de células maior que 500/mm^3, níveis de proteína entre 50 e 100 mg/mL e glicose normal.

A confirmação diagnóstica pode ser feita tanto por demonstração do organismo quanto por testes sorológicos para identificação de anticorpos:

- Cultura de sangue ou liquor em meio líquido de Stuart ou semissólido de Fletcher.
- Visualização de leptospiras em microscopia de campo escuro.
- Testes com base em PCR com amplificação do DNA bacteriano de amostras de sangue, urina ou líquor possibilitam diagnóstico nos primeiros dias de doença.
- Reações sorológicas: soroaglutinação microscópica (MAT – padrão ouro) ou macroscópica ou imunoensaio (ELISA).

TRATAMENTO

A) Leptospirose leve:
- Doxiciclina: VO 100 mg 2×/dia.
- Ampicilina: VO 500 mg 6/6 h.
- Amoxicilina: VO 500 mg 8/8 h.
- Crianças:
    - Amoxicilina: VO 50 mg/kg/dia 8/8 h.

B) Leptospirose severa:
- Penicilina G cristalina: IV 1,5 milhão de unidades 6/6 h.
- Ceftriaxona: IV 1 g 1×/dia.
- Crianças:
    - Penicilina G cristalina: IV 50 a 100.000 U/kg/dia, IV, em quatro ou seis doses.
    - Ampicilina: IV 50-100 mg/kg/dia, IV, dividido em quatro doses.

Obs.: Todos os esquemas devem ser utilizados por no mínimo 7 dias.

Os pacientes com leptospirose grave devem ser triados rapidamente e assistidos agressivamente para hipotensão, lesões pulmonar e renal aguda e hemorragia. A diálise deve ser iniciada precocemente, juntamente com reposição de volume e potássio nos pacientes com IRA oligúrica.

BIBLIOGRAFIA

Coura JR. Dinâmica das doenças infecciosas e parasitárias. 2. ed. Rio de Janeiro: Guanabara Koogan; 2013.

Goldman L, Ausiello D. Cecil medicina. 24. ed. Rio de Janeiro: Elsevier; 2014.

Haake DA, Levett PN. Leptospirosis in Humans. Curr Top Microbiol Immunol. 2015;387:65-97.

Veronesi R, Diament D, Lomar AV et al. Tratado de infectologia 5.ed. São Paulo: Atheneu; 2015.

DENGUE, *CHIKUNGUNYA*, ZIKA E FEBRE DE MAYARO

CAPÍTULO 76

Giuliana Schindler Fogaça
Marcelo Barros Weiss

DENGUE
Definição
Doença febril aguda transmitida pelos mosquitos *Aedes aegypti* e *Aedes albopictus*. Atualmente é a mais importante arbovirose que afeta o ser humano, constituindo um sério problema de saúde pública no mundo. A infecção pode ser assintomática ou sintomática, causando uma doença sistêmica e dinâmica de amplo espectro clínico, variando desde formas oligossintomáticas até quadros graves, que podem evoluir para óbito. Três fases clínicas podem ocorrer: febril, crítica e de recuperação.

Sinais de alarme: em sua maioria, são resultantes do aumento da permeabilidade vascular, a qual marca o início do deterioramento clínico do paciente e sua possível evolução para o choque por extravasamento de plasma. Dessa forma, os sinais de alarme devem ser rotineiramente pesquisados e valorizados. Os pacientes devem ser orientados a procurar assistência médica em sua ocorrência (Quadro 76-1).

Quadro 76-1. Sinal de Alarme na Dengue

1. Dor abdominal intensa (referida ou à palpação) e contínua
2. Vômitos persistentes
3. Acúmulo de líquidos (ascite, derrame pleural, derrame pericárdico)
4. Hipotensão postural e/ou lipotimia
5. Hepatomegalia maior do que 2 cm abaixo do rebordo costal
6. Sangramento de mucosa
7. Letargia e/ou irritabilidade
8. Aumento progressivo do hematócrito

Tratamento
Grupo A
Caso suspeito de dengue + ausência dos sinais de alarme + sem comorbidades ou não pertencente a grupo de risco.

Atendimento em unidade de atenção primária:

1. Exames laboratoriais:
   - Hemograma completo: recomenda-se solicitação para todos pacientes, sendo obrigatório nas gestantes, crianças menores que 5 anos e pacientes com comorbidades.
   - Isolamento viral: em todos os pacientes em período não epidêmico, nos pacientes graves ou casos complicados em períodos epidêmicos.
2. Analgésicos: dipirona ou paracetamol:
   - Dipirona sódica:
     - Gotas: 500 mg/mL (1 mL = 20 gotas).
     - Solução oral: 50 mg/mL.
     - Supositório pediátrico: 300 mg por unidade.
     - Solução injetável: 500 mg/mL.
     - Comprimidos: 500 mg por unidade.
     - Dosagem:
       - Adultos: 20 gotas ou 1 comprimido (500 mg) de 6/6 horas.
       - Crianças: 10 mg/kg/dose de 6/6 horas (respeitar dose máxima para peso e idade).
   - Paracetamol:
     - Gotas: 200 mg/mL (1 mL = 20 gotas).
     - Comprimidos: 500 a 750 mg por unidade.
     - Dosagem:
       - Adultos: 40-55 gotas ou 1 comprimido (500 a 750 mg) de 6/6 horas.
       - Crianças: 10 mg/kg/dose de 6/6 horas (respeitar dose máxima para peso e idade).

Obs.: Em situações excepcionais, para pacientes com dor intensa, pode-se utilizar, nos adultos, a associação de paracetamol (500 mg) e fosfato de codeína (7,5 mg) de 6/6 horas.

3. Recomendar a não utilização de AAS e AINEs.
4. Repouso + dieta.
5. Hidratação oral:
   - Adultos: 1/3 soro de reidratação oral + 2/3 líquidos caseiros (água, suco de frutas, soro caseiro, chás, água de coco etc.), sendo o volume diário total de 60 mL/kg/dia.
   - Crianças (< 13 anos de idade): 1/3 soro de reidratação oral + 2/3 líquidos caseiros (água, sucos e chás), sendo o volume diário total de:
     - Crianças até 10 kg: 130 mL/kg/dia.
     - Crianças de 10 a 20 kg: 100 mL/kg/dia.
     - Crianças acima de 20 kg: 80 mL/kg/dia.
   - Ingerir 1/3 do volume total calculado após as primeiras 4 a 6 horas do atendimento.
   - Manter a hidratação durante todo o período febril e por até 24-48 horas após a defervescência da febre, sendo que a alimentação não deve ser interrompida durante a hidratação e sim administrada de acordo com a aceitação do paciente. O aleitamento materno dever ser mantido e estimulado.
   - Especificar em receita médica ou no cartão da dengue o volume a ser ingerido e liberar o paciente para domicílio com orientações.
   - Agendar retorno para reavaliação clínica no dia de melhora da febre (possível início da fase crítica) ou, caso não haja defervescência, retornar no quinto dia de doença. Em caso de sangramentos ou sinais/sintomas de alarme orientar retorno imediato ao serviço de urgência.

Grupo B
Caso suspeito de dengue + ausência dos sinais de alarme + sangramento espontâneo de pele ou induzido pela prova do laço + condições clínicas especiais e/ou de risco social ou comorbidades (lactentes, gestantes, idosos, hipertensão arterial ou doenças cardiovasculares graves, diabetes melito, DPOC, doenças hematológicas crônicas, doença renal crônica, doença ácido péptica, hepatopatias e doenças autoimunes).

Atendimento em unidade de atenção secundária com suporte para observação:

1. Exames laboratoriais:
   - Hemograma completo: obrigatório para todos os pacientes no momento do atendimento, com liberação do resultado em até 4 horas.
   - Isolamento viral: em todos os pacientes em período não epidêmico, nos pacientes graves ou casos complicados em períodos epidêmicos.
   - Outros exames: solicitados de acordo com a condição clínica associada ou a critério médico.
2. Observação em unidade de atendimento até resultado dos exames.
3. Analgésicos: dipirona ou paracetamol.
   - Conforme recomendado para o grupo A.
4. Hidratação oral:
   - Conforme recomendado para o grupo A, até resultado dos exames.
5. Reavaliação clínica e resultados laboratoriais:
   - Paciente com hematócrito normal:
     - Liberação do paciente para domicílio com orientações.
     - Tratamento ambulatorial com reavaliação clínica e laboratorial diária.
     - Agendar o retorno para reclassificação do paciente até 48 horas após a queda da febre ou imediata, na presença de sinais de alarme.
   - Paciente com sinais de alarme:
     - Seguir a conduta do grupo C.
6. Notificação do caso.

Grupo C
Caso suspeito de dengue + presença de algum sinal de alarme.

Atendimento em unidade de atenção terciária com leitos de internação:

1. Reposição volêmica imediata:
   - Iniciar com 10 mL/kg de soro fisiológico na primeira hora, independente do nível de complexidade da unidade de atendimento, inclusive durante eventual transferência para unidade de referência.
   - Paciente deve permanecer em acompanhamento em leito de internação até estabilização do quadro por, no mínimo, 48 horas.
2. Exames laboratoriais e de imagem:
   - Obrigatórios:
     - Hemograma completo.
     - Dosagem de albumina sérica e transaminases.
     - Sorologia (após o quinto dia) e isolamento viral ou PCR (até o quinto dia). A conduta clínica independe de tais exames.
   - Recomendados:
     - Radiografia de tórax (PA, perfil e incidência de Laurell).
     - Ultrassonografia de abdome.
     - Glicemia.
     - Ureia.
     - Creatinina.
     - Eletrólitos.
     - TGO e TGP.
     - Gasometria.
     - TPAE.
     - Ecocardiograma.

Obs.: Sinais Laboratoriais de Dengue Grave:
- Plaquetopenia
- Hemograma: hemoconcentração.
- Leucograma: leucopenia com linfocitose.
- Bioquímica: TGO e TGP aumentados.

3. Reavaliação clínica
   - Avaliar sinais vitais, PA, diurese (desejável 1 mL/kg/h) após 1 hora.
   - Manter hidratação de 10 mL/kg/hora na segunda hora até a avaliação do hematócrito, que deverá ocorrer em 2 horas (após a etapa de reposição volêmica).
   - Total máximo de cada fase de expansão é de 20 mL/kg em 2 horas, para garantir administração gradativa e monitorada.
4. Avaliação do hematócrito:
   - Se não houver melhora do hematócrito ou dos sinais hemodinâmicos, repetir a fase de expansão até três vezes.
   - Seguir a orientação de reavaliação clínica (sinais vitais, PA, avaliar diurese) após 1 hora, e de hematócrito em 2 horas (após conclusão de cada etapa).
   - Se houver melhora clínica e laboratorial após a(s) fase(s) de expansão, iniciar a fase de manutenção. Se não houver melhora clínica e laboratorial conduzir como grupo D.
5. Fase de manutenção:
   - Primeira fase: 25 mL/kg em 6 horas. Se houver melhora iniciar segunda fase.
   - Segunda fase: 25 mL/kg em 8 horas, sendo 1/3 com soro fisiológico e 2/3 com soro glicosado.
6. Analgésicos: dipirona ou paracetamol
   - Conforme recomendado para o grupo A.
7. Notificação do caso.
8. Os pacientes do grupo C devem permanecer em leito de internação até estabilização e critérios de alta, por um período mínimo de 48 horas. Após a alta, o retorno para reavaliação clínica e laboratorial segue orientação conforme grupo B.

Grupo D

Caso suspeito de dengue + presença de sinais de choque, sangramento grave ou disfunção grave de órgãos (Quadro 76-2).

Atendimento em unidade de atenção terciária com leito de UTI:

1. Reposição volêmica (adultos e crianças):
   - Iniciar imediatamente fase de expansão rápida parenteral, com solução salina isotônica: 20 mL/kg em até 20 minutos, em qualquer nível de complexidade, inclusive durante eventual transferência para uma unidade de referência, mesmo na ausência de exames complementares.
   - Caso necessário, repetir fase de expansão por até três vezes, de acordo com avaliação clínica. Se houver melhora clínica e laboratorial, retornar para a fase de expansão do grupo C e seguir a conduta recomendada para o grupo.
   - A infusão de líquidos deve ser interrompida ou reduzida à velocidade mínima necessária quando houver término do extravasamento plasmático; normalização da pressão arterial, do pulso e da perfusão periférica; diminuição do hematócrito, na ausência de sangramento; diurese normalizada e resolução dos sintomas abdominais.
2. Reavaliação clínica:
   - Avaliação do paciente a cada 15-30 minutos e de seu hematócrito em 2 horas.
   - Estes pacientes devem permanecer internados e monitorados em leito de UTI até estabilização (mínimo 48 horas). Após estável, permanecer em leito de internação.
3. Exames laboratoriais e de imagem:
   - Seguir mesmas orientações do grupo C.
4. Condução da persistência do choque:
   - Hematócrito em ascensão:
     - Após a reposição volêmica adequada:
       - Utilizar expansores plasmáticos (albumina 0,5-1 g/kg).
       - Preparar solução de albumina a 5% (para cada 100 mL desta solução, usar 25 mL de albumina a 20% e 75 mL de SF a 0,9%); na falta desta, usar coloides sintéticos, 10 mL/kg/hora.
   - Hematócrito em queda e persistência do choque:
     - Investigar hemorragias e avaliar a coagulação.
     - Na presença de hemorragia, transfundir concentrado de hemácias (10 a 15 mL/kg/dia).
     - Na presença de coagulopatias avaliar necessidade de uso de plasma fresco (10 mL/kg), vitamina K endovenosa e crioprecipitado (1 U para cada 5-10 kg).

Quadro 76-2. Sinais de Choque na Dengue

1. Taquicardia
2. Extremidades distais frias
3. Pulso fraco e filiforme
4. Enchimento capilar lento (> 2 segundos)
5. Pressão arterial convergente (< 20 mmHg)
6. Taquipneia
7. Oligúria (< 1,5 mL/kg/h)
8. Hipotensão arterial (fase tardia do choque)
9. Cianose (fase tardia do choque)

- Considerar a transfusão de plaquetas nas seguintes condições: sangramento persistente não controlado, depois de corrigidos os fatores de coagulação e do choque, e com trombocitopenia e INR maior que 1,5 vez o valor normal.
  - Hematócrito em queda com resolução do choque, ausência de sangramentos, mas com o surgimento de outros sinais de gravidade:
    - Observar: sinais de desconforto respiratório, sinais de insuficiência cardíaca congestiva e investigar hiper-hidratação
    - Deve-se tratar com diminuição importante da infusão de líquido, uso de diuréticos e drogas inotrópicas, quando necessário.
5. Notificação do caso.
6. Após a alta, o retorno para reavaliação clínica e laboratorial segue orientação conforme grupo B.

OBS: Oferecer O_2 em todas as situações de choque (cateter, máscara, Cpap nasal, ventilação não invasiva, ventilação mecânica), de acordo com a tolerância e a gravidade do paciente.

CHIKUNGUNYA

O vírus *Chikungunya* (VCHIK) teve sua disseminação em 2004, provavelmente em decorrência de transporte aéreo possivelmente originário do Tanzânia (1953), transmitido pelo mesmo vetor do dengue, *Aedes aegypti* e, secundariamente, também pelo *Aedes albopictus*, espalhou medo, muita doença e, surpreendentemente, algumas mortes em crianças, idosos e em imunodeprimidos.

Apresentação Clínica

Além de causar todo o tipo de dores e lesões articulares (marca característica), algumas das quais podem resultar em artrites deformantes com déficits funcionais das articulações afetadas, principalmente dos membros superiores, mas também dos inferiores.

Os pacientes costumam também apresentar febre elevada, tontura, fotofobia, mialgias, náuseas e/ou vômitos por até 1 semana. Muitos pacientes também desenvolvem formas subagudas da doença, com prolongamento da sintomatologia por várias semanas, e outros, a forma crônica, com artrites e artropatias severas, que se instalam e causam dor e limitações nos pacientes por muitos anos.

Diagnóstico

O diagnóstico dessa arbovirose é igual ao das demais, ou seja, podem-se usar as tentativas de isolamento viral e detecção do RNA viral (diagnóstico virológico) e detecção de anticorpos IgM por ensaio imunoenzimático – ELISA ou detecção de IgG ou anticorpos totais por IgG-ELISA ou inibição da hemaglutinação (diagnóstico sorológico).

Tratamento

Não há até o omento tratamento específico para a doença e obedece às mesmas diretrizes do tratamento da Dengue atualmente (Vide tratamento de Dengue).

ZIKA VÍRUS

O vírus Zika é um flavivírus filogeneticamente relacionado com o vírus dengue, vírus da febre-amarela e vírus do Nilo Ocidental. É uma arbovirose emergente transmitida por mosquitos do gênero Aedes. A sua descoberta deu-se em 1947 na floresta Zika no Uganda, isolado em macaco Rhesus. A partir 2007 foram descritas epidemias na Micronésia e outras ilhas do Oceano Pacífico e, mais recentemente, no Brasil.

Apresentação Clínica

Síndrome febril aguda "tipo-dengue" com aparecimento precoce de exantema evanescente muitas vezes (principal sintoma diferencial) pruriginoso; ocasionalmente a doença tem sido associada à síndrome de Guillain-Barré e ao aparecimento de microcefalia quando do acometimento de mulheres grávidas, principalmente no primeiro trimestre. No entanto, até ao momento não foram relatadas mortes pela doença e suas complicações.

Diagnóstico

O diagnóstico pode ser realizado por meio de técnica de reação em cadeia da polimerase ou por pesquisa de anticorpos IgG e IgM. A rápida disseminação do vírus e seu potencial epidêmico são preocupantes especialmente em territórios com circulação de outras arboviroses pela dificuldade no diagnóstico diferencial e na sobrecarga dos serviços de saúde.

Tratamento

As medidas de controle são as mesmas recomendadas para a dengue e *Chikungunya*, baseadas em educação em saúde e controle do vetor.

FEBRE DE MAYARO

O vírus Mayaro, é um arbovírus do gênero Alphavirus descoberto em 1954 no Caribe e desde então tem sido o agente responsável por várias epidemias no Brasil (região Norte), G. Francesa, Suriname, Costa Rica, Guatemala, Haiti, Venezuela, México, Equador, Panamá, Peru e Bolívia. Sua transmissão ocorre através da picada de mosquitos fêmeas do gênero Hemagogus.

Contudo, estudos demonstraram que o vírus pode infectar mosquitos do gênero Aedes, Culex, Mansonia, Psorophora e Sabethes.

A febre mayaro tem ganhado espaço nos noticiários e revistas especializadas em decorrência da descoberta de um vírus MAYV com alterações genéticas vindas do Haiti. Alguns temem que as alterações apresentadas pelo vírus o tornem mais adaptável à transmissão em locais urbanos (principalmente por meio do *Aedes aegypti* e até mesmo o pernilongo), disseminando a doença da mesma forma como ocorreu com o Zika vírus em 2015 e 2016.

Além disso, por ser extremamente parecida com a febre *Chikungunya*, especialistas temem que a febre mayaro já esteja se espalhando sem um devido controle.

O vírus Mayaro é composto por três genótipos (D, L e N), sendo o L exclusivo do Brasil. Faz parte do complexo Semlik que consiste em sete outras viroses: Bebaru, *Chikungunya*, Getah, vírus da Floresta Semlik, vírus do Rio Ross, O'nyong-nyong e vírus Una.

Período de Incubação: 7 a 12 dias em média.

Manifestação Clínicas

Composta por duas fases: aguda e subaguda.

A fase aguda é quando ocorre a viremia (3 a 4 dias). Pode apresenta *rash*, febre (que pode durar 10 dias e reaparecer após período sem febre), mialgia, dor retro-orbitária, cefaleia, diarreia, artralgia (> 50% dos casos) que pode persistir por meses a anos.

Na fase subaguda já não há viremia e que ficará após 5 dias indo até 14 dias sem febre com manutenção da mialgia, cefaleia e dor nos olhos.

Complicações

Miocardite, encefalite, manifestações hemorrágicas.

Diagnóstico Diferencial

Coxsackie, Echovirus, hepatites A, B e C, *Parvovirus*, rubéola, Zika, *Chikungunya*, Dengue, Epstein-Barr, HIV, *Herpes simplex*, CMV.

Diagnóstico Laboratorial

Sorologia (hemaglutinação, fixação do complemento, teste de neutralização, MAC ELISA, EIA-ICC) – 3 dias a 3 meses após o início dos sintomas RT-PCR (plasma e urina) – Entre 2 a 6 dias do início dos sintomas.

Tratamento

Tratamento específico contra a febre Mayaro ainda não existe, faz-se apenas sintomático controlando a febre e a dor. É importante apenas tomar muito líquido para evitar a desidratação.

Pacientes com febre mayaro ou suspeita de febre mayaro devem manter a orientação de evitar ácido acetilsalicílico ou que contenham a substância associada.

BIBLIOGRAFIA

Acosta-Ampudia Y, Monsale DM Rodriguez Y, Pacheco Y, Anaya JM et al. Mayaro: an emerging viral threat? Emerging Microbes & Infections. 2018;7:163.

Albuquerque IGC Marandino R, Mendonça AP, Nogueira RM, Vasconcelos PF, Guerra LR et al. Chikungunya virus infection: report of the first case diagnosed in Rio de Janeiro, Brazil. Rev Soc Bras Med Trop. 2012 Feb;45(1):128-9.

Esposito DL, Fonseca BA. Will Mayaro vírus be responsible for the next outbreak of an arthropod-born vírus in Brazil? Braz J Infect Dis. 2017;21(5)540-544.

Mavian Carla Rife BD, Dollar JJ, Cella E, Massino C, Prosperi M et al. Emergence of recombinant Mayaro virus strains from the Amazon basin. Scientific Reports. 2017;7:8718.

Ministério da Saúde. Dengue diagnóstico e manejo clínico adulto e criança. (acesso 28 mar 2018.) Disponível em: http://portalarquivos2.saude.gov.br/images/pdf/2016/janeiro/14/dengue-manejo-adulto-crianca-5d.pdf.

Ministério da Saúde. Dengue. (acesso 28 mar 2018.) Disponível em: http://portalms.saude.gov.br/saude-de-a-z/dengue/descricao-da-doenca.

Pinto Junior VL, Luz K, Parreira R, Ferrinho P. Vírus Zika: revisão para clínicos. Acta Médica Portuguesa, Lisboa. Nov/Dec 2015;28(6):760-5.

Simon F, Savini H, Parola P. Chikungunya: a paradigm of emergence and globalization of vector-borne diseases. Med Clin North Am. 2008 Nov;92(6):1323-43.

Vasconcelos PFCV. Emergência do *vírus Chikungunya*: risco de introdução no Brasil. Rev Pan-Amaz Saúde. 2014;5(3):9-10.

CAPÍTULO 77

FEBRE AMARELA

Luísa Jabour Pazeli
Marcelo Barros Weiss

DEFINIÇÃO

A febre amarela é uma doença viral hemorrágica e potencialmente fatal. É endêmica nas regiões tropicais da África e da América do Sul. O agente etiológico é um vírus de RNA, denominado *Flavivirus*. A transmissão é feita pelos mosquitos *Aedes* e *Haemagogus*. No Brasil, a transmissão ocorre pelo ciclo silvestre. O período de incubação é de 3 a 6 dias.

QUADRO CLÍNICO

A apresentação clínica da doença é variada. Dentre os afetados, cerca de 90% são oligossintomáticos ou desenvolvem sintomas leves, contudo uma pequena parcela é acometida pelas formas graves e fulminantes, nas quais são encontrados sinais e sintomas como icterícia, albuminúria e hemorragias (Quadro 77-1).

Quadro 77-1. Formas Clínicas da Febre Amarela

Forma	Sinais e sintomas	Alterações laboratoriais
Leve/moderada	Febre, cefaleia, mialgia, náuseas, icterícia ausente ou leve	Plaquetopenia, elevação moderada de transaminases, bilirrubinas normais ou discretamente elevadas (predomínio da direta)
Grave	Todos os anteriores Icterícia intensa, manifestações hemorrágicas, oligúria, diminuição do nível de consciência	Plaquetopenia intensa, aumento da creatinina, elevação importante de transaminases
Maligna	Todos os sintomas clássicos de forma intensificada	Todos os anteriores Coagulação intravascular disseminada

Fonte: Ministério da Saúde

No período inicial, fase infecciosa ou de viremia, os pacientes podem apresentar febre de moderada a alta, com calafrios, cefaleia supraorbitária ou frontal, náuseas e vômitos, astenia, anorexia e mialgia, principalmente lombalgia. O exame físico pode revelar sinal de Faget, que consiste na dissociação pulso-temperatura (bradicardia acompanhada de febre alta), rubor facial e injeção conjuntiva. A forma leve evolui rapidamente para cura em 2 a 3 dias (máximo de 5 dias), porém em alguns casos pode progredir para fase toxêmica.

Se não for autolimitada, a afecção evolui para fase de intoxicação ou de visceralização, que geralmente se dá após um período de breve melhora dos sintomas (período de remissão). A falência hepática é característica da fase maligna, na qual se encontra icterícia exuberante com bilirrubina, ALT e AST muito elevadas. A ocorrência de sangramentos, decorrente de dano hepático severo com redução da síntese e aumento do consumo de fatores da coagulação, é comum. As hemorragias mais frequentes são: hematêmese, melena, gengivorragia, hematúria, hemoptise e epistaxe, hematomas nos locais de punção venosa, otorragia e metrorragia. Insuficiência renal aguda dá-se como consequência da necrose tubular aguda e é marcada por azotemia, albuminúria, anúria e necrose tubular renal. O envolvimento hepático é mais proeminente que o renal.

As consequências clínicas estão relacionadas com o grau de dano hepático, que pode ser mensurado pela dosagem de aminotransferases. Estudos feitos no Brasil demonstraram que o prognóstico é reservado nos casos em que alanina aminotransferase (ALT) ultrapassou 1.200 UI e aspartato aminotransferase (AST) foi maior que 1.500 UI. Ao contrário do que é observado nas hepatites virais, os níveis de AST estão mais elevados do que os de ALT na febre amarela.

O estágio final da doença é marcado por deterioração rápida com falência de múltiplos órgãos e choque circulatório.

DIAGNÓSTICO

Os sintomas podem ser semelhantes àqueles apresentados na malária, leptospirose, mononucleose infecciosa, hepatites virais e outras febres hemorrágicas, como dengue, por isso essas afecções devem ser consideradas como diagnóstico diferencial.

A doença deve ser suspeitada em pessoas que apresentam características clínicas sugestivas e que vivem ou estiveram em áreas endêmicas ou em ambientes rurais e/ou silvestres. O histórico vacinal deve ser questionado. O diagnóstico definitivo é feito com métodos virológicos (isolamento viral), identificação de antígenos virais e do RNA viral (PCR) e métodos sorológicos, sendo a dosagem de anticorpos pelo método ELISA o mais utilizado, porém os anticorpos IgM só podem ser identificados a partir do sexto dia de doença. O exame de sangue na forma grave pode revelar plaquetopenia com níveis elevados de transaminases e bilirrubina total, com predomínio da direta. Se o fígado estiver acometido, os testes de coagulação estarão alterados.

CONDUTA

A notificação dos casos de febre amarela deve ser feita imediatamente (em até 24 horas).

Não existe tratamento específico para febre amarela. Os casos leves ou moderados devem ser acompanhados em regime ambulatorial. O tratamento deve ser feito com analgésicos e antitérmicos e hidratação oral (Quadros 77-2 e 77-3).

Quadro 77-2. Tratamento Sintomático

- Dipirona: 500 mg a 1 g até 4 vezes ao dia **ou** 20 a 40 gotas até 4 vezes ao dia
- Paracetamol: 500 mg 4/4 ou 6/6 h ou 750 mg 6/6 ou 8/8 h (até 4 g/dia) **ou** 25 a 50 gotas 3 a 5 vezes ao dia (dose máxima 55 gotas até 5 vezes ao dia)

Quadro 77-3. Hidratação

- Oral: 60 mL/kg/dia, podendo ser apenas com solução salina ou 1/3 com solução salina e 2/3 com líquidos caseiros
- Parenteral: deve ser iniciada se: FC > 100 bpm, pulso fraco e filiforme, intervalo entre PA sistólica e diastólica < 20 mmHg, taquipneia, oligúria, vômitos persistentes, diminuição do nível de consciência. 10 mL/kg na primeira hora. Reavaliar necessidade de mais volume de acordo com PA, FC e diurese

Estes pacientes devem ser orientados a retornar ao serviço de saúde se os sintomas piorarem ou a febre alta persistir por mais de 4 dias e/ou algum dos sinais ou sintomas surgirem: icterícia, sangramentos, diminuição da diurese e vômitos.

Internação na enfermaria é indicada para os casos moderados a graves, em que o paciente apresente regular ou mau estado geral, desidratação moderada ou intensa e vômitos, sem hemorragias ativas e com nível de consciência normal. Para estes doentes devem ser prescritos sintomáticos para febre e dor. A hidratação oral ou parenteral deve ser iniciada (Quadro 77-3), juntamente com o controle da diurese, calculando o volume de hora em hora, sendo que é esperado que seja maior que 1 mL/kg/hora.

A forma maligna da doença é identificada nos indivíduos que apresentam icterícia acentuada, hemorragias, colúria, oligúria, diminuição do volume urinário, vômitos constantes, diminuição do nível de consciência e dor abdominal intensa, além dos seguintes sinais laboratoriais: hematócrito em elevação, transaminases acima de dez vezes o valor de referência, creatinina elevada e coagulograma alterado. Estes pacientes devem ser encaminhados para um centro de terapia intensiva.

As seguintes condutas devem ser ponderadas: ventilação mecânica invasiva, hemodiálise, suporte hematológico, manutenção da nutrição, uso de omeprazol, ressuscitação hídrica e uso de aminas vasoativas. As infecções bacterianas secundárias devem ser investigadas e tratadas com o antibiótico adequado. Coagulopatias são manejadas com plasma fresco congelado.

Todos os pacientes devem ser isolados até o diagnóstico ser confirmado e cuidados para evitar picadas de mosquitos devem ser tomados.

BIBLIOGRAFIA

Coura JR. Dinâmica das doenças infecciosas e parasitárias. 2. ed. Rio de Janeiro: Guanabara Koogan; 2013.

Ministério da Saúde. Febre amarela guia para Profissionais de Saúde. (acesso em 8 out 2018.) Disponível em: http://bvsms.saude.gov.br/bvs/publicacoes/febre_amarela_guia_profissionais_saude.pdf.

Monath TP, Vasconcelos PFC. Yellow fever. J Clin Virol. 2015;64:160-73.

FEBRE MACULOSA

Luísa Jabour Pazeli
Marcelo Barros Weiss

DEFINIÇÃO
A febre maculosa é uma doença febril aguda causada pela bactéria Gram-negativa intracelular obrigatória *Rickettsia rickettsii*. É adquirida pelos humanos por meio da picada de carrapatos infectados. "Carrapato estrela".

QUADRO CLÍNICO
A apresentação cínica pode variar de quadros clássicos a formas atípicas sem exantema.

Após um período de incubação de 2 a 14 dias ocorre início abrupto com sintomas inespecíficos, como febre alta, cefaleia, mialgia intensa, mal-estar generalizado, náuseas e vômitos. Após 2 a 6 dias, usualmente, surge um exantema maculopapular, de evolução centrípeta e predomínio nos membros inferiores. Regiões palmar e plantar são acometidas, na maioria das vezes. As lesões podem evoluir para petéquias, equimoses e hemorragias. Pode ocorrer necrose de lesões hemorrágicas, principalmente aquelas que afetam as extremidades, orelhas e bolsa escrotal. Os casos mais graves podem evoluir com edema de membros inferiores, hepatoesplenomegalia e oligúria. A falta de tratamento culmina em estado de torpor, confusão mental, alterações psicomotoras, icterícia, convulsões e coma.

DIAGNÓSTICO
Dados clínicos e epidemiológicos sugerem o diagnóstico da doença que deve ser complementado pela reação de imunofluorescência indireta (RIFI). A RIFI confirma o diagnóstico quando apresenta títulos de 1/64 em amostras únicas ou aumento de quatro vezes na segunda amostra colhida. A reação em cadeia da polimerase (PCR) e a imuno-histoquímica também podem ser utilizadas.

No exame de sangue são comumente são observadas anemia e plaquetopenia; leucócitos podem apresentam desvio à esquerda; enzimas hepáticas normalmente estão aumentadas.

CONDUTA
A febre maculosa é doença de notificação compulsória.

A) Tratamento em adultos:
- Doxiciclina: 100 mg 12/12 h, via oral ou endovenosa, devendo ser mantido por 3 dias após o término da febre.
- Cloranfenicol: 500 mg 6/6 h, via oral, devendo ser mantido por 3 dias após o término da febre. Em casos graves, recomenda-se 1 g 6/6 h, via endovenosa, até a recuperação da consciência e melhora do quadro clínico geral, mantendo-se o medicamento por mais de 7 dias na dose de 500 mg 6/6 h, via oral.

B) Tratamento em crianças:
- Doxiciclina (< 45 kg): 2,2 mg/kg 12/12 h, via oral ou endovenosa, devendo ser mantido por 3 dias após o término da febre.
- Cloranfenicol: 50 a 100 mg/kg/dia, 6/6 horas, até a recuperação da consciência e melhora do quadro clínico geral, nunca ultrapassando 2 g por dia, por via oral ou endovenosa, dependendo das condições do paciente.

BIBLIOGRAFIA
Ministério da Saúde. Guia de bolso: doenças infecciosas e parasitárias. (acesso em 2 nov 2018). Disponível em: http://portalarquivos2.saude.gov.br/images/pdf/2014/janciro/23/doen_infecciosas-guia-bolso-8ed.pdf.
Ministério da Saúde. Guia de vigilância em saúde. (acesso em 2 nov 2018). Disponível em: http://portalarquivos2.saude.gov.br/images/pdf/2016/dezembro/31/GVS-Febre-Maculosa.pdf.

FEBRE TIFOIDE

Luísa Jabour Pazeli
Marcelo Barros Weiss

DEFINIÇÃO
A febre tifoide (entérica) é uma infecção sistêmica causada pela bactéria entérica Gram-negativa *Salmonella typhi*. A transmissão é fecal-oral e os fatores de risco nas áreas endêmicas são: ingestão de comida preparada fora de casa ou de água contaminada, contato próximo com doentes, má higiene pessoal, falta de saneamento básico e uso recente de antibióticos. A febre tifoide é uma das doenças definidoras da AIDS em pacientes HIV positivos.

QUADRO CLÍNICO
Após um período de incubação que varia de 10 a 14 dias, as manifestações se iniciam com febre alta e prolongada (38,8 a 40,5ºC), calafrios, cefaleia, mal-estar geral, mialgias, sudorese, bradicardia relativa (sinal de Faget: dissociação pulso-temperatura), esplenomegalia, manchas rosadas no tronco (roséola tifílica) e tosse seca. Anorexia, dor abdominal, náuseas, vômitos e diarreia são os sintomas gastrointestinais mais comuns. Pacientes adultos, geralmente, apresentam constipação, enquanto em crianças e HIV+ diarreia é mais comum. O exantema é maculopapular tênue, cor de salmão, que desaparece à pressão e é localizado, principalmente em tronco e tórax.

As principais complicações são perfuração intestinal e enterorragia. Devem ser manejadas com hidratação e intervenção cirúrgica imediata, além de terapia antimicrobiana de amplo espectro para peritonite polimicrobiana.

Também podem ocorrer manifestações neurológicas, sendo elas meningite, síndrome de Guillain-Barré, neurite e sintomas psiquiátricos.

DIAGNÓSTICO
A ausência de sinais e sintomas característicos pode tornar o diagnóstico difícil. Em áreas de endemia, a doença deve ser considerada em indivíduos que apresentem febre por uma ou mais semanas.

O padrão ouro para diagnóstico é a cultura bacteriana, sendo que a hemocultura tem maior positividade nas duas primeiras semanas e a coprocultura da segunda a quinta. A mielocultura é positiva durante todo o período de doença.

Em, aproximadamente, 1/4 dos casos é possível detectar leucopenia e neutropenia.

O diagnóstico diferencial é feito com malária, hepatite, enterite bacteriana, dengue, riquetsioses, leptospirose, abcessos hepáticos americanos e infecção aguda pelo HIV.

CONDUTA
A notificação compulsória dos casos de febre tifoide deve ser feita.

O tratamento é de preferência ambulatorial.

A) Tratamento em adultos:
  - Cloranfenicol: 50 mg/kg/dia 6/6 h (dose máxima: 4 g/dia).
B) Tratamento em crianças:
  - Cloranfenicol: 50 mg/kg/dia 6/6 h (dose máxima: 3 g/dia).

Tanto para adultos quanto para crianças, a via oral é preferida e as doses devem ser reduzidas para 2 g/dia (adultos) e 30 mg/kg/dia (crianças), quando a febre cessar, o que geralmente ocorre até o quinto dia do tratamento. O tratamento é mantido por 15 dias após o último dia de febre (máximo de 21 dias). Quando houver impossibilidade de administrar o medicamento por via oral, a medicação será feita por via parenteral. Deve ser feito seguimento hematológico de pacientes em uso de cloranfenicol.

Se a febre continuar após 5 dias de tratamento, a possibilidade de trocar o antimicrobiano deve ser considerada. Os medicamentos indicados nestes casos são: ampicilinas, sulfametoxazol + trimetoprim, amoxacilina ou ciprofloxacina.

BIBLIOGRAFIA

Febre Tifoide. Site: https://conceitos.com Autor: Editorial Conceitos. Publicado: 31/12/2018. Disponível em: https://conceitos.com/febre-tifoide/Sao Paulo, Brasil.

Kasper DL, Hauser SL, Jameson JH, Fauci AS, Longo DL, Loscalzo J. Medicina interna de Harrison. 18. ed. Porto Alegre: AMGH; 2013.

Meltzera E, Schwartz E. Enteric fever: a travel medicine oriented view. Curr Opin Infect Dis. 2010;23:432-37.

Ministério da Saúde. Guia de bolso: doenças infecciosas e parasitárias. (acesso em 23 nov 2018). Disponível: http://portalarquivos2.saude.gov.br/images/pdf/2014/janeiro/23/doen-infecciosas-guia-bolso-8ed.pdf.

TUBERCULOSE

Luísa Jabour Pazeli
Marcelo Barros Weiss

DEFINIÇÃO

A tuberculose (TB) é uma doença infecciosa causada pelo microrganismo *Mycobacterium tuberculosis*, também conhecido como bacilo de Koch, um bacilo álcool-ácido resistente (BAAR). Pelo seu poder de multiplicação em diferentes partes do organismo, proporciona um amplo espectro clínico.

A doença que ocorre logo após a infecção é chamada de TB primária, sendo mais comum em imunocomprometidos e crianças. Nos casos em que a doença não se manifesta, a bactéria pode permanecer em estado de latência. A TB secundária ocorre quando há reativação de um caso de TB latente. O risco de desenvolver a doença é maior nos indivíduos HIV+. Em áreas de alta prevalência da TB, um indivíduo previamente infectado pode sofrer reinfecção.

QUADRO CLÍNICO

A TB pulmonar pode ser primária ou secundária.

Mais observada em crianças e adultos jovens, a doença primária pode ser assintomática ou se apresentar com febre persistente, associada a irritabilidade e inapetência. Sinais e sintomas respiratórios não são frequentes. À radiografia torácica pode ser possível visualizar o complexo de Ghon: nódulo de Ghon (cavitação pulmonar) + linfadenopatia hilar ou paratraqueal transitória. Em crianças ou indivíduos imunocomprometidos, a doença primária pode agravar-se rapidamente, aumentando de tamanho e, as vezes, causando derrame pleural. O nódulo primário aumenta rapidamente e sua parte central sofre necrose com desenvolvimento de cavitação. O aumento exagerado dos linfonodos pode causar compressão bronquial e subsequente atelectasia. Quando a resposta imune não é eficaz, a infecção se dissemina formando lesões granulomatosas em diversos órgãos (TB miliar).

A TB pós-primária é mais prevalente em adultos e localiza-se nos segmentos apicais e posteriores dos lobos superiores, sendo que os segmentos superiores dos lobos superiores também podem ser acometidos. Os sinais e sintomas no início da doença têm evolução insidiosa e são, principalmente, febre diurna e sudorese noturna, perda de peso, mal-estar geral e fraqueza. As manifestações respiratórias são predominantes. No começo, a tosse é seca, mas evolui gradativamente para produtiva. Primeiro, ocorre expectoração com conteúdo claro a amarelo esverdeado, depois estrias de sangue começam a surgir e, tardiamente, a hemoptise é mais comum. Pode haver queixa de dor torácica que piora com a tosse. Roncos, sibilos estertores e sopros tubários podem ser identificados à ausculta.

DIAGNÓSTICO

A TB deve ser suspeitada em pessoas que pertencem a áreas de alto risco, apresentam sintomas típicos e radiografia com sinais sugestivos. No entanto, certos pacientes podem não ter um quadro tão característico.

O diagnóstico laboratorial deve ser embasado nos seguintes exames:

- *Baciloscopia (microscopia para BAAR):* o esfregaço de escarro expectorado ou de tecido corado pelo método de Ziehl-Neelsen é submetido à microscopia óptica para visualização dos possíveis bacilos. É, também, indicada para acompanhar a resposta terapêutica na TB pulmonar bacilífera.
- *Tecnologia de amplificação de ácidos nucleicos:* são úteis para a confirmação rápida de TB em indivíduos com amostras positivas para BAAR.
- *Cultura de microbactérias:* possibilita o diagnóstico definitivo com isolamento e identificação da *M. tuberculosis.*

A radiografia torácica é o exame mais útil para diagnóstico da TB pulmonar e permite a diferenciação da forma primária da secundária (Figs. 80-1 a 80-2).

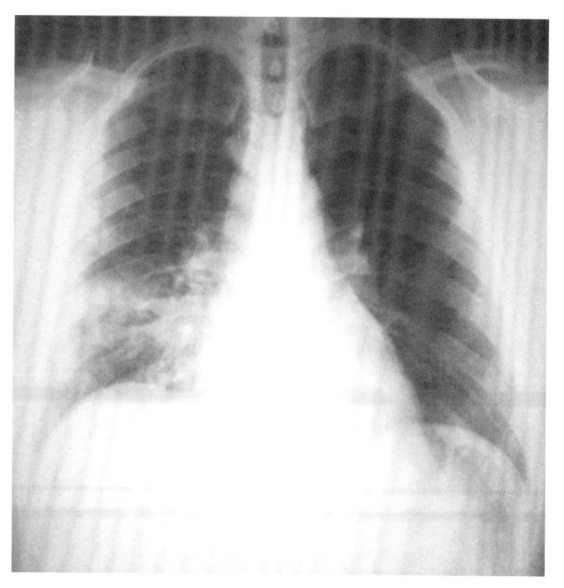

Fig. 80-1. TB primária. Infiltrado em lobo inferior direito com adenopatia hilar bilateral (complexo de Ghon).

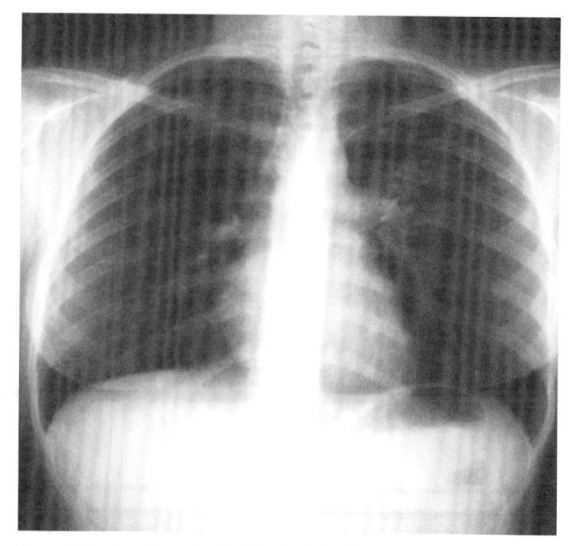

Fig. 80-2. Reativação de TB. Padrão fibronodular típico com densidades lineares estendendo-se para o hilo esquerdo. (Fonte: Lyon SM, Rossman MD, Pulmonary tuberculosis Microbiology Spectrum. 2017;5:1-3.)

TRATAMENTO

A TB é uma doença de notificação compulsória.

Os quatro fármacos utilizados para o tratamento de TB são: isoniazida (H), rifampicina (R), pirazinamida (Z) e etambutol (E). Os esquemas de tratamento ambulatorial devem ser feitos no regime indicado pelo Ministério da Saúde de TDO (tratamento diretamente observado), em que profissionais da saúde devem supervisionar a tomada dos medicamentos pelos pacientes.

As indicações para internação hospitalar são: meningoencefalite tuberculosa, intercorrências clínicas ou cirúrgicas resultantes ou não da tuberculose que não possam ser resolvidas fora do ambiente hospitalar, reações colaterais graves aos medicamentos, estado geral do paciente que impeça o tratamento ambulatorial e condições sociais especiais que favoreçam o abandono do tratamento.

O tratamento da tuberculose é feito em duas etapas. A primeira é a fase de ataque em que o esquema RHZE é utilizado durante 2 meses e, depois, é feita a fase de manutenção na qual o os medicamentos RH são tomados durante 4 meses (Quadro 80-1). Crianças menores de 10 anos não devem fazer uso do etambutol (Quadro 80-2).

Quadro 80-1. Esquema Básico de Tratamento da TB para Adultos e Adolescentes (> 10 anos)

Regime	Fármacos	Faixa de peso	Unidade/dose	Meses
2 RHZE Fase intensiva	RHZE 150/75/400/275 comprimido em dose fixa combinada	20 kg a 35 kg	2 comprimidos	2
		36 kg a 50 kg	3 comprimidos	
		> 50 kg	4 comprimidos	
4 RH Fase de manutenção	RH Comprimido ou cápsula de 300/200 ou 150/100 ou comprimidos de 150/75*	20 a 35 kg	1 comprimido ou cápsula de 300/200 mg ou 2 comprimidos de 150/75	4
		36 kg a 50 kg	1 comprimido ou cápsula de 300/200 mg + 1 comprimido ou cápsula de 150/100 mg ou 3 comprimidos de 150/75	
		> 50 kg	2 comprimidos ou cápsulas de 300/200 mg ou 4 comprimidos de 150/75	

Fonte: Ministério da Saúde.

Quadro 80-2. Esquema Básico de Tratamento da TB Crianças Menores que 10 anos

Fases do tratamento	Fármacos	Peso do doente			
		Até 20 kg mg/kg/dia	> 21 a 35 kg mg/dia	> 36 a 45 kg mg/dia	> 45 kg mg/dia
2 RHZ Fase de ataque	R	10	300	450	600
	H	10	200	300	400
	Z	35	1.000	1.500	2.000
4 RH Fase de manutenção	R	10	300	450	600
	H	10	200	300	400

BIBLIOGRAFIA

Capone D et al. Diagnóstico radiográfico e tomográfico da tuberculose pulmonar. Braz J Health Biomed Scienc. 2006 dez.;5(2):46-53.

Kasper DL, Hauser SL, Jameson JH, Fauci AS, Longo DL, Loscalzo J. Medicina interna de Harrison. 18. ed. Porto Alegre: AMGH; 2013.

Lyon SM, Rossman MD. Pulmonary tuberculosis. Microbiology Spectrum. 2017;5:1-3.

Ministério da Saúde. Manual de recomendações para o controle da tuberculose no Brasil. (acesso em 28 nov 2018). Disponível em: http://bvsms.saude.gov.br/bvs/publicacoes/manual_recomendacoes_controle_tuberculose_brasil.pdf. Acessado em 26 de novembro de 2018.

Tavares W, Marinho LAC. Rotinas de diagnóstico e tratamento das doenças infecciosas e parasitárias. 4. ed. São Paulo: Atheneu; 2015.

RAIVA NA EMERGÊNCIA

Marcela Pires Andrade
Marcelo Barros Weiss

DEFINIÇÃO
Zoonose viral aguda pelo vírus da raiva humana, do gênero *Lyssavirus*, caracterizada por encefalite aguda e progressiva transmitida ao homem através da saliva de animais contaminados via mordedura, arranhadura ou lambedura. A letalidade chega a aproximadamente 100%, logo a prevenção é essencial.

APRESENTAÇÃO CLÍNICA
- *Período de incubação:* 45 dias (homem); 10 dias a 2 meses (cachorro) – varia de acordo com a gravidade do contato.
  - Histórico de mordedura, arranhadura ou lambedura de animal (Quadro 81-1).
- *Pródromo (2 a 4 dias):* mal-estar geral, pequeno aumento de temperatura, anorexia, cefaleia, náuseas, dor de garganta, entorpecimento, irritabilidade, inquietude e sensação de angústia. Podem ocorrer linfoadenopatia, hiperestesia e parestesia no trajeto de nervos periféricos, próximos ao local da mordedura, e alterações de comportamento.
- *Progressão:* ansiedade e hiperexcitabilidade crescentes, febre, delírios, espasmos musculares involuntários, generalizados e/ou convulsões. Espasmos dos músculos da laringe, faringe e língua ocorrem quando o paciente vê ou tenta ingerir líquido, apresentando sialorreia intensa ("hidrofobia"; a " espuma" na boca).
- *Evolução:* paralisia, alterações cardiorrespiratórias, retenção urinária e obstipação intestinal, disfagia, aerofobia, hiperacusia, fotofobia.
  - Paciente consciente, podendo apresentar alucinações, até o momento que entra em coma e evolui para óbito. O período entre início do quadro clínico e o óbito é de 2 a 7 dias.

DIAGNÓSTICO
- Imunofluorescência direta **ou** raspado de mucosa lingual (*swab*) **ou** biópsia de tecido bulbar de folículos pilosos da região cervical.
- Quando negativas não se exclui a hipótese diagnóstica.

TRATAMENTO
- Dieta zero.
- Sonda nasogástrica.
- SF 0,9% EV 500 mL 6/6 h.
- Cateter vesical de demora.
- Dipirona 500 mg EV 6/6 h (se febre).
- Bromoprida 10 mg EV diluído em SF 0,9% s/n.
- Propranolol (em caso de hiperatividade simpática).
- Omeprazol 40 mg EV pela manhã em jejum.
- Avaliar pressão venosa central.
- Amiodarona 1 amp. + soro glicosado 5% (se arritmia cardíaca).
- Sedação de acordo com o quadro clínico (não deve ser contínua).
- Correção hidroeletrolítica em caso de choque.
- Sutura da lesão apenas de muito extensa.

VIGILÂNCIA EPIDEMIOLÓGICA
- Notificação compulsória de casos suspeitos ou confirmados (clínica ou laboratorialmente).
- Profilaxia: vacina ou soro antirrábico (SAR).
- Soro e vacina devem ser aplicados em locais anatômicos diferentes.
- Se se fizer necessário a aplicação do soro posteriormente ao atendimento, iniciar no prazo máximo de 7 dias após a aplicação da primeira dose da vacina. Após esse prazo, o soro não é mais necessário.
- Pré-medicação do soro:
  - Ranitidina 50 mg único.
  - Hidrocortizona 500 mg VO único.
  - Prometazina/fenergam 1 ampola IM.
- Sutura da lesão apenas se muito extensa (aproximação das bordas).

Obs.: O soro deve ser infiltrado na porta de entrada da lesão. Se não for possível aplicar toda a quantidade na porta de entrada, aplicar a dosagem máxima suportada e o restante por via IM (p. ex., via glútea).

Quadro 81-1. Classificação por Lesão e por Condição do Animal

Tipo de exposição	Condições do animal agressor		
	Cão ou gato sem suspeita de raiva no momento da agressão	Cão ou gato clinicamente suspeito de raiva no momento da agressão	Cão ou gato raivoso, desaparecido ou morto Animais domésticos de interesse econômico ou de produção Morcegos e outros animais silvestres
Contato indireto	▪ Não tratar ▪ Lavar com água e sabão		
Acidente leve Lambedura de pele com lesões superficiais; ferimentos superficiais, pouco extensos, geralmente únicos, em tronco e membros – exceto mãos e pés; podem acontecer por mordeduras ou arranhaduras	▪ Lavar com água e sabão ▪ Observar o animal durante 10 dias após a exposição ▪ Animal se manteve sadio = caso encerrado ▪ Se o animal morrer, desaparecer, tornar-se raivoso, iniciar esquema vacinal 4 doses (IM: 0,3,7,14/ID: 0,3,7,28)	▪ Lavar com água e sabão ▪ Iniciar profilaxia com 2 doses de vacina (0 e 3) ▪ Observar o animal durante 10 dias após a exposição ▪ Se a suspeita de raiva for descartada após o 10º dia de observação, suspender o esquema profilático e encerrar o caso ▪ Se o animal morrer, desaparecer, tornar-se raivoso, continuar o esquema profilático: completar as 4 doses vacinais. Aplicar uma dose entre o 7º e o 10º dia e mais uma dose no 14º dia, pela via IM, ou nos dias 0,3,7,28 pela ID	▪ Lavar com água e sabão ▪ Imediatamente iniciar esquema profilático com SAR + esquema vacinal 4 doses (IM: 0,3,7,14/ID: 0,3,7,28)
Acidente grave Lambedura de mucosas ou de lugares com ferimentos graves; ferimento profundo por unha de animal; ferimento profundo, sendo múltiplo ou extenso, em qualquer parte do corpo; ferimentos em cabeça, face, pescoço, mãos e pés	▪ Lavar com água e sabão ▪ Observar o animal durante 10 dias após a exposição ▪ Iniciar profilaxia com 2 doses de vacina (0 e 3) ▪ Animal se manteve sadio = caso encerrado ▪ Se o animal morrer, desaparecer, tornar-se raivoso, continuar o esquema profilático: **administrar soro** e completar as 4 doses vacinais. Aplicar uma dose entre o 7º e o 10º dia e mais uma dose no 14º dia, pela via IM, ou nos dias 0,3,7,28 pela ID	▪ Lavar com água e sabão ▪ Iniciar esquema profilático com SAR + esquema vacinal 4 doses (IM: 0,3,7,14/ID: 0,3,7,28) ▪ Observar o animal durante 10 dias após a exposição ▪ Se a suspeita de raiva for descartada após o 10º de observação, suspender o esquema profilático e encerrar o caso	

BIBLIOGRAFIA

Cabral KC, Oliveira MA, Diniz SA et al. Avaliação do tratamento antirrábico humano pós-exposição, associado a acidentes com cães. Arq Bras Med Vet Zootec. 2018;70(3):682-8.

Gomes AP, Antônio VE, Mendonça BG et al. Raiva Humana. Rev Bras Clin Med. São Paulo. 2012;10(4):334-40.

Ministério da Saúde. Doenças Infecciosas e Parasitárias: Guia de Bolso. 8. ed. Rio de Janeiro: O Ministério; 2010.

TÉTANO NA EMERGÊNCIA

Taynara de Paula Oliveira

INTRODUÇÃO

Tétano é uma doença grave causada pela infecção da bactéria *Clostridium tetani*, encontrada na natureza sob a forma de esporos, que entra no corpo através de feridas e produz uma toxina que age provocando hiperexcitabilidade no sistema nervoso central. É possível prevenir o tétano através de vacina.

APRESENTAÇÃO CLÍNICA

1. Alterações do ferimento, pele e mucosas.
2. Febre não é obrigatória.
3. Contrações musculares espontâneas ou provocadas por estímulos externos.
4. Riso sardônico, contração do maxilar.
5. Rigidez de nuca e abdome em tábua.
6. Alterações neurológicas.
7. Dificuldade de deglutição.
8. Insuficiência respiratória.

DIAGNÓSTICO

Essencialmente clínico. Podem ser solicitados exames laboratoriais como hemograma (geralmente normal), provas de função hepática (aumentado nos casos graves), gasometria arterial e eletrólitos (nos casos de insuficiência respiratória). Radiografia de tórax para identificação de fraturas e alterações pulmonares.

TRATAMENTO

Tratamento Pós-Acidente (Sintomáticos)

1. Internação em UTI.
2. Cuidados gerais.
3. Notificar as autoridades.
4. Sedação/relaxamento muscular (relaxantes e/ou bloqueadores neuromusculares). Exemplo: diazepam (1 a 10 mg/kg/dia – EV) ou clorpromazina (25 a 50 mg/kg/dia – EV), caso não haja resposta ao diazepam.
5. Analgesia com opiláceos.
6. Neutralização da toxina tetânica (administração do soro antitetânico – SAT – 20.000 UI (IM), dividido em duas massas musculares ou (EV) diluído em soro glicosado 5%, lento).
7. Anti-histamínico (profilaxia de hipersensibilidade ao SAT).
8. Limpeza e debridamento do foco.
9. Antibioticoterapia (penicilina G cristalina 2.000.000 UI (EV) 4/4 h por 7 a 10 dias ou metronidazol 500 mg (EV) 8/8 h por 7 a 10 dias).
10. Heparina de baixo peso molecular 5.000 UI 12/12 h (SC).

Tratamento Pós-Acidente
(Assintomático) (Fig. 82-1)

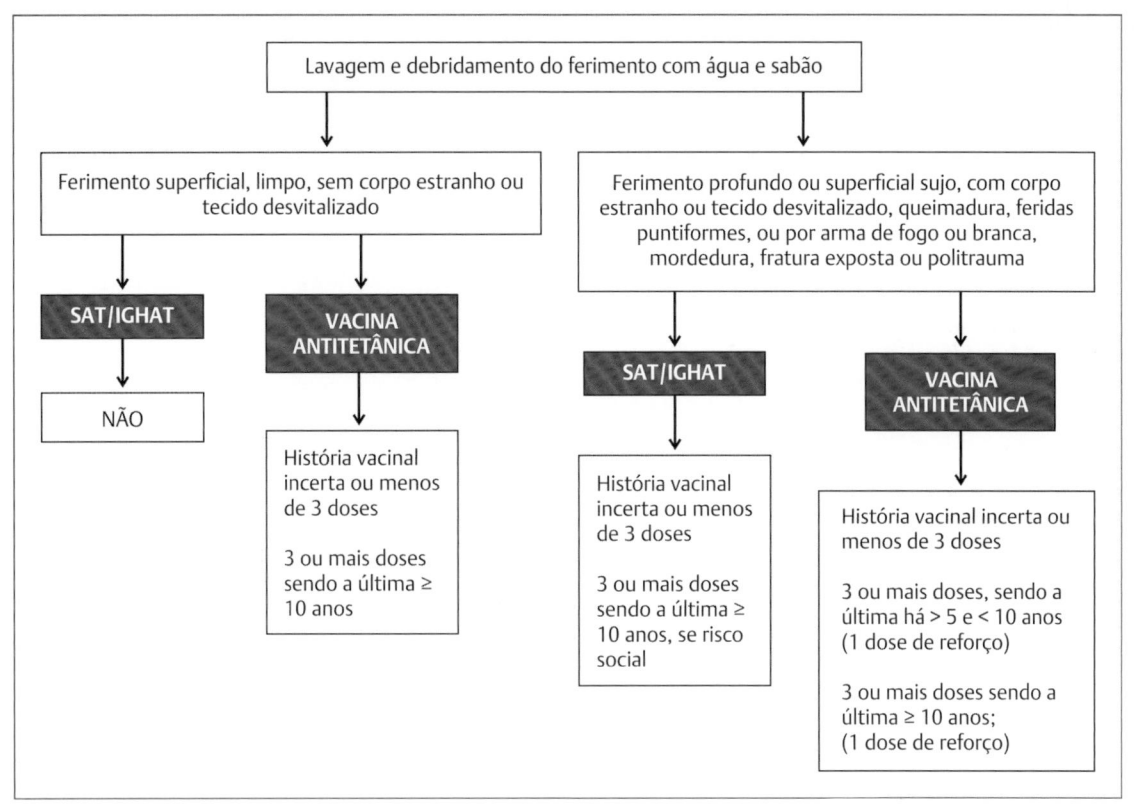

```
                    Lavagem e debridamento do ferimento com água e sabão
                                            │
            ┌───────────────────────────────┴───────────────────────────────┐
            ▼                                                               ▼
Ferimento superficial, limpo, sem corpo estranho ou      Ferimento profundo ou superficial sujo, com corpo
          tecido desvitalizado                            estranho ou tecido desvitalizado, queimadura, feridas
                                                          puntiformes, ou por arma de fogo ou branca,
                                                          mordedura, fratura exposta ou politrauma
       │                   │                                        │                       │
       ▼                   ▼                                        ▼                       ▼
   SAT/IGHAT           VACINA                                    SAT/IGHAT               VACINA
                     ANTITETÂNICA                                                      ANTITETÂNICA
       │                   │                                        │                       │
       ▼                   ▼                                        ▼                       ▼
      NÃO          História vacinal                         História vacinal         História vacinal incerta ou
                   incerta ou menos                         incerta ou menos         menos de 3 doses
                   de 3 doses                               de 3 doses
                                                                                     3 ou mais doses, sendo a
                   3 ou mais doses                          3 ou mais doses          última há > 5 e < 10 anos
                   sendo a última ≥                         sendo a última ≥         (1 dose de reforço)
                   10 anos                                  10 anos, se risco
                                                            social                   3 ou mais doses sendo a
                                                                                     última ≥ 10 anos;
                                                                                     (1 dose de reforço)
```

Fig. 82-1. Fluxograma do tratamento pós-acidente (assintomático).

PREVENÇÃO
Imunização

- Vacina pentavalente, 3 doses (2, 4 e 6 meses).
- Reforço com 12 a 15 meses e com 4 anos através da DTP.
- Após esquema inicial, reforço a cada 10 anos com dT (adultos).

   Obs.:
- Maiores de 7 anos sem histórico vacinal: dT em 3 doses, com intervalo de 60 dias entre as doses.
- Se esquema vacinal incompleto: completar esquema com 3 doses de dT.

BIBLIOGRAFIA

Ministério da Saúde. Doenças Infecciosas e Parasitárias: Guia de Bolso. 8. ed. O Ministério; 2010.

Ministério da Saúde. Guia de Vigilância em Saúde. 2. ed. O Ministério; 2017.

ABSCESSO CUTÂNEO

Carolina Piccinini Silva

DEFINIÇÃO
Os abscessos, ou infecções tegumentares, caracterizam-se por coleções purulentas que, apesar de na grande maioria das vezes serem resultantes de infecções bacterianas, também podem, em alguns casos, não representar infecções, e sim manifestação de outras doenças.

APRESENTAÇÃO CLÍNICA
Lesão circunscrita de tamanho variável, que pode ser proeminente ou não, contendo material purulento em seu interior. Na região adjacente pode haver presença de sinais flogísticos como calor, rubor, dor (do tipo pulsátil) e flutuação. Pode evoluir com celulite local.

ETIOLOGIA
A maioria das infecções tegumentares agudas são causadas por bactérias Gram-positivas tais como *Streptococcus* spp. e *Staphylococcus aureus*. As lesões tegumentares crônicas são mais frequentemente polimicrobianas com maior probabilidade de anaeróbios e agentes Gram-negativos (infecções em pé de pacientes diabéticos, úlceras de pressão etc.). Podem ou não ter relação com infecções graves presentes no mesmo indivíduo.

TRATAMENTO AMBULATORIAL
As infecções localizadas podem ser tratadas ambulatorialmente.

CONDUTA IMEDIATA
1. Drenagem (incisão no ponto de flutuação) e limpeza local.
2. Antibioticoterapia se sinais de infecção (exemplo: cefalexina, clindamicina, maiores detalhes procurar capítulo de antibióticos na urgência).
3. AINE se necessário.

QUANDO INTERNAR E USAR ANTIBIÓTICO ENDOVENOSO?
- Infecções extensas.
- Infecções em face, pescoço ou períneo.
- Infecção com **sinais de gravidade**.
- Dor desproporcional aos achados físicos.
- Presença de hemorragia cutânea.
- Presença de bolhas **violáceas ou amarronzadas**.
- Anestesia cutânea.
- Presença de gás.
- Piora progressiva apesar do tratamento.
- Condições associadas: imunodepressão, insuficiência renal, cirrótico, insuficiência cardíaca, neutropenia, diabetes melito.
- Presença de **sepse/sepse grave**.
- Infecção associada a pelo menos dois sinais: temperatura > 38 ou < 36ºC.
- Frequência cardíaca > 90 bpm, frequência respiratória > 20 ipm, leucócitos < 4.000 ou > 12.000, oligúria, alteração do estado mental, hipotensão PAS < 90 mmHg.

PACIENTE COM QUADRO SUGESTIVO DE SEPSE?
1. Hemocultura.
2. Culturas por **aspiração** de lesões fechadas ou durante debridamento cirúrgico.
   Swabs de lesões abertas são de pouca utilidade e não devem ser colhidos.
3. Hemograma, gasometria, eletrólitos, função renal, coagulograma, CPK, TGO, PCR.

ANTIBIÓTICOS PARENTERAIS
1. Penicilina procaína 400.000 a 800.000 U IM 2×/dia.
2. Penicilina cristalina: 200.000 U/kg/d EV 4/4 h.
3. Oxacilina 4 a 12 g/d em 4 ou 6 doses diárias.
4. Cefalotina 4-12 g/d em 4 a 6 doses diárias.
5. Clindamicina 1.200 a 2.400 mg/dia em 4 doses diárias.
6. SMT + TMP 20 mg/kg/d do TMP em 3 doses diárias.

7. Vancomicina 2 g/dia em duas doses.
8. Ampicilina + sulbactam 6 a 12 g em 4 doses diárias.
9. Ciprofloxacina 400 mg EV 12/12 h.
10. Gentamicina 3,0-5,0 mg/kg/d dose única.
11. Amicacina 15 mg/kg/d dose única.
12. Metronidazol 1,5-2,0 g em 3 doses diárias.

BIBLIOGRAFIA

Abrahamian FM, Talan DA, Moran GJ. Management of skin and soft-tissue infections in the emergency department. Infect Dis Clin North Am. 2008 Mar;22(1):89-116.

Ministério da Saúde. Doenças Infecciosas e Parasitárias: Guia de Bolso. 8. ed. O Ministério; 2010.

Sampaio SAP, Rivitti EA. Dermatologia 4. ed. Editora Artes Médicas; 2018.

Spanish Chemotherapy Society, Spanish Internal,Medicine Society, Spanish Association of Surgeons Treatment guide for skin and soft tissue infections. Rev Esp Quimioter. 2006 Dec;19(4):378-94.

Stevens DL, Bisno AL, Chambers HF et al. Practice guidelines for the diagnosis and management of skin and soft-tissue infections. Clin Infect Dis. 2005;41:1373-406.

Vinh DC, Embil JM. Rapidly progressive soft tissue infections. Lancet Infect Dis. 2005 Aug;5(8):501-13.

CAPÍTULO 84
HERPES-ZÓSTER

Ísis Chaves Fonseca
Lívia Carolina Fonseca Terra Adami

CONCEITO

O vírus varicela-zóster (VVZ) é um herpes vírus causador da varicela, que persiste de forma latente no sistema nervoso do indivíduo após a infecção primária. A herpes-zóster (HZ) é uma doença infecciosa causada pela reativação desse vírus nos nervos cranianos e nos gânglios das raízes espinhais dorsais, que pode ser deflagrada décadas após a infecção primária causadora da varicela. Apresenta-se com manifestações cutâneas dolorosas, podendo evoluir para a cura em poucas semanas ou a dor pode continuar por meses ou anos (Fig. 84-1).

QUADRO CLÍNICO

Manifestação Clínica mais Típica

Inicialmente apresenta queimação leve a moderada na pele de um determinado dermátomo, frequentemente acompanhada de mal-estar, calafrios, cefaleia e febre, evoluindo para eritema cutâneo eritematoso maculopapular até um estágio final de crostas. Sua localização anatômica segue uma distribuição periférica nos trajetos dos nervos envolvidos, geralmente é unilateral e circunscrita a um dermátomo (pode envolver dois ou mais). Há predominância na face e no tórax. Importante saber a forma clínica chamada de *herpes* sine herpete, em que os pacientes apresentam apenas a dor radicular característica do HZ, sem desenvolver as lesões cutâneas, e pode ser mais grave que as manifestações usuais, afetando níveis diferentes do sistema nervoso.

DIAGNÓSTICO

Diagnóstico predominantemente clínico, sem a necessidade de exames complementares. Outras doenças cutâneas, como impetigo, dermatite de contato, dermatite herpetiforme e herpes simples podem ter características semelhantes, devendo ser levadas em consideração como diagnóstico diferencial. Há fatores que aumentam a probabilidade de ser herpes-zóster, como pessoas com história prévia conhecida de varicela e com todas as manifestações clássicas: pródromos de dor, erupção cutânea e distribuição em dermátomo. Contudo, a pessoa pode não se lembrar de ter tido varicela, e o herpes-zóster também pode manifestar-se de forma atípica, resultando em dúvida diagnóstica. Então, em casos de dúvidas, pode-se lançar mão de exames complementares (imunofluorescência direta para o antígeno do VVZ ou reação em cadeia da polimerase – PCR – para o DNA do VVZ, em células coletadas na base da lesão).

TRATAMENTO

Pacientes hígidos:

1. Aciclovir comprimido de 400 mg. Tomar 2 comprimidos (800 mg) de 4/4 horas (5 doses por dia) por 7 dias.
   ou
2. Valaciclovir comprimido de 500 mg. Tomar 2 comprimidos (1 g) de 8/8 horas por 7 dias.

Pacientes imunossuprimidos:

1. Aciclovir fraco com solução para infusão IV com 250 mg. Infundir 10 mg/kg em 1 hora de 8/8 horas com diluição para 400 mg/mL por 7 dias.

A terapia antiviral precoce (primeiras 72 horas da doença), reduz o aparecimento das lesões, atenua os outros sintomas e diminui o risco da nevralgia

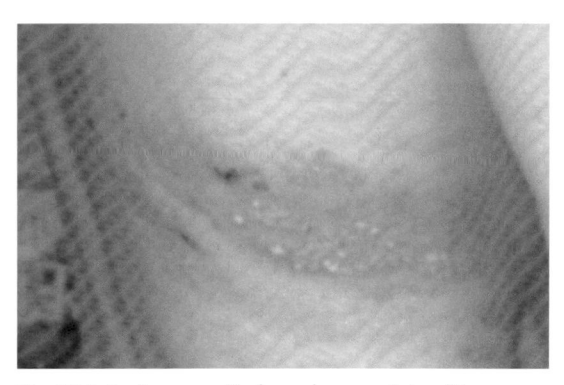

Fig. 84-1. Lesão compatível com herpes-zóster. (Ver *Prancha em Cores*.)

pós-herpética (NPH). Na fase ativa do HZ, os analgésicos comuns são utilizados para o controle da dor leve. Os pacientes com dor de intensidade moderada a intensa, por vezes, necessitam de opioides. Na fase aguda do HZ, o uso de antidepressivos tricíclicos e de anticonvulsivantes tem provável potencial no alívio e na profilaxia da NPH. A combinação de um corticosteroide e um antiviral por via oral é uma alternativa para pacientes idosos saudáveis com dor moderada a intensa e nenhuma contraindicação ao seu uso (lembrar que o uso de corticosteroides sem terapia antiviral concomitante não é recomendado).

Existe vacina contra o HZ (particular), que é feita com altas doses de vírus vivo da varicela-zóster atenuado. Grande parte da população adulta já teve varicela, portanto apresenta risco de ter HZ. Este, aumenta com a idade, principalmente após os 50 anos. A vacina contra HZ (atenuada) é o único produto aprovado para a prevenção do HZ e da nevralgia relacionada com mesmo. Em pacientes vacinados que apresentaram HZ, a vacina irá auxiliar na redução da intensidade e da duração da nevralgia.

BIBLIOGRAFIA

Bader MS. Herpes Zoster: Diagnostic, Therapeutic, and Preventive Approaches. Postgrad Med. 2013;125(5):78-91.

Gomes RNS, Viana LVM, Ramos JS, Castro NMN, Nicolau RA. Efeitos da fotobioestimulação no tratamento da neuralgia pós-herpética: relato de caso. Rev Bras Geriatr Gerontol. 2018;21(1):105-110.

Lourenço E, Santinaro E (eds.). Guia Básico de Plantão para o Interno. 2. ed. Vila Velha: Above Publicações; 2014.

Maggi S, Gabutti G, Franco E et al. Preventing and managing herpes zoster: key actions to foster healthy aging. Aging Clin Exp Res. 2015;27(1):5-11.

Portella AVT, Souza LCB, Gomes JMA. Herpes-zóster e neuralgia pós-herpética. Rev Dor. 2013;14(3):210-215.

CAPÍTULO 85
PRINCIPAIS FUNGEMIAS NO PRONTO-SOCORRO

Franciely Máyra Reis Carmo

PITIRÍASE VERSICOLOR

Conhecida como "pano branco" micose superficial da pele causada por fungos do gênero Malassezia (leveduras que habitam folículo piloso), calor e umidade facilitam a infecção, assim como sudorese excessiva.

Manifesta-se por manchas redondas, recobertas por escamas finas em face, pescoço, tronco superior, porção proximal dos membros superiores e couro cabeludo. Cor variável (versicolor) e geralmente assintomáticas, podendo apresentar coceira. Diagnóstico pelo exame de luz de Wood com fluorescência rósea-dourada característica ou exame micológico direto pelo raspado das lesões.

- Tratamento: sulfeto de selênio a 2,5% sob a forma de xampu e nas lesões tioconazol 1% loção ou cetoconazol 2% creme, aplicar nas lesões 1×/dia por 4 semanas.

DERMATOFITOSES

Infecções por fungos adaptados à invasão da camada córnea da pele, pelo e unha (Fig. 85-1). O contágio pode ser por contato direto com seres humanos, animais ou solos contaminados ou indiretamente por fômites contaminados ou banhos públicos. Diagnóstico pode ser feito por raspagem direta das lesões e presença de hifas na presença de KOH 10%.

1. *Tinea capitis:*
   - Afeta couro cabeludo e gera alopecia focal e descamativa (Fig. 85-2).

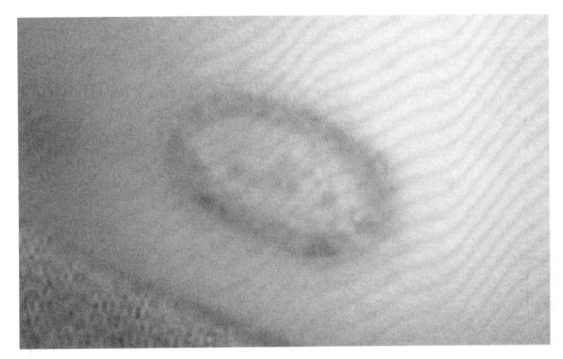

Fig. 85-1. Dermatofitose. (Ver *Prancha em Cores.*)

- Tratamento: griseofulvina VO 10-15 mg/kg/dia por 8-12 semanas OU terbinafina VO por 4-8 semanas (< 20-40 kg: 125 mg/dia; > 40 kg: 250 mg/dia).

2. *Tinea corporis:*
   - "Impingem" podem acometer tronco, membros e face, é pruriginoso, podendo ter lesões eritematosas, de formato anular, descamativa, com bordos elevados ou vesiculosas, únicas ou múltiplas e de tamanhos variáveis (Fig. 85-3).

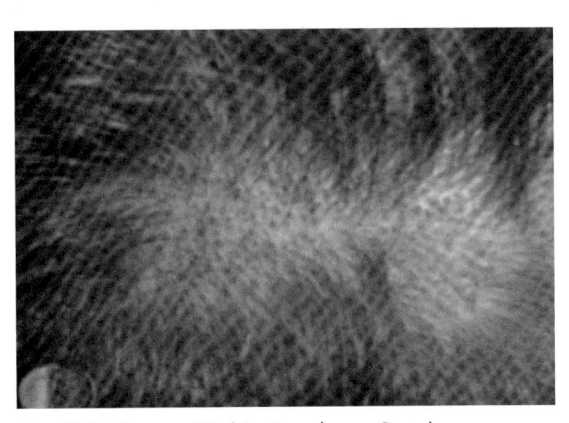

Fig. 85-2. *Tinea capitis.* (Ver *Prancha em Cores.*)

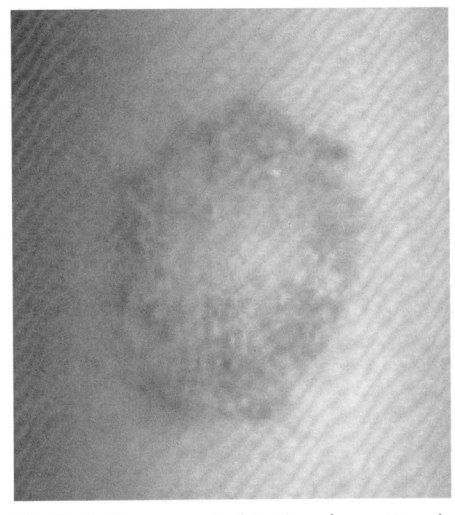

Fig. 85-3. *Tinea corporis.* (Ver *Prancha em Cores.*)

- Tratamento: nas lesões localizadas aplicar antifúngico tópico (imidazólicos – tioconazol, miconazol, isoconazol, econazol ou bifonazol – creme a 1%) por 2-4 semanas, nas lesões disseminadas ou refratárias usar por 4 semanas cetoconazol 200 mg/dia **ou** terbinafina 250 mg/dia **ou** itraconazol 100 mg/dia OU fluconazol 150 mg/semana.

3. *Tinea cruris:*
    - Afeta região inguinal ou perineal de forma bilateral geralmente. Lesões eritemodescamatosas e pruriginosas, ao contrário da candidíase inguinal, poupa bolsa escrotal e não apresenta lesões satélites (Fig. 85-4).
    - Tratamento: antifúngico tópico (oxiconazol, clotrimazol, cetoconazol, miconazol) aplicar 2×/dia durante 20 a 30 dias.
4. *Tinea pedis:*
    - "Pé de atleta", "frieira" gera descamação, masceração e fissura dos espaços interdigitais. Pode ter infecção bacteriana associada (Fig. 85-5).
    - Tratamento: antifúngico tópico por 2-3 semanas em creme a 1%. Tratar infecção bacteriana se presente com compressa de permanganato 1:10.000 com antibiótico sistêmico (macrolídeo, tetraciclina). Secar bem as regiões intertriginosas.
5. *Tinea unguim* (Onicomicose):
    - Unhas grossas, opacas, amarelo-esverdeadas e com sulcos (Fig. 85-6).
    - Tratamento: esmalte a base de amorolfina 5% 1×/semana até melhorar a lesão ou tioconazol 28% solução para unhas. Associação com terapia sistêmica quando necessário (itraconazol VO 200 mg/dia por 3-6 semanas ou terbinafina 250 mg/dia 4-6 meses ou fluconazol VO 150 a 300 mg/semana por 3 a 6 meses).

CANDIDÍASE CUTANEOMUCOSA

Causada por fungo do gênero Candida sendo a mais comum a espécie Candida albicans que é comensal na pele, mucosa oral, intestino e mucosa vaginal e se torna patogênica por alguma ruptura de barreira defensiva local ou pela queda da imunidade celular.

1. Candidíase oral:
    - Placas branco-cremosas, podendo assumir aspecto eritematoso.
    - Tratamento: nistatina suspensão oral 100.000 U/mL 2×/dia bochechar e engolir durante 2 semanas.
2. Candidíase genital: ver seção de Ginecologia/Obstetrícia.

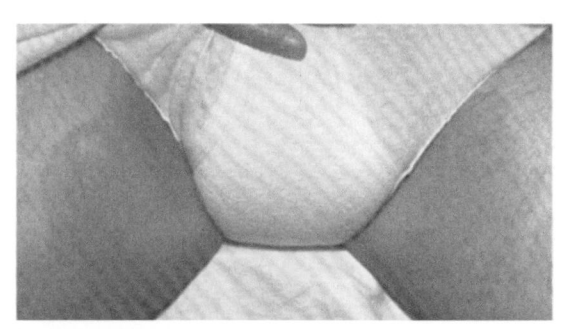

Fig. 85-4. *Tinea cruris.* (Ver *Prancha em Cores.*)

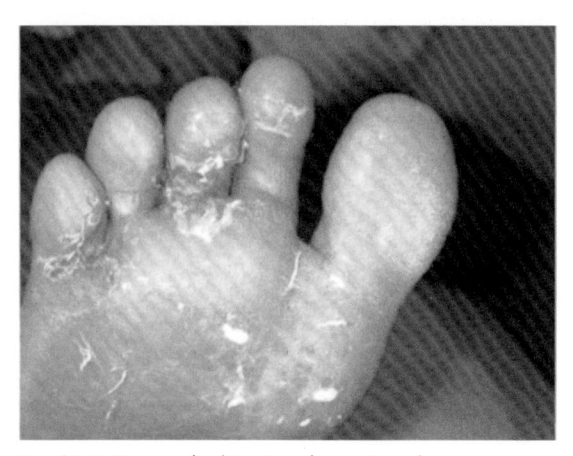

Fig. 85-5. *Tinea pedis.* (Ver *Prancha em Cores.*)

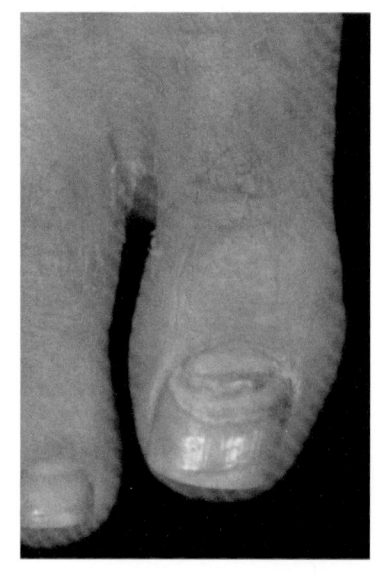

Fig. 85-6. *Tinea unguim.* (Ver *Prancha em Cores.*)

BIBLIOGRAFIA

Heukelbach J, Oliveira FAS, Feldmeier H. Ectoparasitoses e saúde pública no Brasil: desafios para controle. Cad Saúde Pública. Rio de Janeiro 2003;19(5):1535-1540.

Sampaio SAP, Riviti EA. Dermatologia. 3. ed., Porto Alegre: Arte Médica; 2007.

Sampaio SAP, Rivitti EA. Manual de Dermatologia Clínica. Porto Alegre: Artes Médicas; 2014.

SARNA (ESCABIOSE)

Rafaella Pereira Neiva

INTRODUÇÃO

É provocada por um ectoparasita (ácaro *Sarcoptes scabiei*) que precisa do hospedeiro para a sua sobrevivência e reprodução. Eles penetram através da camada córnea e sua transmissão normalmente ocorre pelo contato direto, inclusive sexual, podendo se dar, raramente, através de fômites.

SINTOMATOLOGIA

Os sintomas são decorrentes da ação do ácaro, que se movimenta nos túneis. E, também, em grande parte pela hipersensibilidade desenvolvida pelo paciente contaminado. O principal sintoma da escabiose é a coceira ou prurido, principalmente à noite. As principais lesões na pele são os túneis e, nas suas extremidades, pequenas vesículas. Estas lesões aparecem principalmente entre os dedos das mãos, nas axilas, na parte do punho que segue a palma da mão, auréolas e genitais. A cabeça sempre é poupada. Escoriações na pele são frequentes, por causa da coceira intensa e por ação das unhas nas vesículas (Figs. 86-1 e 86-2).

Está relacionado com ambientes aglomerados e com pouca higiene; sendo frequente se manifestarem em surtos. Apresenta um período de incubação de 2 a 28 dias no primeiro contato com o ácaro.

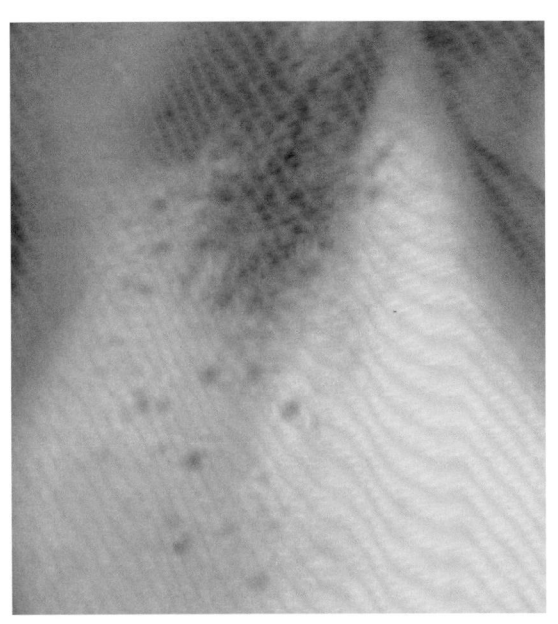

Fig. 86-1. Escabiose. (Ver *Prancha em Cores*.)

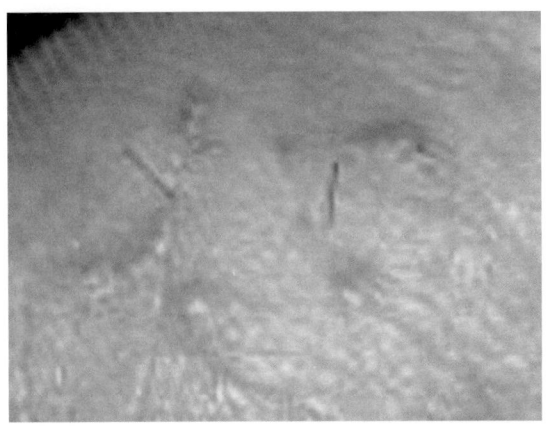

Fig. 86-2. Parasita causando trajetos debaixo da pele. (Ver *Prancha em Cores*.)

TRATAMENTO

Tratamento anterior:

1. *Ivermec – 1 caixa:* tomar 2 e ½ cp em DU.
2. *Polaramine – 1 caixa:* tomar 1 cp 6/6 h em caso de coceira.

Tratamento atual:

1. *Ivermectina (6 mg/cp):* 200 mcg/kg/dia VO dose única. Repetir a dose em 7 a 14 dias.

2. *Permetrina 5% loção ou creme:* aplicar no corpo todo (em adultos poupar a região cefálica; em crianças incluir o couro cabeludo) 1 a 3 noites seguidas. Lavar o corpo na manhã seguinte. Repetir o esquema em 7 dias.
3. *Orientações gerais:* trocar roupas de cama diariamente durante os primeiros 3 dias de tratamento e tratar contactantes habitantes de mesmo domicílio com ivermectina (6 mg/cp) 200 mcg/kg VO dose única.

BIBLIOGRAFIA

Goldman L, Schafer AI. Cecil Medicina. 24. ed. Rio de Janeiro: Elsevier; 2014.

Heukelbach J, Oliveira FAS, Feldmeier H. Ectoparasitoses e saúde pública no Brasil: desafios para controle. Cad. Saúde Pública. Rio de Janeiro, 2003;19(5):1535-1540.

Sampaio SAP, Rivitti EA. Manual de Dermatologia Clínica. Porto Alegre: Artes Médicas; 2014.

Sociedade Brasileira de Dermatologia: Escabiose (sarna): http://www.sbd.org.br/dermatologia/pele/doencas-e-problemas/escabiose-ou-sarna/5/

BOTULISMO

Marcela Pires Andrade

DEFINIÇÃO

Doença rara, não contagiosa, de elevada letalidade, causada pelo *Clostridium botulinum*, bacilo Gram-positivo, anaeróbio, esporulado e produtor da neurotoxina botulínica (patogênicas ao homem: A*, B*, E e F). Apresenta-se sob três formas, porém todas caracterizadas por manifestações neurológicas e/ou intestinais.

Obs.: Doença de notificação compulsória.

1. Botulismo alimentar (BA):
   - Instalação súbita e progressiva. Manifestação iniciais inespecíficas: náuseas, vômitos, diarreia, dor abdominal, cefaleia, vertigem e tontura. Quadro neurológico específico: paralisia flácida aguda motora descendente iniciando pelos nervos cranianos associada a comprometimento autonômico disseminado. Sintomas principais: visão turva, diplopia, ptose palpebral, disfagia, disartria e boca seca. Evolução para tronco e membros (principalmente superiores) causando dispneia, insuficiência respiratória e tetraplegia flácida. Não há comprometimento da sensibilidade.
   - Progressão de 1-2 semanas, estabiliza-se por 2 a 3 e inicia-se a fase de recuperação cujo período é variável de acordo com a restauração das sinapses. Se muito grave, período de recuperação em torno de 6 meses.
   - Diagnóstico diferencial: síndrome de Guillain-Barré.
   - Transmissão: ingesta de alimentos contaminados, principalmente conservas vegetais e produtos cárneos e pescados cozidos e defumados de forma caseira: palmito, picles, pequi, salsicha, presunto. Atenção para alimentos enlatados. Período de incubação em média de 12 a 36 horas.
2. Botulismo por ferimentos (BF):
   - Quadro clínico semelhante ao BA, porém sintomas gastrointestinais não são tão esperados e pode ocorrer febre pela contaminação secundária da ferida. Deve ser lembrado quando não há uma fonte alimentar. Em usuários de drogas deve-se investigar ferimentos em mucosa nasal, seio de face e locais de aplicação de injeções.
   - Transmissão: contaminação de ferimentos pelo bacilo, como úlceras crônicas com tecido necrótico, fissuras, esmagamento de membros, ferimentos em áreas profundas mal vascularizadas ou aqueles produzidos por agulha em usuários de drogas injetáveis ou lesões nasais em mucosas e seios nasais de usuários de drogas inalatórias. Período de incubação de 4 a 21 dias.
   - É uma das formas mais raras de botulismo.
3. Botulismo intestinal (BI):
   - Em crianças varia de leve constipação, dificuldade de se alimentar e fraqueza muscular discreta à morte súbita. Inicialmente se manifesta por constipação e irritabilidade seguida de sintomas neurológicos, como dificuldade de controlar os movimentos da cabeça, sucção fraca, disfagia, choro fraco, hipoatividade e paralisias bilaterais descendentes que podem evoluir para insuficiência respiratória.
   - Em adultos deve-se suspeitar de BI quando não houver fontes prováveis de toxina botulínica, como alimentos contaminados, ferimentos ou uso de drogas.
   - Instalação progressiva em 1 a 2 semanas e início da recuperação em 3 a 4 semanas.
   - A transmissão se dá pela ingestão de esporos e multiplicação deles no intestino. Ocorre em maior frequência em crianças entre 3 e 26 semanas pela ausência da microbiota de proteção. Em adultos deve-se alertar para situações que alterem a microbiota, como uso prolongado de antimicrobianos, doença de Crohn, cirurgias abdominais e acloridria gástrica. Período de incubação difícil de se determinar por necessidade de saber o momento da ingestão dos esporos.

RESERVATÓRIOS

Solos, sedimentos de mares e lagos, produtos agrícolas (mel*, legumes e vegetais), intestino de mamíferos, peixes e vísceras de crustáceos.

Obs.: Não há transmissão interpessoal.

DIAGNÓSTICO

Clínica + análise do soro e fezes de todos os pacientes suspeitos para detecção da toxina.

Obs.: Detecção da toxina e isolamento do *C. botulinum* apenas em laboratórios de referência nacional.

DIAGNÓSTICO DIFERENCIAL

- *Mais comuns:* síndrome de Guillain-Barré, síndrome de Muller-Fisher e miastenia *gravis*.
- *Menos comuns:* síndrome de Lyme, neuropatias diftéricas, tóxicas alimentares e por metais pesados, meningoencefalites, AVC's, TCE, hipopotassemia, intoxicação por atropina, metanol, monóxido de carbono e fenotiazínicos.

TRATAMENTO

Quanto mais cedo o diagnóstico, melhor o prognóstico.

Coletar soro e fezes antes de se iniciar a terapêutica específica.

- Internação em UTI.
- Dieta zero.
- SF 0,9% 500 mL 12/12 h.
- Monitorização cardíaca.
- Monitorização respiratória.
- Pré-mediciação do soro: ranitidina 50 mg único.
- Hidrocortizona 500 mg VO único.
- Prometazia/fenergam 1 ampola IM.
- Soro antibolutílinico (SAB).

BIBLIOGRAFIA

Ministério da Saúde. Doenças Infecciosas e Parasitárias: Guia de Bolso. 8. ed. O Ministério; 2010.

Pereira C, Moura S, Marques P, Pinto S, Pinelo, Matos I et al. Botulismo alimentar – o desafio do diagnóstico. RPDI 2015;11(1):21-4.

Rowlands REG, Ristori CA, Lopes GIS, Paula AMR, Sakamura H, Grigaliunas R et al. Botulism in Brazil, 2000-2008: epidemiology, clinical findings and laboratorial diagnosis. Rev Inst Med Trop São Paulo 2010;52 (4):183-6.

Silva BRTC, Pessoa NO. Botulismo por *Clostridium botulinum* na intoxicação alimentar animal e humana. Uma revisão. Rev Bras Hig Sanidade Anim 2015;9(4):733-47.

FASCITE NECROSANTE

Laura Alcântara Damianse

INTRODUÇÃO

A fascite necrosante (FN) é uma infecção bacteriana, rara e grave, caracterizada por necrose extensa, rapidamente progressiva e com potencial letal elevado. Não existem dados confiáveis na literatura brasileira para definir sua incidência. De acordo com estimativas recentes do Centers for Disease Control (CDC), entre 500 e 1.500 casos de FN são diagnosticados anualmente nos EUA. Mortalidade de 13 a 76%.

O processo inflamatório necrosante agudo afeta, a princípio, o tecido subcutâneo profundo e a fáscia. Os tecidos mais superficiais e a pele são acometidos secundariamente, em decorrência da lesão vascular, trombose e isquemia – resultantes da ação das citocinas pró-inflamatórias, proteinases e endotelinas. A destruição de nervos subcutâneos ocorre em fases avançadas.

Na maior parte dos casos, a extensão da lesão ocorre a partir de pequenos traumas, picadas de insetos ou incisões cirúrgicas. Contudo, em 20% das situações, nenhum trauma prévio pode ser identificado.

Do ponto de vista microbiológico, as infecções podem ser divididas em tipo I, que tem flora polimicrobiana representada por bactérias anaeróbias, anaeróbias facultativas e enterobactérias, e tipo II, monomicrobiana e causada pelo *Streptococcus pyogenes* ou, mais raramente, pelo *Staphylococcus* sp.

FATORES DE RISCO PARA O DESENVOLVIMENTO DE FN

Os fatores predisponentes incluem: doenças crônicas e malignas, abuso de álcool, uso de drogas endovenosas, lesões da pele como varicela, úlceras crônicas, psoríase, cirurgia, traumas abertos e fechados, condições debilitantes crônicas, como diabetes, supressão imunológica, obesidade e doença vascular periférica, entre outros.

DIAGNÓSTICO

Como já foi mencionado, a FN pode progredir de forma insidiosa e o diagnóstico é muitas vezes difícil de estabelecer. O diagnóstico é eminentemente clínico e corroborado pelos achados cirúrgicos. É importante ter sempre um alto índice de suspeita uma vez que diagnosticada a doença, há possibilidade de se evitar progressão.

Certas pistas podem ser obtidas a partir da história clínica, que apontam para um diagnóstico de FN (lesões dos tecidos moles, cirurgia recente, úlceras ou uso de drogas ilícitas, infecções de garganta, vaginite, ou contacto próximo com impetigo).

As manifestações não são específicas, de forma que o diagnóstico pode ser difícil. Na maioria dos casos, a manifestação inicial é de alterações cutâneas compatíveis com infecção local ou febre, usualmente associada com dor muscular. O paciente pode apresentar curso rápido e fulminante com desenvolvimento de choque séptico em horas durante dias, mas em geral a evolução é consideravelmente mais lenta particularmente em pacientes idosos ou com diabetes. As alterações cutâneas podem mimetizar hematomas, celulites, erisipelas, artrite séptica ou trombose venosa. A descrição clássica de "bolhas hemorrágicas", creptação e necrose tecidual não é frequente e só ocorre com pelo menos 5 dias de infecção estabelecida. Linfangite e linfadenite satélite são frequentes, mas podem não aparecer. Edema do membro envolvido ocorre em cerca de 80% dos pacientes, e eritema e lesões cutâneas em cerca de metade dos casos.

O paciente pode manter-se em estado geral relativamente bom até fases avançadas da doença e muitas vezes apresenta apenas dor, sem febre e outras alterações sistêmicas. A dor costuma ser intensa e desproporcional aos sinais flogísticos encontrados. Com a evolução do quadro infeccioso pode ocorrer perda da inervação local com alterações de sensibilidade, hipersensibilidade local é um achado sugestivo, porém inespecífico. Os locais mais comumente acometidos são a parede abdominal, as extremidades, a pelve e a parede torácica, mas outras regiões podem ser acometidas.

Os diagnósticos diferenciais comuns incluem: celulite, mionecrose, trombose venosa profunda, gastroenterite, queimadura solar ou uma erupção alérgica.

O diagnóstico definitivo de FN depende dos seguintes critérios: achado de biópsia, achado intraoperatório de fáscias com alteração de cor e necrosada com fácil ruptura de tecidos com sonda, resposta inadequada de tratamento antibiótico para infecções cutâneas.

Cirurgia

O diagnóstico é estabelecido cirurgicamente, com a visualização dos planos fasciais e subcutâneos no debridamento. No entanto, indícios clínicos e ferramentas de diagnóstico devem ser usadas em combinação para ajudar num diagnóstico precoce.

Biópsia

A biópsia da fáscia é considerada padrão ouro para o diagnóstico e deverá ser realizada em todos os pacientes durante o desbridamento, mesmo naqueles em que seu aspecto macroscópico for normal.

Laboratório

Dentre as alterações laboratoriais, observa-se: leucocitose com desvio para a esquerda, anemia, velocidade de hemossedimentação (VHS), proteína C reativa (PCR) elevadas, hiperglicemia, hipocalcemia e creatinofosfoquinase (CPK) aumentada, o que sugere extensão da infecção para os músculos.

Hemoculturas e cultura de material colhido, no procedimento cirúrgico, poderão auxiliar durante a identificação dos microrganismos envolvidos e a sensibilidade aos antibióticos. As culturas de sangue são positivas em cerca de 60% dos doentes com FN do tipo II, e o resultado positivo é menor em pacientes com FN do tipo I – cerca de 20%.

Ferramenta de pontuação laboratorial para previsão de FN O ILRFN (indicador laboratorial de risco de fascite necrosante), é uma ferramenta desenvolvida para ajudar a distinguir a FN de outros tipos de infecções nos tecidos moles, com base em investigações laboratoriais.

Inúmeras variáveis foram analisadas, das quais as mais significativas estatisticamente foram contagem de células brancas, PCR, hemoglobina, sódio, creatinina e glicose. O estudo concluiu que uma pontuação de seis ou mais deve levantar a suspeita de FN e uma pontuação de oito ou mais é fortemente preditiva da doença (Quadro 88-1).

Quadro 88-1. Indicador de Risco Laboratorial de Fasceíte Necrosante (LRINEC)

Variável	Valor	Escore
PCR (mg/L)	< 150	0
	> 150	4
Glóbulos brancos (/mm^3)	< 15	0
	15-25	1
	> 25	2
Hemoglobina (g/dL)	> 13,5	0
	11-13,5	1
	< 11	2
Sódio (mmol/L)	> 135	0
	< 135	2
Creatinina (micromol/L)	> 141	0
	< 141	2
Glicose (mmol/L)	< 10	0
	> 10	2

Imagem

- *Radiografia simples*: pode mostrar espessamento e hiperdensidade relativa dos tecidos moles, e gás é raro em casos visíveis, mas é um exame que costuma pouco auxiliar no diagnóstico.
- *Tomografia computadorizada (TC):* mostra edema das fáscias e gás entre os tecidos musculares, a sensibilidade do espessamento assimétrico das fáscias ocorre em 80% dos casos, a presença de gás em tecidos musculares aparece em pouco mais de 50%.
- *Ressonância magnética (RM):* é um método também sensível e que documenta com maiores pormenores as lesões dos tecidos moles e permite avaliar a sua distribuição melhor que a TC, porém tem menos sensibilidade para detectar gás nos tecidos musculares e fáscias.
- *Ultrassonografia:* é um exame de menor utilidade nestes pacientes, mas eventualmente pode ser diagnóstica, embora seja necessário para sua realização treinamento altamente especializado.

TRATAMENTO

O tratamento de FN consiste em desbridamento cirúrgico precoce e agressivo de tecido necrosado, com antibiótico de largo espectro e medidas de suporte clínico e nutricional. O tratamento deve ser entregue a uma equipe multidisciplinar de intensivistas, microbiologistas e cirurgiões, incluindo de preferência um cirurgião plástico.

Cirurgia

A FN é uma emergência cirúrgica e necessita de intervenção imediata. Evidências demonstram que quando o tratamento se baseia apenas na terapêutica antimicrobiana e apoio, a mortalidade aproxima-se de 100%. A cirurgia é um meio vital de controle da origem da infecção. O objetivo da intervenção cirúrgica é debridamento agressivo de todos os tecidos necróticos, até encontrar tecido viável e sangramento saudável.

Antibióticos

A Sociedade Americana de Doenças Infecciosas indica a associação de ampicilina-sulbactam, clindamicina e ciprofloxacin como esquema de escolha para infecções comunitárias. Nos casos de infecção hospitalar é indicada a associação de carbapenêmico a anaerobicida de acordo com o perfil de sensibilidade das bactérias mais prevalentes na instituição.

Como casos de MRSA adquirido na comunidade têm aumentado ao longo dos anos, antibióticos como a vancomicina ou linezolida devem ser administrados até que a posibilidade de MRSA tenha sido excluída. O uso de antibióticos pode, posteriormente, ser escalonado uma vez que os resultados da cultura são conhecidos.

Com objetivo de cobrir adequadamente bactérias Gram-negativas sinérgicas, antibióticos de largo espectro devem ser iniciados imediatamente.

Um regime recomendado é: clindamicina + meropenem + vancomicina.

TRATAMENTO DE SUPORTE GERAL

O tratamento geral de suporte visa evitar o frequente desenvolvimento do choque séptico e a falência de múltiplos órgãos. Outras complicações comuns incluem coagulação intravascular disseminada, síndrome da angústia respiratória do adulto, acidose e hipotermia.

Adicionalmente, os doentes muitas vezes apresentam grandes áreas da pele e do tecido subcutâneo desbridado de cada vez, resultando em uma grande " perda de fluído para terceiro espaço ", que é difícil de quantificar. Os pacientes devem estar com cuidados intensivos incluindo a monitorização do débito cardíaco, o acesso a suporte inotrópico e o controle glicêmico rígido.

Imunoglobulina Intravenosa

Os benefícios exatos de IVIG permanecem incertos. A IVIG parece ser útil em infecções estreptocócicas pois contêm anticorpos neutralizantes que atuam contra o antígeno desta bactéria. Existe muito pouca evidência de qualquer benefício do uso de IGIV em sepse por Gram-negativo.

Oxigênio Hiperbárico

Outra modalidade de tratamento, que vem resultando em melhora nas taxas de morbimortalidade é a oxigenoterapia hiperbárica. O tratamento por hiperbárica pode ser definido como uma administração inalatória e intermitente de oxigênio a 100% a uma pressão maior que ao nível do mar, podendo ser realizada em câmara hiperbárica.

BIBLIOGRAFIA

Anaya DA, Dellinger EP. Necrotising soft tissue infection: diagnosis and management. Clin Infect Dis 2007; 44(5):705-10.

Bechar J, Sepehripour S, Hardwicke J, Filobbos G. Laboratory risk indicator for necrotising fasciitis (LRINEC) score for the assessment of early necrotising fasciitis: a systematic review of the literature. Ann R Coll Surg Engl 2017;99(5):341-6.

Nawijn F, Wassenaar ECE, Smeeing DPJ, Vlaminckx BJM, Reinders JSK, Wille J, Leenen LPH, Hietbrink F. Exhaustion of the immune system by Group A Streptococcus necrotizing fasciitis: the occurrence of late secondary infections in a retrospective study. Trauma Surg Acute Care Open 2019;6:4(1).

Smith J, Horrall S, Juergens A, Hart K.Total body necrotizing fasciitis. Proc (Bayl Univ Med Cent) 2019; 32(1):61-2.

Soares TH, Penna JTM, Penna LG, Machado JA, Andrade IF, Almeida RC, Vianna LSB. Diagnóstico e tratamento da Fasciíte Necrotizante (FN): relato de dois casos. Rev Med Minas Gerais 2008;18(2):136-40.

Wong CH, Chang HC, Pasupathy S, Khin LW, Tan JL, Low CO. Necrotising fasciitis: clinical presentation, microbiology, and determinants of mortality. J Bone Joint Surg Am 2003;85(8):1454-60.

Seção
Psiquiatria

PACIENTE PSIQUIÁTRICO NA EMERGÊNCIA

Anna Clara Lopes Ferreira
Helio Fádel
Artur de Paula Falconi

INTRODUÇÃO

As emergências psiquiátricas ocorrem quando há uma perturbação do funcionamento do sistema nervoso central de origem psíquica, em que existe um risco de vida ou injúria grave para o paciente ou outros, necessitando de uma intervenção terapêutica imediata. Algumas causas que podemos citar são: intoxicação por drogas, surto esquizofrênico, encefalite, quando o paciente sofre uma experiência vital traumática ou como consequência de uma agressão física. Além disso, é importante ressaltar que o médico plantonista deve estar atento a diversas condições clínicas, como traumatismo cranioencefálico, acidente vascular, intoxicação, entre outros, que se podem apresentar como manifestações psiquiátricas agudas.

ABORDAGEM INICIAL DE UM PACIENTE PSIQUIÁTRICO

Como foi visto, em um serviço de emergência, o paciente pode apresentar-se com quadros variados. Por isso, inicialmente se deve estabelecer um sintoma-alvo a ser abordado e controlado. Logo, o objetivo inicial do atendimento deve ser a estabilização do que levou o paciente ou o familiar a procurar o atendimento. Com isso resolvido, poderá dar atenção às outras queixas através de uma anamnese e exame mental mais detalhado.

ANAMNESE

Antes de tudo, deve ser prioridade obter uma boa relação entre o médico, o paciente e a equipe de enfermagem, o que muitas vezes é difícil em uma sala de emergência. Para isso, realizar a entrevista em um local com menos ruído possível, seguro (longe da janela ou de objetos cortantes), demostrando à equipe que se trata de um paciente psiquiátrico com potencial comportamento agressivo. Nunca trancar a porta e posicionar-se próximo a ela.

Para começar a entrevista, o plantonista, mostrando-se disposto a ajudar o paciente, deve focalizar na queixa principal e nos motivos que trouxeram o paciente ao serviço. Iniciar com questões neutras e gerais, indo aos poucos valorizando a história de internações e comorbidades pregressas, questionando também sobre o uso de medicamentos, drogas ou álcool. Faz-se necessário essas medidas para ter um diagnóstico mais seguro, inclusive distinguindo se a base é psiquiátrica ou orgânica.

EXAME FÍSICO

O exame físico de um paciente psiquiátrico é igual ao de um não psiquiátrico. Estudos salientam ainda que mais de 50% dos doentes que buscam uma emergência por motivos psiquiátricos apresentam alguma patologia clínica importante associada. Sabe-se que certas vezes o exame não é bem feito por tratar-se de pacientes "difíceis", tendo suas queixas pouco valorizadas.

EXAME PSÍQUICO

Para uma avaliação do estado mental e das condições psicológicas deve-se realizar a investigação dos seguintes itens:

- *Impressão geral:* observar, por exemplo, a vestimenta do paciente, se está limpa, arrumada, ou se o paciente está desconfiado, arrogante, com medo, ou seja, uma avaliação inicial geral, avaliando as particularidades de cada um.
- *Consciência:* chama-se consciência o conhecimento que temos de nós mesmos e do mundo externo. Podem existir alterações quantitativas, como: obnubilação, estupor e coma. Assim como alterações qualitativas, como os estados crepusculares e a confusão mental.
- *Atenção:* é a capacidade de concentrar a atividade psíquica sobre determinado objeto.
- *Orientação:* capacidade de uma pessoa saber quem ela é (orientação autopsíquica) e de localizar-se no tempo e no espaço (orientação temporoespacial).
- *Sensopercepção:* é a capacidade de uma pessoa apreender as impressões sensoriais, conferindo-lhes um significado. Os principais transtornos são

as ilusões e as alucinações. Ilusões são percepções deformadas de um objeto presente, ocorrendo em estados de rebaixamento do nível da consciência, estados de fadiga grave, depressão etc. As alucinações são percepções claras de um objeto sem sua presença, sendo classificadas de acordo com o órgão sensorial envolvido. Para ilustrar: ouvir vozes é alucinação auditiva, sendo comum em psicoses esquizofrênicas.
- *Memória:* capacidade de registrar, reter e evocar as experiências; relaciona-se com o nível de consciência, a atenção e o interesse.
- *Inteligência:* capacidade de adaptar o pensamento às necessidades do momento presente ou de adquirir novos conhecimentos. Pacientes com retardo mental podem apresentar surtos de agitação e agressividade quando expostos a estressores que não sabem lidar.
- *Pensamento:* deve-se avaliar o curso (velocidade e modo de fluir), a forma (estrutura) e o conteúdo (temas principais). Pode estar acelerado em uma mania ou lentificado, como nas demências.
- *Humor e afeto:* o humor é a disposição subjetiva e duradoura, relacionada com o temperamento do indivíduo; pode ser deprimido, irritável, ansioso, expansivo, eufórico etc. Já o afeto é uma experiência emocional imediata, geralmente relacionada com algum estímulo externo, descrito como normal, reativo, constrito, embotado ou plano.
- *Psicomotricidade:* observar e registrar possíveis distúrbios do comportamento psicomotor, sendo que alguns gestos dos pacientes podem não lhes "dizer" nada, ou seja, carecem de conteúdo afetivo, ou então são gestos absurdos e reiterados, como um tique facial, por exemplo.
- *Vontade:* é a disposição que uma pessoa tem para a ação, a partir de uma escolha ou decisão própria. É comum um paciente deprimido relatar uma perda da vontade.

EXAMES COMPLEMENTARES

Não existem exames específicos a serem recomendados inicialmente de rotina, deve-se basear na suspeita clínica associada ou em caso de dúvida da origem orgânica do quadro.

CONDUTA

Após a estabilização do quadro e a elaboração de suspeita diagnóstica, devem-se internar os pacientes nos hospitais especializados em casos de:

- Risco de suicídio.
- Risco de comportamento agressivo, violência, homicídio.
- Risco de exposição moral.
- Autonegligência.
- Refratariedade e patologia de difícil controle.

Além disso, encaminhar o paciente para dar continuidade ao tratamento.

INTERNAÇÃO PSIQUIÁTRICA

As internações psiquiátricas podem ser de três tipos: voluntária, involuntária e compulsória.

- *Voluntária:* aquela que se dá com o consentimento do usuário. A alta pode acontecer por solicitação do paciente ou por determinação do médico assistente. Para uma boa efetividade da terapêutica médica, é preferível que a internação se estabeleça sob esta modalidade.
- *Involuntária:* aquela que se dá sem o consentimento do usuário e a pedido de terceiro. Todavia, é importante ressaltar que nem sempre existe a figura do terceiro, sendo mais bem definida, portanto, como a realizada sem o consentimento expresso do paciente.
- *Voluntária que se torna involuntária:* aquela que se dá quando o paciente internado de forma voluntária se opõe a continuar internado. Ou seja, na presença de riscos que justifiquem uma internação involuntária, esse paciente deverá ser mantido internado contra a sua vontade.
- *Compulsória:* aquela determinada pela Justiça. Existe a internação compulsória de natureza criminal, destinada a pacientes que cometeram infrações e/ou transgressões ético-morais e a internação compulsória cível que, na maioria das vezes, é reflexo do descaso gerencial da saúde pública brasileira.

BIBLIOGRAFIA

Amaral GF, Brasil MAA, Porto CC. Exame psíquico e avaliação das condições emocionais. In: Porto CC, Porto AL. Exame clínico. 7th ed. Rio de Janeiro: Guanabara Koogan; 2014. p. 158-65.

Baltieri DA, Andrade AG. Transtornos psiquiátricos comuns no Serviço de Emergência Psiquiátrica – uma experiência do Centro Hospitalar de Santo André. Rev Bras Med 2002;59(8):585-89.

Caribé AC, Teixeira JG, Ceccon CL. Psiquiatria. In: Teixeira JCGT (ed). Unidade de emergência – Condutas em medicina de urgência. 3rd ed. São Paulo: Atheneu; 2013. p. 873-905.

Taborda JGV, Baron ALD, Pessetto Neto L. Aspectos ético-legais nas emergências psiquiátricas. In: Quevedo J, Carvalho AF. Emergências psiquiátricas. 3rd ed. Porto Alegre: Artmed; 2014. p. 74-9.

COMPORTAMENTO SUICIDA

Anna Clara Lopes Ferreira
Helio Fádel
Artur de Paula Falconi

CONCEITO
Segundo a Associação Americana de Psiquiatria, conceitua-se como:

- *Intenção suicida:* expectativa subjetiva e desejo que um ato autolesivo resulte em morte.
- *Ideação suicida:* pensamentos de servir como agente de sua própria morte. Pode variar em gravidade, dependendo da especificidade de planos de suicídio e do grau de intenção suicida.
- *Tentativa de suicídio:* comportamento autolesivo com consequências não fatais, acompanhado de evidências (explícitas ou implícitas) de que a pessoa pretendia morrer.
- *Tentativa abortada de suicídio:* comportamento potencialmente autolesivo com evidências de que a pessoa pretendia morrer, mas foi interrompida.
- *Letalidade do comportamento suicida:* ameaça objetiva para a vida associada a um método ou ação suicida.
- *Suicídio:* morte autoprovocada com evidências de que a pessoa pretendia morrer.

EPIDEMIOLOGIA
O suicídio representa a décima principal causa de óbito em todo o mundo. É de fundamental relevância ratificar que cerca de 97% das pessoas que cometem suicídio têm um transtorno mental (principalmente transtornos de humor, como depressão e transtorno bipolar), o que permite concluir que se trata de um indivíduo em franco sofrimento psíquico. Pesquisas apontam que de cada 100 habitantes, 17 já pensaram em colocar fim à própria vida, cinco já planejaram o evento, três já tentaram e um foi atendido em pronto-socorro em decorrência do ato suicida.

- Segundo a Organização Mundial da Saúde (OMS), cerca de 1 milhão de pessoas morrem por suicídio no mundo todos os anos (responsável por uma morte a cada 40 segundos, uma tentativa a cada 3 segundos).
- Segunda principal causa de morte entre jovens com idade entre 15 e 29 anos.
- Homens cometem mais suicídio, embora as mulheres apresentem maior número de tentativas.

ABORDAGEM DO PACIENTE DE RISCO SUICIDA NA EMERGÊNCIA
A entrevista do paciente com comportamento suicida é o elemento essencial. Muitas vezes o ambiente da sala de emergência não é favorável, por isso, devem-se realizar perguntas mais diretas, porém sempre valorizando a empatia. São elas: Sente que sua vida perdeu o sentido? Pensa que seria melhor morrer? Pensa em colocar um fim em sua própria vida? Há um plano formulado? Há um método específico que inclua local e hora? Há acesso a meios que possam resultar no suicídio? Tem esperança de ser ajudado?

Durante a anamnese, cabe também aos profissionais avaliar o risco individual para comportamentos suicidas, baseando-se nos fatores de risco e nos fatores de proteção. Dentre os fatores de risco, destacam-se: tentativas prévias de suicídio, transtornos psiquiátricos associados, história familiar, desesperança, impulsividade, gênero (masculino), estado civil (nunca ter casado ou morar sozinho), ocupação (desempregados), doenças físicas (dor crônica, doença em estágio terminal, AIDS, lesões medulares, entre outras) e traumas na infância. Por outro lado, entre os fatores de proteção, encontram-se: suporte social, suporte familiar, gestação, maternidade, religiosidade, estilo de vida saudável, habilidades em resolver conflitos, acesso restrito a métodos – armas de fogo.

Após a avaliação de risco, o profissional deve direcionar a intervenção de acordo com a gravidade apresentada, avaliando o tipo de suporte clínico que o local em que está pode oferecer.

MANEJO

De acordo com a OMS, os pacientes devem ser classificados em baixo, médio e alto risco.

- *Baixo:* têm pensamentos suicidas ocasionais, mas sem planos. Orienta-se fornecer suporte emocional e encaminhamento para profissional de saúde mental ou médico, favorecendo encontros regulares com esses profissionais.
- *Médio:* apresentam pensamentos e planos suicidas, embora não sejam de caráter imediato. Deve-se encaminhar para um psiquiatra ou médico, além de agendar uma consulta o mais rápido possível.
- *Alto:* têm um plano definido e meios de execução, além de ter caráter imediato. Devem ser acompanhados em tempo integral até que se providencie a hospitalização imediata. A família deve ser informada, e o apoio por parte do profissional, reafirmado. Se houver meios de suicídio em posse do paciente, estes devem ser removidos.

ONDE BUSCAR AJUDA PARA PREVENIR O SUICÍDIO?

- Centros de Atenção Psicossocial (CAPS) e unidades básicas de saúde (saúde da família, postos e centros de saúde).
- Unidades de Pronto-Atendimento (UPA 24 h), SAMU 192, ponto-socorro.
- Centro de Valorização da Vida (CVV) – 188 (ligação gratuita).

BIBLIOGRAFIA

Caribé AC, Teixeira JG, Ceccon CL. Psiquiatria. In: Teixeira JCGT (ed). Unidade de emergência – Condutas em medicina de urgência. 3. ed. São Paulo: Atheneu; 2013. p. 873-905.

Ministério da Saúde, Secretaria de Vigilância em Saúde. Boletim Epidemiológico. (acesso em 4 Jun 2019). Disponível em: http://portalarquivos2.saude.gov.br/images/pdf/2017/setembro/21/2017-025-Perfil-epidemiologico-das-tentativas-e-obitos-por-suicidio-no-Brasil-e-a-rede-de-atencao-a-saude.pdf.

Rodrigues AA, Kapczinski F. Risco de suicídio. In: Quevedo J, Carvalho AF. Emergências psiquiátricas. 3. ed. Porto Alegre: Artmed; 2014. p. 165-72.

Sadock BJ, Sadock VA, Ruiz P. Medicina psiquiátrica de urgência. In: Sadock BJ, Sadock VA, Ruiz P. Compêndio de psiquiatria – Ciência do comportamento e psiquiatria clínica. 11. ed. Porto Alegre: Artmed; 2017. p. 761-74.

AGITAÇÃO PSICOMOTORA E AGRESSIVIDADE

CAPÍTULO 91

Anna Clara Lopes Ferreira
Helio Fádel

CONCEITOS
- *Agitação psicomotora:* é um estado de tensão, inquietação e irritabilidade, em que há uma resposta exacerbada a estímulos, decorente da alta excitabilidade psíquica, sendo caracterizado por atividade motora e verbal aumentada, inadequada e repetitiva.
- *Agressividade:* ação com intenção que causar dano físico ou mental em outra pessoa ou objeto. Pode ser manifestada verbal ou fisicamente.

AVALIAÇÃO INICIAL
Ambos refletem diversos quadros mentais como transtorno bipolar de humor, esquizofrenia, retardo mental e o transtorno de personalidade *borderline*. Por isso, o diagnóstico diferencial deve ser preciso. O primeiro passo é analisar o paciente, coletando informações dele e de fontes próximas que permitam uma hipótese diagnóstica inicial. É importante pesquisar sobre tratamentos realizados e medicamentos em uso, excluindo a possibilidade de ser um quadro orgânico. Em seguida, avaliar e tratar o agravo que exige intervenção imediata. Lembre-se de pesquisar se há intoxicação ou abstinência de alguma droga.

MANEJO E TRATAMENTO
A abordagem desse paciente deve ser cuidadosa, realizada em um ambiente seguro para o médico e o doente. É necessário informar ao doente que não tolera violência, por meio de uma abordagem não ameaçadora. Isolar os estímulos perturbadores, oferecer medicamento e informar que, caso necessário, uma equipe treinada irá contê-lo. Quando os pacientes estiverem contidos, sempre se deve observá-los com atenção e checar frequentemente os sinais vitais.

FARMACOTERAPIA
Os antipsicóticos e benzodiazepínicos são as drogas mais utilizadas.

Entre os antipsicóticos, destaca-se o haloperidol. No Brasil, é prescrito geralmente intramuscular (IM) associado a prometazina, para reduzir os efeitos colaterais. A dose varia entre 5 mg a 30 mg/dia. Orienta-se repetir a dose de 5-10 mg a cada 30 minutos ou 1 hora até que o paciente estabilize. Os benzodiazepínicos podem ser usados no lugar ou em conjunto dos antipsicóticos, para reduzir a dosagem. Diazepam (5 a 10 mg) ou Lorazepam (2 a 4 mg) podem ser administrados lentamente via intravenosa (IV) ao longo de 2 minutos. É importante a atenção, pois pode provocar parada respiratória.

Assim que o comportamento perturbado ficar sob controle, devem ser utilizadas doses cada vez menores e menos frequentes. Durante o tratamento, os sinais vitais devem ser monitorados com frequência.

SUGESTÃO DE PRESCRIÇÃO
1. Dieta zero.
2. Contenção mecânica no leito, com cabeceira elevada.
3. Haloperidol, 5 mg, IM. Repetir em 30 minutos, se necessário, não ultrapassando 30 mg.
4. Prometazina, 50 mg, IM.
5. Sinais vitais de hora em hora.

BIBLIOGRAFIA
Caribé AC, Teixeira JG, Ceccon CL. Psiquiatria. In: Teixeira JCGT (ed). Unidade de emergência – Condutas em medicina de urgência. 3. ed. São Paulo: Atheneu; 2013. p. 873-905.

Pinto JP, Macêdo D, Soeiro-de-Souza MG, Carvalho AF. Agressividade e agitação psicomotora. In: Quevedo J, Carvalho AF. Emergências psiquiátricas. 3rd ed. Porto Alegre: Artmed; 2014. p. 100-14.

Sadock BJ, Sadock VA, Ruiz P.Medicina Psiquiátrica de urgência. In: Sadock BJ, Sadock VA, Ruiz P. Compêndio de Psiquiatria – Ciência do comportamento e psiquiatria clínica. 11. ed. Porto Alegre: Artmed; 2017. p. 774-85.

DISTÚRBIOS AGUDOS DE ANSIEDADE: PÂNICO E TRANSTORNO DE PÂNICO

Anna Clara Lopes Ferreira
Helio Fádel

CONCEITOS

Os ataques de pânico são quadros de intenso medo ou desconforto devido à exacerbada ativação autonômica, clinicamente manifestada por taquicardia, sensação de desmaio e tontura. Quando esses sintomas passam a ocorrer pelo menos uma vez ao mês e são acompanhados de intensa preocupação com sua recorrência e suas consequências, preenche-se critério para transtorno de pânico (TP).

ABORDAGEM INICIAL

Os pacientes com ataques de pânico são assíduos no serviço de emergência e geram muitos exames complementares para o diagnóstico diferencial com outras doenças, em decorrência da sensação de ser portador de uma doença muito grave. Entre os diagnósticos diferenciais, estão infarto agudo do miocárdio (IAM), feocromocitoma, hipertireoidismo, pneumonia, pancreatite, embolia pulmonar, doença pulmonar obstrutiva crônica, uso de fármacos e transtornos mentais. Por isso, deve ser encarado como um diagnóstico de exclusão e avaliar corretamente os sinais clínicos. Deve-se perguntar se já tiveram episódios do mesmo tipo e se eles sentem medo do diagnóstico ou se possuem sentimentos negativos sobre a origem da doença. Geralmente, indivíduos com ataques de pânico são jovens e não descrevem a dor torácica como típica de um IAM. Pode-se realizar um eletrocardiograma para descartar prolapso da valva mitral.

MANEJO E TRATAMENTO

Como primeiro recurso, deve-se orientá-lo a respirar pausadamente, sem hiperventilar, através das técnicas utilizadas pela terapia cognitivo-comportamental. Desse modo, há diminuição da ativação adrenérgica. A equipe médica deve valorizar as queixas do paciente, mas explicar que a origem dos sintomas é um quadro ansioso e que vai passar em breve. Quando as técnicas psicoterápicas não forem suficientes para a diminuição das sensações, o uso a curto prazo de benzodiazepínicos trouxe bons resultados. Autores indicam uma ou duas doses orais de diazepam (5 a 10 mg), lorazepam (0,5 a 2 mg), alprazolam (0,25 a 1 mg) ou clonazepam (2 mg). Entretanto, é importante que se realize um acompanhamento a longo prazo para haver uma melhora significativa do quadro.

BIBLIOGRAFIA

Caribé AC, Teixeira JG, Ceccon CL. Psiquiatria. In: Teixeira JCGT (ed). Unidade de emergência – Condutas em medicina de urgência. 3. ed. São Paulo: Atheneu; 2013. p. 873-905.

Levitan MN, Nardi AE. Ansiedade aguda: ataques de pânico. In: Quevedo J, Carvalho AF. Emergências psiquiátricas. 3. ed. Porto Alegre: Artmed; 2014. p. 175-81.

Sadock BJ, Sadock VA, Ruiz P. Medicina psiquiátrica de urgência. In: Sadock BJ, Sadock VA, Ruiz P. Compêndio de psiquiatria – Ciência do comportamento e psiquiatria clínica. 11. ed. Porto Alegre: Artmed; 2017. p. 774-85.

DELIRIUM

Anna Clara Lopes Ferreira
Helio Fádel

CONCEITO

Delirium caracteriza-se como uma síndrome que provoca prejuízo do nível de consciência, da atenção e déficit cognitivo. Desenvolve-se em curto período de tempo e a intensidade de sintomas tende a flutuar durante o dia. Pode ser letal, mas ainda potencialmente um transtorno reversível do sistema nervoso central (SNC). Existem várias etiologias, pode ser por intoxicação por substância, abstinência de substância, induzido por medicamento, por outra condição médica (por exemplo: encefalopatia hepática) ou múltiplas etiologias (intoxicação de substância e efeito colateral de um medicamento). Além disso, deve especificar se é agudo ou persistente, diferenciando também se é hiperativo, hipoativo ou misto.

DIAGNÓSTICO

Com frequência, o *delirium* passa despercebido pelos profissionais da área da saúde, mas pode ser diagnosticado à beira do leito. Para isso, deve-se realizar um exame do estado mental, documentando o prejuízo cognitivo, principalmente da memória, e também para obter um parâmetro de comparação futura. O exame físico com frequência revela indícios para a causa do *delirium*. A presença de uma doença de base, história de lesão cerebral traumática, dependência de álcool ou outra substância aumenta a probabilidade diagnóstica.

Em relação aos exames complementares, deve-se solicitar: hemograma, função tireoidiana, renal e hepática, eletrólitos, glicemia, sorologia para sífilis e HIV, urinálise, eletrocardiograma, eletroencefalograma, radiografia de tórax, sangue e urina para presença de drogas. Quando indicado podem ser solicitados testes adicionais, como punção lombar, cultura de sangue, nível de B_{12} e ácido fólico, entre outros.

No EEG, em geral, observa-se lentidão generalizada de atividade podendo ser útil para diferenciar *delirium* de depressão e psicose. Além disso, um dos principais diagnósticos diferenciais é a demência.

TRATAMENTO

O objetivo primário é abordar a causa subjacente. Porém, é importante também fornecer apoio físico, sensorial e ambiental. O paciente se beneficia com a presença de um parente no quarto.

Em relação a farmacoterapia, os dois principais sintomas que exigem tratamento são psicose e insônia. Um fármaco de uso comum para psicose é haloperidol, dose inicial variando entre 2-6 mg via IM, repetido em 1 h se o paciente continuar agitado. Avaliar efeitos colaterais extrapiramidais e QTc prolongado. Já o melhor tratamento para insônia é o uso de benzodiazepínicos com meias-vidas curtas ou intermediárias, como o lorazepam 0,5 a 3 mg ao dia, conforme necessário, a cada 4 horas. Avaliar clinicamente, pois está relacionado com depressão respiratória e agitação paradoxal. Benzodiazepínicos com meias-vidas longas e barbitúricos devem ser evitados, a menos que façam parte do tratamento para o transtorno subjacente.

BIBLIOGRAFIA

Daltro-Oliveira R, Flôres DG, Quarantini LC. Delirium. In: Quevedo J, Carvalho AF. Emergências psiquiátricas. 3. ed. Porto Alegre: Artmed; 2014. p. 87-99.

Sadock BJ, Sadock VA, Ruiz P. Transtornos neurocognitivos. In: Sadock BJ, Sadock VA, Ruiz P. Compêndio de psiquiatria – Ciência do comportamento e psiquiatria clínica. 11. ed. Porto Alegre: Artmed; 2017. p. 697-704.

TRANSTORNOS RELACIONADOS COM O ÁLCOOL

Anna Clara Lopes Ferreira
Helio Fádel
Carolina Piccinini Silva

DEFINIÇÃO
O álcool é uma droga depressora do sistema nervoso central que causa alterações agudas e crônicas no mesmo.

DIAGNÓSTICO
Essencialmente clínico. História de ingestão da substância.

APRESENTAÇÃO CLÍNICA
Pensar em quatro situações.

1. Intoxicação aguda:
   - Quadro: tontura, fala arrastada, instabilidade na marcha, nistagmo, visão dupla, incoordenação, confusão mental, estupor, coma.
   - Conduta:
     - Verificar e monitorar os sinais vitais.
     - Hidratação IV (SF 0,9%, glicose 50%).
     - Repor tiamina (vitamina B_1 – exemplo: Citoneurin® 5.000 UI).
     - Antiemético (p. ex., Plasil® – 1 amp.).
     - Antipsicótico (p. ex., Haldol®) se agitação excessiva ou alucinações.
2. Abstinência alcoólica/*delirium tremens:*
   - Quadro: tremores, insônia, agitação, sintomas psicóticos.
   - Conduta:
     - Verificar e monitorar os sinais vitais.
     - Hidratação IV (SF 0,9%, glicose 50%).
     - Repor tiamina (vitamina B_1 – exemplo: Citoneurin® 5.000 UI).
     - Benzodiazepínico (p. ex., diazepam), se crise convulsiva ou agitação.
     - Antipsicótico, se alucinações.
3. Síndrome de Wernicke:
   - Definição: alteração precoce da falta de tiamina.
   - Quadro: alteração motora (ataxia), nistagmo, confusão mental.
   - Conduta:
     - Verificar e monitorar os sinais vitais.
     - Hidratação IV (SF 0,9%, glicose 50%).
     - Repor tiamina (vitamina B_1 – exemplo: Citoneurin® 5.000 UI).
     - Benzodiazepínico (p. ex., Diazepam), se crise convulsiva ou agitação.
     - Antipsicótico, se alucinações.
4. Síndrome de Korsakoff:
   - Definição: alteração crônica da falta de tiamina. Irreversível.
   - Quadro: demência, alienação, amnésia (perda da memória recente).
   - Conduta:
     - Verificar e monitorar os sinais vitais.
     - Hidratação IV (SF 0,9%, glicose 50%).
     - Repor tiamina (vitamina B_1 – exemplo: Citoneurin® 5.000 UI).
     - Benzodiazepínico (p. ex., Diazepam), se crise convulsiva ou agitação.
     - Antipsicótico, se alucinações.

Exemplo de prescrição para abstinência alcoólica/Wernicke/Korsakoff:

- Dieta zero.
- Repouso no leito.
- SF 0,9% – 900 mL.
  - Glicose 50% – 100 mL.
  - KCL 20% – 10 mL.
  - $MgSO_4$ 10% – 10 mL.
    - Correr EV 8/8 h.
- Buscopan® 5 mL – 1 amp.
  - Glicose 25% – 10 mL.
    - Aplicar EV 6/6 h, se necessário.
- Ranitidina® – 1 amp.
  - AD – 10 mL.
    - Aplicar EV lento 12/12 h.
- Citoneurin® 5.000 UI – 1 amp.
  - Aplicar IM.
- Diazepan 10 mg: 1 cp VO.
- Monitorização dos sinais vitais.

SÍNDROME DE ABSTINÊNCIA ALCOÓLICA

Conceito
A síndrome de abstinência alcoólica (SAA) é provocada por interrupção ou redução de consumo de álcool em um paciente dependente. Os sintomas têm picos de duração de 24 a 48 horas após o início dos sintomas, podendo durar de 6 a 7 dias. Pode ser letal.

Diagnóstico
Segundo a OMS, os critérios diagnósticos envolvem evidência clara de consumo reduzido ou interrompido do álcool, após uso repetido em altas doses e/ou prolongado, acompanhada de pelo menos três dos sintomas abaixo: tremores da língua, pálpebras ou das mãos quando estendidas; sudorese; náusea e vômitos; taquicardia ou hipertensão; agitação psicomotora; cefaleia; insônia; mal-estar ou fraqueza; alucinações visuais, táteis ou auditivas transitórias; convulsões do tipo grande mal.

Classificação
Quando o indivíduo apresenta a SAA é aconselhável aplicar a *Clinical Withdrawal Assessment Revised* (CIWA-Ar). Trata-se de uma escala com 10 itens, cujo escore final classifica a gravidade da SAA e fornece subsídios para o planejamento da intervenção imediata (Quadro 94-1).

Quadro 94-1. Escala CIWA-Ar

Náuseas e vômitos – Você sente um mal-estar no estômago (enjoo)? Você tem vomitado?			
0	Não		
1	Náusea leve e sem vômitos		
4	Náusea recorrente com ânsia de vômito		
7	Náusea constante, ânsia de vômito e vômitos		
Tremor – com os braços estendidos e os dedos separados			
0	Não		
1	Não visível, mas sente		
4	Moderado, com os braços estendidos		
7	Grave, mesmo com os braços estendidos		
Sudorese			
0	Não		
4	Facial		
7	Profusa		
Distúrbios de sensibilidade – Tem sentido coceiras, sensação de insetos andando no corpo, formigamentos, pinicações?			
Código da questão 6			
Distúrbios auditivos – Você tem ouvido sons a sua volta? Algo perturbador, sem detectar nada por perto?			
Código da questão 6			
Distúrbios visuais – As luzes têm parecido muito brilhantes? De cores diferentes? Incomodam os olhos? Você tem visto algo que tem lhe perturbado? Você tem visto coisas que não estão presentes?			
0	Não	4	Alucinações moderadas
1	Muito leve	5	Alucinações graves
2	Leve	6	Extremamente graves
3	Moderado	7	Contínuas

(Continua.)

Quadro 94-1. *(Cont.)* Escala CIWA-Ar

Ansiedade – Você se sente nervoso(a)? (observação)	
0	Não
1	Muito leve
4	Leve
7	Ansiedade grave, um estado de pânico, semelhante a um episódio psicótico agudo

Cefaleia – Você sente algo na cabeça? Tontura, dor, apagamento?			
0	Não	4	Moderado/grave
1	Muito leve	5	Grave
2	Leve	6	Muito grave
3	Moderado	7	Extremamente grave

Agitação: (observação)	
0	Normal
1	Um pouco mais que a atividade normal
4	Moderadamente
7	Constante

Orientação – Que dia é hoje? Onde você está? Quem sou eu? (observação)	
0	Orientado
1	Incerto sobre a data, não responde seguramente
2	Desorientado com a data, mas não mais do que 2 dias
3	Desorientado com a data, com mais de 2 dias
4	Desorientado com o lugar e pessoa

Resultado do escore:
Leve: < 10.
Moderado: entre 10 e 18.
Grave: > 18.

Exames Complementares

Devem ser solicitados como coadjuvantes para avaliação das morbidades associadas e lesões decorrentes do uso crônico e nocivo do álcool. São eles: hemograma, glicemia, eletrólitos, enzimas, função hepática e renal, amilase, lipase, EAS, raios X de tórax e ECG. Além disso, outros exames podem ser solicitados de acordo com as suspeitas clínicas, como uma TC de crânio em situações especiais (rebaixamento de consciência, história de trauma ou sinais focais ao exame físico).

Tratamento

O objetivo é garantir um nível de sedação suficiente para melhorar os sintomas da SAA, sem rebaixar muito o nível de consciência. Recomenda-se o uso de diazepam como benzodiazepínico de escolha.

- *Se CIWA < 10:* trata-se ambulatorialmente. Feito com baixas doses de benzodiazepínicos, VO. Um exemplo: diazepam, entre 20 a 40 mg/dia.
- *Se CIWA entre 10 e 18:* iniciar benzodiazepínicos, VO, de hora em hora até atingir escore < 10. Um exemplo: diazepam, 10 a 20 mg de hora em hora. Em seguida, após atingir a meta, deve-se abaixar as doses até a mínima para o controle dos sintomas.
- *Se CIWA > 18:* internar imediatamente, iniciando altas doses de benzodiazepínicos, de preferência por via endovenosa se o paciente estiver muito agitado e sintomático. Um exemplo: diazepam, 1 ampola de 2 mL ou 10 mg, IM ou EV em 4 minutos. Doses orais de até 20 mg de hora em hora podem ser suficientes para estabilizar o quadro.

É importante ressaltar que etilistas crônicos frequentemente apresentam deficiência de tiamina, por isso, recomenda-se seu uso para a prevenção da síndrome Wernick-Korsakoff. A suplementação é realizada por tiamina IM, 1 ampola (100 mg) ao dia, do sétimo ao 15º dia, após esse período, passa a ser vitamina B_1 VO, 1 comprimido (300 mg) por dia.

Prescrição sugerida:

1. Dieta zero até segunda ordem.
2. SF 0,9% 500 mL + SG 10% 500 mL + KCL 19,1% 10 mL – EV, de 6 em 6 horas.
3. Tiamina 100 mg, IM, agora.
4. Diazepam 10 mg, 1 ampola, EV em 4 minutos, de acordo com critério médico.
5. Diazepam 10 mg, 10 mg, 1 comprimido VO, de hora em hora.
6. Metoclopramida, 10 mg, 1 ampola EV, 8/8 h (SN).
7. Dipirona, 1 g EV, de 6/6 h (SN).
8. Monitorização cardíaca, oximetria de pulso e checar sinais vitais.

BIBLIOGRAFIA

Caribé AC, Teixeira JG, Ceccon CL. Psiquiatria. In: Teixeira JCGT (ed). Unidade de emergência – Condutas em medicina de urgência. 3. ed. São Paulo: Atheneu; 2013. p. 873-905.

Kaplan H, Sadock B, Grebb J. Compêndio de Psiquiatria: ciência, comportamento e psiquiatria clínica. 11. ed. Porto Alegre: Artes Médicas; 2016.

Sadock BJ, Sadock VA, Ruiz P. Medicina psiquiátrica de urgência. In: Sadock BJ, Sadock VA, Ruiz P. Compêndio de psiquiatria – Ciência do comportamento e psiquiatria clínica. 11. ed. Porto Alegre: Artmed; 2017. p. 774-85.

EMERGÊNCIAS RELACIONADAS COM O USO DE SUBSTÂNCIAS PSICOATIVAS

Artur de Paula Falconi

CONCEITO

Antes de mais nada, faz-se necessário a abordagem de conceitos básicos, como:

- *Drogas:* podem ser psicoestimulantes (anfetaminas e cocaína) e depressoras do SNC (álcool, heroína).
- *Uso nocivo:* aquele que resulta em dano físico ou mental, em que o indivíduo não consegue controlar o uso. Este se torna abusivo, trazendo, também, consequências sociais ("enxerga o mundo através droga").
- *Tolerância:* necessidade de doses cada vez maiores de determinada substância para se atingir os mesmos efeitos.
- *Síndrome de abstinência:* conjunto característico de sinais e sintomas que ocorrem após a interrupção (ou, em alguns casos, diminuição) do consumo de uma droga, seja ela um medicamento ou uma droga de abuso.
- *Dependência:* padrão mal adaptativo do uso de substâncias, levando a prejuízo ou sofrimento clinicamente significativo, caracterizado pela presença de tolerância e abstinência. Pode ocorrer a chamada dependência cruzada, na qual o indivíduo utiliza uma droga depressora com uma estimuladora (álcool com cocaína, por exemplo).

TRANSTORNOS RELACIONADOS COM *CANNABIS* (MACONHA)

- *Efeitos:* droga depressora, embora também libere dopamina.

Manifestações Clínicas

- Euforia (riscos imotivados): aumenta a sensação de prazer (estimula núcleo *accumbens*).
- Lentificação motora.
- Incoordenação de movimentos.
- Hiperemia conjuntival (ação anticolinérgica: baixa ação dopaminérgica → sonolência).
- Taquicardia (aumento de dopamina).
- Boca seca (ação anticolinérgica)
- Aumento do apetite.
- Uso crônico: sintomas depressivos (distimia: rebaixamento leve do humor).
- Depressão.
  - Cronicamente, desenvolve síndrome amotivacional: "centro da vontade" torna-se hipofuncionante, causando hipobulia. Esta começa a fazer parte do padrão comportamental do indivíduo, característica da personalidade.
  - Detectada lesão neuronal pelo uso crônico.
- Despersonalização.
- Desrealização (desorientação temporoespacial).
- Sintomas psicóticos (sinal de que o tecido cerebral não metaboliza bem a substância psicoativa, tendo maior chance de desenvolver esquizofrenia).

   Obs.: o uso inalatório tem maior sucesso na dosagem da quantidade de substância, diferentemente da ingestão, que pode causar quadro psicótico agudo.

Complicações

- *Agudas:* ansiedade, pânico (taquicardia), sintomas psicóticos.
- *Crônicas:* síndrome amotivacional.

Tratamento

- Investigar doença psiquiátrica de base (depressão, ansiedade, psicose).
- Sintomático (tratar os sintomas).
- Abstinência e apoio.

TRANSTORNOS RELACIONADOS COM COCAÍNA

- *Efeitos:* aumenta a secreção das monoaminas (serotonina, noradrenalina e dopamina) no organismo, causando euforia e aceleração do pensamento. Se houver um uso em grande quantidade da substância e continuamente, há o desenvolvimento de sintomas de mania, com aceleração da psicomotricidade, taquicardia.

Manifestações Clínicas

- Euforia.

- Anestesia (aumento das monoaminas pode diminuir a sensibilidade dos receptores dos neurônios moduladores).
- Aumento de atividades físicas e psíquicas.
- Delírios e alucinações (aumento de dopamina; se usa cocaína e faz quadro delirante, o cérebro não tolera bem o estimulante, tendo que orientar a interrupção do uso em decorrência da grande possibilidade de se desenvolver quadro psicótico).
- Droga de ação rápida, grande intensidade e curta duração, com maior chance de desenvolver dependência, já que o indivíduo tende a aumentar cada vez mais a dose.
- Droga psicoestimulante: diminui o apetite; depressora (bloqueio H1): aumenta apetite (álcool).

Abstinência
- Sintomas: disforia, ansiedade, depressão, ideação suicida.
- Uso impulsivo durante dias que degrada o paciente e faz com que ele interrompa o uso. Com isso, vem o predomínio da resposta parassimpática ("falta de energia", tristeza). Esse é o momento que, geralmente, o usuário solicita internação voluntária, o que é o mais correto a se fazer, visto que depois de 3-4 dias ele vai se recuperando e inicia sintomas de abstinência. Consequentemente, retorna ao uso.

Complicações
- Ação simpática com aumento da vasoconstrição e frequência cardíaca, predispondo eventos cardiovasculares, como infarto agudo do miocárdio e acidente vascular encefálico.
- Gravidez: droga com importante potencial teratogênico, predispondo ao nascimento de fetos com baixo peso, déficits cognitivos ou abortamentos.
- Psiquiátricas: predispõe o desenvolvimento de psicoses, transtorno bipolar, quadro ansioso, pânico.

Tratamento
- Investigar doença psiquiátrica de base (tratar as comorbidades psiquiátricas; grande parte tem transtorno de personalidade, esquizofrenia).
- Aprender a lidar com fracassos terapêuticos: paciente vai apresentar recaídas, mas não pode haver desistência no processo (recuperação total: apenas 15%).
- Sintomáticos (tratar os sintomas).
- Intervenções psicológicas.
- Internação (após alta, encaminhar para os grupos de apoio).
- Incluir a família no processo terapêutico.

TRANSTORNOS RELACIONADOS COM OPIOIDES

O mais conhecido é a morfina e os mais utilizados são a morfina, heroína, metadona, codeína, fentanil e o ópio. Todos são derivados do ópio e, dentre esses, o mais potente é a heroína. O opioide no Brasil é pouco utilizado por conta do acesso restrito.

- *Efeitos:* são depressores do SNC. O principal efeito do opioide é a analgesia, levando também à sensação de euforia, calor, rubor. Pode dar alucinações visuais e alucinações táteis causadas pelo rebaixamento do nível de consciência, gerando um quadro de psicose secundária. Há muitos receptores opioides em TGI, por isso é muito comum aquele indivíduo que usa opioide ser constipado, frequentemente.

    Obs.: drogas com receptor específico têm abandono mais difícil. São elas: canabinoides e opioides. Os opioides geram tolerância muito rápida, então os usuários aumentam a dose com frequência, podendo gerar uma depressão respiratória em doses muito altas.

Manifestações Clínicas
- Intoxicação aguda: rebaixamento do nível de consciência, sedação muito intensa, miose (todo depressor é parassimático e faz miose, os estimulantes fazem midríase), hipotensão e bradicardia → pensar em opioide.

    Obs.: paciente com depressão respiratória, miose e rebaixamento do nível de consciência (tríade da intoxicação), indica que houve uma intoxicação por depressor do SNC.

Abstinência
O paciente em abstinência vai iniciar uma hiper-resposta simpática, apresentando taquicardia, hipertensão, hipertermia, sudorese intensa, midríase, muita náusea e vômito – por conta dos receptores opioides no TGI –, dor visceral e muscular forte. Nesse caso, nenhum analgésico resolve, visto que o corpo se acostumou com altas doses de morfina. Além disso, o paciente apresenta insônia, podendo ficar dias sem dormir por causa da hiperatividade adrenérgica. Geralmente dura cerca de 10 dias.

Tratamento
A primeira atitude é conversar com o acompanhante ou familiar para tentar descobrir o que o paciente usou. Se for confirmada a intoxicação aguda por opioide, deve-se administrar naloxona EV (antagonista de opioide). O quadro tem rápida reversão após a administração do antídoto. Se não reverter, deve-se considerar que a intoxicação não foi por opioide.

Em relação à abstinência, o tratamento hospitalar deve ser embasado em analgesia (não resolve por completo o problema, mas alivia), antitérmico, anti-hipertensivo (de preferência Clonidina – observou-se em pesquisas que pacientes tabagistas cessavam mais o uso de cigarro com o uso da clonidina, ela tem ação central diminuindo a fissura por agir no ciclo de recompensa). Deve-se, também, tratar a doença psiquiátrica de base como ansiedade, transtorno de humor etc. Fazer intervenção psicoterápica, encaminhar para o Centro de Atenção Psicossocial (CAPS).

A abstinência de opioide é muito intensa e o paciente irá verbalizar mal, ficar ansioso e agressivo. Quando os sintomas forem muito intensos, o paciente pode ser enquadrado no protocolo da metadona, que é um opioide via oral, em que é feita a redução gradativa da dose. Pode ser feita na internação ou em instituições como CAPS (não pode ser prescrita para uso domiciliar).

Em último caso, deve ser instituída a política de redução de danos. Não deve ser realizada em adulto jovem, saudável, mas sim em pacientes que já esgotaram outras opções terapêuticas e clinicamente comprometidos.

TRANSTORNOS RELACIONADOS COM ANFETAMINAS

A anfetamina clássica é o MDMA (3,4-metilenedioximetanfetamina – *ecstasy*).

- *Efeitos:* as anfetaminas são psicoestimulantes, tendo ação monoaminérgica (aumenta a secreção de dopamina, serotonina, noradrenalina e ainda funciona como agonista desses), levando à euforia, aceleração do pensamento, aceleração das atividades físicas, psíquicas, muito semelhante à cocaína.

Obs.: como são drogas sintéticas, podem apresentar outras substâncias misturadas, como alucinógenos.

Manifestações Clínicas
- Ocorre uma hiperatividade autonômica, com aumento da pressão arterial, aumento da frequência cardíaca.
- Perda do juízo crítico, agitação e excitação.

Complicações Agudas
Paciente que usar alta dose de anfetamina irá apresentar, numa emergência, inquietação, ansiedade, aumento da pressão arterial, arritmia, precordialgia (a vasocontrição aumenta a frequência cardíaca – pode ter crise de angina). Como são drogas sintéticas, podem gerar hepatite tóxica. Todo psicoestimulante pode originar rabdomiólise, porém a metanfetamina tem um potencial maior para tal complicação. O usuário desenvolve quadro de insuficiência renal aguda (mioglobina "entope" os glomérulos). Além disso, o paciente pode apresentar cefaleia, crise convulsiva e evoluir até mesmo ao óbito.

Resumindo, as complicações agudas são: inquietação, ansiedade, crises hipertensivas, arritmias cardíacas/precordialgias, hepatites tóxicas, rabdomiólise, cefaleia, convulsões e morte.

Complicações Crônicas
As principais complicações crônicas são as psiquiátricas. Paciente pode desenvolver quadro psicótico, transtorno bipolar, esquizofrenia etc. No uso crônico de psicoestimulante, aumenta-se a secreção de monoaminas sem aumentar a produção e, se tiver predisposição genética, irá desenvolver depressão. Como a droga também tem ação agonista, começa a ser utilizada como medicação. Pode, com isso, gerar IAM e AVC.

Nem todas as pessoas que possuem predisposição genética se tornam dependentes químicos, pois não houve exposição. O uso de drogas está relacionado ao circuito de recompensa e, portanto, o indivíduo está sujeito à recaídas.

Tratamento
É primeiramente fundamentado no tratamento da doença de base: avaliar se está deprimido, ansioso, psicótico etc. Deve ser tratado para que se mantenha abstinente. Encaminhar para psicoterapia e CAPS dependendo da gravidade do paciente. Paciente que não consegue se manter abstinente no tratamento ambulatorial, deve ser internado para afastar o uso. A maioria dos tratamentos para dependência química não possui uma droga específica, devendo ser instituído o tratamento sintomático.

TRANSTORNOS RELACIONADOS COM ALUCINÓGENOS

Os mais encontrados: *psilocibina* (cogumelo), mescalina (cacto) e sintético (LSD).

- *Efeitos:* os alucinógenos também são estimulantes, tendo ação extremamente serotoninérgica. Quando a serotonina é muito aumentada, gera alucinações visuais, alucinações cinestésicas e corporais, percepção de cor e táteis.

Obs.: Tem meia-vida alta, o que dificulta a dependência química (quanto menor a meia-vida, maior a chance de a substância causar dependência, pois vai aumentar a frequência de uso e, consequentemente, a tolerância).

Manifestações Clínicas
- Na intoxicação aguda, o usuário abre um quadro psicótico com sintomas delirantes, alucinações

visuais e táteis, despersonalização, desrealização, *bad trips*.
- Pode desenvolver, mais raramente, transtorno do estresse pós-traumático após o uso, com crise de pânico (hiperestimulação autonômica), *flashback* e evitação.
- A midríase e taquicardia ocorrem por ação simpática. A visão turva surge por ação anticolinérgica, sendo assim a dopamina está aumentada (são inversamente proporcionais – menos acetilcolina, mais dopamina). Recordando, geralmente, psicoestimulante gera midríase, taquicardia e visão turva.

Tratamento
Para o paciente na emergência alucinando e delirando, deve ser administrado antipsicótico (haldol + fenergan). O indivíduo irá dormir e quando acordar estará sem efeito. Não se faz necessário o benzodiazepínico, pois o antipsicótico já será responsável pelo efeito sedativo. Sempre que um paciente apresentar quadro psicótico com alucinação e delírio deve-se administrar o antipsicótico. Portanto, o tratamento é sintomático. Avaliar se o paciente está deprimido, ansioso, psicótico e, de acordo com o quadro clínico, tratar.

TRANSTORNOS RELACIONADOS COM BENZODIAZEPÍNICOS
Principal causa de dependência no mundo todo. O clonazepam (Rivotril) é a segunda droga mais vendida no Brasil, atrás apenas dos anticoncepcionais. Isso é justificado por ter receptor específico (gabaérgico). Principais representantes: bromazepam, lorazepam, alprazolam, diazepam, além do clonazepam, supracitado.

- *Efeitos:* são depressores do SNC. Causam efeito sedativo, hipnótico, têm ação miorrelaxante, anticonvulsivante, durante a crise, e ansiolítica.

Abstinência
Os sintomas de abstinência vão surgir quanto antes for menor a meia-vida do fármaco utilizado. Se for usado o alprazolam que tem meia-vida de 8-10 horas, a abstinência surge muito mais rápida do que a do clonazepam, que tem a meia-vida de 24-36 horas (pode ter metabólito ativo até 90 horas após administração), por exemplo.

Os primeiros sintomas da abstinência de benzodiazepínicos são: tremores e taquicardia, pois prevalece a ação adrenérgica. Além disso, cefaleia, insônia, crise hipertensiva e pesadelos (benzodiazepínicos diminuem o sono REM). O paciente também pode apresentar déficit em relação à memória quando utiliza muito benzodiazepínico.

Se o paciente faz uso intenso e cessa abruptamente, pode apresentar *delirium*, com hiperatividade adrenérgica, alucinações visuais e crise convulsiva.

Tratamento
Para tratar a dependência e promover a retirada de benzodiazepínico, deve-se sempre fazer a redução gradativa da droga, além de tratar a doença de base.

Caso o paciente faça uso abusivo de benzodiazepínico e apresente uma intoxicação aguda, rebaixando o nível de consciência, deve ser administrado flumazenil EV.

Obs.: Opioides e benzodiazepínicos apresentam antídotos (naloxona e flumazenil, respectivamente).

BIBLIOGRAFIA
Amaral RA, Malbergier A, Andrade AG. Manejo do paciente com transtornos relacionados ao uso de substância psicoativa na emergência psiquiátrica. Rev Bras Psiq. 2010;32(2):104-11.

Malbergier A, Amaral RA. Emergências associadas ao álcool e a drogas de abuso. In: Quevedo J, Carvalho AF. Emergências psiquiátricas. 3rd ed. Porto Alegre: Artmed; 2014. p. 146-62.

DEPRESSÃO NA URGÊNCIA

Helio Fádel
Giuliana Schindler Fogaça

DEFINIÇÃO

É um distúrbio afetivo caracterizado por alterações químicas em nível de SNC relacionadas principalmente com a ação dos neurotransmissores, como serotonina, noradrenalina e, em menor proporção, dopamina, gerando sintomas de tristeza, pessimismo, culpa, baixa autoestima, adinamia, perda de interesse ou prazer nas atividades e desconcentração. O sono e o apetite geralmente estão alterados.

Ao contrário do que normalmente se pensa, os fatores psicológicos e sociais muitas vezes são consequência e não causa da depressão.

Obs.: O estresse pode precipitar a depressão em pessoas com predisposição genética.

DIAGNÓSTICO MNEMÔNICO

- **D**epressão do humor.
- **E**nergia limitada.
- **P**eso aumentado ou diminuído.
- **R**edução da psicomotricidade.
- **E**svaziamento dos pensamentos, incapacidade de decidir.
- **S**ono aumentado ou diminuído.
- **S**uicídio (ideações).
- **A**nedonia.
- **O** sentimento de culpa.

Obs.: Em caso de situação de luto do paciente, considerar depressão caso os sintomas persistam por mais de 2 a 3 meses.

TRATAMENTO

É individualizado, levando em consideração a história, resposta prévia a terapias prescritas, gravidade do quadro e comorbidades.

Terapias Não Farmacológicas

Consiste na terapia cognitivo-comportamental e na terapia interpessoal, que podem ser usadas isoladamente em casos leves e combinadas com a terapia farmacológica nos casos graves.

Terapias Farmacológicas

Os critérios para escolha da melhor medicação levam em conta os sintomas do paciente (ansiedade, sintomas obsessivos etc.), características químicas (metabolização, excreção etc.), custo financeiro e, principalmente, o perfil de efeitos indesejados de cada fármaco.

Os medicamentos devem ser utilizados no mínimo de 6-12 meses até a remissão do quadro depressivo, em pacientes que apresentam o primeiro episódio de depressivo. Após atingir a dose terapêutica, deve-se avaliar a resposta do paciente de 4-6 semanas. Em caso de resposta insatisfatória, orienta-se a troca da medicação.

As drogas de maior efetividade são: mirtazapina, escitalopram, venlafaxina e sertralina.

Inibidores Seletivos da Recaptação de Serotonina (ISRS)

São medicações de uso relativamente simples e seguro, que não produzem fenômenos biológicos de tolerância e dependência. Atuam basicamente inibindo seletivamente a recaptação da serotonina, agindo sobre poucos sistemas de neurotransmissão.

Seu efeito antidepressivo pode iniciar após 15 dias, mesmo que já haja efeitos indesejados. A resposta parcial do fármaco pode-se dar pelas formulações manipuladas e/ou de baixa qualidade disponíveis no mercado. Nesses casos, é importante esgotar a faixa de dosagem segura até que se certifique de que não houve resposta terapêutica.

Indicação:

- *Sintomas depressivos:* "tristeza profunda" com alteração do apetite/sono, desinteresse pelo ambiente, sensação de menos valia.
- *Sintomas de pânico:* episódios intermitentes de sensação iminente de morte, sem precipitador evidente, de duração de alguns minutos a poucas horas com intensa manifestação somática.

- *Sintomas obsessivos-compulsivos:* a presença de ideias intrusivas e associada a rituais respondem a doses normalmente mais altas de "antidepressivos".
- *Sintomas de ansiedade:* o tratamento de base de sintomas de ansiedade que se cronificam são os "antidepressivos", em doses equivalentes às doses para depressão, deixando os ansiolíticos para tratamento sintomático e de curto prazo. Prescrever apenas benzodiazepínicos para queixas crônicas de ansiedade é iatrogênico.
- *Sintomas de fobia social:* dificuldade de estar entre outras pessoas, com manifestações somáticas, que não se caracteriza como um traço de personalidade.

É indicado para a maioria dos idosos, principalmente para àqueles com distúrbios de condução cardíaca, doença cardíaca isquêmica, hipertensão, hiperplasia prostática benigna, glaucoma não controlado. A fluoxetina deve ser usada com critério, em razão da meia-vida longa, da inibição do citocromo P450 e consequentes interações medicamentosas (Quadro 96-1).

Antidepressivos Tricíclicos

São menos tolerados em decorrência dos sintomas anticolinérgicos, como boca seca, constipação, além das pré-síncopes e do efeito sedativos.

Na amitriptilina e na imipramina os efeitos antidepressivos só são observados em doses acima de 100 mg/dia, podendo a dose máxima girar em torno de 200-250 mg/dia, já tendo o risco cardiovascular. O uso desses fármacos deve ser evitado em pacientes idosos pelos efeitos anticolinérgico, sedativo e hipotensor. Se não houver como optar por outra classe farmacológica, utilizar a nortriptilina (menor risco de efeitos anticolinérgicos e hipotensão postural).

O tratamento deve ser feito com dose inicial de 25 mg e aumentar mais 25 mg a cada 2-3 dias até atingir nível terapêutico (Quadro 96-2).

Quadro 96-1. Tratamento com ISRS

Droga	Dose usual	Dose terapêutica	Observações
Citalopram	20 mg	20-60 mg	
Escitalopram	10 mg	10-30 mg	
Fluoxetina	20 mg	5-80 mg	Meia-vida prolongada, atentar-se para as interações medicamentosas
Paroxetina	20 mg	10-50 mg	Observar síndrome de retirada
Sertralina	50-150 mg	50-200 mg	

Quadro 96-2. Tratamento com Antidepressivos Tricíclicos

Droga	Dose usual	Dose terapêutica	Observações
Amitriptilina	150-200 mg	50-300 mg	Maior tendência à sedação e cardiotoxicidade, evitar em idosos e várias indicações na clínica médica
Clomipramina	150-200 mg	50-300 mg	Boa indicação para transtornos de ansiedade. Usualmente doses menores são necessárias no transtorno do pânico e maiores no transtorno obsessivo-compulsivo
Imipramina	150-200 mg	50-300 mg	Observar interações medicamentosa
Nortriptilina	10-75 mg	10-100 mg	

Outros Fármacos (Quadro 96-3)

Quadro 96-3. Tratamento com Outros Fármacos

Drogas	Dose inicial	Dose-alvo
Antidepressivo bicíclico: venlafaxina XR	37,5 mg	75-150 mg
Antagonista de serotonina: mirtazapina	7,5 mg	15-45 mg
Inibidores da recaptação de noradrenalina e dopamina: bupripiona	75 mg	150 mg (2× dia)
Inibidores da recaptação e antagonista da serotonina: 1. Nefazodona 2. Trazodona	1,50 mg (2× dia) 2,25-50 mg	1,150 mg (2× dia) 2,50-200 mg

Outras Indicações (Quadro 96-4)

Quadro 96-4. Outras Indicações Possíveis de Alguns Fármacos

Drogas	Característica para indicação
Bupropiona	Intenção de parar de fumar
Citalopram	Utilização de muitas medicações, principalmente as metabolizadas pelo citocromo P450
ISRS	Distúrbios de condução cardíaca
Mirtazapina	Diminuição do apetite e insônia
Trazadona	Insônia

BIBLIOGRAFIA

Kayano AKP, Braga ILS. Depressão. In: Góis AFT, Santos ECL, Figuinha FCR, Andrade LGF, Gadelha PS, editors. Guia de Bolso de Clínica Médica. São Paulo: Atheneu; 2011. p. 303-8.

Ministério da Saúde. Cadernos de Atenção Básica – Saúde Mental. (acesso em 4 abr 2018). Disponível em: http://189.28.128.100/dab/docs/portaldab/publicacoes/caderno_34.pdf.

Seção
Reumatologia

CRISE DE GOTA NA EMERGÊNCIA

Paula Reale Fernandes
Anna Clara Lopes Ferreira

CONCEITO

Doença inflamatória, metabólica, que cursa com hiperuricemia (concentração sérica de ácido úrico ≥ 7 mg/dL em homens e ≥ 6 mg/dL em mulheres) com crises recorrentes de artrite aguda, devida à deposição de cristais de monourato de sódio nos tecidos e articulações.

QUADRO CLÍNICO

Na história natural da doença, há uma hiperuricemia assintomática, evoluindo para crises súbitas de monoartrite aguda periférica (1ª metatarsofalangeana mais comumente acometida), acompanhada de sintomas leves de febre, calafrios e mal-estar. Os sintomas regridem rapidamente com a terapia adequada, mas, mesmo sem tratamento, uma crise regride espontaneamente em 1 a 2 semanas. Com o tempo, há um período intercrítico de remissão com duração de semanas a meses, que, após cada novo episódio, o intervalo é menor. A doença pode cronificar para um quadro poliarticular, com formação de tofos.

DIAGNÓSTICO

Além da forte suspeição na avaliação clínica, o diagnóstico definitivo é feito pela identificação de cristais de urato monossódico intracelulares, sob microscopia de luz polarizada compensada, em uma amostra de líquido sinovial ou bursa ou suspeita de tofo. Em exames de imagem radiográfico é possível identificar erosões ósseas (imagens líticas em "saca-bocado") com margem esclerótica.

MANEJO

O objetivo do tratamento é cessar a crise, profilaxia de recorrência e prevenir ou reabsorver os tofos. Comorbidades e fatores de risco, como hiperlipidemia, hipertensão, hiperglicemia, obesidade e tabagismo, devem ser observados como importantes no tratamento da gota. A terapia hipouricemiante deve ser iniciada após controle da crise aguda de gota; em pacientes que já fazem uso dessas medicações, manter a dose estável durante a crise. Quando mais cedo iniciar o tratamento, melhor será o resultado. Entre os fármacos, os que são mais utilizados:

- *AINEs:* são a primeira linha, usados inicialmente em dose máxima recomendada nos primeiros 2-3 dias. Devem ser usados com cautela em hipertensos e em renais crônicos. Contraindicados em pacientes com mais de 65 anos, histórico de úlcera péptica ou em uso de anticoagulantes.
- *Colchicina:* diminui a migração dos cristais de urato para a articulação. Melhor resultado se introduzida nas primeiras 36 h, na dose 0,5-1,5 mg/dia divididos em até três vezes/dia. Atentar aos efeitos colaterais gastrointestinais e em pacientes com insuficiência renal ou hepática.
- *Costicosteroide:* doses de 20-40 mg/dia de prednisona, com redução progressiva durante 1 a 2 semanas, podem ser utilizadas no início. O medicamento pode ser empregado pelas vias IV, SC e injeções intra-articulares (preferência em casos de monoartrite e/ou presença de múltiplas comorbidades ou contraindicações e desde que descartada a artrite séptica). O uso oral é indicado quando há falha ou contraindicação ao tratamento com colchicina e/ou AINEs.

Por fim, há evidências de que compressas de gelo aplicadas no local inflamado podem ser complementares ao tratamento farmacológico.

BIBLIOGRAFIA

Azevedo VF, Lopes MP, Catholino NM, Paiva ES, Araújo VA, et al. Revisão crítica do tratamento medicamentoso da gota no Brasil. Rev Bras Reumatol. 2017;57(4):346-55.

Coimbra IB, Samara AM. Artropatias Induzidas por Cristais. In: Lopes AC. Tratado de Clínica Médica. 3. ed. Rio de Janeiro: Roca; 2016. p.1120-27.

RABDOMIÓLISE

Paula Reale Fernandes
Anna Clara Lopes Ferreira

CONCEITO

A rabdomiólise é caracterizada por necrose muscular, decorrente de lesão direta ou indireta do músculo esquelético, que resulta na liberação de componentes intracelulares na circulação, como eletrólitos, mioglobina e proteínas sarcoplasmáticas. Dentre as possíveis etiologias destacam-se infecções, trauma, lesão por corrente elétrica, exercícios físicos, fármacos, alteração de temperatura, compressão muscular prolongada, toxinas (por exemplo: álcool), distúrbios metabólicos e eletrolíticos.

QUADRO CLÍNICO E DIAGNÓSTICO

Suspeição baseada na clínica é a chave para o diagnóstico. Tipicamente, manifesta-se com mialgia, fraqueza muscular e edema nos membros afetados, além de coloração acastanhada da urina. Porém, seu quadro clínico pode ser variado, desde assintomático até oligúria causada por insuficiência renal aguda (IRA) ou distúrbios eletrolíticos.

Em relação aos exames complementares, pode ser realizada uma análise urinária, demonstrando mioglobinúria e proteinúria, contudo sua ausência não exclui o diagnóstico. Ademais, a lesão muscular provoca liberação de conteúdo intracelular e com isso aumento dos seguintes marcadores séricos: potássio (hiperpotassemia), cálcio (hipo ou hipercalcemia), creatinina, ureia, fósforo, ácido úrico, creatinoquinase e outras enzimas (aminotransferase, aldolase, desidrogenase lática, desidrogenase hidroxibutirato e anidrase carbônica III). A elevação da CK plasmática, em geral, maior ou igual a cinco vezes o limite superior da normalidade é o principal marcador diagnóstico e atinge seu pico ao redor de 24 a 36 h. A anidrase carbônica III é mais específica que CK, porém só deve ser analisada em casos de dúvida. Nota-se também acidose metabólica, tipicamente mista, com *ânion gap* aumentado.

A ressonância magnética pode ser utilizada, naqueles casos com alta suspeição clínica, mas sem evidências clássicas que permitam diagnóstico de certeza. Deve-se realizar um ECG, por causa do risco de arritmia provocada pela hipercalemia. A coagulação intravascular disseminada (CIVD) é uma complicação comum, por isso, o controle dos fatores e tempos de coagulação devem ser feitos nos primeiros momentos do atendimento.

CONDUTA

As principais abordagens terapêuticas consistem em: evitar manutenção da lesão muscular (corrigir causa base), prevenção da lesão renal, além de identificação e medidas rápidas para as complicações com risco de morte (hipercalemia). O esquema inicial inclui infusão rápida de 1 a 1,5 L de solução salina, seguido de 750 a 1.500 mL/h, ajustados para manter fluxo urinário de aproximadamente 200 a 300 mL/h até que a mioglobinúria tenha cessado. Além disso, espera-se que o nível de CK tenha uma queda de 50% a cada 48 h, chegando a valores inferiores a 1.000 u/L.

A associação de bicarbonato para a alcalinização da urina é útil para diminuir o dano renal, com solução de bicarbonato a 8,4%. O objetivo é manter o pH urinário igual ou maior que 6,5 e o pH plasmático entre 7,40 e 7,45. Apesar do tratamento, alguns pacientes ainda irão evoluir para IRA, podendo necessitar de terapia renal substitutiva para corrigir anormalidades hídricas, eletrolíticas e metabólicas. A principal indicação de diálise é a correção da hiperpotassemia e acidose metabólica refratárias ou graves.

BIBLIOGRAFIA

Gurfinkel V. Rabdomiólise. In: Lopes AC. Tratado de Clínica Médica. 3. ed. Rio de Janeiro: Roca; 2016. p. 3519-26.

Moniz MS, Mascarenhas MI, Escobar C, Nunes P, Abadesso C et al. Rabdomiólise como manifestação de uma doença metabólica: relato de caso. Rev Bras Ter Intensiva. 2017;29(1):111-14.

ARTRITE SÉPTICA

Paula Reale Fernandes
Lorena Costa Miron

DEFINIÇÃO

Corresponde à infecção intra-articular bacteriana, adquirida geralmente por via hematogênica de foco infeccioso extra-articular, com potencial destruição articular e de alta morbimortalidade. Os agentes etiológicos mais frequentes são *Staphylococcus aureus*, *Streptococcus* B hemolítico *e Neisseria gonorrhoeae*.

COMO O PACIENTE SE APRESENTA

Geralmente há monoartrite aguda (80 a 90% dos casos) de grandes articulações (especialmente joelhos, quadril, ombros e tornozelos), com limitação do movimento articular. Febre, calafrios, fadiga e mal-estar podem estar presentes.

O diagnóstico definitivo é feito pela artrocentese da articulação acometida. O líquido sinovial deve ser submetido à contagem de células com diferencial, coloração de Gram e cultura microbiológica, o líquido sinovial se encontrará turvo, com viscosidade diminuída, celularidade > 50.000/mm^3 e predomínio de polimorfonucleares.

O hemograma pode evidenciar leucocitose e aumento de PCR e VHS.

Exames radiológicos são úteis para confirmar a presença de líquido intra-articular e guiar a punção. A ultrassonografia é o exame mais prático e amplamente disponível. A ressonância magnética contribui na avaliação da presença de osteomielite.

CONDUTA

1. Drenagem articular através de aspiração ou cirurgicamente.
2. Imobilização articular + analgesia.
3. Antibioticoterapia de início imediato empiricamente e posteriormente guiada por Gram e cultura.

A antibioticoterapia empírica para artrite séptica deve considerar os fatores de risco do paciente.

- *Provável* S. aureus: oxacilina 2 g EV 4×/dia.
- *Alto risco para* S. aureus *resistentes a meticilina:* vancomicina 1 g EV 12/12 h + cefalosporina de 2ª ou 3ª geração EV.
- *Fatores de risco para uma infecção Gram-negativa (uso de drogas injetáveis, estado imunocomprometido, idosos):* cefalosporina de 3ª ou 4ª geração EV + oxacilina 2 g EV 4×/dia.
- *Suspeita de* N. gonorrhoeae *(adulto jovem):* ceftriaxone 2 g EV 1×/dia por 10 a 14 dias.

O tratamento deve ser EV por 2 semanas, seguido de 4 semanas VO. Artrite séptica do quadril deve ser abordada imediatamente, a fim de evitar osteonecrose e condrólise.

BIBLIOGRAFIA

Goldman L, Schafer AI. Cecil Medicina. 24. ed. Rio de Janeiro: Elsevier; 2014.
Kolinsky DC, Liang SY. Musculoskeletal infections in the emergency department. Emerg Med Clin N Am 2018;36:751-66.
Paschoal NOS, Almeida RMM. Artrite séptica no pronto-socorro. In: Teixeira JCG. Unidade de emergência. 3. ed. São Paulo: Atheneu; 2013. p. 839-43.

CAPÍTULO 100

FIBROMIALGIA

Paula Reale Fernandes
Lívia Carolina Fonseca Terra Adami

DEFINIÇÃO
Caracteriza-se por dor e hipersensibilidade musculoesqueléticas crônicas generalizadas.

QUADRO CLÍNICO
O principal sintoma é a dor generalizada, de intensidade variável, mal localizada, principalmente em músculos e ossos. Outros sintomas associados são fadiga, distúrbios do sono, cefaleia, esquecimento, ansiedade, depressão, alteração do hábito intestinal.

DIAGNÓSTICO
O diagnóstico da fibromialgia é clínico (anamnese e exame físico) não existem exames laboratoriais que confirmem a doença, mas o médico pode solicitar exames de sangue para excluir outros diagnósticos diferenciais.

Novo critério tem a vantagem de reunir os sintomas principais da fibromialgia. Um escore ≥ 13 é compatível com o diagnóstico de fibromialgia (Anexo).

TRATAMENTO
1. *Ciclobenzaprina (Miosan®) 10 mg:* tomar 1 cp 12/12 h.
2. *Amitriptilina 25 mg:* tomar 1 cp 12/12 h.
3. *Fluoxetina 20 mg:* tomar 1 cp pela manhã.

Pode ser feito tratamento coadjuvante com analgésicos como dipirona e paracetamol.

BIBLIOGRAFIA
Goldman L, Schafer AI. Cecil Medicina. 24. ed. Rio de Janeiro: Elsevier; 2014.
Gurfinkel V. Rabdomiólise. In: Lopes AC. Tratado de Clínica Médica. 3. ed. Rio de Janeiro: Roca; 2016. p. 3519-26.
Longo, DL et al. Harrison's Principles of Internal Medicine. 19th ed. New York: Mc Graw-Hill;2015.

Anexo 1

Figure. Example of a Patient Self-report Survey for the Assessment of Fibromyalgia Based on Criteria in the 2011 Modification of the ACR Preliminary Diagnostic Criteria for Fibromyalgia[7]

Widespread Pain Index
(1 point per check box; score range: 0-19 points)

① Please indicate if you have had pain or tenderness <u>during the past 7 days</u> in the areas shown below.
Check the boxes in the diagram for each area in which you have had pain or tenderness.

Areas: Right jaw, Left jaw, Neck, Right shoulder, Left shoulder, Chest or breast, Upper back, Right upper arm, Left upper arm, Right lower arm, Abdomen, Left lower arm, Lower back, Right hip or buttocks, Left hip or buttocks, Right upper leg, Left upper leg, Right lower leg, Left lower leg

Symptom Severity
(score range: 0-12 points)

② For each symptom listed below, use the following scale to indicate the severity of the symptom <u>during the past 7 days</u>.
- No problem
- Slight or mild problem: generally mild or intermittent
- Moderate problem: considerable problems; often present and/or at a moderate level
- Severe problem: continuous, life-disturbing problems

	No problem	Slight or mild problem	Moderate problem	Severe problem
Points	0	1	2	3
A. Fatigue	☐	☐	☐	☐
B. Trouble thinking or remembering	☐	☐	☐	☐
C. Waking up tired (unrefreshed)	☐	☐	☐	☐

③ During the <u>past 6 months</u> have you had any of the following symptoms?

	0	1
Points		
A. Pain or cramps in lower abdomen	☐ No	☐ Yes
B. Depression	☐ No	☐ Yes
C. Headache	☐ No	☐ Yes

Additional criteria (no score)

④ Have the symptoms in questions 2 and 3 and widespread pain been present at a similar level for at <u>least 3 months</u>?
☐ No ☐ Yes

⑤ Do you have a disorder that would otherwise explain the pain?
☐ No ☐ Yes

ACR indicates American College of Rheumatology. Scoring information is shown in blue. The possible score ranges from 0 to 31 points; a score ≥13 points is consistent with a diagnosis of fibromyalgia. Additional scoring information and a printer-ready version of this survey that patients can complete are available online (eFigure 1 and eFigure 2 in the Supplement).

BURSITES

Paula Reale Fernandes
Franciely Máyra Reis Carmo

DEFINIÇÃO

Inflamação da bursa existente entre as articulações. Olecraneana, subdeltóidea ou subacromial, peripatelar, isquiática, trocantérica, anserina e retrocalcânea são as mais acometidas. Na maioria das vezes são resultantes de microtraumatismos repetitivos, mas pode ser causada também por depósitos de cristais, processos infecciosos ou doenças inflamatórias, como artrite reumatoide.

A idade também desempenha papel importante. Na medida em que vamos envelhecendo, os tecidos vão se tornando menos elásticos e criam maior estresse sobre as bursas que os protegem.

CLÍNICA

Observa-se dor na região comprometida, que geralmente é mais intensa no fim do dia, associada a edema e eritema na região da bursa e, em alguns casos, presença de crepitação. Pode ter como complicação a limitação dos movimentos da articulação.

TRATAMENTO

1. Repouso, na área afetada com possibilidade de imobilização com tipoia.
2. Aplicação de gelo no local.
3. Infiltração no local da bursa com glicocorticoides e lidocaína.
4. Ibuprofeno VO 600 a 1.200 mg/dia ou diclofenaco 100 mg/dia, ou naproxeno VO 1 g/dia ou nimesulida VO 200 mg/dia.
5. Fisioterapia.
6. Acupuntura.

BIBLIOGRAFIA

Goldman L, Schafer AI. Cecil Medicina. 24. ed. Rio de Janeiro: Elsevier; 2014.
Gurfinkel V. Rabdomiólise. In: Lopes AC. Tratado de Clínica Médica. 3. ed. Rio de Janeiro: Roca; 2016. p. 3519-26.
Porto CC. Clínica Médica na prática diária. Rio de Janeiro: Guanabara; 2016.

LÚPUS ERITEMATOSO NA URGÊNCIA

Paula Reale Fernandes
Lorena Costa Miron

DEFINIÇÃO

Lúpus eritematoso sistêmico (LES) é uma doença inflamatória crônica, autoimune e multissistêmica, sendo assim uma doença de ampla apresentação. Apresenta alterações da resposta imunológica, com presença de anticorpos dirigidos contra proteínas do próprio organismo. Sua evolução é crônica, caracterizada por períodos de atividade e de remissão (sem manifestações). A gravidade da doença é variável: desde formas leves e intermitentes até quadros graves e fulminantes.

DIAGNÓSTICO

Se fundamenta na presença de, pelo menos, quatro critérios ou mais critérios (pelo menos um clínico e um imunológico), que não precisam estar presentes concomitantemente ou ter nefrite lúpica comprovada por biópsia renal com presença de FAN e/ou anti-dsDNA positivos. Critérios propostos pelo American College of Rheumatology (ACR) e revisados pelo grupo Systemic Lupus International Collaborating Clinics (SLICC).

Critérios Clínicos

1. *Cutâneo agudo ou subagudo:* eritema malar (não discoide), lúpus bolhoso, necrólise epidérmica tóxica – variante lúpus, eritema maculopapular, eritema fotossensível do lúpus ou lúpus cutâneo subagudo (psoriasiforme/anular).
2. *Cutâneo crônico:* lúpus discoide, lúpus hipertrófico/verrucoso, lúpus *profundus* (paniculite), lúpus túmido, lúpus mucoso, sobreposição líquen plano/lúpus discoide.
3. *Úlceras orais:* palato, cavidade oral, língua ou úlcera nasal (na ausência de outras causas).
4. *Alopecia não cicatricial:* na ausência de outras causas, como *alopecia areata*, drogas, deficiência de ferro e alopecia androgênica.
5. *Articular:* sinovite (edema/derrame articular) ≥ duas articulações ou artralgia em duas ou + articulações com rigidez matinal ≥ 30 min.
6. *Serosas:* pleurite ou pericardite.
7. *Alteração renal:* proteinúria > 500 mg (relação proteína/creatinina urinária ou proteinúria de 24 h) ou cilindros eritrocitários.
8. *Alteração neurológica:* convulsão, psicose, mononeurite múltipla, mielite, neuropatia periférica ou craniana, estado confusional agudo (na ausência de outras causas).
9. *Anemia:* hemolítica.
10. *Leucopenia/linfopenia:* leucopenia < 4.000/mm^3 ou linfopenia < 1.000/mm^3, em pelo menos uma ocasião.
11. *Trombocitopenia:* plaquetopenia < 100.000/mm^3, em pelo menos uma ocasião.

Critérios Imunológicos

1. Anticorpo antinuclear (FAN) positivo.
2. Anticorpo anti-DNA de dupla hélice (Anti-dsDNA) positivo.
3. Anticorpo anti-SM positivo.
4. Anticorpo antifosfolípide positivo: anticoagulante lúpico positivo, anticardiolipina positivo (IgA, IgM ou IgG) em títulos moderados a altos, anti-beta2-glicoproteína I (IgA, IgM ou IgG) positivo, teste falso-positivo para sífilis (VDRL falso-positivo).
5. Complemento baixo: C3, C4, CH50.
6. Teste de Coombs direto positivo: na ausência de anemia hemolítica.

CONDUTA

O tratamento tem como objetivo tratar a atividade da doença, remissão, evitar surtos de atividade, prevenir danos da doença e do tratamento e manter qualidade de vida. Deve ser individualizada, com base nas manifestações e gravidade apresentadas. Antes de iniciar o tratamento para o LES, é necessário descartar outras possíveis causas para as manifestações presentes, como, por exemplo, infecções ou distúrbios metabólicos. Muito importante solicitar a avaliação de um especialista (reumatologista) antes de iniciar a terapêutica imunossupressora.

Comprometimento Cutâneo
- Evitar exposição à luz ultravioleta e usar protetor solar (FPS 30), aplicado duas vezes/dia, todos os dias.
- Lesões localizadas: corticoide tópico e antimaláricos (hidroxicloroquina 400 mg/dia, máximo de 5 mg/kg/dia).
- Lesões difusas ou sem resposta à terapia tópica: corticoide sistêmico (prednisona < 0,5 mg/kg/dia) e antimaláricos (hidroxicloroquina 400 mg/dia, máximo de 5 mg/kg/dia).

Se não houver resposta ou se ocorrer dependência ao corticoide, pode-se associar terapia poupadora de corticoide, como o metotrexato (10-25 mg/semana), azatioprina (1-2,5 mg/kg/dia) e talidomida (100-200 mg/dia), este último utilizado com cautela por causa do efeito teratogênico. Nas lesões bolhosas, pode-se usar dapsona (100 mg/dia).

Comprometimento Articular
AINH ou corticoide em baixa dose (prednisona, 5-15 mg/dia) por curto período de tempo. Nos casos de artrite crônica ou recidivante, indicado antimaláricos; e em paciente não responsivo ou com contraindicação a antimaláricos, recomenda-se metotrexato (10-25 mg/semana).

Comprometimento Renal
Podem apresentar-se como glomerulonefrite proliferativa difusa (geralmente apresenta hipertensão arterial, edema, uremia, sedimentos urinários presentes e proteinúria) e síndrome nefrótica. A biópsia renal é extremamente útil, pois a classificação da nefrite guia a terapia. Deve-se buscar controle da hipertensão (manter níveis menores que 130 × 80 mmHg), hiperglicemia e hiperlipidemia. O tratamento de indução com pulsoterapia está indicado para pacientes com glomerulonefrite proliferativa focal (OMS classe III) e difusa (OMS classe IV) grave e para aqueles com a forma membranosa (OMS classe V) que evoluem com síndrome nefrótica, com níveis séricos de creatinina aumentados e/ou com a doença proliferativa associada. O tratamento deve ser urgente e intensivo em razão do alto risco de progressão para insuficiência renal, sendo tratada com pulsoterapia com metilprednisolona 1 g/dia durante 3 dias, seguido de ciclofosfamida EV 0,5-1 g/m² de superfície corporal/mensal, durante 6 meses. Corticoterapia oral será mantida em doses moderadas, com redução lenta e gradual, associado a terapia de manutenção com azatioprina ou micofenolato de mofetil.

Comprometimento Neuropsiquiátrico
Podem manifestar-se com convulsões, psicose e/ou estado confusional agudo, cefaleia e doença cerebrovascular. Diagnóstico é clínico, lembrando de excluir outras etiologias. Laboratorialmente, podemos encontrar anormalidades do liquor (proteína aumentada, glicose diminuída e pleocitose linfocitária), hipocomplementenemia e anticorpos positivos (anticardiolipina, anticoagulante lúpico, anti-DNA, anti-SM). Podemos encontrar atrofia cortical na tomografia computadorizada de crânio e pequenos focos de aumento de sinal, dispersos pela substância branca e cinzenta na ressonância nuclear magnética.

- *Convulsões:* tratamento com sintomáticos (anticonvulsivantes, antipsicóticos, antidepressivos), corticoide, imunossupressores e anticoagulantes, isolados ou em combinação.
- *Psicose:* antipsicóticos e, se necessário, corticoide em altas doses.
- *Acidentes cerebrovasculares:* podem ser causados por trombose e/ou vasculite. A principal alteração clínica é representada por déficits neurológicos focais. Os exames de imagem mostram infartos cerebrais e a angiorressonância pode evidenciar vasculite. O tratamento consiste em anticoagulação com warfarina com alvo de INR entre 2 a 3, associado a AAS 100 mg/dia. Avaliar necessidade de pulsoterapia com metilprednisolona e ciclofosfamida, em casos de vasculite.
- *Mielite transversa:* apresenta-se com déficits motores, sensoriais, perda de controle esfincteriano e, ocasionalmente, neuropatia craniana. O tratamento é realizado com pulsoterapia com metilprednisolona e ciclofosfamida EV. Se anticorpo anticardiolipina positivo fazer anticoagulação oral com warfarina com alvo de INR entre 2 e 3.

Comprometimento Pulmonar
- *Infecção pulmonar:* além dos agentes mais comuns da comunidade, devemos lembrar de infecções oportunistas. Na suspeita de infecção devem-se usar antibióticos de amplo espectro, visto que são pacientes imunossuprimidos.
- *Pneumonite lúpica:* apresenta sintomas como dispneia, tosse, febre e hemoptise. A radiografia de tórax mostra um infiltrado alveolar difuso ou em bases, metade dos pacientes apresenta derrame pleural associado. É imperativo descartar infecção associada. O tratamento é feito com prednisona 1 mg/kg/dia; nos casos refratários ou de doença avançada recomenda-se pulsoterapia venosa com metilprednisolona 1 g/dia por 3 dias seguidos, podendo estar associado a ciclofosfamida EV 0,5-1 g/m² de superfície corporal/mensal por 6 meses.
- *Acometimento pleural:* dor torácica ventilatório dependente, dispneia e atrito pleural. Derrame pleural geralmente presente, uni ou bilateral. Realizar toracocentese para excluir infecção, a análise do líquido pleural revela: proteínas > 3 g/dL,

total de glóbulos brancos entre 3.000 e 5.000 cels./mL, com predomínio de linfomononuclear, glicose próxima aos níveis séricos, diminuição do complemento, FAN positivo e pH > 7.35. O tratamento é realizado com prednisona 1 mg/kg/dia, ou pulso de metilprednisolona 1 g por 3 dias e difosfato de cloroquina 250 mg/d.

- *Hemorragia alveolar difusa:* o paciente pode apresentar dispneia e tosse, mas principalmente hemoptise, rápida queda da hemoglobina e aparecimento de infiltrado pulmonar difuso em vidro fosco. É necessário excluir outras causas, como infecção, insuficiência cardíaca, congestiva, edema, agudo, de pulmão, não cardiogênico e coagulação intravascular, disseminada (CIVD). O tratamento deve ser agressivo com pulsoterapia venosa com metilprednisolona 1 g/dia por 3 dias seguidos, associado a ciclofosfamida EV 0,5-1 g/m² de superfície corporal/mensal por 6 meses. O uso de imunoglobulina endovenosa 2 g/kg e/ou plasmaférese podem ser consideradas.

Comprometimento Cardíaco

- *Pericardite:* clínica de dor torácica, dispneia, atrito pericárdico, abafamento de bulhas, pulso paradoxal e estase jugular. Os três últimos são sinais de tamponamento cardíaco em evolução. RX de tórax evidencia aumento de área cardíaca e o ecocardiograma espessamento pericárdico. Casos leves de pericardite podem apresentar resposta a AINE, enquanto nas formas mais graves é usada prednisona 1 mg/kg/dia ou pulsoterapia venosa com metilprednisolona 1 g/dia por 3 dias seguidos. Em caso de tamponamento cardíaco deve-se realizar pericardiocentese. A punção pericárdica também é usada no caso de derrame pericárdico e febre sem identificação do possível foco para descartar pericardite infecciosa.
- *Miocardite:* apresenta sinais e sintomas de ICC, arritmia, cardiomegalia e alterações inespecíficas do segmento ST no ECG. O tratamento é realizado com prednisona 1 mg/kg/dia ou pulsoterapia venosa com metilprednisolona 1 g/dia por 3 dias seguidos, e em alguns casos azatioprina (1-2,5 mg/kg/dia).

Comprometimento Hematológico

- *Anemia hemolítica:* o paciente pode apresentar-se ictérico e com esplenomegalia. Laboratorialmente teremos anemia com reticulocitose, aumento de bilirrubinas, aumento de desidrogenase lática, Coombs direto positivo. O tratamento é feito com prednisona em dose alta (1 mg/kg/dia), por 4 a 6 semanas com posterior redução; em casos graves, em que se quer resposta mais rápida é indicado pulsoterapia venosa com metilprednisolona 1 g/dia por 3 dias seguidos. Pacientes com contraindicação ou toxicidade a outras terapias beneficiam-se de uso da imunoglobulina humana venosa (2 mg/kg na dose total). Nos casos refratários à corticoterapia, ou se forem necessárias altas doses de manutenção, podem-se associar imunossupressores, como azatioprina, micofenolato de mofetil ou ciclosporina.
- *Trombocitopenia:* plaquetopenias leves (> 50.000), geralmente não requerem tratamento específico. Plaquetopenias graves ou sintomática é indicado prednisona 1 mg/kg/dia ou pulsoterapia venosa com metilprednisolona 1 g/dia por 3 dias seguidos. A púrpura trombocitopênica, trombótica (PTT) é uma complicação rara, porém grave, caracterizada por febre, púrpura trombocitopênica, anemia hemolítica microangiopática, sintomas neurológicos e disfunção renal, sendo tratada com prednisona 1 mg/kg/d e plasmaferese.

ORIENTAÇÕES PARA PRESCRIÇÃO

A preparação da pulsoterapia com metilprednisolona é feita diluindo-se em 250 a 500 mL de SF 0,9% ou SG 5% (cuidado em pacientes diabéticos) e correr EV durante 4 a 6 horas, uma vez por dia, durante 3 dias consecutivos. Atentar-se para monitorização cardíaca contínua e controle de sinais vitais de 30 em 30 minutos.

BIBLIOGRAFIA

Goldman L, Schafer AI. Cecil Medicina 24. ed. Rio de Janeiro: Elsevier; 2014.

Klumb EM, Silva CAA, Lanna CCD et al. Consenso da Sociedade Brasileira de Reumatologia para o diagnóstico, manejo e tratamento da nefrite lúpica. Rev Bras Reumatol. 2015;55:1-21.

Paschoal NOS, Almeida RMM. Lúpus eritematoso sistêmico. In: Teixeira JCG. Unidade de emergência 3. ed. São Paulo: Atheneu; 2013. p. 845-58.

Seção
Oftalmológica

LESÕES INFLAMATÓRIAS DOS OLHOS

Mateus Pimenta Arruda
Ana Flávia Teixeira de Abreu
Ana Paula Teixeira de Abreu

CONJUNTIVITES

Definição
É toda e qualquer inflamação da mucosa membranácea da conjuntiva caracterizada por dilatação vascular, infiltrado celular e exsudação associados a quemose (edema da conjuntiva).

Etiologia
Infecciosa (viral e bacteriana), alérgica, irritativa, tóxica, alterações palpebrais, doenças sistêmicas (Fig. 103-1).

Conjuntivite Aguda Infecciosa Viral

Agente
Adenovírus (mais comum).

Sinais e Sintomas
Pode apresentar adenopatia pré-auricular ou cervical, tendência a ser bilateral, com prurido, irritação, secreção mucosa abundante, pseudomembranas, dificuldade de abertura dos olhos pela manhã, hiperemia ocular, lacrimejamento, fotofobia, petéquias na conjuntiva palpebral (Fig. 103-2), desconforto local e discreto edema de pálpebras.

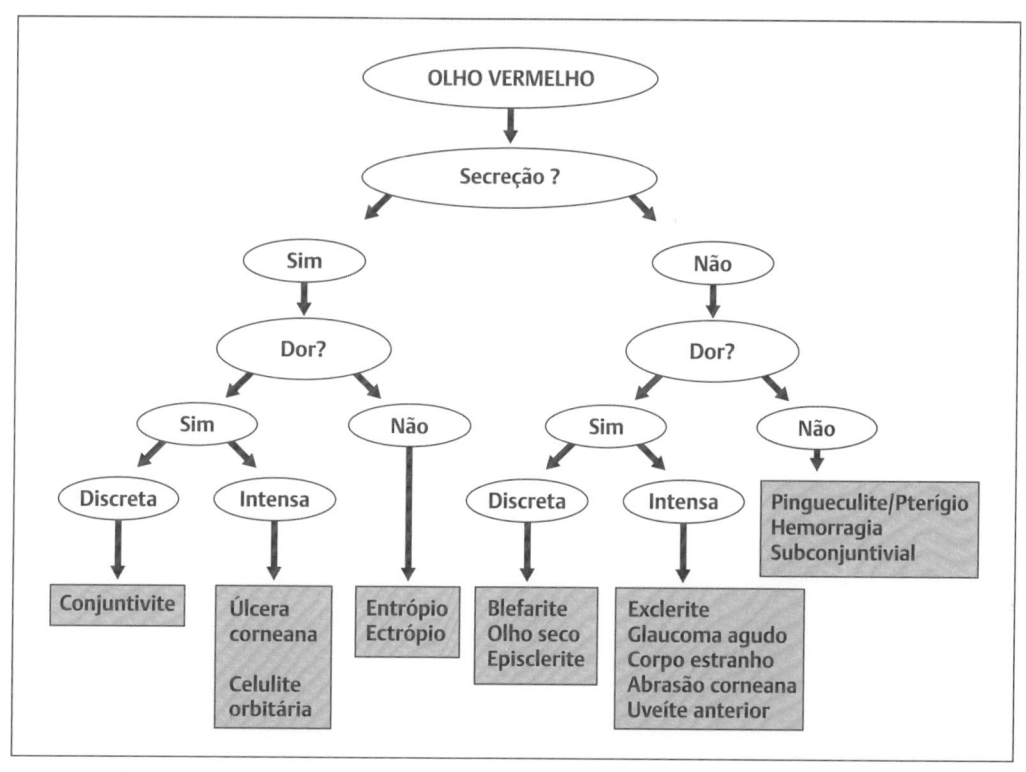

Fig. 103-1. Fluxograma de diagnóstico.

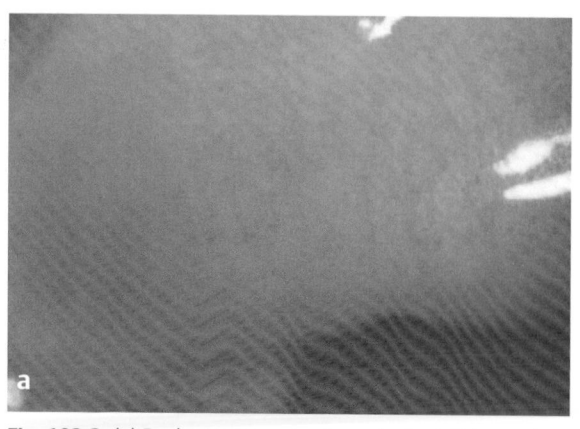

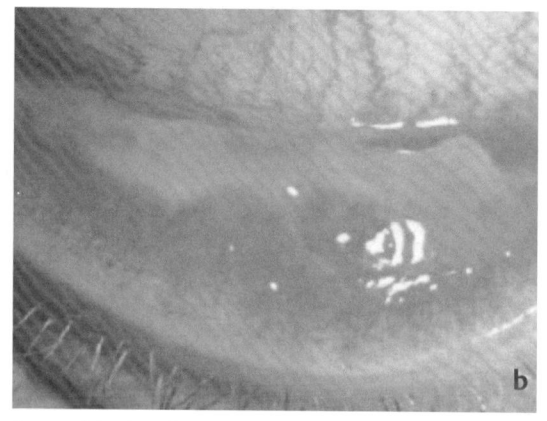

Fig. 103-2. (a) Petéquias na conjuntiva palpebral; (b) pseudomembrana. (Ver *Prancha em Cores*.)

Conduta

1. Prevenção da transmissão através de higiene local, afastamento do contato pessoal, evitar compartilhamento de itens pessoais e explicar que é uma condição autolimitada que pode estender-se até 2, 3 ou mais semanas, podendo haver uma piora nos primeiros 4 a 7 dias.
2. Compressas geladas com água filtrada ou soro fisiológico 4× ao dia para aliviar os sintomas. Não é recomendado o uso de água boricada, por ser irritante e alergênica.
3. Lubrificantes (até 5× ao dia se tiverem conservantes, ou mais vezes se não houver conservantes por 1 a 3 semanas).
4. Em caso de pseudomembranas, as mesmas devem ser retiradas por oftalmologistas.
5. Se o quadro persistir, encaminhar ao oftalmologista.

Conjuntivite Aguda Infecciosa Bacteriana

Agentes

Staphylococcus sp. (mais comum) e *H. influenza* (mais comum em crianças).

Sinais e Sintomas

Olho contralateral é frequentemente envolvido, apresenta hiperemia (Fig. 103-3a), secreção mucopurulenta (Fig. 103-3b) que pode causar "pálpebras coladas" pela manhã, inflamação conjuntival principalmente bulbar, reação papilar palpebral, edema de pálpebra e sensação de corpo estranho.

Conduta

1. Prevenção da transmissão através de higiene local, afastamento do contato pessoal, evitar compartilhamento de itens pessoais.
2. Iniciar antibioticoterapia tópica através de ofloxacino (Oflox®); ciprofloxacino (Maxiflox D®); gatifloxacino; moxiflicacini; gentamicina; tobramicina (SUS) 4 a 6× por dia durante 7-14 dias.
3. Lubrificantes (até 5× ao dia se tiverem conservantes, ou mais vezes se não houver conservantes por 1 a 3 semanas).
4. Compressas geladas com água filtrada ou soro fisiológico 4× ao dia para aliviar os sintomas. Não é recomendado o uso de água boricada, por ser irritante e alergênica.
5. Se o quadro persistir, encaminhar ao oftalmologista.

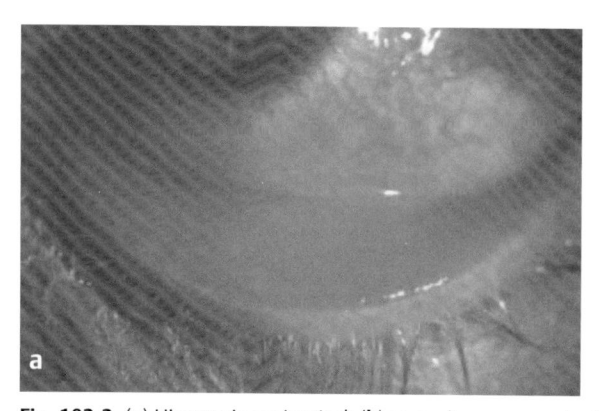

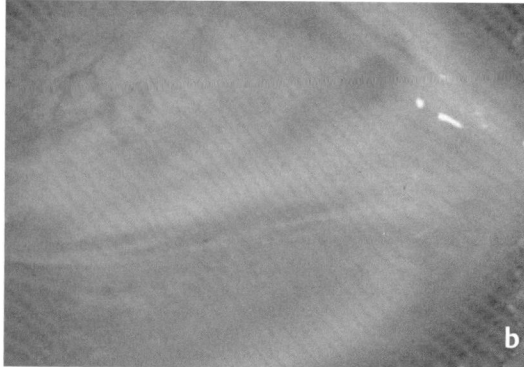

Fig. 103-3. (a) Hiperemia conjuntival; (b) secreção mucopurulenta. (Ver *Prancha em Cores*.)

Conjuntivite Alérgica

Definição
É uma inflamação da conjuntiva causada por reação de hipersensibilidade do tipo I e/ou IV.

Sinais e Sintomas
É caracterizada por prurido ocular. Durante as crises pode haver queixa de olho vermelho, lacrimejamento, fotofobia, visão embaçada e dor (quando envolve córnea), quemose, pálpebras edematosas e sem linfonodos pré-auriculares. Na criança pode estar associada a outra patologia alérgica. Pode haver hipertrofia de papilas conjuntivais (Fig. 103-4).

Conduta
1. Evitar o alérgeno e tratar outra patologia alérgica se estiver presente.
2. Compressas geladas com água filtrada ou soro gelado (recém-comprado).
3. Lubrificantes e antialérgicos tópicos (Lastacaft® 1× ao dia por 15-30 dias; Patanol S® 1× ao dia por 15-30 dias; Octifen® 12/12 horas por 20-30 dias).
4. Se o quadro persistir, encaminhar ao oftalmologista e avaliar tratamento de outras patologias alérgicas.

CELULITE ORBITÁRIA

Definição
Processo infeccioso dos tecidos moles posteriores ao septo orbitário.

Etiologia
Forma bacteriana é a mais comum (*S. aureus* e *Streptococcus*), pode ser secundária a sinusite etmoidal, infecção de estruturas adjacentes, pós-traumática e pós-cirúrgica (Fig. 103-5).

Sinais e Sintomas
Dor, vermelhidão e edema palpebral podem associar-se a febre. Não apresenta restrição da motilidade ocular, ausência de protrusão do olho e sem dor a movimentação ocular.

Conduta
1. Antibioticoterapia:
   - Crianças maiores de 5 anos com menos de 40 kg: amoxicilina + clavulanato 25 a 45 mg/kg/dia, VO, em duas doses. Dose máxima 90 mg/kg/dia.
   - Adultos: amoxicilina + clavulanato 875 mg, VO, 12/12 horas ou moxifloxacino 400 mg, VO, diariamente.
2. Encaminhar ao oftalmologista.

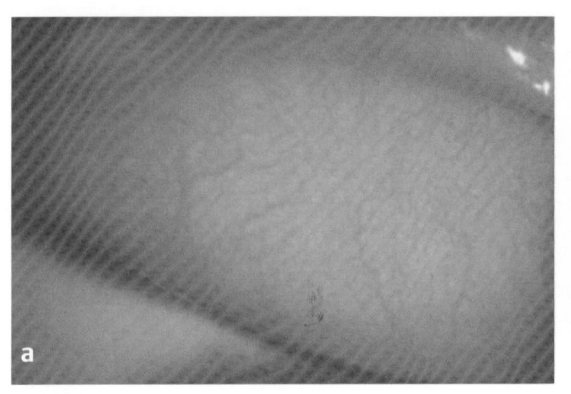

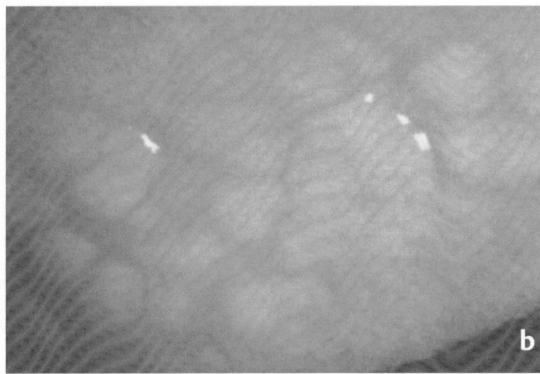

Fig. 103-4. (**a**) Hipertrofia difusa de papilas; (**b**) papilas gigantes. (Ver *Prancha em Cores*.)

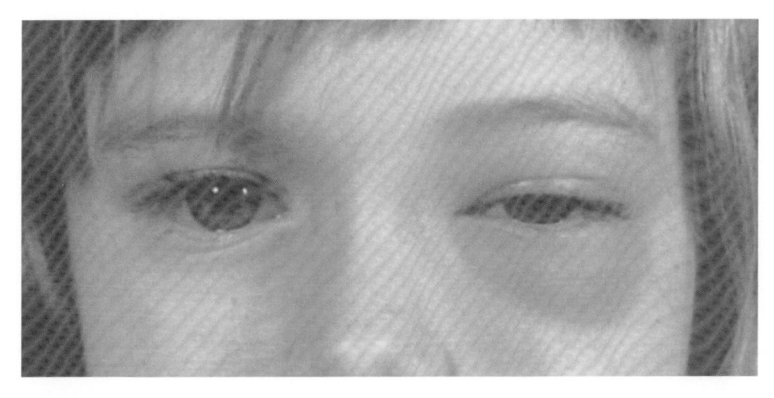

Fig. 103-5. Celulite orbitária. (Ver *Prancha em Cores*.)

BLEFARITE/MEIBOMITE

Definição
Inflamação da margem palpebral, de origem infecciosa ou não.

Sinais e Sintomas
Margens palpebrais espessadas e hiperemiada, com crostas e vasos proeminentes. É uma causa muito comum de desconforto e irritação ocular. Paciente pode queixar-se de prurido, lacrimejamento, fotofobia, normalmente bilateral (Fig. 103-6).

Conduta
Limpeza palpebral diária com shampoo neutro infantil diluído e uso de lubrificante ocular.

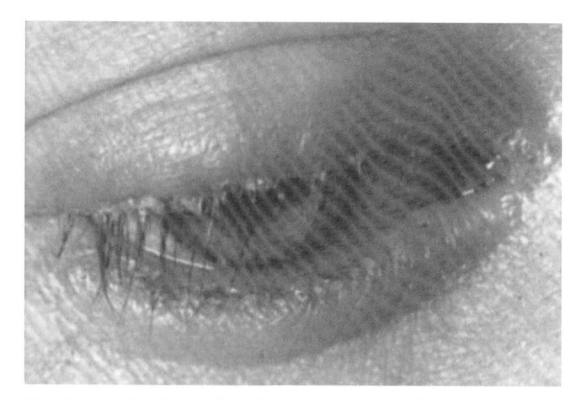

Fig. 103-6. Blefarite. (Ver *Prancha em Cores*.)

OLHO SECO

Definição
Pouco volume ou função inadequada da lágrima.

Etiologia
Idiopática, relacionada com o estilo de vida, doenças reumatológicas, fármaco, deficiência de vitamina A, entre outros.

Sinais e Sintomas
Blefarite posterior, conjuntivocálase (dobras frouxas da conjuntiva bulbar inferior), olho vermelho, entre outros sinais observáveis na lâmpada de fenda. Queimação, sensação de corpo estranho, lacrimejamento e pode causar até baixa de visão (Fig. 103-7).

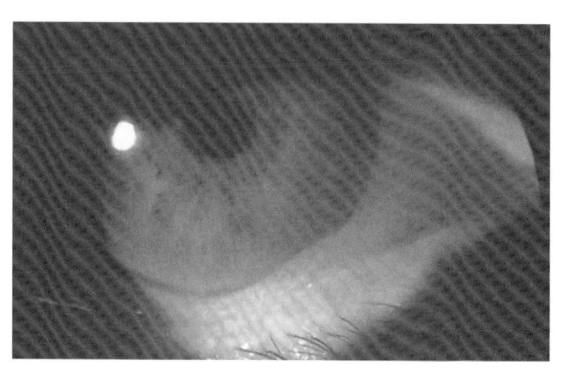

Fig. 103-7. Conjuntivocálase associada a olho seco. (Ver *Prancha em Cores*.)

Conduta
1. Casos leves: lubrificantes oculares 6/6 horas.
2. Casos moderados: lubrificantes oculares de 6/6 horas, pomadas lubrificantes a noite.
3. Encaminhar ao oftalmologista, necessita de uma avaliação criteriosa para determinação dos fatores causais e graduação do olho seco para tratamento adequado.

EPISCLERITE

Definição
Infiltração celular do tecido episcleral superficial.

Etiologia
Idiopática, infecciosa, outras.

Sinais e Sintomas
Olho vermelho setorial ou difuso, de um ou dos dois olhos, dor, visão normal (Fig. 103-8).

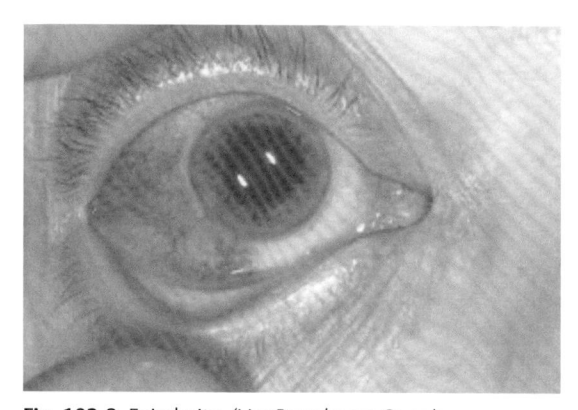

Fig. 103-8. Episclerite. (Ver *Prancha em Cores*.)

Conduta
1. Compressas frias e lubrificantes oculares refrigerados.
2. Se grave: Ibuprofeno 200 mg, via oral, 8/8 horas até avaliação oftalmológica.
3. Encaminhar ao oftalmologista para avaliar prescrição de fluormetolona 0,1% de 6/6 horas, em casos moderados a grave.

ESCLERITE

Definição
Infiltração dos tecidos episcleral superficial, profundo e escleral.

Etiologia
Metade dos pacientes tem uma doença sistêmica associada. Doenças reumatológicas, herpes-zóster oftálmico, sífilis, tuberculose, dentre outros.

Sinais e Sintomas
Inflamação dos vasos setorial ou difuso. Olho vermelho e coloração azulada da esclera, com afinamento e/ou edema. Além de outros sinais observados à biomicroscopia. Dor ocular intensa e contínua, que pode irradiar-se, além de baixa de visão (Fig. 103-9).

Conduta
1. É necessário avaliar a etiologia e classificação para instituir a terapia adequada.
2. Encaminhar ao oftalmologista.

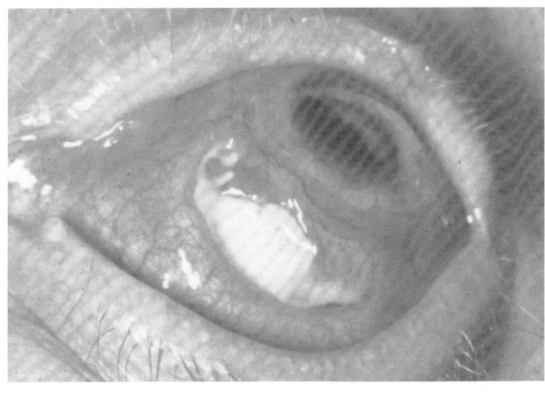

Fig. 103-9. Esclerite. (Ver *Prancha em Cores.*)

PTERÍGIO E PINGUECULITE

Definição
- *Pterígio:* tecido fibrovascular em formato de asa que se origina da conjuntiva interpalpebral e que tende a avançar sobre a córnea. Geralmente é de localização nasal.
- *Pinguécula:* é uma lesão conjuntival amarelo-esbranquiçada, plana ou levemente elevada, geralmente localizada na fissura interpalpebral adjacente ao limbo, contudo não envolvendo a córnea.

Sintomas
Irritação ocular, hiperemia, diminuição da acuidade visual, sensação de corpo estranho e pode ser assintomático. Pode haver uma irritação do pterígio e da pinguécula (pigueculite) ocasionada por exposição solar, areia (Fig. 103-10).

Conduta
1. Orientação quanto à proteção dos olhos contra exposição solar, poeira e vento (óculos solares).
2. Lubrificantes (até 5× ao dia se tiverem conservantes, ou mais vezes se não houver conservantes) para alívio de sintomas.
3. Colírio AINE (Cetrolac MD®) de 8/8 horas.
4. Encaminhar ao oftalmologista.

CALÁZIO/HORDÉOLO

Definição
- *Calázio:* inflamação focal da pálpebra secundária à obstrução da glândula de Meibomius ou de Zeis.
- *Hordéolo:* é uma Infecção aguda que pode ser externa (terçol: abscesso da glândula de Zeis na margem palpebral) ou interna (abscesso de glândula de Meibomius). Geralmente envolve espécies de *Staphylococcus* e, ocasionalmente, evolui para celulite pré-septal.

Fig. 103-10. (**a**) Pterígio; (**b**) pingueculite. (Ver *Prancha em Cores.*)

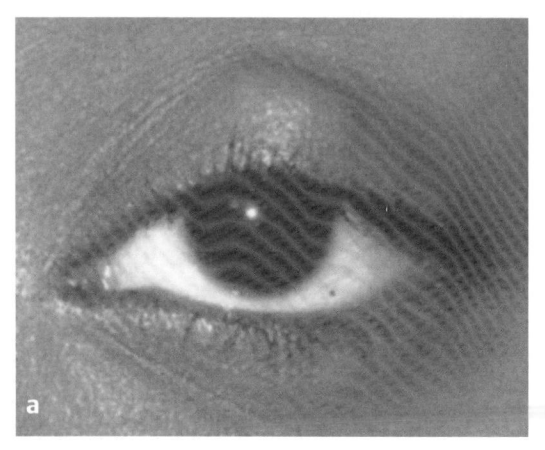

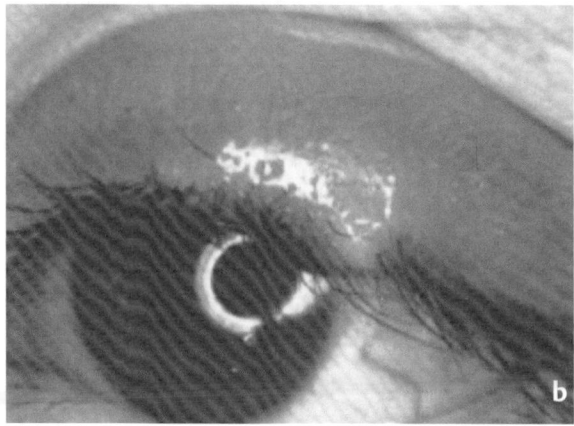

Fig. 103-11. (a) Calázio; (b) hordéolo. (Ver *Prancha em Cores.*)

Sinais e Sintomas

Nodulação palpebral aguda ou crônica, edema palpebral, dor local, contudo, algumas vezes não é possível identificar um nódulo. Orifício meibomiano bloqueado, edema e eritema das pálpebras, dor palpebral localizada, blefarite ou acne rosácea associada. Também é possível observar surgimento de material mucopurulento (Fig. 103-11).

Conduta

1. Aplicar Maxinon®/Maxiflox® pomada 8/8 h por 7 dias.
2. Fazer compressa de água morna 4× por dia.

BIBLIOGRAFIA

Kanski J Brad Bowling B. Kansky's Clinical Ophthalmology: A Systematic Approach. 8. ed. Rio de Janeiro: Elsevier; 2016.

Höfling-Lima AL, Moeller CTA, Freitas D, Martins EN, organizadores. Manual de Condutas em Oftalmologia da UNIFESP – Instituto da Visão. Rio de Janeiro: Atheneu; 2008.

Gerstenblith AT, Rabinowitz MP (org.). Manual de Doenças Oculares do Wills Eye Hospital: Diagnóstico e Tratamento no consultório e na emergência. 6. ed. Porto Alegre: Artmed; 2015.

LESÕES TRAUMÁTICAS DOS OLHOS

Mateus Pimenta Arruda
Ana Flávia Teixeira de Abreu
Ana Paula Teixeira de Abreu

ENTRÓPIO

Definição
Rotação interna da margem palpebral.

Etiologia
Involutiva (envelhecimento), cicatricial, espástica, congênita.

Sinais e Sintomas
Rotação interna da margem palpebral, ceratite por contato dos cílios com a córnea, irritação, lacrimejamento, sensação de corpo estranho (Fig. 104-1).

Conduta
1. Se espástica tratar a causa base.
2. Tratar os sintomas, como a ceratopatia.
3. Fixar a pálpebra em posição adequada pode ser útil até a correção.
4. Encaminhar ao oftalmologista para avaliar acometimento corneano e correção cirúrgica.

ECTRÓPIO

Definição
Eversão da margem palpebral, podendo ocorrer na pálpebra superior ou inferior.

Etiologia
Quatro tipos principais: involucional (envelhecimento), cicatricial, congênito e paralítico (paralisia do sétimo nervo craniano).

Sinais e Sintomas
Rotação externa da margem palpebral, ressecamento crônico, ceratite por exposição da córnea, lacrimejamento, irritação ou pode ser assintomático (Fig. 104-2).

Conduta
1. Tratar os sintomas, como a ceratopatia de exposição, com lubrificante ocular.

Fig. 104-1. Entrópio. (Ver *Prancha em Cores.*)

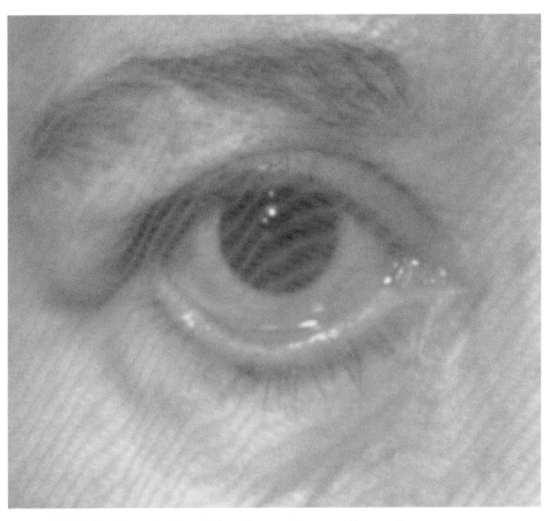

Fig. 104-2. Ectrópio. (Ver *Prancha em Cores.*)

2. Fixar a pálpebra em posição adequada pode ser útil até a correção.
3. Encaminhar ao oftalmologista para avaliar acometimento corneano e correção cirúrgica.

CORPO ESTRANHO SUPERFICIAL: CONJUNTIVA E CÓRNEA

Definição
Trauma ocular fechado secundário a partículas em movimento que atingem o globo externo; corpo estranho alojado na conjuntiva e/ou parede ocular que não resulta em defeito corneoescleral de espessura total.

Sinais e Sintomas
Corpo estranho corneano com ou sem halo de ferrugem; corpo estranho conjuntival; erosões corneanas lineares verticais quando há corpo estranho na conjuntiva palpebral superior. Quemose, laceração conjuntival, edema palpebral, hemorragia subconjuntival e olho vermelho.

Conduta
1. Colírio anestésico (Oxinest®).
2. Retirar corpo estranho com cotonete caso esteja visível e de fácil retirada.
3. Se o corpo estranho for retirado fazer colírio Oflox® + pomada Regencel® + lubrificante + curativo oclusivo. **Obs.:** não ocluir se corpo estranho for de material vegetal.
4. Encaminhar ao oftalmologista.

ABRASÃO CORNEANA

Definição
Defeito epitelial que se cora com fluoresceína, ausência de opacificação corneana subjacente (sua presença indica infecção ou inflamação).

Sinais e Sintomas
Dor aguda, fotofobia, sensação de corpo estranho, lacrimejamento, desconforto ao piscar, histórico de arranhadura ou trauma ocular (Fig. 104-3).

Conduta
- *Não usuário de lentes de contato:* colírio Oflox® + pomada Regencel® + lubrificante + curativo oclusivo de 6/6 horas.
- *Usuário de lentes de contato:* deve ter cobertura antipseudomonas. Pode-se utilizar antibiótico em pomada ou em colírio.

  Obs.: poderá ocluir se o material não for vegetal, unha ou usuário de lentes de contato.

- Encaminhar ao oftalmologista.

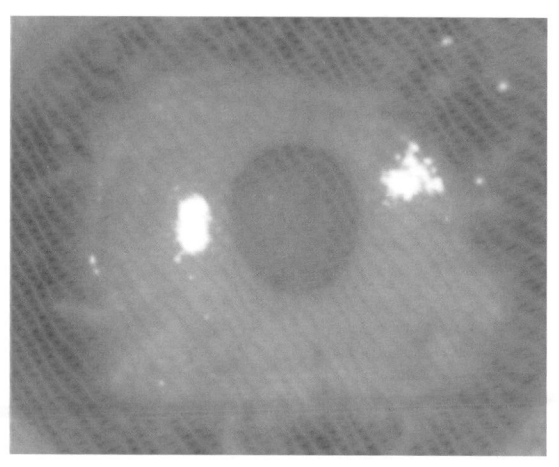

Fig. 104-3. Abrasão corneana corada por fluoresceína. (Ver *Prancha em Cores.*)

HEMORRAGIA SUBCONJUNTIVAL

Definição
Sangue sob a conjuntiva, comum em uma área localizada do olho. A visualização completa da esclera pode ser obstruída pelo sangue. Pode ser causado por manobras de Valsalva, traumas, hipertensão, distúrbios de coagulação, antiplaquetários ou anticoagulantes, massa orbital e idiopático.

Sinais e Sintomas
Olho vermelho, sendo geralmente assintomático (Fig. 104-4).

Conduta
1. Descobrir a causa da hemorragia (p. ex.: discrasia sanguínea, crise hipertensiva, tosse etc.).
2. Lágrimas artificiais ou lubrificantes 4x ao dia se houver irritação ocular leve.
3. Colírio AINE (Cetrolac MD®) de 8/8 horas.

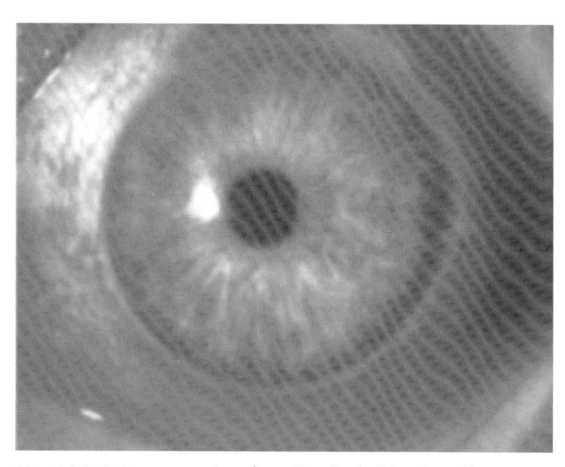

Fig. 104-4. Hemorragia subconjuntival. (Ver *Prancha em Cores.*)

4. Explicar que é uma condição autolimitada que costuma ocorrer melhora espontânea dentro de 2 a 3 semanas.
5. Encaminhar ao oftalmologista se não houver melhora ou se for um quadro recorrente.

HIFEMA
Definição
Hemorragia na câmara anterior.

Etiologia
Traumática, iatrogênica, neovasos de íris, entre outros.

Sinais e sintomas
As hemácias se sedimentam inferiormente, formando um nível fluido, exceto quando o hifema é total. Se for leve, poderá cursar sem muitos sintomas, mas o mais usual são queixas de desconforto ocular, olho vermelho e, dependendo da gravidade, baixa de visão.

Conduta
1. O objetivo é à prevenção de hemorragia secundária e o controle da elevação da PIO.
2. Encaminhar ao oftalmologista.

TRAUMA
Hifema Traumático
Vide item anterior.

Conduta
Por ser sinal de trauma de maior intensidade, exige avaliação especializada, encaminhar ao oftalmologista.

Fratura Orbitária
Sinais
Dor à palpação, afundamento do globo ocular, visão dupla, hematoma, enfisema subcutâneo, alteração da motilidade e/ou epistaxe.

Conduta
1. Avaliar a visão.
2. Encaminhar ao oftalmologista para realização de propedêutica e tratamento.

Laceração de Pálpebra
Conduta
- Investigar sinais de perfuração ocular.
- Encaminhar para oftalmologista para uma avaliação completa e para sutura seguindo os planos da pálpebra.

Hemorragia Subconjuntival Traumática
Vide item hemorragia subconjuntival.

Trauma Corneano
1. *Abrasão corneana:* vide item anterior.
2. *Edema corneano agudo:* disfunção focal ou difuso do endotélio corneano.

Sintomas
Visão turva ou variável, fotofobia, vermelhidão, lacrimejamento, sensação de corpo estranho intermitente, dor.

Conduta
1. Em geral, soluciona-se espontaneamente.
2. Encaminhar ao oftalmologista.

Trauma Pupilar
A íris pode ser momentaneamente comprimida contra o cristalino.

Sinais
Miose transitória. Se lesão do esfíncter iriano, pode haver midríase traumática, temporária ou permanente. Rupturas radiais na margem pupilar são comuns.

Conduta
Encaminhar ao oftalmologista.

Luxação do Cristalino
Definição
É a presença do cristalino na câmara anterior.

Sinais
Baixa de visão. Geralmente, associadas a outras lesões oculares.

Conduta
Encaminhar ao oftalmologista.

Ruptura do Globo Ocular
Vide item.

RUPTURA DE GLOBO E LESÃO OCULAR PENETRANTE
Presença de dor ocular, baixa acuidade, perda de líquido do olho, anamnese com história de trauma, queda ou de objeto afiado penetrando o globo.

Conduta
1. Proteger o olho com um tampão o tempo todo e **não** aplicar curativo no olho.
2. Encaminhar para o oftalmologista o mais breve possível para atendimento de urgência.

BIBLIOGRAFIA

Kanski J Brad Bowling B. Kansky's Clinical Ophthalmology: A Systematic Approach. 8th ed. Rio de Janeiro: Elsevier; 2016.

Höfling-Lima AL, Moeller CTA, Freitas D, Martins EN (orgs.) Manual de Condutas em Oftalmologia da UNIFESP – Instituto da Visão. Rio de Janeiro: Atheneu; 2008.

Gerstenblith AT, Rabinowitz MP (org.). Manual de Doenças Oculares do Wills Eye Hospital: Diagnóstico e Tratamento no consultório e na emergência. 6. ed. Porto Alegre: Artmed; 2015.

Kanski J Brad Bowling B. Kansky's Clinical Ophthalmology: A Systematic Approach. 8th ed. Rio de Janeiro: Elsevier; 2016.

Höfling-Lima AL, Moeller CTA, Freitas D, Martins EN, organizadores. Manual de Condutas em Oftalmologia da UNIFESP – Instituto da Visão. Rio de Janeiro: Atheneu; 2008.

Gerstenblith AT, Rabinowitz MP (orgs.). Manual de Doenças Oculares do Wills Eye Hospital: Diagnóstico e Tratamento no consultório e na emergência. 6. ed. Porto Alegre: Artmed; 2015.

OUTRAS URGÊNCIAS OFTALMOLÓGICAS

Mateus Pimenta Arruda

GLAUCOMA AGUDO

Definição
Aumento agudo da PIO causada por uma diminuição/obstrução abrupta da drenagem do humor aquoso pela malha trabecular.

Sinais e Sintomas
Hiperemia do olho afetado, injeção ciliar e média midríase paralítica, opacificação da córnea. Dor, náusea, vômitos, bradicardia, sudorese profusa, visão borrada, halos coloridos ao redor de luzes e cefaleia frontal.

Conduta
1. Manitol a 20%, 1-2 g/kg de peso, IV, em 45 minutos. Pode ser diminuída para 1 g/kg ou recalculada de acordo com o clínico geral. Se após 30 a 60 minutos não houver melhora, poderá administrar apenas mais uma dose.
2. Acetazolamida (Diamox®) 2 comprimidos de 250 mg, via oral, por 8/8 horas (se não houver insuficiência renal ou alergia a sulfas).
3. Antiemético (p. ex., Plasil®) IV em caso de náuseas e/ou vômitos.
4. Uso ocular de maleato de timolol a 0,5% e tartarato de brimonidina a 0,2%, 1 gota de 8/8 horas (não usar timolol em caso de asma e/ou DPOC).
5. Uso ocular de pilocarpina a 1 ou 2%, 1 a 2 gotas com intervalo de 15 minutos se já houver uma diminuição significativa da PIO.
6. Predfort 2/2 horas nas primeiras 24 horas.
7. Encaminhar ao oftalmologista.

QUEIMADURAS OCULARES

Definição
As queimaduras são traumas físicos e/ou químicos sobre as estruturas oculares e podem levar à cegueira. As queimaduras químicas são as mais comuns (Figs. 105-1 e 105-2).

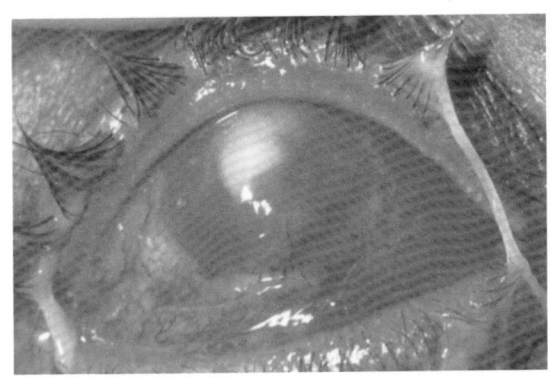

Fig. 105-1. Queimadura de esclera com comprometimento da córnea. (Ver *Prancha em Cores*.)

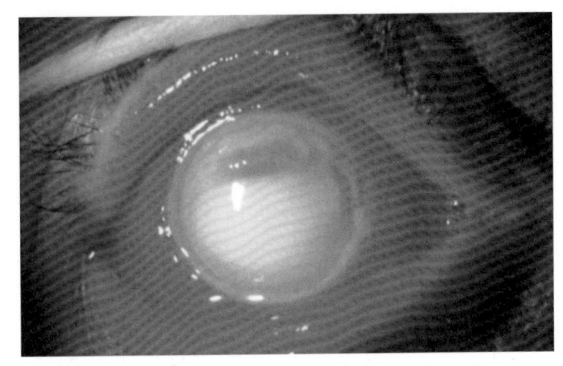

Fig. 105-2. Queimadura total de córnea e esclera. (Ver *Prancha em Cores*.)

Sinais e Sintomas
Dor, lacrimejamento e blefaroespasmo. Podem também apresentar um aumento súbito da pressão intraocular e tardiamente pode ocorrer glaucoma devido a sinéquias. A longo prazo pode acarretar hipotensão ocular, *phthisis bulbi* (atrofia) e catarata.

Conduta

- *Queimadura química:* o tratamento imediato consiste em anestésico tópico (p. ex., Oxinest®) e irrigação abundante no local do acidente com soro fisiológico ou Ringer lactato por, pelo menos, 30 minutos. Após isso, deverá ser encaminhado ao oftalmologista.
- *Queimadura por solda:* em caso de dor (PACO® 500 + 30 mg 6/6 horas). Deverá ser encaminhado ao oftalmologista, para prescrição de pomada Regencel® 6/6 horas + lubrificante ocular.

BIBLIOGRAFIA

Kanski J Brad Bowling B. Kansky's Clinical Ophthalmology: A Systematic Approach. 8th ed. Rio de Janeiro: Elsevier; 2016.

Höfling-Lima AL, Moeller CTA, Freitas D, Martins EN, organizadores. Manual de Condutas em Oftalmologia da UNIFESP – Instituto da Visão. Rio de Janeiro: Atheneu; 2008.

Gerstenblith AT, Rabinowitz MP, organizadores. Manual de Doenças Oculares do Wills Eye Hospital: Diagnóstico e Tratamento no consultório e na emergência. 6. ed. Porto Alegre: Artmed; 2015.

Seção
Otorrinolaringologia

GRIPE E RESFRIADO

Leonardo Ramos Ribeiro de Oliveira
Vitor Ramos Ribeiro de Oliveira
Evandro Ramos Ribeiro de Oliveira
Tayenne do Vale Cabral

CONCEITO

O resfriado comum e a gripe são infecções virais agudas do trato respiratório superior que podem ser agrupadas numa síndrome com sinais e sintomas semelhantes, e com duração < de 10 dias. O rinovírus é o agente etiológico mais prevalente. Mas também podemos citar parainfluenza, vírus sincicial respiratório (quadro semelhante ao de uma gripe), adenovírus e enterovírus. A gripe, no entanto, é causada exclusivamente pelos vírus influenza.

QUADRO CLÍNICO (QUADRO 106-1)

Quadro 106-1. Características Clínicas das Gripes e Resfriados

Classificação/ características	Resfriado	Gripe
Início dos sintomas	Gradual	Súbito
Severidade da clínica	Discreta	Intensa
Sintomas	Cefaleia, espirros, calafrios, dor de garganta e coriza	**Febre alta, tosse**, dor de garganta, cefaleia intensa, falta de apetite fraqueza, mialgia, congestão nasal, cansaço

DIAGNÓSTICO

O diagnóstico é clínico.

CONDUTA

Tratamento consiste em aliviar os sintomas, e são usados em média de 5 a 7 dias.

Fórmulas que contenham paracetamol ou dipirona geram alívio das dores de cabeça ou mialgias; já os descongestionantes sistêmicos como a pseudoefedrina são importantes na melhora da congestão nasal. Os AINE's e os anti-histamínicos podem aliviar os sintomas das IVAS, assim como a lavagem nasal com SF 09% ou outra solução hipertônica auxilia na obstrução nasal, e causando assim alívio dos sintomas. Outras medicações incluem os vasoconstritores tópicos por no máximo 5 dias. Os mucocinéticos também auxiliam na obstrução, gerando alívio (Quadro 106-2).

Quadro 106-2. Tratamento Clínico do Resfriado Comum e/ ou Gripe

- Analgésicos
- Descongestionantes sistêmicos + analgésicos
- Descongestionantes sistêmicos + anti-histamínico
- Anti-histamínico
- Anti-inflamatórios não hormonais
- Vasoconstritores tópicos
- Mucocinéticos
- Lavagem nasal

BIBLIOGRAFIA

Borin A. Guia de Medicina Ambulatorial e Hospitalar – Guia de otorrinolaringologia. São Paulo: Editora Manole; 2003. Capítulo 4.

Figueireido R. Urgência e Emergência em Otorrinolaringologia. Rio de Janeiro: Editora Revinter; 2006. Capítulo 8.

Guideline IVAS – Infecções das Vias Aéreas Superiores. Acessado no dia 30/10/2018: http://www.aborlccf.org.br/imageBank/guidelines_completo_07.pdf

RINOSSINUSITES

Leonardo Ramos Ribeiro de Oliveira
Vitor Ramos Ribeiro de Oliveira
Evandro Ramos Ribeiro de Oliveira
Taynara de Paula Oliveira

DEFINIÇÃO

Define-se rinossinusite como todo o processo inflamatório da mucosa nasal e dos seios paranasais podendo ter etiologia viral, bacteriana ou fúngica. Pode ter relações com outras afecções tais como: alergia, polipose nasossinusal e alterações vasomotoras da mucosa. As definições têm como base a sintomatologia e a duração dos sintomas (a não melhora ou piora dos sintomas nasossinusais em um período superior a 10 dias). A presença de secreção purulenta em meato médio sugere etiologia bacteriana.

CLÍNICA

1. Obstrução nasal.
2. Rinorreia anterior ou posterior.
3. Dor ou pressão facial.
4. Redução ou perda do olfato.
5. Gotejamento pós-nasal.
6. Dor à palpação dos seios paranasais.
7. Halitose.
8. Edema periorbitário.
9. Febre (geralmente acima de 38°).

ACHADOS ENDOSCÓPICOS

1. Pólipos.
2. Secreção mucopurulenta drenado do meato médio.
3. Edema com obstrução da mucosa do meato médio.

TOMOGRAFIA COMPUTADORIZADA

1. Espessamento da mucosa.
2. Presença de secreções.
3. Presença de cicatriz fibrosa.
4. Opacificação dos seios paranasais.

DIAGNÓSTICO

Baseia-se na anamnese e no exame físico, de acordo com os sinais e sintomas listados acima. A endoscopia nasal é útil no diagnóstico topográfico e na coleta de material para cultura, no entanto pouco disponível. A alteração no valor da PCR é sugestiva de quadro bacteriano. O VHS aumentado é compatível com quadros mais graves que necessitam de medidas terapêuticas mais agressivas. A TC fica restrita a casos de complicações e falhas terapêuticas.

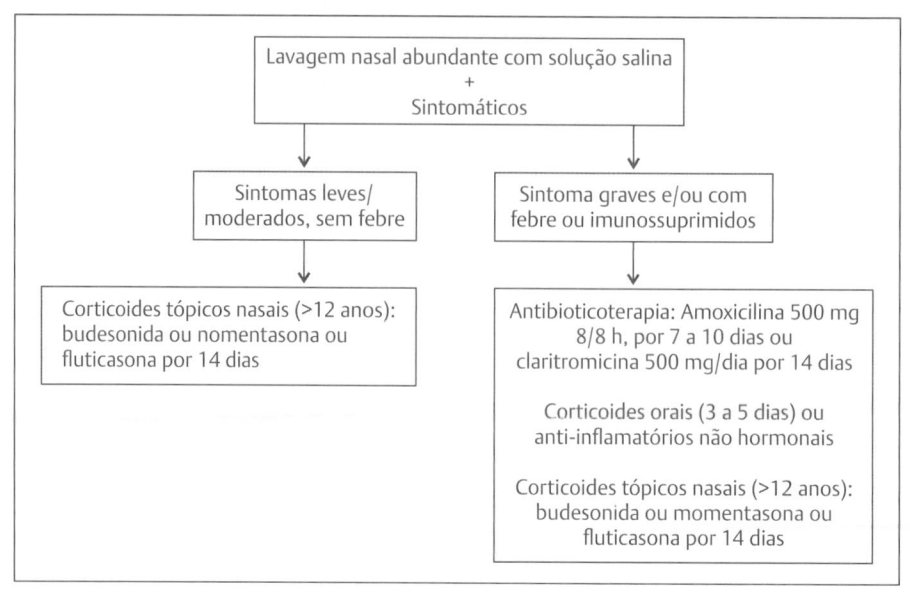

```
┌─────────────────────────────────────────────────────────────────────────┐
│                  Lavagem nasal abundante com solução salina             │
│                                     +                                   │
│                               Sintomáticos                              │
│                      ↓                              ↓                   │
│           ┌──────────────────┐      ┌──────────────────────┐           │
│           │ Sintomas leves/  │      │ Sintoma graves e/ou com│         │
│           │ moderados, sem febre │  │ febre ou imunossuprimidos│       │
│           └──────────────────┘      └──────────────────────┘           │
│                      ↓                              ↓                   │
│   ┌──────────────────────────┐  ┌──────────────────────────────┐       │
│   │ Corticoides tópicos nasais│  │ Antibioticoterapia: Amoxicilina│     │
│   │ (>12 anos): budesonida ou │  │ 500 mg 8/8 h, por 7 a 10 dias │     │
│   │ nomentasona ou fluticasona│  │ ou claritromicina 500 mg/dia  │     │
│   │ por 14 dias               │  │ por 14 dias                    │     │
│   └──────────────────────────┘  │                                │     │
│                                 │ Corticoides orais (3 a 5 dias) │     │
│                                 │ ou anti-inflamatórios não      │     │
│                                 │ hormonais                       │     │
│                                 │                                │     │
│                                 │ Corticoides tópicos nasais     │     │
│                                 │ (>12 anos): budesonida ou      │     │
│                                 │ momentasona ou fluticasona     │     │
│                                 │ por 14 dias                     │     │
│                                 └──────────────────────────────┘       │
└─────────────────────────────────────────────────────────────────────────┘
```

Fig. 107-1. Fluxograma para o tratamento da rinosinusite.

TRATAMENTO (FIG. 107-1)

Obs.: A amoxicilina pode ser substituída por amoxicilina com ácido clavulânico ou por uma cefalosporina de segunda geração (cefaclor, axetil-cefuroxima) por 7 a 14 dias, em caso de não resposta ao tratamento anterior.

BIBLIOGRAFIA

Brazilian Journal of Otorhinolaryngology - Brazilian Guidelines on rhinosinusitis. Rev Bras Otorrinolaringol. 2008;74(2).

Sakano E, Weckx LLM, Sennes LU. Diagnóstico e tratamento da rinosinusite. Projeto Diretrizes. 2001.

Sakano E. Anselmo-Lima WT. Rinossinusites: evidências e experiências. Braz J Otorhinolaryngol. 2015;81(1):8-18.

OTITES

Leonardo Ramos Ribeiro de Oliveira
Vitor Ramos Ribeiro de Oliveira
Evandro Ramos Ribeiro de Oliveira
Tayenne do Vale Cabral

CONCEITO

A **otite externa aguda simples** é extremante frequente em países tropicais, principalmente nos meses mais quentes e no litoral. Os principais fatores predisponentes são: água (exposição excessiva da pele do conduto auditivo externo – CAE – como em praia, piscinas e rios por exemplo); uso de cotonetes, palitos, grampos, e outros objetos para aliviar o prurido ou retirar cerume; e o uso prolongado de gotas otológicas. E os germes mais frequentes são *Pseudomonas aeruginosa, Proteus* sp. *e Staphylococcus aureus.*

Já a **otite externa circunscrita**, conhecida como furunculosa, é causada pela inflamação aguda dos foliculos pilosos do terço externo do CAE. E tem como principal agente o *S. aureus*.

No caso da **otite externa maligna** é uma otite externa agressiva e invasiva que leva à necrose de estruturas da orelha externa. Essa necrose pode propagar-se para regiões parotídeas, ATM's, orelha média, mastoide e base do crânio. E os principais fatores envolvidos é a diabetes descompensada e imunodeficiência. E o principal germe envolvido é o *Pseudomonas aeruginosa.*

Em relação a **otite média aguda** (OMA) é a inflamação aguda da mucosa da orelha média, sendo a infecção mais comum na infância. Os agentes bacterianos mais frequentes são: *Streptococcus pneumoniae, Haemophilus influenza, Moraxella catarralis, Staphylococus aureus.* Já os agentes virais mais comuns na OMA são: vírus sincicial respiratório, adenovírus, e influenza A ou B. E em crianças < 6 meses é comum Gram-negativos (*E. coli* e *Proteus* sp.).

QUADRO CLÍNICO

1. *Otite externa aguda simples (OEAS):* otalgia intensa, que exarcerba ao realizar a compressão do *Tragus* (sinal de Vacher) ou ao mastigar. Pode haver otorreia em pequena quantidade e tipicamente amarelada. Há também plenitude, hipoacusia, porém episódios de febre são incomuns. Ao exame físico, a otoscopia pode evidenciar um dos três tipos de otite externa aguda (Quadro 108-1).
2. *Otite externa circunscrita (OEC):* sintomatologia semelhante à da otite externa aguda simples, porém nesse caso há a presença de febre. Na otoscopia é visível edema circunscrito de uma região pequena do conduto, que é similar a foliculite. Também pode apresentar celulite e/ou linfadenopatia associada (Fig. 108-1).
3. *Otite externa maligna (OEM):* é uma otite externa simples que evolui de forma arrastada e insidiosa com formação de tecido de granulação com envolvimento necrótico de caráter agressivo dos tecidos moles, cartilagíneo e ósseo. Podendo se estender para estruturas vizinhas.
4. *Otite média aguda (OMA):* otalgia com febre que não vai além de 38,5º C, associado muita das vezes a sinais de acometimento de vias aéreas superiores (congestão nasal, rinorreia e esternutação).

DIAGNÓSTICO/PROPEDÊUTICA

O diagnóstico das otites é essencialmente clínico.

CONDUTA

1. *OEAS:* remoção de secreções e debris epiteliais através de curetas e aspiração – não realizar lavagem. Uso tópico em gotas de conteúdo acidificante e contendo antibiótico. Prescrição de anti-inflamatórios sintomáticos para analgesia (Quadro 108-2).
No caso do tipo III podem-se utilizar corticoide sistêmico e antibiótico sistêmico dando preferência para ciprofloxacino e cefalexina durante 10 dias, mas há alguns autores que defendem o

Quadro 108-1. Tipos de Otite Externa Aguda (Ver *Prancha em Cores.*)

Tipo	Característica	Exemplo
I	CAE com discreta hiperemia e edema e sem secreções	
II	Há edema, porém, sem oclusão total do CAE, e com secreção purulenta em pequena quantidade	
III	Edema significativo e que em muitos casos leva a oclusão total do CAE	

(Fonte: Figueiredo R. Urgência e Emergência em Otorrinolaringologia. Rio de Janeiro: Editora Revinter; 2006. Capítulo 2.)

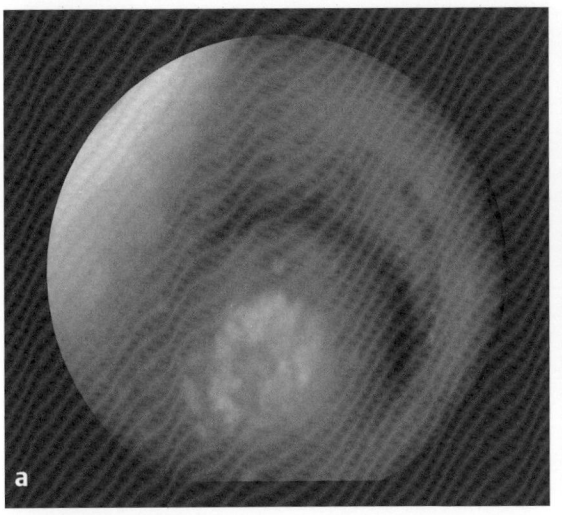

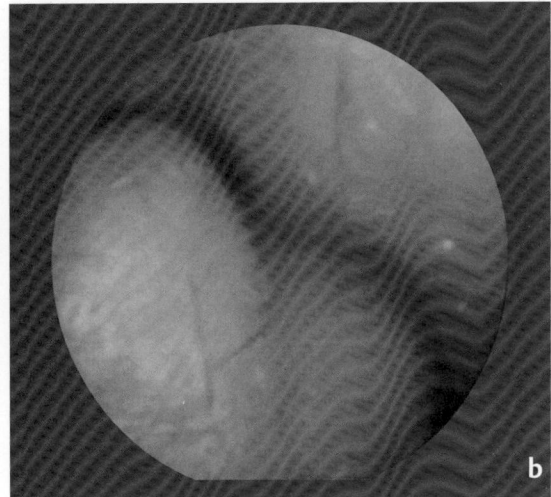

Fig. 108-1. (**a**, **b**) Otite externa circunscrita ou furunculosa. (Ver *Prancha em Cores.*) (Fonte: Figueireido R. Urgência e Emergência em Otorrinolaringologia. Rio de Janeiro: Editora Revinter; 2006. Capítulo 2.)

Quadro 108-2. Antibioticoterapia na OEAS (Uso em Gotas Tópico)

- **Ciprofloxacino 3,5 mg/mL 3 a 5 gotas no CAE 3 vezes ao dia por 7 dias**
- Neomicina 3 a 4 vezes por dia durante até 10 dias
- Polimixina B 3 a 4 vezes por dia durante até 10 dias

uso de corticoide apenas para os casos de má resposta inicial ao tratamento, ou quando há suspeita de extensão para tecidos vizinhos.

Orientar o paciente a não molhar a orelha afetada e fazer uso de algodão embebido em substância oleosa ou usar protetores auriculares. E nos casos de dores muito intensas, fazer compressas mornas secas para ajudar no alívio do sintoma.

2. *OEC*: antibiótico sistêmico associado a pomadas de uso tópico. O uso de anti-inflamatórios não hormonais associados ao calor local seco ajuda no alívio da dor. E se ocorrer flutuação local, deve-se drená-la (Quadro 108-3).
3. *OEM*: tratamento hospitalar com debridamento cirúrgico e antibiótico – associação de ceftazidime e ciprofloxacino 6 a 8 semanas (Quadro 108-4).
4. *OMA*: é necessário orientar medidas coadjuvantes como analgésicos, descongestionantes tópicos e lavagens nasais com SF a 0,9%. Lembrando que soluções otológicas não estão recomendadas nesses casos (Quadro 108-5).

Quadro 108-3. Antibioticoterapia na OEC

- Cefalexina
- Adulto: 500 mg VO de 12/12 horas
- Pediatria: 25 a 50 mg/kg/dia VO, em 4 doses
- Amoxicilina + ácido clavulânico (500 mg + 125 mg)
- Adulto: VO 2-3× por dia
- Pediatria: VO 30 a 50 mg/kg em 12/12 horas

Pomadas de uso tópico

- Neomicina + bacitracina 5 mg/g aplicar 2 a 5×/dia até 3 dias após sintomas desaparecerem
- Ácido fusídico + acetato de hidrocortisona (20 + 10 mg/g) aplicar 3×/dia por até no máximo 14 dias

Quadro 108-4. Antibioticoterapia na OEM

- Ceftazidime
  - Adulto: 1 g IV de 8/8 horas
  - Pediatria: 60 mg/kg/dia IV, em 2 doses

+

- Ciprofloxacinno
  - Adulto: 100 a 400 mg IV de 12/12 horas até 1.200 mg divididos em 8 horas (infusão lenta)
  - Pediatria: 10 mg/kg IV dividida em 2-3 vezes por dia (infusão lenta)

Quadro 108-5. Tratamento da OMA

Adulto
■ Amoxicilina + ácido clavulânico (500 + 125 mg) VO 2-3× por dia

Pediatria
Primeira escolha
OMA não complicada e sem uso recorrente de ATB: ■ Amoxicilina 40 a 50 mg/kg/dia 2 a 3× por dia ■ Se alergia a penicilina: macrolídeo (criança > 6 meses) ou sufametoprima
Segunda escolha
OMA grave ou recorrente ou falha terapêutica após 72 horas ou uso de ATB nos últimos 30 dias: ■ Amoxicilina 80 a 90 mq/kq/dia, ou ■ Amoxicilina + ácido clavulânico, ou ■ Cefasloporina de 2ª ou 3ª VO (axetil-cefuroxima, caflacor, cefprozil, cefpodoxima)
Terceira escolha – falha terapêutica
■ Encaminhar ao otorrinolaringologista

Fonte: Weckx LLM, Sakano E. Antimicrobianos na Prática Clínica Pediátrica – Guia Prático para Manejo no Ambulatório, na Emergência e na Enfermaria. SBP 2002 a 2003.

BIBLIOGRAFIA

Borin A. Guia de Medicina Ambulatorial e Hospitalar – Guia de otorrinolaringologia. São Paulo: Editora Manole; 2003. Capítulo 3.

Figueireido R. Urgência e Emergência em Otorrinolaringologia. Rio de Janeiro: Editora Revinter; 2006. Capítulo 2.

Weckx LLM, Sakano E. Antimicrobianos na Prática Clínica Pediátrica – Guia Prático para Manejo no Ambulatório, na Emergência e na Enfermaria. SBP 2002 a 2003.

FARINGOAMIGDALITES

Leonardo Ramos Ribeiro de Oliveira
Vitor Ramos Ribeiro de Oliveira
Evandro Ramos Ribeiro de Oliveira
Tayenne do Vale Cabral
Carolina Piccinini Silva

CONCEITO

Infecções desenvolvidas em tonsilas, faringe posterior, palato mole e tecido linfoide (estruturas do anel linfático de Waldeyer), autolimitadas e frequentes.

QUADRO CLÍNICO E DIAGNÓSTICO

- *Faringotonsilites agudas:* agente – etiologia viral é a mais comum que pode preparar para evolução de uma infecção bacteriana (*Streptococcus beta-hemolítico, Staphylococcus, S. pneumoniae, H. influenzae, E. coli*). A clínica é de início agudo, com odinofagia de irradiação para orelha, febre, mialgia, astenia, cefaleia, sialorreia, halitose e dores cervicais em linfonodos regionais. Ao exame é visualizado hiperemia de orofaringe e edema. Pode haver manchas amareladas (tonsilite folicular e lacunar) E podem ocorrer placas purulentas, não confluentes (*tonsilite pneumocócica*). O diagnóstico é essencialmente clínico. Porém há exames para detecção de *Streptococcus* beta-hemolítico (cultura, ou testes rápidos).
- *Abcesso de faringe:* secundário a tonsilites agudas, e ao exame de orofaringe observa-se abaulamento unilateral e hiperemia anterior que progride para palato mole, rebatendo para linha média a tonsila. Há intensa queixa de odinofagia associada à otalgia ipslateral ao abcesso. A voz fica pastosa, e o estado geral é bem comprometido.
- *Faringite diftérica:* causada pelo *Corynebcterium diphteriae*, um bacilo Gram-positivo produtor de endotoxinas e exotoxinas, responsáveis pelos fenômenos locais e sistêmicos da doença. O paciente queixa-se de odinofagia leve, febre < 39°C e taquiesfigmia. As tonsilas estão hiperemiadas, edemaciadas, e cobertas por membranas que vão do branco ao verde. As membranas quando removidas, deixam uma superfície sangrenta. Há hálito cetônico. O diagnóstico é dado pela bacterioscopia e cultura dessas membranas.
- *Mononucleose infeciosa:* doença sistêmica que acomete mais em adolescentes e adultos jovens, e que é causada pelo vírus Epstein-Barr (EBV). A clínica é de febre de até 39°C acompanhada de linfadenopatia importante em região jugulodigástrica e cadeia cervical profunda, que evolui para um quadro generalizado. Há odinofagia, cefaleia, cervicalgia e forte astenia, hepatomegalia em 10% dos casos e esplenomegalia em 50% dos pacientes. A angina pode ser eritematosa, eritematoexsudativa ou pseudomembranosa. Seu diagnóstico é de exclusão, e deve ser considerada quando o paciente não apresenta melhora com o uso de antibióticos. No hemograma pode apresentar leucocitose, com maioria em células mononucleares e a presença de linfócitos atípicos.
- *Herpangina:* causada pelos os vírus *Coxsackie A, Coxsackie B* e *Echovirus* que acomete crianças até os 15 anos. A clínica é de uma oroscopia eritematosa com pequenas vesículas em palato mole, úvula e pilares amigdalianos, que ao se romperem deixam ulcerações esbranquiçadas circundadas por halo eritematoso espalhado pela orofaringe, exceto em região jugal. Esse quadro é acompanhado de febre, cefaleia, micropoliadenopatia cervical, disfagia e vômitos. O diagnóstico é clínico.
- *Escarlatina:* seu agente etiológico é o *Streptococcus* hemolítico do tipo A e apresenta-se com *rash* cutaneopapular e eritematoso, com pele áspera, linfonodomegalia, vômitos, febre e eritema de orofaringe. Pode manifestar os sinais de Filatov (palidez perioral), Pastia (presença de petéquias e hiperpigmentação em linhas de flexão), e língua em aspecto de "framboesa". Há leucocitose com desvio para a esquerda e eosinofilia a partir do quinto dia de doença.

ANGINA DE LUDWIG

Definição
Celulite de evolução rápida que acomete bilateralmente os espaços perimandibulares (submandibular, sublingual e submentoniano). Pode disseminar-se profundamente nos espaços do pescoço. Pode também ocorrer infecção por Gram-negativos e anaeróbios, evoluindo para mediastinite. A maioria dos casos tem como etiologia a infecção dentária inferior (infecção de origem odontogênica).

Apresentação Clínica
Há aumento de volume na região mandibular, podendo ser exuberante com elevação e deslocamento da língua. Tal quadro pode levar a dificuldade respiratória com dispneia, taquipneia, estridor e cianose. Presença de área endurecida e tensa em submandibular, bilateral. Em geral há trismo, sialorreia e dificuldade de deglutição. Sua rápida evolução pode resultar em obstrução total das vias aéreas superiores, asfixia e consequente óbito.

Diagnóstico
Clínico. Atenção para história de extração dentária recente e má higiene dentária.

Conduta
1. Internação (considerar UTI) e monitorização dos sinais vitais.
2. Verificar permeabilidade das VA e necessidade de intervenção (intubação, cricotireoidotomia, traqueostomia).
3. Antibioticoterapia IV (exemplo: clindamicina + ceftriaxona).
4. Infecção supurada = drenagem cirúrgica e colocação de drenos.

ANGINA DE PLAUT-VINCENT

Definição
Afecção ulceronecrótica causada pela simbiose de um bacilo fusiforme (Fusobacterium necrophorum) e um espirilo (Borrelia vincentii). Maior incidência entre adultos jovens e adolescentes. Apresenta lesão ulceronecrótica, pode localizar-se nas gengivas e nas amígdalas. Há disfagia, odinofagia e intensa halitose fétida, podendo cursar ou não com febre.

Conduta
- *Faringotonsilites agudas:* os casos virais o tratamento deve ser sintomático – analgesia e antitérmicos. Já nos casos bacterianos, deve-se iniciar a antibioticoterapia. Casos de suspeita de tonsilite estreptocócica, deve-se iniciar o tratamento antes do resultado de exames para detecção de *Streptococcus* (Quadro 109-1).

Quadro 109-1. Etiologia Bacteriana

- Penicilina G Benzatina
  - Adulto: 1.200.000 UI via IM dose única
  - Pediatria: < 27 kg – 600.000 UI via IM dose única
- Amoxicilina
  - Adulto: 500 mg VO de 8/8 horas por 10 dias
  - Pediatria: 40-50 mg/kg/dia VO de 8/8 horas por 10 dias
- Claritromicina (alérgicos a penicilina)
  - Adulto: 500 mg VO de 12/12 horas por 10 dias
- Eritromicina (alérgicos a penicilina)
  - Pediatria: 20-40 mg/kg/dia VO de 2 a 2 tomadas por dia durante 10 dias

- *Abcesso de faringe:* primeiro deve-se realizar a drenagem cirúrgica do abcesso sob anestesia local ou geral. O material purulento recolhido deverá ser enviado para a realização de cultura e antibiograma. E, enquanto se aguardam os resultados, é necessário iniciar o ATB parenteral e, dependendo do quadro clínico, poderá realizar a medicação IM em casa (Quadro 109-2).
- *Faringite diftérica:* não deve esperar o resultado de exames para iniciar o tratamento. Na suspeita de difteria, realiza-se conduta adequada. (Quadro 109-3).

  Os contactantes desse paciente que não foram vacinados, ou foram inadequadamente vacinados ou vacinados há mais de 5 anos, deverão receber a vacina antidiftérica e devem ser submetidos cultura de orofaringe. No caso da cultura positiva está indicada a quimioprofilaxia com eritromicina.
- *Mononucleose infecciosa:* o tratamento é sintomático (suporte com hidratação e analgesia). Caso haja associação com infecção bacteriana, deve-se

Quadro 109-2. Abcesso de Faringe – Conduta

Hospitalar	Domiciliar
- Hidratação venosa com correção de eletrólitos - Penicilina Cristalina EV - Hidrocortisona EV - Analgesia (dipirona 500 mg EV de 6/6 horas)	- Clindamicina IM OU - Ceftriaxone IM OU - Amoxicilina + clavulanato VO 500 mg de 8/8 horas

Quadro 109-3. Faringite Diftérica – Conduta

Hospitalar
- Hidratação venosa com correção de eletrólitos - Soro antidiftérico de 50.000 a 100.000 UI por via IM ou SC - Penicilina cristalina EV - Analgesia (dipirona 500 mg EV de 6/6 horas)

evitar ampicilina por causa da reação cruzada que pode levar a *rash* cutâneo.
- *Herpangina:* resolução espontânea entre 5 a 10 dias. Tratamento com sintomáticos (analgésicos) e medidas de suporte.
- *Escarlatina:* deve-se iniciar antibioticoterapia juntamente com analgésicos, hidratação e repouso (Quadro 109-4).

Quadro 109-4. Escarlatina – Conduta

Penicilinas e derivados – primeira escolha
- Penicilina G benzatina 600.000 UI a 1.200.000 IM dose única
- Amoxicilina 40-50 mg/kg/dia – 7 a 10 dias
- Amoxicilina + ácido clavulânico 40-50 mg/kg/dia – 7 a 10 dias

Macrolídeos – pacientes alérgicos à penicilina
Cefalosporinas/clindamicina

BIBLIOGRAFIA

Borin A. Guia de Medicina Ambulatorial e Hospitalar – Guia de otorrinolaringologia. São Paulo: Editora Manole; 2003. Capítulo 4.

Figueireido R. Urgência e Emergência em Otorrinolaringologia. Rio de Janeiro: Editora Revinter; 2006. Capítulo 8.

Guideline IVAS – Infecções das Vias Aéreas Superiores. (acesso em 30 out 2018). Disponível em: http://www.aborlccf.org.br/imageBank/guidelines_completo_07.pdf

Hupp JR, Ellis III E, Tucker MR. Cirurgia Oral e Maxilofacial. 6. ed. Rio de Janeiro: Elsevier Editora Ltda.; 2015.

Lima AF et al. Evolução Atípica de Angina de Plaut-Vincent em Criança: Relato de Caso. Revista Ciências em Saúde. Jul-set 2014;4(3):58.

Associação Brasileira de Otorrinolaringologia e Cirurgia Cérvico-Facial. Tratado de Otorrinolaringologia e Cirurgia Cérvicofacial da ABORL. 3. ed. Rio de Janeiro: Elsevier Editora Ltda.; 2017.

CAPÍTULO 110

LABIRINTOPATIAS

Leonardo Ramos Ribeiro de Oliveira
Vitor Ramos Ribeiro de Oliveira
Evandro Ramos Ribeiro de Oliveira
Thaís Barretto Aleixo

TÓPICOS IMPORTANTES

- Os sintomas de tontura e vertigem normalmente ocorrem em síndromes vestibulares, mas também podem estar presentes em outras doenças potencialmente graves, como arritmia cardíaca, infecção aguda e anemia.
- Na anamnese de um paciente com queixas de vertigem algumas perguntas são de extrema importância, tais como tipo de vertigem, duração, sintomas associados, desencadeantes e fatores de melhora.

INTRODUÇÃO

Labirintopatias são afecções consideradas manifestações virais ou pós-infecciosas, com acometimento do nervo vestibular (neurite vestibular) ou do labirinto (labirintite). São caracterizadas pelo início súbito de vertigem severa e persistente, acompanhada de náusea, vômitos e instabilidade postural. Hipoacusia unilateral está presente nos casos de labirintite. O quadro tende à remissão espontânea em alguns dias.

Tontura e vertigem são termos que podem ser enquadrados dentro das labirintopatias. Tontura é definida como sensação de fraqueza, mal-estar e turvação visual, alguns relatam um estado "pré-desmaio", sugerindo o diagnóstico de pré-síncope ou causas não relacionadas com o sistema vestibular. Por outro lado, vertigem é definida como uma sensação de rotação ou de oscilação, ou seja, uma alteração na percepção do espaço ou do movimento do ambiente ou de si mesmo. Na anamnese de um paciente com queixas de vertigem algumas perguntas são de extrema importância, tais como tipo de vertigem, duração, sintomas associados, desencadeantes e fatores de melhora.

Na prática clínica, tais termos podem ser confundidos através das descrições dos pacientes, tornando o diagnóstico mais difícil. O Quadro 110-1 coloca a vertigem como uma categoria relacionada à tontura, mas diferencia as possíveis queixas trazidas pelos pacientes.

Quadro 110-1. Categorias Relacionadas com Tontura (Quatro Subtipos)

	Vertigem	Pré-síncope	Desequilíbrio	Tontura inespecífica
Descrição	Ilusão de movimento, usualmente rotação de si mesmo ou do ambiente	Sensação de perda da consciência iminente, duração de segundos a minutos, acompanhada de palidez, sudorese, alterações visuais	Instabilidade postural ao caminhar	Não há definição clara. O paciente afirma que está tonto, mas não se encaixa precisamente nas categorias anteriores
Significado clínico	Várias causas, e requer avaliação detalhada	Redução do fluxo sanguíneo cerebral, geralmente de causa cardiovascular. A ocorrência de síncope propriamente dita exclui causas periféricas de tontura	Alterações neurológicas, fraqueza muscular ou déficit visual	Relacionada com distúrbios psiquiátricos, desencadeada por hiperventilação, com exame físico normal

ETIOLOGIA

Normalmente os pacientes jovens têm como maior frequência de vertigem as causas psiquiátricas e de pré-síncope, já os pacientes idosos a tontura prevalece relacionada com as causas de origem central.

De forma didática, as causas de tontura/vertigem podem ser divididas em centrais (ligadas ao tronco encefálico e ao cerebelo) e periféricas (relacionadas com labirinto e nervos vestibulares), como visto no Quadro 110-2.

Nas lesões periféricas, os achados são: sinais e sintomas harmônicos, nistagmo horizonto-rotatório para o lado sadio, que não muda de direção, tendência à queda para o lado comprometido e reflexo vestíbulo-ocular alterado para o lado comprometido.

Nas lesões centrais, as alterações são: nistagmo horizonto-rotatório, que muda de direção nas diferentes posições do olhar, nistagmo vertical puro ou rotatório puro, reflexo vestíbulo-ocular (VOR) normal e pode haver importante alteração do equilíbrio, com grande dificuldade em permanecer em pé ou caminhar.

QUADRO CLÍNICO

O mais importante ao se avaliar o paciente é definir o tipo de queixa. O paciente com tontura ou vertigem pode ser classificado em três situações: instalação súbita do início do sintoma, ataques repetidos de vertigem e vertigem posicional recorrente. Em todas essas apresentações, é mais comum se tratar de uma condição periférica benigna.

Normalmente o paciente apresenta um quadro súbito de vertigem/tontura, associado a náuseas e vômitos e dificuldade para deambular. A causa mais comum é a neurite vestibular, onde os sintomas evoluem ao longo de horas, e normalmente são intensos durante o primeiro e segundo dias do início do quadro, com melhora gradual ao longo das semanas, sendo que alguns sintomas residuais podem persistir ao longo de meses.

AVALIAÇÃO INICIAL E EXAMES DIAGNÓSTICOS

A avaliação inicial, é composta de basicamente anamnese e exame físico, para descobrir se a causa de tontura/vertigem é um quadro vertiginoso verdadeiro e se a origem é periférica ou central, o que norteará a investigação e a conduta em cada caso. Alguns dados são mais importantes para se obter perante a história clínica, tais como a frequência, o modo de início, a duração e os fatores desencadeantes e agravantes dos episódios, como por exemplo a associação do movimento da cabeça associada à piora do quadro. De forma geral, deve-se investigar associação com náuseas, vômitos, cefaleia, história de trauma, entre outros. Além do exame físico geral, é necessário direcionamento para avaliações neurológica e otológica, para elucidar a origem dos sintomas. O Quadro 110-3 traz as características mais comuns de tontura/vertigem.

Algumas manobras podem ser utilizadas para avaliar a função vestibular. Algumas das mais utilizadas são:

- *Teste de Romberg:* avalia-se a propriocepção periférica e a função vestibular e cerebelar.
- *Teste de Fukuda-Unterberger:* o paciente deve caminhar sobre uma linha reta com os olhos fechados.
- *Manobra de Dix-Hallpike:* utilizada principalmente para pesquisar VPPB e para induzir nistagmo.

Em relação aos exames complementares, pouco acrescentam no diagnóstico de tonura/vertigem, principalmente nos casos de origem periférica. Já quando a origem é central, exames laboratoriais ou de neuroimagem (como por exemplo TC e RM) podem ser úteis em alguns casos, porém não estão disponíveis em grande parte dos serviços de urgência e emergência.

Quadro 110-2. Causas de Tontura/Vertigem

Causas periféricas	Causas centrais	Causas indeterminadas
Comuns		
- Vestibulopatias agudas: neurite vestibular e labirintite - Vertigem posicional paroxística benigna (VPPB) - Doença de Ménière	- Ataque isquêmico transitório (AIT) - Vertigem migranosa - Esclerose múltipla	- Psicogênica - Induzida por medicações - Vertigem cervical
Raras		
- Fístula perilinfática - Colesteatoma - Herpes-zóster (síndrome de Hamsay Hunt) - Otosclerose - Neurinoma do acústico	- Tumor cerebelar	

Quadro 110-3. Características das Causas mais Comuns de Tontura/Vertigem

Doenças	Curso da doença	Quadro clínico	Tipo de nistagmo	Sintomas neurológicos associados	Sintomas auditivos	Outras características
VPPB	Recorrente, dura segundos	Sintomas precipitados por posições ou movimentos predefinidos da cabeça	Periférico	Não	Não	Manobra de Dix-Hallpike com achados característicos
Neurite vestibular e labirintite	Não é recorrente, início súbito, dura de horas a dias	Quadro viral pode acompanhar ou preceder a vertigem	Periférico	Queda para o lado da lesão; sem alterações no tronco encefálico	Hipoacusia acompanha a labirintite	Teste do impulso da cabeça para frente anormal
Doença de Ménière	Episódios recorrentes, com duração de horas a dias	Surge espontaneamente, sem fatores precipitantes	Periférico	Não	Episódios precedidos por sensação de pressão no ouvido/otalgia, acompanhado por perda auditiva unilateral e zumbido	Audiometria revela perda auditiva para baixas frequências
Vertigem migranosa	Episódios recorrentes, com duração de minutos a horas	História de migrânea	Central ou periférico	Acompanha cefaleia migranosa ou alterações visuais surgem em seguida	Usualmente não	Todos os exames complementares normais
AIT verterobasilar	Episódios isolados ou recorrentes, durando de minutos a horas	Pacientes idosos, risco aumentado para doença cardiovascular e/ou trauma cervical	Central	Geralmente outras alterações de tronco encefálico	Não	Ressonância magnética (RM) e angiorressonância podem revelar lesão vascular
Acidente vascular encefálico (AVE) de tronco	Início súbito, sintomas persistentes por dias a semanas	Pacientes idosos, risco aumentado para doença cardiovascular e/ou trauma cervical	Central	Geralmente outras alterações de tronco encefálico	Não	RM demonstra a lesão
Isquemia ou hemorragia cerebelar	Início súbito, sintomas persistentes por dias a semanas	Pacientes idosos, risco aumentado para doença cardiovascular, principalmente hipertensão arterial	Central	Ataxia, cefaleia, dismetria, disfagia	Não	Tomografia computadorizada (TC) ou RM revelam a lesão

TRATAMENTO

O uso de medicações antivertiginosas está indicada nos quadros de vertigem de instalação aguda, com duração de horas a alguns dias, principalmente quando vier acompanhada de náuseas e vômitos. Se o quadro for intenso a ponto de o paciente evoluir com desidratação, deve ser realizada reposição volêmica, tratamento sintomático e observação no serviço até a melhora clínica.

O tratamento tem como principais objetivos: controle da crise de vertigem e tratamento da causa em si (Quadro 110-4).

Quadro 110-4. Posologia e Apresentações das Principais Medicações Usadas na Terapêutica da Vertigem

Medicação	Apresentação (mg), cp ou ampola	Dose	Via de administração	Intervalo (em horas)	Sedação	Efeito antiemético
Dimenidrato*	50	50 a 100 mg	VO, IV, IM	A cada 8 ou a cada 12	+	++
Meclizina	25	12,5 a 25 mg	VO	A cada 12 ou a cada 24	++	+
Metoclopramida*	10	10 mg	VO, IV, IM	A cada 8 ou a cada 12	+	+++
Ondasetrona*	4 ou 8	4 a 8 mg	IM	A cada 8 ou a cada 12	+	++++
Bromoprida*	10	10 mg	VO, IM	A cada 8	+	+++
Escopolamina	0,5	0,5	Transdérmico	1×/dia durante 3 dias	+	++
Diazepam**	10	10 mg	VO, IV, IM	A cada 12	++	+
Prometazina***	50	25 mg	IM	A cada 12	+++	++
Hidroxizina	25	25 a 100 mg	VO, IM		++	+

*Medicações de primeira escolha.
**Em associação com outras medicações.
***Casos refratários

BIBLIOGRAFIA

Almeida BR, Teixeira JCG. Síndromes vertiginosas agudas. In: Teixeira JCG, editor. Unidade de emergência – Condutas em medicina de urgência. 3. ed. São Paulo: Atheneu; 2013. p. 565-573.

Borin A. Guia de Medicina Ambulatorial e Hospitalar – Guia de otorrinolaringologia. São Paulo: Editora Manole; 2003.

Oliveira FN, Ferreira KS, Santos RA. Síndromes vertiginosas agudas. In: Martins HS, Brandão Neto RA, Velasco IT, editores. Medicina de emergência – Abordagem prática. 11. ed. Barueri: Manole; 2016. p. 482-494.

Tratado de Otorrinolaringologia e Cirurgia Cérvicofacial da ABORL. 3. ed. Rio de Janeiro: Elsevier Editora Ltda.; 2017.

CAPÍTULO 111
CORPOS ESTRANHOS EM OTORRINOLARINGOLOGIA

Leonardo Ramos Ribeiro de Oliveira
Vitor Ramos Ribeiro de Oliveira
Evandro Ramos Ribeiro de Oliveira
Tayenne do Vale Cabral

CONCEITO

Os corpos estranhos (CE) são classificados em animados (insetos, aracnídeos) ou inanimados (sementes, miçangas, fragmentos de plástico e material escolar, papel etc.) (Quadro 111-1).

É um quadro acidental muito comum na infância em que orelhas, nariz e garganta são os orifícios mais expostos. Já em adultos pode decorrer de situações propositais (distúrbios psiquiátricos – autoflagelo, por exemplo) ou pode ocorrer por situações acidentais (cotonete, ingestão de espinha de peixe, ato de coçar as orelhas com objetos – palito, grampo etc.).

QUADRO CLÍNICO/DIAGNÓSTICO
CE Animado

Otalgia intensa (desesperadora) de início súbito geralmente noturno (momento onde mais ocorrem as invasões). Dependendo do tipo de organismo que invade, pode desencadear intensas reações inflamatórias em razão de venenos e outras substâncias irritativas. No caso das moscas varejeiras, pode se encontrar, junto ao organismo, larvas juntamente com necrose e lesões supurativas.

Quadro 111-1. Principais Tipos de CE Encontrados

Animados (7,8%)	Inanimados
■ *Blattaria* (baratas) – 30,35%	■ Grão de feijão – 17,18%
■ *Diptera* (moscas e mosquitos) –25%	■ Espinha e lâminas de peixe –12,17%
■ *Lepdoptera* (borboletas e mariposas) –12,5%	■ Pequenos artefatos de plástico –11,5%

CE Inanimados

A) Crianças:
- Orelhas: a própria criança relata muitas vezes a introdução do objeto, ou os pais descobrem acidentalmente. A otalgia, otorreia, hopoacusia e prurido são sinais indiretos, sendo o diagnóstico realizado pela otoscopia.
- Nariz: rinorreia mucopurulenta e fétida desenvolvem-se em poucos dias, e geralmente **unilateral**. Obstrução nasal e epistaxe também podem estar presentes. O diagnóstico é feito pela rinoscopia anterior, mas também se pode realizar radiografia de perfil para CE metálicos, e a endoscopia nasal ou nasofaringoscópico flexível.
- Faringe: de difícil diagnóstico, apresentando clínica de tosse, hipersalivação, e sensação mal definida de incomodo faríngeo. Por ser difícil a avaliação, é necessária a laringoscopia direta (com sedação) ou radiografias laterais de pescoço para diagnóstico.

B) Adultos:
- Orelhas: queixas de otalgia, prurido e hipoacusia. O diagnóstico é feito pela otoscopia podendo estar associado à otite externa. Nos casos de suspeita de perfuração timpânica com CE dentro da caixa timpânica, pode ser realizado TC das mastoides – e pode ser necessário a timpanotomia exploradora.
- Nariz: muito pouco presente em adultos. O diagnóstico é feito igual ao das crianças.
- Faringe: clínica de odinofagia, e/ou sensação de "bolo" faríngeo, e muitas das vezes o paciente aponta a região submandibular como ponto de localização. É necessária a completa investigação da

cavidade oral e laringoscopia indireta para diagnóstico. Se suspeita de progressão do CE para o esôfago devem-se realizar as radiografias laterais de pescoço.
- Complicações: sangramentos, perfuração timpânica, otite externa e otomicose, fetidez, sinusite, tonsilite aguda, miíase, broncoaspiração e progressão do CE para o esôfago.

CONDUTA

A retirada de CE exige experiência e material adequado. Logo, o médico que não possui segurança com relação a um determinado quadro deve deixar outro profissional com mais experiência realizar os procedimentos ou encaminhar para o otorrinolaringologista. Isto porque estudos mostram que a maioria dos casos com manipulação prévia para a remoção de corpo estranho por profissional não habilitado ou por leigo evoluiu com complicações.

Orelha

Se tiver intenso edema deve-se tratar com antibiótico primeiro (cefalosporina de primeira geração ou amoxicilina com clavulanato), para depois realizar a retirada do CE. Já quando há CE em caixa timpânica, a remoção deve ser cirúrgica sob anestesia geral.

Quando não houver as situações anteriores, o CE deve ser retirado o mais rápido possível.

A) Corpo estranho animado e vivo: o inseto é morto com éter e removido como no caso de corpo estranho inanimado.
B) Corpo estranho inanimado:
- Imobilização do paciente (criança) colocado no colo da enfermeira ou de preferência na mesa cirúrgica.
- Remoção de corpo estranho por irrigação do CAE – bom para pequenos artefatos, pode ser realizado o otojato para a remoção de grãos como feijão. Mas é contraindicado na perfuração timpânica.
- Remoção por pinça de Hartmann pequena ou pinça jacaré – ideal para insetos, papéis, e fragmentos de madeira, lápis e algodão.
- Ganchos curvos e pontiagudos – ideal para sementes grandes e feijões.
- Ganchos rombos – bom para sementes pequenas e pequenos artefatos plásticos.
- Antibiótico tópico e sistêmico nos casos com lesão do conduto auditivo externo e analgésico.

Nariz

Colocar o paciente sentado com a cabeça em discreta extensão (cerca de 30 graus). Podem-se utilizar os seguintes materiais para a retirada do CE:

- *Ganchos rombos e sondas de Itard* (ambos são eficazes para CE de consistência endurecida) – deve-se ultrapassar o CE com o instrumento, fazendo um leve deslocamento para baixo – posteriormente ao corpo estranho – e com movimento de alavanca puxar o mesmo para fora. Imediatamente após a retirada, deve-se tampar com um dedo o orifício nasal que foi retirado o CE.
- *Pinças tipo baioneta e tipo de Hartmann* (são ideais para CE de consistência mais amolecida) – realiza-se a apreensão da pinça ao CE, seguida de sua retirada.

Deve-se prescrever lavagem nasal com SF 0,9% por 5 dias.

Faringe

- Realizar anestesia local com lidocaína *spray* 2% (reduzir reflexos nauseosos).
- CE em tonsilas ou fossetas supratonsilares – usar pinças baioneta juntamente com abaixadores de língua metálicos (*bruennings*).
- CE de base de língua e valécula – usar pinças curvas com auxílio do laringoscópio direto.

BIBLIOGRAFIA

Borin A. Guia de Medicina Ambulatorial e Hospitalar – Guia de otorrinolaringologia. São Paulo: Editora Manole; 2003.

Costa KC, Duarte BB, Vida MLB et al. Foreign Bodies in Othorhinolaryngology: Epidemiologic Aspects of 346 Cases. Arq Int Otorrinolaringol. 2007;11(2):109-115.

Figueireido R. Urgência e Emergência em Otorrinolaringologia. Rio de Janeiro: Editora Revinter; 2006. Capítulo 8.

TiagoI RSL, SalgadoII DC, CorrêaII JP et al. Corpo estranho de orelha, nariz e orofaringe: experiência de um hospital terciário. Rev Bras Otorrinolaringol. 2006;72(2):177-81.

Tratado de Otorrinolaringologia e Cirurgia Cérvicofacial da ABORL. 3. ed. Rio de Janeiro: Elsevier Editora Ltda.; 2017.

CAPÍTULO 112

CERUME

Leonardo Ramos Ribeiro de Oliveira
Vitor Ramos Ribeiro de Oliveira
Evandro Ramos Ribeiro de Oliveira
Ana Tereza Alvarenga Carneiro

DEFINIÇÃO

É uma secreção protetora constituída do produto de glândulas apócrinas, associada à síntese de um líquido oleoso, produzido pelas glândulas sebáceas, no tecido epitelial do meato acústico externo. Algumas pessoas podem ter formação exagerada de cerume.

QUADRO CLÍNICO

- Sensação de surdez (de maneira geral súbita).
- Pressão.
- Otalgia.

DIAGNÓSTICO

É feito através da otoscopia. Há impedimento de visualização das estruturas por consequência da rolha de cerume.

A cera é muito importante para os aparelhos auditivos em quantidades normais e atua como um agente de autolimpeza com características que protegem, lubrificam e são antibacterianas. A sua ausência pode provocar prurido e "orelhas secas". Na maioria das vezes os canais auditivos são autolimpados; isto é, há uma migração lenta e ordenada de cerume das células da pele e do tímpano para fora.

Logo, a cera velha está constantemente sendo exteriorizada a partir do tímpano para abertura da orelha externa, onde fica seca e pode ser removida.

Habitualmente os canais de auditivos "têm" que ser limpos, porém nem sempre é o caso. As orelhas devem ser limpas quando a cera acumula o suficiente para causar sintomas. Esta condição é chamada de cerume impactado, e pode causar um ou mais dos seguintes sintomas:

- Plenitude na orelha, ou uma sensação de ouvido tampado.
- Perda auditiva parcial, que pode ser progressiva.
- Zumbido ou ruídos no ouvido.
- Coceira e odor.
- Tosse.

TRATAMENTO

Lavagem do meato com água aquecida a 37ºC, por meio de um enema esterilizado, cuja extremidade se adapta a uma sonda Itard. Lança-se um jato contra a parede superior do meato. Este procedimento não deve ser feito por médicos não especialistas (Fig. 112-1).

Caso a rolha de cerume esteja muito dura podem-se usar produtos para torná-la amolecida:

- Carbonato de sódio 2 g uso externo.
- Pingar 8-10 gotas 4-5 vezes por dia.

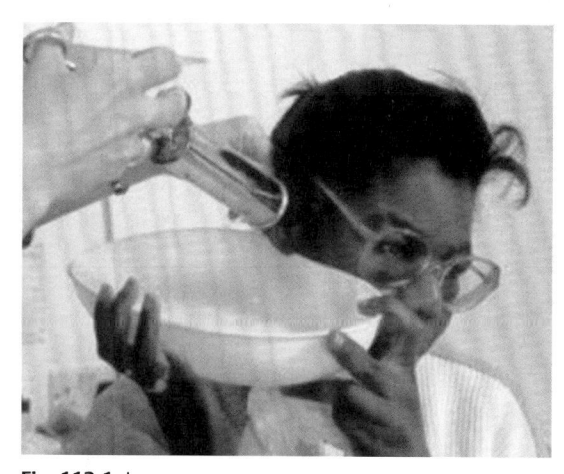

Fig. 112-1. Lavagem com soro.

BIBLIOGRAFIA

Borin A. Guia de Medicina Ambulatorial e Hospitalar – Guia de otorrinolaringologia. São Paulo: Editora Manole; 2003.

Figueireido R. Urgência e Emergência em Otorrinolaringologia. Rio de Janeiro: Editora Revinter; 2006. Capítulo 8.

Fukuda Y. Guias de medicina ambulatorial e hospitalar Unifesp.

Tratado de Otorrinolaringologia e Cirurgia Cervicofacial da ABORL. 3. ed. Rio de Janeiro: Elsevier Editora Ltda.; 2017.

CAPÍTULO 113
PERFURAÇÃO TIMPÂNICA

Leonardo Ramos Ribeiro de Oliveira
Vitor Ramos Ribeiro de Oliveira
Evandro Ramos Ribeiro de Oliveira
Ana Tereza Alvarenga Carneiro

DEFINIÇÃO
É a ruptura da membrana timpânica por algum evento traumático, que geralmente ocorre por uso de hastes flexíveis, deslocamento de ar ou água, e quedas.

Perfuração traumática da membrana timpânica, independente da causa (variação de pressão atmosférica, explosão, corpo estranho etc.) pode evoluir para otite média crônica. Normalmente ocorre cicatrização da membrana, mas, quando há perda importante de substância, esta pode persistir, tornando-se porta de entrada à contaminação vinda pelo conduto acústico externo, principalmente pela penetração de água.

QUADRO CLÍNICO (FIGS. 113-1 E 113-2)
- Otorragia.
- Otalgia.
- Hipoacusia.

DIAGNÓSTICO
- Feito através da otoscopia no exame físico do paciente.
- A otoscopia irá revelar membrana timpânica perfurada com bordas irregulares, com frequência de formato triangular.

TRATAMENTO
- É expectante, 82% dos casos evoluem para a cicatrização espontânea em até 3 semanas, não sendo necessárias intervenções.
- É contraindicado o uso de gotas otológicas, ou qualquer aplicação local.
- Caso haja infecção secundária devem ser prescritos antibióticos da mesma forma que nos casos de otite média.

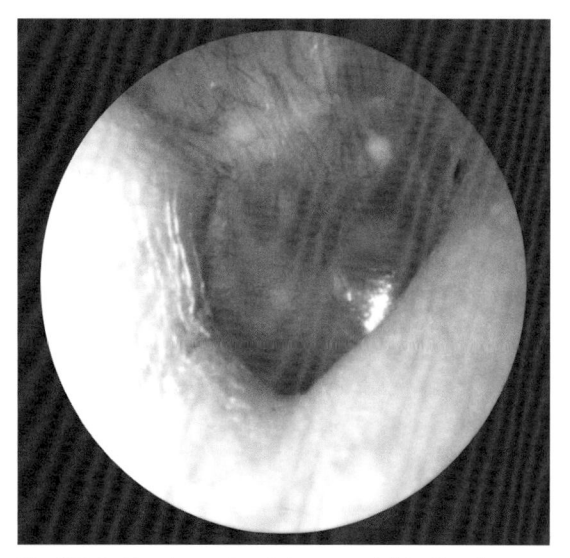

Fig. 113-1. Membrana timpânica normal. (Ver *Prancha em Cores*.)

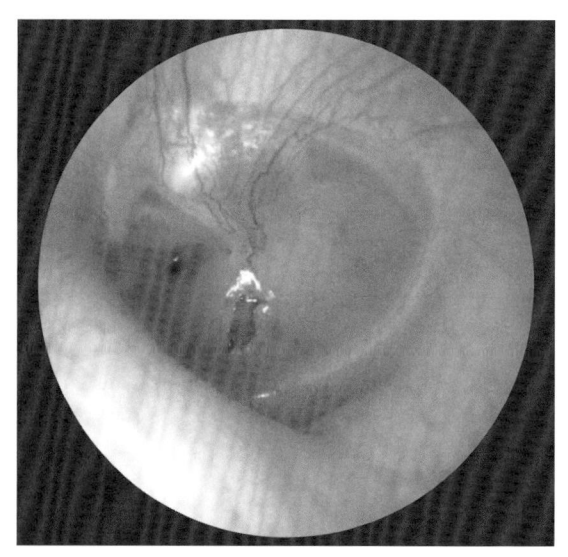

Fig. 113-2. Tímpano perfurado. (Ver *Prancha em Cores*.)

BIBLIOGRAFIA

Borin A. Guia de Medicina Ambulatorial e Hospitalar – Guia de otorrinolaringologia. São Paulo: Editora Manole; 2003.

Figueiredo R. Urgências e Emergências em otorrinolaringologia. Rio de Janeiro: Thieme Revinter; 2005.

Associação Brasileira de Otorrinolaringologia e Cirurgia Cérvico-Facial. Tratado de Otorrinolaringologia e Cirurgia Cérvicofacial da ABORL. 3. ed. Editora Elsevier Ltda.; 2017.

EPISTAXE

Leonardo Ramos Ribeiro de Oliveira
Vitor Ramos Ribeiro de Oliveira
Evandro Ramos Ribeiro de Oliveira

DEFINIÇÃO

Epistaxe é definida como um sangramento de origem na mucosa nasal decorrente de uma alteração da hemostasia normal do nariz. Esta hemostasia pode estar comprometida por anormalidades na mucosa nasal, perda da integridade vascular ou alterações da cascata de coagulação. Classifica-se como anterior ou posterior, uni ou bilateral.[1,2]

Constitui emergência comum na prática do Otorrinolaringologista, representando 33% das admissões hospitalares por emergências otorrinolaringológicas.[3] Caracteriza-se por um pico bimodal em relação à sua incidência, com maior incidência em crianças menores de 10 anos ou entre 45 e 64 anos de idade. Epistaxe é rara em crianças menores de 2 anos de idade (1:10.000) e, nestes casos, deve-se considerar doenças como a trombocitopenia, traumas e maus tratos. Na faixa etária entre 20 e 50 anos, é duas vezes mais comum em homens do que em mulheres. Entretanto, após os 50 anos, esta diferença entre os sexos desaparece.[4]

Estima-se que cerca de 60% da população apresentam pelo menos um episódio de epistaxe durante a vida. Em geral, apresenta-se de forma autolimitada, sendo que cerca de 6% dos casos necessitam de atendimento médico e, entre estes, 40% têm mais de 50 anos.[3] A procura por atendimento médico é motivada pela ansiedade do paciente com relação a gravidade e eventual recorrência da hemorragia. No entanto, a taxa de mortalidade por epistaxe maciça é menor que 0,01%.[1,2,5-7]

QUADRO CLÍNICO

A região anterior do septo nasal, principalmente o plexo de Kiesselbach, apresenta maior frequência de sangramento, representando 90 a 95% dos casos. Este tipo de epistaxe é mais comum em crianças e adultos jovens, tendendo a apresentar-se em quantidade pequena a moderada.[1,2,6]

Os sangramentos posteriores, geralmente originados de ramos da artéria esfenopalatina, apesar de menos frequentes, são mais graves. Usualmente, necessitam de medidas invasivas para seu controle, sendo mais comuns na faixa etária acima de 50 anos, e, com incidência crescente a partir de então. É provável que esse aumento na incidência ocorra por uma combinação entre alterações nasais degenerativas e mudanças na hemostasia decorrentes da idade.[1,4] Apesar de raro, em sangramentos graves, geralmente de localização posterossuperior, devem-se considerar pseudoaneurismas de carótida interna quando o paciente apresentar história de trauma craniano e lesão do II, IV, V e VI nervos cranianos.

Existem fatores predisponentes, como temperatura fria, menor umidade do ar e poluição atmosférica, que aumentam os casos de epistaxe em determinadas regiões e épocas do ano.[1,7] Condições locais como trauma digital, corpo estranho, medicamento tópico, drogas ilícitas, trauma nasal, perfuração septal, rinossinusite e neoplasias possam estar associadas ao sangramento.

Episódios menores de epistaxe associados a história e exame físico inocentes, geralmente, não necessitam de avaliação clínica extensa. Entretanto, epistaxe recorrente ou de maior intensidade requer investigação detalhada da etiologia. A causa mais comum de epistaxe é idiopática (70%) seguida de trauma e hipertensão.[1,8] É interessante a divisão da etiologia em duas grandes categorias: fatores locais e sistêmicos.[1]

ETIOLOGIA
Fatores Locais

Fatores que levam a alterações diretamente na mucosa nasal: trauma, inflamação (IVAS), corpo estranho, *spray* nasal, alteração anatômica, cirurgia, tumores.

- Trauma:
  - O trauma digital é uma das causas mais importantes de epistaxe. Em geral, atinge a região próxima a transição mucocutânea, muito comum nos traumas digitais, onde há pouco

tecido subcutâneo para absorver o impacto do vaso atingido, além da proximidade com a área de Little, na região anterior da cartilagem septal.[9]
- Lesões de estruturas adjacentes ao nariz – tais como seios paranasais, órbita e ouvido médio – podem manifestar-se como hemorragia nasal. Fraturas de base de crânio com acometimento de seio esfenoidal podem levar a lesão da artéria septal posterior com epistaxe persistente e severa.
- Em alguns raros casos de trauma craniano, a hemorragia pode originar-se de lesão da artéria carótida interna, na forma de fístula carótida-cavernosa, pseudoaneurisma e aneurisma. Caracterizam-se por sangramentos intensos e que necessitam de diagnósticos e tratamento rápidos pela alta taxa de mortalidade do quadro.[8,10]
- A presença de tubos ou sondas nasogástricas ou nasotraqueais também pode levar à lesão da mucosa nasal. O trauma contínuo pode resultar em exposição da cartilagem. Caso o pericôndrio seja destruído, há necrose e perfuração da cartilagem septal.
- Escoriações crônicas em região septal, podem levar a pequenas perfurações septais, que podem sangrar pelo tecido de granulação ao redor, que é muito friável. São causados, principalmente, pelo uso de drogas intranasais, como a cocaína, e até por medicamentos, como corticoides nasais.
- Cirurgias.
- Processos inflamatórios da mucosa nasal:
  - Infecções agudas de vias aéreas superiores, rinossinusite crônica, rinite alérgica, irritantes ambientais podem alterar os mecanismos de proteção da mucosa nasal, assim como torná-la friável, levando a vulnerabilidade a fatores traumáticos, ressecamento, formação de crostas, exposição de vasos e epistaxe.[1]
- Medicações nasais.
- Corpos estranhos:
  - Podem ser considerados quando o sangramento estiver associado a rinorreia purulenta unilateral, principalmente em crianças e em pacientes com distúrbios mentais. A rinossinusite pode ser um diagnóstico diferencial nestas circunstâncias.
- Tumores:
  - O sangramento pode ser o sintoma de um processo neoplásico, já que os tumores da cavidade nasal podem provocar epistaxe, seja por sua vascularização, ou por infecções associadas. Frequentemente, uma massa intranasal origina-se dos seios etmoidais e maxilares. Infelizmente, na maioria dos casos, a epistaxe não é um sintoma precoce das neoplasias da cavidade nasal.
  - Nasoangiofibroma juvenil é um exemplo clássico de tumor associado a sangramento nasal, e deve, sempre, ser investigado em adolescentes, do sexo masculino, com hemorragia recidivante, especialmente, se unilateral. Já na faixa etária dos adultos, deve-se suspeitar de carcinoma nasofaríngeo.[1]
- Alterações anatômicas:
  - Alterações anatômicas podem levar a episódios de epistaxe quando há alteração do fluxo de ar dentro da cavidade nasal com exposição da mucosa ao fluxo turbulento de ar e a agentes patogênicos irritantes, como por exemplo no caso de desvios septais.
- Outras causas locais:
  - Outros fatores locais como uso de CPAP nasal ou cateter de oxigênio, irritantes químicos (tintas, solventes, gasolina, cromato, amônia, ácidos) e drogas ilícitas (cocaína) também podem causar epistaxe.

Fatores Sistêmicos

Podem alterar o funcionamento dos vasos (direta ou indiretamente) ou a cascata de coagulação. Por este motivo, nestes casos, as epistaxes são mais difíceis de serem tratadas. Entre esses fatores podem-se citar: alterações vasculares (aterosclerose), coagulopatias, HAS, drogas, infecção, desnutrição, álcool, alergia.

- HAS:
  - Estudos demonstram que casos de hipertensão crônica podem contribuir com um risco maior para epistaxes, por causa do seu efeito vasculopático. Contudo, alguns estudos têm sugerido que a HAS não é causa primária de epistaxe anterior, mas aumenta a taxa de recidiva de sangramento após o tratamento e aumenta o risco de epistaxe posterior.[1,11]
  - Quando relacionada com aterosclerose, principalmente em idosos, observam-se vasos ateroscleróticos submetidos a regime de alta pressão, associados a mucosas atróficas e ressecadas pelo próprio processo de envelhecimento, podendo originar epistaxes severas, principalmente sangramentos posteriores, com alta chance de recorrência.
- Anticoagulação:
  - Sabe-se que pacientes em uso de anticoagulantes, como heparina e warfarina, apresentam maior risco de epistaxe por alteração na cascata de coagulação. Entretanto, ainda não existe consenso sobre a melhor conduta a ser tomada nestes casos. A suspensão destes medicamentos em casos de epistaxe ainda é controversa, devendo-se avaliar, caso a caso, os riscos e benefícios da anticoagulação.[1]

- Drogas:
  - Os fármacos podem alterar a hemostasia por várias vias, seja causando trombocitopenia por reação autoimune (quinina, ampicilina, tiazídicos, furosemida, heparina, digitálicos, ranitidina, cimetidina, acetaminofeno), seja como agentes antiplaquetários primários (ácido acetilsalicílico, dextrano, dipiridamol), ou drogas que prolongam o tempo de sangramento (antibióticos β-lactâmicos, heparina, ativadores do plasminogênio), ou ainda que alteram fatores de coagulação (penicilina, aminoglicosídeos, isoniazida).
  - Metais pesados (fósforo, mercúrio e cromo) estão associados a epistaxe, assim como toxinas presentes em afecções como a febre tifoide, febre reumática, difteria nasal, hanseníase, dentre outros.
- Fatores diversos:
  - Outros fatores sistêmicos como desnutrição (deficiência vitamínica C e K, principalmente, levando à diminuição da produção da protrombina – fator II), infecções, doenças sistêmicas graves (como hepatopatias ou nefropatias) e álcool também podem estar associados à etiologia da epistaxe.[1]

CLASSIFICAÇÃO (QUADRO 114-1)

AVALIAÇÃO INICIAL

Avaliação e Estabilização Hemodinâmica

No atendimento inicial do paciente com epistaxe, podem-se aplicar algoritmos do tipo ATLS (*Advanced Trauma Life Support*) visando proteger a via aérea e avaliar e estabilizar as condições hemodinâmicas do paciente (Quadro 114-2).

ANAMNESE E EXAME FÍSICO

Na anamnese, deve-se quantificar a intensidade do sangramento, como número de toalhas sujas, por exemplo; a frequência (se episódio único e isolado ou recorrente); duração; se uni ou bilateral; história de trauma nasal (acidentes, cirurgias nasais ou manipulação digital da cavidade nasal); hábitos e vícios; uso de medicações (antiagregantes plaquetários e anticoagulantes); doenças associadas e história familiar de sangramentos; idade e estado geral prévio do paciente devem ser considerados. Dessa forma, busca-se encontrar um fator etiológico presente e direcionar condutas.[1,7]

Após o exame físico geral, inicia-se a avaliação específica (Fig. 114-1):

1. Avaliar se há epistaxe ativa:
   - Com o paciente sentado, observar se há saída de sangue pelas narinas (epistaxe anterior) à inspeção externa, ou pela orofaringe (epistaxe posterior), à oroscopia.[12]

Quadro 114-1. Classificação das Epistaxes

	Superior	Posterior
Irrigação	Artérias etmoidais anteriores e posteriores, ramos da a. oftálmica do sistema da a. carótida interna	Ramos nasais da **a. maxilar**, proveniente do sistema da a. carótida externa. Ramos terminais da a. maxilar **a. nasal lateral posterior** (concha média, parede lateral do meato médio, dorso concha inferior) **a. nasosseptal** (parede posterolateral e superior do nariz e septo nasal posterior)
Localização	**Limite medial**: porção mais superior do septo nasal **Limite lateral**: face septal do corneto médio **Limite superior**: teto da cavidade nasal	Parede posterolateral do nariz, abaixo da concha média

Quadro 114-2. Classificação – Choque Hipovolêmico

Estimativa da perda volêmica				
	Classe I	Classe II	Classe III	Classe IV
Perda volêmica (mL)	Até 750	750-1.500	1.500-2.000	> 2.000
Perda volêmica (%)	Até 15%	15-30%	30-40%	> 40%
FC	< 100	100-20	120-140	> 140
PA	Normal	Normal	Diminuída	Diminuída
FR	14-20	20-30	30-40	> 35
Débito urinário (mL/hr)	> 30	20-30	5-15	Insignificante
Nível de consciência	Pouco ansioso	Moderadamente ansioso	Ansioso, confuso	Confuso, letárgico
Reposição indicada	Cristaloide	Cristaloide	Cristaloide e sangue	Cristaloide e sangue

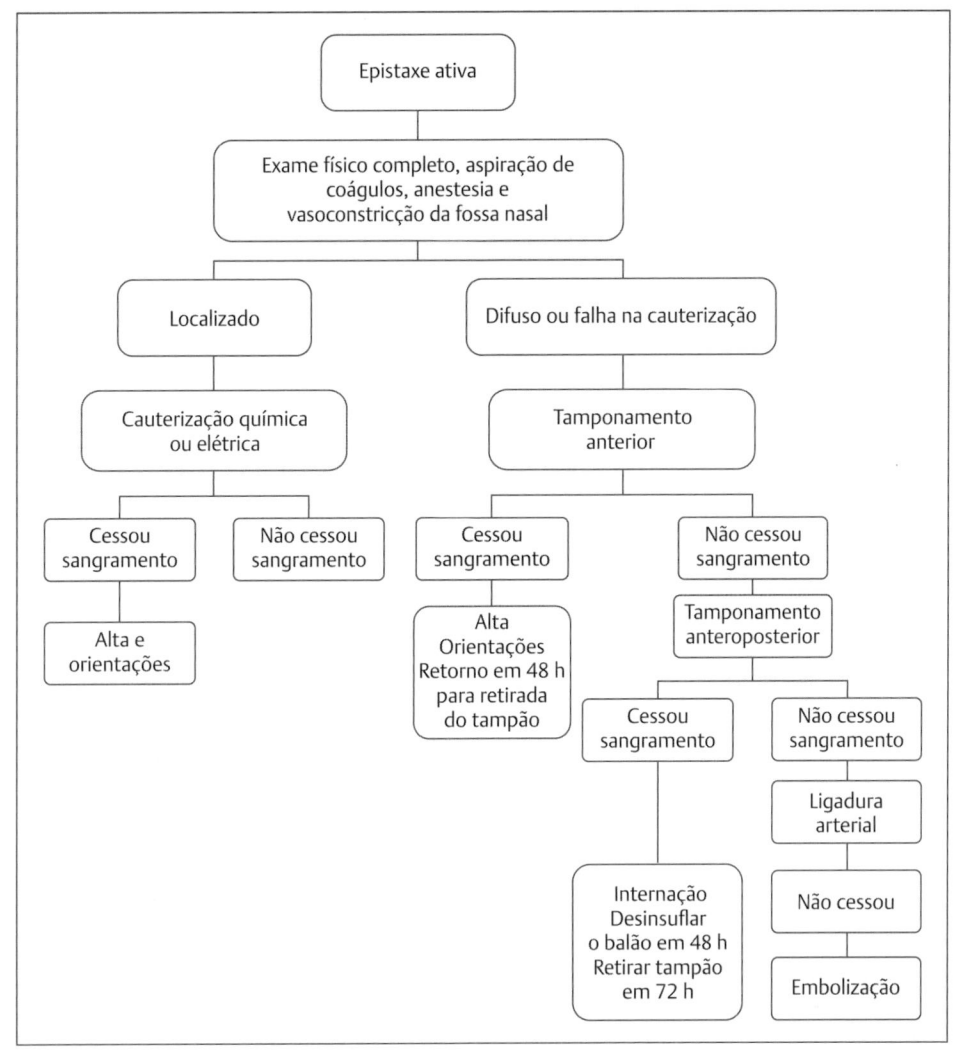

Fig. 114-1. Fluxograma de atendimento na epistaxe.

2. Rinoscopia anterior:
   - Localizar a origem do sangramento nasal, classificando-o como anterior ou posterior. Normalmente realiza-se uma inspeção local com retirada de sangue e coágulos das fossas nasais, através de aspiração cuidadosa. Se necessário, podem-se utilizar soluções anestésicas vasoconstritoras, como, por exemplo, a solução de lidocaína com adrenalina diluída a 1:2.000, para cessar ou diminuir o sangramento. São colocados algodões embebidos com a solução, com a ajuda de uma pinça baioneta, a fim de causar menor desconforto ao paciente.[7,9]
3. Exames complementares:
   - Em casos mais severos ou recorrentes, pode-se considerar a nasofibroscopia, a fim de avaliar a cavidade nasal e localizar sangramentos. Na dúvida em relação à origem do sangramento, pode-se optar por uma endoscopia digestiva alta ou uma broncoscopia.[13]
   - Exames de imagem serão solicitados, principalmente, para avaliação de doenças associadas ou no diagnóstico diferencial nos casos mais severos. A tomografia computadorizada de seios paranasais avalia a presença de sinusopatias, tumores e é o exame de escolha em casos de trauma de face.
   - Já a angiografia possibilita um estudo dos vasos da região nasossinusal, e é útil em casos de suspeita de aneurismas arteriais, tumores vasculares ou sangramentos seletivos.[14]

TRATAMENTO

Inicialmente, o paciente deve ser tranquilizado e colocado em posição confortável, com flexão da cabeça. Depois, avalia-se estado geral, coloração de mucosas, hidratação, pulso, com reposição volêmica, transfusão sanguínea e controle da pressão arterial, quando necessários.[5,9]

Orientações gerais devem ser fornecidas a todos os pacientes com epistaxe, independente do tratamento clínico realizado, como repouso, colocação de compressas frias no nariz, evitar banho ou alimentos quentes e exposição ao sol; assim como não utilizar medicações derivadas do ácido acetilsalicílico.

Epistaxe Anterior

Cauterização

A maioria dos sangramentos tem origem na região anterior do septo (zona I-II de Cottle), na área de Little (plexo de Kiesselbach) e, se após a realização de vasoconstrição local, o ponto de sangramento for visualizado, a cauterização é a conduta mais indicada. Observa-se que até 98% dos sangramentos podem ser controlados com este procedimento. A cauterização pode ser realizada de forma química ou elétrica.[6,9]

A cauterização química pode ser realizada com nitrato de prata ou com ácido tricloroacético, promovendo esclerose dos vasos e espessamento da mucosa. Na aplicação deve-se primeiro cauterizar uma pequena área ao redor do vaso, pois embora o agente químico necessite de umidade para agir, ele funcionará apenas em superfícies com menos sangue, e assim necessita de uma hemostasia adequada com soluções vasoconstrictoras. Deve ser limitada a um dos lados do septo nasal ou a um intervalo de 4 a 6 semanas para evitar perfuração septal.[9] Outras complicações descritas são: lesões de pele na região do vestíbulo e ruptura do vaso cauterizado causando piora do sangramento.

A cauterização elétrica pode ser utilizada em sangramentos mais volumosos e persistentes. Tal procedimento tem bons resultados, porém também não são muito efetivos em sangramentos ativos. Deve-se ter cuidado durante o procedimento, pois se muito profundo ou repetido muitas vezes, pode lesar o pericôndrio da cartilagem septal.[15]

A cauterização com *laser* apresenta papel limitado na epistaxe aguda, apresentando aplicação em pacientes com epistaxe crônica secundária à telangiectasia hemorrágica hereditária.[9]

Ambas as formas de cauterização podem causar rinorreia, formação de crostas, queimaduras na pele do vestíbulo, além de poder levar a ulceração e perfuração septal. Estudos mostram taxa de recorrência de sangramento após a cauterização de 5,8%, valor inferior ao observado nos casos tratados com tamponamento nasal que varia de 16 a 37%. Além disso, o tamponamento nasal muitas vezes requer internação hospitalar dos pacientes, aumentando o custo total do tratamento.[6]

Tamponamento Nasal

Na presença de sangramento ativo difuso, não localizado, ou na ausência de resposta à cauterização, o próximo passo é o tamponamento nasal.[5]

Caracteriza-se por ser um procedimento rápido e fácil, sendo, muitas vezes, a conduta de escolha de médicos generalistas e otorrinolaringologistas (75% dos casos de epistaxe são tratados com tamponamento nasal). Entretanto, sabe-se que o tamponamento deve ser a segunda escolha no tratamento da epistaxe pelo maior risco de recorrência do sangramento e pelo maior grau de morbidade ao paciente.[6]

Existem muitas opções de materiais para a realização do procedimento, sendo classificados em absorvíveis (Surgicel®/Gelfoam®) ou não absorvíveis (dedo de luva, o preservativo com esponja, gaze com vaselina).

- *Gaze com vaselina:* a cavidade nasal é preenchida do seu assoalho até o teto de posterior para anterior, com a ajuda de baioneta e espéculo nasal, com várias camadas superpostas de gazes embebidas em vaselina.[5]
- *Dedo de luva:* constituído por 1 a 2 gazes introduzidas em dedo de luva de látex envolvido por pomada lubrificante. Deve ser fixado dando um ponto a uma gaze, pelo risco de aspiração e obstrução de vias aéreas.
- *Merocel:* constituído por uma espuma de polímeros sintéticos, aparece em alguns estudos como um meio menos propício ao *Staphylococcus aureus* hospitalar, em relação ao tampão com gaze. Pode-se locar o tampão com uma camada de creme de antibiótico, para lubrificar e diminuir o risco de síndrome do choque tóxico. Além disso, o merocel pode ser expandido com a colocação de soluções salinas em seu interior.[5]
- *Espumas absorvíveis:* promovem a trombogênese (Surgicel®/Gelfoam®). São de fácil aplicação e mais confortáveis ao paciente. Além disso, em pacientes portadores de coagulopatias, como hemofílicos, hepatopatas ou doença de Von Willembrand, assim como os portadores de vasculopatias como a síndrome de Osler-Weber-Rendu,[16] dá-se preferência a este tipo de material, que, por ser absorvível, não necessita ser retirado e evita uma nova manipulação nasal.[9]

Epistaxe Posterior

Os sangramentos posteriores são mais difíceis de serem tratados e, normalmente, necessitam de medidas mais invasivas como tamponamento anteroposterior ou ligaduras arteriais.[17] Esses pacientes são rotineiramente internados para estabilização hemodinâmica e mantidos em observação clínica.

Os tampões anteroposteriores mais comumente utilizados são os de gaze ("boneca") e o de sonda de Foley. No caso de tampão posterior de gaze, inicialmente, posiciona-se o tampão ancorado na rinofaringe, e, depois, realiza-se o tamponamento anterior. Esse tampão é retirado em 48-72 horas.[5]

No segundo caso, utiliza-se uma sonda de Foley (12 a 14 F), introduzida na fossa nasal em direção à rinofaringe. Logo após a visualização da ponta atrás do palato mole, pela oroscopia, o *cuff* é insuflado com 10 a 15 mL de água destilada e tracionado pelo nariz através de um *cordonet* até impactar na rinofaringe. Depois é realizado o tamponamento anterior habitual. O *cuff* permanece insuflado por 48 horas sendo então esvaziado. Cerca de 24 horas após o esvaziamento do *cuff*, caso não ocorra novo sangramento, o tampão é retirado.[5]

Também existem tampões próprios, mais adequados e confortáveis, formados por dois balões insufláveis, sendo o menor (de 10 mL) colocado na rinofaringe e o outro alongado e maior (30 mL) no nariz. Após serem posicionados, insufla-se o posterior seguido do anterior com água destilada.[5]

Complicações associadas aos tamponamentos anterior e posterior incluem reflexo vagal, dor, hipóxia, ulcerações, perfuração septal, sinusite, sinéquia, arritmias e síndrome do choque tóxico. Tamponamento posterior pode causar necrose alar, de columela e de palato.[9]

A incidência da síndrome do choque tóxico com o tamponamento nasal é da ordem de 16 a cada 100.000 nos tamponamentos pós-operatórios, mas a incidência nos casos primários de epistaxe não é conhecida. É importante estar alerta para os sintomas desta síndrome (febre, hipotensão, descamação e hiperemia mucosa) em pacientes com tampão nasal. Embora não haja benefício do uso de rotina de antibióticos sistêmicos na prevenção do choque tóxico, antibioticoterapia deve ser utilizada nos tamponamentos por períodos maiores que 48 horas para prevenção de rinossinusite secundária.[7] Todo paciente com tamponamento posterior deve permanecer internado.

REFERÊNCIAS BIBLIOGRÁFICAS

1. Santos PM, Lepore ML. Epistaxis.Head and Neck Surgery-Otolaryngology. 3. ed. Philadelphia: Edited by Bailey BJ. Lippincott – Raven publishers. 2001;1:415-28.
2. Arbulú CZ, Tsuji RK, Lessa MM, Voegels RL, Botugan O. Grave complicação do tratamento de epistaxe: relato de caso. Rev Bras de Otorrinolaringol. 2004;70(1):124-8.
3. Morgan DJ, Kellerman R. Epistaxis: evaluation and treatment. Prim Care Clin Office Pract. 2014;41:63-73.
4. Tomkinson A, Roblin DG, Flanagan P et al. Patternsof hospital attendance with epistaxis. Rhinology. 1997;35:129-31.
5. Kucik CJ, Clenney T. Management of Epistaxis. Am Fam Physi. 2005;71:305-11.
6. Vis E, Van denBerge H. Treatment of epistaxis without the use of nasal packing, a patient study. Rhinology. 2011;49(5):600-4.
7. Balbani APS, Formigoni GGS, Butugan O. Tratamento da epistaxe. Rev Assoc Med Bras. 1999;45(2):189-93.
8. Romano FR, Cahali RB et al. Epistaxe maciça decorrente de pseudoaneurisma traumático de artéria carótida interna: relato de um caso. Arq Fundação de Otorrinolaringol. 2000;4(4):152-7.
9. Gifford TO, Orlandi RR. Epistaxis. Otolaryngologic Clinics of North America 2008; (41):525-536.
10. McClurg SW, Carrau R. Endoscopic management of posterior epistaxis: a review. Acta Otorhinolaryngol Ital. 2014 Feb;34(1):1-8.
11. Ikino CMY, Murakami, MS, MiziaraID,Butugan O. Epistaxes recorrentes: Estudo dos fatores clínicos e laboratoriais associados. Rev Bras Otorrinolaringol. 1999;65(2):149-53.
12. Chiu TW, Shann-Dunn J, McGarry GW. Woodruff's plexus. J Laryngol Otol. 2008;122:1074-7.
13. Araujo Filho BC, Weber R, Pinheiro Neto CD, Lessa MM, Voegels RL, Butugan O. Anatomia endoscópica da artéria etmoidfal anterior: estudo de dissecção em cadáveres. Ver Brás Otorrinolaringol. 2006;72(3):302-8.
14. Goldman L, Ausiello D. Tratado de medicina interna, Cecil; 22. ed. Rio de Janeiro: Elsevier; 2005.
15. Soyka MB, Nikolaou G, Rufibach K et al. On the effective ness of treatment options in epistaxis: ananalysis of 678 interventions. Rhinology. 2011;49:474-8.
16. Martins RHG, Nakajima V et al. Epistaxe Associada a Síndrome de Rendu-Osler-Weber. Arq Fundação Otorrinolaringol. 1999;3(4):108.
17. Voegels RL, Thome DC, Iturralde PP, Butugan O. Endoscopic ligature of the sphenopalatine artery for severe posterior epistaxis. Otolaryngol Head NeckSurg. 2001;124(4):464-7.

Seção
Cirurgia Vascular

OCLUSÃO ARTERIAL AGUDA

Mateus Sales Silva Araújo
Franciely Máyra Reis Carmo
Leonardo Barros Piccinini

INTRODUÇÃO

Oclusão arterial aguda resulta em cessação abrupta do fluxo sanguíneo para determinado local de irrigação. A gravidade da isquemia e a viabilidade de determinado segmento corporal dependem da localização e da extensão da oclusão, além da presença e do subsequente desenvolvimento da circulação colateral.

FISIOPATOLOGIA E QUADRO CLÍNICO

A oclusão arterial é classificada em aguda ou subaguda.

A oclusão arterial aguda é caracterizada por início abrupto, bem definido pelo paciente, com menos de 14 dias de evolução clínica.

A oclusão subaguda é insidiosa, mal definida pelo paciente quanto ao início dos sintomas e, frequentemente, com tempo de evolução superior a 14 dias (claudicação).

Os sinais e sintomas da oclusão arterial aguda dependem do local de interrupção do fluxo, da velocidade da ocorrência da trombose primária ou secundária (rede de colaterais), do número e do grau de desenvolvimento prévio de colaterais, do grau de lesão da microcirculação e da etiologia da obstrução (trombose, embolia).

Existem duas causas principais de oclusão arterial aguda: embolia e trombose *in situ*.

Encontra-se certa dificuldade em diferenciar a oclusão arterial aguda trombótica da oclusão embólica.

A oclusão arterial aguda trombótica ocorre mais frequentemente em vasos ateroscleróticos, no local de uma placa aterosclerótica ou aneurisma, em enxertos de desvio arterial e normalmente está associada à história de claudicação ou evento que levou à hipotensão. O traumatismo em uma artéria também pode resultar em formação aguda de trombo arterial. A oclusão arterial pode ser complicação das punções arteriais e inserção de cateteres. A policitemia e os distúrbios de hipercoagulabilidade também estão associados à trombose arterial aguda.

A oclusão arterial aguda de origem embólica ocorre geralmente em pacientes sem sintomas preexistentes de doença arterial periférica, portadores de fibrilação atrial, ou pacientes que tenham sido submetidos recentemente à cardioversão. A sintomatologia se manifesta por dor súbita de forte intensidade, parestesia, paralisia, palidez e ausência de pulso da extremidade acometida. Na arteriografia observa-se ausência de circulação colateral bem desenvolvida.

ETIOPATOGENIA

As causas principais de oclusão são embolia e trombose associadas, especialmente com fibrilação (FA) e *flutter* atrial, respectivamente.

Cerca de dois terços dos êmbolos intravasculares não cerebrais penetram os vasos dos membros inferiores, a metade deles obstrui segmento ileofemoral e o restante envolve as vias poplíteas e tibiais.

Os pacientes com trombose sobrevivem duas vezes mais que os com embolia, mas perdem o membro afetado duas vezes mais frequentemente. Quando a intervenção não é realizada no momento oportuno, dois terços dos pacientes sofrem amputação.

CLASSIFICAÇÃO

A isquemia aguda de membros inferiores pode ser classificada em quatro tipos (categorias de Rutherford – SVS):

1 Viável: no qual não há risco de perda iminente do membro, enchimento capilar normal, empastamento muscular ausente, não há perda sensória ou parestesia há sinais arteriais e venosos ao Doppler.
2. Em risco:

2A. Marginal: recuperável se tratado imediatamente, enchimento capilar normal a lento, empastamento muscular ausente, perda sensória ausente ou mínima em artelhos e sinais arteriais ao Doppler frequentemente ausentes e venosos presentes.
2B. Imediato: recuperável quando imediatamente revascularizado, enchimento capilar lento, empastamento muscular discreto, dor em repouso, perda sensória em pododáctilos e acima, e sinais arteriais ao Doppler frequentemente ausentes e venosos presentes.
2C. Irreversível: perda tecidual e amputação, enchimento capilar ausente, empastamento muscular maciço/paralisia (*rigor mortis*), perda sensória total/anestesia e sinais arteriais e venosos ao Doppler ausentes.

As diferenças mais marcantes entre a embolia e a trombose arterial aguda estão descritas no Quadro 115-1.

TRATAMENTO

Há a determinação da realização da arteriografia precoce e heparinização, seguida de cirurgia ou trombólise, no grupo viável e em risco potencial e tratamento cirúrgico imediato, com arteriografia intraoperatória, no grupo de pacientes em risco imediato. No grupo de pacientes irreversíveis, a maioria dos autores indica a amputação. Preconiza-se nos pacientes do grupo de risco imediato que o restabelecimento do fluxo sanguíneo, através da cirurgia de revascularização aberta, ocorra dentro de 3 a 6 horas.

Atualmente, as principais alternativas terapêuticas para restaurar o fluxo arterial são as várias formas de restauração vascular (tromboembolectomia, endarterectomia, enxerto autólogo ou heterólogo e angioplastia) e a trombólise.

A tromboembolectomia é o tratamento de escolha para esta desordem. Contudo, a trombólise é proposta como uma alternativa menos invasiva que pode substituir a cirurgia em alguns casos específicos.

Tromboembolectomia

A tromboembolectomia com cateter-balão é a intervenção cirúrgica mais frequentemente utilizada na isquemia aguda de membros inferiores. Sua utilização mais precisa e aceita seria em casos de embolia arterial, o que não ocorre na trombose arterial subaguda e crônica, em que muitos autores preferem a realização de enxerto arterial primariamente.

Trombólise

A utilização de trombolíticos na oclusão arterial aguda de membros inferiores (< 14 dias) tem bons resultados. Mesmo naqueles pacientes em que não há revascularização total, a trombólise diminui a complexidade da cirurgia necessária para o salvamento do membro. Ativadores do plasminogênio como estreptoquinase e ativadores teciduais do plasminogênio recombinantes também são administrados.

CLAUDICAÇÃO INTERMITENTE

- *Definição:* caracterizado por dor muscular ao exercício físico que cessa ao repouso relacionada com doença arterial obstrutiva periférica. Relacionada com fatores de risco como hipertensão, diabetes, tabagismo, histórico de doença cardiovascular e idade.
- *Tratamento:* terapia de exercício supervisionado ou orientado é eficaz, tanto no aumento da distância percorrida quanto da qualidade de vida física, em comparação com grupos sem tratamento ou com intervenção medicamentosa. O tratamento medicamentoso pode ser realizado com cilostazol.

Procedimentos endovasculares são indicados para pacientes que não responderam ao tratamento com exercício ou com medicamentos.

BIBLIOGRAFIA

Arruda FCS, Amaral LC, Oliveira AA, Colares ARF. Oclusão arterial aguda de membro inferior: uma complicação potencialmente grave da fibrilação atrial. Rev Med Minas Gerais. 2009;19(2 Supl 3):S83-S86.

Claro RP. Epidemiologia das oclusões arteriais agudas dos membros inferiores em um hospital universitário: estudo retrospectivo de 95 pacientes. J Vasc Bras. 2007;6(2):195-196.

Dalio MB et al. Medicina de urgência e emergência. Dor em membro inferior de causa vascular: abordagem inicial na emergência. Einstein: Educ Contin Saúde. 2011;9(4 Pt 2):196-9.

Quadro 115-1. Diferenças entre a Embolia e a Trombose Arterial Aguda

Característica	Embolia	Trombose
Início	Agudo	Agudo ou gradual
Dor	Súbita e intensa	Pode ser súbita ou gradual
Antecedentes de claudicação	Ausente	Presente
Doença cardíaca	Frequente	Ocasional
Pulso arterial no membro contralateral	Geralmente presente	Geralmente ausente

ACESSO VASCULAR NA URGÊNCIA

CAPÍTULO 116

Camila Silver e Silva
Leonardo Barros Piccinini

INTRODUÇÃO

Os pacientes que chegam ao serviço de urgência e emergência com suas mais variadas condições clínicas, em sua grande maioria, precisarão de acesso vascular para ressuscitação volêmica e administração de medicações. Sendo assim, é de suma importância o conhecimento sobre as formas e técnicas de acesso vascular, além de suas indicações e contraindicações.

ACESSO VENOSO PERIFÉRICO

Deve-se obter acesso venoso em todos aqueles pacientes que necessitem de infusão de medicação intravenosa, reposição de fluidos e que serão submetidos a procedimentos cirúrgicos. O acesso venoso periférico é a via preferencial no atendimento inicial devido ao menor tempo de execução, menor complexidade do procedimento e maior opção de sítios.

Os dispositivos mais utilizados são os escalpes (Fig. 116-1) e o cateter sobre agulha (Fig. 116-2), sendo o tamanho determinado de acordo com o tamanho do vaso em relação a idade e situação clínica. Cateteres mais finos oferecem maior resistência ao fluxo e se associam a menos complicações, enquanto os mais grossos são utilizados em situações agudas, como em pacientes com sinais de choque e em parada cardiorrespiratória (idealmente 14 F) em dois locais para ressuscitação volêmica mais eficazes, visto que, conforme a lei de Poiseuille, a velocidade do fluxo é proporcional à quarta potência do raio do cateter e inversamente proporcional ao seu comprimento. Sendo assim, cateteres periféricos curtos e calibrosos são preferíveis para infusão rápida de grandes volumes.

Na punção a ser realizada sob técnica asséptica, utiliza-se um garrote cerca de 10 cm acima do local da punção e procede-se então a inserção da agulha com o bisel voltado para cima em ângulo de 5-30 graus (quanto mais superficial a veia, menor deve ser o ângulo adotado), o retorno de sangue indica

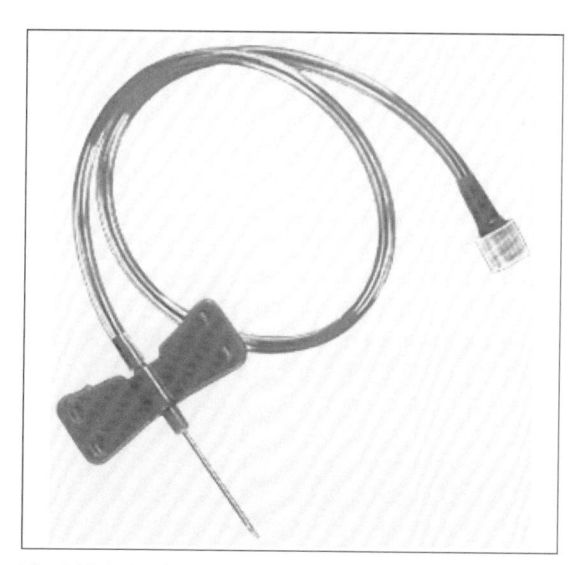

Fig. 116-1. Escalpe.

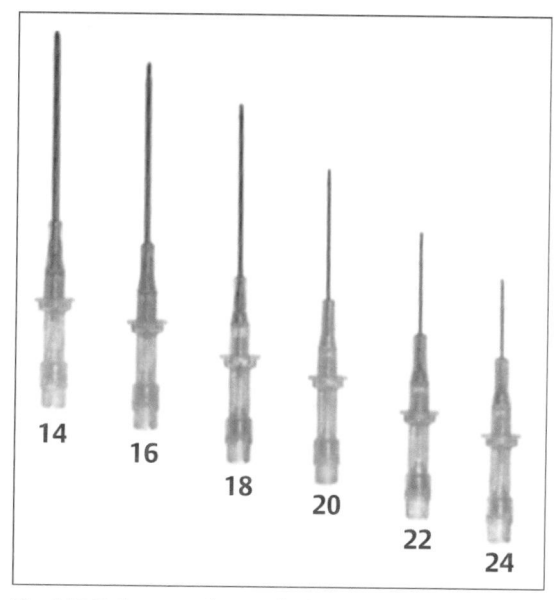

Fig. 116-2. Cateter sobre agulha/jelco e seus respectivos tamanhos em French.

cateterização da veia, em seguida introduz-se o cateter com retirada simultânea da agulha e realiza-se a fixação com curativo.

As contraindicações de punção venosa periférica incluem infecção local, flebite, queimaduras e cirurgia a ser realizada no local. Dá-se preferência às veias dos membros superiores por terem menor incidência de complicações e por serem mais duráveis, entre essas, a veia cubital mediana é a mais utilizada, por acomodar cateteres de grosso calibre.

Em situações de desidratação, choque hipovolêmico e parada cardiorrespiratória ocorre intensa vasoconstrição, dificultando a obtenção de acesso venoso periférico. Sendo assim, em caso de impossibilidade deste, devem-se utilizar punção intraóssea, acesso venoso central e, em último caso, dissecção venosa.

ACESSO INTRAÓSSEO

O acesso intraósseo constitui via rápida e segura para administração de fluidos, drogas e hemoderivados. É mais utilizado e conhecido seu uso em crianças, porém não está contraindicado em adultos. Como os ossos são ricamente vascularizados, principalmente em sua porção em que há medula óssea vermelha, podem ser infundidos fluidos e medicações de forma a atingir a corrente sanguínea de forma rápida e sem perdas durante o processo de absorção. As contraindicações de acesso intraósseo incluem fratura óssea e punção intraóssea prévia no local e as contraindicações relativas são osteogênese imperfeita, osteoporose, osteomielite e infecção do sítio de punção. Os locais passíveis de realização deste tipo de punção são regiões proximal e distal de tíbia, região distal de fêmur, esterno (contraindicado em crianças pelo maior risco de complicações como transfixação óssea, hemotórax, lesão cardíaca e de grandes vasos), úmero e calcâneo.

A tíbia proximal é o sítio preferencial em razão dos pontos de referência serem facilmente identificados e por não interferirem em procedimentos de atendimento à parada cardiorrespiratória (Fig. 116-3). Deve ser realizada cerca de 1 cm abaixo e medialmente à tuberosidade tibial. A técnica deve ser realizada de forma asséptica e consiste em anestesia local, posicionamento do local de punção, com o membro mantido flexionado e apoiado firmemente, punção com dispositivos apropriados (manual ou automático) num ângulo de 90 graus com movimentos de rotação e pressão até atingir o canal medular e então a infusão de fluidos e medicamentos. Caso não haja disponível dispositivo de punção intraóssea, esta poderá ser realizada com agulhas comuns de grosso calibre em lactentes, mas pode ocorrer obstrução da mesma. O acesso intraósseo deve ser mantido por no máximo 24 h até que se obtenha nova forma mais definitiva de acesso vascular.

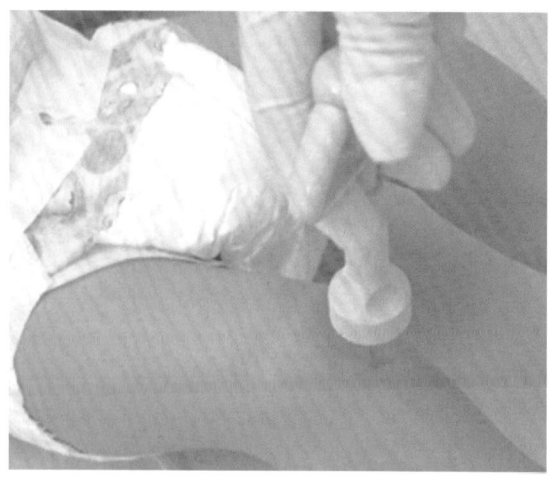

Fig. 116-3. Acesso intraósseo em tíbia proximal.

A complicação mais comum é o extravasamento de fluidos em partes moles decorrente de colocação incorreta do cateter, podendo levar à síndrome compartimental caso haja extravasamento prolongado. Outras incluem infecção local (ossos e partes moles), fraturas, lesão da placa de crescimento e embolia gordurosa (em adultos).

ACESSO VENOSO CENTRAL

O acesso venoso central é a forma preferencial para infusão de drogas vasoativas, soluções de alta osmolaridade e na impossibilidade ou falha de outras técnicas de acesso vascular. Deve ser realizado sob técnica asséptica, com paramentação cirúrgica (gorro, máscara, luva estéril, avental estéril e campos estéreis) e anestesia local. Os sítios utilizados são veia jugular interna, veia subclávia e veia femoral. Na punção das veias jugular interna e subclávia, dá-se preferência ao lado direito por causa do ducto torácico estar localizado à esquerda e o ápice do pulmão esquerdo ser mais alto, reduzindo assim o número de complicações decorrentes da punção. O local deve ser escolhido de acordo com a experiência do médico que realizará o procedimento e das particularidades de cada paciente. O cateterismo jugular interno pode ser difícil em pacientes obesos mórbidos, pois a anatomia do pescoço pode ter seus pontos de referência distorcidos. A punção da veia subclávia deve ser evitada em pacientes com hipoxemia grave, visto que é mais provável de complicar com pneumotórax do que os demais sítios. A veia femoral deve ser evitada em pacientes que tenham regiões inguinais grosseiramente contaminadas, já que este sítio é o que apresenta maior risco de infecção relacionada com o cateter, porém é preferencial em situação de atendimento à parada cardiorrespiratória por não interferir nos procedimentos de reanimação.

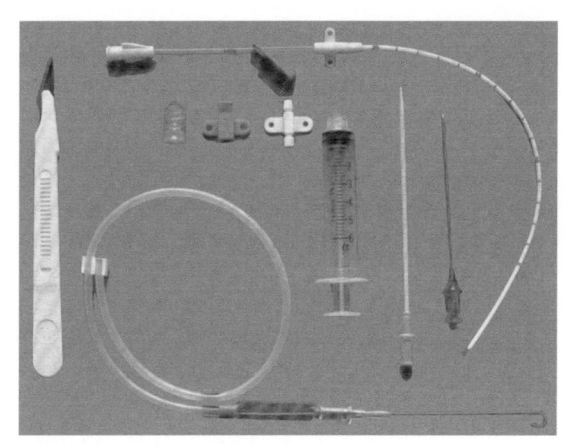

Fig. 116-4. *Kit* de acesso venoso central.

O *kit* de acesso venoso central é composto por agulha de punção, seringa, fio-guia, dilatador e cateter (Fig. 116-4). Os cateteres mais comumente utilizados são os de calibre 5 F para recém-nascidos, 7 F para lactentes e 8 a 11 F para crianças maiores e adultos.

As contraindicações ao acesso venoso central incluem trombose e fístula arteriovenosa no membro a ser puncionado e coagulopatia e infecção do sítio (relativas).

Após a preparação da pele com soluções de clorexidina e anestesia local, o acesso venoso central deve ser realizado pela técnica de Seldinger, que consiste em:

- Punção da veia escolhida com agulha acoplada à seringa e com o bisel virado para cima. Lembrando que a correta punção da veia pode ser identificada pela presença de sangue de coloração mais azulada e sem pulsação. Caso haja presença de sangue de coloração vermelho brilhante e com pulsação presente, significa que houve punção arterial inadvertida. Deve-se então retirar a agulha e comprimir o local para evitar sangramentos e hematomas.
- Após a punção, deve-se retirar a seringa e introduzir o fio-guia pela agulha (sempre no sentido indicado, jamais inverter o mesmo) até a marcação adequada para cada sítio (no caso de veia jugular interna e subclávia, o paciente estando sob monitorização eletrocardiográfica, recuar levemente o fio-guia ao se ter batimentos ectópicos no monitor até o desaparecimento dos mesmos).
- Retira-se então a agulha e realiza-se a dilatação com o dilatador sobre o fio-guia.
- Após a retirada do dilatador, deve-se então proceder a introdução do cateter, seguida de retirada do fio-guia, conectar o equipo e verificar a permeabilidade do cateter com infusão de soro fisiológico 0,9% e posterior posicionamento do frasco de soro abaixo da linha do átrio direito, obtendo refluxo de sangue pelo cateter. Caso não haja este refluxo, pode-se ter o cateter pressionado sobre a parede do átrio ou do vaso. Deve-se então tracionar levemente o cateter e, caso continue sem refluxo de sangue, assume-se que o cateter não está localizado na veia e este deverá ser retirado e realizada nova punção. Confirmado o correto posicionamento do cateter, deve-se fixar o mesmo com pontos com fio inabsorvível e curativo estéril.

Técnica de punção de veia subclávia (Fig. 116-5): paciente em decúbito dorsal com coxim sob

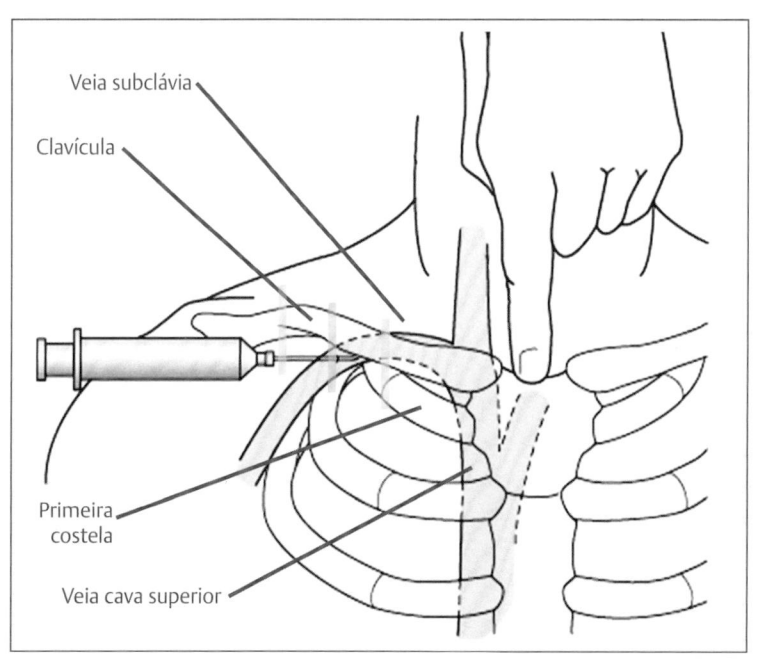

Fig. 116-5. Punção de veia subclávia.

região escapular, realiza-se a punção na transição dos terços médio e medial da clavícula, passando-se então sob a clavícula em direção à fúrcula esternal, com o bisel da agulha voltado para baixo (sentido caudal).

Punção de veia jugular interna (Fig. 116-6): paciente em decúbito dorsal e em posição de Trendelemburg, pescoço fletido para o lado contralateral à punção, punciona-se no ápice do triângulo de Sedillot, que é formado pela clavícula (base) e pelas porções esternal e clavicular do músculo esternocleidomastóideo em direção ao mamilo ipsolateral.

Veia jugular interna via anterior: paciente em decúbito dorsal e em posição de Trendelenburg, pescoço fletido para o lado contralateral à punção, introduz-se então a agulha na borda anterior do músculo esternocleidomastóideo na porção média entre a mastoide e a clavícula, em direção à base do triângulo.

Veia jugular interna via posterior: paciente em decúbito dorsal e em posição de Trendelenburg, pescoço fletido para o lado contralateral à punção, punciona-se na borda posterior do esternocleidomastóideo na união entre seu terço médio com o inferior, em direção à fúrcula esternal.

Veia femoral (Fig. 116-7): paciente em decúbito dorsal, realiza-se a palpação da artéria femoral e punciona-se 1 centímetro medialmente a ela, em sentido cranial.

Após a realização do acesso venoso central deve-se realizar radiografia para confirmar o posicionamento do cateter (Fig. 116-8).

As principais complicações do acesso venoso central incluem pneumotórax, hemotórax e quilotórax em punção de veia jugular interna e subclávia, hematoma, sangramento, punção inadvertida de artéria, infecção local, infecção sistêmica relacionada com cateter e trombose venosa. Com o uso de aparelhos de ultrassonografia tem-se reduzido

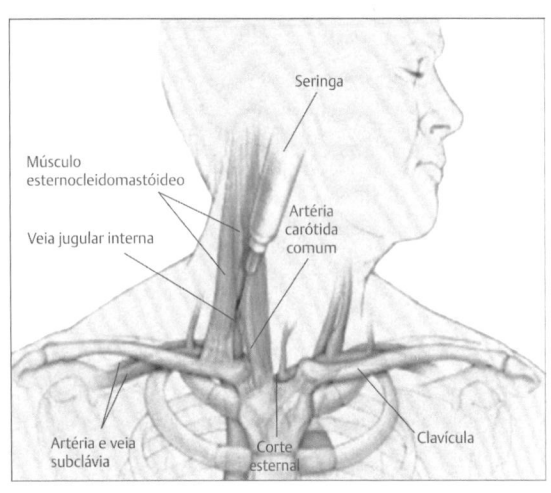

Fig. 116-6. Punção de veia jugular interna. (Adaptada de: Mc Gee DC. N Engl J Med. 2003;348;1123-59.)

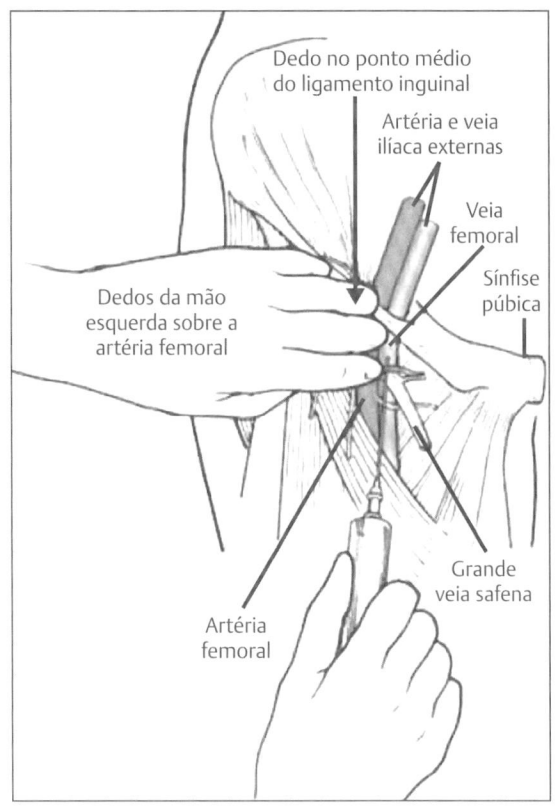

Fig. 116-7. Punção de veia femoral.

significativamente o número de complicações decorrentes de acesso venoso, pois, com o mesmo realiza-se a prévia identificação da veia e é possível acompanhar o momento da introdução da agulha no vaso e confirmar o correto posicionamento do cateter.

BIBLIOGRAFIA

American College of Surgeons. Advanced Trauma Life Suport – ATLS. 9. ed., 2012.

Carlotti APCP. Acesso Vascular. Medicina (Ribeirão Preto). 2012;45(2):208-14.

McGee DC, Gould MK. Preventing complications of central venous catheterization. N Engl J Med. 2003;348:1123-1133.

Merritt RL, Hachadorian ME, Michaels K et al. The Effect of Head Rotation on the Relative Vascular Anatomy of the Neck: Implications for Central Venous Access. J Emerg Trauma Shock. 2018;11(3):193-196.

Molacek J, Houdek K, Opatrný V et al. Serious Complications of Intraosseous Access during Infant Resuscitation. European J Pediatr Surg Rep. 2018;6(1):e59-e62.

Sá RAR, Melo CL, Dantas RB, Delfim LVVD. Acesso vascular por via intraóssea em emergências pediátricas. Rev Bras Ter Intensiva. 2012;24(4):407-414.

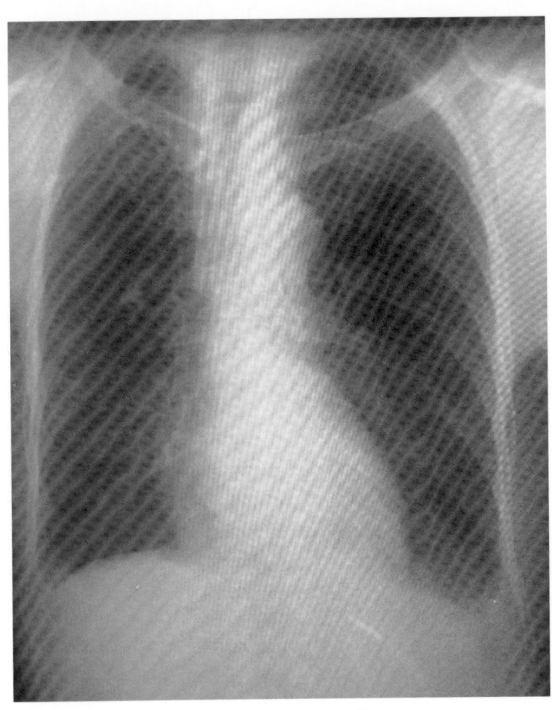

Fig. 116-8. Cateter em veia subclávia direita.

TROMBOSE VENOSA PROFUNDA (TVP)

Taynara de Paula Oliveira
Leonardo Barros Piccinini

DEFINIÇÃO

A trombose venosa profunda é uma situação grave caracterizada pela formação de coágulos sanguíneos (trombos) nas veias profundas das pernas que podem dificultar ou bloquear a passagem de sangue.

O trombo pode ainda migrar e atingir outros órgãos importantes como o coração e o pulmão causando graves consequências. Ela pode ser causada por vários fatores, sendo mais comum em idosos e em pessoas com problemas de circulação sanguínea.

1. Idade (fator mais importante).
2. Distúrbios de coagulação sanguínea.
3. Imobilizações prolongadas.
4. Neoplasias.
5. Uso de estrogênio e gravidez.
6. Procedimentos cirúrgicos.

Ela pode ser causada por vários fatores, tendo como base a estase sanguínea, hipercoagulabilidade e lesão endotelial.

As condições que mais propiciam esse fenômeno são:

CLÍNICA

Dor, edema, eritema, cianose, dilatação venosa superficial, aumento de temperatura, empastamento, dor à palpação. Podemos usar o escore de Wells para no ajudar no diagnóstico para maior probabilidade quando a clínica não é muito típica (Quadro 117-1 e Fig. 117-1).

DIAGNÓSTICO

Tem como base os dados clínicos associados aos exames laboratoriais e de imagem.

Teste Dímero-D

Apresenta alta sensibilidade, mas pouca especificidade. Deve ser solicitado para pacientes que apresentam baixa probabilidade de estar diante de uma TVP. Ele negativo (< 350 ng/mL) quase exclui o

Quadro 117-1. Escore de Wells

Câncer ativo (< 6 meses)	1 ponto
Imobilização ou paralisia de membros inferiores	1 ponto
Imobilização por > 3 dias ou cirurgia grande nas últimas 12 semanas com anestesia geral	1 ponto
Dor em região de trajeto venoso	1 ponto
Perna edemaciada em sua totalidade	1 ponto
Perna com > 3 cm de edema em relação à região assintomática	1 ponto
Edema depressível na perna sintomática	1 ponto
Veias tributárias não varicosas	1 ponto
TVP prévia comprovada	1 ponto
Outro diagnóstico mais provável	-2 pontos

diagnóstico da doença. O teste é considerado positivo quando os valores atingem > 500 ng/mL.

EcoDoppler Colorido

Avalia a compressibilidade das veias e a ecogenicidade intraluminal. Se negativo em pacientes com alta probabilidade, deverá ser repetido em 3 a 7 dias.

Venografia

Padrão ouro para o diagnóstico, sendo solicitado em pacientes com alta probabilidade quando os demais testes são insuficientes para confirmar o quadro.

CONDUTA

1. Internação.
2. Solicitar hemograma com contagem de plaquetas e TTPa (padrão).
3. Heparina de baixo peso molecular (HBPM) – SC – ou heparina não fracionada (HNF) – EV – ou fondaparinux – SC – por 5 dias.
4. Antagonista da vitamina K até que RNI atinja valor entre 2 e 3 por 2 dias consecutivos.

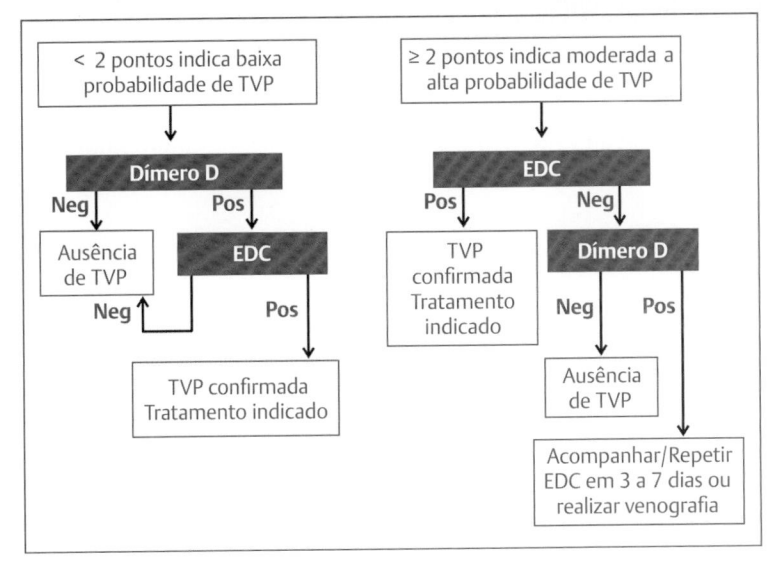

Fig. 117-1. Fluxograma de diagnóstico com escore de Wells.

5. Warfarina 5 a 10 mg/dia até RNI entre valores 2 e 3 por pelo menos 3 meses.
6. Deambulação precoce.

TRATAMENTO

1. Dieta Livre.
2. Repouso com elevação dos membros inferiores.
3. Hidratação venosa com SF 0,9% (observar comorbidades do paciente).
4. Heparina não fracionada – 6 mL – correr EV em BIC.
5. Soro glicosado 5% – 5 mL.
6. Dipirona – 4 mL + água destilada 8 mL EV 6/6 h, SN.
7. Antagonista da vitamina K (Warfarina 5 a 10 mg/dia) até que RNI atinja valor entre 2 e 3 por 2 dias consecutivos.

Obs.: ajustar o volume administrado da bomba de infusão (BIC) de acordo com o TTPA, mantendo.

BIBLIOGRAFIA

Dalio MB, Joviliano EE, Wolosker N. Medicina de urgência e emergência. Dor em membro inferior de causa vascular: abordagem inicial na emergência. Einstein: Educ Contin Saúde. 2011;9(4 Pt 2):196-9.

Porto CLL, Marques MA, Yoshida RA. Trombose Venosa Profunda: Diagnóstico e Tratamento. Projeto Diretrizes SBACV; 2015.

Seção
Cirurgia Urológica

PRIAPISMO

Pedro Ivo Cosenza de Andrade

ETIOLOGIA

O priapismo é basicamente uma ereção prolongada, não associada a estímulo sexual. A definição é restrita a ereções com mais de 4 horas de duração. Pode ocorrer em todas as idades, sendo baixa sua incidência (0,5 a 0,9 casos por 100.000 pessoas/ano). Este pode ser isquêmico (baixo fluxo ou veno-oclusivo), não isquêmico (alto fluxo ou arterial) ou intermitente (recorrente).

CLASSIFICAÇÃO

- *Priapismo isquêmico ou de baixo fluxo:* corresponde a 95% dos casos. É uma ereção caracterizada pelo fluxo de sangue diminuído ou ausente nos corpos cavernosos, com gasometria anormal (hipóxia, hipercapnia e acidose). Maioria dos pacientes sente dor e ao exame há ereção rígida. Em grande parte dos casos a etiologia é desconhecida, mas em cerca de 40% associa-se a desordens hematológicas (anemia falciforme, leucemia, talassemia e policitemia), uso de medicações (antidepressivos, agentes vasoativos locais ou sistêmicos, antipsicóticos, anti-hipertensivos e drogas recreacionais), malignidades e afecções neurológicas. É uma emergência, sendo sua resolução caracterizada pelo retorno do pênis a um estado flácido não doloroso. A duração representa o preditor mais importante de disfunção erétil, quando menor que 24 horas associa-se a cerca de 50% de alteração na função erétil, ao passo que > 24 horas a chance de deformidade peniana e disfunção erétil é de 90%.
- *Priapismo não isquêmico ou de alto fluxo:* é mais raro, não é uma emergência médica e é causado pela entrada de fluxo arterial não controlado nos corpos cavernosos. A etiologia mais comumente descrita é uma história de trauma peniano ou perineal, com formação de fístula na artéria cavernosa drenando diretamente nos corpos cavernosos. A gasometria não se mostra com hipóxia ou acidose. O paciente não refere dor e essa afecção não se relaciona com necrose e fibrose de corpos cavernosos. A resolução é o retorno a um pênis totalmente flácido.
- *Priapismo recorrente (intermitente):* é uma forma recorrente de priapismo isquêmico em que ereções indesejáveis e dolorosas ocorrem repetidamente intercaladas com período de detumescência. Na maioria das vezes o indivíduo apresenta alguma patologia hematológica, mais notadamente anemia falciforme.

DIAGNÓSTICO

Deve basear-se na diferenciação entre isquêmico e não isquêmico. Uma vez diferenciado, pode-se iniciar o tratamento adequado. A história clínica apresenta alguns pontos-chave:

- Duração da ereção.
- Presença e grau de dor.
- Episódios prévios de priapismo e forma de tratamento.
- Uso de medicações ou drogas recreacionais.
- Função erétil atual, especialmente uso de alguma droga estimulante ou suprimentos nutricionais.
- Trauma perineal, peniano ou pélvico.
- História de anemia falciforme ou outras alterações hematológicas.

Exame Físico

Genitália, períneo e abdome devem ser cuidadosamente examinados. Nesses pacientes os corpos cavernosos são afetados, enquanto corpo esponjoso e glande não são. No priapismo isquêmico os corpos cavernosos são tipicamente rígidos. No não isquêmico os corpos cavernosos são tipicamente tumescentes, mas podem não ser completamente rígido (Quadro 118-1).

Avaliação Complementar

A avaliação laboratorial deve incluir hemograma completo, com atenção a contagem de glóbulos brancos, diferencial e contagem de plaquetas. Afecções hematológicas e infecciosas podem ser sugeridas por esses exames. Pode-se fazer análise de hemoglobina, porem isso não é factível na urgência. Exames toxicológicos de urina e sangue também

Quadro 118-1. Diferenças Clínicas entre os Diferentes Tipos de Priapismo

Característica	Priapismo isquêmico	Priapismo arterial
Rigidez total	Presente	Nem sempre
Dor peniana	Presente	Pouca ou nenhuma
Gasometria alterada	Sim	Não
Anormalidades hematológicas	Frequente	Infrequente
Uso de drogas intracavernosas	Sim	Não
Trauma perineal	Não	Possível

auxiliam. A análise da gasometria é essencial para diferenciar os tipos de priapismo (Quadro 118-2).

Ultrassonografia com Doppler é uma alternativa à gasometria. Os pacientes com priapismo isquêmico têm pouco ou nenhum fluxo nas artérias cavernosas, enquanto pacientes com priapismo não isquêmico têm velocidade de fluxo normal ou alta nessas artérias. A arteriografia pode ser usada para pesquisa e localização de uma fístula em artéria cavernosa, sendo usada apenas para tratamento, como parte na embolização (Fig. 118-1).

TRATAMENTO
Priapismo Isquêmico

É uma emergência, sendo a intervenção rápida compulsória (Fig. 118-2). O objetivo do tratamento é "evacuar" o sangue anóxico, descomprimindo os corpos cavernosos e permitindo reperfusão. Isso alivia a dor e minimiza chance de isquemia, necrose, fibrose, deformidade peniana e disfunção erétil. Em casos com mais de 4 horas de evolução, o manejo conservador não pode atrasar a aspiração dos corpos cavernosos. O manejo conservador inclui

Quadro 118-2. Gasometria dos Corpos Cavernosos

Fonte	pO_2 (mmHg)	PcO_2 (mmHg)	pH
Sangue arterial normal (ar ambiente) (valores semelhantes no priapismo arterial)	> 90	< 40	7,40
Sangue venoso normal (ar ambiente)	40	50	7,35
Priapismo isquêmico (valores da primeira aspiração)	< 30	> 60	7,25

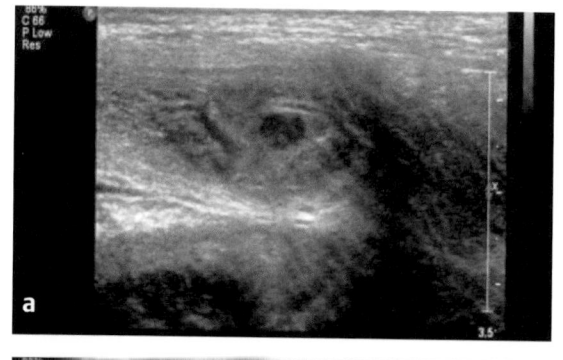

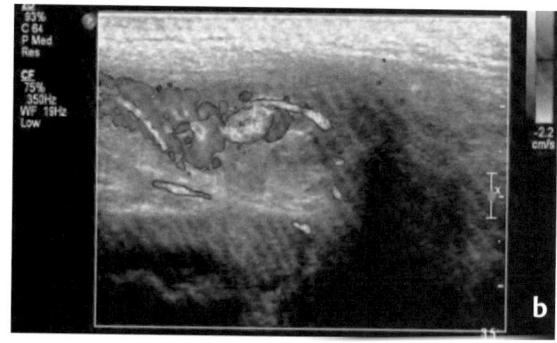

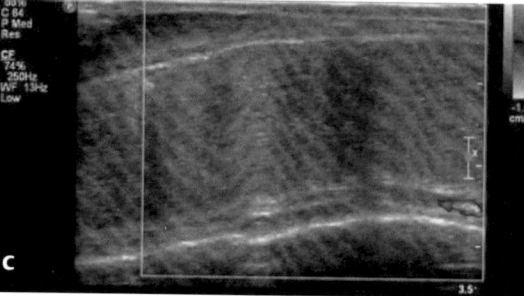

Fig. 118-1. (a, b) Fístula arterial-lacunar de alto fluxo, que se estende diretamente para o tecido cavernoso, e aparece como um *brush* colorido e como fluxo turbulento ao Doppler. (c) Doppler colorido mostrando ausência de sangue arterial intracavernoso no priapismo isquêmico. (Ver Prancha em Cores.)

```
┌─────────────────────────────────────────────────────────────────────────┐
│                            PRIAPISMO                                    │
│                 (Ereção prolongada maior que 4 horas)                   │
│                              ↓                                          │
│              Avaliação clínica: história, exame físico,                 │
│           gasometria dos corpos cavernosos; exames de imagem            │
│                    ↓                         ↓                          │
│            Priapismo isquêmico      Priapismo não isquêmico             │
└─────────────────────────────────────────────────────────────────────────┘
```

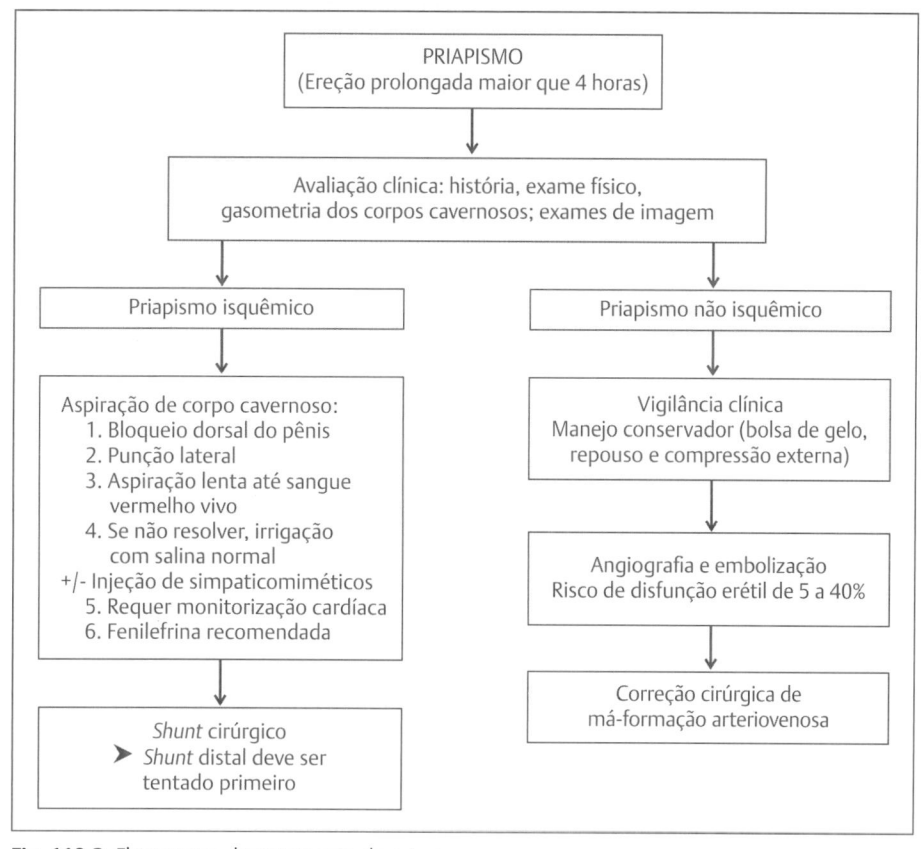

Fig. 118-2. Fluxograma de tratamento do priapismo.

ejaculação, micção, gelo local, oxigênio e hidratação. Em seguida parte-se à aspiração terapêutica, que é muitas vezes a primeira manobra empregada, com punção dos corpos cavernosos com jelco calibroso, associada ou não há irrigação com solução salina, com chance de cerca de 30% de reversão (Fig. 118-3).

Em seguida, associam-se drogas simpaticomiméticas em caso de falha. As propriedades vasoativas dessas drogas conferem a elas a capacidade de aliviar o priapismo. A eficácia terapêutica depende de vasoconstrição mediada pelos receptores alfa dentro dos corpos cavernosos. Fenilefrina é um agente agonista alfa-1 seletivo que promove contração de musculatura lisa do corpo cavernoso, podendo liberar veias emissárias, drenagem do sangue represado e resolução do quadro. A vantagem é a rápida eliminação e a seletividade por receptores alfa. Recomenda-se monitorização cardiovascular durante a aplicação de tais medicamentos. Não há evidência forte de resolução de priapismo isquêmico com simpaticomiméticos orais.

A fenilefrina deve ser diluída para salina até uma concentração de 100 a 500 mcg/mL, e injeções de 1 mL devem ser feitas até 3 a 5 min (máximo 1.500 mcg), por cerca de 1 hora. Outros possíveis agentes são:

- Etilefrina: 2,5 mg diluída em 2 a 5 mL de solução salina.
- Adrenalina: 2 mL de solução de 1/100.000 de 5 em 5 min, por no máximo 20 min.
- Metaraminol.
- Azul de metileno: 50-100 mg de intracavernoso seguido por aspiração e compressão.

Priapismos que duram mais de 24 a 36 horas são mais propensos a responder a esses métodos, no entanto, é essencial realizar essas manobras independente do tempo. O tempo certo em que ocorre dano muscular permanente não é claro, mas hipóxia, hipercapnia e acidose usualmente iniciam com 6 horas.

Naqueles pacientes em que a aspiração dos corpos cavernosos e instilação com alfa-agonistas não resolveram, os *shunts* cirúrgicos geralmente são necessários. O conceito dos *shunts* é permitir a drenagem do sangue isquêmico do corpo cavernoso para o corpo esponjoso e a veia safena (menos utilizadas). A escolha da técnica de *shunt* depende da preferência e da experiência do cirurgião, no entanto, dá-se preferência às técnicas de *shunts* distais, pois são menos traumáticas e mais fáceis de realizar, com sucesso em 60 a 70% dos casos. Os *shunts* proximais só são usados quando o distal não é suficiente (Quadro 118-3 e Figs. 118-4 e 118-5).

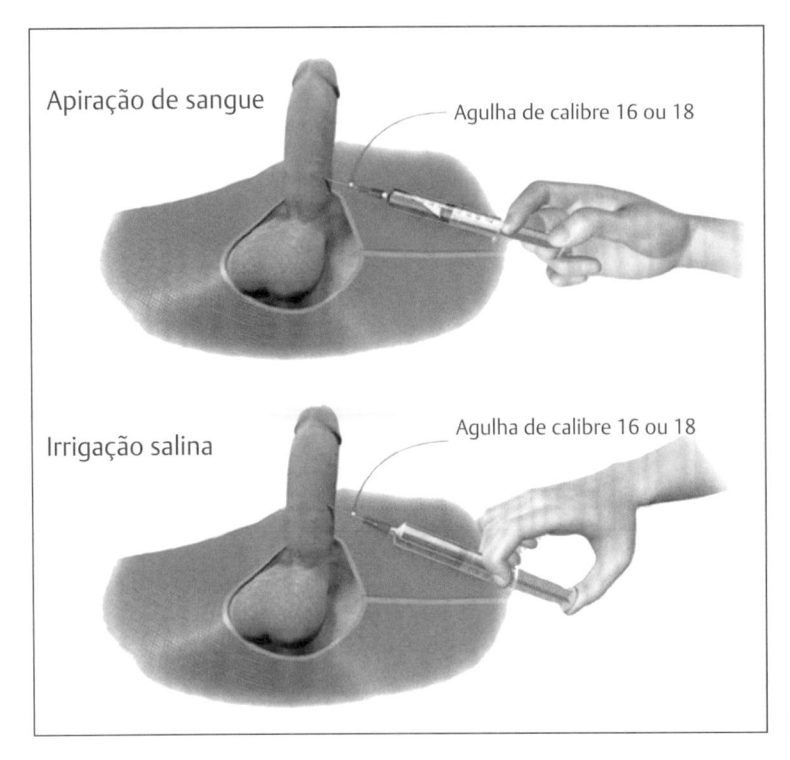

Fig. 118-3. Aspiração terapêutica.

Quadro 118-3. Técnicas Cirúrgicas nos Diferentes Tipos de *Shunt*s

Shunt	Procedimento
Winter	Inserção direta de uma agulha "tru-cut" pela glande atingindo os corpos cavernosos
Ebbehoj	Inserção de uma lâmina de bisturi número 11 pela glande nos corpos cavernosos
T-shunt	A cerca de 4 mm do meato é inserida uma lâmina 11 pela glande até os corpos cavernosos, rotacionada 90 graus da uretra e depois removida
Al-Ghorab	Uma incisão transversal de 2 cm é feita distal ao sulco coronal. Um *shunt* corpoglandular é criado pela excisão da túnica albugínea de ambos os corpos cavernosos
Quackels	É uma derivação esponjocavernosa proximal com abordagem penoescrotal
Sacher	É uma derivação com abordagem perineal, com *shunt* bilateral
Grayhack	Realiza-se um *shunt* proximal com a veia safena

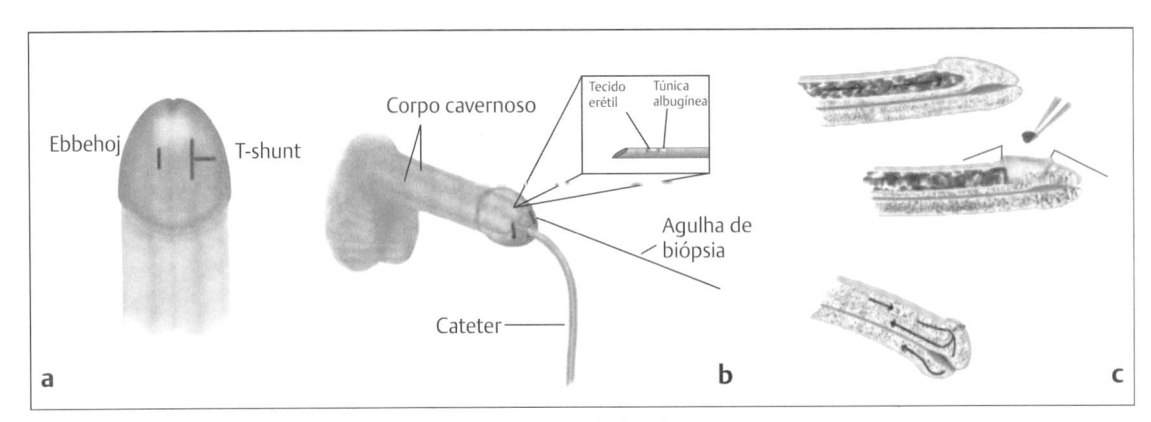

Fig. 118-4. (a) Ebbehoj comparado ao T-shunt. (b) Winter. (c) Al-Ghorab.

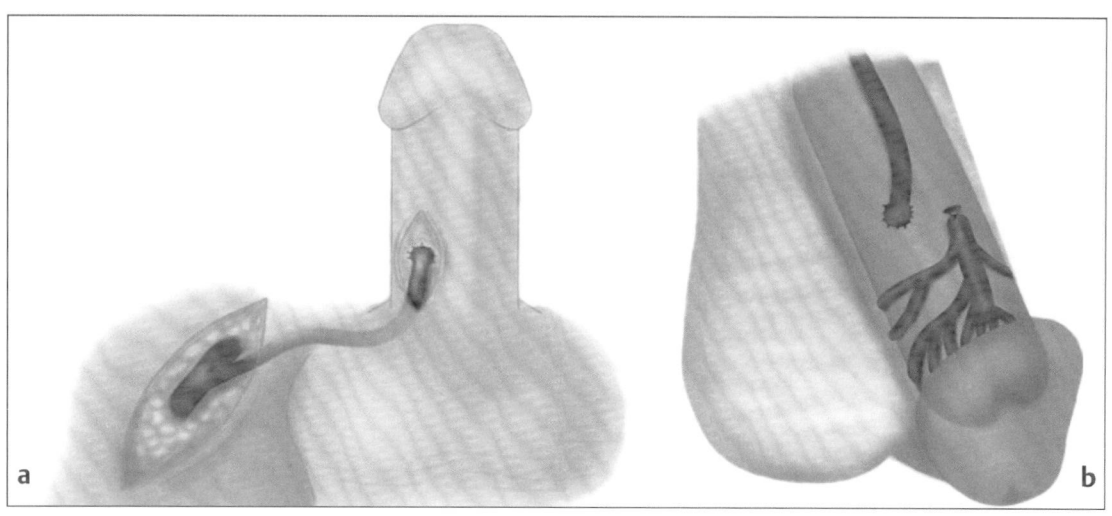

Fig. 118-5. (**a**) Greyhack. (**b**) Barry.

Priapismo Arterial

O manejo do priapismo de alto fluxo não é uma emergência. Manejo inicial conservador é razoável, 2/3 resolvem espontaneamente. A punção dos corpos cavernosos é utilizada para diagnóstico do priapismo não isquêmico, porém a aspiração com ou sem injeção de vasoconstritores, não tem demonstrado eficácia terapêutica. A administração destes pode levar a efeitos sistêmicos adversos significativos.

O manejo conservador inclui bolsa de gelo, repouso e compressão perineal externa que induz vasoespasmo e trombose da fístula arteriolar-sinusoidal. Intervenções invasivas imediatas podem ser realizadas a pedido do paciente, mas devem ser precedidas por discussão intensa sobre as chances de resolução espontânea, riscos relacionados de disfunção erétil com intervenção e falta de consequências significativas esperadas com a observação e a intervenção tardia, se necessária.

O padrão ouro do tratamento é a angiografia com embolização superseletiva. Que permite controlar a fístula que se desenvolveu. Coágulos autólogos e géis absorvíveis, que são não permanentes, são preferíveis aos *coils* e produtos químicos, que são permanentes. Isso pode ser explicado pois os materiais ditos "temporários" permitem o retorno ao normal do fluxo local após resolução da fístula. Já o uso de materiais permanentes pode bloquear a artéria permanentemente com efeitos adversos. Porém não há evidências robustas que indiquem superioridade. Esse método possui recorrência de priapismo de 30 a 40%, com risco concomitante de disfunção erétil de 5 a 40%, para materiais absorvíveis e não absorvíveis, respectivamente.

Os tratamentos cirúrgicos baseiam-se na exploração com ligadura direta da fístula ou pseudoaneurismas, com eficácia ao redor de 60%, porém com taxa de disfunção erétil próxima a 50%. É a última opção para casos de longa duração em que uma massa cística com parede espessa pode ser visualizada ao USG.

Priapismo Recorrente

O tratamento baseia-se na prevenção dos episódios com terapias sistêmicas e intervenção precoce com autoinjeção de simpaticomiméticos antes de se tornar uma emergência. Essas incluem agentes hormonais, baclofeno, digoxina e terbutalina. Não há consenso em relação a essas terapias neste contexto clínico. Os inibidores da fosfodiesterase-5 parecem ser um tratamento promissor.

A autoinjeção de simpaticomiméticos é uma estratégia eficaz de evitar hospitalização nesses pacientes. No entanto não previne novos episódios. Deve ser reservado para os pacientes que falham ou rejeitam o tratamento sistêmico. Os pacientes devem ser orientados quanto a local e dose de aplicação e principalmente efeitos adversos.

BIBLIOGRAFIA

Jung DC, Park SY, Lee JY. Penile Doppler ultrasonography revisited. Ultrasonography 2018;37(1):16-24.

Muneer A, Alnajjar HM and Ralph D. Recent advances in the management of priapism [version 1; referees: 2 approved] F1000Research 2018, 7(F1000 Faculty Rev):37.

Muneer A, Ralph D. Guideline of guidelines: priapism. BJU Int 2017;119:204-208.

Reed-Maldonado AB, Kim JS, Lue TF. Avoiding complications: surgery for ischemic priapism. Transl Androl Urol 2017;6(4):657-665.

Salonia, Eardley I, Giuliano F, Hatzichristou D, Moncada I, Vardi Y et al. European Association of Urology Guidelines on Priapism. Eur Urol 2014;65(2):480-489.

FRATURA DE PÊNIS

Patrícia Cardoso Schiaveto

INTRODUÇÃO

É um trauma peniano fechado no qual se rompe a túnica albugínea por aumento da pressão sob a mesma. Ocorre por isso, em geral, durante a relação sexual quando sua espessura se reduz e o órgão fica mais fragilizado e mais fácil de romper-se.

A fratura é mais comum na base do pênis e tem grande escape de sangue pela grande pressão interna. Após a fratura o órgão perde imediatamente o estado de ereção; haverá formação de um hematoma e deformação do órgão.

DIAGNÓSTICO

O diagnóstico é feito com base na anamnese e clínica. Em geral, o paciente relata que após um estalido surgiu uma dor intensa e o mesmo chega com o pênis com as características descritas acima e pode ter associado ainda uretrorragia ou hematúria microscópica (Fig. 119-1).

Os exames complementares de imagem em geral são utilizados para precisar o local da fratura para o momento do tratamento cirúrgico. O USG com Doppler é muito usado para localizá-la embora a RNM seja o padrão ouro e também possa ser utilizada em serviços que a possuam.

TRATAMENTO

O tratamento é cirúrgico e o ideal é que seja realizado no máximo nas primeiras 48 h em geral sob anestesia geral.

Até a realização do procedimento pode-se realizar o tratamento sintomático com medicações para manejo de dor e inflamação:

- Cetorolaco 15 a 60 mg IV de 4/4 horas.

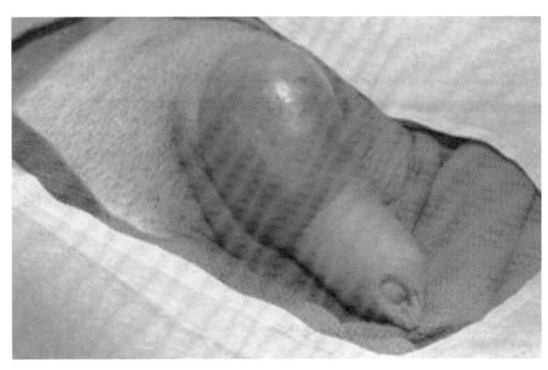

Fig. 119-1. Fratura de corpo do pênis. (Ver *Prancha em Cores*.)

- Dipirona 1 g (2 ampolas) em 100 mL de ABD de 6/6 horas.
- É possível também administrar ansiolíticos para aliviar a ansiedade e os temores do paciente.

BIBLIOGRAFIA

Alves LS. Penile Fracture. Rev Col Bras Cir 2004;31(5):284-286.
Goldman L, Schafer AI. Goldman-Cecil Medicina. 24. ed. Elsevier; 2014.
Longo DL, Fauci AS, Kasper DL, Hauser SL, Jamnson JL, Loscalzo J. Manual de Medicina Interna de Harrison. 18. ed. Artmed; 2013.
Carvalho Junior AM, Melo FM, Felix GAL, Darmento JF, Caprigione MLD. Penile fracture with urethral trauma. Rev Col Bras Cir. 2013;40(4):351-353.

CÓLICA RENAL

Priscila de Alvarenga Antunes

INTRODUÇÃO

A cólica renal (CR) é a manifestação clínica mais frequente da litíase renal (LR) além de uma causa comum de consulta em serviços de emergência hospitalar. Há uma incidência de um a três casos a cada mil pessoas ao ano e geralmente acomete pacientes entre 20 e 60 anos (com pico de incidência de 40-60 anos). O risco de desenvolver ao longo da vida é de 12% em homens e 6% em mulheres, a chance de recidiva é cerca de 50 a 60% e metade dos pacientes apresenta história familiar para CR.

Embora a LR corresponda a 80% dos casos de CR, deve-se considerar também outras etiologias como estenose da junção pieloureteral, tumor ureteral, tumor pélvico, linfadenopatia, entre outros. Em mais de 90% dos casos, a CR não requer hospitalização e é tratada apenas com medicação e acompanhamento ambulatorial.

APRESENTAÇÃO DIAGNÓSTICA

A clínica da CR ocorre de forma variável, sua manifestação depende do local de obstrução da via urinária, mas classicamente é conhecida por apresentar um início súbito e intenso de uma dor originada no flanco e com irradiação para o abdome inferior, virilha ou genitais. Os episódios de dor são intermitentes com duração das exacerbações de 20 a 60 minutos.

Em 90% dos pacientes ocorrerá hematúria e pelo menos 50% terão náuseas e vômitos. Além disso, poderão apresentar sudorese fria, síncope, taquicardia, hipertensão arterial e também sintomas urinários, como polaciúria, disúria e incontinência urinária.

Em 30 a 50% dos casos, quando ocorre distensão da cápsula renal, o exame físico apresentará punho-percussão lombar positiva, ou "sinal de Giordano", o que indica grande probabilidade de doença renal (litíase e/ou pielonefrite aguda). Não é esperado haver irritação peritoneal associada (sinal de Blumberg positivo), caso haja, devem ser pesquisadas outras patologias intra-abdominais e pélvicas.

Existe também a forma de CR complicada que pode acarretar sérios problemas sistêmicos e colocar em perigo a vida do paciente. O urologista deve ser sempre avisado, porque requer um tratamento de emergência. Ela é definida quando a CR ocorre associada a certas situações: a) em alterações anatômicas (gravidez, rim único, malformação renal, insuficiência renal crônica, transplante renal, desvio urinário); b) associada a sinais de gravidade (febre, calafrios, sinais de instabilidade hemodinâmica, insuficiência renal aguda).

PROPEDÊUTICA

O processo diagnóstico inicia com anamnese geral e urológica, sendo que na maioria dos pacientes, o diagnóstico é clínico. Devemos avaliar também a gravidade clínica da situação: sinais sépticos ou alterações anatômicas que afetem o sistema urinário.

No caso de emergências apresentando CR aguda, a propedêutica deve iniciar com exames laboratoriais e exames de imagem, podendo incluir radiografia abdominal, ultrassonografia ou tomografia computadorizada (urotomografia é considerada hoje padrão ouro para o diagnóstico).

EXAME LABORATORIAL

Devem ser realizados os seguintes exames: teste com fita reagente (avalia a presença de hemácias, leucócitos, nitrito e pH); cultura de urina; investigação hematológica, incluindo um hemograma completo; função renal; ácido úrico; nível de cálcio e proteína C reativa.

EXAME DE IMAGEM

Na radiografia simples do abdome sem preparo é possível observar obstruções urinárias radiopacas e certas litíases urinárias, principalmente se estas forem do tipo oxalato de cálcio. Embora 90% das litíases sejam radiopacas, a sensibilidade desse exame varia entre 44-77% e sua especificidade entre 80-87%.

A ultrassonografia tem sensibilidade entre 19-33% e especificidade de 84-100%. O exame tem como inconveniente não permitir estudar todo o ureter, mas pode evidenciar sinais de hidronefrose e pielonefrite; no entanto, apresenta uma baixa sensibilidade para diagnosticar sinais de complicações (abscesso, ruptura de vias excretórias). Além disso, é possível visualizar litíases intrarrenais e na junção pieloureteral, embora a detecção da natureza da obstrução não seja ideal.

A tomografia computadorizada (TC) elimina alguns diagnósticos diferenciais graves e permite a rápida introdução de estratégia terapêutica, principalmente em formas complicadas. O exame tem uma sensibilidade de 96% e uma especificidade de 100%. A TC pode detectar litíases radiotransparentes, além de oferecer indícios da natureza e localização da obstrução, suas repercussões e possíveis complicações (rupturas pielocaliciais, urinoma e abscesso). Possibilita ainda o diagnóstico diferencial com doenças abdominais, ginecológicas ou vasculares. A injeção de meio de contraste não é necessária para o diagnóstico de LR na CR (Fig. 120-1). Porém, se houver dúvida a respeito da etiologia, a avaliação deve ser complementada pela injeção de meio de contraste na fase tardia.

TRATAMENTO

No caso de uma CR sem complicações e por LR, o tratamento é ambulatorial. O objetivo inicial é o controle da dor. Utilizam-se anti-inflamatórios não esteroidais (AINEs) – por exemplo, diclofenaco sódico 75 mg IM 12/12 h – levando à diminuição de diurese, edema e estimulação ureteral. Em idosos ou portadores de insuficiência renal, os AINEs devem ser usados com cautela. A administração intravenosa desse medicamento fornece alívio mais rápido com uma gama maior de efeitos adversos. A principal indicação de opioides – como tramadol 50-100 mg IV 4/4 ou 6/6 h – será em formas hiperalgésicas, resistência ou de contraindicação aos AINEs (gravidez, insuficiência renal crônica).

Caso o paciente apresente náuseas ou vômitos, pode-se optar por um antiemético, como a ondasentrona 2 mg/mL EV.

Além do controle sintomático, deve-se avaliar a probabilidade da eliminação espontânea do cálculo.

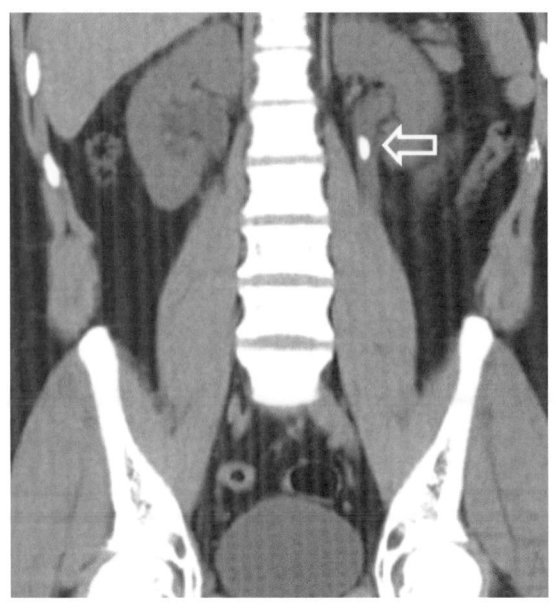

Fig. 120-1. Cálculo ureteral (seta).

Geralmente, cálculos menores que 5 mm sairão espontaneamente, enquanto os maiores que 6 mm provavelmente necessitarão de intervenção. Se em 4 semanas não ocorre a eliminação, é indicada a intervenção cirúrgica.

Pode ser feita terapia medicamentosa para expulsão do cálculo de forma mais rápida com o uso de antiespasmódicos, como a tansulosina 0,4 mg VO ou nifedipina 10-20 mg VO (mais efeitos colaterais), ambos de 4-6 semanas. Não existe benefício dessas medicações em cálculos menores de 5 mm de diâmetro ou maiores de 10 mm.

No seguimento do tratamento após alta, é importante orientar o paciente sobre a possibilidade do retorno da dor e a prescrição de analgesia (AINEs).

Em casos de obstrução urinária total, piora da função renal ou infecção (febre, leucocitose e leucocitúria significativa), é necessário intervir o mais rápido possível. Nessas situações deve ser feita nefrostomia percutânea ou sonda com cateter duplo J. Se houver sinais de infecção, inicia-se antibioterapia de amplo espectro que pode ser alterada após os resultados do antibiograma da cultura urinária e hemoculturas. O patógeno mais comum é a *Escherichia coli*, cujo tratamento é realizado com quinolonas ou cefalosporinas de terceira geração.

BIBLIOGRAFIA

Curhan GC, Aronson MD, Preminger GM et al. Diagnosis and acute management of suspected nephrolithiasis in adults. In: Post TW (ed.). UpToDate. Waltham, MA: UpToDate Inc. http://www.uptodate.com. Acesso em: 28 abr. 2019.

Lavergne O, Bonnet Q, Thomas A et al. How I treat... a renal colic. Rev Med Liege. 2016;71(5):220-6.

Leveridgem M, D'Arcy FT, O'Kane D et al. Renal colic: current protocols for emergency presentations. European J Emerg Med. 2016;23(2):2-7.

Metzler IS, Smith-Bindman R, Moghadassi M et al. Emergency department imaging modality effect on surgical management of nephrolithiasis: a multicenter, randomized clinical trial. J Urol. 2017;197:710.

Wang RC. Managing urolithiasis. Ann Emerg Med. 2016;67(4):449-54.

CAPÍTULO 121
TORÇÃO TESTICULAR

Camila Pereira Testa
Danielle Costa Nazareth
Naiara Gesualdo Lopes

INTRODUÇÃO

A síndrome clínica de escroto agudo geralmente acomete homens jovens e deve ser priorizado como uma emergência sempre que houver dor aguda escrotal em criança ou adolescente, seja com ou sem inchaço e eritema.[1,2]

As queixas escrotais são relativamente comuns no departamento de emergência, compreendendo pelo menos 0,5% de todas as visitas. A torção testicular, que se refere à torção de um testículo sobre o seu cordão espermático, é um diagnóstico dependente do tempo, sendo avaliação precoce de extrema importância para auxiliar na intervenção urológica em vista de prevenir a perda testicular. A torção compromete a irrigação sanguínea testicular e o número de voltas determina a quantidade de insuficiência vascular, entretanto, comumente há uma janela de 4 a 8 horas antes de ocorrer lesão isquêmica significativa que afete a morfologia testicular e a produção espermática a longo prazo. Trata-se de uma verdadeira emergência cirúrgica, e mesmo que o quadro se estenda além do período de 4 a 8 horas, a cirurgia é imperativa.[3]

A idade de acometimento é de distribuição bimodal, uma no período neonatal e outra por volta dos 13 anos. A idade mais avançada em que a torção foi relatada é de 68 anos; a torção geral é rara em idosos.[3]

O conhecimento da anatomia é essencial para a compreensão do diagnóstico diferencial e etapas subsequentes na avaliação. Os testículos são órgãos de forma ovalada e orientados verticalmente. A túnica albugínea envolve-o com septações internas que atuam como suporte estrutural do órgão. Este, por sua vez, é envolvido pela túnica vaginal. Posterolateral ao testículo é o epidídimo, uma estrutura curva de aproximadamente 6 a 7 cm em sua maior dimensão. Seus ductos eferentes convergem para formar o canal epididimário e, eventualmente, o ducto deferente. Os testículos recebem um suprimento articular da artéria testicular, da artéria deferente e da artéria cremástica. Os testículos são drenados através de pequenas veias ramificadas que formam o plexo pampiniforme e, finalmente, a veia testicular. As estruturas vasculares, os vasos deferentes e os nervos estão todos ligados dentro do cordão espermático, um canal que permite a passagem do peritônio para o escroto através do canal inguinal. O músculo cremaster também é encontrado no cordão espermático. A túnica vaginal geralmente circunda apenas parte do testículo e do epidídimo e depois se liga posteriormente à parede do escroto.[4]

De acordo com a relação entre a túnica vaginalis e o momento da torção do cordão espermático, considerando também a idade, a torção testicular pode ser classificada em dois tipos: a extravaginal, que ocorre no período perinatal, durante a descida do testículo e antes da fixação testicular na túnica vaginalis; e a intravaginal, sendo esta a mais comum e determinada pela fixação inadequada do testículo e do epidídimo dentro da túnica. Essa fixação anormal é descrita como "badalo de sino", caracterizada pelo aumento da mobilidade testicular.[4]

ETIOLOGIA

A primeira pista para etiologia do escroto agudo deve ser a idade do paciente. Grande parte dos casos ocorre na faixa etária adolescente (durante períodos de crescimento), mas pode ocorrer em qualquer idade, bem como pré ou perinatal. A torção testicular é a causa mais significativa de perda testicular.[2]

Em crianças é muito mais provável que a dor escrotal aguda represente a torção do cordão espermático ou apêndices testiculares, diferente de pacientes com mais de 25 anos, em que há muito mais probabilidade de ser uma epididimite.[4]

A maioria dos casos ocorre em pacientes mais jovens (menores de 25 anos de idade) e geralmente se deve a uma anomalia congênita do processo vaginal. A história de início pode ser espontânea, de esforço, ou, em poucos casos, associada a trauma.[5]

FISIOPATOLOGIA

Quando o testículo se contorce ao redor do cordão espermático, o fluxo sanguíneo venoso é interrompido, levando à congestão venosa e à isquemia do testículo. O testículo ficará sensível, inchado e possivelmente eritematoso. À medida que o testículo se torce ainda mais, o suprimento de sangue arterial é cortado, o que leva a isquemia testicular adicional e, eventualmente, infarto e necrose, se não for abordada de forma emergente. A extensão isquêmica e do infarto depende diretamente da duração e do grau de torção.[6]

Em suma, os pacientes que se submetem à cirurgia, porém não requerem orquidectomia, possuem grau médio de torção menor do que 360° em comparação com aqueles que irão necessitar de orquidectomia e possuem grau aproximado de torção de 540°.[7]

QUADRO CLÍNICO

A dor, geralmente unilateral, pode ser constante ou intermitente, mas não posicional. O paciente pode ter sintomas associados a náuseas ou vômitos. Pode haver dor abdominal inferior e inguinal associada ou, alternativamente, pode ser a única queixa presente. A dor é de forte intensidade, súbita, e pode acordar o paciente, ter relação com esforços, exposição ao frio, trauma ou atividade sexual. Sintomas urinários são incaracterísticos. A febre geralmente é ausente ou febrícula.[2]

O testículo pode estar em uma posição anormal ou transversal (sinal de Angell) e na posição alta (sinal de Brunzel). Pode haver edema, eritema, além da ausência do reflexo cremastérico normal (Figs. 121-1 e 121-2). Um testículo assimétrico "alto" com uma postura anormal e perda do reflexo cremastérico ipsilateral é historicamente descrito como a apresentação clássica de torção testicular aguda. No entanto, esta descrição dogmática da apresentação clássica não é universalmente observada em todos os casos e pode levar a erros de diagnóstico ou atraso no tratamento definitivo. O reflexo cremastérico é volúvel e pode estar ausente em até 30% dos homens normais sem nenhuma patologia.[4]

A torção dos apêndices testiculares é a mais comum e menos perigosa. Pode ser diferenciada da torção testicular pela sensibilidade máxima à palpação próxima à cabeça do epidídimo ou testículo, e a presença de um nódulo sensível isolado e/ou uma aparência de ponto azul no testículo. O ponto azul é devido ao apêndice torcido cianótico.[4]

O apêndice testicular tende a calcificar e degenerar durante 2 semanas, e normalmente nenhuma intervenção cirúrgica é necessária. Outros diagnósticos diferenciais a serem considerados são epididimite, orquite, hérnia inguinal, hidrocele sintomática, necrose testicular de outra etiologia e hematoma escrotal.[4]

É importante ressaltar que após 10 horas, quase 80% dos testículos afetados são infartados, e após 24 horas quase 100% são infartados e, portanto, não recuperáveis.[3]

AVALIAÇÃO E DIAGNÓSTICO

O diagnóstico, quando conta com o quadro clássico, é composto pela dor escrotal súbita, de forte intensidade e unilateral, podendo estar associado a sintomas como náuseas e vômitos. No exame físico pode ser observado um testículo com retração, horizontalizado ou epidídimo localizado anteriormente. A elevação manual do testículo não será acompanhada de alívio da dor (ausência do sinal de Prehn).[4]

O achado físico mais fidedigno é a dor testicular associada à ausência do reflexo cremastérico (sinal semiológico definido pela elevação testicular após estímulo tátil-deslizante no sentido caudal-cranial da porção medial da coxa), sendo um dos sinais mais úteis e específicos na clínica da torção testicular. Contudo, esse sinal está presente em apenas 10% dos casos de torção testicular. A presença desse reflexo indica preservação do fluxo sanguíneo para os testículos, todavia, não garante adequada perfusão.[4]

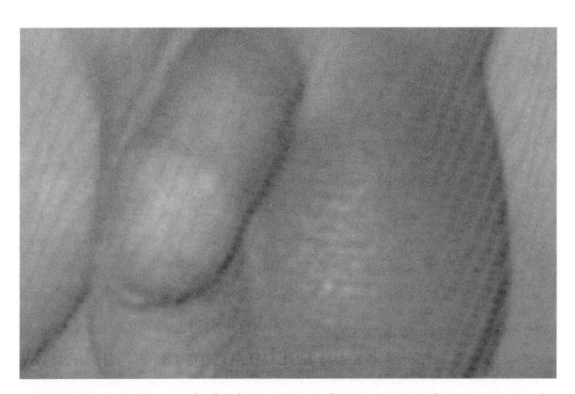

Fig. 121-1. Edema de bolsa escrotal. (Ver *Prancha em Cores*.)

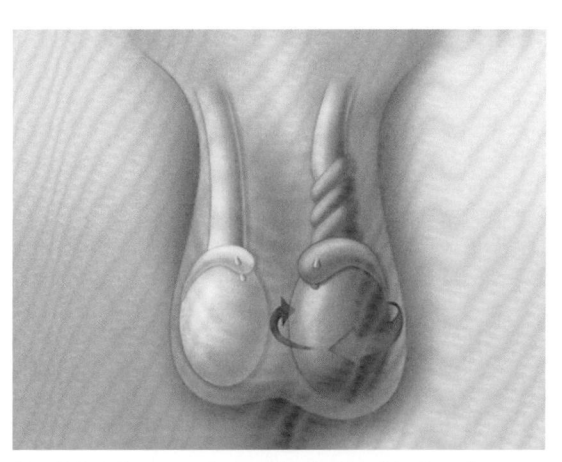

Fig. 121-2. Esquema de rotação de eixo. (Ver *Prancha em Cores*.)

É importante ressaltar que a torção testicular é um diagnóstico essencialmente clínico e que a realização de exames complementares não poderá atrasar em hipótese alguma o tratamento dessa emergência.[8]

Para investigação diagnóstica complementar, no exame de sangue o hemograma completo geralmente é normal. Em contraste, contagens elevadas de leucócitos podem ser observadas em processos infecciosos como orquite, ajudando a direcionar e excluir possíveis diagnósticos diferenciais. O exame de urina (EQU + urocultura) pode ser realizado para identificar a possibilidade de piúria e bacteriúria, relacionados com orquite e ou orquiepididimite infecciosa, e tende a estar sem alterações em casos de torção testicular. Na suspeita de torção testicular, a realização de exame de imagem, não deve ultrapassar o tempo de 1 hora após o início da dor.[8]

Na avaliação por imagens, o ultrassom é a principal modalidade diagnóstica além do exame físico para a torção testicular, o exame possui aproximadamente 93% de sensibilidade e 100% de especificidade. O testículo pode encontrar-se elevado, fixo, com o epidídimo em posição medial. O modo B pode demonstrar enovelamento do cordão, similar a um redemoinho. A manutenção da ecogenicidade testicular habitual denota que o testículo se mantém viável, sendo imperioso que se proceda à cirurgia de imediato. US com Doppler colorido do escroto define o diagnóstico de torção. O Doppler espectral pode ser de grande valia nos casos de torção parcial (menor que 360°) ao identificar fluxo diastólico diminuído em relação ao contralateral, denotando resistência ao fluxo sanguíneo.[9]

A ecografia com Doppler colorido e a cintilografia apresentam alta sensibilidade e especificidade. A cintilografia vem caindo em desuso pelo tempo de disponibilidade do exame e pela necessidade de cuidados técnicos e experiência na sua interpretação. A ecografia com Doppler possui capacidade de estimar o grau de obstrução testicular, podendo evitar explorações cirúrgicas desnecessárias, além de conseguir visualizar se o cordão espermático está torcido (o que indicaria diagnóstico de torção testicular), mesmo com fluxo presente.[8]

A ressonância magnética também pode ser utilizada para o diagnóstico de torção, todavia, é de custo mais elevado e tempo demorado para a realização do exame.[10]

COMPLICAÇÕES

A infertilidade é a principal complicação, visto que a espermatogênese é significativamente prejudicada na maioria dos pacientes que experimentam torção. Quase 36% dos pacientes têm contagem de espermatozoides menor que 20 milhões/mL.[6]

TRATAMENTO

Qualquer atraso no tratamento pode resultar em necrose e perda testicular. A típica janela de oportunidade para intervenção cirúrgica e salvamento testicular é de 6 horas do início da dor. Portanto, a consulta inicial da cirurgia urológica após a apresentação pode ser crítica, mesmo na ausência de testes confirmatórios.[3]

A distorção manual deve ser tentada se a intervenção urológica não estiver imediatamente disponível. O testículo anormal deve ser girado em uma direção medial para lateral de 180 graus e, em seguida, avaliado para alívio da dor. Se a dor aumentar, considere girar o testículo na direção oposta. O ultrassom também pode ser usado em série para avaliar o retorno do fluxo sanguíneo à beira do leito. Se não for bem-sucedida, pode ser tentada uma distorção manual adicional, uma vez que o testículo pode girar 180 graus.[11]

Entretanto, a melhora clínica observada com a rotação manual não está diretamente relacionada com a presença ou a ausência da persistência da torção testicular. O tratamento cirúrgico é considerado o tratamento adequado e definitivo. A incisão deve ser feita em região hemiescrotal, de forma que o cirurgião tenha acesso a ambos os testículos. Uma vez acessado o interior da bolsa escrotal, deve-se proceder com a distorção testicular e documentação do número de rotações do cordão espermático. Após a distorção, o testículo contralateral é avaliado e a orquidopexia está indicada, suturando o testículo à parede escrotal com fio não absorvível. Na avaliação da torção primária, é verificado se há recoloração testicular, indicando adequada reperfusão. Todavia, a determinação na escolha da preservação (orquidopexia) ou a retirada (orquiectomia) do testículo acometido primariamente é estabelecida de maneira subjetiva, levando-se em consideração o aspecto do testículo, o tempo e o grau de isquemia e a idade do paciente com suas condições clinicocirúrgicas.[11]

O paciente deve ser acompanhado por pelo menos 6 meses, para reavaliação da funcionalidade e do tamanho testicular. Mesmo após conduta adequada, com excelência na técnica cirúrgica, há o risco de uma nova torção após uma orquidopexia, e todo paciente que apresenta uma recidiva de torção testicular deve receber os mesmos cuidados, com a mesma eficiência e agilidade.[11]

REFERÊNCIAS BIBLIOGRÁFICAS

1. De Jesus LE. Escroto agudo. Rev Col Bra Cir. 2000;4(27):271-8.
2. Boettcher M, Bergholz R, Krebs TF et al. Clinical predictors of testicular torsion in children. Urology. 2012 Mar;79(3):670-4.
3. Gunther P, Schenk JP, Wunsch R et al. Acute testicular torsion in children: the role of

sonography in the diagnostic workup. Eur Radiol. 2006;16:2527-32.
4. Boniface MP, Mohseni M. Acute Scrotum Pain. In: StatPearls [Internet]. Treasure Island (FL). Stat Pearls Publishing; 2019 Jan.
5. Naouar S, Braiek S, El Kamel R. Testicular torsion in undescended testis: A persistent challenge. Asian J Urol. 2017;4(2):111-115.
6. Visser AJ, Heyns CF. Testicular function after torsion of the spermatic cord. B J U Int 2003;92:200-3.
7. Sessions AE, Rabinowitz R, Hulbert WC, Goldstein MM, Mevorach RA. Testicular torsion: direction, degree, duration and disinformation. J Urol. 2003;169:663-5.
8. Barbosa JA, Tiseo BC, Barayan GA et al. Development and initial validation of a scoring system to diagnose testicular torsion in children. J Urol. 2013 May;189(5):1859-64.
9. Fonseca EUN, Peixoto NR, Cavalcante FA et al. Avaliação ultrassonográfica da dor inguinoescrotal: uma revisão baseada em imagens para o ultrassonografista. Radiol Bras. 2018;51(3):193-9.
10. Kaipia A, Ryymin P, Makela E, Aaltonen M, Kahara V, Kangasni-emi M. Magnetic resonance imaging of experimental testicular torsion. Int J Androl. 2005;28: 355-9.
11. Okorie CO. Unilateral testicular torsion with necrotic outcome: dilemmas of surgical timing. Urology. 2011 Dec;78(6):1232-4.

Seção Traumatologia e Ortopedia

CONCEITOS BÁSICOS EM ORTOPEDIA

Luiz Guilherme Vidal Assad de Carvalho
Demóstenes Moreira
Thiago Mattos Resende

LOMBALGIA AGUDA
Definição
Consiste na dor que se origina na região lombossacral e está associada a diferentes causas, variando desde posturas defeituosas, desvios da coluna, traumatismos e processos degenerativos discais. Por ser uma condição aguda é essencial que o episódio tenha ocorrido em um tempo inferior a 3 meses, já que acima desse período passa a ser denominada de lombalgia crônica. A lombalgia pode estar associada a radiculopatia do nervo ciático, passando a ser denominada de lombociatalgia nestes casos. É uma condição limitante e que merece a atenção adequada nos serviços de urgência e emergência.

Sinais de Alerta (*Red Flags*)
Devido ao elevado número de diagnósticos diferenciais observados em pacientes que apresentam dor lombar, foram criados os chamados "sinais de alerta" ou *red flags* que podem ser obtidos durante a anamnese ou exame físico do paciente, visando realizar uma busca dos fatores etiológicos associados de maneira mais aprofundada (Quadro 122-1).

As solicitações de exames de imagem devem ser realizadas nos casos de lombalgias agudas com presença associada de sinais e sintomas clínicos de déficit neurológico (grave ou progressivo) e na suspeita de sinais de alerta (*red flags*). É recomendável a solicitação de ressonância magnética ou de tomografia computadorizada.

Quadro Clínico
O quadro clínico consiste em dor referida e à palpação na região lombossacral geralmente bilateralmente; ocorrem espasmos da musculatura paravertebral lombar em associação a uma retificação da lordose lombar e presença de postura antálgica; os movimentos da coluna lombossacral encontram-se limitados e em alguns casos há comprometimento do padrão de marcha. Em alguns casos, o paciente apresenta um bloqueio funcional encontrando-se em uma posição "travada". Na presença de irradiação para a região glútea e a face posterior das coxas passa a ser denominada de lombociatalgia, neste caso, recomenda-se a realização da manobra de Lasègue para confirmação.

Diagnóstico
O diagnóstico é essencialmente clínico e por meio de anamnese detalhada. A realização de exame de imagem como radiografia, tomografia computadorizada e ressonância magnética podem ser úteis na busca de lesões degenerativas, traumáticas, compressivas e tumorais.

Tratamento
Como as lombalgias e lombociatalgias apresentam quadro de dor nociceptiva e neuropática, é recomendável o uso de anti-inflamatórios não esteroides e opioides como o tramadol ou oxicodona. Recomenda-se o uso de miorrelaxantes musculares para os espasmos musculares. A injeção de anestésico

Quadro 122-1. Lista de *Red Flags* Associados a Presença de Lombalgia

Antecedentes pessoais	Exame físico
Neoplasias; perda ponderal inexplicável, uso prolongado de esteroides; imunossupressão; infecção do trato urinário; administração de fármacos por via EV; ausência de melhora da dor mesmo em repouso; febre; traumas; incontinência de esfíncteres; presença de retenção urinária	Anestesia em região lombar; ausência de tônus em esfíncter anal; déficit motor em membros inferiores; presença de febre; hipersensibilidade vertebral ao toque; limitação dos movimentos

local em associação a corticoides em "pontos-gatilho" deve ser considerada em alguns casos. Medicamentos coadjuvantes como amitriptilina ou nortriptilina; gabapentina ou pregabalina e corticoides injetáveis são bem tolerados na fase aguda. Em casos selecionados é recomendável a realização de procedimentos cirúrgicos como nas hérnias discais com sequestros herniários livres.

ENTORSES
Definição
Ocorre por um mecanismo torcional associado a lesão ligamentar, sendo mais comum na região do tornozelo. Em cerca de 20 a 40% destes pacientes observa-se a presença de dor residual. Em geral o mecanismo de lesão ocorre por trauma indireto e a instabilidade gerada pode ser leve, moderada ou grave. A classificação de entorse de tornozelo baseia-se no exame clínico da área afetada e divide a lesão em três tipos: grau 1 – estiramento ligamentar; grau 2 – lesão ligamentar parcial; e grau 3 – lesão ligamentar total.

Quadro Clínico
O quadro clínico em geral ocorre pela presença de dor, limitação funcional, edema e equimose. A gravidade da lesão evidenciará seus sinais e sintomas (Fig. 122-1).

Diagnóstico
O diagnóstico baseia-se na regra de Otawa (1992) por serem de fácil compreensão e aplicação, além de apresentar ótima reprodutibilidade. Desta forma, considera-se a presença de dor próxima aos maléolos associada a uma ou mais das condições que incluem: dor a palpação na borda posterior ou na ponta de qualquer maléolo; idade acima dos 55 anos; incapacidade de apoiar o peso do corpo.

É importante coletar informações acerca do mecanismo de lesão (no tornozelo, na maioria das vezes, pelo movimento de inversão), pelos achados no exame clínico, havendo, em alguns casos, a necessidade de exame de imagem por meio de radiografias em duas incidências para descartar ou identificar a presença de fraturas.

Tratamento
Em um serviço de urgência, o tratamento consiste na utilização do método POLICE que consiste em realizar: **proteção** articular; ***optimal loading*** que consiste no controle de descarga de peso otimizada (carga otimizada), respeitando com isso o processo de cicatrização da lesão; ***ice*** = gelo, por meio da utilização de compressa ou bolsa de gelo por 20 minutos; **compressão** por meio de bandagem e **elevação** do segmento para facilitar o retorno venoso. A administração de analgésicos e anti-inflamatórios não esteroides podem somar-se ao método POLICE de tratamento proposto.

CONTUSÃO E DISTENSÃO MUSCULARES
Definição
Consiste em uma lesão aguda associada a presença de dor, edema e limitação funcional. O grau da lesão pode variar de leve até um quadro grave, acometendo as estruturas circundantes ao trauma ou distensão do músculo.

Quadro Clínico
O quadro clínico está associado a presença de dor local com desconforto e rigidez, acompanhada de edema, além de déficit da função (limitação funcional) do segmento acometido que ocorre temporariamente em decorrência de um processo inflamatório local (Fig. 122-2).

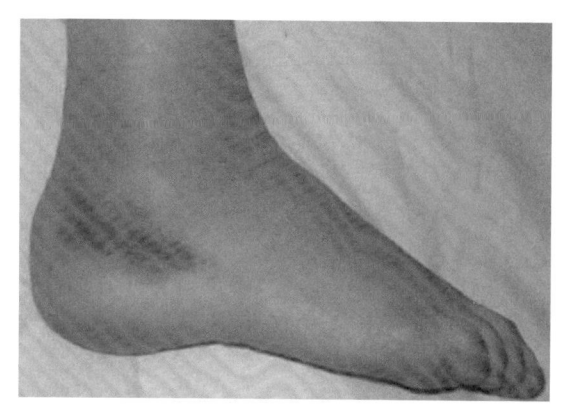

Fig. 122-1. Entorse de tornozelo. (Ver *Prancha em Cores*.)

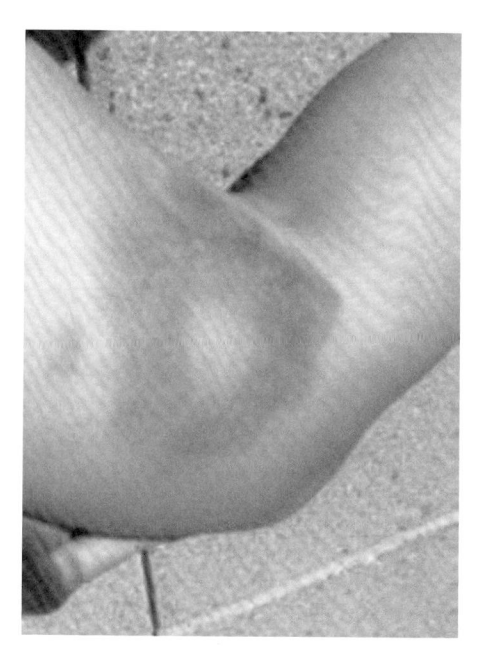

Fig. 122-2. Contusão. (Ver *Prancha em Cores*.)

Diagnóstico

O diagnóstico é essencialmente clínico, complementado com exame de imagem como ultrassonografia e ressonância magnética.

Tratamento

Assim como na entorse, o tratamento consiste na utilização do método POLICE (já descrito). Também se podem administrar analgésicos e anti-inflamatórios não esteroides associados ao método POLICE de tratamento proposto.

BIBLIOGRAFIA

Bucholz RW, Heckman JD, Court-Brown CM, Tornetta P. Fraturas em adultos de Rockwood & Green. 7. ed. Barueri: Manole; 2013. Vol. 1.

Bucholz RW, Heckman JD, Court-Brown CM, Tornetta P. Fraturas em adultos de Rockwood & Green. 7. ed. Barueri: Manole; 2013. Vol. 2.

Canale ST, Beaty JH. Cirurgia Ortopédica de Campbell. 12. ed. São Paulo: Manole; 2017. Vol. 1

Canale ST, Beaty JH. Cirurgia Ortopédica de Campbell. 12. ed. São Paulo: Manole; 2017. Vol. 2.

Cohen M. Tratado de Ortopedia. São Paulo: Roca; 2007.

Dandy DJ, Edwards DJ. Fundamentos em ortopedia e traumatologia: uma abordagem prática. 5. ed. Rio de Janeiro: Elsevier; 2011.

Geraldo M, Tarcisio B. Ortopedia e Traumatologia. Rio de Janeiro: Elsevier; 2017.

Porto CC, Porto AL. Clínica Médica na prática diária. Rio de Janeiro: Guanabara Koogan; 2016.

Hebert SK, Barros Filho TEP, Xavier R, Pardini Jr AG. Ortopedia e Traumatologia: Princípios e Prática. 5. ed. Porto Alegre: Artmed; 2017.

CAPÍTULO 123
FRATURAS

Luiz Guilherme Vidal Assad de Carvalho
Demóstenes Moreira
Thiago Mattos Resende

DEFINIÇÃO

Consiste na interrupção ou perda da continuidade da cortical óssea, provocada em sua maioria por uma lesão traumática, que pode ser ocasionada por: carga de alta ou baixa energia; traumatismos direto ou indiretos. As fraturas são consideradas urgências médicas e devem ser tratadas o mais rápido possível (Figs. 123-1 e 123-2).

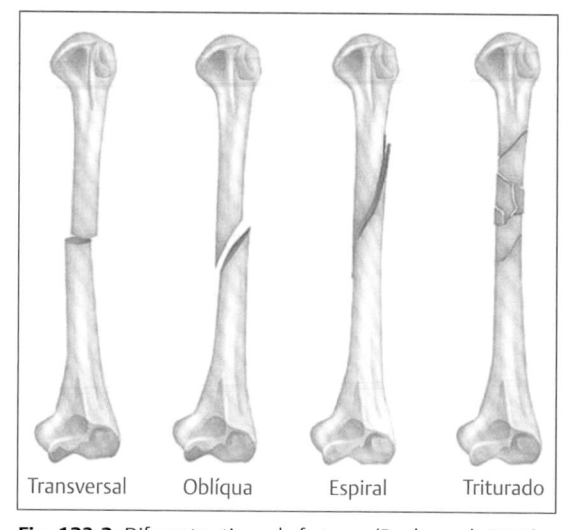

Fig. 123-2. Diferentes tipos de fraturas (Rockwood, 2013).

FRATURAS EXPOSTAS

Nas fraturas expostas há ruptura do invólucro de tecidos moles sobre o local da fratura ou em suas proximidades de tal forma que o osso subjacente se comunica com o meio externo.

Clinicamente, o diagnóstico pode ser feito pela inspeção do segmento fraturado pela visualização do foco da ferida, contudo em casos de dúvida diagnóstica, como em lesões puntiformes ou contusas, a presença de gotículas de gordura no sangue torna a hipótese diagnóstica de fratura exposta mais evidente (Figs. 123-3 e 123-4).

Quadro Clínico

O quadro clínico consiste em dor, deformidade, edema ou hematoma, palidez ou cianose em extremidades; alteração na temperatura local; escoriações ou lacerações na superfície da pele, presença de desvios ou alterações na anatomia da(s) estrutura(s) óssea(s) envolvida(s), déficit dos movimentos e presença de crepitação a depender da gravidade da fratura.

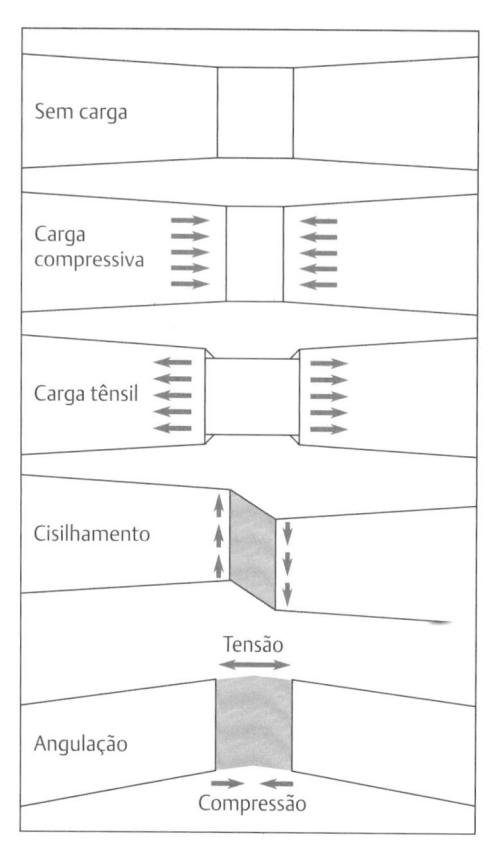

Fig. 123-1. Mecanismos de trauma associados aos diferentes tipos de fraturas (Rockwood, 2013).

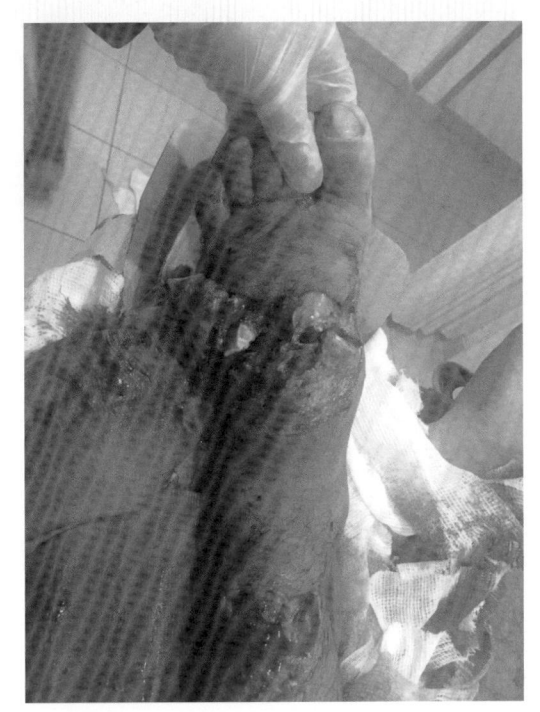

Fig. 123-3. Fratura exposta em membro inferior. (Ver *Prancha em Cores.*)

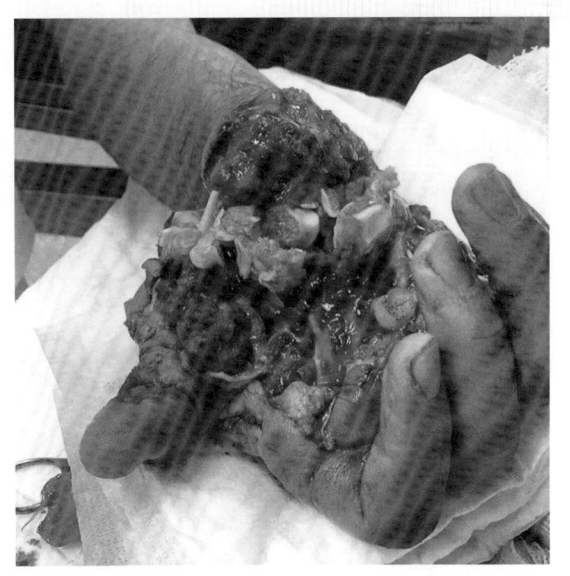

Fig. 123-4. Fratura exposta em membro superior. (Ver *Prancha em Cores.*)

Diferentes classificações foram sugeridas para as fraturas expostas, entretanto, a classificação de Gustilo e Anderson tem sido a mais recomendada pois leva em consideração a energia cinética do trauma, o grau de lesão das partes moles e o grau de contaminação, parâmetros, que vão impactar de forma direta na abordagem terapêutica (Quadro 123-1).

Diagnóstico

Devem-se documentar as características dos ferimentos (fotos, prontuário) além de considerar os aspectos relacionados com o acometimento dos tecidos moles (desluvamento, abrasões, cortes). A avaliação neurológica, assim como a avaliação dos pulsos distais (perfusão distal), temperatura e cor do membro acometido são essenciais. Importante considerar a presença de sangue com gotículas de gordura e em casos de dúvida diagnóstica tratar a fratura como sendo exposta. É importante a realização de exame radiográfico em pelo menos duas incidências para identificação e caracterização precisa do tipo de fratura (Fig. 123-5).

Tratamento

O tratamento das fraturas fechadas divide-se em conservadores e cirúrgicos. O tratamento conservador é realizado por meio do uso de imobilizadores ou órteses que visam estabilizar o segmento fraturado até que ocorra a consolidação definitiva da estrutura óssea. A administração de analgésicos e opioides faz-se necessária em grande parte dos casos. O tratamento cirúrgico é necessário quando não é possível a obtenção de redução ou estabilidade adequadas por meio de métodos incruentos.

As fraturas expostas são necessariamente cirúrgicas, tendo a necessidade de realizar desbridamento, limpeza mecânica exaustiva com soro fisiológico e fixação da fratura por meio de fixação interna ou na maioria das vezes fixação externa temporária. A antibioticoterapia deve ser realizada o quanto antes, de acordo com a classificação de Gustilo e Anderson, sendo administrada de 24 a 48 horas e por 24

Quadro 123-1. Classificação de Gustilo e Anderson para as Fraturas Expostas

Tipo	Ferida	Contaminação	Partes moles	Lesão óssea
I	< 1 cm	Limpa	Mínima	Simples
II	1 a 10 cm	Moderada	Moderada	Moderada
III A	> 10 cm	Contaminada	Grave + cobertura possível	Multifragmentada
III B	> 10 cm	Contaminada	Grave + cobertura deficiente	Multifragmentada
III C	> 10 cm	Contaminada	Lesão vascular que necessita reparo	Multifragmentada

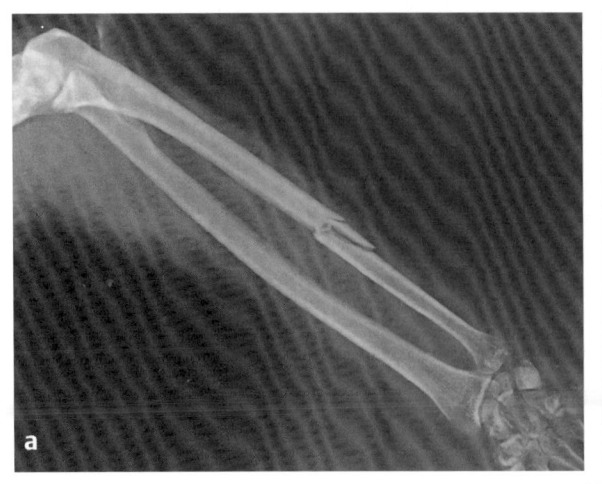

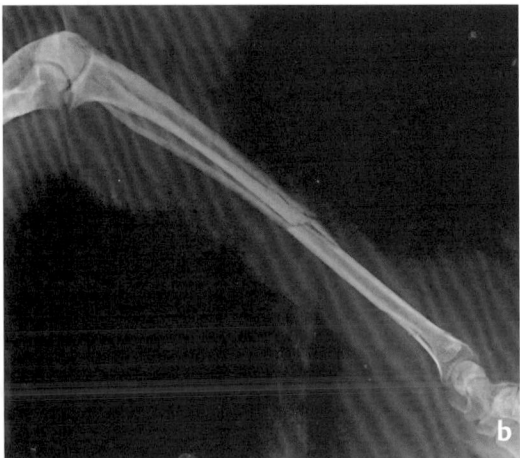

Fig. 123-5. Radiografia de fratura em antebraço em AP (**a**) e perfil (**b**).

horas a cada abordagem cirúrgica. Os antibióticos recomendados são: cefazolina 2 g de 8/8 horas; cefazolina 2 g de 8/8 horas + gentamicina 3-5 mg/kg/dia e pode-se acrescentar penicilina 2 milhões UI EV 4/4 h ou clindamicina ou vancomicina ao invés da cefalosporina.

Na abordagem cirúrgica o desbridamento superficial e profundo serve para ampliação da ferida com a retirada de tecido necrosado e para a reclassificação da fratura. A fixação da fratura pode ser realizada por meio de fixação externa ou interna. É importante lembrar que o "controle de danos" é essencial em pacientes politraumatizados que dão entrada nos serviços de urgência e emergência (Figs. 123-6 e 123-7).

FRATURAS DO TIPO *OPEN BOOK*
São fraturas pouco frequentes que ocorrem na pelve e estão relacionadas com grandes sangramentos localizados na região retroperitoneal e que podem levar a óbito logo após o trauma, principalmente se não forem identificadas e tratadas adequadamente.

As fraturas de pelve em "livro aberto" ou *open book* estão associadas a traumas de alta energia, devendo ser investigadas em pacientes que sofreram politraumatismos graves.

Na realização do exame físico do paciente, devem-se avaliar comprometimento neurológico envolvendo o plexo lombossacral, presença de contusão e equimoses na região pélvica, dismetria e rotações externas em membros inferiores, sangue no meato uretral (hematúria) ou ao redor do reto (toque retal), feridas abertas na topografia pélvica e presença de instabilidade pélvica ao realizar a mobilização e os testes para avaliar estabilidade

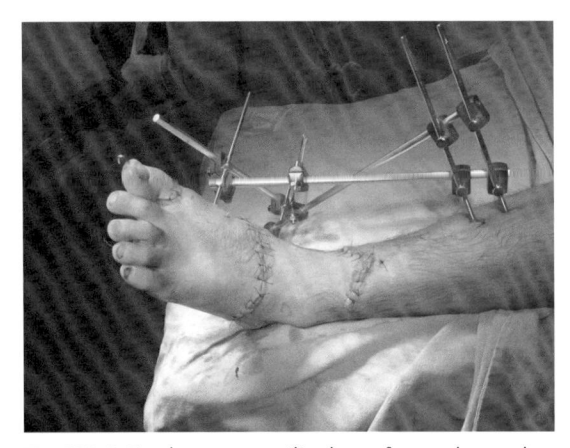

Fig. 123-6. Fixador externo utilizado em fratura de membro inferior.

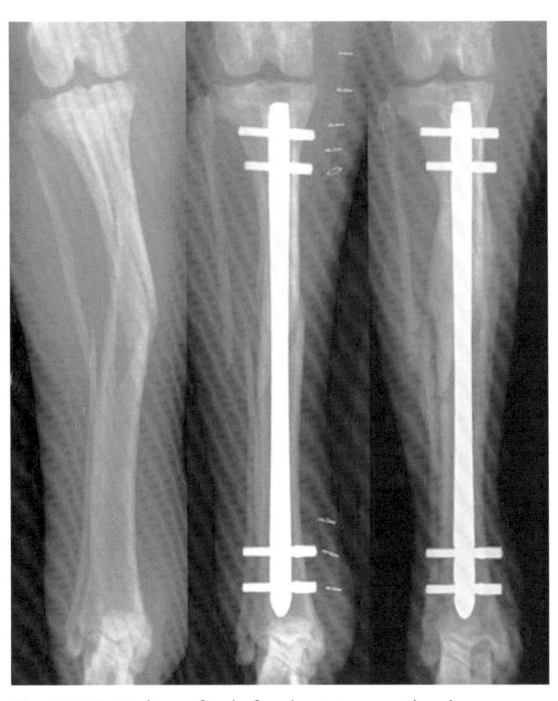

Fig. 123-7. Radiografia de fixador interno utilizado em fratura de membro inferior.

pélvica, teste da compressão laterolateral e teste de Volkman, sendo possível a realização de somente uma vez. A realização de radiografia em AP e incidências complementares em *inlet* e *outlet* é importante para avaliar a disposição das estruturas que compõem a região pélvica e confirmar o diagnóstico de *open book* através de alargamento ou disjunção da sínfise púbica (> 2,5 cm), assimetria (alargamento) das articulações sacroilíacas e presença de fraturas associadas.

O atendimento do paciente com trauma pélvico deve seguir os princípios da ATLS em que o diagnóstico e a terapêutica são realizados de forma coordenada e sistemática. É importante lembrar que uma das medidas essenciais para a contenção de danos consiste na estabilização e na compressão da pelve através de faixas ou lençóis no nível dos trocânteres maiores. Após a confirmação do diagnóstico de *open book* a conduta ortopédica pode ser realizada por meio de estabilização provisória da fratura da pelve realizando-se fixação externa para controle de danos com consequente estabilização hemodinâmica.

Em relação à estabilização definitiva, utiliza-se a fixação interna.

BIBLIOGRAFIA

Bucholz RW, Heckman JD, Court-Brown CM, Tornetta P. Fraturas em adultos de Rockwood & Green. 7. ed. Barueri: Manole; 2013. Vol. 1.

Bucholz RW, Heckman JD, Court-Brown CM, Tornetta P. Fraturas em adultos de Rockwood & Green. 7. ed. Barueri: Manole; 2013. Vol. 2.

Canale ST, Beaty JH. Cirurgia Ortopédica de Campbell. 12. ed. São Paulo: Manole; 2017. Vol. 1.

Canale ST, Beaty JH. Cirurgia Ortopédica de Campbell. 12. ed. São Paulo: Manole; 2017. Vol. 2.

Cohen M. Tratado de Ortopedia. São Paulo: Roca; 2007.

Dandy DJ, Edwards DJ. Fundamentos em ortopedia e traumatologia: uma abordagem prática. 5. ed. Rio de Janeiro: Elsevier; 2011.

Geraldo M, Tarcisio B. Ortopedia e Traumatologia. Rio de Janeiro: Elsevier; 2017.

Porto CC, Porto AL. Clínica Médica na prática diária. Rio de Janeiro: Guanabara Koogan; 2016.

Hebert SK, Barros Filho TEP, Xavier R, Pardini Jr AG. Ortopedia e Traumatologia: Princípios e Prática. 5. ed. Porto Alegre: Artmed; 2017.

SÍNDROME COMPARTIMENTAL EM ORTOPEDIA

CAPÍTULO 124

Demóstenes Moreira
Luiz Guilherme Vidal Assad de Carvalho
Thiago Mattos Resende
Lorena Costa Miron

DEFINIÇÃO
É uma urgência ortopédica caracterizada pelo conjunto de sinais e sintomas de elevação da pressão de fluido tecidual em um compartimento osteofacial fechado, sendo ocasionado por qualquer alteração clínica que promova o aumento desta pressão. Diferentes situações podem favorecer o surgimento de síndrome compartimental, tais como: traumas; imobilizações inadequadas; fraturas supracondilianas em crianças; lesões arteriais; esmagamentos e queimaduras.

QUADRO CLÍNICO
Consiste na presença de dor (*pain*) exacerbada, perfusão alterada, parestesia, paralisia e palidez. A presença desses sinais e sintomas é descrita como os 5 P's, essenciais para o diagnóstico clínico da síndrome compartimental (Fig. 124-1).

DIAGNÓSTICO
O diagnóstico da síndrome compartimental é essencialmente clínico em quase sua totalidade (Fig. 124-2).

TRATAMENTO
O tratamento indicado para a síndrome compartimental é a realização de fasciotomia, que consiste em um procedimento cirúrgico para proporcionar alívio da pressão e melhora da vascularização no local do segmento acometido.

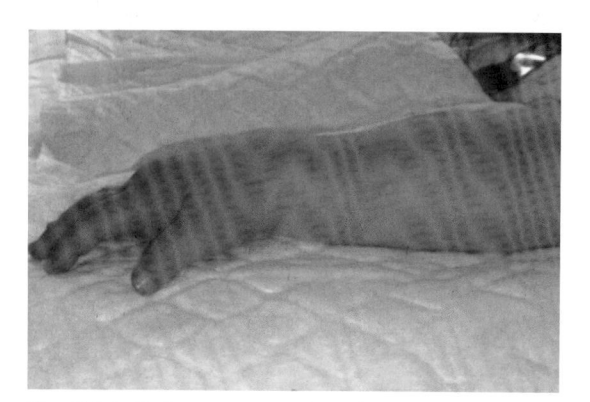

Fig. 124-1. Síndrome compartimental em membro superior. (Ver *Prancha em Cores.*)

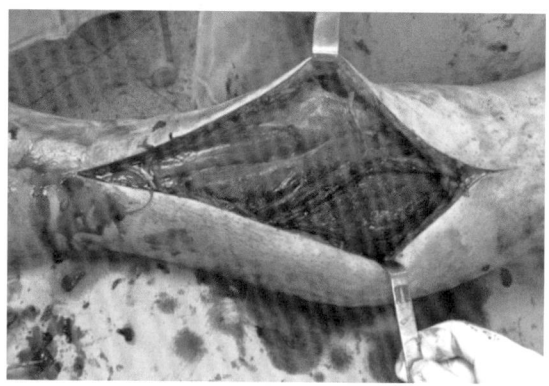

Fig. 124-2. Fasciotomia realizada em membro com síndrome compartimental. (Ver *Prancha em Cores.*)

BIBLIOGRAFIA

Bucholz RW, Heckman JD, Court-Brown CM, Tornetta P. Fraturas em adultos de Rockwood & Green. 7. ed. Barueri: Manole; 2013. Vol. 1.

Bucholz RW, Heckman JD, Court-Brown CM, Tornetta P. Fraturas em adultos de Rockwood & Green. 7. ed. Barueri: Manole; 2013. Vol. 2.

Canale ST, Beaty JH. Cirurgia Ortopédica de Campbell. 12. ed. São Paulo: Manole; 2017. Vol. 1.

Canale ST, Beaty JH. Cirurgia Ortopédica de Campbell. 12. ed. São Paulo: Manole; 2017. Vol. 2.

Cohen M. Tratado de Ortopedia. São Paulo: Roca; 2007.

Dandy DJ, Edwards DJ. Fundamentos em ortopedia e traumatologia: uma abordagem prática. 5. ed. Rio de Janeiro: Elsevier; 2011.

Geraldo M, Tarcisio B. Ortopedia e Traumatologia. Rio de Janeiro: Elsevier; 2017.

Porto CC, Porto AL. Clínica Médica na prática diária. Rio de Janeiro: Guanabara Koogan; 2016.

Hebert SK, Barros Filho TEP, Xavier R, Pardini Júnior AG. Ortopedia e Traumatologia: Princípios e Prática. 5. ed. Porto Alegre: Artmed; 2017.

CAPÍTULO 125

LUXAÇÃO

Luiz Guilherme Vidal Assad de Carvalho
Demóstenes Moreira
Thiago Mattos Resende

DEFINIÇÃO
É uma urgência ortopédica caracterizada pela perda da congruência articular que ocorre geralmente em indivíduos jovens, sendo o mecanismo de trauma direto ou indireto de alta energia. As luxações do ombro (glenoumeral) são as que ocorrem com maior frequência, podendo também ocorrer em outras articulações como a coxofemoral, interfalangeanas e a tibiotalar.

QUADRO CLÍNICO
Consiste em dor, deformidade com perda do contorno articular, bloqueio articular, edema e equimose.

DIAGNÓSTICO
O diagnóstico é clínico, porém é essencial um exame radiográfico em duas incidências para avaliar o tipo de luxação (Figs. 125-1 e 125-2).

TRATAMENTO
A conduta inicial consiste na realização de exame de imagem que deve ser relatado em prontuário. Posteriormente é feita a redução da luxação seguida de imobilização e novo controle de imagem para avaliar e certificar que a articulação se encontra em um padrão anatômico adequado. Podem-se prescrever analgésicos e/ou anti-inflamatórios não esteroides para aliviar o quadro álgico. Em alguns casos, dependendo da gravidade, é necessária a realização de procedimento cirúrgico (Figs. 125-3 e 125-4).

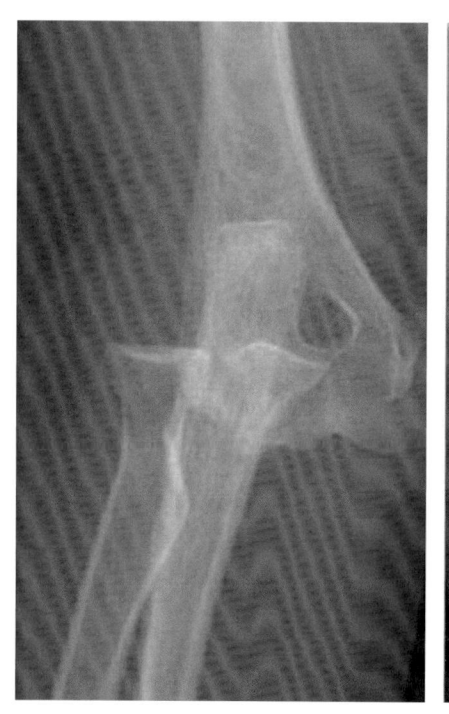

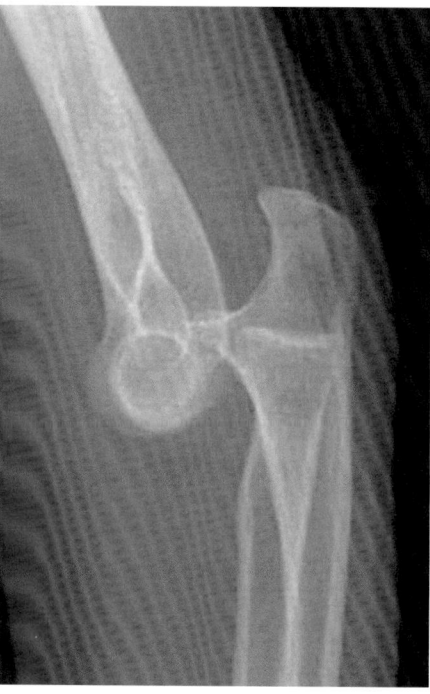

Fig. 125-1. Luxação de cotovelo.

SEÇÃO TRAUMATOLOGIA E ORTOPEDIA

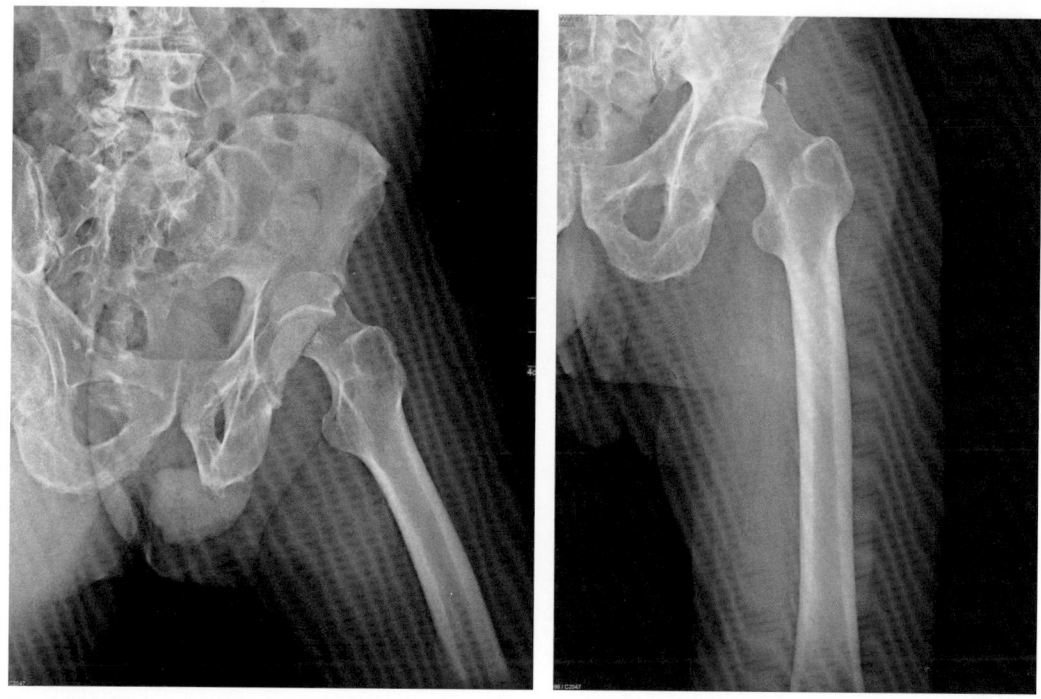

Fig. 125-2. Fratura-luxação coxofemoral.

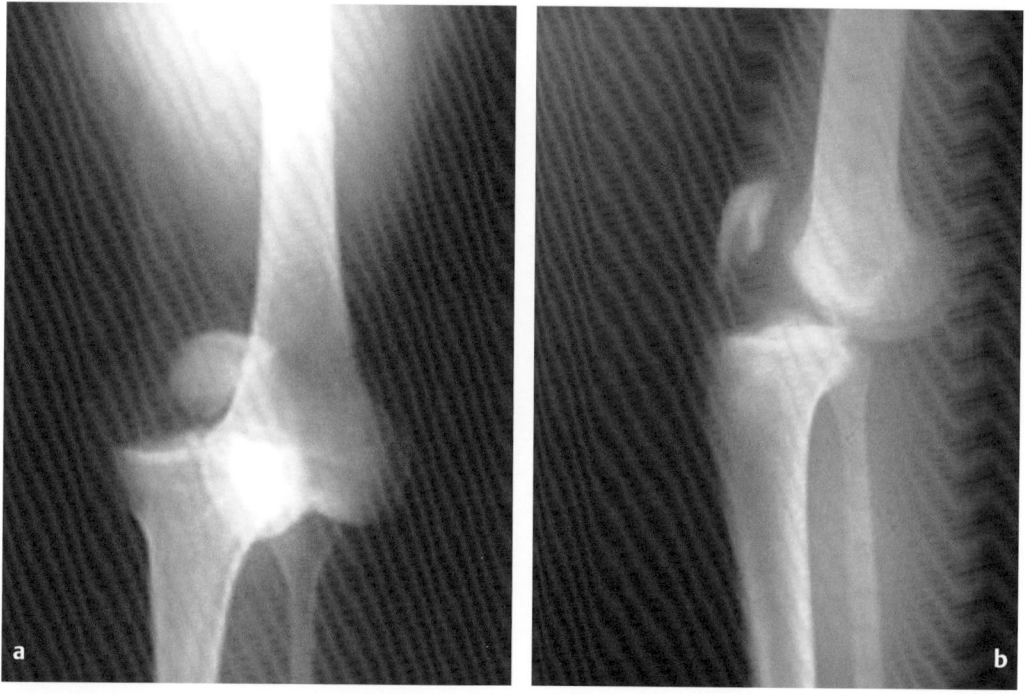

Fig. 125-3. Luxação de joelho AP (**a**) e perfil (**b**).

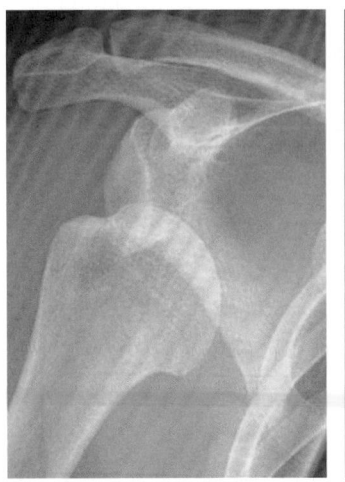

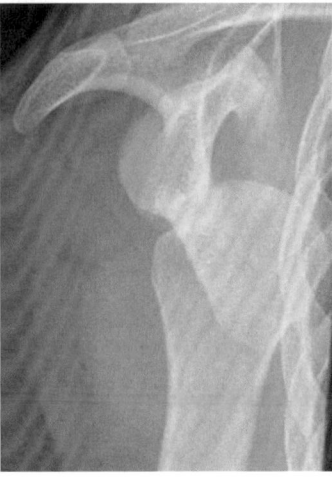

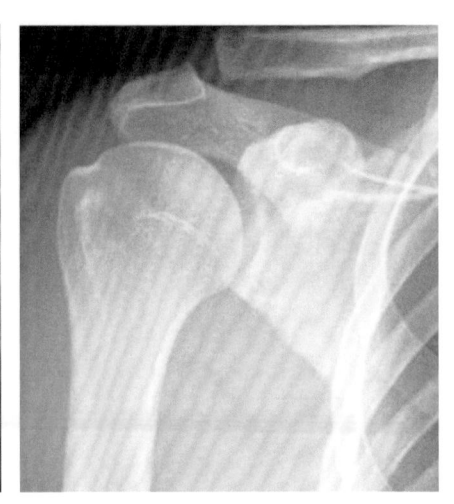

Fig. 125-4. Luxação de ombro antes e após a redução.

BIBLIOGRAFIA

Bucholz RW, Heckman JD, Court-Brown CM, Tornetta P. Fraturas em adultos de Rockwood & Green. 7. ed. Barueri: Manole; 2013. Vol. 1.

Bucholz RW, Heckman JD, Court-Brown CM, Tornetta P. Fraturas em adultos de Rockwood & Green. 7. ed. Barueri: Manole; 2013. Vol. 2.

Canale ST, Beaty JH. Cirurgia Ortopédica de Campbell. 12. ed. São Paulo: Manole; 2017. Vol. 1.

Canale ST, Beaty JH. Cirurgia Ortopédica de Campbell. 12. ed. São Paulo: Manole; 2017. Vol. 2.

Cohen M. Tratado de Ortopedia. São Paulo: Roca; 2007.

Dandy DJ, Edwards DJ. Fundamentos em ortopedia e traumatologia: uma abordagem prática. 5. ed. Rio de Janeiro: Elsevier; 2011.

Geraldo M, Tarcisio B. Ortopedia e Traumatologia. Rio de Janeiro: Elsevier; 2017.

Porto CC, Porto AL. Clínica Médica na prática diária. Rio de Janeiro: Guanabara Koogan; 2016.

Hebert SK, Barros Filho TEP, Xavier R, Pardini Jr AG. Ortopedia e Traumatologia: Princípios e Prática. 5. ed. Porto Alegre: Artmed; 2017.

TRAUMA DE EXTREMIDADES E AMPUTAÇÕES

CAPÍTULO 126

Thaís Barretto Aleixo
Camila Silver e Silva

TÓPICOS IMPORTANTES

- Lesões do sistema musculoesquelético são comuns nos pacientes vítimas de trauma. O atraso no reconhecimento e no tratamento dessas lesões pode resultar em hemorragias com risco de vida ou perda de membros.
- A presença de alguns tipos de lesões é mais preocupante, tais como esmagamentos, edema em um espaço musculofascial intacto e embolia gordurosa.
- O uso apropriado de talas diminui significativamente o desconforto de um paciente, diminuindo sua dor.

INTRODUÇÃO

O trauma de extremidades faz parte da abordagem dos traumas musculoesqueléticos. É muito comum pacientes vítimas de trauma apresentarem lesões no sistema musculoesquelético (Fig. 126-1). Essas lesões costumam parecer dramáticas, mas dificilmente são causa de ameaça imediata à vida ou ao membro. Entretanto, lesões musculoesqueléticas apresentam um grande potencial para distrair os membros da equipe de outras prioridades urgentes da abordagem inicial. O principal é o reconhecimento das lesões que apresentem risco de vida, associação com lesões de outros sistemas, e conhecimento anatômico para proteger o paciente e evitar complicações.[1]

Alguns tipos de lesões podem ser consideradas mais preocupantes, tais como nos casos de esmagamento (pois há liberação de mioglobina do músculo, que pode precipitar-se nos túbulos renais e causar insuficiência renal); grandes edemas em um espaço musculofascial intacto (pode causar

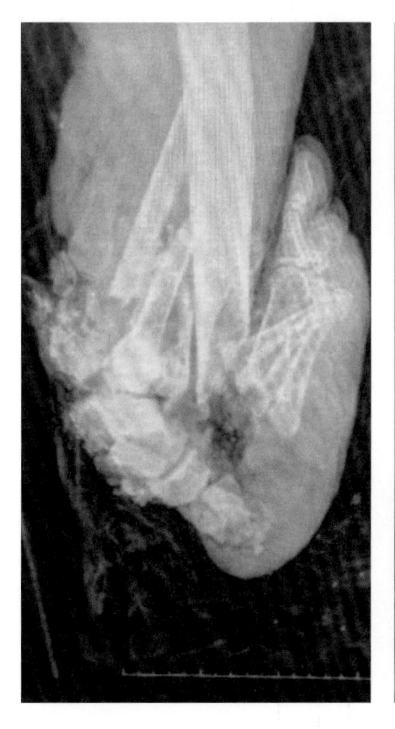

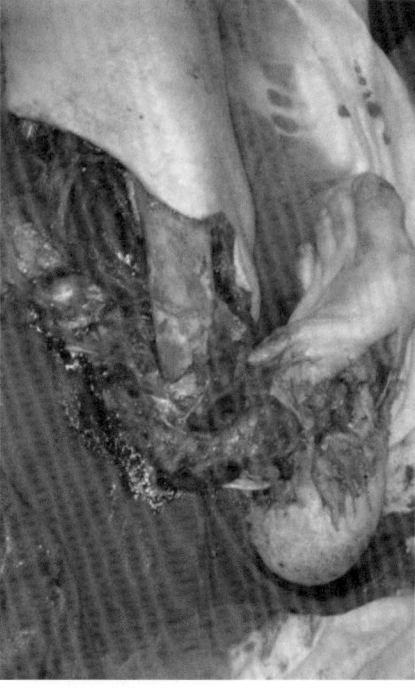

Fig. 126-1. Amputação traumática de tornozelo. (Ver *Prancha em Cores.*)

síndrome compartimental aguda que, se não for diagnosticada e tratada, pode levar ao comprometimento e à perda da extremidade); e embolia gordurosa, uma complicação não tão comum, mas altamente letal nas fraturas de ossos longos (pode levar a insuficiência pulmonar e comprometimento da função cerebral).[1]

O trauma musculoesquelético foge um pouco do padrão de ressuscitação proposta pelo protocolo do trauma (principalmente o ABCDE); porém, as lesões desse sistema não devem ser retardadas, mas sim tratadas em conjunto com as demais para garantir a melhor abordagem possível ao paciente. A reavaliação contínua é necessária para identificar todos os tipos de lesões.[1]

AVALIAÇÃO PRIMÁRIA E REANIMAÇÃO DE PACIENTES QUE APRESENTAM LESÕES DE EXTREMIDADES POTENCIALMENTE AMEAÇADORAS À VIDA

Durante a avalição, é essencial o reconhecimento e o controle das hemorragias nas lesões musculoesqueléticas. As lesões de extremidades potencialmente fatais incluem hemorragia arterial (Quadro 126-1), fraturas femorais bilaterais, e síndrome do esmagamento. O controle da hemorragia é mais bem alcançado com a aplicação de pressão local, e a ressuscitação com fluidos é um complemento importante nesse tipo de lesão.[1,2]

MEDIDAS AUXILIARES À AVALIAÇÃO PRIMÁRIA

Medidas auxiliares à avaliação primária nos pacientes com trauma musculoesquelético incluem imobilização da fratura e exame radiográfico, quando houver suspeita de que o choque foi provocado pela fratura.[1]

AVALIAÇÃO SECUNDÁRIA

Os elementos da avaliação secundária do doente com lesões musculoesqueléticas são a história e o exame físico.[1]

Aspectos-chave da história do doente são o mecanismo do trauma, o ambiente, o estado anterior ao trauma, fatores predisponentes, observações e cuidados pré-hospitalares (são de extrema importância as informações passadas pela equipe de atendimento pré-hospitalar, e devem ser inseridas no prontuário do paciente). O médico deve reconstruir mentalmente a cena do trauma e identificar outras potenciais lesões que o doente possa apresentar, verificando detalhes sobre o acidente, tais como localização do doente antes do trauma, localização após, se houve relação com altura, no caso de acidente automobilístico se houve acionamento de *airbag*, estado interno e externo do veículo, ou seja, coletar o maior número possível de informações para mensurar a magnitude das lesões.[1]

O doente deve ser completamente despido para um exame adequado. A avaliação das extremidades do doente traumatizado tem três objetivos:[1]

- Identificar as lesões que podem pôr a vida em risco (avaliação primária).
- Identificar as lesões que podem pôr o membro em risco (avaliação secundária).
- Proceder a uma revisão sistemática para evitar que quaisquer outras lesões musculoesqueléticas passem despercebidas (reavaliação contínua).[1]

A avaliação do trauma musculoesquelético pode ser realizada examinando o doente e conversando com ele, e deve incluir a palpação das suas extremidades e a realização de uma revisão metódica e lógica de cada extremidade. Os quatro componentes que devem ser avaliados para reduzir o risco de deixar passar despercebida uma lesão são:[1]

- A pele (que protege o doente de perdas excessivas de líquido e de infecção).
- A função neuromuscular.
- O estado circulatório.
- A integridade dos ossos e dos ligamentos.[1]

A deformidade de uma extremidade é um sinal característico de um trauma significativo. O Quadro 126-2 descreve as deformidades articulares mais comuns.[1]

Outro ponto importante é a escolha do antibiótico utilizado nas fraturas expostas, que variam principalmente de acordo com o tamanho da lesão e o grau de contaminação. O tratamento dos pacientes com fratura exposta deve ser realizado o mais precoce possível, com utilização de antibióticos intravenosos, com a dosagem baseada no peso. Cefalosporinas de primeira geração são necessários para todos os pacientes com fraturas expostas (Quadro 126-3). O atraso na administração de antibióticos além de 3 horas está relacionado com um risco aumentado de infecção.[1]

Quadro 126-1. Lesão Arterial e Amputação Traumática[2]

Destaques: lembrar que uma hemorragia arterial importante nos membros pode resultar de	Amputação traumática do membro
	Trauma penetrante com laceração de grande artéria
	Fratura próxima a uma artéria, que pode produzir laceração na mesma
	Luxação ou fratura-luxação em uma articulação próxima a uma artéria importante, que pode lacerar a mesma

Quadro 126-2. Deformações em Luxações Articulares mais Comuns[1]

Articulação	Direção	Deformação
Ombro	Anterior	Assume uma forma retangular
	Posterior	Fica travado em rotação interna
Quadril	Anterior	Fletido, abduzido, rodado externamente
	Posterior	Fletido, aduzido, rodado internamente
Cotovelo	Posterior	O olécrano faz saliência posteriormente
Joelho*	Anteroposterior	Perda do contorno normal, estendido
Tornozelo	A mais comum é a lateral	Rodado externamente, maléolo medial proeminente
Articulação subtalar	A mais comum é a lateral	Deslocamento lateral do osso do calcâneo

*A luxação do joelho pode, algumas vezes, reduzir-se espontaneamente e pode apresentar-se sem perda externa óbvia de sangue ou anomalias radiográficas até que o exame físico da articulação seja realizado e a instabilidade detectada clinicamente.

Quadro 126-3. Diretrizes de Dosagem de Antibióticos Intravenosos Baseadas no Peso[1]

Fraturas expostas	Cefalosporinas de 1ª geração (cobertura para Gram-positivos) *Cefazolina*	Se alérgico à penicilina *Clindamicina*	Aminoglicosídeo (cobertura para Gram-negativos) *Gentamicina*	*Piperacilina/ tazobactam* (amplo espectro – cobertura para Gram-positivos e negativos)
Ferida < 1 cm; contaminação suave ou mínimo dano tecidual	< 50 kg: 1 g 8/8 h 50 a 100 kg: 2 g 8/8 h > 100 kg: 3 g 8/8 h	< 80 kg: 600 mg 8/8 h > 80 kg: 900 mg 8/8 h		
Ferida 1-10 cm; moderado dano tecidual; cominuição de fratura	< 50 kg: 1 g 8/8 h 50 a 100 kg: 2 g 8/8 h > 100 kg: 3 g 8/8 h	< 80 kg: 600 mg 8/8 h > 80 kg: 900 mg 8/8 h		
Danos graves ao tecido mole e grande contaminação, com prejuízo vascular associado	< 50 kg: 1 g 8/8 h 50 a 100 kg: 2 g 8/8 h > 100 kg: 3 g 8/8 h	< 80 kg: 600 mg 8/8 h > 80 kg: 900 mg 8/8 h	2,5 mg/kg para crianças (ou < 50 kg) 5 mg/kg para adultos (isto é, 150 lb pt = 340 mg)	
Pátio, solo ou água parada, independente de tamanho da ferida ou gravidade da lesão				3,375 g 6/6 h (< 100 kg) 4,5 g de 6/6 h (> 100 kg)**

** Se alérgico à penicilina, consultar o departamento de doenças infecciosas ou farmácia.

OUTRAS LESÕES DOS MEMBROS

Outras lesões significativas de extremidades incluem contusões, lacerações, lesões articulares e fraturas, lembrando que nelas o tratamento envolve a imobilização, que inclui as articulações acima e abaixo da fratura, e, após a imobilização, o estado neurológico e vascular do membro deve ser reavaliado, para que a proporção da lesão seja reconhecida.[1]

CONTROLE DA DOR

O uso apropriado de talas diminui significativamente o desconforto de um paciente, controlando a quantidade de movimento que ocorre no local lesionado. Analgésicos são indicados para pacientes com lesões articulares e fraturas. Pacientes que não parecem ter dor significativa ou desconforto de uma grande fratura podem ter outras lesões associadas que interferem com a sensibilidade e a percepção (p. ex., lesões intracranianas ou da medula espinhal) ou estar sob a influência de álcool e/ou drogas.[1]

O alívio eficaz da dor geralmente requer a administração de narcóticos, que deve ser dada em pequenas doses por via intravenosa e repetidas conforme necessário.[1]

Os bloqueios nervosos regionais desempenham um papel no alívio da dor e na redução apropriada de fraturas. É essencial avaliar e documentar qualquer lesão nervosa periférica antes de administrar um bloqueio nervoso. Mantenha sempre o risco de síndrome compartimental em mente (Quadro 126-4 e Fig. 126-2), já que esta condição pode ser mascarada em um paciente que tenha sofrido bloqueio nervoso.[1]

Quadro 126-4. Sinais e Sintomas de Síndrome Compartimental[1]

Dor mais intensa do que a esperada e desproporcional ao estímulo

Dor no alongamento passivo do músculo afetado

Edema tenso do compartimento afetado

Parestesias ou alteração na sensibilidade distal ao compartimento afetado

LESÕES ÓSSEAS OCULTAS

Nem todas as lesões podem ser diagnosticadas durante a avaliação primária. Pode ser difícil identificar fraturas mais sutis ou lesões de ligamentos e articulações, especialmente se o paciente está inconsciente ou tem outros ferimentos graves. Algumas lesões podem ser descobertas dias após o acidente. Portanto, é crucial reavaliar o paciente repetidamente e se comunicar com outros membros da equipe de trauma e da família do paciente sobre a possibilidade de lesões esqueléticas ocultas.[1]

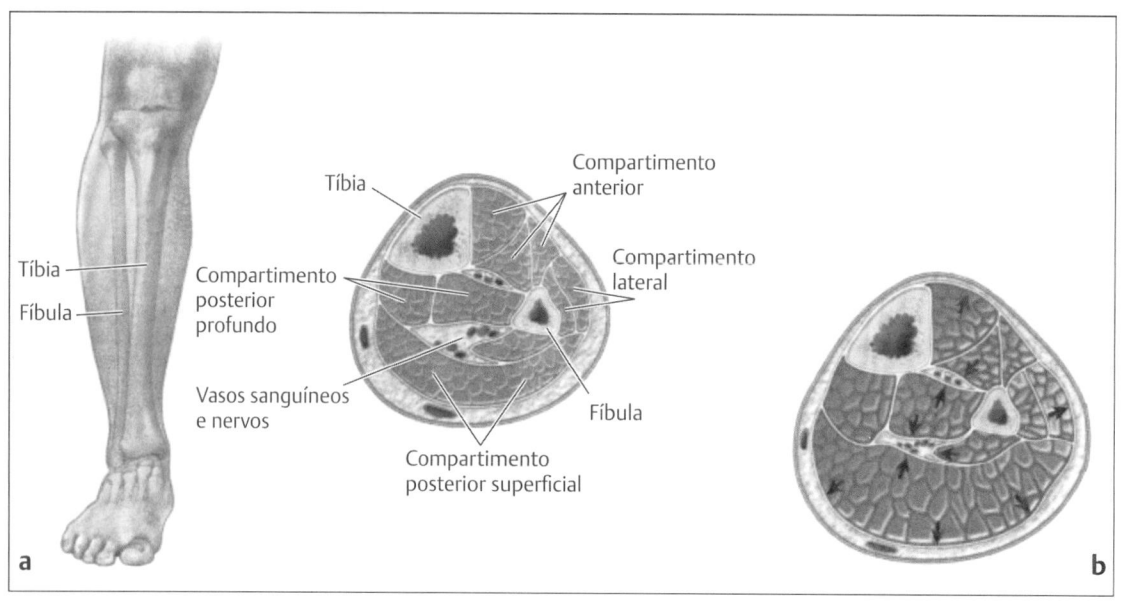

Fig. 126-2. Síndrome compartimental. Tal condição ocorre quando a pressão no interior do músculo do compartimento osteofascial causa isquemia e necrose subsequentes. (**a**) Panturrilha normal. (**b**) Panturrilha com síndrome compartimental.[1]

SUGESTÕES DE CONDUTA NA LESÃO ARTERIAL VISÍVEL

1. Lembrar-se de realinhar fraturas e aplicar talas imediatamente antes de atuar sobre a lesão arterial.
2. Lembrar-se de reduzir luxações imediatamente antes de atuar sobre a lesão arterial e aplicar uma tala. Mesmo que a tentativa de redução não tenha êxito a princípio, deve-se imobilizar o membro com uma tala.
3. O alinhamento de fraturas e a redução de luxações nunca devem atrasar o tratamento de emergência de lesões arteriais importantes. Se não for possível corrigir tais problemas em alguns segundos, passar para o controle da hemorragia propriamente dito (Fig. 126-3).[2]

REFERÊNCIAS BIBLIOGRÁFICAS

1. ATLS. Advanced Trauma Life Support – Tenth edition. (acesso em 24 nov 2019). Disponível em: http://viaaerearcp.files.wordpress.com/2018/02/atls-2018.pdf.
2. Secretaria de estado de saúde do espírito santo (SESES). Atendimento de urgência ao paciente vítima de trauma. (acesso em 3 jan 2019). Disponível em: https://saude.es.gov.br/Media/sesa/Protocolo/Atendimento%20de%20Urg%C3%AAncia%20ao%20Paciente%20V%C3%ADtima%20de%20Trauma.pdf.

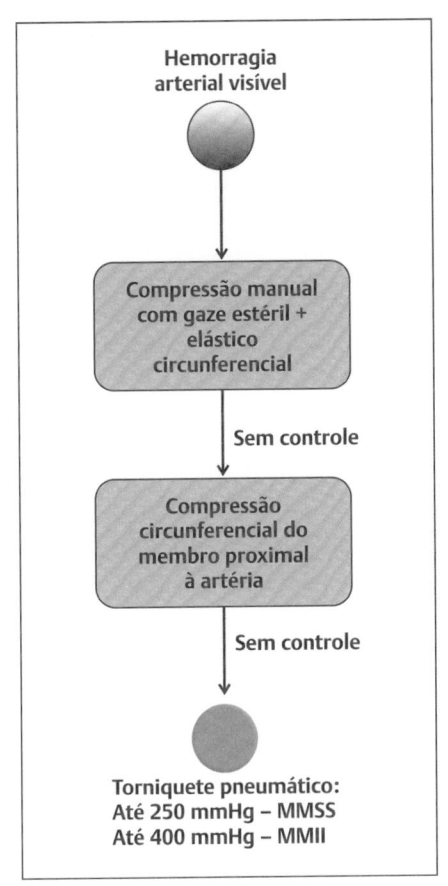

Fig. 126-3. Algoritmo de uma lesão arterial visível – faz parte do tratamento de emergência das lesões arteriais.[2]

Seção Urgências no Trauma

ATENDIMENTO INICIAL AO POLITRAUMATIZADO

CAPÍTULO 127

Ísis Chaves Fonseca
Camila Silver e Silva

CONCEITO

Trauma: O trauma consiste em lesão de extensão, intensidade e gravidade variáveis, que pode ser produzida por agentes diversos (físicos, químicos, elétricos), de forma acidental ou intencional, capaz de produzir perturbações locais ou sistêmicas. Define-se como politraumatizado o paciente que apresenta múltiplos traumas.

QUADRO CLÍNICO

Trauma maior e trauma menor.

Trauma Maior

Paciente que na classificação pré-hospitalar apresenta um ou mais dos critérios:

1. Parâmetros vitais: escala de coma de Glasgow (ECG) < 14 ou deterioração neurológica; PAS < 90 mmHg; FR < 10 ou > 29 irpm ou mecânica ventilatória que necessite via aérea definitiva pré-hospitalar.
2. Anatomia da lesão:
   - Ferimento penetrante craniano, cervical, torácico, abdome, extremidades proximais ao cotovelo e joelho.
   - Combinação de traumas ou queimaduras de 2º ou 3º graus.
   - Suspeita clínica de instabilidade da pelve.
   - Suspeita de fratura de dois ou mais ossos longos proximais (fêmur ou úmero).
   - Paralisia de um ou mais membros.
   - Amputação completa ou incompleta proximal ao punho ou ao tornozelo.
3. Impacto violento:
   - Ejeção do veículo.
   - Velocidade do veículo superior a 60 km/h.
   - Deformação externa superior a 50 cm.
   - Intrusão da lataria superior a 30 cm.
   - Capotamento do veículo.
   - Morte de um ocupante do mesmo veículo.
   - Colisão de automóvel, atropelamento de pedestre ou de ciclista com velocidade superior a 10 km/h.
   - Colisão de automóvel, atropelamento de pedestre ou de ciclista com projeção à distância ou amputação traumática.
   - Queda de motocicleta em velocidade superior a 40 km/h; queda de motocicleta com projeção à distância ou impacto secundário ou amputação traumática.
   - Queda de altura superior a 6 m.
   - Remoção de ferragens com tempo superior a 20 min.
4. Condições clínicas de risco aumentado:
   - Idade < 12 anos ou > 70 anos.
   - Gravidez confirmada ou presumida.
   - Doenças crônicas graves.
   - Terapia com anticoagulante.

Trauma Menor

É aquele em que na triagem pré-hospitalar se enquadra em um ou mais dos critérios:

- Dados vitais dentro dos parâmetros de normalidade.
- Fraturas alinhadas, luxações, lacerações, dor leve – moderada.
- Lesão de pele e subcutâneo com sangramento compressível.
- Trauma torácico com dor leve sem dispneia.
- Suspeita de fratura, entorse, luxação, contusões, mialgias.
- Escoriações, ferimentos que não requerem fechamento e outros traumas que não contêm critérios para trauma maior.

DIAGNÓSTICO E TRATAMENTO

Avaliação primária: tem como objetivo identificar condições que implicam risco à vida em uma sequência de prioridades recomendada pelo ATLS (Advanced Trauma Life Suport) conhecida como "ABCDE": *Airway, Breathing, Circulation, Disability,*

Exposition – Via aérea, Respiração, Circulação, Disfunção Neurológica e Exposição. Esta avaliação primária deve ser efetuada em até 2 a 5 minutos. As etapas da avaliação primária são apresentadas de forma sequencial em ordem de importância, porém são frequentemente realizadas simultaneamente pela equipe responsável pelo atendimento.

A) *Vias aéreas e proteção da coluna cervical:* nesta etapa avalia-se a perviedade das vias aéreas, determinando a necessidade de via aérea definitiva ou não e mantém-se a coluna cervical do paciente protegida, preferencialmente alinhada com uso de colar cervical e prancha rígidos. Deve-se considerar a existência de lesão de coluna cervical nos pacientes politraumatizados, principalmente nos que apresentem alteração do nível de consciência ou traumatismo fechado acima da clavícula.

B) *Ventilação:* a integridade da aérea não garante por si só ventilação adequada. Sendo assim, deve-se verificar a eficácia da ventilação, tratando possíveis condições que levem o paciente ao óbito em curto prazo, como, por exemplo, pneumotórax hipertensivo e aberto, tórax instável, contusão pulmonar e hemotórax. Todo paciente vítima de trauma deve ter seu tórax avaliado com inspeção, ausculta e percussão.

C) *Circulação e controle de hemorragias:* a hemorragia é a principal causa evitável de morte no trauma. Por isso é fundamental a avaliação do estado hemodinâmico do paciente. Parâmetros como pressão arterial, pulso, cor da pele e saturação de oxigênio devem ser avaliados. A hipotensão em pacientes traumatizados deve ser considerada hipovolêmica até que se prove o contrário. Deve-se, portanto, obter dois acessos venosos periféricos calibrosos, obter amostra de sangue para tipagem sanguínea e prova cruzada, exames laboratoriais de rotina e reanimação volêmica com cristaloide aquecido. Em caso de hemorragias externas deve ser realizada compressão direta do sangramento. Diante de choque hipovolêmico com hemorragia não facilmente detectável, sangramento oculto nas cavidades (tórax, abdome e pelve) ou choque não hemorrágico devem ser considerados. É importante que se realize monitorização eletrocardiográfica de todos os traumatizados e avaliação da volemia e resposta à reanimação volêmica através do débito urinário.

D) *Avaliação neurológica:* deve constar de avaliação das pupilas e ECG. O rebaixamento/alteração do nível de consciência implica em necessidade de reavaliação da ventilação, oxigenação e perfusão e exclusão de trauma ao sistema nervoso central. Hipoglicemia, álcool, narcóticos ou outras drogas devem ser excluídas como causa de alteração do nível de consciência.

E) *Exposição e controle do ambiente:* os pacientes devem ser completamente despidos, para uma avaliação completa, procurando lesões previamente despercebidas. Além disso deve-se manter o paciente aquecido para prevenção de hipotermia.

Exames em Nível Primário

Esses exames são efetuados após a avaliação primária e antes da avaliação secundária, para identificar condições que rapidamente possam piorar e que requerem tratamento imediato, ou lesões que requerem aprofundamento diagnóstico de segundo nível.

- Radiografias: coluna cervical (perfil), tórax (AP) e pelve (AP).
- E-FAST (*Estended Focused Abdominal Sonography for Trauma*).
- Exames laboratoriais.
- Monitorização eletrocardiográfica, FR, PaO_2 e $SatO_2$, diurese, PA, gasometria arterial.
- Cateter urinário (avaliação diurese) – **contraindicado** se suspeita de lesão uretral.
- Cateter nasogástrico – **contraindicado** se fratura base crânio.

Avaliação Secundária

Realiza-se a anamnese com o paciente (se cooperativo), com parentes e com equipe de atendimento pré-hospitalar, seguindo o acrônimo **AMPLE**: (**A**, *allergies*) - alergias; (**M**, *medications*) - medicamentos usados; (**P**, *past illness*) - passado mórbido; (**L**, *last meal*) - última refeição; (**E**, *events*) - eventos precedentes ao trauma e relacionados com o ambiente.

Classificação do trauma: após a realização do exame secundário, o paciente será classificado de acordo com a região anatômica acometida para que o tratamento se torne seguro. Após esta classificação, o tratamento deve iniciar de imediato.

BIBLIOGRAFIA

ATLS – Manual do Curso de Alunos. 9. ed. Colégio Americano de Cirurgiões; 2012.

Martins HS et al. Emergências Clínicas: Abordagem Prática. 11. ed. São Paulo: Manole; 2016.

Vieira CAS, Mafra AA, Andrade JMO et al. Protocolo Atendimento ao Trauma – SES/MG. Belo Horizonte; 2011.

TRAUMATISMO CRANIOENCEFÁLICO

Hannah de Castro Almeida
Camila Silver e Silva
Thaís Barretto Aleixo

DEFINIÇÃO

O traumatismo cranioencefálico (TCE) é uma das causas mais frequentes de morbidade e mortalidade em todo o mundo, com impacto importante na qualidade de vida. Lesões traumáticas são a principal causa de morte de pessoas entre 5 e 44 anos no mundo, e correspondem a 10% do total de mortes. Devido à faixa etária acometida, os danos socioeconômicos para a sociedade são enormes. É responsável por 75 a 97% das mortes por trauma em crianças.

O TCE é caracterizado por qualquer lesão decorrente de um trauma externo, que leve a alterações anatômicas do crânio e comprometimento funcional das meninges, encéfalo ou seus vasos, resultando em alterações cerebrais, momentâneas ou permanentes, de natureza cognitiva ou funcional.

As principais causas são acidentes automobilísticos (cerca de 50%), seguidas por causas "violentas" (ferimentos por projétil de arma de fogo e armas brancas). É comprovado que o uso de equipamentos de segurança como cinto de segurança e capacete reduzem significativamente a ocorrência de TCE grave e da mortalidade.

FISIOPATOLOGIA
Lesões Primárias

São aquelas que ocorrem como resultado imediato e direto do trauma. Devido às diferentes densidades das estruturas que compõem o encéfalo, a resposta será desigual aos movimentos de aceleração e desaceleração associadas à energia cinética do acidente. Esta desigualdade de movimentos leva à ruptura de veias, estiramento de axônios e/ou impacto do cérebro contra a caixa craniana. A gravidade, a extensão e o tipo de lesão primária que resultam do TCE dependem dos mecanismos físicos e do tipo de impacto que ocorreram no trauma. Quando há uma desaceleração/aceleração da cabeça, resultando em uma diferença de movimento entre crânio e encéfalo, gera-se uma força inercial. Esta força pode ser translacional, causando principalmente lesões focais, como contusões e hematomas intraparenquimatosos, ou rotacional, levando aos quadros de concussão e lesão axonal difusa.

Lesões Secundárias

São aquelas que se iniciam após o momento da agressão, decorrentes da interação de fatores intra e extracerebrais.

CARACTERIZAÇÃO CLÍNICA DAS LESÕES NO TCE
Lesões dos Envoltórios Cranianos

A) Escalpo: lesão cutânea que pode levar a sangramento importante, principalmente nas crianças.
B) Fraturas de crânio:
- Calota: linar × estrelada, com ou sem afundamento, exposta ou fechada
- Base do crânio: com ou sem perda de LCR, com ou sem paralisia do VII nervo.

Sinais Clínicos

Equimose periorbital (olhos de guaxinim), equimose retroauricular (sinal de Battle), fístula liquórica através do nariz (rinorreia) ou do ouvido (otorreia) e disfunção de sétimo e oitavo nervos cranianos (paralisia facial e perda de audição).

Lesões Focais

A) *Hematoma epidural:* apresenta-se na TC na forma biconvexa ou lenticular (Fig. 128-1), são mais localizados na região temporal ou temporoparietal e normalmente ocorrem em função da ruptura da artéria meníngea média. Sua apresentação clássica é rápida perda de consciência, seguida por intervalo lúcido de minutos a horas, voltando a haver nova deterioração do nível de consciência, obnubilação, hemiparesia contralateral ao trauma, dilatação pupilar

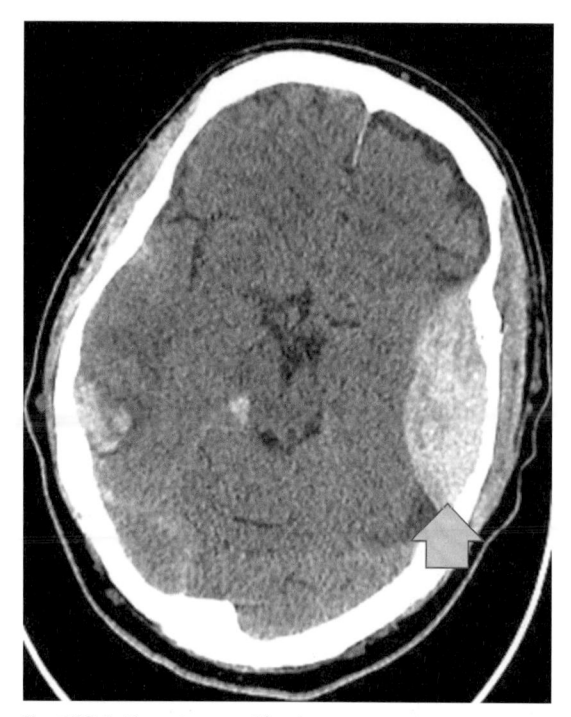

Fig. 128-1. Hematoma epidural.

extravasamento de sangue e edema na área afetada, com necrose e isquemia secundárias. A maior parte das contusões acontece nos lobos frontal e temporal e podem, em um intervalo de horas a dias, evoluir para formar um hematoma intracerebral ou uma contusão coalescente com efeito de massa. Podem ocorrer no local do golpe (impacto), com ou sem fratura associada, ou no contragolpe (diametricamente oposto ao local do golpe). Assim, pacientes com contusão devem ser submetidos a TC repetidas para avaliar mudanças nos padrões das contusões nas 24 horas após a TC inicial. A TC do crânio

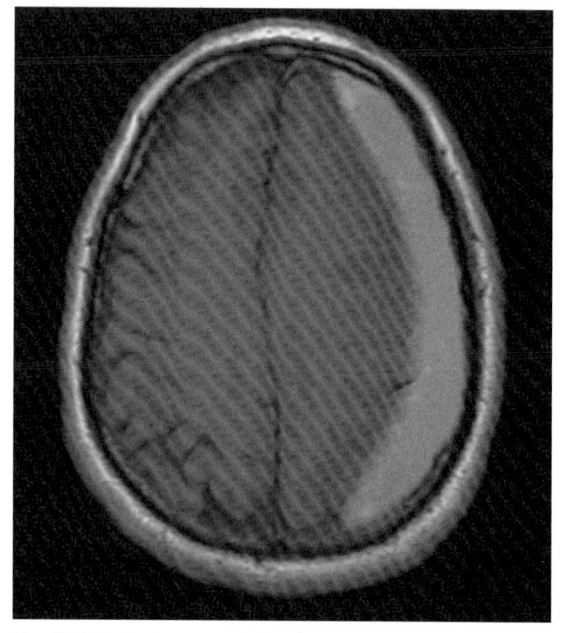

Fig. 128-2. Hematoma subdural.

ipsolateral (decorrente da herniação uncal ipsolateral). A dilatação pupilar pode ser contralateral ao hematoma extradural constituindo o fenômeno de Kernohan (emergência neurocirúrgica).

B) *Hematoma subdural:* são mais comuns e ocorrem frequentemente por dilaceração de vasos superficiais pequenos ou vasos ponte do córtex cerebral. Decorrente do rompimento de veias-ponte ou de vasos corticais. Pode haver lesões associadas como edema cerebral, lesão axonal difusa (LAD) e contusões. Mais comum em lesões que envolvem rápida movimentação da cabeça, como as quedas e as agressões. TC de crânio evidencia massa em forma de meia-lua, espontaneamente hiperdensa, adjacente à tábua interna que frequentemente se localiza na convexidade do encéfalo (Figs. 128-2 e 128-3). O prognóstico é ruim, mesmo após a descompressão cirúrgica.

C) *Hematoma subdural crônico:* ocorre mais comumente em homens e idosos, decorrente de trauma de crânio por queda e frequentemente relacionada com alcoolismo crônico. Apresenta-se com sintomas e sinais neurológicos diversos, muitas vezes com progressão lenta. A TC de crânio apresenta caracteristicamente imagem em lente côncavo-convexa, hipo ou isoatenuante em relação ao parênquima cerebral.

D) *Contusões e hematomas intracerebrais:* resultam de traumas sobre vasos pequenos ou diretamente sobre o parênquima cerebral, com

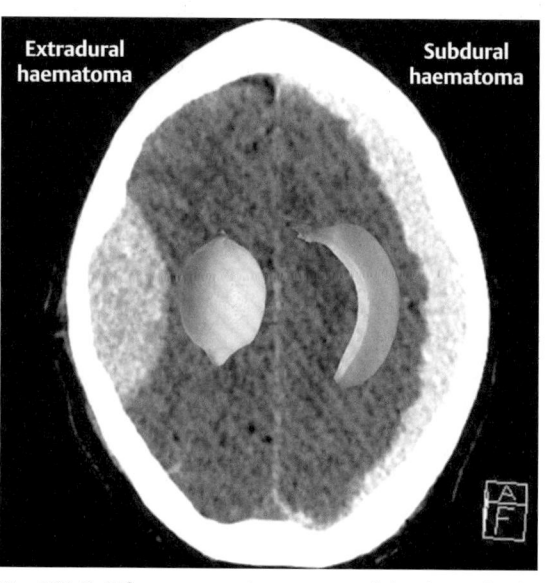

Fig. 128-3. Diferença entre hematoma subdural e epidural.

normalmente aparece como lesões espontaneamente hiperdensas (sangue), entremeadas com áreas hipodensas (edema e/ou isquemia). Já o hematoma intracerebral representa 20% dos hematomas intracranianos e são associados frequentemente a contusões lobares extensas e sua causa primária é a ruptura de vasos intraparenquimatosos, principalmente nos lobos frontais e temporais.

Lesões Difusas

A) *Concussão:* distúrbio neurológico não focal transitório que pode incluir perda de consciência. Forma mais branda de lesão difusa, pela aceleração rotacional da cabeça sem que haja força significativa de contato. Quadro clínico clássico consiste em perda de consciência transitória.

B) *Lesão axonal difusa:* é uma forma grave de lesão cerebral traumática, caracterizada pela perda de consciência por mais de 6 horas associada ao TCE, sem a presença de distúrbio metabólico ou lesão expansiva à TC. É decorrente de estiramento axonal consequente ao movimento de rotação do encéfalo durante o trauma. A lesão de estruturas intracelulares leva a um bloqueio no transporte axonal, levando a edema local e ruptura do axônio. Tem péssimo prognóstico pela falta de tratamento específico resultando em estado vegetativo ou função cognitiva significativamente prejudicada, com mortalidade acima de 40%. O diagnóstico é idealmente feito através de ressonância magnética (RM), no entanto, muitas vezes não é viável na fase inicial do atendimento ao trauma. A TC pode apresentar pontos de pequenas hemorragias próximos aos núcleos da base, no tronco ou na região parassagital ou ser normal. Portanto, é difícil de ser identificada usando métodos de diagnóstico por imagem na fase inicial do TCE.

CONSULTA NEUROCIRÚRGICA PARA DOENTES COM TCE

Idade do paciente, mecanismo e tempo decorrido do trauma, condições ventilatória e cardiovascular, escala de coma de Glasgow (ECG – Quadro 128-1) e tamanho das pupilas e resposta à luz, déficit neurológico focal, presença e natureza de lesões associadas, TC (se disponível), tratamento da hipotensão e da hipóxia.

Todos os pacientes devem ser submetidos a reanimação (ABCDE) e fluidos intravenosos devem ser administrados conforme necessidade para manter a normovolemia, pois a hipovolemia é bastante prejudicial a esses doentes. Deve-se realizar a reanimação volêmica com solução salina isotônica ou Ringer lactato. A hiponatremia deve ser prevenida e prontamente corrigida, pois está associada ao edema cerebral.

Quadro 128-1. Escala de Coma de Glasgow

Variáveis		Escore
Abertura ocular	Espontânea	4
	À voz	3
	À dor	2
	Nenhuma	1
Resposta verbal	Orientada	5
	Confusa	4
	Palavras inapropriadas	3
	Palavras incompreensivas	2
	Nenhuma	1
Resposta motora	Obedece comandos	6
	Localiza dor	5
	Movimento de retirada	4
	Flexão anormal	3
	Extensão anormal	2
	Nenhuma	1

Gravidade da lesão:
- ECG menor ou igual a 8: coma ou TCE grave
- ECG 9 a 12: TCE moderado
- ECG 13 a 15: TCE leve

O ideal é que se mantenha a PCO_2 em torno de 35 mmHg. A hiperventilação deve ser usada somente com moderação e por curtos períodos de tempo em casos de déficit neurológico agudo enquanto outras medidas são adotadas.

Manitol pode ser usado com objetivo de reduzir a pressão intracraniana (PIC) em pacientes normovolêmicos com déficit neurológico agudo. Não deve ser utilizado em pacientes hipotensos pois pode exacerbar a hipotensão e a isquemia cerebral.

A PIC elevada também pode ser reduzida com a administração de solução salina hipertônica e pode ser utilizada em pacientes hipotensos.

Nos casos de hipertensão intracraniana refratária a outras medidas, pode-se lançar mão dos barbitúricos, porém seu uso não está indicado na fase de reanimação do trauma, pois pode causar hipotensão, não sendo, portanto, indicado para doentes com hipotensão ou hipovolemia. Sempre que houver tratamento ativo da hipertensão intracraniana é importante realizar sua monitorização.

TCE LEVE

- História **ampla** e exame neurológico.
- TC se: ECG menor do que 15 até 2 horas após o trauma, suspeita de fratura exposta ou com afundamento, qualquer sinal de fratura de base de crânio (hemotímpano, olhos de guaxinim, otorreia ou rinorreia de LCR, sinal de Battle), vômitos (mais do que dois episódios), idade superior a 65 anos, perda de consciência (mais do que 5 minutos), amnésia para fatos anteriores ao impacto (mais

do que 30 minutos), mecanismo perigoso (p. ex., atropelamento, ejeção de dentro do veículo, queda de grande altura).
- Exame seriado até que ECG 15 e doente não apresente manutenção da perda de memória.
- Internação se: TC (quando indicada) anormal, fratura de crânio, fístula de LCR, déficit neurológico focalizado, ECG não retorna a 15 no período de 2 horas, intoxicação importante.
- Alta após observação por algumas horas se não apresentar critérios para internação. Instruções sobre necessidade de retorno caso haja qualquer alteração.

TCE MODERADO
- Avaliação primária e reanimação, exame neurológico direcionado, avaliação neurocirúrgica, avaliação secundária e história AMPLA.
- TC em todos os casos, tipagem sanguínea e provas cruzadas e exames de coagulação, exames seriados, considerar acompanhamento com TC em 12-18 horas.
- Repetir TC imediatamente se piora e tratar como TCE grave.
- Alta quando houver estabilidade da ECG em 15.

TCE GRAVE
- Avaliação primária e reanimação, intubação e ventilação para proteção da via aérea, tratar a hipotensão, a hipovolemia e a hipóxia, exame neurológico direcionado, avaliação neurocirúrgica URGENTE, avaliação secundária e história AMPLA.
- TC em todos os casos, tipagem sanguínea e provas cruzadas e exames de coagulação, exame neurológico seriado frequente, evitar PCO_2 < 28, abordar as lesões intracranianas de forma adequada
- Tratamento neurocirúrgico definitivo.

BIBLIOGRAFIA
Advanced Trauma Life Suport – ATLS. Am Coll Surg. 2012.
Almeida GM, Shibata MK (eds.). Diretrizes do Atendimento ao Paciente com traumatismo Crânioencefalico. Arq Bras Neurocir Edição Especial. 1999;18(3):131-176.
Andrade AF, Paiva WS, Luis R, Amorim O, Figueiredo EG, Neto ER et al. Mecanismos de Lesão Cerebral no Traumatismo Crânioencefálico. Rev Assoc Med Bras. 2009;55(1):75-81.
Gaudêncio TG, Leão GM. A Epidemiologia do Traumatismo Crânio-encefálico: um levantamento bibliográfico no Brasil. Rev Neurocienc. 2013;21(3):427-434.
Tomita K, Nakada T, Oshima T, Motoshima T, Kawaguchi R, Oda S. Tau protein as a diagnostic markes for diffuse axonal injury. PLoS One. 2019;14(3):e0214381.

HIPOTERMIA E GELADURA

Ísis Chaves Fonseca
Camila Silver e Silva

HIPOTERMIA

Conceito

Resfriamento corporal generalizado; temperatura central < 35°C, pela exposição a frio extremo, tanto atmosférico quanto por imersão. Mais comum em idosos, crianças, desnutridos, pacientes com traumatismos de medula espinhal, grandes queimados, indivíduos inconscientes e alcoolizados.

A hipotermia pode ser classificada em três tipos:

- *Aguda:* queda brusca da temperatura corporal, em segundos ou minutos. Exemplo: queda em lago com gelo.
- *Subaguda:* acontece em escala de horas, comumente por permanecer em ambientes frios por longos períodos de tempo.
- *Crônica:* comumente causada por uma enfermidade.

Quadro Clínico

A hipotermia leve (34-36°C) resulta em tremores, aumento da atividade simpática (aumento da pressão arterial, da frequência cardíaca, da resistência vascular periférica, do débito cardíaco e da pressão venosa central), perda da coordenação motora fina, letargia e confusão mental.

Abaixo dos 34°C, ocorre um embotamento progressivo da consciência até o coma, dilatação pupilar e comprometimento progressivo do aparelho cardiovascular, com severa bradicardia e hipotensão arterial.

Durante a instalação do quadro de hipotermia profunda (< 30°C), o paciente apresenta-se em coma, com rigidez muscular, perda dos reflexos de estimulação da pele e dos vasos capilares da córnea e da conjuntiva, perda do reflexo tendinoso profundo e ausência do pulso e da respiração, refletindo um quadro de óbito aparente. A evolução natural é para PCR em fibrilação ventricular, a uma temperatura corporal aproximada de 28°C.

A onda J ao ECG (onda de Osborn), que é mais proeminente nas derivações V3 e V4, ocorre em 80% dos pacientes hipotérmicos e aumenta em tamanho à medida que a temperatura corporal diminui (Fig. 129-1). A onda J também pode ser vista nos quadros de sepse e de lesões do sistema nervoso central.

Diagnóstico

Clínico e verificar temperatura timpânica.

Tratamento

Remover paciente para um ambiente aquecido. Mobilizar cuidadosamente pacientes gravemente hipotérmicos por causa do risco de precipitar fibrilação ventricular. Remover roupas úmidas ou molhadas e agasalhar o paciente com cobertores. Não mergulhar o paciente em líquido aquecido, massagear ou aplicar bolsas de água quente, pelo risco de causar vasodilatação e queda da temperatura central.

Abrir as vias aéreas caso o paciente esteja inconsciente ou sonolento. Manter a permeabilização com cânula orofaríngea ou intubação orotraqueal.

Efetuar cuidadosamente procedimentos invasivos para evitar o risco de desencadear a fibrilação ventricular.

Administrar oxigênio sob máscara em todos os pacientes, procurando manter a saturação acima de 92%. Assistir a ventilação caso necessário sem hiperventilar o paciente.

Determinar glicemia capilar, corrigir hipoglicemia com glicose hipertônica.

Iniciar a reanimação em caso de parada cardíaca. Limitar as tentativas de desfibrilação ao primeiro choque em pacientes gravemente hipotérmicos.

Obter acesso venoso periférico em extremidade superior.

Colher sangue para dosar: hematócrito, hemoglobina, creatinina, ureia, sódio, potássio e gasometria arterial.

Obter radiografia de tórax em todos os pacientes.

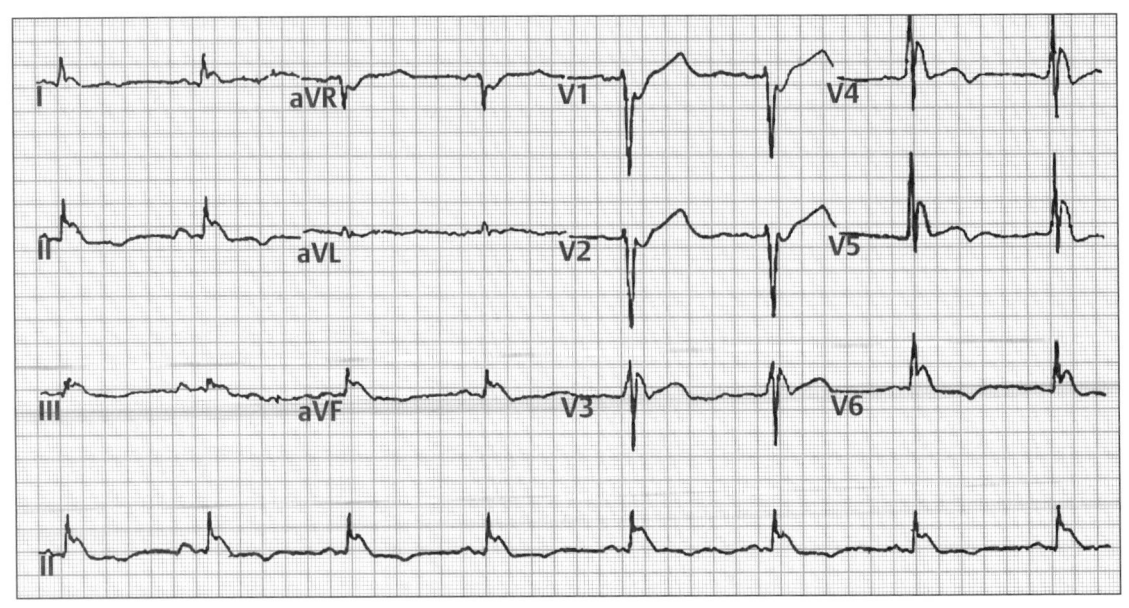

Fig. 129-1. Eletrocardiograma típico em hipotermia severa (onda de Osborn).

Infundir solução salina aquecida. Manter o ritmo cardíaco, oximetria e PNI continuamente monitorizados.

GELADURA

Conceito

Situação em que os tecidos são localmente lesados por exposição das extremidades a temperaturas ambientes reduzidas. A geladura ocorre em razão de frio extremo, especialmente em grandes altitudes, e é agravada por hipotermia. Extremidades distais e pele exposta são as mais afetadas. Cristais de gelo se formam dentro ou entre as células dos tecidos, congelando-os e causando sua morte. Regiões adjacentes não congeladas apresentam risco, pois vasoconstrição e trombose local podem causar dano isquêmico. Em virtude da reperfusão durante o reaquecimento, citocinas inflamatórias são liberadas (p. ex., tromboxanos, prostaglandinas), exacerbando a lesão tecidual. A profundidade da perda de tecido depende da duração e da profundidade do congelamento.

Quadro Clínico

Área afetada é fria, dura, branca e dormente. Quando aquecida, a área adquire manchas eritematosas e torna-se edemaciada e dolorosa. Bolhas se formam em 4 a 6 h, mas toda a extensão da lesão pode não ser aparente por diversos dias.

- *Primeiro grau:* branca com aspecto de placas. Após reaquecimento: vermelha, quente e seca, com prurido, ardência e tumefação.
- *Segundo grau:* branca com bolhas cheias de líquido claro. Após reaquecimento: bolhas cheias de líquido cor de palha, edema e ardência intensa.
- *Terceiro grau:* descolorida, não fica branca sob pressão. Bolhas pequenas e profundas cheias de líquido escuro. Após reaquecimento: bolhas cheias de líquido sanguinolento, tumefação severa, com alguma necrose tecidual.
- *Quarto grau:* pele variando de branca a púrpura intensa; sem dor, tumefação ou bolhas; congelamento total. Após reaquecimento: entorpecimento; significativa necrose de pele, do músculo e do osso.

Diagnóstico

Baseia-se em achados clínicos. No entanto, como as primeiras características da geladura (p. ex., sensação de frio, dormência, cor branca ou vermelha, bolhas) também são características de danos sem congelamento, a diferenciação pode requerer constante observação até que características mais específicas (p. ex., carapaça negra, gangrena) desenvolvam-se.

Tratamento

Extremidades gangrenosas devem ser reaquecidas rapidamente, imergindo-se totalmente as áreas afetadas em água entre 40 e 42°C (temperatura ideal igual a 40,5°C). Evitar reaquecimento em fonte de calor seco e fricção, pela chance de lesar ainda mais.

No hospital: temperatura do tronco é estabilizada e as extremidades são rapidamente reaquecidas em grandes recipientes com água circulante a 40,5°C; sendo 15 a 30 min o suficiente.

Analgésicos intravenosos, incluindo opioides, são utilizados.

Se possível, o paciente deve movimentar suavemente a parte afetada durante o processo. Grandes bolhas claras são deixadas intactas ou aspiradas usando técnica asséptica. Bolhas sanguinolentas são deixadas intactas para evitar dissecação secundária de camadas dérmicas profundas. Vesículas abertas são desbridadas.

Se não houver perfusão após o descongelamento, a administração de papaverina seguida de terapia trombolítica interarterial pode ser considerada.

Medidas anti-inflamatórias (ibuprofeno, 400 mg VO, a cada 8 h, cetorolaco de trometamina 30 a 60 mg IV) podem auxiliar.

Áreas afetadas são deixadas abertas ao ar quente e as extremidades são elevadas para diminuir o edema.

Vacina antitetânica é administrada se não estiver atualizada. Se a lesão tecidual for grave, a pressão tecidual é monitorada.

Nutrição adequada é importante para manter a produção metabólica de calor.

Exames de imagem como ressonância nuclear magnética, podem auxiliar na avaliação da circulação, determinar a viabilidade dos tecidos e, portanto, orientar o tratamento.

Em geral, a cirurgia é retardada o máximo possível, pois a carapaça negra frequentemente está solta, deixando tecido viável. Pacientes com geladura grave são avisados de que irão necessitar de várias semanas de observação antes de se delimitar e verificar a extensão da perda de tecido.

BIBLIOGRAFIA

ATLS – Manual do Curso de Alunos. 9. ed. Colégio Americano de Cirurgiões; 2012.

Harrison TR – Medicina Interna volume I. 15. ed. Rio de Janeiro: Editora Guanabara Koogan S.A; 2002. p. 55-57.

Incagnoli P, Bourgeois B, Teboul A et al. Resuscitation from accidental hypothermia of 22 degrees C with circulatory arrest: importance of prehospital management. Ann Fr Anesth Reanim. 2006;25(5):535-8.

Mills WJ Jr. Summary of the treatment of the cold injured patient: hypothermia. Alaska Med. 1983;25:29-32.

Nozari A, Safar P, Stezoski SW et al. Critical time window for intra-arrest cooling with cold saline flush in dog model of cardiopulmonary resuscitation. Circulation. 2006;113(23):2690-6.

CAPÍTULO 130

TRAUMA ABDOMINAL

Isis Chaves Fonseca
Camila Silver e Silva

CONCEITO

Para compreender o trauma abdominal é necessário o conhecimento acerca de sua anatomia. Os limites anatômicos abdominais são: o diafragma, a parede muscular abdominal, o esqueleto da pelve e a coluna vertebral. A superfície abdominal estende-se desde a linha mamilar até a prega da virilha anteriormente e das extremidades das escápulas até a prega glútea posteriormente. Além disso, as regiões abdominais dividem-se em cavidade peritoneal com seu componente intratorácico, retroperitônio e porção pélvica. Traumas torácicos inferiores podem envolver órgãos abdominais, já que o diafragma tem a capacidade de se elevar até o quarto espaço intercostal. O trauma abdominal pode ser contuso (fechado) ou aberto (penetrante e não penetrante).

- *Traumatismo abdominal aberto penetrante:* cursa com solução de descontinuidade da pele e ultrapassa a camada do peritônio. Pode ser por arma branca ou arma de fogo. As lesões por armas brancas atravessam as estruturas abdominais adjacentes e mais comumente envolvem fígado, intestino delgado, diafragma e cólon. As lesões por arma de fogo mais comumente causam lesão em intestino delgado, cólon, fígado e estruturas vasculares abdominais. A possibilidade de lesão varia de acordo com o tipo de agente penetrante.
- *Traumatismo abdominal aberto não penetrante:* cursa com solução de descontinuidade da pele e não ultrapassa o peritônio.
- *Traumatismo abdominal contuso/fechado:* não ocorre solução de descontinuidade, a pele se mantém íntegra, e as lesões ocorrem por mecanismo indireto sendo transmitidas aos órgãos internos através da parede abdominal. Aqui podem ocorrer compressão e esmagamento/cisalhamento de vísceras abdominais; hemorragia; ruptura de órgãos e vasos abdominais além de lesões por desaceleração. Os órgãos mais frequentemente lesionados são baço, fígado e intestino delgado. As causas de trauma abdominal contuso englobam acidentes com veículo automotor, acidentes com motocicletas, atropelamentos de pedestres por automóveis, quedas e agressões.

QUADRO CLÍNICO

O quadro clínico é variado, subjetivo em um primeiro momento, tanto pela presença de traumas associados quanto pela alteração no nível consciência da vítima, que podem estar presentes. O choque hemorrágico sem causa aparente é o quadro mais frequente. Os sinais no exame físico podem não ser aparentes na admissão.

A condição hemodinâmica do paciente deve ser considerada e o caso deve ser classificado em:

1. *Estável:* PA sistólica > 90 mmHg, pulso < 100 bpm e perfusão tecidual adequada.
2. *Instável:* PA sistólica < 90 mmHg, pulso > 100 bpm e má perfusão tecidual.

Lesões penetrantes por definição cursam com ruptura da pele, mas o orifício de entrada pode não estar localizado na região abdominal, sendo necessários inspeção do dorso, região glútea, flanco e parte inferior do tórax. Lesões cutâneas podem ser pequenas (com sangramento mínimo) até extensas, algumas vezes acompanhadas de evisceração.

Trauma fechado pode cursar com equimose, como o sinal do cinto de segurança. A distensão abdominal pode não ser visível mesmo em pacientes com perda sanguínea elevada e quando presente já indica hemorragia grave (2-3 L).

Embora não muito sensíveis, quando detectados, os sinais de irritação peritoneal sugerem a presença intraperitoneal de sangue e/ou conteúdo intestinal.

O toque retal pode revelar sangue macroscópico decorrente de lesão penetrante no cólon, e pode haver sangue no meato uretral ou hematoma perineal por lesão do trato geniturinário. Esses são achados com elevada especificidade, porém baixa sensibilidade.

DIAGNÓSTICO

O diagnóstico e a avaliação inicial do trauma abdominal têm o objetivo de determinar se existe ou não indicação cirúrgica, e não determinar precisamente qual foi o órgão acometido.

A avaliação primária deve seguir a sistematização do ATLS, sendo o foco a estabilização do paciente, mantendo os níveis de respiração e circulação dentro ou o mais próximo dos limites da normalidade.

A avaliação diagnóstica do trauma abdominal fechado e aberto são diferentes, sendo necessária a utilização de propedêuticas específicas em cada caso, uma vez que o exame físico apresenta baixa sensibilidade na determinação da presença de lesão intrabdominal. A indicação de lesão abdominal deve sempre ser pensada quando o paciente apresenta sinais de choque hipovolêmico sem causa aparente, devendo ser feita a estimativa de perda volêmica.

- *Traumatismo abdominal aberto penetrante por PAF:* fazer exploração cirúrgica se tiver presença de feridas no abdome anterior. Para orientar a exploração, o cirurgião deve tentar determinar o trajeto do projétil antes da laparotomia (se disponibilidade de aparelho e tempo, a radiografia auxilia esse processo). Se as feridas forem no flanco ou dorso abdominal e o paciente se encontrar estável hemodinamicamente, este deve ser submetido a uma tomografia computadorizada de abdome.
- *Traumatismo abdominal aberto penetrante por arma branca:* são indicações absolutas de laparotomia exploradora a presença de instabilidade hemodinâmica, evisceração ou sinais de peritonite. Se não há essas indicações, deve ser feita a exploração da ferida sob anestesia local, para determinar se houve ou não a violação da cavidade peritoneal. Se aponeurose do músculo reto abdominal estiver íntegra, é feito cuidado local e alta hospitalar. Se a aponeurose não estiver íntegra ou o cirurgião estiver com dúvidas, o paciente deve ser internado para observação, exame físico seriado e dosagem de hemoglobina de 8 em 8 horas. Se o paciente nesse tempo evoluir com sinais de peritonite ou instabilidade hemodinâmica, deve ser feita a laparotomia exploradora. Se o paciente se mantiver estável e sem alterações, deve ser iniciada a dieta com alta hospitalar. Porém se o paciente estiver estável e com queda da Hb > 3 g por dL ou surgimento de leucocitose, deve-se fazer uma avaliação mais criteriosa com uma TC ou lavado peritoneal diagnóstico. Se tais exames indicarem comprometimento de estruturas abdominais, deve ser feita a laparotomia exploradora.

Obs.: Na avaliação de trauma penetrante por arma branca em dorso e flanco, no paciente estável, a TC de abdome está indicada (ultrassonografia, exploração digital da ferida e laparoscopia diagnóstica não são métodos precisos nessa situação).

- *Traumatismo abdominal contuso em que o exame físico é confiável:* se irritação peritoneal, fazer a laparotomia exploradora. Sem sinais de peritonite, com distensão e escoriações abdominais e com PA normal, fazer TC de abdome. Porém se a PA estiver baixa no paciente sem peritonite e com escoriações e distensão abdominal, deve fazer a laparotomia exploradora.
- *Traumatismo abdominal contuso em que o exame físico não é confiável:* se paciente com PA reduzida + politrauma (contusão abdominal + fraturas pélvicas) ou paciente com rebaixamento do nível de consciência com ou sem PA reduzida, deve ser feito o FAST ou lavado peritoneal diagnóstico. Pacientes instáveis hemodinamicamente com o FAST ou LPD positivos, nos quais a hipotensão se mantém mesmo após infusão de volume, deve ser feita a laparotomia exploradora. Nos hemodinamicamente estáveis (já estavam ou ficaram após infusão de volume) deve ser feita a TC de abdome.

Obs.: Indicações de lavado peritoneal diagnóstico ou FAST: vítimas de contusão abdominal, para os quais o exame físico não é confiável por causa do rebaixamento do nível de consciência; circunstâncias onde o abdome pode ser uma das possíveis causas de hemorragia (contusão abdominal + fraturas pélvicas); hipotensão ou choque no politrauma sem causa aparente.

TRATAMENTO

1. Sondagem gástrica para descompressão gástrica antes da realização da lavagem peritoneal diagnóstica quando indicada.
2. Sondagem vesical de demora para avaliar a perfusão tecidual e descomprimir a bexiga antes do lavado peritoneal diagnóstico. Se suspeitar de lesão de uretra solicitar avaliação da urologia antes da sondagem.
3. RX de tórax anteroposterior na sala de choque é recomendado para pacientes estáveis hemodinamicamente com trauma contuso multissistêmico. Se o paciente está estável e apresenta trauma penetrante acima do umbigo ou suspeita de lesão toracoabdominal, o RX de tórax é útil para excluir hemotórax e/ou pneumotórax associados.
4. FAST avalia presença de fluidos intra-abdominais (saco pericárdico, espaços hepato e esplenorrenal e pelve ou recesso de Douglas), sendo extremamente útil na detecção da causa de choque.

5. Lavagem peritoneal diagnóstica é útil para detectar hemorragia. Deve ser realizado pela equipe de cirurgia e necessita descompressão gástrica e vesical para prevenir complicações. As melhores indicações são os pacientes hemodinamicamente instáveis com trauma abdominal contuso ou em pacientes com trauma abdominal penetrante com múltiplos orifícios ou trajetórias aparentemente tangenciais, quando não disponível ultrassonografia rápida (FAST). A aspiração de conteúdo gástrico, fibras vegetais ou bile durante o procedimento já indica laparotomia urgente. Além disso a aspiração de 10 mL ou mais de sangue requer laparotomia.
6. Tomografia computadorizada só deve ser realizada em pacientes hemodinamicamente estáveis nos quais não há uma indicação aparente para laparotomia de emergência. Nunca realizar TC se isto for causar um atraso na transferência do paciente para um nível de atenção mais avançado.
7. Laparoscopia ou toracoscopia diagnósticas são métodos aceitos para avaliar pacientes hemodinamicamente estáveis com trauma penetrante e possível lesão tangencial e sem indicação de laparotomia de emergência, sendo útil na detecção de lesões diafragmáticas ou avaliar penetração peritoneal.

INDICAÇÕES DE LAPAROTOMIA DE EMERGÊNCIA

1. *O paciente hemodinamicamente instável:* paciente com trauma abdominal que se encontra hemodinamicamente instável (PA sistólica < 90 mmHg, pulso > 100 bpm e má perfusão tecidual) deverá ser submetido ao FAST na sala de politraumatizados sempre que possível. Quando isto não for possível, deverá ser submetido ao lavado peritoneal com 500 mL de SF 0,9%, preferencialmente aquecido. Se a ultrassonografia mostrar presença de líquido livre na cavidade abdominal, o paciente deverá ser encaminhado à laparotomia exploradora. Se o resultado da ultrassonografia for normal, a avaliação continuará para encontrar a de outra causa de choque. Em caso de dúvida na interpretação da ultrassonografia deve-se realizar um lavado peritoneal. Se saída evidente de pelo menos 10 mL de sangue na aspiração ou retorno de sangue ou retorno de líquido francamente sanguinolento o paciente deverá ser submetido à laparotomia. Se não houver saída de sangue ou a presença de sangue no líquido for microscópica, os exames prosseguirão na tentativa do diagnóstico de outra causa de choque.

2. *O paciente hemodinamicamente estável:* o paciente com trauma abdominal que se encontra hemodinamicamente estável (PA sistólica > 90 mmHg, pulso < 100 bpm e perfusão tecidual adequada) deverá ser submetido à ultrassonografia FAST (Fig. 130-1). Se o resultado for negativo em relação à presença de líquido, o paciente ficará em observação no hospital. Caso contrário, o paciente deverá submeter-se à tomografia computadorizada (Fig. 130-2). Caso exista hemoperitônio, poderá ser considerado o tratamento não operatório se o lavado peritoneal, como recomendado para o paciente instável, exame físico ou mecanismo do trauma não sugerirem lesão de víscera oca. Se a causa do hemoperitônio não for definida, o paciente deverá ser insistentemente avaliado, monitorizado clinicamente e a possibilidade de laparotomia deve ser sempre considerada.

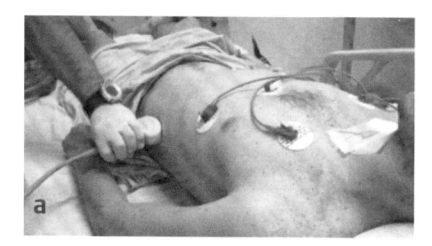

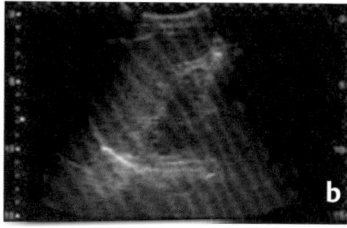

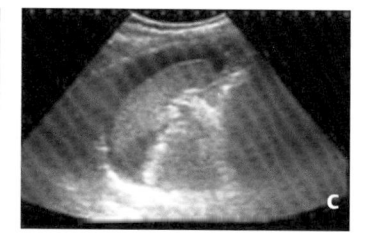

Fig. 130-1. (**a**) Localização do *probe* no espaço esplenorrenal; (**b**) imagem ultrassonográfica normal; (**c**) presença de líquido periesplênico. (Fonte: Utilização do FAST-Estendido (EFAST-Extended Focused Assessment with Sonography for Trauma) em terapia intensiv. Rev Bras Ter Intensiva. 2010; 22(3):291-299.)

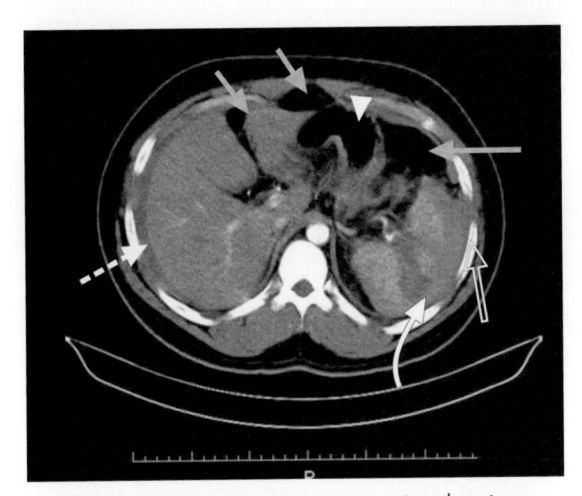

Fig. 130-2. TC com contraste venoso mostrando extenso hematoma no baço e laceração se estendendo do hilo até a cápsula. Observa-se presença de líquido livre lateralmente ao fígado. Tecido adiposo abdominal: setas cinzas. Estômago: ponta de seta. Líquido livre: seta tracejada. Laceração: seta curva. Hematoma do baço: seta vazada. (Fonte: www.acoesunimedbh.com.br/sessoesclinicas/wordpress/wp-content/uploads/2015/08/Imagem-da-Semana-caso-43-da-UFMG-caso-100-da-Unimed.pdf)

BIBLIOGRAFIA

AGREE, Collaboration. Appraisal of Guidelines for Research & Evaluation (Agree) Instrument, 2017.

Atendimento ao Paciente Politraumatizado: Diretrizes Clínicas. Secretaria de Estado da Saúde do Espírito Santo; 2018.

ATLS – Manual do Curso de Alunos. 10. ed. Colégio Americano de Cirurgiões; 2018.

Manual Instrutivo da Atenção ao Trauma. Ministério da Saúde; 2014.

Medgrupo ciclo 1: Medcurso Vol 1 – Trauma; 2018.

TRAQUEOSTOMIA E CRICOTIREOIDOSTOMIA NA URGÊNCIA

Yasmin Zaka Tostes
Camila Silver e Silva

TRAQUEOSTOMIA

Indicações
Insuficiência respiratória aguda com necessidade de ventilação mecânica prolongada, falha de desmame da ventilação mecânica, obstrução de via aérea superior, via aérea difícil, secreções abundantes, trauma de laringe.

Contraindicações
Situações de urgência e emergência; procedimento à beira do leito (exceto UTI); coagulopatias (contraindicação relativa).

Procedimento
Incisão cutânea transversa de 3 a 5 cm feita 1,5 cm acima da fúrcula esternal. O istmo da tireoide, muitas vezes, precisa ser seccionado para permitir a colocação do tubo através do segundo e do terceiro anéis traqueais. O tubo de traqueostomia não deve ser colocado através da cartilagem cricoide ou do primeiro anel traqueal, nem justaposto a eles, porque levam a escaras locais e potencial estenose subglótica. O balonete é insuflado para garantir a oclusão da luz traqueal, e evitar o escape de ar (Fig. 131-1).

CUIDADO! Em pacientes jovens e com pescoço naturalmente muito flexível, a traqueia torácica fica hiperexposta, levando ao risco de colocação do traqueostoma no 5º, 6º ou 7º anel traqueal, aumentando o risco de fístula com a artéria inominada, podendo ser uma complicação fatal, apesar de rara.

Complicações
- *Complicações intraoperatórias:* sangramento, laceração traqueal, fístula traqueoesofágica, má posição do tubo, lesão recorrencial, pneumotórax, pneumomediastino e PCR.
- *Complicação precoces (< 7 dias):* sangramento, enfisema subcutâneo, pneumomediastino, má posição do tubo, obstrução do tubo e estoma: abscesso/celulite.
- *Complicações tardias (> 7 dias):* fístula arterial traqueoinominada, traqueomalacia, fístula esofagotraqueal, estenose traqueal e fístula traqueocutânea persistente.

CRICOTIREOIDOSTOMIA POR PUNÇÃO

Indicações
Situações emergenciais para fornecer oxigênio ao doente em um curto período de tempo.

Contraindicações
Lesões torácicas significativas, traumatismo cranioencefálico e obstrução completa da região glótica por corpo estranho (relativa).

Procedimento
Inserção de um cateter sobre agulha de grosso calibre (12 a 14 em adultos e 16 a 18 em crianças) através da membrana cricotireóidea e em direção a traqueia abaixo do nível da obstrução. Conecta-se o cateter a uma fonte de oxigênio a 15 L/min através de uma conexão em Y ou por um tubo que apresente um orifício cortado na lateral. Realiza-se então a insuflação intermitente, um segundo sim e quatro segundos não com o posicionamento do polegar sobre a extremidade aberta do conector ou sobre o orifício lateral. A oxigenação pode ser realizada de forma adequada pela cricotireoidostomia por punção por 30 a 45 minutos.

Complicações
Ventilação inadequada levando a hipóxia e morte, perfuração esofágica, hematoma, pneumotórax, perfuração da tireoide e enfisema subcutâneo e/ou mediastinal.

CRICOTIREOIDOSTOMIA CIRÚRGICA

Indicações
Traumatismo facial maciço ou falha da intubação orotraqueal.

Procedimento de traqueostomia

a Uma incisão transversal é feita no pescoço, a cerca de um dedo acima do entalhe supraesternal

b A incisão é retraída e os tecidos circundantes são dissecados para identificar a tireoide

c O istmo da tireoide é dividido para expor a traqueia

d O segundo anel traqueal é então dividido e um tubo de traqueostomia é colocado na traqueia

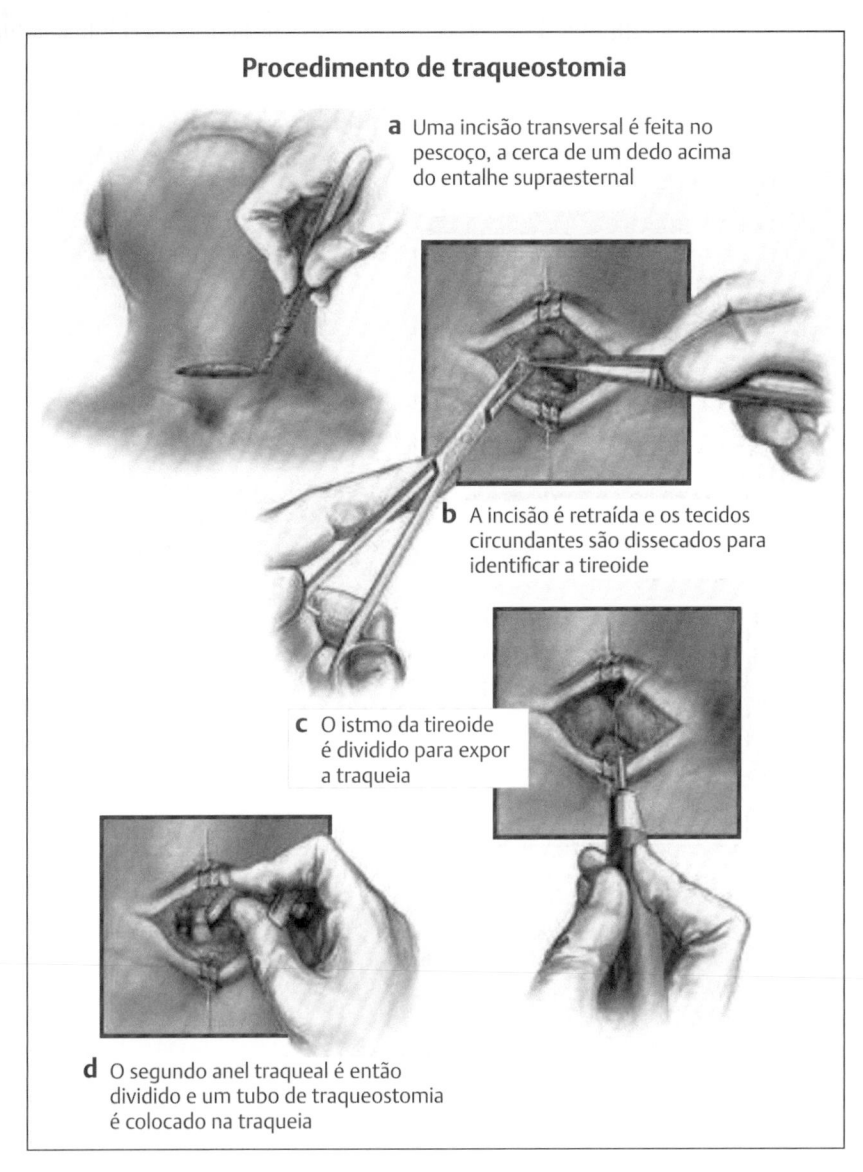

Fig. 131-1. Passos a serem seguidos em um procedimento de traqueostomia. (Fonte: American College Of Surgions Commitee On Trauma. Advanced Trauma Life Suport – ATLS. 18 ed. 2018.)

Contraindicações

Acesso prolongado das vias aéreas; grupo pediátrico (< 12 anos) pelo risco de estenose subglótica.

Procedimento

Incisão cutânea de 1 cm que se estende através da membrana cricotireóidea, seguida de dilatação com uma pinça hemostática para a colocação de um pequeno tubo endotraqueal ou um tubo de traqueostomia. Assegurar a fixação do tubo, para evitar mal posicionamento, como escorregar para dentro de um brônquio ou se desalojar completamente (Fig. 131-2).

Complicações

- *Complicações imediatas:* pneumotórax, sangramentos, canulação difícil.
- *Complicações precoces:* estenose subglótica, falência respiratória aguda, fístula esofagotraqueal, disfunções temporárias e crônicas das cordas vocais, decanulação acidental, edema de laringe.
- *Complicações tardias:* granulações traqueais, feridas persistentes e cicatrizes.

CUIDADO! Todas as cricotireoidostomias devem ser convertidas em traqueostomias convencionais entre 24-72 h.

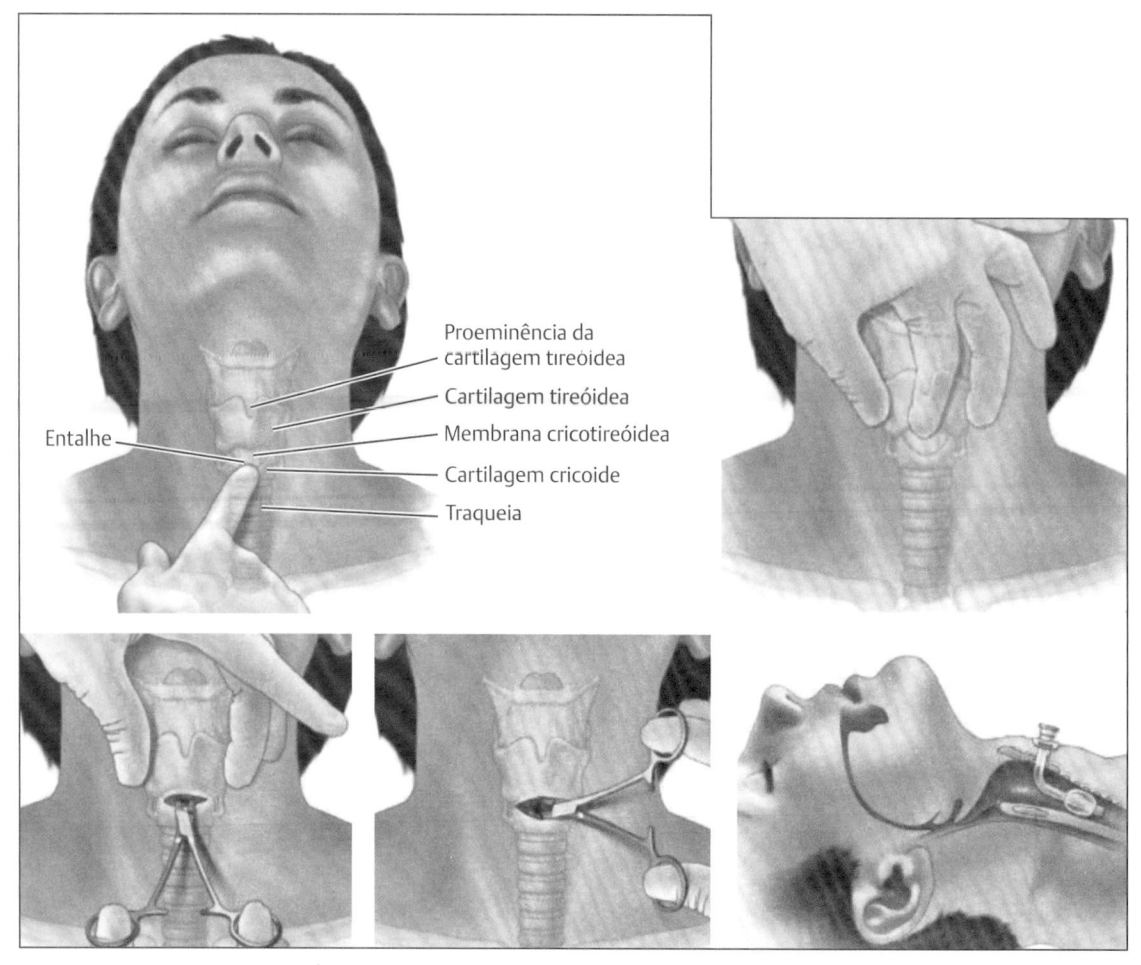

Fig. 131-2. Passos a serem seguidos em um procedimento de cricotireoidostomia. (Fonte: American College Of Surgions Commitee On Trauma. Advanced Trauma Life Suport – ATLS. 18 ed. 2018.)

BIBLIOGRAFIA

American College Of Surgions Commitee On Trauma. Advanced Trauma Life Suport – ATLS. 18. ed. 2018.

Dillon JK, Christensen B, Fairbanks T, Jurkovich G, Moe KS. The emergent surgical airway: cricothyrotomy vs. tracheotomy. Int J Oral Maxillofac Surg. 2013;42:204-208.

Macêdo MB, Guimarães RB, Ribeiro SM, Sousa KMM. Cricotireoidostomia de emergência: medida contemporizadora ou via aérea definitiva? Uma revisão sistemática. Rev Col Bras Cir. 2016;43(6):493-499.

Patel SA, Meyer TK. Surgical Airway. Int Journ Critical Illness and Injury Sci. 2014;4(1):71-76.

TRAUMA TORÁCICO

Yasmin Zaka Tostes
Camila Silver e Silva
Thaís Barretto Aleixo

PNEUMOTÓRAX HIPERTENSIVO

Definição
Vazamento de ar, tanto do pulmão como através da parede torácica, para o espaço pleural por um sistema de "válvula unidirecional", colapsando o pulmão. O mediastino é deslocado para o lado oposto, diminuindo o retorno venoso e comprimindo o pulmão contralateral. A queda do retorno venoso leva à queda do débito cardíaco, culminando em choque obstrutivo (Fig. 132-1).

Causas
Ventilação mecânica com pressão positiva em doentes com lesão da pleura visceral; trauma penetrante ou fechado do tórax; ou após tentativas mal direcionadas de inserção de cateter venoso central (via subclávia ou jugular interna).

Diagnóstico
Clínico!

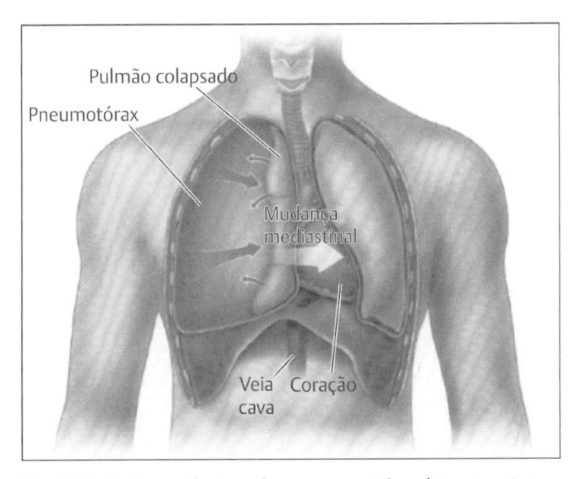

Fig. 132-1. Figura ilustrando o pneumotórax hipertensivo. (Fonte: ATLS 10 ed.)

Sinais
Exame físico mostra murmúrio vesicular abolido ou diminuído no hemitórax acometido, percussão timpânica, que pode estar associada ou não a um ingurgitamento jugular e desvio de traqueia; e elevação do hemitórax sem movimento respiratório.

Sintomas
Dor torácica, dispneia importante, desconforto respiratório, taquicardia e hipotensão.

Conduta
O tratamento não deve ser adiado à espera de confirmação radiológica. Deve ser realizada descompressão imediata com agulha de grosso calibre, na segunda linha medioclavicular do hemitórax comprometido. Depois, procede-se à drenagem torácica fechada sob selo d'água no quinto espaço intercostal entre a linha axilar anterior e a média, no rebordo superior da costela inferior, com anestesia local. O dreno deve ser posicionado em direção anterossuperior.

PNEUMOTÓRAX ABERTO

Definição
Ferimento na parede torácica de diâmetro superior a dois terços do diâmetro da traqueia. Ocorre equilíbrio entre as pressões intratorácica e atmosférica, podendo prejudicar a ventilação e levar a hipóxia e hipercapnia (Fig. 132-2).

Diagnóstico
Dor, dificuldade respiratória, taquipneia, diminuição do murmúrio vesicular no lado acometido e movimentação ruidosa de ar pela lesão da parede torácica.

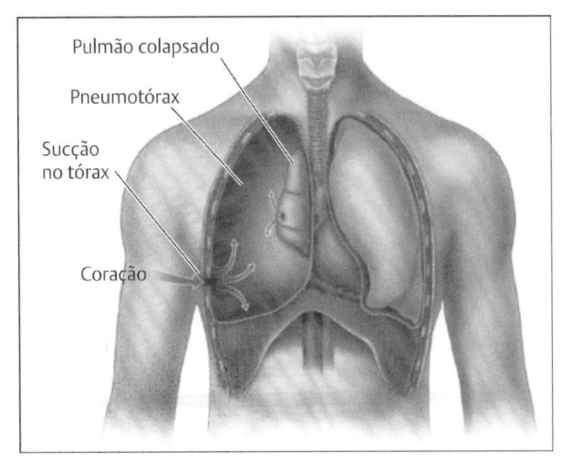

Fig. 132-2 Figura ilustrando o pneumotórax aberto. (Fonte: ATLS 10 ed.)

Conduta

Curativo de três pontas, ou curativo oclusivo transformando o pneumotórax aberto em fechado. A fixação do curativo de três pontas simula uma válvula unidirecional, permitindo o escape do ar de dentro da cavidade torácica para a atmosfera durante a expiração. O tratamento definitivo se dá por drenagem torácica em selo d'água, inserindo-se o dreno longe do ferimento. Fechamento cirúrgico definitivo subsequente da ferida é frequentemente necessário (Fig. 132-3).

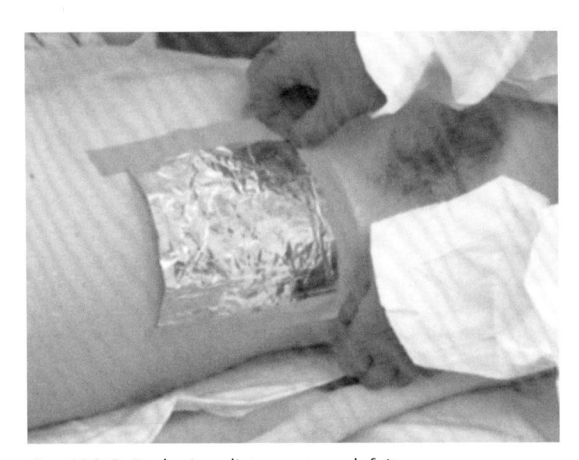

Fig. 132-3. Feche imediatamente o defeito com um curativo oclusivo estéril que seja grande o suficiente para se sobrepor às bordas da ferida. Tape-o com segurança em três lados para fornecer um efeito de válvula de jato. (Fonte: ATLS 10 ed.)

HEMOTÓRAX MACIÇO

Definição

O acúmulo de mais de 1.500 mL de sangue (ou de um terço ou mais do volume sanguíneo do paciente) na cavidade torácica em um lado do tórax, comprimindo o pulmão e impedindo a oxigenação e a ventilação adequadas.

Causas

Ferimentos penetrantes, que dilaceram os vasos sistêmicos ou hilares ou por traumas contusos.

Diagnóstico

Ausência de murmúrio vesicular e macicez à percussão no lado comprometido, associado a um quadro de choque (pulsos distais podem estar ausentes em decorrência da depleção de volume). As veias do pescoço podem estar colabadas pela grave hipovolemia ou podem estar distendidas se houver um pneumotórax hipertensivo associado (Fig. 132-4).

Conduta

Reposição volêmica e do volume sanguíneo com infusão de cristaloide através de acesso venoso com cateter calibroso e administração de sangue tipo-específico e descompressão da cavidade torácica, realizadas de forma simultânea. Se o volume drenado imediatamente for de mais de 1.500 mL, ou o sangramento for maior que 200 mL/h por 2 a 4 h, ou se

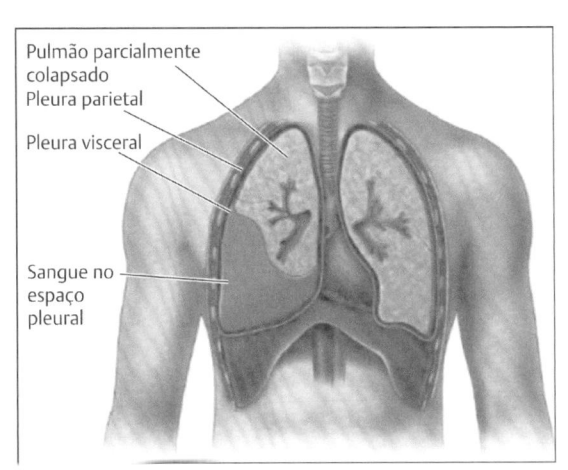

Fig. 132-4. Figura ilustrando o hemotórax maciço. (Fonte: ATLS 10 ed.)

houver necessidade persistente de transfusão sanguínea, indica-se a toracotomia de urgência. Não realize toracotomia a menos que um cirurgião, qualificado por treinamento e experiência, esteja presente.

BIBLIOGRAFIA

ACS. Advanced Trauma Life Support. 10th Ed. Chicago: American College of Surgeons; 2018.

Cheung NH, Napolitano LM. Tracheostomy: Epidemiology, Indications, Timing, Technique, and Outcomes. Resp Care. 2014;59(6):895-919.

Furin M, Kohn M, Jaslow D. Out-of-Hospital Surgical Airway Managment: Does Scope of Practice Equal Actual Practice?. West J Emerg Med. 2016;17(3):372-376.

TAMPONAMENTO CARDÍACO

Yasmin Zaka Tostes
Camila Silver e Silva

DEFINIÇÃO
Compressão do coração pelo acúmulo de líquido no saco pericárdico, resultando em débito cardíaco diminuído pela diminuição do fluxo cardíaco.

CAUSAS
Geralmente resulta de lesões penetrantes, embora a contusão também possa fazer com que o pericárdio contenha sangue do coração, grandes vasos ou vasos epicárdicos.

DIAGNÓSTICO
A tríade clínica clássica de abafamento de bulhas cardíacas, hipotensão e veias distendidas não está uniformemente presente no tamponamento cardíaco. O sinal de Kussmaul é uma anormalidade de pressão venosa paradoxal associada ao tamponamento, que pode estar presente. A avaliação focalizada com ultrassonografia para trauma (FAST) pode efetivamente identificar o tamponamento cardíaco. Os métodos adicionais de diagnóstico de tamponamento cardíaco incluem ecocardiograma e/ou janela pericárdica, que podem ser particularmente úteis quando o FAST não está disponível. O diagnóstico diferencial com o pneumotórax hipertensivo é feito pela presença de sons respiratórios bilaterais indicando tamponamento cardíaco.

CONDUTA
A administração de fluidos intravenosos aumentará a pressão venosa do paciente e melhorará o débito cardíaco de forma transitória. A toracotomia de emergência ou esternotomia deve ser realizada por um cirurgião qualificado o mais rápido possível. Se a intervenção cirúrgica não for possível, a pericardiocentese pode ser terapêutica, mas não constitui um tratamento definitivo para o tamponamento cardíaco.

Resumo da pericardiocentese.

- Monitorar os sinais vitais do doente e o ECG antes, durante e após o procedimento.
- Preparar cirurgicamente as regiões xifóidea e subxifóidea, se o tempo o permitir.
- Anestesiar o ponto de punção, se necessário.
- Adaptar uma seringa vazia de 60 mL a uma torneirinha de três vias e a um cateter agulhado de 15 cm ou mais, calibre 16 a 18 G (Fig. 133-1).
- Avaliar o doente para verificar se ocorreu algum deslocamento mediastinal, que pode ter causado um deslocamento significativo do coração.
- Puncionar a pele 1 a 2 em abaixo e à esquerda da junção xifocondral, com uma angulação de 45° em relação à pele.

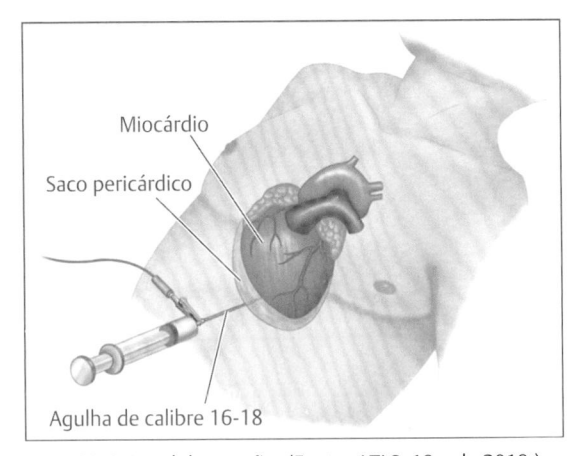

Fig. 133-1. Local de punção. (Fonte: ATLS. 18. ed.; 2018.)

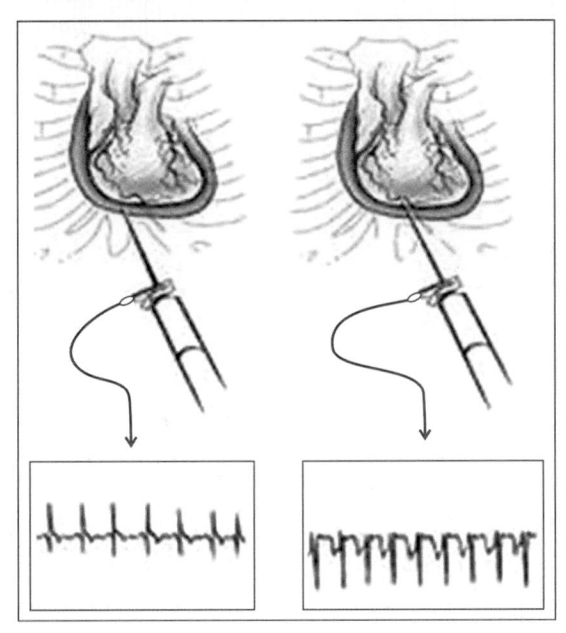

Fig. 133-2. Traçado eletrocardiográfico. (Fonte: ATLS. 18. ed.; 2018.)

- Avançar a agulha com cuidado, em sentido cranial, apontando-a para a ponta da escápula esquerda.
  - Se a agulha avançar excessivamente para dentro do músculo ventricular, aparece no monitor do ECG um padrão conhecido como "corrente de lesão" (p. ex., alterações muito acentuadas do segmento ST-T ou alargamento e aumento do complexo QRS). Esse padrão indica que a agulha de pericardiocentese deve ser recuada até que o traçado eletrocardiográfico prévio reapareça. Podem também ocorrer extrassístoles ventriculares (Fig. 133-2).
- Quando a ponta da agulha penetrar no saco pericárdico cheio de sangue, retirar, tanto quanto possível, sangue incoagulável.
- Durante a aspiração, o epicárdio reaproxima-se da superfície interna do pericárdio, assim como também da ponta da agulha. Subsequentemente pode reaparecer um padrão eletrocardiográfico de lesão. Isso indica que a agulha deve ser recuada um pouco. Se esse padrão de lesão persistir, retirar a agulha completamente (Fig. 133-3).

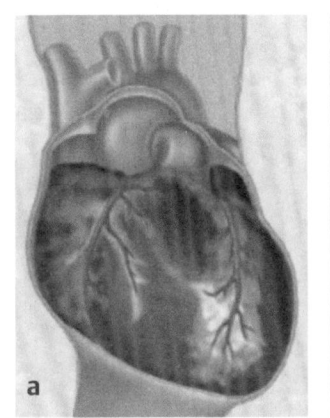

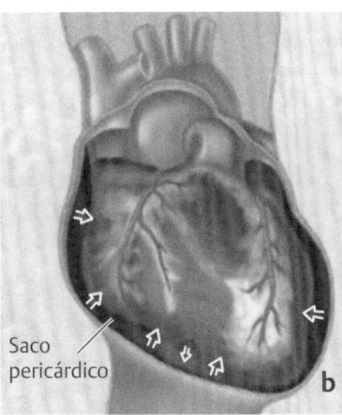

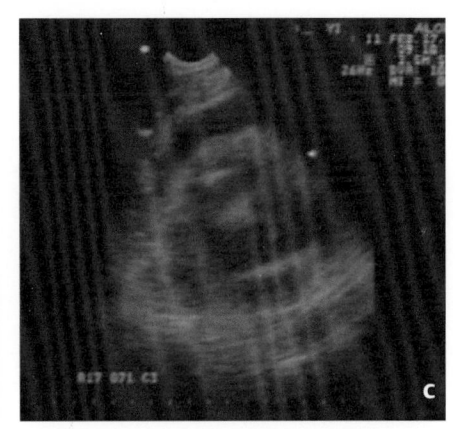

Fig. 133-3. (a) Coração normal. (b) Figura ilustrando o tamponamento cardíaco. (c) Ultrassom mostrando tamponamento cardíaco. (Fonte: ATLS. 18. ed.; 2018.)

BIBLIOGRAFIA

American College Of Surgions Commitee On Trauma. Advanced Trauma Life Suport – ATLS. 18. ed. 2018.

Cheung NH, Napolitano LM. Tracheostomy: Epidemiology, Indications, Timing, Technique, and Outcomes. Resp Care. 2014;59(6):895-919.

Furin M, Kohn M, Jaslow D. Out-of-Hospital Surgical Airway Managment: Does Scope of Practice Equal Actual Practice? West J Emerg Med. 2016;17(3):372-376.

TÓRAX INSTÁVEL

Yasmin Zaka Tostes
Camila Silver e Silva

DEFINIÇÃO
Ocorre quando um segmento da parede torácica não tem continuidade óssea com o resto da caixa torácica, definido quando há duas ou mais fraturas de arcos costais em dois ou mais lugares (Fig. 134-1).

CAUSAS
Trauma associado a múltiplas fraturas de costelas, embora também possa ocorrer quando há uma separação costocondral de uma única costela do tórax.

DIAGNÓSTICO
A observação do movimento respiratório anormal e a palpação da crepitação das fraturas de costela ou cartilagem podem ajudar no diagnóstico. A radiografia torácica pode sugerir múltiplas fraturas de costelas, mas pode não mostrar a separação costocondral.

CONDUTA
Administração de oxigênio umidificado, ventilação adequada, cuidadosa ressuscitação de fluidos e analgesia para melhorar a ventilação. Na ausência de hipotensão sistêmica, a administração de soluções endovenosas cristaloides deve ser cuidadosamente controlada para evitar sobrecarga de volume, o que pode comprometer ainda mais o estado respiratório do paciente. Pacientes com hipóxia em ar ambiente podem necessitar de intubação e ventilação na primeira hora após a lesão. Opções para administrar anestésicos locais incluem bloqueios intermitentes de nervos intercostais e anestesia intrapleural, extrapleural ou epidural transcutânea. Quando usados adequadamente, os anestésicos locais podem fornecer excelente analgesia e prevenir a necessidade de intubação.

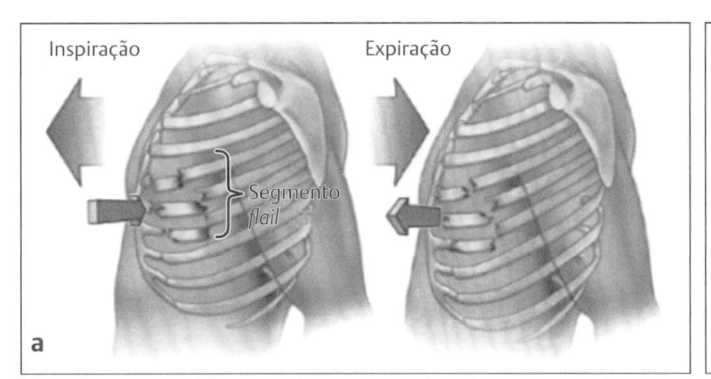

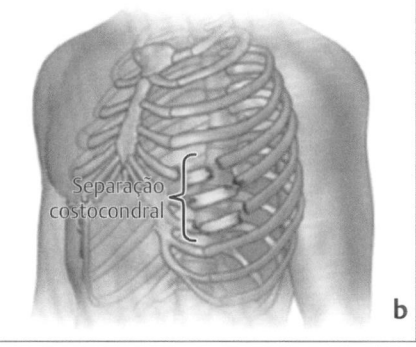

Fig. 134-1. A presença de um segmento torácico instável resulta na interrupção do movimento normal da parede torácica. (**a**) Tórax instável de múltiplas fraturas de costelas. (**b**) Tórax instável de separação costocondral. (Fonte: ATLS. 10. ed.; 2018.)

BIBLIOGRAFIA

ACS. Advanced Trauma Life Support. 10th Ed. Chicago: American College of Surgeons; 2018.

Cheung NH, Napolitano LM. Tracheostomy: Epidemiology, Indications, Timing, Technique, and Outcomes. Resp Care. 2014;59(6):895-919.

Furin M, Kohn M, Jaslow D. Out-of-Hospital Surgical Airway Managment: Does Scope of Practice Equal Actual Practice?. West J Emerg Med. 2016;17(3):372-376.

TRAUMA GENITOURINÁRIO

Heitor Motta Bini Pereira

INTRODUÇÃO
A maioria das lesões geniturinárias são causadas por traumas e ocorrem concomitantemente com lesões a outros sistemas orgânicos, com isso o médico socorrista pode não perceber os sinais da lesão. Dessa forma, é preciso estar atento aos indícios de fraturas vertebrais lombares ou das costelas inferiores, fraturas pélvicas, dor ou hematoma nos flancos, próstata anormal e hematúria maciça.

O QUE FAZER DE IMEDIATO?
Para todos os pacientes politraumatizados deve seguir as orientações das diretrizes do ATLS (Advanced Trauma Life Support), com traumatismo contuso ou penetrante, avaliar a via aérea, a respiração, a circulação e as deficiências ao fazer o exame inicial.

No exame secundário, procurar por uma próstata de limites borrados ou em posição alta ao exame retal, hematoma perineal ou escrotal e qualquer evidência de sangue no meato urinário. Na presença de qualquer um desses sinais, faça uma uretrografia retrógrada antes de inserir um cateter de Foley. Na ausência desses sinais, inserir um cateter de Foley.

- *Uretrografia retrógrada:* ampla aceitação como o principal procedimento diagnóstico em pacientes com suspeita de trauma uretral. O exame é realizado através de instalação de meio de contraste na uretra, sob fluoroscopia.
- *Cateterização:* a sonda de Foley pode ser inserida depois que o exame físico indicar a integridade da uretra com uretrografia retrógrada normal. Caso seja avaliada a presença de hematúria microscópica e história de choque (pressão sistólica < 90 mmHg) ou que sofreram um traumatismo com desaceleração súbita devem ser submetidos a um exame de imagem. Além disso, a presença de lesões penetrantes e mais que cinco hemácias por campo de resolução máxima devem ser submetidas a exame de imagem. Em casos que a colocação do cateter de Foley seja contraindicada, é preciso avaliar a colocação de cateter suprapúbico.
- *Exame de TC:* a tomografia computadorizada helicoidal com contraste intravenoso é o exame de escolha para a avaliação de traumatismo ureteral ou renal, fornecendo informações sobre a extensão da hemorragia, extravasamento e desvacularização.
- *Cistografia retrógrada:* a presença de ruptura da bexiga pode ser avaliada por meio da cistografia, quando o contraste injetado é identificado fora da bexiga.
- *Ultrassonografia:* é um exame que pode excluir lesões viscerais associadas, tais como ruptura de órgão sólido ou cavidade e fluído peritoneal não específico. Contudo, a ultrassonografia não tem sensibilidade para detectar com segurança lesões renais e, portanto, não é recomendada na abordagem diagnóstica definitiva do traumatismo renal.

TRAUMA RENAL
Lesões renais são comuns, o rim é o terceiro órgão mais acometido em trauma abdominal, sendo mais comuns nos traumas abdominais fechados e contundentes, associado a projéteis de alta energia.

A presença de dor com localização em flanco ou sobre o abdome, estará associada com náuseas e vômitos, hematoma em flanco, fraturas e costelas inferiores ou fraturas de vértebras. Além disso, pode haver a presença de hematúria, embora alguns pacientes com lesão de pedículo renal ou de junção pieloureteral possam não a apresentar.

O padrão ouro para investigação de trauma renal é a tomografia computadorizada (TC) helicoidal, que deve ser composta de duas captações, sendo a primeira logo após a injeção de contraste e a segunda, na fase tardia com contrastação das vias urinárias (Fig. 135-1). Em nenhuma circunstância um exame de imagem deve atrasar uma intervenção cirúrgica necessária. Com isso, em pacientes instáveis e com indicação cirúrgica pode ser realizada pielografia endovenosa (PIV) *single shot* na sala de operações e até mesmo durante o ato cirúrgico.

De acordo com a American Association for Surgery of Trauma (AAST): o trauma renal pode ser

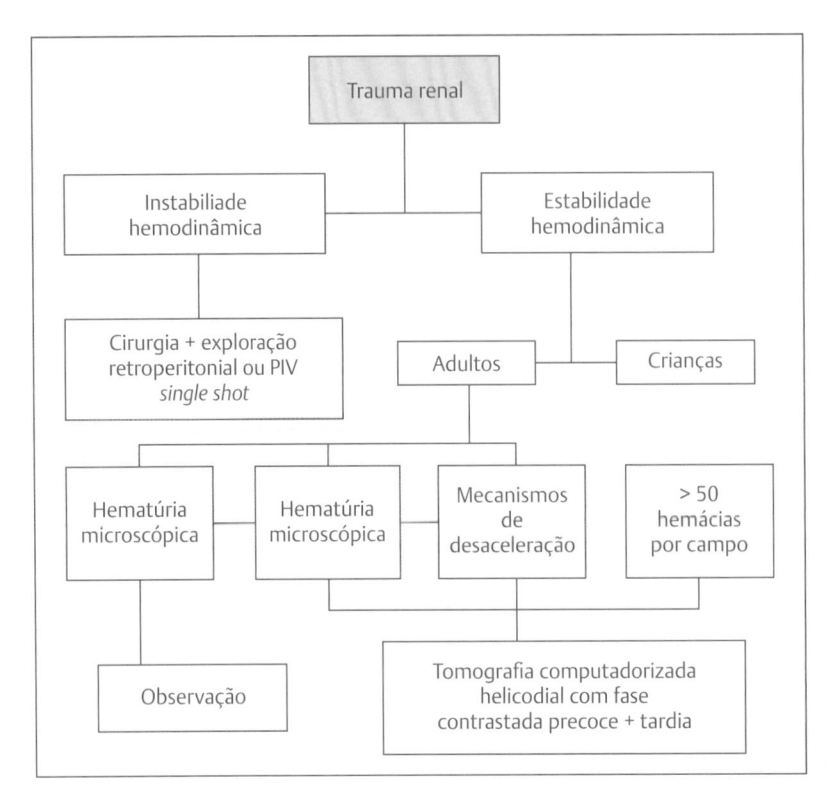

Fig. 135-1. Fluxograma para investigação radiológica do trauma renal.

caracterizado em grau I quando houver contusão ou hematoma subcapsular não expansivo. Sem laceração parenquimatosa, grau II quando houver hematoma perirrenal não expansivo e laceração do córtex renal com extensão inferior a 1 cm, sem extravasamento urinário. O grau III ocorre quando houver laceração parenquimatosa superior a 1 cm (estende-se até a medula renal), sem ruptura do sistema coletor ou extravasamento urinário e o grau IV quando a laceração parenquimatosa maior que 1 cm atingindo córtex, medula e sistema coletor, com lesão da artéria ou das veias renais segmentares com hemorragia contida. O grau V é presente em várias lacerações de grau 4 ou rim completamente fragmentado e/ou avulsão do pedículo com desvascularização renal.

O tratamento das contusões renais e lacerações renais pequenas (grau I) podem ocorrer de modo expectante e raramente requer intervenção cirúrgica. O acompanhamento urológico ambulatorial é necessário para garantir que a hematúria tenha cessado. Lacerações grandes das lesões renais traumáticas contusas (grau II–V) podem necessitar de intervenção cirúrgica, embora a tendência seja tratar essas lesões de modo conservador, sempre que possível. As únicas indicações absolutas de exploração cirúrgica de trauma renal são instabilidade hemodinâmica, hematoma perirrenal pulsátil ou em expansão e sangramento persistente (Fig. 135-2).

Pacientes hemodinamicamente estáveis com hemorragia ativa demonstrada na TC, podem beneficiar-se da angiografia com embolização seletiva. Lesões do pedículo renal (trombose arterial ou avulsão), devem ser tratadas rapidamente para evitar danos renais irreversíveis. A angioembolização renal seletiva para contenção de hemorragia em pacientes estáveis após traumatismos contusos ou penetrantes é primordial.

TRAUMA URETERAL

A porção menos frequentemente lesionada do sistema genitourinário é o ureter, sendo grande parte das lesões resultado de feridas penetrantes. O retardo no diagnóstico é comum, uma vez que ocorre no ato intraoperatório pela presença de complicações secundárias. A pielografia retrógrada e a urografia excretora são os exames utilizados para a avaliação do trauma ureteral (Fig. 135-3).

Os sintomas não são específicos, havendo dor em cólicas ou em massas na região do flanco. A hematúria pode estar presente ou ausente. Pacientes com obstrução urinária bilateral secundária a ligadura e trauma iatrogênico podem apresentar anúria. Em casos de obstrução parcial em um dos lados, o paciente pode apresentar dor na região lombar e em flanco ipsolateral, associado à febre e piúria.

A classificação ocorre em grau I da lesão com hematoma por contusão, sem desvascularização. Já o grau II ocorre com laceração e menor que 50% de transecção, o grau III se instala com laceração e maior que 50% de transecção. O grau IV acontece em laceração com transecção completa com desvascularização menor que 2 centímetros e o

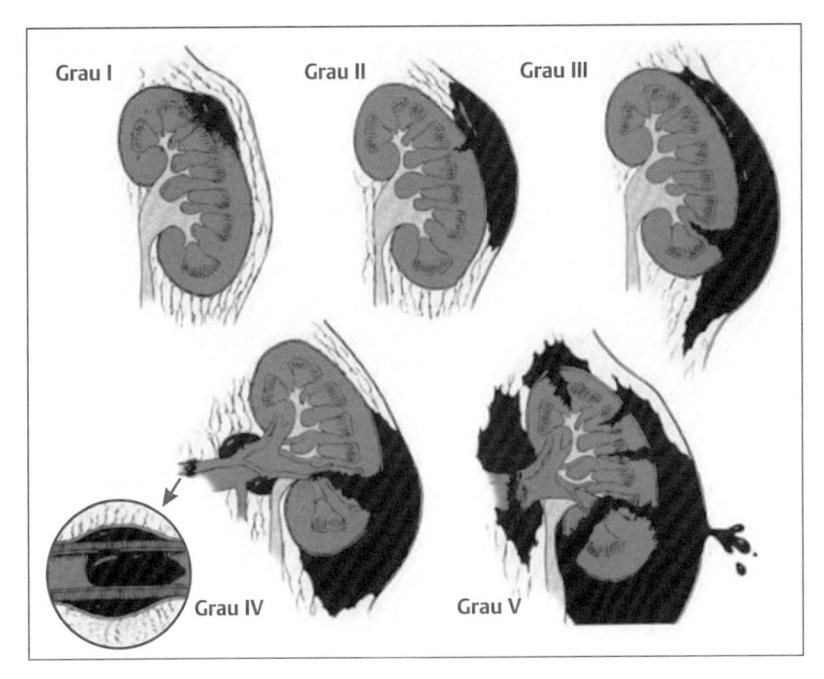

Fig. 135-2. Classificação do trauma renal.

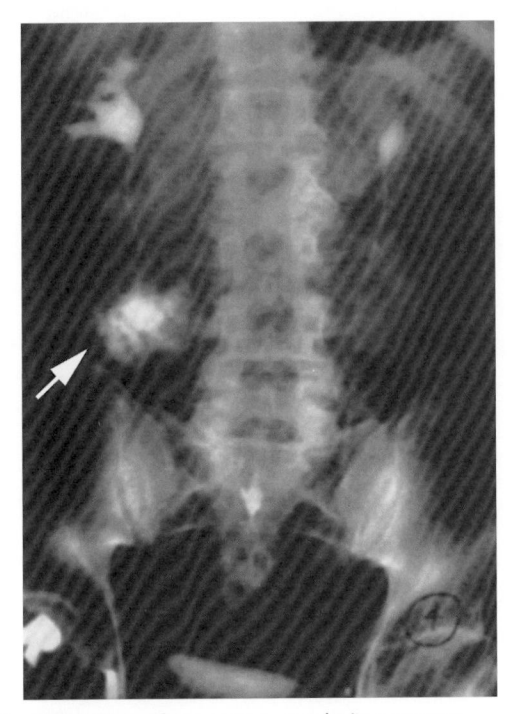

Fig. 135-3. Urografia excretora, com lesão no ureter proximal médio direto com extravasamento de contraste.

grau V ocorre em laceração com avulsão e desvascularização maior que 2 centímetros.

Lesões ureterais podem ser tratadas por meio de colocação de *stent*, tubo de nesfrotomia ou cirurgia. Se o diagnóstico ocorrer no ato intraoperatório a correção cirúrgica imediata é a recomendação. Em casos de diagnóstico tardio e associado a inflamação, é possível postergar o tratamento e restringir-se ao alívio dos sintomas. Em casos de comprometimento pequeno do ureter ou lesões que acometem o terço superior, é recomendado conduzir o ato com anastomose terminoterminal espatulada (T-T). Contudo, quando o segmento acometido for extenso, é contraindicada a anastomose primária.

TRAUMA VESICAL

A ruptura vesical ocorre principalmente em traumatismo contuso e fraturas pélvicas, especialmente em casos em que a bexiga está cheia. Em casos de fraturas, o efeito protetor dos ossos pélvicos é perdido e as lesões vesicais ocorrem por espículas ósseas causando uma ruptura vesical extraperitoneal e em casos em que há compressão da cúpula vesical pela presença de urina, ocorre uma ruptura intraperitoneal.

Os achados consistem na presença de hematúria macroscópica, juntamente com incapacidade miccional. Geralmente existe história de traumatismo abdominal, e a maioria dos pacientes refere dor pélvica ou na região inferior do abdome. A classificação da lesão ocorre em I (lesões penetrantes) e II (lesões contusas) que podem ocorrer com ruptura extraperitoneal, ruptura intraperitoneal ou lesão mista.

O diagnóstico ocorre por meio de cistografia retrógrada (seja por radiografia convencional ou, geralmente, por TC) após ter sido excluída lesão uretral através de RUG no exame físico. A ocorrência de uma ruptura intraperitoneal mostrará material de contraste distribuído para dentro do abdome, delineando alças da parede intestinal com extensão para dentro dos sulcos paracólicos e uma ruptura extraperitoneal mostrará um padrão de extravasamento grosseiro, em faixas, adjacente à bexiga.

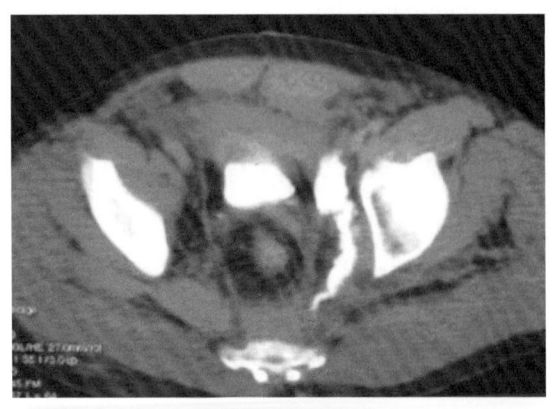

Fig. 135-4. Cistotomografia com ruptura intraperitoneal de bexiga (extravasamento de contraste intraperitoneal).

O tratamento das rupturas intraperitoneais e todas as lesões penetrantes da bexiga necessitam de intervenção cirúrgica (Fig. 135-4). Lesões extraperitoneais geralmente podem ser tratadas de modo não cirúrgico através de drenagem com cateter de Foley, seguida de nova cistografia em 10-14 dias. Contusões simples ou lacerações incompletas também podem ser tratadas de modo conservador com drenagem com cateter de Foley e acompanhamento urológico precoce.

TRAUMA URETRAL

Lesões uretrais são pouco frequentes, ocorrendo principalmente no sexo masculino. Resultam em extensas complicações, tais como incontinência, formação de estenoses, impotência e infecções crônicas do trato urinário. Quando existe suspeita de lesão uretral, a colocação de um cateter de Foley é contraindicada, até que uma RUG tenha excluído este diagnóstico. Caso um cateter de Foley tenha sido colocado em um paciente com uma possível lesão vesical, ele não deve ser removido, devendo ser realizada uma uretrografia ao redor do cateter, usando um tubo pediátrico de alimentação e ocluindo o meato uretral distal com uma leve pressão sobre a glande.

- *Uretra posterior:* a uretra posterior, que consiste das porções prostática e membranosa, é mais comumente lesionada durante traumatismo contuso associada a lesões ósseas pélvicas. Os pacientes apresentam queixas de dor abdominal ou perineal e uma incapacidade miccional. Sangue no meato urinário é o sinal mais frequente da lesão uretral. A imagem da lesão é feita através da uretrografia retrógrada, que mostrará um extravasamento de material de contraste acima do diafragma urogenital. O tratamento inicial inclui cistostomia suprapúbica para garantir a drenagem urinária.
- *Uretra anterior:* a uretra anterior, que consiste das porções bulbosa e peniana, está localizada abaixo do diafragma urogenital. Ocorre através das chamadas "queda de cavaleiros", lesões penetrantes ou colocação inadequada do cateter de Foley. Os achados são característicos, se a fáscia de Buck permanecer intacta, o extravasamento de sangue e urina será confinado ao pênis e ao períneo. Com a ruptura da fáscia de Buck, o extravasamento se estenderá ao longo da parede abdominal, limitado somente pela fáscia de Colles, resultando em um hematoma perineal em "borboleta". A imagem com lesões anteriores, mostrará o extravasamento de contraste que será observado na urografia como inferior ao diafragma urogenital. O tratamento se baseia em cateter de drenagem de demora ou reanastomose direta (Fig. 135-5).

TRAUMA GENITAL EXTERNO

- *Lesões genitais femininas:* o sangramento vaginal indica a necessidade de realizar um exame especular, uma vez que é possível haver a presença de lacerações vaginais adicionalmente a quaisquer lesões existentes na genitália externa. As lacerações simples podem ser corrigidas usando suturas absorvíveis e a homeostasia pode ser obtida com cirurgia. Sempre é preciso excluir a penetração do assoalho pélvico, que podem indicar grave lesão orgânica e vascular. Em casos de agressão sexual é preciso avaliação ginecológica.
- *Lesões testiculares (Fig. 135-6):* o traumatismo contuso do escroto pode resultar em ruptura testicular decorrente de compressão forte dos testículos contra a sínfise púbica ou região medial da coxa. Com isso é comum haver dor grave, náuseas, vômitos e edema extenso decorrente da formação de hematoma. O exame diagnóstico de escolha é a ultrassonografia com estudos de fluxo com Doppler. O tratamento dos hematomas simples ocorre de modo conservador com AINE's, elevação escrotal e banhos de assento. Em casos de hematomas maiores, pode ser necessária uma drenagem cirúrgica.

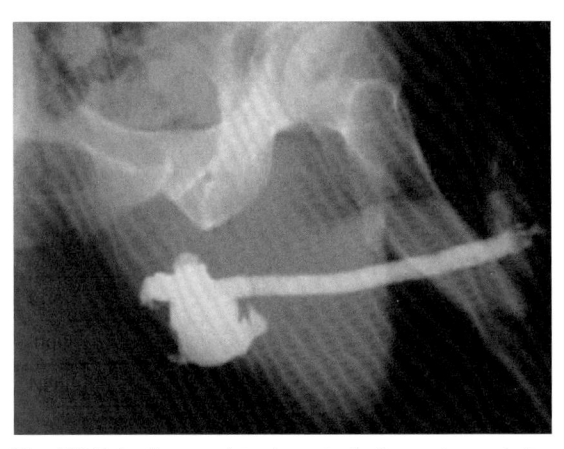

Fig. 135-5. Lesão completa de uretra bulbar após queda à cavalo.

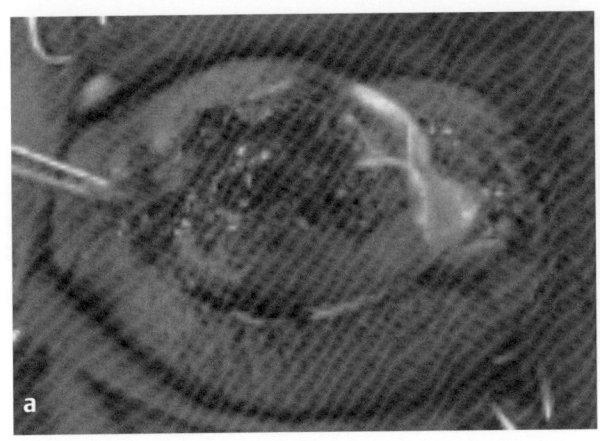

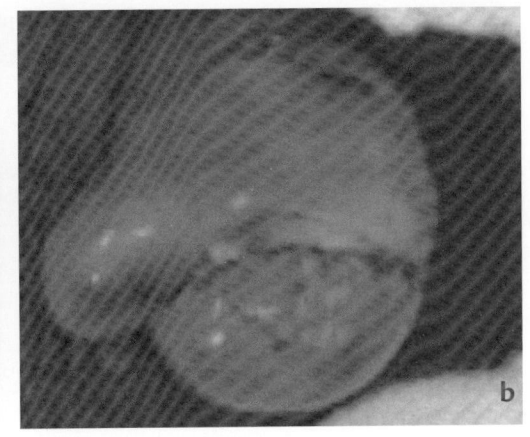

Fig. 135-6. (a) Lesão testicular por arma de fogo. (b) Reconstrução com preservação testicular.

- *Lesões de pele:* descolamento requer desbridamento extenso e correção cirúrgica, podendo ser necessário um transplante de pele. Lacerações escrotais geralmente podem ser fechadas primariamente, em decorrência da natureza elástica da pele escrotal. Nas lesões provocadas por zíperes, a pele aprisionada pode ser liberada cortando-se a porção deslizante do zíper. Lacerações escrotais podem ser corrigidas em camadas, desde que uma lesão testicular tenha sido excluída. Lesões por queimaduras requerem uma consideração especial, pois é possível que se desenvolva um edema maciço, resultando em obstrução uretral.

BIBILIOGRAFIA

Cury J, Coelho RF, Saito F. Trauma geniturinário. In: Martins HS, Damasceno MCT, Awada SB. Pronto Socorro: condutas do Hospital das Clínicas da Faculdade de Medicina da Universidade de São Paulo. 2. ed. São Paulo: Manole; 2008.

Cury J, Guglielmetti, JB. Urologia fundamental: trauma genitourinário. São Paulo: Planmark; 2010.

Cury J, Mesquita JLB, Pontes J, Oliveira LCN, Cordeiro M, Coelho RF. Trauma urológico. Rev Med (São Paulo). 2008 jul-set;87(3):184-94.

Kitase M, Mizutani M, Tomita H, Kono T, Sugie C, Shibamoto Y. Blunt renal trauma: comparison of contrast-enhanced CT and angiographic findings and the usefulness of transcatheter arterial embolization. Vasa. 2007;36:108-13.

Kommu SS, Illahi I, Mumtaz, F. Patterns of urethral injury and immediate management. Curr Opin Urol. 2009;17:383-9.

Shahrokh FS, Quoc-Dien T, Allen FM et al. Development of a Highly Accurate Nomogram for Prediction of the Need for Exploration in Patients With Renal Trauma. J Trauma. 2008;64:1451-8.

Stone CK, Humphries LR. CURRENT medicina de emergência: diagnóstico e tratamento. Traumatismo genitourinário. 7. ed. São Paulo: AMGH; 2013.

TRAUMA MAXILOFACIAL

Heitor Motta Bini Pereira

FRATURAS DE MANDÍBULA

As lesões maxilofaciais podem acarretar em prejuízo funcional e estético. A mandíbula é dividida em cinco regiões anatômicas. Os sítios de acometimento podem ser o corpo, o ângulo, a sínfese, o processo coronoide e o côndilo (Quadro 136-1).

A via aérea em pacientes com suspeita de traumatismo facial é uma avaliação primordial do atendimento-padrão ao paciente vítima de traumatismo, já que pode haver obstrução de via aérea por meio do edema dos tecidos moles ou distorção da anatomia em razão de deslocamentos de fragmentos ósseos ou traumatismo cranioencefálico concomitante.

Os achados mais comuns são observados com dor, edema, hematoma, assimetria facial, crepitação óssea, perda ou limitação da função, salivação intensa, mobilidade anormal à palpação, desalinhamento dentário e parestesia. A tomografia computadorizada da face aumenta a exposição do paciente à radiação, mas é um exame com grande sensibilidade para avaliar os ossos da face (Fig. 136-1).

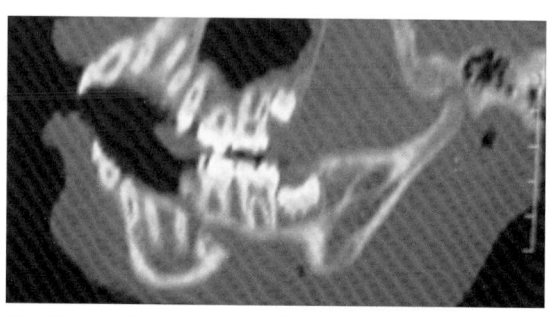

Fig. 136-1. TC em corte sagital com fratura de mandíbula em região de pré-molares.

Quadro 136-1. Etiologia da Lesão

Sinal da fratura	n	%
Unilateral	37	22,98
Bilateral	30	18,69
Côndilo	8	4,96
Processo coronoide	1	0,71
Ramo	1	0,71
Ângulo	22	13,69
Corpo	25	15,26
Parassínfise	27	16,75
Sínfise	10	6,25
Total		100

n: número de pacientes.

A escolha da terapêutica deverá basear-se na idade do paciente e na severidade do caso. A profilaxia antitetânica é realizada em fraturas abertas de mandíbula com o toxoide tetânico para pacientes sem imunização nos últimos 5 anos. Além disso, é preciso promover a profilaxia antimicrobiana, a fim de cobrir microrganismos aeróbicos e anaeróbicos. A penicilina, a clindamicina e a eritromicina via endovenosa são os antibióticos de escolha. É necessário realizar a redução da luxação mandibular, em casos que a luxação ocorra na região anterior da articulação temporomandibular. Assim, é preciso posicionar os polegares nos molares inferiores e reduzir com uma pressão direcionada para baixo e posterior. A imobilização de Barton é realizada nos pacientes e promove um alívio considerável da dor, sendo um procedimento feito com uma bandagem elástica no topo da região cefálica e abaixo da mandíbula.

FRATURA MAXILAR

A classificação de Le Fort para lesões maxilares é amplamente utilizada para descrever padrões comuns de fraturas maxilares resultantes de traumatismo contuso, após traumatismos de alta energia. A tomografia computadorizada de face é efetuada para identificar as fraturas e determinar sua classificação. As classificações são feitas pelas fraturas de **Le Fort tipo I,** que incluem a maxila, paralelamente aos processos alveolares, e o palato duro, estendendo-se posteriormente atrás dos molares maxilares e atrás da parede lateral do seio da face. A presença de má oclusão dentária e dor local, edema e equimoses é comum.

As fraturas de **Le Fort tipo II** incluem as linhas de fratura Le Fort tipo I, mas também envolvem o osso nasal, tornando-se uma fratura piramidal. A má oclusão pode estar presente concomitante com equimoses do dorso nasal e pálpebras inferiores. O canal do nervo infraorbital é atingido nesse tipo de fratura, e lesão a este nervo leva a déficit sensorial abaixo da pálpebra do lado acometido. Em relação à fratura de **Le Fort tipo III,** há uma disjunção craniofacial. A fratura se estende pelas suturas frontozigomáticas, pela órbita e pela base do nariz e na região etmoide, sendo comuns as complicações da via aérea e necessário avaliar a via aérea primeiramente. Intubação nasotraqueal e sondagem nasogátrica estão contraindicadas. Além disso, a acuidade visual do paciente deve ser testada, já que há alta incidência de cegueira associada a fraturas de Le Fort tipo III. Os achados de uma fratura maxilar presentes no traumatismo facial são óbvios na maioria dos casos, em decorrência do intenso edema, de equimoses e deformidades na face. É possível notar a má oclusão dentária, acompanhada de dor localizada na mandíbula. Haverá também diplopia em casos de envolvimento da órbita, enfisema subcutâneo facial pela extensão aos seios paranasais e rinorreia de líquido cerebroespinhal se a extensão atingir a placa cribiforme.

Ademais, é preciso apontar a existência da fratura de **Lannelongue** (Fig. 136-2), como uma lesão sagital da maxila que ocorre no sentido anteroposterior e paralelo à sutura palatina mediana e da fratura tipo **Richet**, que é caracterizada por uma associação entre uma fratura transversa baixa unilateral e uma fratura mediana da maxila (Fig. 136-3).

FRATURA ZIGOMÁTICA MAXILAR

As fraturas zigomaticomaxilares propiciam a chamada fratura do tripé, já que consistem em três lesões com fraturas lineares incluindo a borda infraorbital, a sutura zigomaticofrontal e a junção zigomaticotemporal. Além disso, há a classificação proposta por

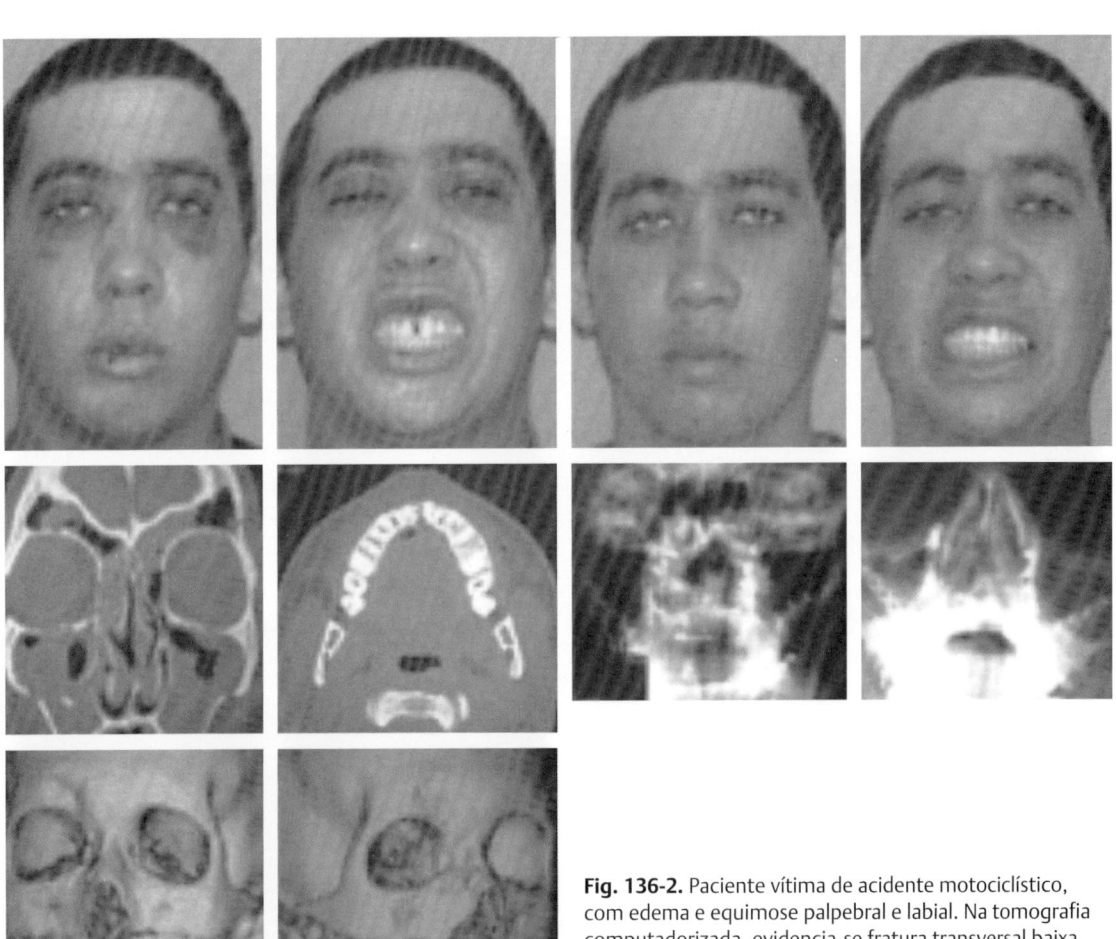

Fig. 136-2. Paciente vítima de acidente motociclístico, com edema e equimose palpebral e labial. Na tomografia computadorizada, evidencia-se fratura transversal baixa da maxila (Le Fort I) associada a fratura palatal mediana (Lannelongue).

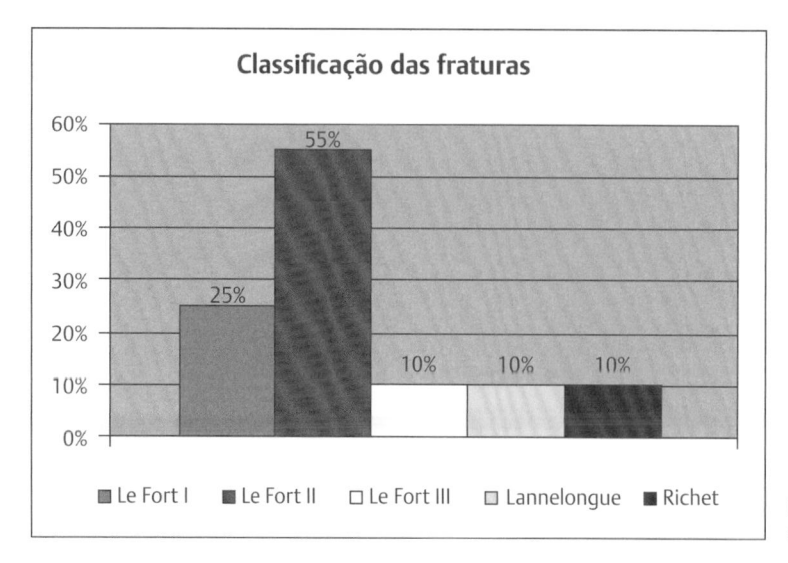

Fig. 136-3. Classificação da etiologia da lesão.

Knight e North em 1961, que classificaram as fraturas com base nos desvios apresentados pelo zigoma observado na radiografia em posição de Waters. São de seis grupos, sendo grupo I, sem deslocamento do zigoma; grupo II, fraturas de arco zigomático; grupo III, com deslocamento, sem rotação; grupo IV, com deslocamento e rotação medial; grupo V, com deslocamento e rotação lateral; e grupo VI, complexas.

Os exames de imagem utilizados são as radiografias Waters e Hirtz e a tomografia computadorizada em corte axial e coronal. Contudo, sabe-se que há uma superioridade da TC para avaliar as fraturas de face, uma vez que não há sobreposição de imagens como na radiografia (Figs. 136-4 a 136-6).

Os achados sintomáticos incluem dor, edema e equimoses da região malar. Pode haver também, comprometimento do nervo infraorbital com parestesias da pálpebra inferior, região malar adjacente, nariz e pálpebra superior. Além disso, há a presença de enfisema subcutâneo, quando há extensão para os seios paranasais e diplopia secundária a contusão da musculatura ou de um hematoma orbital.

O tratamento é efetuado de acordo com o grau da lesão. Quando ocorre um pequeno deslocamento do osso (menor que 5 mm), a fratura não é comunicativa, há ausência de disfunção ocular e o tempo decorrido após o trauma é de até 20 dias, o tratamento é conservador, com redução fechada ou uma placa em pilar zigomático. Quando há grande deslocamento do osso (maior que 5 mm), a fratura é comunicativa sem necessidade de reconstrução, há presença de disfunção ocular e o tempo decorrido após o trauma é de até 20 dias, o tratamento irá priorizar a redução aberta com um ou dois acessos cirúrgicos e a fixação interna será rígida em dois pontos. Quando ocorrer grande deslocamento do osso (maior que 5 mm), a fratura é comunicativa com necessidade de reconstrução, há presença de disfunção ocular, fratura no corpo do zigoma, necessidade de fixar o arco zigomático e o tempo decorrido após o trauma é inferior a 20 dias, o tratamento prioriza redução aberta com um, dois ou três acessos cirúrgicos e fixação interna rígida em três ou quatro pontos. É preciso também providenciar analgesia adequada e profilaxia antibiótica caso haja uma extensão da linha de fratura para os seios paranasais (penicilina, amoxicilina, fluorquinolonas, doxicilina ou clindamicina).

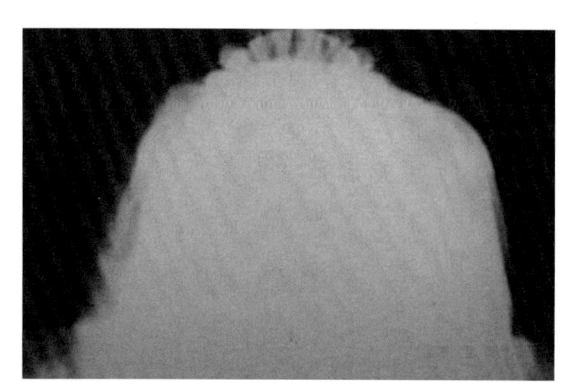

Fig. 136-4. Raios X de Hirtz.

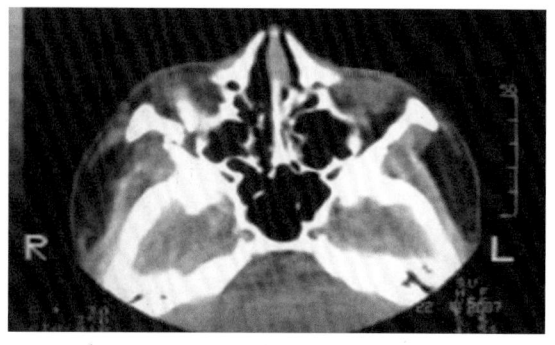

Fig. 136-5. TC em corte axial.

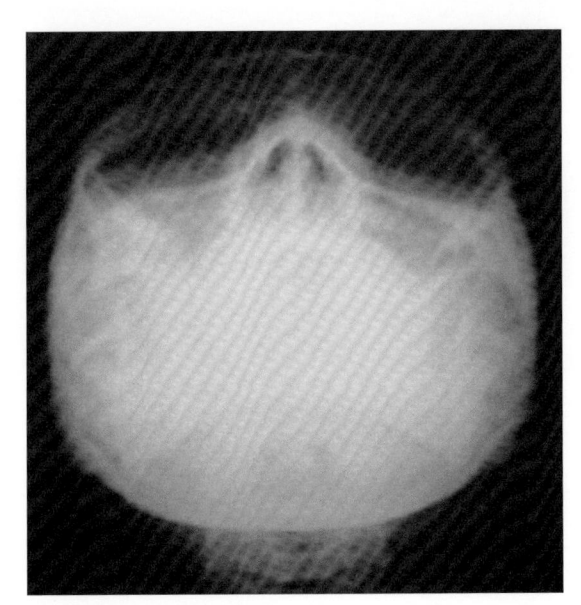

Fig. 136-6. Raios X de Walters.

FRATURA DO ASSOALHO DA ÓRBITA

A ação de uma força externa ao ser aplicada no globo ocular gera um acréscimo da pressão intraocular a ponto de um ou mais dos ossos frágeis das paredes da órbita sofrendo uma "explosão" e consequente fratura. Os achados incluem: perda da acuidade visual; bleforoptose; hipoestesia, disestesia ou hiperalgesia relacionadas com o nervo infraorbitário; diplopia por encarceramento do músculo reto inferior, edema e equimose periorbitária; hemorragia subconjuntival; enfisema periorbitário, por comunicação com seio maxilar.

A presença de enoftalmia é preocupante, pois é um indicativo de um deslocamento significativo do conteúdo da órbita pelo assoalho. O traumatismo ocular tem uma ocorrência frequente e um exame acurado é necessário, incluindo uma avaliação com lâmpada de fenda e dilatação das pupilas.

A tomografia computadorizada de face é o estudo de escolha para o diagnóstico e controle de fraturas em explosão da órbita. A tomografia computadorizada é altamente sensível e específica em termos de diagnóstico e também fornece ao cirurgião consultor informações valiosas caso uma intervenção cirúrgica seja necessária. O tratamento inicial inclui profilaxia antitetânica apropriada e controle da dor. O tratamento a longo termo pode ser realizado tanto não operativo quando operativo, dependendo da presença de enoftalmia ou de encarceramento. Caso o tratamento cirúrgico esteja nos planos, geralmente ele é postergado para 7-10 dias após o traumatismo inicial. Lembrando que o objetivo principal do tratamento das fraturas do assoalho orbitário é o restabelecimento do volume da órbita prévio ao trauma, evitando complicações como diplopia e enoftalmia.

Intervenção cirúrgica de emergência é raramente indicada. Todas as fraturas em explosão da órbita com encarceramento significativo ou enoftalmia devem ser avaliadas por um cirurgião bucomaxilofacial assim como oftalmologista para um exame ocular detalhado.

FRATURA NASAL

As fraturas nasais são comumente afetadas, já que há pouca espessura de seus ossos e sua posição na face é proeminente. De maneira geral, o paciente apresente dor nasal, epistasse após o traumatismo e deformidade nasal. O diagnóstico é clínico, não sendo necessários exames radiográficos para a complementação. O tratamento deve ser voltado para, primeiramente, manutenção da via aérea, e os casos de fraturas desalinhadas devem ser reduzidos. O médico deve providenciar analgesia com intubação orotraqueal e, então, realizar a redução da fratura. Fraturas deslocadas lateralmente são reduzidas com uma simples pressão do polegar, enquanto fraturas impactadas exigem manipulação digital simultânea anterior e lateral com pinça de Kelly ou fórceps septal de Asch no septo nasal.

A estabilização da fratura é feita com o tamponamento nasal com o uso de cadarços embebidos, localizados na porção superior da cavidade nasal. Externamente é importante utilizar o gesso para manter o contorno e evitar o colapso das paredes ósseas recém-elevadas. Após esse passo, corta-se a ponta de uma sonda do tipo nasogástrica inserindo-a pelas narinas, em direção posterior, de forma que esta percorra o assoalho da cavidade nasal até o limite da porção posterior da rinofaringe (Fig. 136-7). Os hematomas septais devem ser drenados o quanto antes, uma vez que há alta incidência de necrose do septo que causa a deformidade de nariz

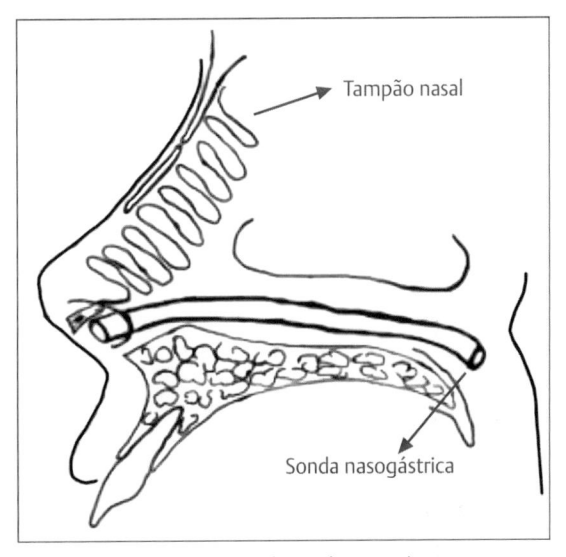

Fig. 136-7. Posição correta da sonda nasogástrica em relação ao tampão nasal e às estruturas internas do nariz.

em sela. Assim, realize uma incisão da mucosa nasal anterior na porção inferior do hematoma permitindo a drenagem.

BIBLIOGRAFIA

Gomes ASA, Vasconcelos BCE, Silva EDO, Mendes Junior, ORM. Uso Da Tomografia Computadorizada Nas Fraturas Faciais. Rev Cir Tramatol Buco-Maxilo-Facial. 2004;4(1):9-13.

Junior PW, Farias LP, Aquati M, Rapoporat A, Leporace AA. Fratura de Complexo Zigomático: Relato de caso. Revista de Odontologia da Universidade Cidade de São Paulo. 2008;20(3):301-6.

Melo MR, Gignon VF, Loredo BAS, Costa SAA, Costa JMC, Patrocinio LG. Tratamento cirúrgico da fratura de maxila: estudo prospectivo de 1 ano em um centro de treinamento em cirurgia crânio-maxilo-facial. Rev Bras Cir Craniomaxilofac. 2011;14(4):179-82.

Monnazi SH, Oliveira HC, Passeri LA, Gabrielli MRR. Manejo das fraturas nasais com manutenção das vias aéreas superiores. Rev Cir Traumatol Buco-Maxilo-Facial. 2010;10(2):55-60.

Signore PH, Giacomin M, Ferreira CJ, Conto F, Sawazaki R, Tonietto L. Uso de diferentes biomateriais no tratamento de fraturas de assoalho de órbita. Rev Col Bras Cir. 2016;(3):1-5.

Silva JJL, Aurélio AA, Lima S, Dantas TB, Frota MHA, Parente RV et al. Fratura de mandíbula: estudo epidemiológico de 70 casos. Rev Bras Cir Plást. 2011;26(4):645-8

Stone CK, Humphries LR. Current medicina de emergência: diagnóstico e tratamento. Traumatismo genitourinário. 7. ed. São Paulo: AMGH; 2013.

ATENDIMENTO AO PACIENTE QUEIMADO

CAPÍTULO 137

Gabriel Victor Dornelas
Lucília Brigato Paviato

DEFINIÇÃO

Existem diversos tipos de lesões traumáticas descritas na medicina: cortes, avulsões, mordeduras, queimaduras, dentre outras. As queimaduras são feridas traumáticas causadas por agentes térmicos, elétricos ou radioativos. Tem fisiopatologias diferentes entre si, mas todas vão atuar de alguma forma no tecido de revestimento do corpo humano, gerando destruição parcial ou total da pele e seus anexos, podendo atingir camadas mais profundas como tecido celular subcutâneo, músculos, tendões e ossos.

As feridas traumáticas por queimadura são tão diferentes das demais, que subespecialidades médicas foram criadas especificamente para estudo e manejo adequado das mesmas, visto a gravidade que um paciente queimado pode atingir, mesmo apresentando uma lesão visualmente não complicada, como no caso das queimaduras elétricas.

CLASSIFICAÇÃO

Classificação por Profundidade das Queimaduras

Existem várias formas de classificar as lesões por queimadura. Dentre elas, a mais utilizada é a que classifica a lesão quanto à sua profundidade (Fig. 137-1 e Quadro 137.1). Temos as lesões de primeiro grau (Fig. 137-2), também chamadas de queimadura superficial, que se apresentam com dor e vermelhidão local, que não produzem bolhas e geralmente melhoram em um curto período de tempo (3-6 dias), com subsequente descamação da pele afetada e sem deixar sequelas aparentes. As lesões de segundo grau, por sua vez, já são subdivididas em dois grupos: superficial e profundo, sendo o primeiro aquele representado pelas lesões que acometem a epiderme e a porção mais superficial da derme e o segundo aquele que acomete toda a extensão da derme.

A queimadura de segundo grau superficial assemelha-se às lesões de primeiro grau, acrescidas do aparecimento de bolhas no local, que atrasam o

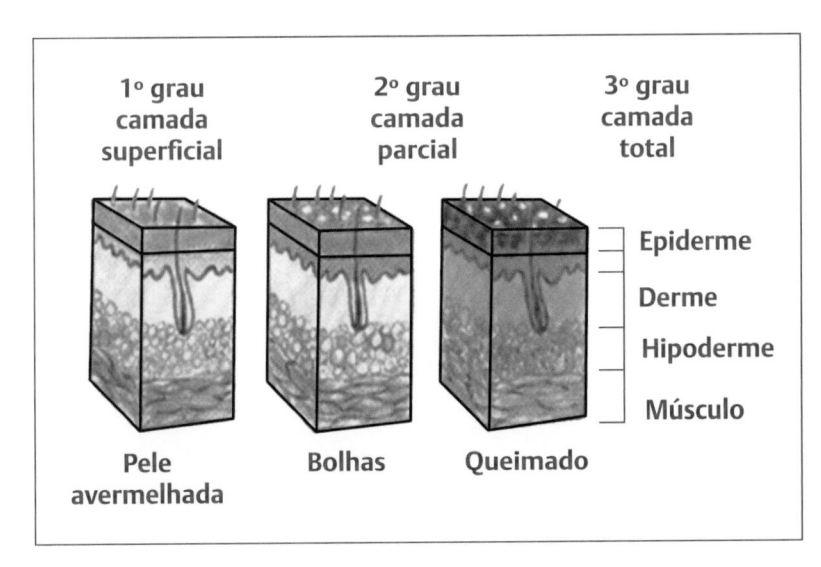

Fig. 137-1. Graus de queimadura. (Ver *Prancha em Cores.*)

Quadro 137-1. Sinais e Sintomas de Acordo com a Profundidade da Lesão

Quanto à profundidade da lesão	Sinais e sintomas
Primeiro grau (exemplo: queimadura por exposição ao sol)	■ Não sangra, geralmente seca ■ Rosa e toda inervada ■ Não ultrapassa a epiderme ■ Região hiperemiada e dolorosa
Segundo grau superficial	■ Os mesmos do primeiro grau ■ Bolhas ■ Aparência úmida da lesão
Segundo grau profunda	■ Os mesmos do terceiro grau ■ Menos dolorosas (acometimento nervoso) ■ Pele seca e sem pelos
Terceiro grau	■ Lesões esbranquiçadas/acinzentadas ■ Secas e indolores ■ Deformantes ■ Não cura sem apoio cirúrgico

processo cicatricial, que pode demorar até 3 semanas, em média (Fig. 137-3). Já as lesões profundas, por sua vez, são bem mais graves e já requerem maior cautela por terem potencial para acometer estruturas mais nobres como as terminações nervosas da pele. Portanto, a lesão pode ser menos dolorosa, mas devido ao acometimento de glândulas sudoríparas e folículos capilares, a pele se mostra seca e sem pelos. Por último, temos as queimaduras de terceiro grau que acomete toda derme e tecidos subcutâneos, com potencial de destruição total de nervos, folículos pilosos, glândulas sudoriparas e capilares sanguíneos (Fig. 137-4). Dependendo do caso, músculos e ossos podem ser acometidos. Cabe ressaltar que as lesões de terceiro grau são altamente deformantes e demandam obrigatoriamente intervenção cirúrgica por meio de desbridações e enxertos, principalmente.

Classificação Quanto à Extensão das Queimaduras

Atualmente diversas formas de calcular a área da superfície corporal queimada (SCQ) estão disponíveis, mas algumas regras já estão mais consolidadas na área médica por terem boa precisão e serem relativamente fáceis de se aplicar. As mais utilizadas são as de Lund & Browder e Wallace, popularmente conhecida como a "regra dos 9" (Fig. 137-5). A primeira é mais complexa, visto que leva em conta as variações da forma do corpo de acordo com a idade, o que dificulta sua aplicação como rotina em adultos, ficando mais reservada à pediatria por ter mais acurácia. A "regra dos 9", por sua vez, é amplamente utilizada em pacientes maiores de 10 anos, baseando-se em um diagrama do corpo humano numerado em múltiplos de 9. Uma conta simples

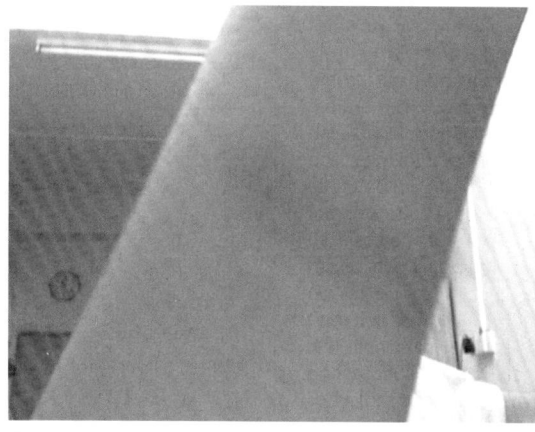

Fig. 137-2. Queimadura de primeiro grau. (Ver *Prancha em Cores*.)

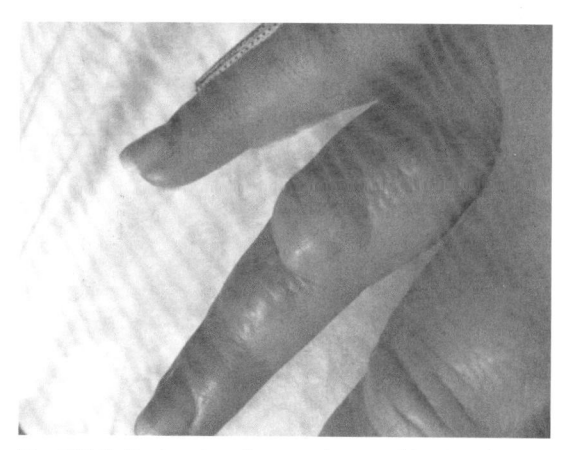

Fig. 137-3. Queimadura de segundo grau. (Ver *Prancha em Cores*.)

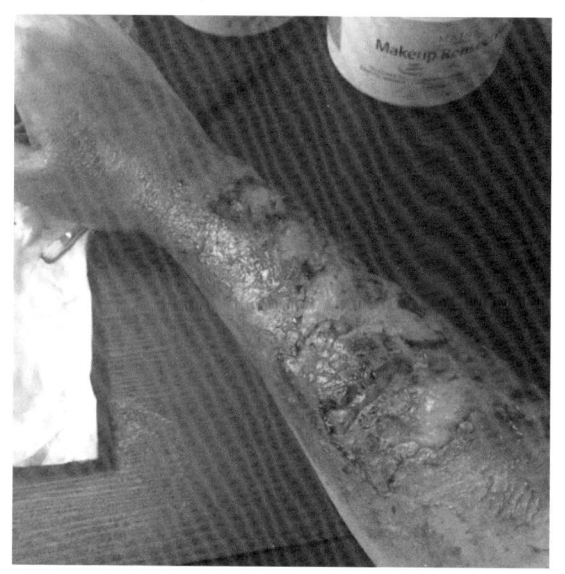

Fig. 137-4. Queimadura de terceiro grau. (Ver *Prancha em Cores*.)

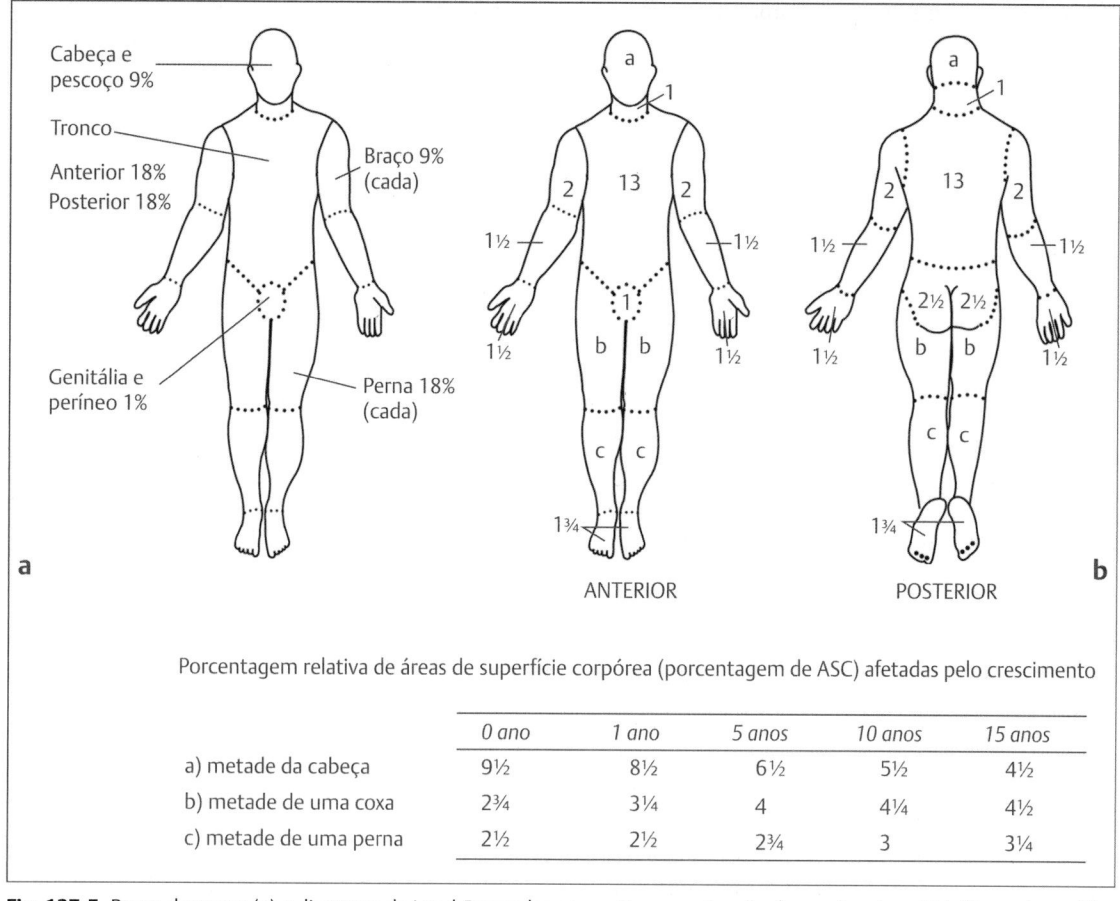

Fig. 137-5. Regra dos nove (**a**) e diagrama de Lund-Brownder para estimar a extensão das queimaduras (**b**). (Baseado em The Treatment of Burns, 2ª ed., por CPArtz e JÁ Moncrief. Philadelphia, WB Saunders Company, 1969; usado com permissão.)

	0 ano	1 ano	5 anos	10 anos	15 anos
a) metade da cabeça	9½	8½	6½	5½	4½
b) metade de uma coxa	2¾	3¼	4	4¼	4½
c) metade de uma perna	2½	2½	2¾	3	3¼

deve ser feita utilizando os valores do diagrama e as regiões lesionadas no corpo do paciente, sendo o resultado final obtido em porcentagem de superfície corporal queimada.

- **Obs.:** Só consideramos regiões queimadas, para fins de cálculos de SCQ, aquelas que apresentem profundidade igual ou superior ao segundo grau.
- **Obs.:** Queimaduras de segundo grau acima de 25% ou terceiro grau acima de 10% enquadram o paciente no grupo chamado de "grande queimado".

MANEJO DE EMERGÊNCIA DAS QUEIMADURAS

Tratamento Imediato de Emergência

Inicialmente, como em qualquer outro trauma, devemos afastar o paciente da área de risco em que se situa, ou seja, interromper o processo de queimadura. Em seguida, remover roupas, joias, anéis, *piercings* e próteses. Feito isso devemos cobrir as lesões com tecido limpo visando evitar possíveis infecções e dando mais conforto ao paciente, evitando atrito direto das áreas lesadas com quaisquer objetos ou mesmo com o socorrista que o está atendendo.

Tratamento na Sala de Emergência

Assim como é preconizado pelo Advanced Trauma Life Support (ATLS), no paciente queimado devemos fazer uso do conhecido "ABCDE do trauma", com pequenas modificações orientadas pela sociedade brasileira de queimaduras e o ministério da saúde. O primeiro passo (A) é avaliar as vias aéreas, buscando por corpos estranhos e qualquer tipo de obstrução.

O segundo passo (B) é aspirar as vias aéreas superiores quando necessário e administrar oxigênio a 100% por meio de máscara umidificada (se suspeita de intoxicação por monóxido de carbono, manter a oxigenação por pelo menos 3 horas). Se houver suspeita ou confirmação de lesão inalatória (queimadura em ambiente fechado com acometimento de face, presença de rouquidão, estridor, escarro carbonáceo, dispneia, queimadura das vibrissas ou insuficiência respiratória) está formalmente indicada a intubação orotraqueal (IOT), que também é indicada se: escala de coma de Glasgow menor ou igual a 8 pontos, PaO_2 < 60, $PaCO_2$ > 55 na gasometria, SpO_2 < 90 na oximetria e presença de edema importante de face e orofaringe.

O terceiro passo (C) é avaliar se há queimaduras circulares no tórax e nos membros, superiores e inferiores, verificando a perfusão distal e o aspecto circulatório. Caso algum desses esteja presente, pode ser necessária a realização de procedimento cirúrgico emergencial (escarotomia), para evitar ou mesmo tratar uma possível síndrome compartimental, que nos membros pode gerar necrose e amputação por má perfusão, e no tórax pode impedir a ventilação adequada, culminando em insuficiência respiratória. No quarto passo (D), devemos avaliar traumas associados, doenças prévias e outras incapacidades, para assim as tratar de imediato. No quinto passo (E), caso não tenha sido realizado anteriormente, devemos expor a área queimada.

Conforme dito anteriormente, algumas modificações no ABCDE foram realizadas para facilitar o manejo do paciente queimado, sendo assim damos início ao sexto passo (F), que diz respeito ao acesso venoso, essencial nesses casos, que deve ser periférico e calibroso e pode inclusive, quando necessário, ser feito em áreas acometidas (somente na impossibilidade deste, o acesso central deve ser realizado). Agora, o último passo (G), para monitorização da diurese, devemos lançar mão da sonda vesical de demora naqueles pacientes com SCQ superior a 20% ou 10% nas crianças.

Obs.: a hidratação dos pacientes queimados será tratada em separado, por ser bastante específica e de suma importância para a boa condução do caso.

Hidratação do Paciente Queimado

A hidratação do paciente queimado é considerada por alguns autores a etapa mais importante do tratamento, já que o mecanismo do trauma gera grande perda de líquido para o terceiro espaço. Portanto, algumas fórmulas foram desenvolvidas para calcular com precisão as necessidades de reposição volêmica de cada paciente, sendo a mais utilizada a fórmula de Parkland que calcula o volume de acordo com a SCQ e o peso em quilogramas de cada indivíduo. A reposição deve ser feita preferencialmente com solução cristaloide, sendo o cálculo: 2-4 mL/kg/% SCQ para crianças e adultos. Tendo o resultado do cálculo, 50% do volume indicado deve ser infundido nas primeiras 8 horas de tratamento e os 50% restantes nas 16 horas seguintes (nesse período deve ser evitado o uso de coloides, diuréticos e drogas vasoativas). Lembrando que, como o resultado final do cálculo gera grandes volumes, a diurese deve ser acompanhada por meio da sonda de demora e mantida entre 0,5 a 1 mL/kg/h.

Obs.: considerar as horas de infusão a partir do momento da queimadura, nos casos de queimadura elétrica a diurese deve ser mantida em torno de 1,5 mL/kg/h e a glicemia deve ser observada com mais cuidado nos pacientes diabéticos e nas crianças. Pacientes idosos, portadores de doença renal crônica e insuficiência cardíaca congestiva devem ter a hidratação inicial um pouco reduzida, sendo a fórmula alterada para 2 mL/kg/h afim de evitar complicações relacionadas com as doenças de base.

Manejo da Dor no Paciente Queimado

Nos pacientes adultos, inicialmente, lançamos mão de dipirona EV de 500 mg a 1 g ou morfina 1 mL (10 mg) diluída em 9 mL de solução fisiológica 0,9%, administrando de 0,5 mg a 1 mg por cada 10 kg de peso corporal.

MANEJO DAS FERIDAS NO PACIENTE QUEIMADO

O primeiro passo é limpar a ferida com água e clorexidina degermante 2%. Os curativos devem ser realizados com antimicrobiano tópico, sendo o mais usado a sulfadiazina de prata a 1%. A antibioticoterapia sistêmica não é rotina e só deve ser utilizada em casos potencialmente colonizados ou com sinais claros de infecção. Na vigência de realização de curativos, o mesmo deve ser feito em quatro camadas: 1. atadura de tecido sintético contendo sulfadiazina de prata 1%, 2. gaze absorvente, 3. algodão hidrófilo e 4. atadura crepe. Assim proporcionamos conforto ao paciente e evitamos infecções. Na face e no períneo não está indicado o curativo oclusivo, devendo o mesmo ser exposto.

PROFILAXIAS NO PACIENTE QUEIMADO

Para profilaxia, de forma geral, seguimos um padrão básico: profilaxia antitetânica, profilaxia de úlcera de estresse com bloqueador de receptor de H2, profilaxia de tromboembolismo com heparina subcutânea. A antibioticoprofilaxia sistêmica não é e não deve ser indicada.

BIBLIOGRAFIA

ATLS – Manual do Curso de Alunos. 9. ed. Colégio Americano de Cirurgiões; 2012.
Manual Instrutivo da Atenção ao Trauma – Ministério da Saúde; 2014.
Seção 20 - Distúrbios Provocados Por Agentes Físicos, Capítulo 276. Queimaduras [Internet]. Msdlatinamerica.com. 2019 [cited 23 February 2019]. Available from: http://www.msdlatinamerica.com/profissionais_da_saude/manual_merck/secao_20/secao_20_276.html
Stone CK, Humphries LR. CURRENT medicina de emergência: diagnóstico e tratamento. Grande Queimado. 7. ed. São Paulo: AMGH; 2013.

TRAUMA PEDIÁTRICO

Gilmara Paiva Quintão Costa
Lucas Pedrosa Lange
Marina Lourenço de Medeiros

INTRODUÇÃO

O trauma pediátrico constitui a principal causa de mortalidade na infância e na adolescência, sendo, entretanto, apenas uma parcela do problema, uma vez que a morbidade e as sequelas permanentes são consequências tão trágicas quanto.

As principais causas de trauma entre esses são: acidentes no trânsito, afogamento, incêndio, homicídio e queda, em ordem decrescente. Em sua maioria, são traumas fechados e multissistêmicos.

AVALIAÇÃO PRIMÁRIA

A sequência básica para abordagem inicial desses pacientes se resume pelo mnemônico ABCDE.

A – Vias Aéreas e Controle da Coluna Cervical

O manejo da via aérea deve ser a principal prioridade neste primeiro momento. A obstrução desta ocorre com maior frequência nas crianças, em virtude das peculiaridades anatômicas delas, levando a apneia, hipoventilação, hipóxia e possível parada cardiorrespiratória (PCR).

A criança com obstrução de via aérea apresenta-se normalmente torporosa, com queda de saturação, com estridor e esforço respiratório, tais como tiragem, retração de fúrcula, uso de musculatura acessória, batimento de aletas nasais e até mesmo cianose.

Com o objetivo de manter a via aérea pérvia, devemos individualizar cada caso, considerando se o paciente se encontra alerta, capaz de respirar sozinho e sem risco de broncoaspiração. Se essas três condições estiverem presentes, basta alinharmos a coluna cervical (face paralela à prancha, podendo usar coxim cervical de cerca de 2,5 cm para isso), abrir via aérea com manobra adequada (Jaw-Thrust ou Chin Linft), aspirar secreção com sonda de ponta rígida e retirar corpo estranho manualmente ou com pinça e, por fim, administrar oxigênio suplementar.

Porém, se o paciente estiver com Glasgow ≤ 8, ou dessaturando mesmo com oxigênio suplementar, ou com risco de broncoaspiração ou ainda com via aérea comprometida (queimada, fratura de face, distorção cervical), a indicação é a intubação orotraqueal (IOT). Para esse procedimento, devemos escolher os materiais de acordo com idade e peso do paciente, sendo que o cateter orotraqueal, na prática, deve ser do diâmetro da narina ou da falange distal do dedo mínimo desse paciente, e sem balão (*cuff*).

Uma vez que os materiais estão preparados, devemos ventilar esse paciente com balão autoinflável conectado ao oxigênio a 100% (10-15 L/min), enquanto se administra as medicações. Em caso de lactentes com menos de 1 ano, devemos administrar sulfato de atropina (0,1-0,5 mg, no máximo), para evitar bradicardia, uma vez que possuem reflexo vagal maior. Para sedação, devemos prescrever midazolam (0,1 mg/kg, máximo de 5 mg) ou etomidato (0,1 mg/kg, se hipovolêmico, ou até 0,3 mg/kg, se normovolêmico) e, em seguida, realizar a paralisia muscular química temporária, de preferência com succinilcolina (2 mg/kg, se < 10 kg; 1 mg/kg, se > 10 kg), que possui ação rápida e curta. O próximo passo, então, deve ser a intubação, propriamente dita, sendo que, em caso de falha, deverá voltar a ventilar o paciente na mesma condição anterior, até a próxima tentativa. Após obter a via aérea definitiva, devemos posicionar o tubo, de maneira que a marca de três vezes o diâmetro esteja na gengiva do paciente, e certificar o posicionamento, por meio da ausculta epigástrica e pulmonar (em hemitórax axilar). É importante que, após esse momento, seja solicitada uma radiografia para avaliar o posiciomento do cateter, bem como o uso de capnografia e que se ausculte periodicamente esse paciente.

Se não for possível realizar a IOT em um paciente com indicação para tal, podemos usar medidas de resgate, como máscara laríngea ou cricotireoidostomia. Esta última, só deve ser feita por punção, em caráter de urgência, e usada temporariamente (até

30-45 minutos), pois não permite ventilação adequada, causando hipercapnia progressiva.

Ainda na etapa A, devemos estabilizar a coluna cervical, especialmente na criança, que apresenta maior sensibilidade dessa região. Toda criança politraumatizada deve ser considerada como portadora de trauma em coluna cervical, até que se prove o contrário (Fig. 138-1). Portanto, é necessário que se alinhe essa região em posição neutra e a proteja com colar cervical em tamanho adequado para o paciente.

B – Respiração

Essa etapa consiste em avaliar a eficiência da respiração. Ao admitir um paciente politraumatizado, devemos instalar um oxímetro, que será de uso contínuo, e fornecer oxigênio suplementar (via máscara com reservatório ou IOT, conforme indicação). Por ser a hipóxia a principal causa de parada cardiorrespiratória entre crianças, devemos manter um controle do aparelho respiratório, que tem a acidose respiratória como principal preditor para tal desfecho.

O exame físico do aparelho respiratório faz-se fundamental, pois as suas alterações podem revelar a presença de um pneumotórax, hemotórax, bem como uma contusão pulmonar.

Em caso de paciente previamente intubado, que evolui com piora clínica, devemos sempre avaliar o mnemônico "DOPE": deslocamento do tubo, obstrução (procedendo com aspiração do cateter), pneumotórax (devendo ser drenado), falha do equipamento. Atentando para o equipamento apropriado para cada idade e peso (Quadro 138-1).

O paciente pediátrico faz-se mais suscetível a lesões como pneumotórax, hemotórax e contusões pulmonar, sendo necessário destinar grande atenção. Ausência de murmúrios vesiculares, redução da expansibilidade, timpanismo se pneumotórax, submacicez se hemotórax, dificuldade respiratória, taquipnéia e dessaturação são manifestações que devem nos alertar. O hemotórax, o pneumotórax ou o hemopneumotórax têm as mesmas consequências fisiológicas e deverão ser tratadas com a descompressão pleural, precedida pela punção em casos de pneumotórax hipertensivo. A punção deve ser realizada imediatamente acima do terceiro arco costal, na linha hemiclavicular, enquanto a drenagem será feita no quinto espaço intercostal, imediatamente anterior à linha axilar média.

C – Circulação e Controle de Hemorragia

Na criança, para que manifeste redução da pressão arterial, é necessária uma perda de mais de 30% da volemia. Isso porque a criança tem maior reserva fisiológica, capaz de manter a pressão arterial

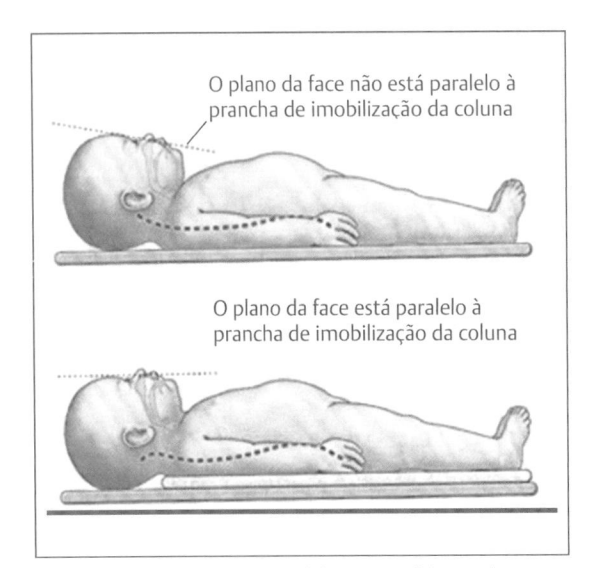

Fig. 138-1. Orientação da imobilização pediátrica. (Fonte: Trauma Pediátrico. Col Amer Cir. ATLS, 2008.)

Quadro 138-1. Referência de Laringoscópio, Tubo Orotraqueal, Dreno de Tórax e Colar Cervical

Idade, Peso (kg)	Via aérea/ventilação		Equipamentos complementares	
	Lâmina de laringoscópio	Cânula IOT	Dreno de tórax	Colar cervical
Pré-termo, 3 kg	0 Reta	2,3-3 sem *cuff*	10-14 Fr	-
0- 6 meses, 3,5 kg	1 Reta	3-3,5 sem *cuff*	12-18 Fr	-
6-12 meses, 7 kg	1 Reta	3,5-4 sem *cuff*	14-20 Fr	Pequeno
1- 3 anos, 10-12 kg	1 Reta	4-4,5 sem *cuff*	14-24 Fr	Pequeno
4- 7 anos, 16-18 kg	2 Reta ou curva	5-5,5 sem *cuff*	20-32 Fr	Pequeno
8 -10 anos, 24-30 kg	2-3 Reta ou curva	5,5-6,5 com *cuff*	28-38 Fr	Médio

sistólica (PAS) em níveis normais, mesmo diante de um choque. A avaliação do cirurgião é crucial para o tratamento adequado da criança politraumatizada.

Dentre os sinais que se manifestam mais precocemente para o reconhecimento da hipovolemia, destaca-se: taquicardia (pode estar associado a situações de dor e medo) e redução da perfusão periférica (enchimento capilar > 3 s). Outros sinais podem estar presentes: redução da pressão de pulso para menos de 20 mmHg (pressão de pulso = PAS – PAD), desaparecimento dos pulsos periféricos, extremidades frias, diminuição do nível de consciência com resposta lenta a estímulos dolorosos, redução do débito urinário.

> **Estimativa da PA em crianças:**
> - PAS normal: 90 mmHg + 2 vezes a idades (em anos)
> - PAS limite inferior: 70 mmHg + 2 vezes a idade (em anos)
> - PAD normal: 2/3 da PAS

Quando houver a presença de hipotensão, é indício de choque não compensado e perda grave de sangue (> 45% do volume circulante). Nesse caso, pode ocorrer mudança de taquicardia para bradicardia (Quadro 138-2).

Acesso Venoso

Os acessos venosos devem ser preferencialmente periféricos. Após duas tentativas sem sucesso, considerar punção intraóssea, preferencialmente abaixo da tuberosidade da tíbia. A punção intraóssea não deve ser realizada em membros fraturados ou com suspeita de fratura (Fig. 138-2). Uma outra opção é a punção femoral. Se esses procedimentos forem falhos, pode ser realizada dissecção venosa por um médico experiente (flebotomia em veia safena).

Reposição Volêmica

Antes de iniciar a reposição é necessário definir e peso da criança para calcular a quantidade de volume a ser infundido. O modo mais prático é perguntar aos responsáveis da criança. Caso não seja possível, pode-se utilizar a fórmula:

> Peso (Kg): (2 vezes a idade) + 10

A reposição volêmica objetiva restaurar a volemia (estimada em 80 mL/kg em lactentes e 70 mL/kg em crianças). Na suspeita de choque, iniciar reposição volêmica com solução cristaloide (soro fisiológico ou Ringer lactato, preferencialmente Ringer lactato) previamente aquecidos. Administrar 20 mL/kg de peso da criança em até 3 vezes para alcançar a reposição dos 25% de volemia perdidos. Ao se iniciar a terceira infusão, considerar administração de concentrado de hemácias na quantidade de 10 mL/kg em *bolus*; além disso, deve-se considerar também transfusão de outros derivados de sangue, como plasma e plaquetas (Fig. 138-3).

Quadro 138-2. Sinais Vitais no Trauma Pediátrico

Faixa etária	Frequência cardíaca (bpm)	Débito urinário (mL/kg/h)	Frequência respiratória (irpm)
Lactente 0 a 12 meses	< 160	2	< 60
Criança 1 a 2 anos	< 150	1,5	< 40
Pré-escolar 3 a 5 anos	< 140	1	< 35
Escolar 6 a 12 anos	< 120	1	< 30
Adolescente ≥ 13 anos	< 100	0,5	< 30

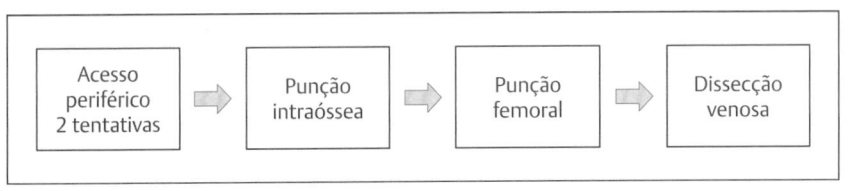

Fig. 138-2. Acesso venoso no trauma pediátrico.

Acesso periférico 2 tentativas → Punção intraóssea → Punção femoral → Dissecção venosa

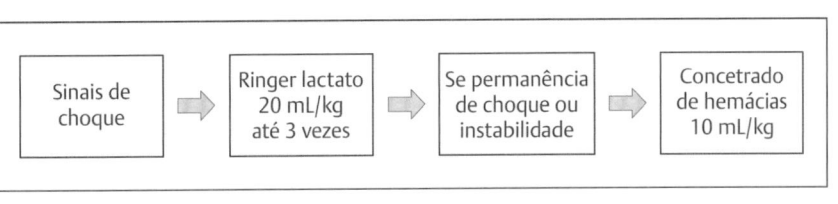

Fig. 138-3. Reanimação volêmica no trauma pediátrico.

Sinais de choque → Ringer lactato 20 mL/kg até 3 vezes → Se permanência de choque ou instabilidade → Concetrado de hemácias 10 mL/kg

Avaliação da resposta à reanimação:

- Redução da frequência cardíaca (< 130 bpm, concomitante a melhora de outros sinais).
- Melhora dos níveis de consciência.
- Retorno da coloração da pele.
- Aumento da PAS.
- Aumento da pressão de pulso (> 20 mmHg).
- Melhora do débito urinário.
- Reaquecimento das extremidades.

O débito urinário representa o melhor parâmetro para determinar a eficácia da reposição volêmica. Para medir corretamente o débito urinário, é necessário inserir uma sonda vesical adequada a uretra da criança. Em crianças com < 15 kg, evitar uso de sonda com balonete insuflável.

D – Disfunção Neurológica

A avaliação da gravidade do dano neurológico pode ser feita de forma sucinta pela escala de resposta pediátrica AVDN ou pela escala de coma de Glasgow modificada para crianças. O exame das pupilas também é utilizado para analisar a função do tronco encefálico (pupilas isocóricas, reativas e redondas) (Quadros 138-3 e 138-4).

E – Exposição com Controle da Hipotermia

A criança possui maior facilidade em trocar calor com o ambiente, devido a maior relação entre superfície e massa corporal, taxas metabólicas aumentadas, pele fina e pequena quantidade de tecido subcutâneo. Esses fatores culminam em menor capacidade de controle de temperatura central.

A hipotermia pode fazer com que a criança seja refratária ao tratamento, prolongando o tempo de coagulação e prejudicando a função do sistema nervoso central.

Essa etapa consiste em expor a criança para facilitar o exame físico dirigido. Deve-se atentar, durante a realização, ao risco de hipotermia e, por isso, faz-se necessário utilizar cobertores térmicos, aquecedores elétricos para promover aquecimento.

AVALIAÇÃO SECUNDÁRIA

O exame secundário é um exame clínico minucioso (iniciado pela cabeça e que progride sistematicamente até os pés) junto ao exame neurológico completo, exame de fundo-de-olho e otoscopia. Após a avaliação secundária e estabilização dos dados vitais, o paciente é encaminhado para a realização de exames e procedimentos diagnósticos tais como tomografia computadorizada (TC), aortografia, exames contrastados gastrointestinais e/ou urológicos.

A utilização de exames de imagem nessa etapa é indicada para excluir lesões de vísceras ocas (que exigem intervenção cirúrgica). A radiografia simples de tórax e abdome, a ultrassonografia e a tomografia são importantes para a confirmação do diagnóstico e determinação da conduta.

É importante ressaltar que a exposição excessiva de crianças à radiação pode ter implicações futuras relacionadas com o desenvolvimento de neoplasias. Dessa forma, quando solicitada a tomografia para esses pacientes, é indicado que os níveis de radiações devem ser mantidos mínimos.

LESÕES MAIS ESPECÍFICAS EM CRIANÇAS

- *Hematoma de duodeno e trauma de pâncreas:* o tratamento inicial é não operatório com aspiração nasogástrica e nutrição parenteral. A indicação cirúrgica é restrita aos casos com instabilidade hemodinâmica.

Quadro 138-3. Escala de Resposta Pediátrica (AVDN)

A	Alerta	Criança acordada, ativa, interage com os pais
V	Voz	Resposta somente quando chama o nome ou falam alto
D	Dor	Resposta somente aos estímulos dolorosos
N	Não responsivo	Sem resposta a qualquer estímulo

Quadro 138-4. Escala de Coma de Glasgow Modificada para Crianças Menores que 4 anos

Abertura ocular		Melhor resposta motora		Escala verbal pediátrica	
Espontânea	4	Obedece a comandos	6	Palavras apropriadas, sorriso social, segue objetos	5
Estímulo verbal	3	Localiza a dor	5	Choro consolável	4
Estímulo doloroso	2	Flexão normal (retirada)	4	Choro persistente irritável	3
Sem resposta	1	Flexão anormal (decorticação)	3	Inquieto, agitado	2
		Extensão (descerebração)	2	Nenhuma	1
		Sem resposta	1		
Igual à do adulto		**Igual à do adulto**		**Modificada**	

- *Perfurações do intestino delgado:* ocorrem mais frequentemente em crianças, sobretudo junto ao ângulo de Treitz e avulsões do mesentério por mecanismo de aceleração-desaceleração. Os sintomas iniciais são vagos e podem passar despercebidos.
- *Ruptura da bexiga/uretra:* o tratamento da ruptura de bexiga extraperitoneal é não operatório (paciente permanece com bexiga drenada e a reconstrução é feita na falha de tratamento conservador), no entanto, se houver ruptura de víscera oca, está deve ser tratada cirurgicamente.
- *Fratura da coluna (fratura de chance):* toda vítima do afastamento da coluna lombar deve ser considerada como potencial portadora de lesão do trato gastrointestinal.
- *Órgãos parenquimatosos:* podem romper em casos de trauma fechado, dificilmente será necessária intervenção cirúrgica. O mais comum é crianças que chegam ao pronto-socorro hemodinamicamente estáveis, mas que se estabilizam após administração de solução cristaloides.
- *Trauma musculoesquelético:* no exame secundário, o principal objetivo aqui é salvar o membro. As preocupações são semelhantes às do adulto, no entanto é necessário levar em consideração às epífises de crescimento e possíveis deformações a longo prazo. Lesões nessa área antes da consolidação da linha do crescimento podem interferir no desenvolvimento normal.
- *Imobilização precoce:* o uso das talas no membro fraturado na maioria dos casos é suficiente até que seja feito o atendimento ortopédico definitivo. A fixação precoce de fraturas é importante na prevenção de embolia gordurosa, além de possuir efeito analgésico, diminuir o sangramento e evitar manipulações e lesões de tecidos.

CONSIDERAÇÕES FINAIS

O paciente pediátrico apresenta algumas particularidades em comparação ao adulto, portanto para um atendimento adequado é importante que a equipe de saúde esteja preparada para que possam seguir as orientações específicas que foram adaptadas para o atendimento de crianças.

A reanimação deve ser rápida e efetiva com acompanhamento constante dos dados vitais. Alterações súbitas do estado hemodinâmico do paciente podem indicar piora expressiva do quadro evidenciando risco iminente de morte, e o socorrista deve estar atento. No trauma pediátrico para melhor atendimento, a vítima deve ser encaminhada ou atribuída a equipes especializadas.

BIBLIOGRAFIA

American College Of Surgeons; ATLS Advanced Trauma Life Support: Pediatric Trauma. 10. ed. Chicago: [s.n.]; 2018. p. 186-212.

American Heart Association. PALS Provider Manual. 2002. Rapid Sequence Intubation. p. 359-378.

Maksoud JG. Cirurgia Pediátrica: Volume I. 2. ed. Rio de Janeiro: Revinter; 2003.

Matsuno AK. Reconhecimento das situações de emergência: avaliação pediátrica. Medicina (Ribeirão Preto) 2012;45(2):158-67.

Phtls Prehospital Trauma Life Support – Atendimento Pré-Hospitalar ao Traumatizado Básico e Avançado. 5. ed. Rio de Janeiro: Elsevier; 2004.

Up To Date. Trauma management: Approach to the unstable child. 2019. (acesso em 29 jun 2019). Disponível em: https://www.uptodate.com/contents/trauma-management-approach-to-the-unstable-child.

Seção Ginecologia e Obstetrícia

DOENÇA HIPERTENSIVA ESPECÍFICA DA GESTAÇÃO

Sabrina Carpanez Veiga
Laíze Andrade Mascarenhas
Hellen Guerra Ramos
Ademar Vasconcellos do Carmo

DEFINIÇÃO

Atualmente é adotada uma classificação sobre hipertensão na gravidez registrada em 2013 pelo Colégio Americano de Ginecologistas e Obstetras (ACOG). Ainda assim, esta classificação é a mesma trazida pela Sociedade Brasileira de Cardiologia e adotada pelo Grupo de Estudo da Hipertensão Arterial na Gravidez do Programa Nacional de Hipertensão Arterial (EUA) e pela Federação Brasileira de Ginecologia e Obstetrícia – FEBRASGO (BR). Nessa classificação, definem-se as síndromes hipertensivas gestacionais conforme o Quadro 139-1 e as diferentes formas de gravidade da pré-eclâmpsia (PE). Na síndrome doença hipertensiva específica da gestação (DHEG) estão incluídas as formas PE Leve, PE grave e eclâmpsia.

> **NOTA IMPORTANTE**
>
> É considerada hipertensão quando a pressão arterial sistólica (PAS) é ≥ 140 mmHg e/ou a pressão arterial diastólica (PAD) ≥ 90 mmHg, medidas em duas ocasiões com 4 horas de intervalo.

Quadro 139-1. Classificação das Síndromes Hipertensivas na Gestação

Pré-eclâmpsia*	Aparecimento de hipertensão arterial com proteinúria significativa (> 0,3 g/L em uma urina de 24 horas) após 20 semanas de gestação. Atualmente, pode definir pré-eclâmpsia sem existir proteinúria, caso a gestante desenvolva algum dos sinais e dos sintomas de gravidade: ■ Trombocitopenia (< 100.000/mm³) ■ Alteração da função hepática (transaminases superiores duas vezes ao valor de referência) ■ Comprometimento da função renal (creatinina no soro > 1,1 mg/dL ou a duplicação do valor inicial na ausência de doença renal prévia) ■ Sintomas visuais ou cerebrais** ■ Edema de pulmão Nota: a disfunção uteroplacentária (CIUR; Doppler umbilical alterado, dentre outros) é citado pela FEBRASGO como um dos critérios possíveis a serem considerados
Hipertensão crônica (HC) de qualquer etiologia	Hipertensão prévia à gestação ou detectada antes da 20ª semana. Também é considerada HC aquela diagnosticada pela primeira vez durante a gravidez e que não normaliza no pós-parto. Adotar o ponto de corte de 140/90 mmHg deve ser avaliado com cautela em jovens menores de 18 anos, onde os valores podem ser menores
Hipertensão gestacional	Hipertensão, sem proteinúria e sem os achados relatados acima
Hipertensão arterial crônica com pré-eclâmpsia sobreposta	Hipertensão prévia com proteinúria (previamente ausente) surgida após 20ª semana da gestação

*A pré-eclâmpsia é classificada, atualmente, em suas formas leve e grave (descritas posteriormente); a forma moderada não é mais utilizada.
**Alguns autores citam, também, a convulsão materna como critério diagnóstico.

> **OBSERVAÇÕES**
>
> Alguns autores na atualidade trazem o conceito de "hipertensão do avental branco". Este conceito não será trabalhado aqui.
>
> Existem dois outros conceitos a serem discutidos: "eclâmpsia" e "síndrome HELLP" (ou *HELLP Sindrome*). Estes dois temas, apesar de não serem classificados como quadros hipertensivos na gravidez, são formas de complicações dos estados hipertensivos e que são responsáveis por grande morbi-mortalidade materno-infantil. Configuram-se como urgências obstétricas.
>
> - *Eclâmpsia:* pode ocorrer na gravidez, parto ou puerpério. É marcada pela presença de convulsões tonicoclônicas generalizadas ou coma (excluindo-se epilepsia ou qualquer outra doença convulsiva).
> - *Síndrome Hellp*: estado clínico com prognóstico reservado marcado por hemólise + elevação de enzimas hepáticas + plaquetopenia. *Alguns autores afirmam que a Síndrome Hellp é uma continuidade das manifestações da PE grave; no entanto, essa ligação não está totalmente elucidada.

QUADRO CLÍNICO

A etiologia da doença é desconhecida, porém existem inúmeras teorias. Atualmente uma das principais envolve a deficiência da segunda invasão trofoblástica, ou seja, ocorre uma placentação defeituosa que é responsável pela disfunção endotelial com maior síntese de tromboxano A2 e espasmo arteriolar placentário e sistêmico. Sendo assim, a lesão do endotélio leva a repercussões:

1. *Renais:* a endoteliose glomerular é a lesão mais característica da doença. Existem também outras alterações como elevação do ácido úrico (> 5,5 a 6 mg/dL), a taxa de filtração glomerular diminui, e a clássica proteinúria.
2. *Hepáticas:* aumento das transaminases, hematoma subcapsular.
3. *Cardíacas:* edema pulmonar.
4. *Cerebrais:* encefalopatia hipertensiva, convulsão, edema e hipóxia.
5. *Hematológicas:* trombocitopenia, hemólise.
6. *Uteroplacentárias:* infartos placentários com pequenos crescimentos da placenta e seu descolamento podendo causar sofrimento fetal crônico e elevada mortalidade perinatal.

Tratando-se de uma síndrome clínico-laboratorial, é importante reconhecer a parcela da população que apresenta maior risco do desenvolvimento da doença. O Quadro 139-2 resume algum deles.

Quadro 139-2. Fatores de Risco para PE

Diabetes melito (DM)	Irmã com PE
Irmã, mãe ou avó com eclâmpsia	Gestação gemelar
Sangramento no 1º trimestre	Gestante que nasceu com baixo peso
Inseminação artificial	Ganho excessivo de peso
Uso de método anticoncepcional de barreira	PE em gestação prévia
HAS crônica	Idade materna > 40 anos

Adaptado de Pré-eclâmpsia – FEBRASCO; 2017

DIAGNÓSTICO

A maioria das gestantes na fase inicial da pré-eclâmpsia é assintomática. Portanto, a rotina no pré-natal deve ser estimulada e é fundamental analisar os parâmetros citados anteriormente. O diagnóstico de PE é clínico ou laboratorial. Ou seja, na ausência de proteinúria, o diagnóstico de PE pode ser embasado na presença dos seguintes sintomas: cefaleia, turvação visual, dor abdominal ou exames laboratoriais alterados, conforme demonstrado no Quadro 139-1. A PE é dividida em PE leve e PE moderada. Uma paciente com PAS maior ou igual a 160 e diastólica maior ou igual a 110 mmHg ou qualquer um dos achados listados abaixo, caracterizam uma pré-eclâmpsia grave (PEG).

- Cefaleia intensa, sintomas visuais.
- Dor torácica, dispneia saturação O_2 < 97%.
- Náuseas, vômitos, epigastralgia, dor no QSDA, SGOT, SGTP, DHL, bilirrubinas elevadas, albumina plasmática baixa.
- Cardiotocografia não reativa, oligoidrâmnio, restrição do crescimento intrauterino.

Porém, diante uma mulher com pré-eclâmpsia grave com síndrome HELLP temos alguns parâmetros para analisar: alterações laboratoriais de anormalidade eritrocitária, disfunção hepática e trombocitopenia. Essa síndrome é caracterizada por hemólise (LDH > 600 UI/L; presença de esquizócito; BT > 1,2 mg/dL), elevação das enzimas hepáticas (> 70 UI/L), trombocitopenia (< 100.000). Nos casos de eclâmpsia, além da sintomatologia descrita acima de gravidade observa-se convulsão seguida de coma, é importante salientar que qualquer convulsão em grávida deve-se pensar em eclâmpsia até que se prove o contrário. O Quadro 139-3 traz a rotina laboratorial solicitada nos casos de PE.

Quadro 139-3. Propedêutica a Ser Solicitada Diante de uma Suspeita de PE ou Elevação Pressórica na Gestação

Hemoglobina com hematócrito	Proteinúria (24 horas, fita ou relação proteína/creatinina)
Ácido úrico	Creatinina
TGO/TGP	LDH, albumina, esfregaço sanguíneo* e coagulograma

Quadro desenvolvido com base nas recomendações do Ministério da Saúde.
*Exame pouco solicitado na prática clínica.

TRATAMENTO

> **NOTA IMPORTANTE**
>
> O tratamento de casos graves (assim como os outros quadros obstétricos) devem ser realizados no setor da maternidade hospitalar. Caso a gestante (ou puérpera) encontre-se em pronto-socorro, UBS ou outros estabelecimentos, a mesma deverá ser referenciada à maternidade com suporte adequado mais próxima. Casos como síndrome Hellp, eclâmpsia e PE grave deverão ser referenciados à UTI, tendo em vista a necessidade de controle rigoroso da PA, monitorização da paciente e suporte intensivo.

O surgimento de sinais que indiquem pré-eclâmpsia grave ou eclâmpsia deve ser encarado como uma **emergência obstétrica** e a paciente deve ser imediatamente transferida para um centro de unidade intensiva. **As medidas gerais incluem: proteção da língua, manter a paciente em decúbito lateral, assegurar vias aéreas livres e oxigenação (5 L/min), instalar monitor cardíaco, manter acesso venoso com soro glicosado, colher amostras de sangue para exames laboratoriais.** Contraindica-se o uso de benzodiazepínicos. Qualquer que seja a idade gestacional, diante de um quadro clinico de pré-eclâmpsia grave ou eclâmpsia indicamos interrupção da gestação, porém é necessário estabilizar o quadro clinico por 4 a 6 horas. Precisa-se de hipotensor parenteral para manter PD = 90 a 100 mmHg e é fundamental o uso de sulfato de magnésio para prevenção e controle da convulsão.

Para a aplicação do sulfato de magnésio existe a forma de Pritchard e de Zulspam/Sibai, conforme Quadro 139-4.

Dicas importantes:

- Realizar cateterismo vesical de demora.
- O antídoto do sulfato de magnésio é o gluconato de cálcio a 10%. Este deve estar aspirado em seringa reservada e mantido pronto para ser usado caso ocorra intoxicação pelo sulfato de magnésio. Deverá ser feito na dose de 10 mL a 10%, EV, por 3 minutos (se necessário).
- Na persistência das convulsões, utilizam-se mais 2 gramas do sulfato de magnésio EV e aumenta-se a velocidade de infusão.
- Caso ocorram crises subentrantes, pode-se optar pelo uso da fenil-hidantoína (além de buscar diagnósticos diferenciais, como AVC por eclâmpsia).
- Manter o esquema de manutenção por 24 horas após o parto ou última crise convulsiva.

Quadro 139-4. Esquema do Sulfato de Magnésio ($MgSO_4$)

Esquema Zuspam/Sibai	
Dose de ataque	**Dose de manutenção**
■ 8 mL de sulfato de magnésio a 50% + 12 mL de água bidestilada ■ Realizar a infusão endovenosa em 20 minutos (com monitorização intermitente dos batimentos cardiofetais)	■ 10 mL de sulfato de magnésio a 50% + 490 mL de soro glicosado 5%. Correr a 100 mL/hora em bomba de infusão (totalizando 1 grama/hora) OU ■ 20 mL de sulfato de magnésio a 50% + 480 mL de soro glicosado 5%. Correr a 100 mL/hora em bomba de infusão (totalizando 2 gramas/hora)
Esquema Pritchard	
Dose de ataque	**Dose de manutenção**
■ 8 mL de sulfato de magnésio a 50% + 12 mL de água bidestilada + ■ 10 mL de sulfato de magnésio a 50% em cada glúteo (totalizando 10 gramas) ■ Realizar a infusão endovenosa em 20 minutos (com monitorização intermitente dos batimentos cardiofetais)	■ 10 mL de sulfato de magnésio a 50% em cada glúteo (5 gramas em cada glúteo, totalizando 10 gramas) de 4/4 horas

Devemos analisar os efeitos tóxicos do magnésio através do reflexo patelar, e da função respiratória e caso ocorra intoxicação, o antídoto que deve ser utilizado será o gluconato de cálcio (10%) 10 mL, IV, lentamente por 3 minutos.

> **Resgate da Dexametasona**
> **(Sempre que Plaquetas ≤ a 50.000)**
>
> 10 mg de forma EV de 12/12 horas (realizar antes do parto).

Nos casos de plaquetopenia, principalmente aquelas induzidas pela síndrome Hellp, deverá ser feita a corticoterapia para melhora laboratorial da mesma, conforme descrito acima. Vale reforçar que embora a administração de dexametasona possa também ser feita após o nascimento, preconiza-se a realização desta medicação antes do parto (anteparto). Há que se considerar o anti-hipertensivo a ser usado para controle da PA. As duas medicações mais comumente usadas são o nifedipino VO e a hidralazina EV. As doses das mesmas estão descritas no Quadro 139-5.

Quadro 139-5. Anti-Hipertensivos

Nifedipino	Hidralazina
Nifedipino 10 mg, VO (repetir em 30 minutos, se necessário)	▪ Hidralazina 1 ampola (1 mL) + 19 mL de água bidestilada. Administrar 5 mL (5 mg). Caso seja necessário, repita a dose com intervalos de 20/20 minutos até atingir a meta pressórica desejada ou até a dose máxima de 20 mg (4 doses) ▪ Caso não seja possível realizar acesso venoso, poderá ser administrado sob a forma intramuscular a dose de 10 mg de hidralazina, com intervalos de 20 minutos (até a dose máxima de 30 mg)

Nota importante:

- Assim que a PA estiver controlada, se necessário, poderá ser repetido a dose inicial (após 3 horas).
- Caso não haja controle após o uso EV de 20 mg de hidralazina (4 doses) ou 30 mg em sua forma IM, outra medicação deverá ser usada como terapêutica anti-hipertensiva.
- Atenção: caso a paciente não responda a nenhuma das drogas acima (nifedipino ou hidralazina) ou apresente sinais de encefalopatia hipertensiva, o nitroprussiato poderá ser usado. O uso desta medicação é restrito à unidade de terapia intensiva; se utilizada por mais de 4 horas poderá ocorrer intoxicação fetal (envenenamento cianídrico fetal).

BIBLIOGRAFIA

Brasil. Ministério da Saúde. Secretaria de Atenção à Saúde. Departamento de Ações Programáticas Estratégicas. Gestação de alto risco: manual técnico (Série A. Normas e Manuais Técnicos). 5. ed. Brasília: Editora do Ministério da Saúde; 2012. p. 302.

Coelho BCP, Brito BOF, Braga CA et al. Síndrome HELLP: uma breve revisão. Rev Med Minas Gerais. 2009;19(2):107-111.

Federação Brasileira das Associações de Ginecologia e Obstetrícia (FEBRASGO). Atendimento Inicial à Eclampsia. (acesso em 20 jan 2019). Disponível em: https//www.febrasgo.org.br/pt/noticias/item/329-atendimento-inicial-a-eclampsia.

Ramos JGL, Sass N, Costa SHM. Pré-eclâmpsia nos seus diversos aspectos. Orientações e recomendações da FEBRASGO – PRÉ-ECLÂMPSIA. São Paulo: Federação Brasileira das Associações de Ginecologia e Obstetrícia (FEBRASGO); 2017. nº 8.

Roberts JM, August PA, Bakris G et al. Hypertension in pregnancy. Obstetrics & Gynecology. 2013;122(5):1122-31.

Souza R, Grochowski RA, Junior CAM et al. Diagnóstico e conduta na Síndrome HELLP. Rev Med Minas Gerais. 2009;19(4):30-33.

Tedoldi CL, Freire CMV, Bub TF et al. Sociedade Brasileira de Cardiologia. Diretriz da Sociedade Brasileira de Cardiologia para Gravidez na Mulher Portadora de Cardiopatia. Arq Bras Cardiol. 2009;93(6 supl.1):110-178.

ABORTAMENTO

Sabrina Carpanez Veiga
Laíze Andrade Mascarenhas
Hellen Guerra Ramos
Ademar Vasconcellos do Carmo

DEFINIÇÃO

É a interrupção da gravidez de forma espontânea ou intencional antes das 20 semanas de gestação. Outra definição importante é o parto de um feto pesando menos de 500 gramas. Alguns autores (assim como citado pelo Ministério de Saúde) trabalham com a idade gestacional de 22 semanas e não 20 semanas.

> **NOTA IMPORTANTE**
>
> Existe uma diferença conceitual entre "abortamento" e "aborto". Seguem os conceitos abaixo:
>
> - Abortamento: é a interrupção da gravidez até a 20ª ou 22ª semana e com produto da concepção pesando menos que 500 g.
> - Aborto: é o produto da concepção eliminado no abortamento.

APRESENTAÇÃO

A sintomatologia pode variar de acordo com os aspectos clínicos do abortamento e este pode ser dividido em seis categorias, conforme descrito no Quadro 140-1. A causa do processo de abortamento, na maioria das vezes, permanece indeterminada.

CONDUTA

A conduta nos casos de abortamento varia com a forma apresentada e deve-se dar à paciente tratamento individualizado. Como descrito anteriormente em casos que há indicação de esvaziamento uterino, este pode ser feito pelo AMIU (aspiração manual intrauterina) ou através da curetagem. O AMIU é procedimento de escolha nas gestações abaixo de 12 semanas, e a curetagem deve ser feita em gestações acima de 12 semanas. Caso o colo uterino ainda esteja fechado, deve-se utilizar o misoprostol para a preparação do mesmo antes do procedimento. Os seguintes exames

Quadro 140-1. Apresentação das Formas de Abortamento

Forma clínica	Sinais e sintomas	Achados do exame ginecológico	Conduta
Ameaça de aborto	Qualquer secreção vaginal sanguinolenta ou sangramento que pode estar acompanhado de cólicas abdominais de fraca intensidade	Sangramento discreto, colo fechado	Repouso, analgesia para alívio da dor. Acompanhamento normal no pré-natal. Não há indicação para internação hospitalar
Abortamento inevitável*	Sangramento e dor	Frequentemente é percebida uma herniação da bolsa amniótica pelo canal cervical e dilatação do colo. Sangramento vaginal intenso podendo apresentar coágulos	Internação e esvaziamento da cavidade uterina
Abortamento incompleto*	História de dor intensa e eliminação de algum material e melhora parcial da dor	O colo do útero pode estar dilatado ou não. Útero menor que a idade gestacional, geralmente amolecido. Sangramento pode ser moderado	Internação e esvaziamento da cavidade uterina

(Continua.)

Quadro 140-1. *(Cont.)* Apresentação das Formas de Abortamento

Forma clínica	Sinais e sintomas	Achados do exame ginecológico	Conduta
Abortamento completo	Ocorreu a expulsão espontânea e total do feto e dos anexos, com sangramento e dor	Útero involuído, sangramento discreto ou ausente. Colo uterino fechado	Orientação médica. Exames a critério médico
Abortamento retido	Pode ou não ocorrer discreto sangramento	Colo uterino fechado, útero permanece com seu tamanho inalterado	Internação e esvaziamento**
Abortamento infectado***	Paciente apresenta febre, dor pélvica, secreção vaginal purulenta	Sangramento variável com drenagem de secreção purulenta pelo orifício do colo, dor em útero e anexos	Internação, suporte clínico, exames antibioticoterapia endovenosa de largo espectro e esvaziamento da cavidade uterina. As combinações dos antibióticos estão descritas no Quadro 140-2

*Alguns autores descrevem as formas de aborto inevitável e incompleto como formas semelhantes.
**O esvaziamento uterino é uma possibilidade terapêutica. Pode-se oferecer à paciente a possibilidade de conduta expectante. Esta forma terapêutica baseia-se em aguardar a expulsão natural do material uterino nos dias seguintes ao diagnóstico de aborto retido. O médico deverá orientar a paciente sobre a melhor forma para a mesma.
***Quadro grave de abortamento, também chamado de aborto séptico.

devem ser solicitados nos quadros de abortamento infectado: **hemograma, urina tipo I, coagulograma, hemocultura, culturas vaginal e endometrial, raios X do abdome, USG pélvico ou de abdome total, tomografia computadorizada**. Todas as mulheres com quadro de abortamento devem receber:

- Classificação sanguínea. Se Rh não sensibilizada, administrar imunoglobulina anti-D.
- Testagem sorológica para HIV e sífilis.

NOTAS IMPORTANTE

- O tratamento dos casos de abortamento é individualizado. Todos os casos devem ser encaminhados ao hospital maternidade de referência para avaliação médica.
- Caso a paciente apresente instabilidade hemodinâmica causada por sangramento uterino (mais comum em casos de aborto inevitável e aborto séptico, por exemplo), a mesma deverá receber medidas de suporte clínico e ser encaminhada ao hospital de referência.

Quadro 140-2. Combinação dos Antibióticos Usados nos Casos de Aborto Infectado

Anaerobicida		Aminoglicosídeo	
Metronidazol	Clindamicina	Gentamicina	Amicacina
500 mg-1 g IV	600-900 mg	1,5 mg/kg/dose IV ou IM	15 mg/kg/dia
6/6 horas	6/6 ou 8/8 h IV	8/8 horas	6/6 ou 8/8 h IV ou IM
7-10 dias	7-10 dias	7-10 dias	7-10 dias

BIBLIOGRAFIA

Brasil. Ministério da Saúde. Protocolos da Atenção Básica: Saúde das Mulheres/Ministério da Saúde, Instituto Sírio-Libanês de Ensino e Pesquisa. Brasília; 2016.

Brasil. Ministério da Saúde. Secretaria de Atenção à Saúde. Departamento de Ações Programáticas Estratégicas. Atenção humanizada ao abortamento: norma técnica. 2. ed. – Brasília: Editora do Ministério da Saúde; 2011. p. 60. (Série A. Normas e Manuais Técnicos) (Série Direitos Sexuais e Direitos Reprodutivos; Caderno n° 4).

Montenegro CAB, Rezende Filho J. Obstetrícia Fundamental. 13. ed. Rio de Janeiro: Guanabara Koogan; 2014.

Passos EP, Ramos JGL, Costa-Martins SH, Magalhães JÁ, Menke CH, Freitas F. Rotinas em Ginecologia. 7. ed. Porto Alegre: Artmed; 2017.

SANGRAMENTO VAGINAL AGUDO

Sabrina Carpanez Veiga
Laíze Andrade Mascarenhas
Hellen Guerra Ramos
Ademar Vasconcellos do Carmo

DEFINIÇÃO

Episódio de sangramento intenso, na ausência de gravidez, em quantidade suficiente para determinar necessidade de intervenção rápida. O Quadro 141-1 reúne as etiologias do sangramento vaginal agudo.

ETIOLOGIA

Outro tópico importante e comum é o sangramento uterino anormal (SUA). Este tipo de sangramento, definido como menstruação anormal (excessiva) ocorre com repercussões na vida da mulher, sejam elas com prejuízo da qualidade de vida, repercussões físicas, dentre outras. Nos casos de SUA, a menstruação está anormal seja em duração, regularidade, volume e frequência. O PALM-COEIN, acrônimo criado pela Federação Internacional de Ginecologia e Obstetrícia (FIGO), propõe uma normatização das possíveis causas do SUA. O Quadro 141-2 descreve o PALM-COEIN.

Quadro 141-1. Etiologias Possíveis do Sangramento Vaginal Agudo de acordo com o Período de Vida

Infância	Pós-menarca	Menacme	Perimenopausa	Pós-menopausa
Corpo estranho	Coagulopatias	Gravidez	Anovulação	Atrofia vaginal
Infecção	Infecções	Anovulação	Pólipos e miomas	Câncer de endométrio
Trauma	Anovulação	Infecções	Hiperplasia do endométrio	
Tumor	Gravidez	Miomas e pólipos	Câncer de endométrio	

Quadro 142-2. Palm-Coein

P	Pólipos	C	Coagulopatia
A	Adenomiose	O	Ovulação disfuncional
L	Leiomiomas	E	Endometrial (alteração nos mecanismos reguladores da hemostasia endometrial)
M	Malignidade e hiperplasia	I	Iatrogênica
		N	Não especificada

Adaptado de Manual SOGIMIG; 2016.

MANEJO DO SANGRAMENTO UTERINO ANORMAL AGUDO

No primeiro momento, estão indicadas manobras de suporte para estabilizar o paciente com reposição volêmica e/ou transfusão sanguínea. Nas situações em que a via oral está preservada, utilizamos estrogênios conjugados em altas doses (EEC) (Fig. 141-1).

- EEC 1,25 mg VO de 6/6 horas por 21 a 25 dias e, após, acetato de medroxiprogesterona 10 mg VO 1 ×/dia.

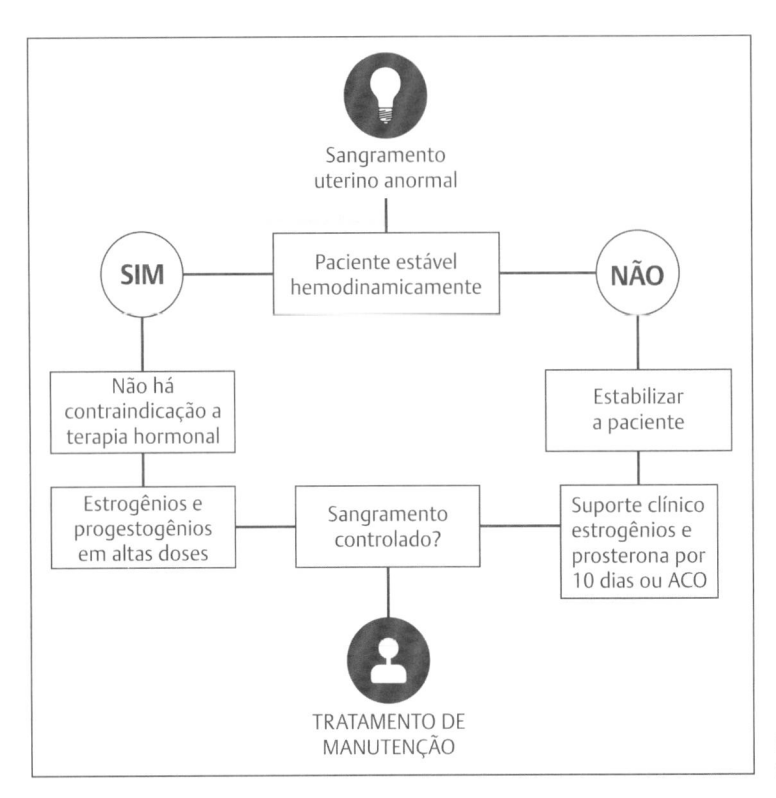

Fig. 141-1. Fluxograma do manejo do sangramento uterino anormal agudo.

BIBLIOGRAFIA

Brasil. Ministério da Saúde. Protocolos da Atenção Básica: Saúde das Mulheres / Ministério da Saúde, Instituto Sírio-Libanês de Ensino e Pesquisa. Brasília; 2016.

Montenegro CAB, Rezende Filho J. Obstetrícia Fundamental. 13. ed. Rio de Janeiro: Guanabara Koogan; 2014.

Passos EP, Ramos JGL, Costa-Martins SH, Magalhães JÁ, Menke CH, Freitas F. Rotinas em Ginecologia. 7. ed. Porto Alegre: Artmed; 2017.

Silva Filho AL, Candido EB. Sangramento Uterino Anormal. In: Silva Filho AL, Laranjeira CLS, Bicalho DS, Cândido EB, Lima MIM, Sabino SM, editors. Manual SOGIMIG de Emergências Ginecológicas. Rio de Janeiro: MedBook; 2016. p. 287-94.

Zugaib M, Francisco RPV. Obstetrícia. 3. ed. Manole Editora; 2016.

DOENÇA INFLAMATÓRIA PÉLVICA

CAPÍTULO 142

Sabrina Carpanez Veiga
Laíze Andrade Mascarenhas
Hellen Guerra Ramos
Ademar Vasconcellos do Carmo

DEFINIÇÃO

A doença inflamatória pélvica (DIP) é uma síndrome clínica atribuída à ascensão de microrganismos do trato genital inferior, espontânea ou decorrente da manipulação do mesmo. É uma forma de abdome agudo inflamatório e/ou infeccioso, com acometimento do trato genital superior e das estruturas próximas ao mesmo. Esta síndrome clínica é uma das mais importantes complicações das DST's, sendo comum em mulheres em idade reprodutiva com atividade sexual desprotegida.

APRESENTAÇÃO DA DOENÇA

Na maioria dos casos a doença é assintomática. Nos casos sintomáticos, as pacientes podem queixar-se de dispareunia, corrimento vaginal, sangramento pós-coito. Nos casos mais graves, pode existir febre, náuseas, vômitos e dor.

DIAGNÓSTICO

Conforme o Ministério da Saúde em seu **Protocolo Clínico e Diretrizes Terapêuticas para Atenção Integral às Pessoas com Infecções Sexualmente Transmissíveis** (2015), o diagnóstico da DIP baseia-se da presença dos critérios maiores, menores e elaborados. O Quadro 142-1 traz de forma resumida a combinação destes critérios para se firmar o diagnóstico desta doença.

O Quadro 142-2 descreve os critérios maiores, menores e elaborados. Vale ressaltar que estes últimos critérios (elaborados), quando presentes, podem aumentar a especificidade do diagnóstico.

Quadro 142-1. Critérios Diagnósticos para DIP

3 critérios maiores + 1 critério menor

ou

1 critério elaborado

Quadro 142-2. Critérios Diagnósticos

Critérios maiores	Critérios menores ou adicionais	Critérios elaborados
■ Dor à palpação do hipogástrio ■ Espessamento e/ou dor à palpação anexial ■ Dor à mobilização do colo uterino	■ Temperatura oral > 38,3ºC ou TAx > 37,5ºC ■ Leucocitose > 10.500/mL ■ Massa pélvica ■ Material purulento à culdocentese ■ Secreção vaginal ou cervical anormal (5 leucócitos/campo de imersão) ■ PCR ou VHS ↑ ■ Comprovação laboratorial de infecção por gonococo ou clamídia	■ Evidência histopatológica de endometrite ■ Presença de abscesso tubo-ovariano ou de fundo-de-saco de Douglas em estudo de imagem ■ Laparoscopia com evidência de DIP

ESTADIAMENTO CLÍNICO DA DIP E REGIME DE TRATAMENTO (AMBULATORIAL × HOSPITALAR)

Conforme descrito no Quadro 142-3, algumas condições clínicas irão impor a necessidade de tratamento hospitalar. Logo, o tratamento a ser iniciado da DIP dependerá da sua forma clínica. Da mesma forma, os casos não complicados da doença podem ser tratados em regime ambulatorial. O Quadro 142-4 apresenta o estadiamento da DIP e sua forma tratamento (se ambulatorial ou hospitalar).

Quadro 142-3. Indicações de Tratamento Hospitalar

- Abscesso tubo-ovariano
- Gravidez
- Ausência de resposta clínica após 72 h do início do tratamento com antibioticoterapia oral
- Intolerância a antibióticos orais ou dificuldade para seguimento ambulatorial
- Estado geral grave (náuseas, vômitos e febre)
- Dificuldade em exclusão de emergência cirúrgica (p. ex.: apendicite, gravidez ectópica)

ABORDAGEM

O esquema de antibióticos a ser utilizado no tratamento da DIP está relatado no Quadro 142-5. O processo de reavaliação da paciente é importante e deve ser realizado periodicamente pelo médico assistente para avaliar a eficácia do tratamento e planejar os próximos passos da terapêutica.

> **Importante lembrar**
> O PARCEIRO TAMBÉM DEVE SER TRATADO

Quadro 142-4. Estadiamento Clínico e Abordagem Ambulatorial/Hospitlar

Estádio I	Salpingite aguda sem peritonite	Ambulatorial
Estádio II	Salpingite aguda com peritonite	Hospitalar
Estádio III	Salpingite aguda com oclusão tubária ou abscesso tubovariano íntegro	Hospitalar
Estádio IV	Abscesso tubovariano roto ou choque séptico	Hospitalar (considerar tratamento cirúrgico)

COMO TRATAR O PARCEIRO

Parceiros recentes (incluindo os dois últimos meses), devem ser convocados para avaliação clínica e tratamento. Este tratamento deve ser realizado independentemente da sintomatologia do mesmo. Parceiros dos últimos 6 meses também devem ser investigados de acordo com a história clínica.

Quadro 142-5. Esquemas de Antibióticos Utilizados na DIP

Tipo	Primeira opção	Segunda opção	Terceira opção
Ambulatorial	Ceftriaxona 500 mg, IM, dose única + Doxiciclina 100 mg, 1 comprimido, VO, 2 × dia, por 14 dias + Metronidazol 250 mg, 2 comprimidos, VO, 2 × dia, por 14 dias	Cefotaxima 500 mg, IM, dose única + Doxiciclina 100 mg, 1 comprimido, VO, 2 × dia, por 14 dias + Metronidazol 250 mg, 2 comprimidos, VO, 2 × dia, por 14 dias	
Hospitalar	Cefoxitina 2 g, IV, 4 x dia, por 14 dias + Doxiciclina 100 mg, 1 comprimido, VO, 2 × dia, por 14 dias	Clindamicina 900 mg, IV, 3 × dia, por 14 dias + Gentamicina (IV ou IM): dose de ataque 2 mg/kg; dose de manutenção: 3-5 mg/kg/dia, por 14 dias	Ampicillina/sulbactam 3 g, IV, 4 × dia, por 14 dias + Doxiciclina 100 mg, 1 comprimido, VO, 2 × dia, por 14 dias

Quadro desenvolvido com base no Protocolo Clínico e Diretrizes Terapêuticas – 2015.

- *Primeira opção:* azitromicina 1 g VO associado à ceftriaxona 250 mg IM, ambas em dose única.
- *Segunda opção:* ciprofloxacina 500 mg, VO, dose única.

BIBLIOGRAFIA

Brasil. Ministério da Saúde. Secretaria de Vigilância em Saúde. Departamento de DST, Aids e Hepatites Virais. Protocolo Clínico e Diretrizes Terapêuticas para Atenção Integral às Pessoas com Infecções Sexualmente Transmissíveis. 2. ed. Brasília: Editora do Ministério da Saúde; 2015. p.120.

Brasil. Ministério da Saúde. Secretaria de Vigilância em Saúde. Programa Nacional de DST e Aids. Manual de Controle das Doenças Sexualmente Transmissíveis. 4. ed. Brasília: Editora do Ministério da Saúde; 2005. p. 140. Série Manuais nº 68.

Guedes MMO, Lamaita RM, Laranjeira CLS. Abordagem e diagnósticos diferenciais da dor pélvica aguda na mulher. In: Silva Filho AL, Laranjeira CLS, Bicalho DS, Cândido EB, Lima MIM, Sabino SM, editors. Manual SOGIMIG de Emergências Ginecológicas. Rio de Janeiro: MedBook; 2016. p. 203-16.

Montenegro CAB, Rezende Filho J. Obstetrícia Fundamental. 14. ed. Rio de Janeiro: Guanabara Koogan; 2014.

Passos EP, Ramos JGL, Costa-Martins SH, Magalhães JÁ, Menke CH, Freitas F. Rotinas em Ginecologia. 7. ed. Porto Alegre: Artmed; 2017.

Rodrigues MAH, Silva TF. Doença Inflamatória Pélvica. In: Silva Filho AL, Laranjeira CLS, Bicalho DS, Cândido EB, Lima MIM, Sabino SM, editors. Manual SOGIMIG de Emergências Ginecológicas. Rio de Janeiro: MedBook; 2016. 279-86.

Zugaib M, Francisco RPV. Obstetrícia. 3. ed. Manole Editora; 2016.

DISTOCIA DE OMBROS

Sabrina Carpanez Veiga
Laíze Andrade Mascarenhas
Hellen Guerra Ramos
Ademar Vasconcellos do Carmo

DEFINIÇÃO

A distocia de ombros ocorre quando a extração de ombros não se realiza após a tração de rotina e manobras iniciais, sendo necessárias manobras adicionais. Na maioria dos casos, ocorre por impactação do ombro anterior na sínfise materna. Trata-se de **verdadeira emergência obstétrica**, já que quase 50% dos fetos morrem por **hipóxia/acidose dentro de 5 minutos** da liberação da cabeça. Apesar de imprevisível, são fatores de risco para sua ocorrência: macrossomia fetal, diabetes melito gestacional, parto instrumentalizado, induzido ou prolongado e distócia de ombro em parto anterior. Ressalta-se que isoladamente, estes fatores não têm validade como preditores, e que **a distocia, em 70-90% dos casos, não possui fator de risco identificável**.

APRESENTAÇÃO DA DOENÇA

- *Sinal da tartaruga:* retração da cabeça fetal sobre o períneo materno, em direção à pelve, logo após a sua exteriorização. Este sinal associa-se à ausência da rotação interna do diâmetro biacromial.

DIAGNÓSTICO

Quando o desprendimento do ombro anterior não ocorre dentro de 60 segundos depois da saída do pólo cefálico ou quando há necessidade de manobras adicionais após a tentativa das habituais (leve tração).

TRATAMENTO

- *Regra dos 7 minutos:* uma vez feito o diagnóstico, o desprendimento do corpo, ou seja, o nascimento do concepto, deve ocorrer dentro dos 7 minutos subsequentes, o que irá reduzir significativamente o risco de asfixia e morte perinatal. A Figura 143-1 descreve os passos.

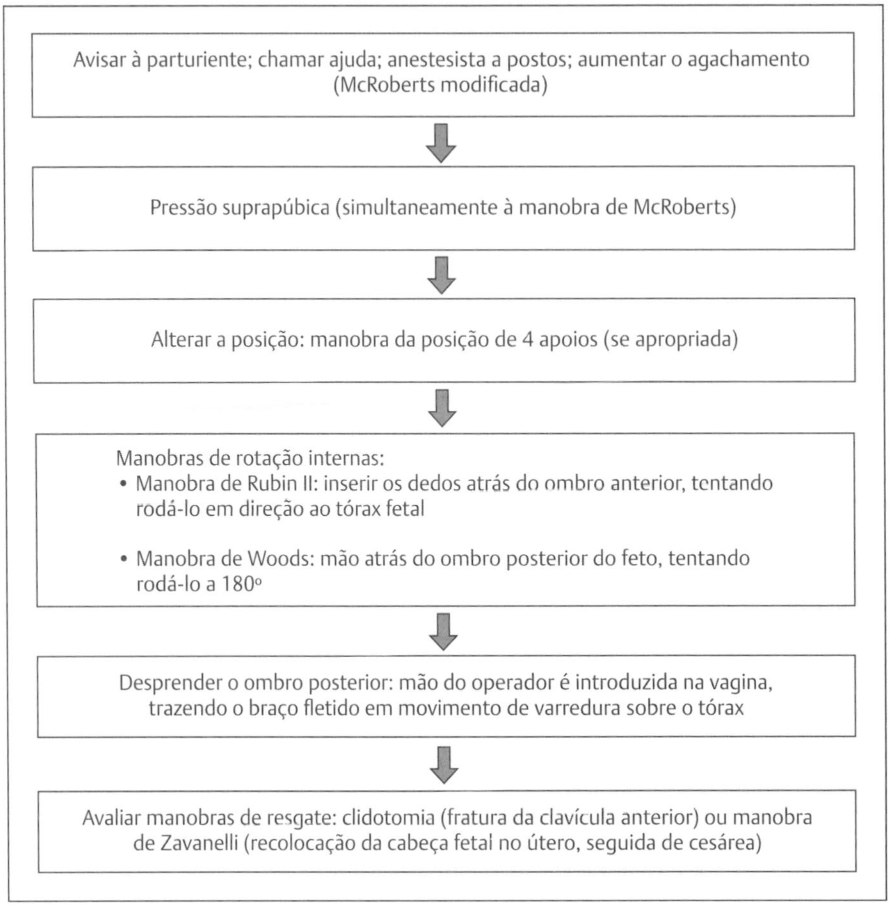

```
┌─────────────────────────────────────────────────────────────────────┐
│ Avisar à parturiente; chamar ajuda; anestesista a postos; aumentar  │
│ o agachamento (McRoberts modificada)                                │
└─────────────────────────────────────────────────────────────────────┘
                                  ⬇
┌─────────────────────────────────────────────────────────────────────┐
│ Pressão suprapúbica (simultaneamente à manobra de McRoberts)        │
└─────────────────────────────────────────────────────────────────────┘
                                  ⬇
┌─────────────────────────────────────────────────────────────────────┐
│ Alterar a posição: manobra da posição de 4 apoios (se apropriada)   │
└─────────────────────────────────────────────────────────────────────┘
                                  ⬇
┌─────────────────────────────────────────────────────────────────────┐
│ Manobras de rotação internas:                                       │
│ • Manobra de Rubin II: inserir os dedos atrás do ombro anterior,    │
│   tentando rodá-lo em direção ao tórax fetal                        │
│ • Manobra de Woods: mão atrás do ombro posterior do feto, tentando  │
│   rodá-lo a 180°                                                    │
└─────────────────────────────────────────────────────────────────────┘
                                  ⬇
┌─────────────────────────────────────────────────────────────────────┐
│ Desprender o ombro posterior: mão do operador é introduzida na      │
│ vagina, trazendo o braço fletido em movimento de varredura sobre    │
│ o tórax                                                             │
└─────────────────────────────────────────────────────────────────────┘
                                  ⬇
┌─────────────────────────────────────────────────────────────────────┐
│ Avaliar manobras de resgate: clidotomia (fratura da clavícula       │
│ anterior) ou manobra de Zavanelli (recolocação da cabeça fetal no   │
│ útero, seguida de cesárea)                                          │
└─────────────────────────────────────────────────────────────────────┘
```

Fig. 143-1. Manobras a serem realizadas dentro dos 7 minutos.

BIBLIOGRAFIA

Brasil. Ministério da Saúde. Protocolos da Atenção Básica: Saúde das Mulheres / Ministério da Saúde, Instituto Sírio-Libanês de Ensino e Pesquisa. Brasília; 2016.

Leveno KJ, Alexander JM. Obstetrícia de Williams Complicações na Gestação. 23. ed. Dallas: AMGH Editora; 2014.

Montenegro CAB, Rezende Filho J. Obstetrícia Fundamental. 13. ed. Rio de Janeiro: Guanabara Koogan; 2014.

Zugaib M, Francisco RPV. Obstetrícia. 3. ed. Barueri: Manole Editora; 2016.

DESCOLAMENTO PREMATURO DE PLACENTA

Sabrina Carpanez Veiga
Laíze Andrade Mascarenhas
Hellen Guerra Ramos
Ademar Vasconcellos do Carmo

DEFINIÇÃO

O descolamento prematuro de placenta (DPP) é a separação da placenta da parede uterina antes do parto. Incide em 0,5 a 1% das gestações e é causa importante de sangramento vaginal na segunda metade da gravidez. Corresponde a 1/3 de todas as mortes perinatais, sendo a mortalidade perinatal consequência da asfixia intrauterina e da prematuridade. A causa primária do descolamento prematuro de placenta é desconhecida, entretanto, a presença de hipertensão arterial materna constitui o principal fator do determinismo, estando presente em cerca de 75% dos casos.

> **NOTA IMPORTANTE**
> O DPP é a causa mais comum de sangramento vaginal grave.

APRESENTAÇÃO DA DOENÇA

O quadro clínico característico é a **dor abdominal, associada ou não a sangramento vaginal**. A dor varia de leve desconforto até dor intensa, associada a aumento do tônus uterino, que pode manifestar-se em graus variados. O sangramento genital ocorre em cerca de 70% dos casos e pode manifestar-se como hemorragia exteriorizada em 80% dos casos ou hemorragia oculta nos 20% restantes. Ocasionalmente, o sangue pode alcançar a cavidade amniótica, por soluções de continuidade das membranas, e causar hemoâmnio. Já podem ser detectados sinais de hipovolemia materna desde o início do quadro, com palidez, taquicardia e extremidades frias e sudoréticas.

> **OBSERVAÇÃO**
> - Os pacientes que apresentam descolamento de placenta posterior podem queixar-se de dor lombar e não apenas dor abdominal.
> - **Hemorragia oculta:** nome dado aos quadros em que há descolamento de placenta causada por trauma, onde o paciente pode queixar-se de dor, podendo não haver sangramento.

Os graus do DPP variam de zero a três e apresentam sintomatologia variada. O Quadro 144-1 reúne os achados do exame físico.

Quadro 144-1. Graus do DPP

Graus	Achados do exame físico
0	- Assintomático - Diagnóstico retrospectivo pelo exame da placenta que mostra hematoma retroplacentário
1	- Leve sangramento vaginal - Sem hipertonia/dor - Batimento cardíaco fetal normal
2	- Sangramento vaginal - Hipertonia e dor abdominal intensa - Batimento cardíaco fetal diminuído
3	- Associado a óbito fetal - **3A:** Sem coagulopatia materna - **3B:** Com coagulopatia materna

DIAGNÓSTICO

O diagnóstico do descolamento prematuro de placenta é essencialmente clínico, porém exames radiológicos, laboratoriais e anatomopatológico da placenta pós-parto corroboram o diagnóstico.

Clínico

Deve-se pensar em DPP em gestantes com os seguintes sintomas:

- Sangramento vaginal com intensidade e cor variáveis.
- Dor abdominal, geralmente intensa e de início súbito.
- Hipertonia uterina.
- Trabalho de parto prematuro.
- História de hipertensão arterial ou outras intercorrências (trauma, uso de cocaína, idade materna avançada, gravidez múltipla, corioamnionite ou polidramnia).
- Sinais e sintomas de hipovolemia aguda: sudorese, hipotensão, palidez e taquicardia.
- Ao toque: ausência de tecido placentário próximo ao orifício interno do colo, membranas tensas, apresentação fetal forçando o colo uterino.

Ultrassonografia

O coágulo é identificado apenas à ultrassonografia em 25 a 50% dos casos.

- *Fase aguda:* hematoma hiper/isoecoico comparado com a placenta. Nesses casos, a ultrassonografia pode mostrar apenas placenta heterogênea e espessada (> 5 cm).
- *Após 2 semanas:* hematoma anecoico (Fig. 144-1).

Ressonância Magnética (RM)

Diagnostica 100% dos casos de descolamento prematuro de placenta. A intensidade do sinal do hematoma pode ser correlacionada com o prognóstico clínico do DPP. A RM está indicada nos casos de DPP "crônico".

TRATAMENTO

Nos casos de DPP, a tocólise é recomendada, geralmente, se gestação com menos de 34 semanas, com descolamento leve e quando realizada com a finalidade de se realizar administração de corticoides.

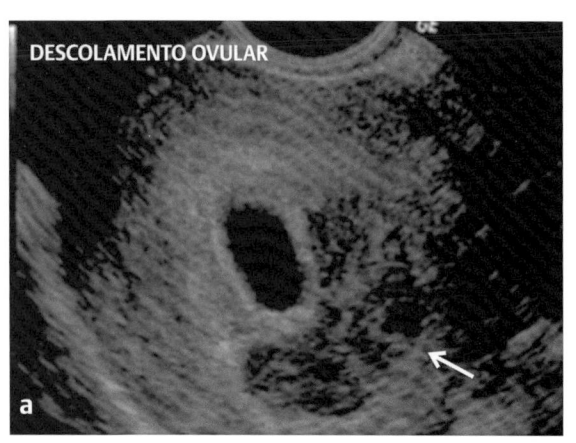

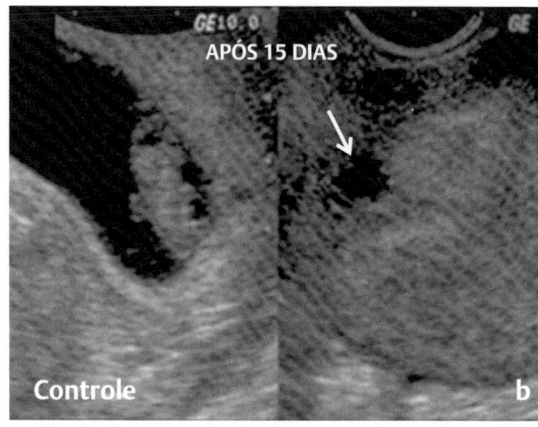

Fig. 144-1. Aspecto ultrassonográfico do descolamento ovular parcial. (**a**) Imagem anecoica com grossos *debris*, em forma de crescente que comprime e retifica o saco gestacional. (**b**) Controle após 15 dias mostra reabsorção.

BIBLIOGRAFIA

Brasil. Ministério da Saúde. Protocolos da Atenção Básica: Saúde das Mulheres / Ministério da Saúde, Instituto Sírio-Libanês de Ensino e Pesquisa. Brasília; 2016.

Frank J, Fontaine P, Leeman L. Hemorragia no final da Gestação. In: Ymayo MR, Kuroki M, editors. Suporte Avançado de Vida em Obstetrícia (ALSO) – Manual e Programa de Estudos. São Paulo: Sarvier Editora de Livros Médicos; 2016. p. 79-100.

Leveno KJ, Alexander JM. Obstetrícia de Williams Complicações na Gestação. 23. ed. Dallas: AMGH Editora; 2014.

Montenegro CAB, Rezende Filho J. Obstetrícia Fundamental. 13. ed. Rio de Janeiro: Guanabara Koogan; 2014.

Zugaib M, Francisco RPV. Obstetrícia. 3. ed. Manole Editora; 2016.

TUBÁRIA ROTA

Sabrina Carpanez Veiga
Laíze Andrade Mascarenhas
Hellen Guerra Ramos
Ademar Vasconcellos do Carmo

DEFINIÇÃO

> **NOTA IMPORTANTE**
> - Gravidez ectópica é a gravidez localizada fora da cavidade endometrial.

Gravidez ectópica (GE) é a implantação do blastocisto fora da cavidade uterina. É encontrada em 10-15% das mulheres que chegam ao serviço de urgência para avaliação durante o primeiro trimestre da gravidez, sendo responsável por 10% de todas as mortes relacionadas com o período gestacional. Em 98,3% dos casos, há envolvimento de uma das tubas uterinas. A implantação do blastocisto pode ocorrer em qualquer região da tuba: ampola (79,6%), istmo (12,3%), fímbria (6,2%) e corno (1,9%). As possíveis evoluções da gravidez tubária são: morte seguida de reabsorção do embrião; abortamento tubário, sendo mais frequente naquelas localizadas distalmente na tuba; ruptura tubária, que tende a ser mais precoce na gravidez ístmica; e evolução para o termo, situação muito rara. Um terço dos casos estão associados a danos tubários causados por infecção ou cirurgia. Outros fatores de risco incluem: tabagismo, contraceptivos à base de progesterona, DIU, reprodução assistida e GE prévia.

QUADRO CLÍNICO E DIAGNÓSTICO

Pacientes com gravidez tubária rota exibem quadro clínico de abdome agudo hemorrágico. A paciente refere dor violenta, em punhalada, na fossa ilíaca ou hipogástrio. Ao deitar-se, o sangue intra-abdominal pode ascender ao diafragma, irritar o nervo frênico e determinar dor escapular. O sangue intra-abdominal acumula-se no fundo-de-saco posterior (hematocele de Douglas), causando sensação de peso no reto e na bexiga, além de dor à defecação e micção. A paciente apresenta-se em estado de choque, com hipotensão, palidez, sudorese, extremidades frias, pulso fino e rápido. A palpação do abdome é dolorosa, com Blumberg positivo. Na gravidez ectópica rota, em geral, a chegada do paciente ao hospital é marcada por frequência cardíaca aumentada, hipotensão, palidez cutânea, lipotimia e sinais de hemoperitônio. Estes são sinais de hipovolemia. No entanto, o paciente não apresenta sinais de sangramento ativo.

> **OBSERVAÇÃO**
> - A ausência de dor não indica ausência de ruptura tubária.

TRATAMENTO

- Tratamento do choque.
- Laparotomia: cirurgia tubária com técnica adequada, realizando-se como por exemplo salpingectomia ou ooforectomia parcial (ou total). Pode ser necessário realizar histerectomia. A Figura 145-1 ilustra a salpingectomia com conservação da porção intersticial da trompa.

Admite-se a salpingostomia com microcuretagem tubária e reconstituição da trompa atingida

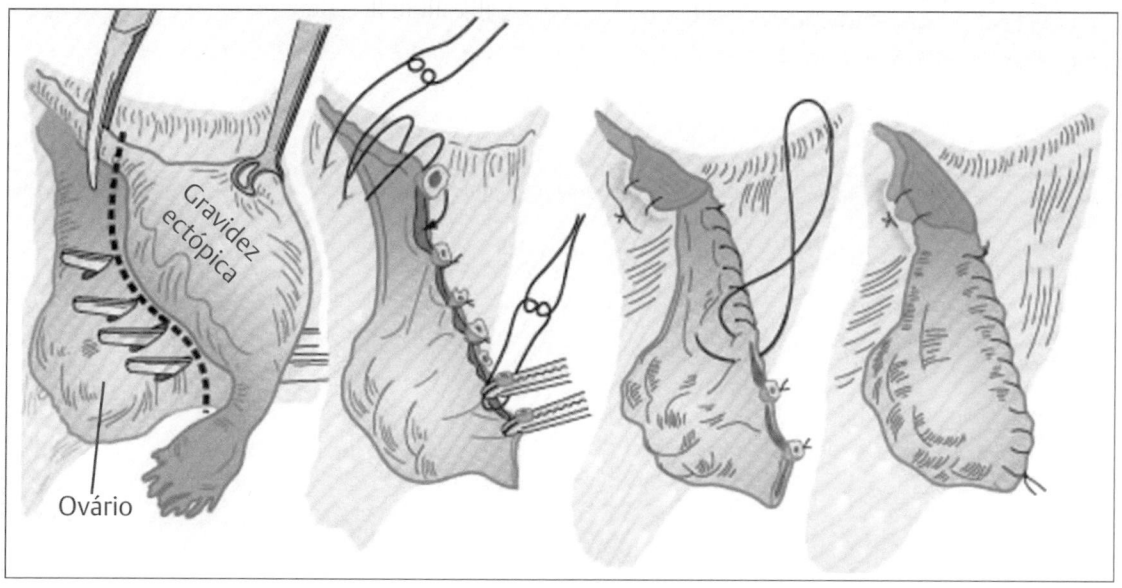

Fig. 145-1. Salpingectomia na gravidez tubária.

como conduta alternativa, estando reservada a pacientes hemodinamicamente estáveis, que desejam filhos e que possuem a outra trompa comprometida. Para reduzir o risco de morte perioperatória, a indução anestésica e a laparotomia devem ser evitadas até que as condições hemodinâmicas da paciente sejam reestabelecidas.

> **NOTA IMPORTANTE**
>
> - Administrar imunoglobulina anti-Rh para as pacientes Rh negativo.

BIBLIOGRAFIA

Candido EB, Silva Filho AL. Gestação Ectópica. In: Silva Filho AL, Laranjeira CLS, Bicalho DS, Cândido EB, Lima MIM, Sabino SM, editors. Manual SOGIMIG de Emergências Ginecológicas. Rio de Janeiro: MedBook; 2016. p. 259-72.

Montenegro CAB, Rezende Filho J. Obstetrícia Fundamental. 13. ed. Rio de Janeiro: Guanabara Koogan; 2014.

Oliveira MAP, Melki LAH, Tavares RCS. Abdome Agudo Ginecológico. Revista do Hospital Universitário Pedro Ernesto, UERJ. 2009;8:81-8.

Pellicciari CR, Camargo LA, Rozas AA et al. Abdome agudo ginecológico em paciente adolescente. Revista da Faculdade de Ciências Médicas de Sorocaba. 2013;15(1):202-205.

CAPÍTULO 146

PARTO PÉLVICO

Sabrina Carpanez Veiga
Laíze Andrade Mascarenhas
Hellen Guerra Ramos
Ademar Vasconcellos do Carmo

DEFINIÇÃO

A apresentação pélvica incide em 4% das gestações únicas. Nela, o polo pélvico ocupa a área do estreito superior e nela se insinua. Nesse caso, a linha de orientação é o sulco interglúteo.

DIAGNÓSTICO

1. *Palpação:* possibilita ao examinador reconhecer o polo pélvico enchendo incompletamente a escava. **A nádega fetal é percebida como formação irregular consistente e redutível**. A região da escava vazia sugere situação transversa; quando cheia, situação cefálica.
2. *Ausculta:* o foco fetal para ausculta está situado nos **quadrantes superiores** do abdome materno, acima da linha equatorial que passa pela cicatriz umbilical.
3. *Toque:* instalado o trabalho de parto, o toque identifica as formações que compõem a apresentação. É importante a percepção da região sacrococcígea, que se apresenta com consistência óssea, convexa e triangular, **em continuação com o sulco interglúteo**. Além disso, devem-se distinguir os pés e as mãos do feto, ressaltando a presença do reflexo preensor na mão percebido ao toque.
4. *Ultrassonografia:* valida o diagnóstico, quando não o rastreia.

CONDUTA

Parto Via Vaginal

1. Versão externa: deve ser realizada em torno de 36 semanas, tendo em vista que antes pode haver volteio espontâneo. Os riscos da versão externa incluem **descolamento prematuro de placenta, ruptura uterina, embolia por líquido amniótico, hemorragias fetal e materna, parto pré-termo, sofrimento e morte fetal (Fig. 146-1)**. Por estes motivos, este procedimento não deve ser estimulado.
2. Parto dirigido: na apresentação pélvica, normalmente o parto acompanha-se de anomalias diversas, sendo frequente as lesões maternas e fetais. Por conta disso, o parto deve ser dirigido

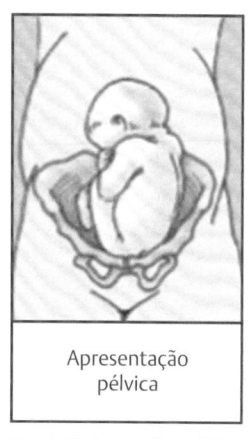

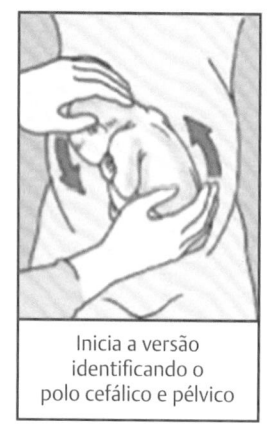

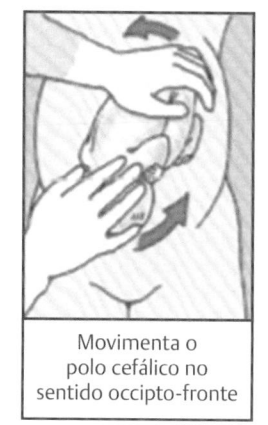

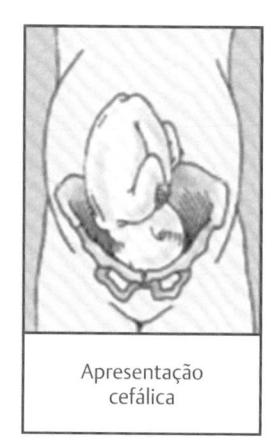

| Apresentação pélvica | Inicia a versão identificando o polo cefálico e pélvico | Movimenta o polo cefálico no sentido occipto-fronte | Apresentação cefálica |

Fig. 146-1. Versão cefálica externa.

SEÇÃO GINECOLOGIA E OBSTETRÍCIA

e com assistência pela ajuda manual ao final do período expulsivo.
- A episiotomia tem indicação obrigatória. Ela atenua os traumas craniocefálicos e reduz a mortalidade fetal. O momento da sua realização é quando se inicia o abaulamento do períneo.
- Iniciando o desprendimento dos quadris, deve-se abster de qualquer tração, sendo indicado apenas sustentar a nádega e depois o tronco.

3. Manobras auxiliares: identifica-se a cabeça fetal fletida em desprendimento iminente pela protrusão do ânus materno. Um ânus não distendido sugere cabeça hiperestendida, e indica realização de manobras.
    - Manobra de Bracht:
        - Segure as nádegas (o polegar apoia os fêmures, o restante dos dedos no sacro) → Não realize tração, mas apoie o dorso até que os braços tenham sido entregues e que o contorno do couro cabeludo esteja visível → Rotacione a criança na altura do contorno do couro cabeludo, ao redor da sínfise púbica e na direção do abdome materno.
        - Se necessário, aplique pressão externa durante esse procedimento com auxílio de um assistente (Fig. 146-2).
    - Manobra de Mauriceau-Cronk: indicada se houver falha do desprendimento.
        - Realizada com dedos indicador e médio da mão dominante do assistente sobre malares fetais, e mão contralateral (dedos indicador, médio e anelar) no occipício, forçando a flexão da cabeça, enquanto empurrada contra o pube materno (Fig. 146-3).

4. Considerações:
    - Posição de quatro apoios: aumenta o ângulo anteroposterior da pelve materna. Estudos que a comparam com a assistência habitual demonstraram sua associação a redução da morbidade materna, menor duração do expulsivo e menos necessidade de manobras, sem alterar desfechos.
    - Recomenda-se a ausculta intermitente dos batimentos cardíacos fetais a cada 5 minutos, e monitorização eletrônica fetal se necessária.
    - O líquido meconial é comum, por compressão abdominal fetal.
    - A manipulação do cordão umbilical deve ser evitada.

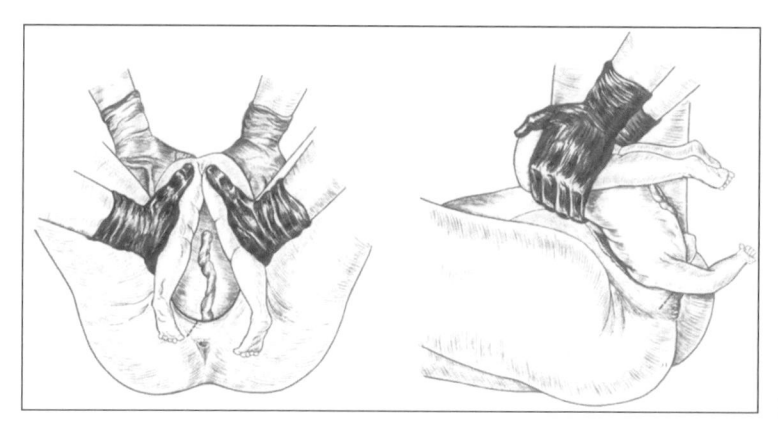

Fig. 146-2. Manobra de Bracht.

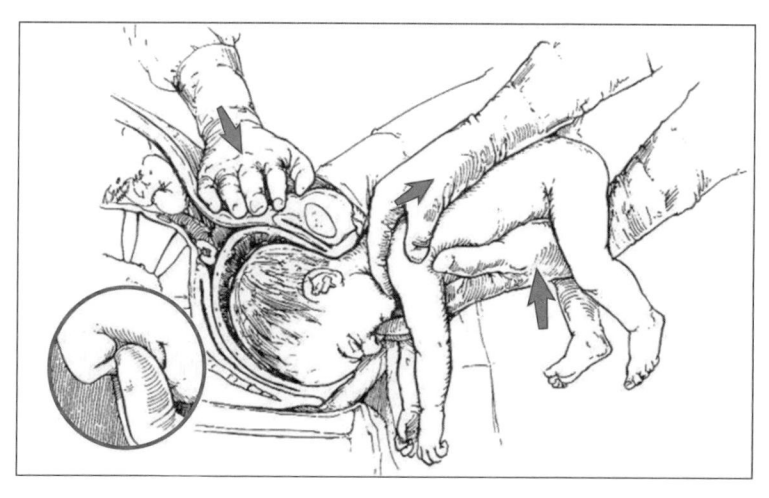

Fig. 146-3. Manobra de Mauriceau-Cronk.

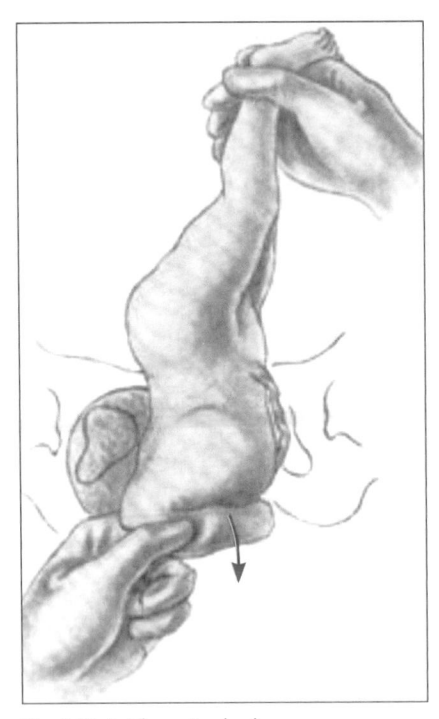

Fig. 146-4. Liberação dos braços.

- A amniotomia é contraindicada: a bolsa das águas facilita o desprendimento, diminuindo o risco de compressão funicular.

DISTOCIAS

- *Se a cintura escapular não se liberar:* é provável que os braços estejam defletidos.
  - Primeiro, deve-se alocar o diâmetro biacromial em relação ao anteroposterior na bacia. Em seguida, soerguendo o polo pélvico, libera-se o braço posterior com a mão oposta, tracionando-o pela flexura do cotovelo (Fig. 146-4).
  - Quando não se consegue a liberação da espádua e dos braços, recorre-se à manobra de Deventer-Müller (Fig. 146-5), que consiste em movimentos vigorosos, tracionando fortemente para baixo o tronco fetal e alocando o ombro anterior no subpube. Se o braço anterior não liberar, o tronco fetal será elevado na tentativa de desprender a espádua posterior. Talvez seja necessário repedir esses movimentos.
  - Na falha da manobra de Deventer-Müller, pode-se tentar a manobra de Rojas (Fig. 146-6), que

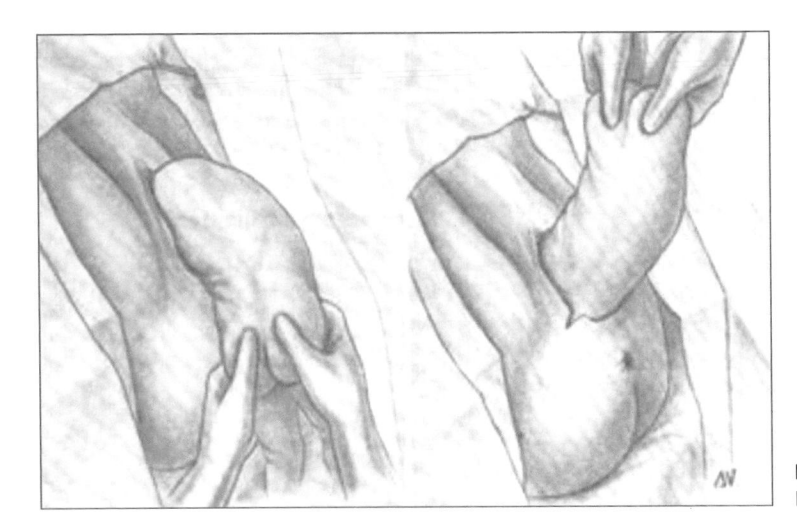

Fig. 146-5. Manobra de Deventer-Müller.

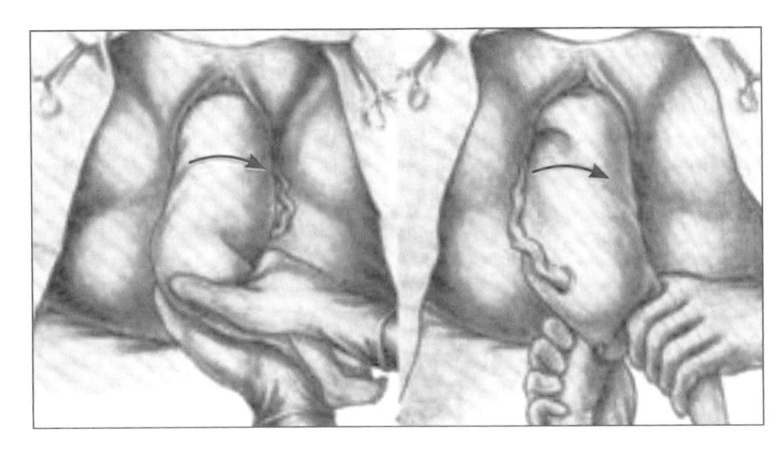

Fig. 146-6. Manobra de Rojas.

consiste na transformação da espádua posterior em anterior por meio de movimento helicoidal (abaixamento, tração e rotação axial do concepto). **É uma manobra muito traumática, podendo determinar em luxação da coluna cervical com sequelas graves**.
- *Encravamento de cabeça derradeira:* em feto vivo, a opção mais segura é a aplicação do fórceps de Piper (Figs. 146-7 e 146-8), **estando em desuso** a manobra de Mauriceau, que pode ser muito traumática.
- É preferível que a pega do fórceps seja direta, com a cabeça em mento-sacra (sutura sagital coincide com o anteroposterior da bacia). O ramo esquerdo é o primeiro a ser introduzido.

BIBLIOGRAFIA

Leveno KJ, Alexander JM. Obstetrícia de Williams Complicações na Gestação. 23. ed. Dallas: AMGH Editora; 2014.

Montenegro CAB, Rezende Filho J. Obstetrícia Fundamental. 13. ed. Rio de Janeiro: Guanabara Koogan; 2014.

Zugaib M, Francisco RPV. Obstetrícia. 3. ed. Barueri: Manole Editora; 2016

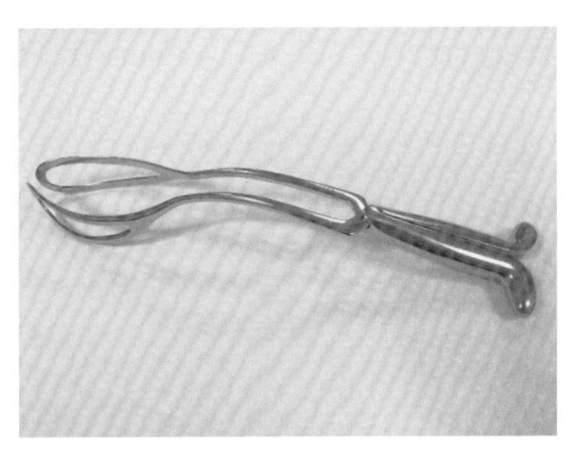

Fig. 146-7. Fórceps de Piper.

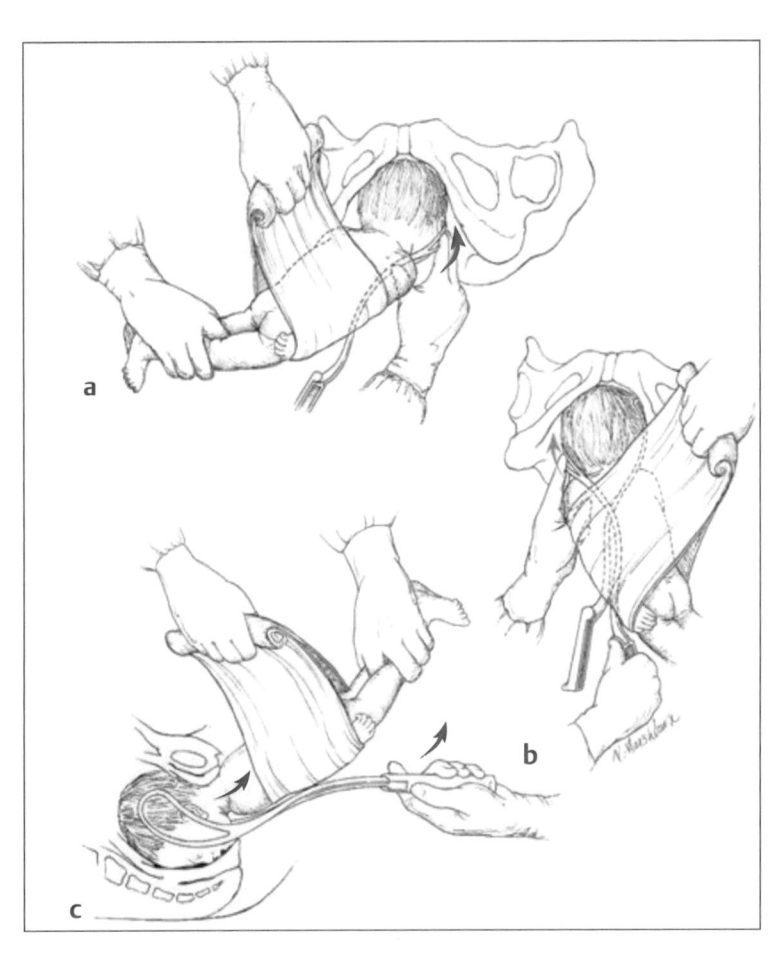

Fig. 146-8. (a-c) Utilização do fórcipes de Piper sobre cabeça derradeira.

RUPTURA UTERINA

Sabrina Carpanez Veiga
Laíze Andrade Mascarenhas
Hellen Guerra Ramos
Ademar Vasconcellos do Carmo

DEFINIÇÃO

A ruptura uterina é uma complicação obstétrica grave. Ocorre de forma relativamente rara na obstetrícia, com incidência de 5,3/1.000 casos em todo o mundo. O principal fator de risco é a presença de cicatriz no útero causada, na maioria dos casos, por cesariana, e raramente por outras cirurgias uterinas, havendo também causas não obstétricas, como violência e acidentes. A ruptura mais frequente ocorre em mulheres anteriormente cesareadas que se submetem a parto vaginal. Apresenta alta morbimortalidade materna e fetal, podendo ocorrer durante a gravidez, no parto ou no pós-parto.

NOTA IMPORTANTE

- A rotura uterina é um evento raro.
- O maior fator de risco é a presença de cicatriz na musculatura uterina causada por cesariana anterior e ocorre com mais frequência no terceiro trimestre.
- Existem relatos de rotura uterina em primíparas (evento raro).

APRESENTAÇÃO DA DOENÇA

Sinais de Iminência da Ruptura Uterina

- Pacientes com contrações subentrantes intensas e excessivamente dolorosas.
- Síndrome de distensão segmentar (Bandl-Frommel): paciente agitada e ansiosa, com contrações excessivamente dolorosas. É possível notar, próximo ou na altura da cicatriz umbilical, o relevo do anel que separa o corpo uterino do segmento inferior (**sinal de Bandl**) e palpam-se, retesados, os ligamentos redondos, geralmente desviados para a face ventral do útero (**sinal de Frommel**).

LEMBRETE

- Sinal de Bandl: visualização do relevo do anel que separa o corpo uterino do segmento inferior.
- Sinal de Frommel: palpação dos ligamentos redondos, geralmente desviados para a face ventral do útero.

A ruptura uterina é classificada conforme a sua etiologia. Basicamente, distinguem-se as formas espontâneas ou traumáticas, conforme o Quadro 147-1.

Quadro 147-1. Classificação da Ruptura Uterina

Espontâneas	Completas	- Solução de continuidade total da parede uterina - Comunicação direta entre as cavidades uterina e peritoneal - Emergência médica com ameaça à vida maternofetal
	Incompletas	- Lesão não extensiva a toda a parede uterina; (peritônio visceral íntegro) - Frequentemente são oligossintomáticas
Traumáticas	Trauma obstétrico	Versão interna
		Pressão no fundo uterino exercida pelo médico
		Outras causas
	Trauma não obstétrico	Violência
		Acidentes de trânsito
		Outras causas

Ruptura Uterina Instalada

- Dor abrupta e lancinante no hipogástrio.
- Hemorragia (interna e/ou externa) cuja intensidade dependerá da extensão da ruptura e dos vasos atingidos.
- Choque: diretamente proporcional ao volume da hemorragia.
- Sinais de irritação peritoneal.
- Paralisação do trabalho de parto – **útero roto não se contrai**.
- Deformidades abdominais (útero vazio e feto fora da cavidade – ruptura completa), feto "superficial" e com ausculta em geral negativa.
- Pós-parto: dor e flacidez abdominal, e/ou hemorragia persistente apesar do uso de ocitócico.

DIAGNOSTICO

Em caso de suspeita clínica, deverá ser realizada a laparotomia para confirmação diagnóstica.

TRATAMENTO

As prioridades no tratamento são a retirada do feto que pode estar na cavidade peritoneal agravando o prognóstico e a correção da hemorragia, quando já foram retirados o feto e a placenta.

1. Terapêutica do choque: VIP.
   - Ventilation: ventilação assistida e oxigenoterapia, monitoradas pelo lactato sanguíneo < 1,5 mmol/litro e pela SvO_2 > 70%.
   - Infusion: reanimação líquida imediatamente iniciada por meio de soluções cristaloides.
   - Pump: administração de agentes vasoativos se a hipotensão for grave e não ceder mesmo após a administração de líquidos. A preferência é pela noradrenalina.
2. Cirúrgico: laparotomia confirma o diagnóstico, permite avaliar a extensão e a localização da ruptura.

Após abertura do ventre, realizar estudo detalhado das lesões (sede, extensão e propagação), podendo ser necessária lavagem com solução fisiológica morna para melhor visualização.

- Histerorrafia ou histerectomia: a escolha pelo procedimento a ser realizado deverá considerar as características da ruptura uterina, que caracterizam sua urgência, e o desejo de manter a fertilidade.
- Pode ser necessário intervenção complementar, com sutura de bexiga e ureter.

BIBLIOGRAFIA

Goebel MA, Souza NA, Santos OS et al. Ruptura uterina. Rev Med Minas Gerais. 2010;20(2):64-67.

Montenegro CAB, Rezende Filho J. Obstetrícia Fundamental. 13. ed. Rio de Janeiro: Guanabara Koogan; 2014.

Oliveira MAP, Melki LAH, Tavares RCS. Abdome Agudo Ginecológico. Revista do Hospital Universitário Pedro Ernesto, UERJ. 2009;8:81-8.

Passos EP, Ramos JGL, Costa-Martins SH, Magalhães JÁ, Menke CH, Freitas F. Rotinas em Ginecologia. 7. ed. Porto Alegre: Artmed; 2017.

Pellicciari CR, Camargo LA, Rozas AA et al. Abdome agudo ginecológico em paciente adolescente. Revista da Faculdade de Ciências Médicas de Sorocaba. 2013;15(1):202-205.

CAPÍTULO 148

VULVOVAGINITES

Sabrina Carpanez Veiga
Laíze Andrade Mascarenhas
Hellen Guerra Ramos
Ademar Vasconcellos do Carmo

DEFINIÇÃO

É toda manifestação inflamatória e/ou infecciosa do trato genital feminino inferior, (vulva, vagina e ectocérvice), causada por fungos, bactérias ou vírus. Dentre suas causas mais frequentes, incluem-se a vaginose bacteriana (VB), a candidíase vulvovaginal e a tricomoníase, responsáveis, em conjunto por 90% das secreções vaginais anormais.

APRESENTAÇÃO DA DOENÇA

O quadro clínico varia de acordo com a etiologia. Entretanto, muitas infecções genitais podem ser assintomáticas.

Vaginose Bacteriana (Fig. 148-1)

- Ocorre por um desequilíbrio da flora vaginal, que culmina com a diminuição dos lactobacilos e um

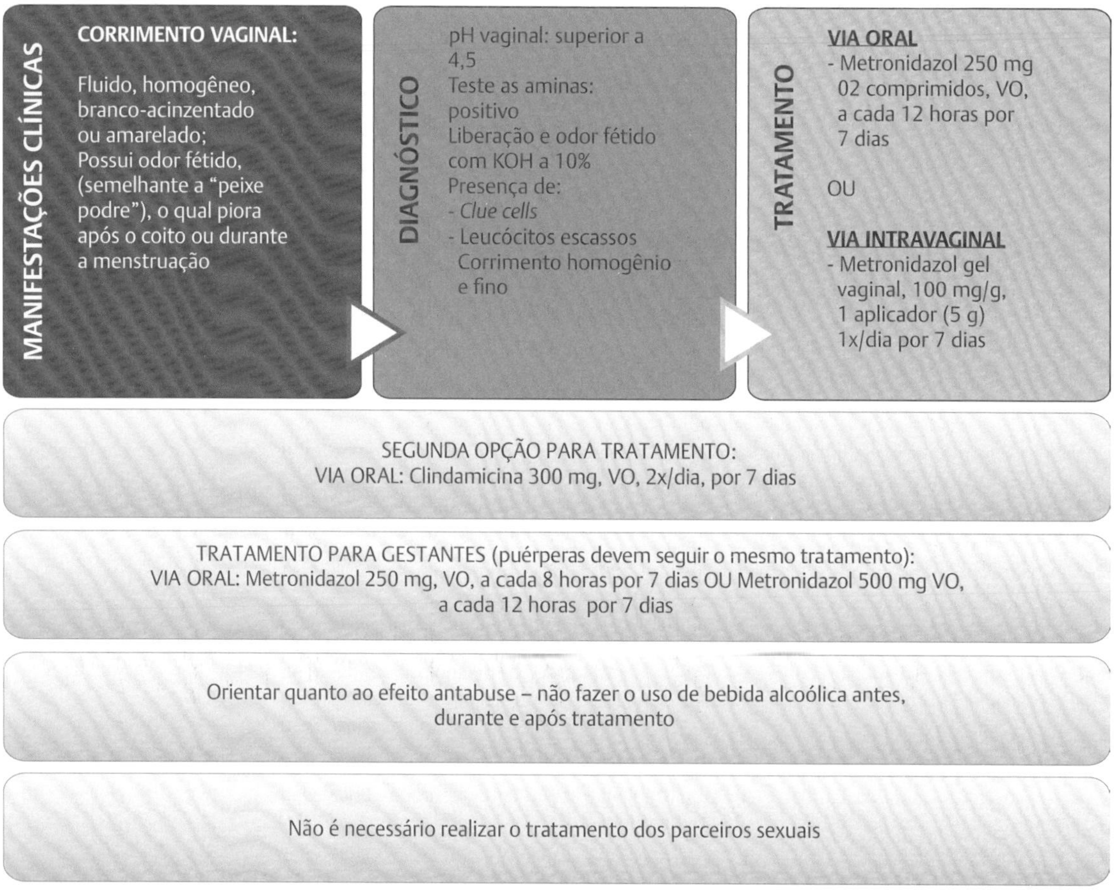

MANIFESTAÇÕES CLÍNICAS

CORRIMENTO VAGINAL:
Fluido, homogêneo, branco-acinzentado ou amarelado;
Possui odor fétido, (semelhante a "peixe podre"), o qual piora após o coito ou durante a menstruação

DIAGNÓSTICO

pH vaginal: superior a 4,5
Teste as aminas: positivo
Liberação e odor fétido com KOH a 10%
Presença de:
- Clue cells
- Leucócitos escassos
  Corrimento homogênio e fino

TRATAMENTO

VIA ORAL
- Metronidazol 250 mg 02 comprimidos, VO, a cada 12 horas por 7 dias

OU

VIA INTRAVAGINAL
- Metronidazol gel vaginal, 100 mg/g, 1 aplicador (5 g) 1x/dia por 7 dias

SEGUNDA OPÇÃO PARA TRATAMENTO:
VIA ORAL: Clindamicina 300 mg, VO, 2x/dia, por 7 dias

TRATAMENTO PARA GESTANTES (puérperas devem seguir o mesmo tratamento):
VIA ORAL: Metronidazol 250 mg, VO, a cada 8 horas por 7 dias OU Metronidazol 500 mg VO, a cada 12 horas por 7 dias

Orientar quanto ao efeito antabuse – não fazer o uso de bebida alcoólica antes, durante e após tratamento

Não é necessário realizar o tratamento dos parceiros sexuais

Fig. 148-1. Fluxograma para tratamento da vaginose bacteriana.

crescimento polimicrobiano de bactérias anaeróbias, *Gardnerella vaginalis* e *Mycoplasma hominis*.
- Cerca de metade das mulheres é assintomática.
- Não há processo inflamatório.

Candidíase Vulvovaginal (Fig. 148-2)
- É uma infecção da vulva e da vagina causada por um fungo comensal Gram-positivo, que habita a mucosa vaginal e que, sob determinadas condições, multiplica-se tornando-se patogênico. Na maioria dos casos, a espécie *C. albicans* está envolvida.
- A via sexual não é a principal forma de transmissão na candidíase.

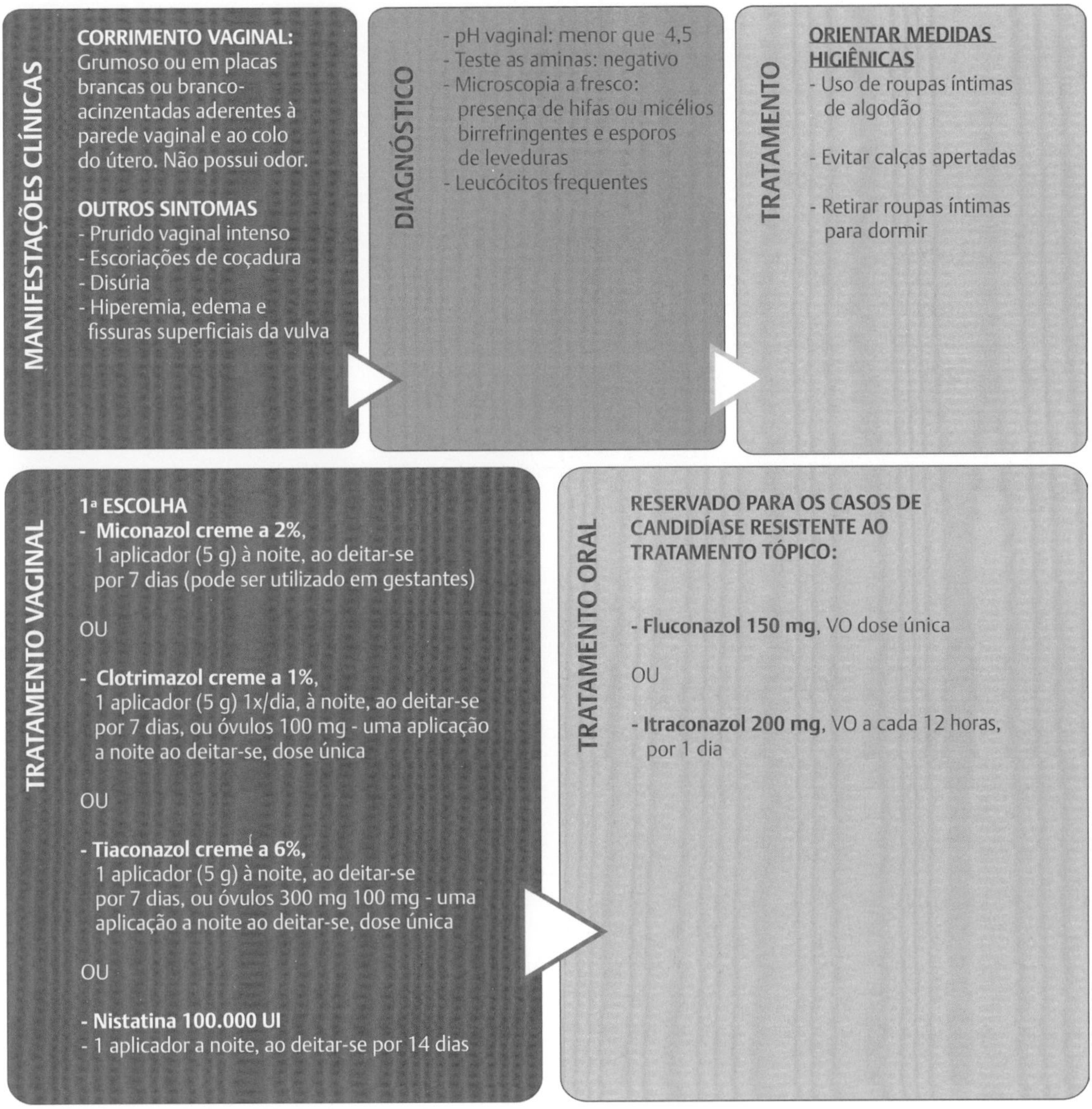

MANIFESTAÇÕES CLÍNICAS

CORRIMENTO VAGINAL: Grumoso ou em placas brancas ou branco-acinzentadas aderentes à parede vaginal e ao colo do útero. Não possui odor.

OUTROS SINTOMAS
- Prurido vaginal intenso
- Escoriações de coçadura
- Disúria
- Hiperemia, edema e fissuras superficiais da vulva

DIAGNÓSTICO
- pH vaginal: menor que 4,5
- Teste as aminas: negativo
- Microscopia a fresco: presença de hifas ou micélios birrefringentes e esporos de leveduras
- Leucócitos frequentes

TRATAMENTO

ORIENTAR MEDIDAS HIGIÊNICAS
- Uso de roupas íntimas de algodão
- Evitar calças apertadas
- Retirar roupas íntimas para dormir

TRATAMENTO VAGINAL

1ª ESCOLHA
- **Miconazol creme a 2%**, 1 aplicador (5 g) à noite, ao deitar-se por 7 dias (pode ser utilizado em gestantes)

OU

- **Clotrimazol creme a 1%**, 1 aplicador (5 g) 1x/dia, à noite, ao deitar-se por 7 dias, ou óvulos 100 mg - uma aplicação a noite ao deitar-se, dose única

OU

- **Tiaconazol creme a 6%**, 1 aplicador (5 g) à noite, ao deitar-se por 7 dias, ou óvulos 300 mg 100 mg - uma aplicação a noite ao deitar-se, dose única

OU

- **Nistatina 100.000 UI**
- 1 aplicador a noite, ao deitar-se por 14 dias

TRATAMENTO ORAL

RESERVADO PARA OS CASOS DE CANDIDÍASE RESISTENTE AO TRATAMENTO TÓPICO:

- **Fluconazol 150 mg**, VO dose única

OU

- **Itraconazol 200 mg**, VO a cada 12 horas, por 1 dia

Fig. 148-2. Fluxograma para tratamento da candidíase vulvovaginal.

Tricomoníase (Fig. 148-3)

- Causada pelo protozoário *Trichomonas vaginalis*.
- As mulheres, em sua maioria, são sintomáticas, enquanto os homens não apresentam sintomas.
- Relacionada com a atividade sexual desprotegida, considerada fator de risco para aquisição do HIV e outras DSTs.

DIAGNÓSTICO

Vários testes podem ser usados para o diagnóstico das vulvovaginites. Dentre os métodos disponíveis, incluem-se os **critérios clínicos**, para o diagnóstico de VB, que inclui as **características clínicas e o exame a fresco da secreção vaginal para identificação das células pista; a avaliação do pH e o teste do odor. O exame a fresco do conteúdo vaginal** também é empregado para identificação de fungos e *Trichomonas*. A classificação da flora microbiana no **esfregaço corado pelo Gram** é outro método disponível. A **cultura** pode ser empregada para identificação de fungos e *Trichomonas*. **O exame citológico de Papanicolaou** também é uma opção para diagnosticar infecções vaginais e alterações da flora vaginal, por seu uso difundido, facilidade de realização e baixo custo.

> **DICA IMPORTANTE**
>
> O corrimento vaginal pode ser diagnosticado após ser realizado teste do pH vaginal, em que são mais comuns valores < 4,5. O diagnóstico também pode ser feito por bacterioscopia, com a visualização de leveduras e/ou pseudo-hifas.
> - Se pH > 4,5: vaginose bacteriana ou tricomoníase.
> - Se pH < 4,5: candidíase vulvovaginal.

MANIFESTAÇÕES CLÍNICAS

CORRIMENTO VAGINAL: coloração amarelo-esverdeada, bolhosa, de odor fétido

OUTROS SINTOMAS:
- Prurido intenso
- Edema de vulva
- Dispareunia
- Colo com petéquias - "colo em framboesa"
- Disúria (menos frequente)

DIAGNÓSTICO
- pH vaginal: superior a 4,5
- No exame a fresco: presença de protozoário móvel e leucócitos abundantes
- Teste as aminas negativo ou fracamente positivo

TRATAMENTO
- Metronidazol 400 mg, 5 comprimidos, VO, dose única (total de 2 gramas)

OU

- Metronidazol de 400 a 500 mg, VO a cada 12 horas, por 7 dias

OU

- Metronidazol 250 mg, VO, a cada 8 horas, por 7 dias

OU

- Secnidazol 2 g, VO dose única

OU

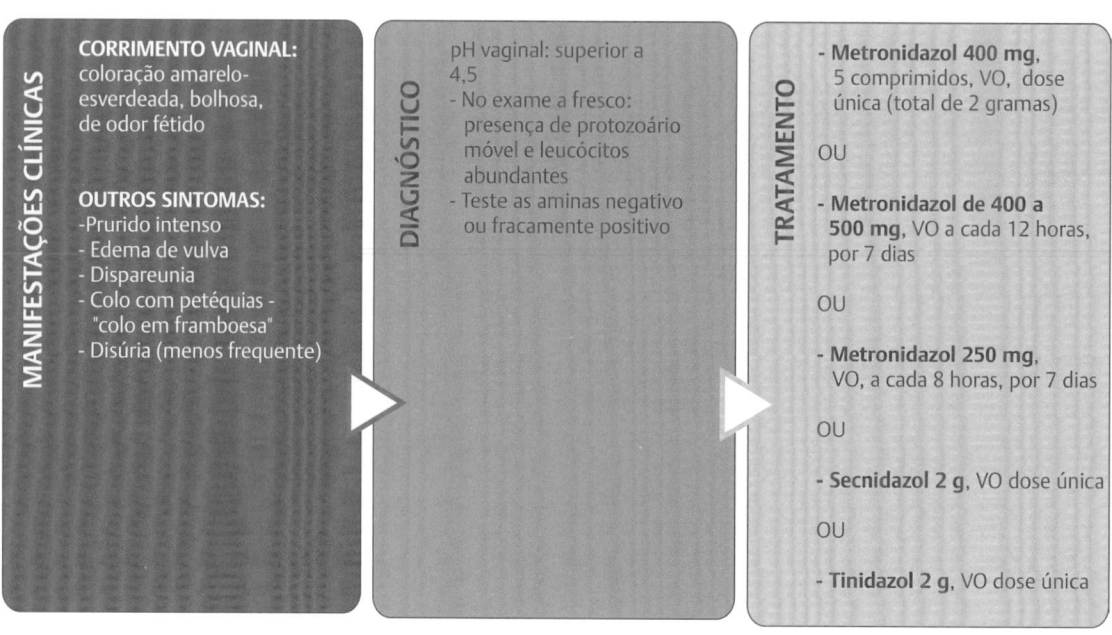

- Tinidazol 2 g, VO dose única

Fig. 148-3. Fluxograma para tratamento da tricomoníase.

BIBLIOGRAFIA

Brasil. Ministério da Saúde. Protocolos da Atenção Básica: Saúde das Mulheres / Ministério da Saúde, Instituto Sírio-Libanês de Ensino e Pesquisa. Brasília, 2016.

Brasil. Ministério da Saúde. Secretaria de Vigilância em Saúde. Departamento de DST, Aids e Hepatites Virais. Protocolo Clínico e Diretrizes Terapêuticas para Atenção Integral às Pessoas com Infecções Sexualmente Transmissíveis. 2. ed. Brasília: Editora do Ministério da Saúde; 2015. p. 120.

Brasil. Ministério da Saúde. Secretaria de Vigilância em Saúde. Programa Nacional de DST e Aids. Manual de Controle das Doenças Sexualmente Transmissíveis. 4. ed. Brasília: Editora do Ministério da Saúde; 2005. 140 p. Série Manuais nº 68.

Camargo KC, Alves RRF, Baylão LA et al. Secreção vaginal anormal: Sensibilidade, especificidade e concordância entre o diagnóstico clínico e citológico. Rev Bras Ginecol Obstet. 2015;37(5):222-8.

Passos EP, Ramos JGL, Costa-Martins SH, Magalhães JÁ, Menke CH, Freitas F. Rotinas em Ginecologia. 7. ed. Porto Alegre: Artmed; 2017.

CERVICITES

Sabrina Carpanez Veiga
Laíze Andrade Mascarenhas
Hellen Guerra Ramos
Ademar Vasconcellos do Carmo

DEFINIÇÃO
A cervicite mucopurulenta ou endocervicite é a inflamação da mucosa endocervical. Vários agentes etiológicos estão envolvidos, não apenas *Chlamydia trachomatis* e *Neisseria gonorrhoeae* podem causar cervicite. No entanto, estes agentes são os mais comuns.

> **NOTA IMPORTANTE**
>
> - Existe associação entre *C. trachomatis* e *N. gonorrhoeae* a alguns fatores de risco, sendo eles: mulheres sexualmente ativas com idade menor que 25 anos, novas ou múltiplas parcerias sexuais, parcerias com infecções sexualmente transmissíveis (IST), história prévia ou presença de outra IST e uso irregular de preservativo. Esses fatores de risco são os mesmos para outras infecções sexualmente transmissíveis

APRESENTAÇÃO DA DOENÇA
As cervicites são frequentemente assintomáticas (em torno de 70 a 80%).
Principais queixas:

- Corrimento vaginal mucopurulento.
- Sangramento intermenstrual.
- Dispareunia.
- Disúria.

Ao exame físico:

- Dor à mobilização do colo uterino.
- Secreção mucopurulento no orifício externo do colo.
- Sangramento ao toque da espátula ou *swab*.

Complicações (quando não tratadas): dor pélvica, DIP, gravidez ectópica e infertilidade.

DIAGNÓSTICO
A cervicite gonocócica pode ser diagnosticada pela **cultura do gonococo em meio seletivo**, a partir de **amostras endocervicais**.

O diagnóstico laboratorial pode ser feito por um método de biologia molecular (NAAT).

Se o resultado mostrar infecção por algum desses patógenos, o tratamento apropriado deve ser instituído, referindo-se às parcerias sexuais para avaliação e tratamento.

Na ausência de laboratório, a principal estratégia é o tratamento das parcerias sexuais de homens portadores de uretrite.

TRATAMENTO
Devido ao risco de coinfecção todos os casos devem receber o tratamento combinado, ou seja, tratamento tanto para clamídia quanto para gonococo (Fig. 149-1 e Quadro 149-1). Além disso, todos os parceiros dos últimos 60 dias, deverão ser tratados em dose única (assim como preconizado nos casos de doença inflamatória pélvica).

SEÇÃO GINECOLOGIA E OBSTETRÍCIA

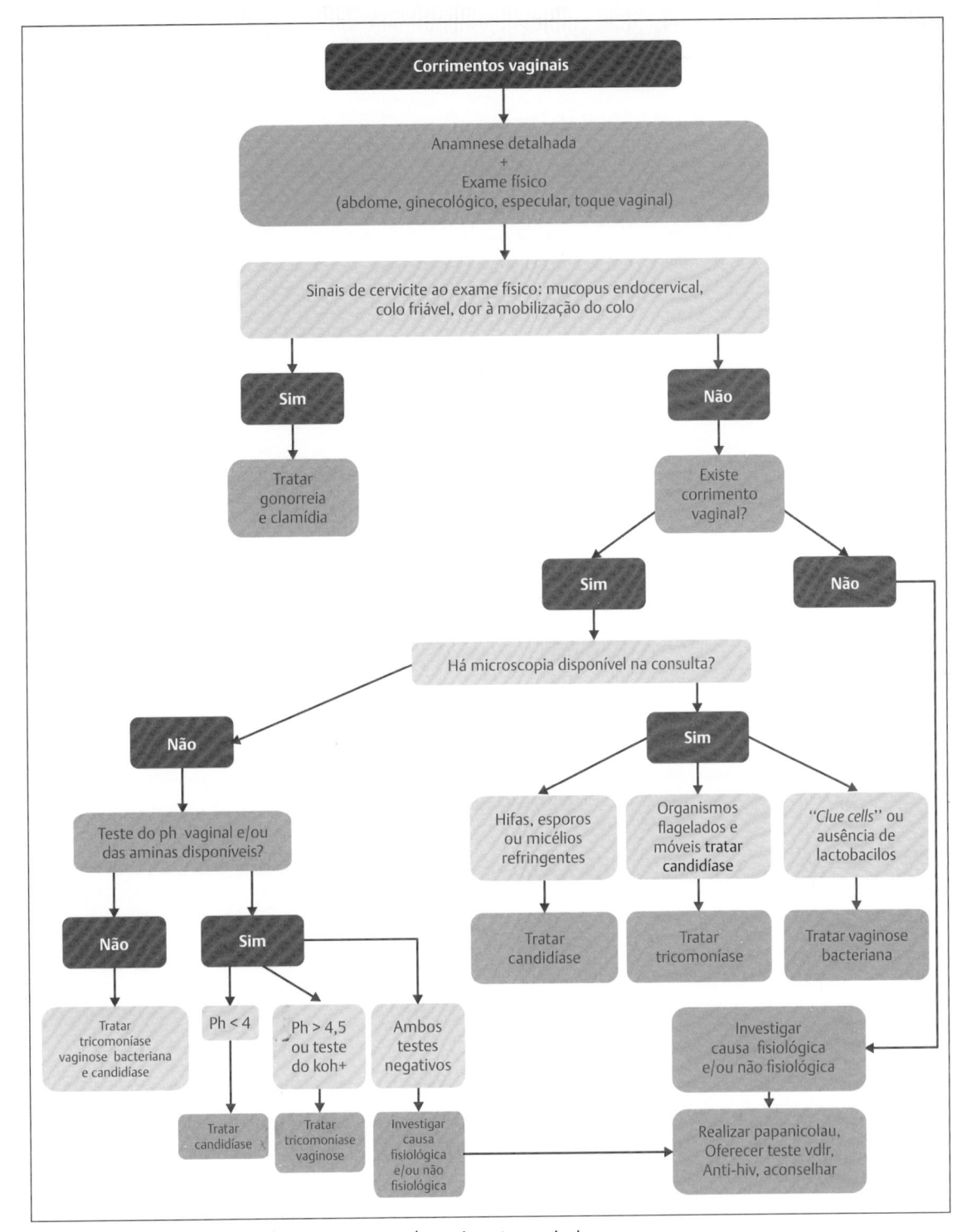

Fig. 149-1. Fluxograma do atendimento nos casos de corrimentos vaginais.

Quadro 149-1. Tratamento Combinado para Clamídia e Gonococo

Infecção por gonococo	
■ Ciprofloxacina 500 mg, VO, dose única (não recomendado se < 18 anos) ou ■ Ceftriaxona 250 mg, IM, dose única ou	1ª opção
■ Cefixima 400 mg, VO, dose única ou ■ Ofloxacina 400 mg, VO, dose única ou ■ Espectinomicina 2 g, IM dose única	2ª opção
Infecção por clamídia	
■ Azitromicina 500 mg, 2 comprimidos, VO, dose única ou ■ Doxiciclina 100 mg, VO, 2×/dia, 7 dias (exceto gestantes) ou	1ª opção
■ Eritromicina, 500 mg, VO, de 6/6 horas, por 7 dias ou ■ Tetraciclina 500 mg, VO, 4×/dia, 7 dias ou ■ Ofloxacina 400mg, VO, 2×/dia, 7 dias	2ª opção
Tratamento para gestantes	
■ Gonococo: ceftriaxone 250 mg, IM, dose única ■ Clamídia: azitromicina 1g, VO, dose única	

OBSERVAÇÃO IMPORTANTE

■ No tratamento da cervicite, deverá ser usada conjuntamente **uma medicação do esquema para clamídia e uma medicação do esquema para gonococo** (exemplo: ciprofloxacino 500 mg + azitromicina 500 mg, 2 comprimidos. Outro exemplo: ceftrixone 250 mg IM + doxiciclina 100 mg, 12/12 horas por 7 dias).

NOTA

■ Parceiros sexuais: devem ser tratados, preferencialmente com medicamentos de dose única.
■ Pacientes portadores de HIV: devem ser tratadas com os mesmos esquemas já citados.
■ Citologia oncológica: deve ser colhido se houver indicação conforme padronizado pelo Programa de Controle de Câncer do Ministério da Saúde.

BIBLIOGRAFIA

Brasil. Ministério da Saúde. Secretaria de Vigilância em Saúde. Departamento de DST, Aids e Hepatites Virais. Protocolo Clínico e Diretrizes Terapêuticas para Atenção Integral às Pessoas com Infecções Sexualmente Transmissíveis. 2.ed. Brasília: Editora do Ministério da Saúde; 2015. p. 120.

Brasil. Ministério da Saúde. Secretaria de Vigilância em Saúde. Programa Nacional de DST e Aids. Manual de Controle das Doenças Sexualmente Transmissíveis. 4. ed. Brasília: Editora do Ministério da Saúde; 2005. p. 140. Série Manuais nº 68.

Camargo KC, Alves RRF, Baylão LA et al. Secreção vaginal anormal: Sensibilidade, especificidade e concordância entre o diagnóstico clínico e citológico. Rev Bras Ginecol Obstet. 2015;37(5):222-8.

Passos EP, Ramos JGL, Costa-Martins SH, Magalhães JÁ, Menke CH, Freitas F. Rotinas em Ginecologia. 7. ed. Porto Alegre: Artmed; 2017.

TORÇÃO ANEXIAL

Sabrina Carpanez Veiga
Laíze Andrade Mascarenhas
Hellen Guerra Ramos
Ademar Vasconcellos do Carmo

DEFINIÇÃO

A torção anexial exige tratamento de urgência, sendo assim, uma urgência cirúrgica. Consiste na rotação das estruturas anexais (ovário e/ou trompa) nos seus suportes ligamentares. Há comprometimento vascular e consequentemente estase circulatória, com o risco de lesões ovarianas irreversíveis. A torção concomitante do ovário e da trompa é a forma mais frequente, enquanto a torção isolada da trompa é um achado raro. Os principais fatores de risco são: presença de massa ovárica ou tubária, gravidez, tratamento de infertilidade, cirurgia pélvica prévia ou torção anexial prévia.

APRESENTAÇÃO DA DOENÇA

As manifestações clínicas da torção ovariana são inespecíficas, o que dificulta sua diferenciação de outras causas de dor abdominal aguda, sendo facilmente confundida com outras causas de abdome agudo. Desse modo, é sempre necessário suspeitar desse acometimento em pacientes que apresentam:

- Dor repentina, contínua e inespecífica, podendo ocorrer de forma subaguda ou intermitente. Localizada, inicialmente, na região inguinal, estendendo-se para flancos e hipomesogástrios, podendo disseminar por todo o abdome, com irritação peritoneal.
- Presença de massa anexial palpável.
- Ovários de volumes aumentados.
- Náuseas e vômitos.
- Febre.

> **NOTA IMPORTANTE**
>
> - A queixa de dor é tipo "facada", às vezes em forma de cólica.

DIAGNÓSTICO

O diagnóstico de torção anexial é um desafio, uma vez que a apresentação clínica e os achados ao exame objetivo são variados e inespecíficos. O Quadro 150-1 apresenta alguns diagnósticos diferenciais. A **suspeita diagnóstica é clínica**, portanto, uma boa anamnese e exame físico, são essenciais. É necessária a utilização de exames complementares, sendo a **ecografia pélvica por via intravaginal** o exame imagiológico de escolha. Podem ser utilizados outros métodos de forma subsequente como: Doppler colorido, TC e RM, mas sem acréscimo na acurácia diagnóstica. Não existe nenhum achado

Quadro 150-1. Diagnósticos Diferenciais da Torção de Ovário

Apendicite	Diverculite
Gravidez ectópica	Doença inflamatória pélvica
Cisto ovariano	Abscesso tubovariano
Complicação de leiomiomas	Endometriose
Cólica nefrética	Outras causas de abdome agudo ginecológico e dor pélvica em mulheres

laboratorial específico da torção anexial. Contudo, perante a suspeita clínica recomenda-se a realização de hemograma com leucograma, teste imunológico de gravidez e proteína C reativa.

TRATAMENTO

> **NOTA IMPORTANTE**
>
> - O tratamento videolaparoscópico precoce pode permitir a conservação do órgão.

O tratamento da torção anexial é **cirúrgico** e a decisão de operar deve basear-se sobretudo na elevada suspeição clínica. O **método laparoscópico** é o de eleição no tratamento, contudo, a escolha da via de abordagem deve levar em consideração a experiência do cirurgião e os recursos de cada instituição. Uma vez decidida a via de abordagem, deve-se **confirmar a existência de torção**, através da visualização de um ovário ou anexo torcido sobre um ou mais ligamentos suspensores, e **avaliar a viabilidade do ovário e da trompa**. Feito isso, é possível determinar o procedimento terapêutico adequado a cada caso. Estudos recentes apoiam uma abordagem conservadora, na qual se realiza apenas destorção ou cistectomia/aspiração do cisto após redução da torção, permitindo assim a preservação dos anexos. A ooforectomia encontra-se recomendada, quando existe grande probabilidade de malignidade ou em situações em que há certezas da inviabilidade do ovário. A Figura 150-1 descreve a conduta a ser realizada.

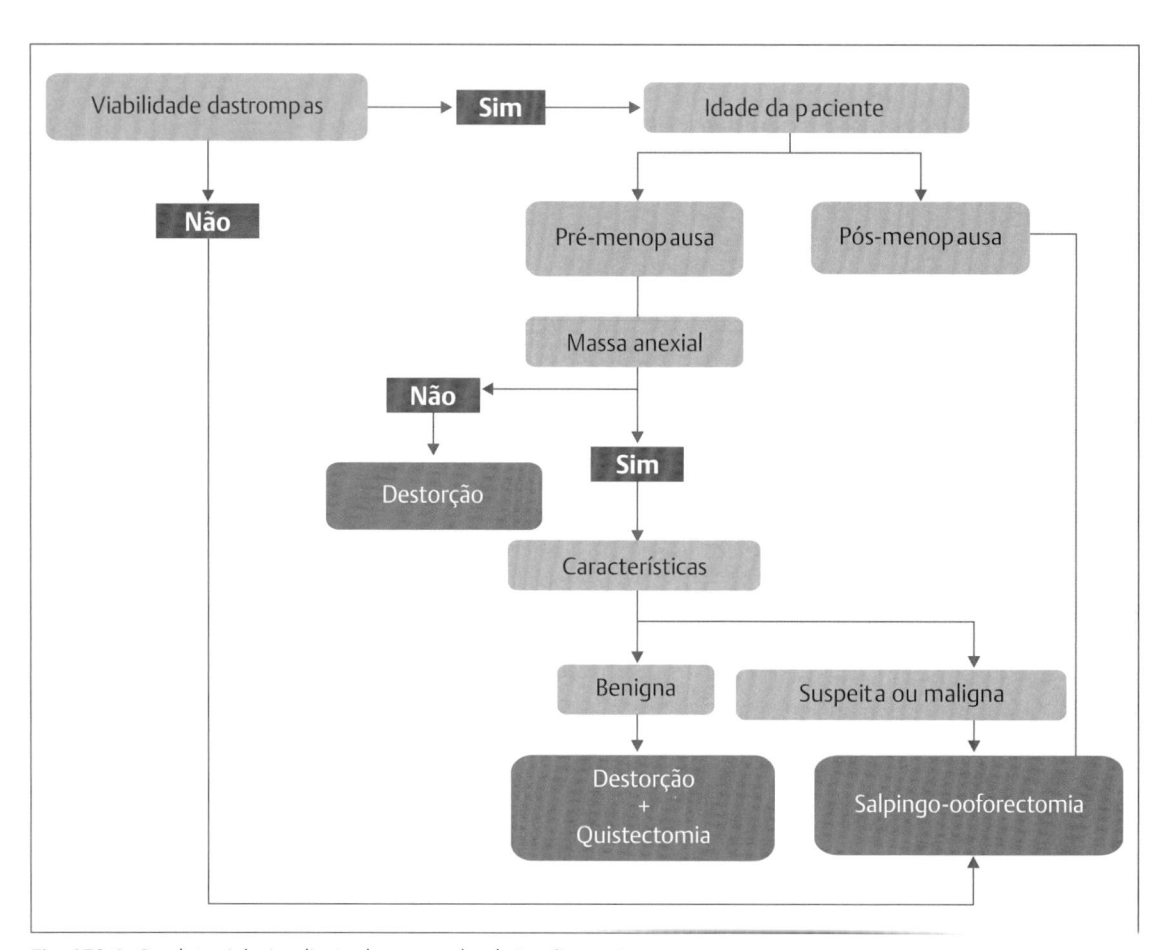

Fig. 150-1. Conduta cirúrgica diante de um quadro de torção ovariana.

BIBLIOGRAFIA

Correia L, Marujo AT, Queirós A, Quintas A, Simões T. Adnexal torsion. Acta Obstet Ginecol Port. 2015;9(1):45-55.

Lopes VM, Tierno NIZ, Brasileiro JPB. Indução da Ovulação. In: Primo WQSP, Corrêa FJS, Brasileiro JPB, editors. Manual de Ginecologia da Sociedade de Ginecologia e Obstetrícia de Brasília. 2. ed. Brasília: Editora Luan Comunicação; 2017. p. 295-316

Miranda SP, Melo MAB, Ferrari AEM. Endoscopia Ginecológica nas Urgências. In: Silva Filho AL, Laranjeira CLS, Bicalho DS, Cândido EB, Lima MIM, Sabino SM, editors. Manual SOGIMIG de Emergências Ginecológicas. Rio de Janeiro: MedBook; 2016. p. 65-70.

Passos EP, Ramos JGL, Costa-Martins SH, Magalhães JÁ, Menke CH, Freitas F. Rotinas em Ginecologia. 7. ed. Porto Alegre: Artmed; 2017.

Rodrigues AFR, Oliveira BEC, Santos DR et al. Torção ovariana. Rev Med Minas Gerais. 2010;20(2 Supl 1):78-81.

Outros Temas da Urgência

ACIDENTES COM SERPENTES (OFIDISMO)

CAPÍTULO 151

Jorge Wilson Souza Paiva
Marcelo Barros Weiss
Dirceu David de Andrade Junior

INTRODUÇÃO

Os acidentes com serpentes venenosas são de grande importância para os serviços de saúde pública em todo o Brasil pela sua alta incidência e por serem eventos de tratamento efetivo quando abordadas corretamente.

Em nosso país, os gêneros de serpentes peçonhentas de maior importância são o botrópico (73,5% dos casos de ofidismo notificados no país), seguidos do crotálico (7,5%), laquético (3,0%) e elapídico (0,7%). As ocorrências são em grande número pelo país, mas a letalidade é considerada baixa (0,4%).

CARACTERÍSTICAS DE UMA SERPENTE PEÇONHENTA

Fosseta Loreal Presente

A fosseta loreal é um órgão sensorial termorreceptor (que tem a função de auxílio na caça e na defesa do animal), sendo um orifício situado entre o olho e a narina (Fig. 151-1). Indica que é uma serpente peçonhenta e é encontrada nos gêneros *Bothrops*, *Crotalus* e *Lachesis*.

Morfologia das Caudas das Serpentes (Figs. 151-2 a 151-4)

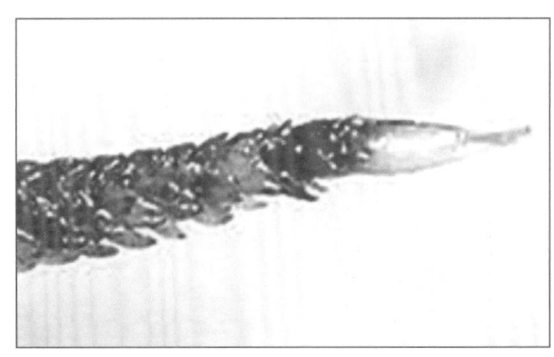

Fig. 151-2. Cauda eriçada típica dos animais laquéticos. Foto: arquivo pessoal Marcelo Barros Weiss. (Ver *Prancha em Cores*.)

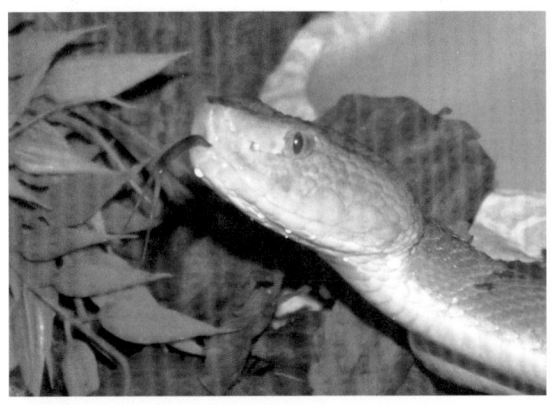

Fig. 151-1. Detalhe da língua bífida e fosseta loreal em *B. moojeni*. (Foto: Jorge Wilson Souza Paiva.) (Ver *Prancha em Cores*.)

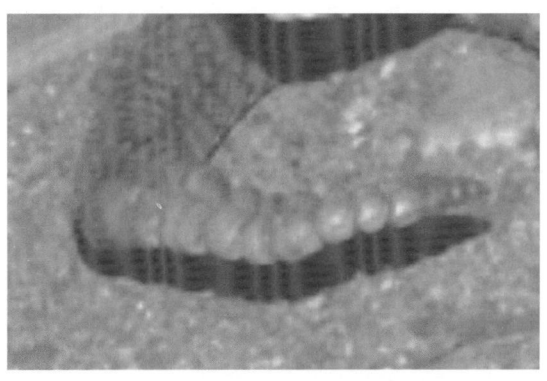

Fig. 151-3. Guizo exclusivo das espécies do gênero *crotallus*. (Foto: Jorge Wilson Souza Paiva.) (Ver *Prancha em Cores*.)

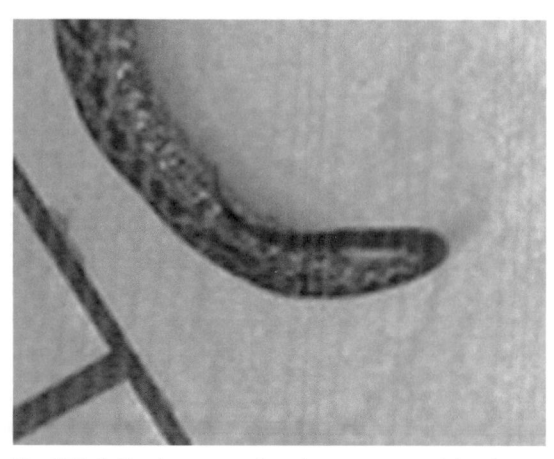

Fig. 151-4. Cauda que termina abruptamente, típica das espécies do gênero *Bothrops* e *Micrurus*. (Foto: arquivo pessoal Marcelo Barros Weiss.) (Ver *Prancha em Cores*.)

MEDIDAS INICIAIS EM OFIDISMO

No Quadro 151-1 é indicado o seguimento inicial do paciente vítima de acidente ofídico.

A aplicação dos soros deve ser feita por via intravenosa, sob monitorização, podendo ser diluído ou não, em solução fisiológica ou glicosada, sendo que, por sua natureza heteróloga, a administração dos soros pode causar reações de hipersensibilidade imediata. No entanto, testes de sensibilidade cutânea podem ser feitos, porém, não são recomendados, pois, além de terem baixo valor preditivo, retardam o início da soroterapia.

Reações possíveis: urticária, náuseas/vômitos, rouquidão e estridor laríngeo, broncoespasmo, hipotensão e choque. Uma vez diagnosticada a reação, a soroterapia deve ser interrompida e posteriormente reinstituída após tratamento da anafilaxia (Quadro 151-2).

Quadro 151-1. Manejo Inicial do Paciente Vítima de Ofidismo

Repouso, limpeza da ferida com água e sabão SEM curativos oclusivos e elevação do membro

Analgesia + hidratação endovenosa agressiva (prevenção de IRA)

Antibioticoterapia, se evidência infecciosa (cloranfenicol, clindamicina ou ceftriaxone)

Diuréticos em caso de oligúria

Medicação pré-soro (para evitar reação de hipersensibilidade)

Suporte ventilatório se necessário

Quadro 151-2. Manejo de Reações Anafiláticas após a Administração de Soro

Medicação	Dose
Solução adrenalina	Diluir 1:1.000 e administrar via parenteral em doses fracionadas ou 1/3 de ampola subcutânea nos casos leves e moderados, sendo repetida se necessário
Aminofilina	1 a 2 ampolas – 240-480 mg – EV, 12/12 h

Obs.: Usar oxigênio e separar material de intubação para uso imediato, caso necessário

Reações tardias (doença do soro) podem ocorrer 1 a 4 semanas após a soroterapia, com urticária, febre baixa, artralgia e adenomegalia.

Obs.: Se o número disponível de ampolas for inferior ao recomendado, a soroterapia deve ser iniciada enquanto se providencia o tratamento complementar.

Obs.: Caso o tempo de coagulação permaneça alterado 24 horas após a soroterapia, está indicada dose adicional de duas ampolas do antiveneno (caso a caso).

SERPENTES DE IMPORTÂNCIA MÉDICA NO BRASIL

Gênero *Bothrops*

Conhecidas popularmente por: jararaca, ouricana, jararacuçu, urutu-cruzeira, jararaca-do-rabo-branco, malha-de-sapo, patrona, surucucurana, comboia, caiçara.

Identificadas através da couraça com encadeamentos de desenhos em formatos triangulares e pela cabeça triangular.

Bothrops (Figs. 151-5 e 151-6): sinais que causam inflamação, edema, eritema, equimose, bolhas, podendo evoluir para síndrome compartimental,

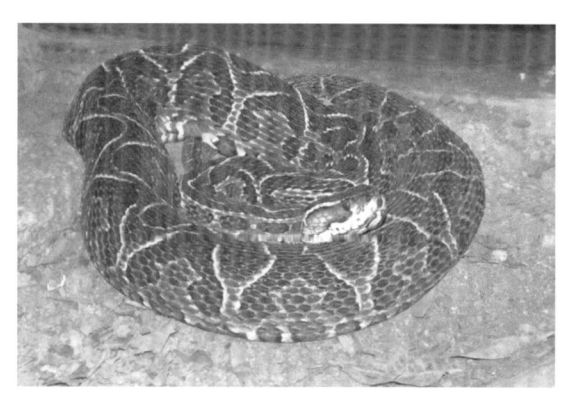

Fig. 151-5. *B. alternatus*. (Foto: Jorge Wilson Souza Paiva.) (Ver *Prancha em Cores*.)

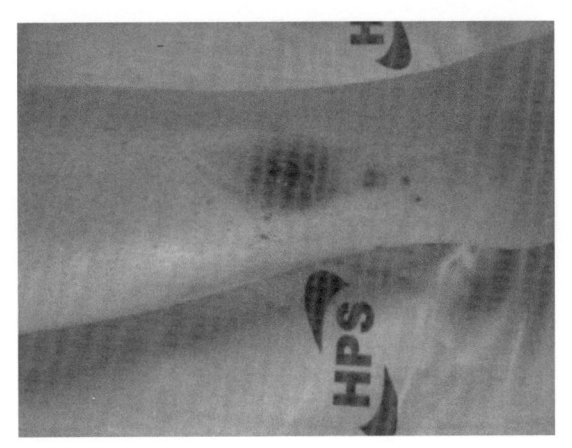

Fig. 151-6. Picada de *Bothrops* sp em perna. (Foto: Marcelo Barros Weiss.) (Ver *Prancha em Cores*.)

necrose e déficit funcional do membro. Também pode haver alteração da coagulação sanguínea com ocorrência de sangramentos, sendo que nos casos mais graves, ocorrem choque e insuficiência renal e eventualmente, hemorragias em locais nobres como o cérebro.

Alterações Laboratoriais (Quadro 151-3)

Quadro 151-3. Laboratório *Bothrops*

Hemograma	Discreta anemia, leucocitose com neutrofilia e desvio à esquerda e ↓ plaquetas
Testes de coagulação	Tempo de coagulação prolongado (acima de 9 min). Alargamento do TP, TTPA e TT

Obs.: Pode ocorrer elevação de CPK, LDH e AST. Mioglobinúria e hemoglobinúria são raros.

Tratamento

São classificados em leve, moderado e grave. A partir dessa classificação é determinado o número de ampolas do soro antiofídico a ser administrado (Quadro 151-4).

Observação importante se faz pelas secretarias de estado da saúde de alguns estados da federação de que as doses preconizadas atualmente são para **acidentes leves: 3** ampolas, **acidentes moderados: 6** ampolas e, nos **graves: 12** ampolas. Essa determinação é de setembro de 2018 liberada pela Secretaria de Estado da Saúde do Estado de Minas Gerais e ainda não faz parte do Manual de Acidentes com Animais Peçonhentos do Ministério da Saúde.

O uso de antibióticos é controverso, porém, caso se faça necessário, as bactérias que causam lesões secundárias às picadas de cobra são principalmente *Morganella morganii*, *Escherichia coli*, *Providencia* sp e *Streptococcus* do grupo D. O acompanhamento da evolução do edema local e do sangramento deve ser realizado a cada hora no primeiro dia e cada 6 horas posteriormente.

Prognóstico

Geralmente é bom. Há possibilidade de ocorrer sequelas locais-anatômicas ou funcionais principalmente quando são utilizados "torniquetes" que aumentam significativamente as complicações no acidente botrópico.

Acidentes em crianças menores que 10 anos tendem a ser mais graves e com pior prognóstico. A qualidade da assistência é determinante em todos os casos. Acidentes em dedos têm três vezes mais chances de complicarem com necrose, enquanto os acidentes em locais mais centrais, têm maior chance

Quadro 151-4. Manifestações e Tratamento no Acidente Botrópico

Manifestações e tratamento	Classificação		
	Leve	Moderada	Grave
Locais: ■ Dor ■ Edema ■ Equimose	Leves ou discretas (edema local de até 2 segmentos)*	Evidentes (edema de 3 a 4 segmentos)	Intensas (edema de 5 segmentos)
Sistêmicas: ■ Hemorragia grave ■ Choque ■ Anúria	Ausentes	Ausentes	Presentes
Tempo de coagulação	Normal ou alterado	Normal ou alterado	Normal ou alterado
Soroterapia – nº de ampolas (SAB/SABC/SABL)**	2-4	4-8	12
Via de administração	Intravenosa		

*O membro picado é dividido em 5 segmentos, a saber: 1. mão/pé, 2. metade distal de antebraço/perna, 3. metade proximal de antebraço/perna, 4. metade distal de braço/coxa, 5. metade proximal de braço/coxa.
**SABB: soro antibotrópico; SABC: soro antibotrópico-crotálico; SABL: soro antibotrópico-laquético.

de gravidade por normalmente se tratarem de acidentes causados por animais maiores. A mortalidade dos acidentes não tratados gira em torno de 8% enquanto os devidamente tratados, 0,3%.

Gênero *Crotalus*

Conhecidas por **cascavel, cascavel-quatro-ventas, boicininga, maracambóia, maracá**. Identificadas pela presença de guizo ou chocalhona em extremidade caudal cabeça triangular (Fig. 151-7).

Possui o maior coeficiente de letalidade pela frequência com que evolui para insuficiência renal aguda (IRA) causada principalmente por rabdomiólise (ação miotóxica) e ação coagulante do veneno.

Nas primeiras 3-6 horas após a picada a fácies miastênica ou neurotóxica, permitem o diagnóstico clínico do envenenamento por *Crotalus*. Alterações como disfagia, modificações no olfato e paladar também podem ocorrer, porém regridem de 3 a 4 dias após o tratamento. A mialgia pode aparecer à compressão muscular ou pode ser uma queixa espontânea do paciente. A mioglobinúria pode ser evidenciada através do escurecimento da urina do paciente, sendo esta a manifestação clínica mais evidente de rabdomiólise e da gravidade do envenenamento. O tempo de coagulação pode estar aumentado, manifestando-se nos pontos de sangramento em pontos de injeções e gengivorragias. Manifestações como insuficiência respiratória, miofasciculações ou mesmo paralisias musculares são encontradas muito raramente.

Manifestações locais são pouco importantes, diferindo dos acidentes botrópico e laquético. Não há dor, ou esta pode ser de pequena intensidade. Há parestesia local ou regional, que pode persistir por tempo variável, podendo ser acompanhada de edema ou eritema discretos, ou mesmo sem alterações no local da picada (Fig. 151-8).

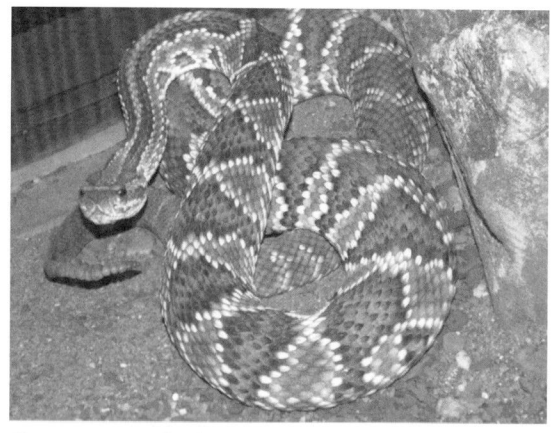

Fig. 151-7. *Crotalus durissus*. (Foto: Jorge Wilson Souza Paiva.) (Ver *Prancha em Cores*.)

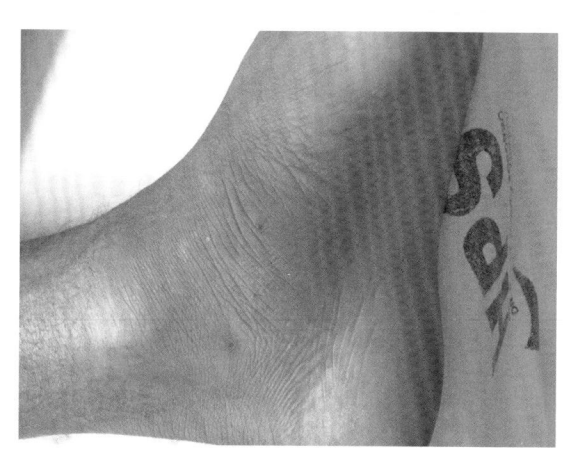

Fig. 151-8. Acidente crotálico (discretos sinais locais). (Foto: Marcelo Marros Weiss.) (Ver *Prancha em Cores*.)

Alterações Laboratoriais (Quadro 151-5)

Quadro 151-5. Laboratório *Crotalus*

Testes de coagulação	↑ TC, ↓ fibrinogênio e alargamento do TP e TTPA
Hemograma	Leucocitose com desvio à esquerda, ↓ plaquetas
EAS	Mioglobinúria e hematúria
Ureia e creatinina	Elevadas em caso de IRA
Enzimas	↑ CPK, ↑ CK, ↑ LDH, ↑ AST
ECG	Elevação do segmento ST

Obs.: Após a infusão da soroterapia de maneira adequada, o TC se normaliza em 12 a 24 h.

Tratamento (Quadro 151-6)

- *Soroterapia:* o soro anticrotálico (SAC) deve ser administrado IV, em gotejamento contínuo e sob vigilância da equipe médica, com dose variando de acordo com a gravidade do caso, sendo que a quantidade a ser ministrada à criança é a mesma do adulto. Poderá ser utilizado o soro antibotrópico-crotálico (SABC).
- *IRA:* veja capítulo de insuficiência renal.

Prognóstico

É bom nos acidentes moderados e nos pacientes atendidos nas primeiras 6 horas após a picada, onde se observa a regressão total de sintomas e sinais após alguns dias. Nos acidentes graves, o prognóstico está vinculado à existência de IRA.

Quadro 151-6. Manifestações e Tratamento no Acidente Cotrálico

Manifestações e tratamento	Classificação	
	Moderado	Grave
Fáscieis miastênicas/visão turva	Discreta ou evidente	Evidente
Mialgia	Discreta	Presente
Urina vermelha ou marrom	Pouco evidente ou ausente	Presente
Oligúria/anúria	Ausente	Presente ou ausente
Tempo de coagulação – TC	Normal ou alterado	Normal ou alterado
Soroterapia – nº de ampolas (SAC/SABC)*	10	20
Via de administração	Intravenosa	

*SAC: soro anticrotálico; SABC: soro antibotrópico-crotálico.
Fonte: Brasil, Ministério da Saúde, 1998.

Gênero *Lachesis*

São conhecidas por: **surucucu, surucucu-pico-de-jaca, surucutinga** e **malha-de-fogo.** Habitam áreas florestais úmidas como Amazônia, Mata Atlântica e alguns enclaves de matas úmidas do Nordeste. São identificadas pela cauda que apresenta fileiras subcaldais modificadas, quilhadas e eriçadas com a presença de um espinho terminal, além de uma cabeça triangular.

Os acidentes laquéticos são **geralmente graves**. Arranhaduras superficiais, ou inoculações com uma única presa, mesmo caracterizados por um volume reduzido de peçonha laquética inoculada, podem provocar efeitos sistêmicos precoces, como intensa atividade hemorrágica e estado de incoagubilidade sanguínea.

O envenenamento por serpentes do gênero *Lachesis* spp é caracterizado por dano local, dor, edema, hemorragia e mionecrose, bem como complicações sistêmicas, tais como distúrbios de coagulação graves com depleção de fibrinogênio, hemorragia, hemólise, neurotoxicidade, insuficiência renal, diarreia, hipotensão, bradicardia, edema, necrose, e dor que pode resultar em sequelas permanentes ou até mesmo a morte. Estes sintomas são muito semelhantes aos do veneno de alguns tipos de *Bothrops*, porém no acidente laquético ocorrem manifestações de "síndrome vagal" diferente do acidente botrópico.

Alterações Laboratoriais (Quadro 151-7)

Quadro 151-7. Laboratório *Lachesis*

Testes de coagulação	↑ TC (acima de 9 min)
Fatores de coagulação	Consumos de fatores V, VIII e X, fibrinogênio e protrombina
Hemograma	Leucocitose com desvio à esquerda, ↓ plaquetas e anemia discreta
EAS	Mioglobinúria e hemoglobinúria (raro)
Enzimas	↑ CPK, ↑ LDH, ↑ AST

Tratamento

Primeiramente, deve-se infundir volume. Havendo sintomas como dor e/ou hipotensão, o soro antilaquético (SAL), ou antibotrópico-laquético (SABL) deve ser utilizado por via intravenosa, independente das horas de evolução do quadro, sendo que a idade do paciente, inclusive crianças, não interfere na dose do soro. Testes alérgicos são desnecessários. Nos casos de acidente laquético comprovado e na falta dos soros específicos, o tratamento deve ser realizado com soro antibotrópico, apesar de este não neutralizar de maneira eficaz a ação coagulante do veneno laquético.

É mandatória a internação por no mínimo 72 horas pela possibilidade de hemorragias e hipotensão.

Os acidentes laquéticos são classificados como moderados e graves. Por serem serpentes de grande porte, considera-se que a quantidade de veneno por elas injetada é potencialmente muito grande. A gravidade é avaliada segundo os sinais locais e pela intensidade das manifestações sistêmicas.

Prognóstico

Por se tratar de acidentes raros, existem poucos dados a respeito do prognóstico. Porém acredita-se que a letalidade seja semelhante à do gênero *Bothrops*.

Gênero *Micrurus*

São conhecidas popularmente por **coral, coral verdadeira, ibiboboca** ou **boicorá** (Fig. 151-9). São identificadas pela presença de anéis pretos entre dois vermelhos em número ímpar e que circundam o corpo todo (nas falsas corais o ventre pode ser branco ou de outra cor, não ocorrendo na verdadeira, em que o padrão do dorso se mantém pelo ventre).

As picadas por cobras corais são raras em função de sua natureza reclusa, sua falta de agressividade e a baixa eficácia do seu aparelho de liberação de veneno. Este possui atividade neurotóxica (de maior importância clínica) e miotóxica.

Dor com progressão proximal e parestesia são os sintomas locais mais frequentes, ocasionalmente acompanhados por mialgia e edema discreto, sendo que a ausência de marcas de presas não exclui a possibilidade de envenenamento e de manifestações sistêmicas. Não se observam equimoses ou hemorragias locais, e o edema, quando presente, é normalmente leve e associado ao uso de torniquetes. As marcas das presas podem ou não ser evidenciadas, e a ausência destas não exclui a possibilidade do envenenamento.

Sistemicamente ocorre uma síndrome miastênica aguda, similar ao da *miastenia gravis que* pode evoluir com um quadro de fraqueza muscular progressiva, ocorrendo ptose palpebral com ou sem limitação dos movimentos oculares, dificuldade de acomodação visual com borramento da visão e/ou diplopia, oftalmoplegia e anisocoria. Pode apresentar também disfagia, sialorreia, diminuição do reflexo do vômito, presença de fácies miastênica ou "neurotóxica" com ptose mandibular e dificuldade para se manter em posição ereta ou para se levantar da cama. A dispneia restritiva por paralisia da musculatura torácica, e obstrutiva, por acúmulo de secreções, são consequências graves do acidente com *Micruris* e podem evoluir para paralisia diafragmática.

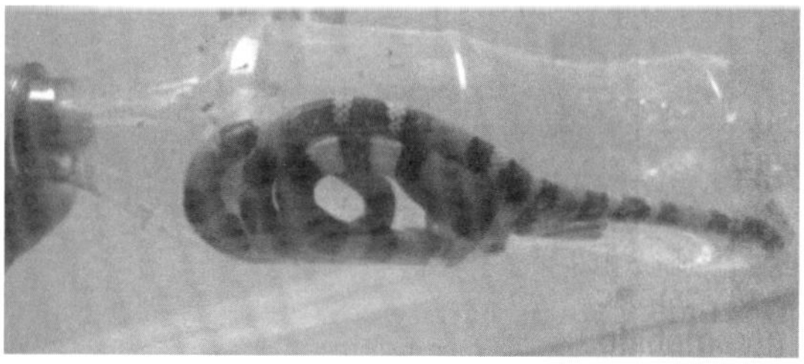

Alterações Laboratoriais (Quadro 151-8)

A gasometria arterial é um grande parâmetro quanto à gravidade da insuficiência respiratória gerada pela ação neurotóxica do veneno, estabelecendo critérios para a intubação mais precoce. Por causa da hipoventilação, poderá ocorrer retenção de CO_2, hipoxemia, acidose respiratória e metabólica. O melhor parâmetro para indicação de suporte ventilatório é o clínico. A paralisia flácida da musculatura respiratória compromete a ventilação, podendo haver evolução para insuficiência respiratória aguda, apneia e óbito.

Tratamento

O antiveneno é recomendado em todos os casos com manifestações locais (principalmente dor e parestesia) concomitante com sinais e sintomas sistêmicos de miastenia aguda, independentemente da intensidade, mesmo sem identificação da serpente. Há necessidade de observação clínica de no mínimo 24 h (Quadro 151-9).

Fig. 151-9. *M. ibiboboca.* (Foto: Marcelo Barros Weiss.) (Ver *Prancha em Cores.*)

Quadro 151-8. Laboratório *Micrurus*

Testes de coagulação	Sem alterações
Hemograma	Leucocitose
EAS	Proteinúria, hematúria e leucocitúria
Enzimas	↑ CK total

Quadro 151-9. Terapêutica para Acidente Laquético

Soro antielapídico (SAE)	Administrar 10 ampolas IV *in bolus* ou diluída em SF 0,9% ou soro glicosado 5%, na razão de 1:2 a 1:5, na velocidade de 8-12 mL/min
Neostigmina	Aplicar 0,05 mg/kg em crianças ou uma ampola no adulto IV. Proporciona melhora do quadro neurotóxico em 10 minutos. Após esta primeira dose aplicar doses de manutenção de 0,05 a 0,1 mg/kg, IV, a cada 4 horas ou em intervalos menores, precedida da administração de atropina (ampola de 0,5 mg)
Atropina	Aplicar 0,4 a 1 mg, EV, a cada 1-2 horas até no máximo 2 mg em adultos e 0,05 mg/kg EV, em crianças
Oxigênio	Administrar 3 a 5 litros/min até suporte ventilatório com ventilação mecânica

Obs.: A neostigmina tem como função permitir uma rápida reversão dos sintomas respiratórios. Já a atropina objetiva antagonizar principalmente a bradicardia e a hipersecreção brônquica.

Prognóstico

É favorável, mesmo nos casos graves, desde que haja atendimento adequado quanto à soroterapia e assistência ventilatória.

Acidentes por Serpentes Não Peçonhentas

Os acidentes por serpentes não peçonhentas representam em média cerca de 1,4 a 2,9% dos acidentes ofídicos no país.

A maioria destes acidentes são destituídos de importância por causarem apenas ferimentos superficiais, não havendo inoculação de peçonha devido ao aspecto dos dentes inoculadores.

Os Colubrídeos de importância médica pertencem aos gêneros *Philodryas* (**cobra-verde, cobra-cipó**) e *Clelia* (**muçurana, cobra-preta)**, com quadros locais semelhantes ao acidente botrópico e laquético (Figs. 151-10 e 151-11).

As características clínicas dos acidentes causados por esta cobra incluem feridas puntiformes, edema, eritema e equimoses, linfadenopatia regional, efeitos neurotóxicos e miotóxicas, sendo estes sintomas semelhantes aos do envenenamento botrópico, porém, sem distúrbios de coagulação.

O diagnóstico é baseado nos sinais clínicos e a solicitação de exames laboratoriais consiste nas provas de coagulação, que estarão normais neste tipo de acidente, servindo para ajudar no diagnóstico diferencial com os acidentes botrópicos e laquéticos. Nestes acidentes não ocorrem alterações no tempo de coagulação.

Em geral não são observadas complicações nesses casos, à exceção das infecções secundárias e nos casos com maiores implicações clínicas, pode haver evolução para síndrome compartimental.

Tratamento

O tratamento nestes casos é sintomático com analgésicos e/ou AINEs.

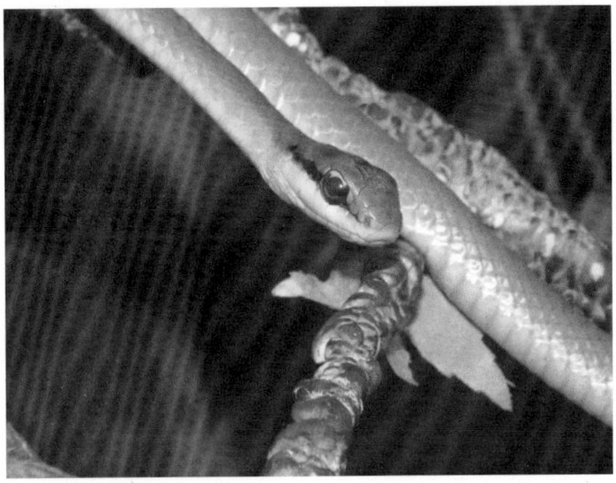

Fig. 151-10. *Philodryas olfersii*. (Fotos: Jorge Wilson Souza Paiva.) (Ver *Prancha em Cores*.)

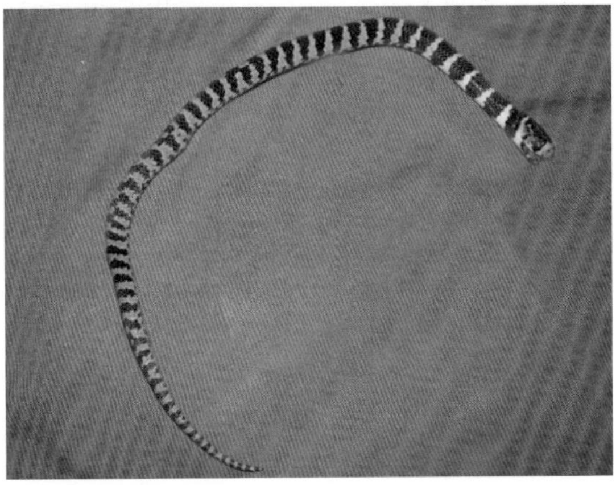

Fig. 151-11. *Colubridae* sp. (Foto: Marcelo Barros Weiss.) (Ver *Prancha em Cores*.)

Prognóstico

Prognóstico é bom, por se tratar de um acidente com animal detentor de veneno pouco peçonhento, ou que não consegue inocular a peçonha, considerado então, não peçonhento.

BIBLIOGRAFIA

Bochner R, Struchiner CJ. Epidemiologia dos acidentes ofídicos nos últimos 100 anos no Brasil: Uma Revisão. Cad. Saúde Pública. 2003;19(1):7-16.

Martinez EG, Vilanova MCT, Jorge MT, Ribeiro LA. Aspectos epidemiológicos do acidente ofídico no Valedo Ribeira, São Paulo, 1985 a 1989. Cad. Saúde Pública. 1995;11(3):511-15.

Ministério da Saúde. Casos registrados de intoxicação humana, de intoxicação animal e de solicitação de informação por agente tóxico. (acesso em 16 mar 2013). Disponível em: http://www.fiocruz.br/sinitox_novo/media/b4.pdf.

Ministério da Saúde. Guia de vigilância epidemiológica. 7th ed. Brasília: Ministério da Saúde, 2009.

Ministério da Saúde. Manual de diagnóstico e tratamento de acidentes por animais peçonhentos. 2nd ed. Brasília: Ministério da Saúde; 2001.

Ministério da Saúde. Óbitos por acidentes por animais peçonhentos. Brasil, Grandes Regiões e Unidades Federadas. 2000 a 2011. (acesso em 23 abr 2013). Disponível em: http://portal.saude.gov.br/portal/arquivos/pdf/obitos_anim_peconhentos_br_gd_reg_2000_2011.pdf.

Pinho FMO, Oliveira ES, Faleiros F. Acidente ofídico no Estado de Goiás. Assoc. Med. Bras. 2004;50(1):93-6.

Pinho FMO, Pereira ID. Ofidismo. Rev. Ass. Med. Brasil. 2001;47(1):24-9.

URL: http://portal.saude.gov.br/portal/arquivos/pdf/incidencia_anim_peconhentos_br_gd_reg_2000_2011.pdf.Accessed April 23, 2013.

Weiss MB, Paiva JWS Acidentes com Animais Peçonhentos, Ed Thieme Revinter: Rio de Janeiro; 2017. p. 1-46.

World Health Organization.The global burden of snakebite: a literature analysis and modelling based on regional estimates of envenoming and deaths. (acesso em 23 abr 2013). Disponível em: http://www.who.int/neglected_diseases/integrated_media_snakebite/en/index.html.

ACIDENTES COM ESCORPIÃO (ESCORPIONISMO)

Jorge Wilson Souza Paiva
Marcelo Barros Weiss
Dirceu David de Andrade Junior

INTRODUÇÃO

No Brasil o escorpionismo constitui um sério problema de saúde pública por causa da alta toxicidade do veneno de algumas das espécies e da potencial gravidade em seus acidentes, principalmente em crianças picadas pelo *Tityus serrulatus*. Sua ocorrência tem caráter predominantemente urbano. A maioria dos acidentes é classificada como leve e não requer soroterapia, podendo ser tratados na unidade de saúde.

Estes animais podem sobreviver meses sem alimento ou água, o que torna seu controle difícil. Possuem hábitos noturnos urbanos e podem esconder-se da claridade do dia dentro de calçados ou sob peças de roupas. Também se instalam em locais com acúmulo de lixo doméstico, entulhos, materiais de construção como tijolos, sistemas de esgotos, saindo dessa forma através dos ralos.

Os principais escorpiões de importância médica no Brasil são: *T. serrulatus* e *T. Bahiensis* (Figs. 152-1 e 152-2).

As picadas atingem predominantemente mãos e pés. A maioria dos casos tem curso benigno, situando-se a letalidade em 0,2%, representada principalmente pelos acidentes causados por *T. serrulatus*, mais comumente em crianças menores de 15 anos.

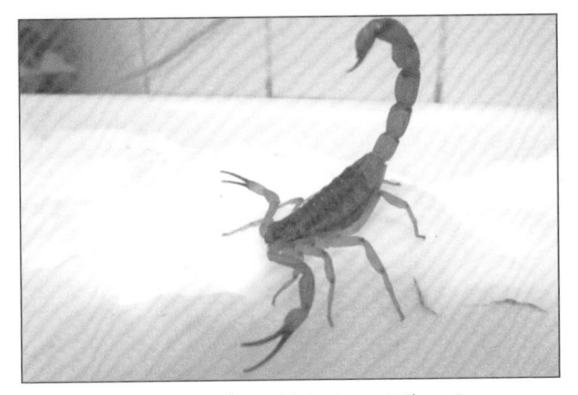

Fig. 152-1. *Tytius serrulatus*. (Foto: Jorge Wilson Souza Paiva.) (Ver *Prancha em Cores*.)

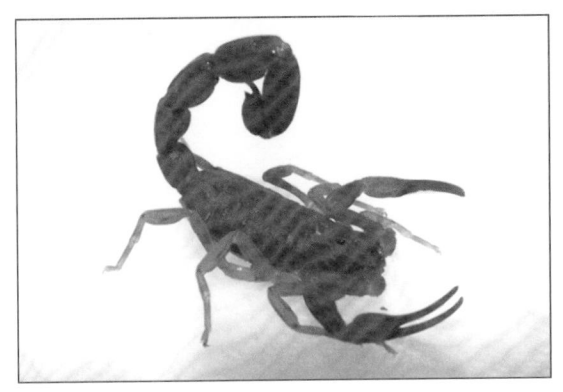

Fig. 152-2. *Tytius bahiensis*. (Fotos: Jorge Wilson Souza Paiva.) (Ver *Prancha em Cores*.)

MANIFESTAÇÃO CLÍNICA

No Quadro 152-1 estão representadas as possíveis manifestações clínicas de um paciente vítima de picada de escorpião.

A gravidade depende de fatores, como a espécie e o tamanho do escorpião, quantidade de veneno inoculado, massa corporal do acidentado e a sensibilidade do paciente ao veneno, interferindo assim na evolução do paciente.

ALTERAÇÕES LABORATORIAIS

No Quadro 152-2 estão representadas as possíveis alterações laboratoriais de um paciente vítima de picada de escorpião.

No Quadro 152-3 estão as medidas gerais que devem ser tomadas.

Quadro 152-1. Clínica do Paciente Vítima de Escorpionismo

Gerais	Dor com irradiação para membro (duração de até 24 h), hipo ou hipertermia e sudorese profusa
Gastrointestinais	Sialorreia, náuseas, vômitos, dor abdominal em cólica associada ou não à distensão da parede abdominal, simulando quadros de abdome agudo
Respiratórias	Taquipneia com hipersecreção pulmonar, rinorreia e tosse. Em casos mais graves pode ser observado EAP
Cardiovasculares	Taqui/bradicardia alternadas ou não, sensação de opressão torácica, hiper/hipotensão arterial, ICC e choque
Neurológicas	Agitação psicomotora (indicador de severidade), sonolência, hipertonia, mioclonias e tremores, cefaleia e confusão mental causadas por encefalopatia hipertensiva e hemiplegia causada por infarto cerebral (raro)
Renais	Proteinúria, hematúria e hemoglobinúria
Adrenérgicos	Midríase, palidez, piloereção, ansiedade, taquipneia, hiperglicemia, hipopotassemia, aumento da concentração de ácido lático sanguíneo e vasoconstrição periférica
Colinérgicos	Miose, priapismo, miofasciculações, aumento da amilase, aumento da secreção lacrimal, parada vagal, hipotonia esfincteriana e aumento da motilidade

Obs.: O encontro destes sinais e sintomas impõe a suspeita diagnóstica de escorpionismo, independente da ausência de história de picada e do encontro do animal.

Quadro 152-2. Laboratório Escorpionismo

Testes de coagulação	Sem alterações
Hemograma	Hiperglicemia e leucocitose com neutrofilia
Urina	Glicosúria, cetonúria, mioglobinúria (pacientes graves)
Eletrólitos	Hipopotassemia
Amilase	Elevada (50% dos casos moderados e 80% nos graves)
Ureia e creatinina	Elevadas em caso de IRA
ECG	Distúrbios de repolarização como inversão da onda T em várias derivações e presença de ondas U proeminentes

Obs.: Nos casos graves, LDH, CK, CK-MB, troponina I e TGO podem estar normais ou levemente aumentados à admissão, aumentando de forma progressiva e com perfil enzimático semelhante ao apresentado em um infarto agudo do miocárdio.

Quadro 152-3. Manejo Inicial do Paciente Vítima de Escorpionismo

Repouso, limpeza da ferida com água e sabão SEM curativos oclusivos
Elevação do membro e dieta zero
Acesso venoso periférico nos casos moderados e graves
Analgesia: infiltração de anestésico sem vasoconstritor (lidocaína 2% – 3 a 4 mL em adultos e 1 a 2 mL em crianças). Pode-se repetir após 60-90 min. Evitar o uso de AINE. Pode-se usar também p. ex.: dipirona 500 mg VO 6/6 horas ou cloridrato de tramadol 50 mg EV ou VO de 8/8 horas. A utilização de compressas quentes também pode aliviar a sensação dolorosa
Hidratação: SF 0,9% (ou Ringer lactato 0,45%). A diurese deve manter-se entre 30 e 40 mL/hora no adulto e 1 a 2 mL/kg/hora na criança
Antibioticoterapia se evidência infecciosa (cefalexina 500 mg 6/6h por 7 dias, podendo estar em associação com clindamicina 600 mg 6/6 h)
Profilaxia de tétano
Controle de sinais vitais e diurese (4/4 horas): Nos casos graves de escorpionismo, todos os pacientes, e em especial crianças de 0 a 7 anos de idade, devem ser monitorizados continuamente em relação à FC e FR, oxigenação, PA e equilíbrio ácido-base

TRATAMENTO

São válidas as mesmas informações dadas aos acidentes por escorpiões do gênero *Tityus* para o tratamento da picada por outros escorpiões do Brasil.

Deve ser realizada medicação pré-soro 20 minutos antes da soroterapia específica, visando a proteção do paciente contra possíveis reações de hipersensibilidade (Quadro 152-4).

Podem surgir algumas complicações durante o manejo do paciente vítima de acidente com escorpiões. No Quadro 152-5 estão listadas as complicações e medidas a serem tomadas.

SOROTERAPIA

Nos pacientes com formas moderadas e graves de escorpionismo, mais frequentes nas crianças picadas pelo *Tityus serrulatus,* deve ser feita a administração de soro antiescorpiônico (SAEEs) – monovalente, ou antiaracnídico (SAAr) – polivalente. A administração deve ser feita via endovenosa com infusão lenta nos casos de envenenamento grave ou

Quadro 152-4. Medicação Pré-Soro

Classe	Medicação/dose
Antagonistas H1	Maleato de dexclorfeniramina 0,08 mg/kg em crianças e 5 mg em adultos ou prometazina 0,6 mg/kg em crianças e 25 mg em adultos
Antagonistas H2	Cimetidina 10 mg/kg em crianças e 300 mg em adultos ou ranitidina 2 mg/kg em crianças e 100 mg em adultos
Corticoide	Hidrocortisona 10 mg/kg em crianças e 500 mg em adultos

Quadro 152-5. Complicações e Conduta dos Paciente Vítima de Acidente com Escorpiões

Complicação	Conduta
Bradicardia sinusal associada a baixo débito cardíaco e BAVT	Atropina EV de 0,01 a 0,02 mg/kg de peso
Hipertensão arterial	Nifedipina 0,5 mg/kg de peso, sublingual
Edema pulmonar agudo	Medidas convencionais além de considerar a necessidade de ventilação artificial mecânica
Insuficiência cardíaca e choque	Dopamina e/ou dobutamina IV contínuo, 2,5 a 20 mg/kg de peso/min
Agitação psicomotora ou ansiedade extrema	Midazolan 0,05-0,2 mg/kg ou diazepan 0,5 mg/kg, VO ou EV, de 12/12 horas (Chippaux, 2012)

Obs.: Amiodarona oral e intravenosa também pode ser usada como terapia de resgate para crianças com grave disfunção ventricular esquerda, reduzindo o fluxo eferente simpático do coração e melhorando a função ventricular esquerda.

por bomba de infusão em 250 mL de solução salina administrada em 30 minutos, devendo ser repetida em 2 horas caso a não obtenção da cura na primeira tentativa (Quadro 152-6).

Obs.: Para alguns autores, o soro antiescorpiônico deve ser indicado em todos os casos de acidentes e suspeitas de acidentes com crianças com idade inferior a 7 anos.

PROGNÓSTICO

Os óbitos são relacionados principalmente com complicações como edema pulmonar agudo (normalmente associada a dilatações das câmaras cardíacas) e choque, principalmente em crianças de 0 a 7 anos de idade, chegando à taxas de 70% destes pacientes que evoluirão a óbito.

Quadro 152-6. Manifestações e Tratamento no Acidente Escorpiônico

Ecorpionismo	Manejo do paciente	
Classificação	Manifestações clínicas	Tratamento
Leve	Dor local, eritema Parestesia local	Sintomáticos Anestésico oral e/ou EV Analgésico local
Moderado	Dor local intensa com pelo menos um dos sintomas abaixo: ▪ Náusea e vômitos ▪ Sialoreia ▪ Sudorese ▪ Agitação ▪ Taquipneia e/ou taquicardia	Idem acima Prazosin 30 μg/kg via oral 6/6 horas Midazolan ou diazepan* 4 ampolas de SAEES** ou SAAR***
Grave	Manifestações da forma moderada associados à: ▪ Vômitos profusos e incoercíveis ▪ Sudorese e/ou sialorreia profusas ▪ Prostração ▪ Convulsão ▪ Coma ▪ Bradicardia ▪ Insuficiência cardíaca e/ou edema pulmonar ▪ Edema pulmonar ▪ Choque	Idem acima Internação em UTI 8 ampolas de SAEES** ou SAAr***
Via de administração	Intravenosa	

*Midazolan: dose de 0,05-0,2 mg/kg via oral ou EV 12/12 horas; diazepan: 0,5 mg/kg via oral ou EV 12/12 horas.
**SAEEs: soro antiescorpiônico.
***SAAr: soro antiaracnídico.

BIBLIOGRAFIA

Bochner R, Struchiner CJ. Acidentes por animais peçonhentos e sistemas nacionais de informação. Cad. Saúde Pública. 2002;18(3):735-46.

Bochner R. Acidentes por animais peçonhentos: aspectos históricos, epidemiológicos, ambientais e sócio-econômicos[dissertação]. Rio de Janeiro: Escola Nacional de Saúde Pública Sérgio Arouca; 2003.

Ministério da Saúde. Acidentes por animais peçonhentos. Brasil, Grandes Regiões e Unidades Federadas. 2000 a 2011. (acesso em 23 abr 2013). Disponível em: http://portal.saude.gov.br/portal/arquivos/pdf/tab_anim_peconhentos_br_gd_reg_2000_2011.pdf.

Ministério da Saúde. Casos registrados de intoxicação humana, de intoxicação animal e de solicitação de informação por agente tóxico. (acesso em 16 mar 2013). Disponível em:http://www.fiocruz.br/sinitox_novo/media/b4.pdf.

Ministério da Saúde. Guia de vigilância epidemiológica. 7. ed. Brasília: Ministério da Saúde; 2009.

Ministério da Saúde. Incidência (100.000 hab.) de acidentes por animais peçonhentos. Brasil, Grandes Regiões e Unidades Federadas. 2000 a 2011. (acesso em 23 abr 2013). Disponível em: http://portal.saude.gov.br/portal/arquivos/pdf/incidencia_anim_peconhentos_br_gd_reg_2000_2011.pdf.

Ministério da Saúde. Manual de diagnóstico e tratamento de acidentes por animais peçonhentos. 2. ed. Brasília: Ministério da Saúde; 2001.

Ministério da Saúde. Óbitos por acidentes por animais peçonhentos. Brasil, Grandes Regiões e Unidades Federadas. 2000 a 2011. (acesso em 23 abr 2013). Disponível em: http://portal.saude.gov.br/portal/arquivos/pdf/obitos_anim_peconhentos_br_gd_reg_2000_2011.pdf.

Weiss MB, Paiva JWS Acidentes com Animais Peçonhentos. Rio de Janeiro: Thieme Revinter; 2017. p. 55-82.

World Health Organization. The global burden of snakebite: a literature analysis and modelling based on regional estimates of envenoming and deaths. (acesso em 23 abri 2013). Disponível em: http://www.who.int/neglected_diseases/integrated_media_snakebite/en/index.html.

CAPÍTULO 153
ACIDENTES COM ARANHAS (ARANEÍSMO)

Jorge Wilson Souza Paiva
Marcelo Barros Weiss
Dirceu David de Andrade Junior

INTRODUÇÃO

No Brasil, existem três gêneros de aranhas de importância médica: *Phoneutria*, *Loxosceles* e *Latrodectus* que compreendem cerca de 20 espécies.

A letalidade dos acidentes é baixa e compreende cerca de 0,2% dos casos, sendo que dentre as espécies identificadas, os acidentes com o gênero *Latrodectus* apresentam a maior parte deste percentual (0,16%).

A identificação do animal causador do acidente por profissionais é de suma importância pois possibilita a dispensa imediata da maioria dos pacientes picados por animais não peçonhentos, além de viabilizar o reconhecimento das espécies de importância médica e auxiliar na indicação da soroterapia específica.

No Brasil, a fauna araneínica de interesse médico é representada pelos gêneros:

- *Loxosceles* (aranha-marrom).
- *Phoneutria* (armadeira).
- *Latrodectus* (viúva-negra).

Obs.: Alguns animais das famílias *Lycosidae* (aranha-de-grama) e *Mygalomorphae* (caranguejeiras) também possuem importância médica (Figs. 153-1 e 153-2). Porém, acidentes com esses animais manifestam-se de maneira branda com dor, eritema e edema nas ocorrências por *Lycosidae*. Já os casos por *Mygalomorphae* se limitam à quadros dermatológicos irritativos e/ou alérgicos com dor local leve, eritema e edema pouco significativos, regredindo espontaneamente em até 2 horas após a exposição. A grande maioria destes acidentes são tratados com analgésicos orais e, no caso dos quadros irritativos, anti-histamínicos, corticoides e adrenalina podem ser utilizados nos casos mais intensos.

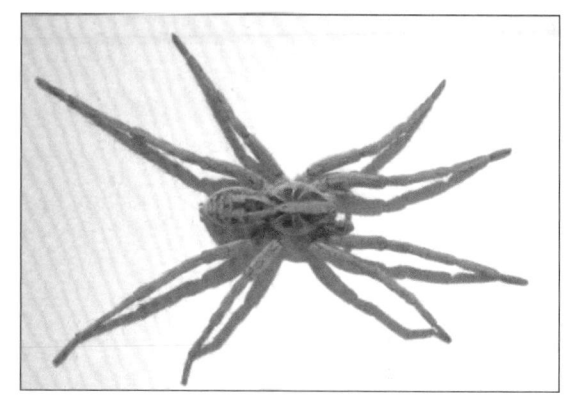

Fig. 153-1. *Lycosa* sp. (nome popular: aranha-de-jardim). (Ver *Prancha em Cores*.)

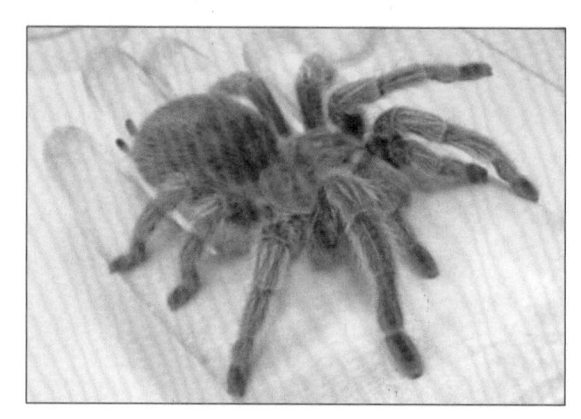

Fig. 153-2. *Grammostola rosea* (nome popular: aranha caranguejeira). (Foto: Jorge Wilson Souza Paiva) (Ver *Prancha em Cores*.)

No Quadro 153-1 estão indicadas as medidas iniciais para a abordagem do paciente vítima de acidente com as três principais aranhas citadas acima.

Quadro 153-1. Medidas Iniciais em Araneísmo

Manter o paciente em repouso no leito
Limpar o local com água e sabão e **não** realizar curativos oclusivos
Dieta zero
Acesso venoso periférico e elevação do membro acometido
Analgesia (evitar o uso de AINEs – nefrotoxicidade)
Hidratação com SF 0,9% ou Ringer 0,45%
Profilaxia de tétano conforme profilaxia específica
Controle de sinais vitais e diurese de 4 em 4 h (entre 30 a 40 mL/hora no adulto e 1 a 2 mL/kg/hora na criança)
Realizar desbridamento de áreas necrosadas e a drenagem de abcessos
Realizar medicação pré-soro 20 minutos antes da soroterapia específica para evitar reações de hipersensibilidade

Obs.: Uso de antibióticos é indicado caso haja evidência de infecção. Pode-se administrar cefalexina 500 mg 6/6 h por 7 dias com ou sem associação à clindamicina 600 mg 6/6 h de acordo com a evolução.

GÊNERO *LOXOSCELES*

O gênero *Loxosceles*, conhecido popularmente como **aranha-marrom**, é encontrado em todo o país (Fig. 153-3). Apresentam três pares de olhos dispostos em sequência, sendo esta característica de grande importância para sua identificação por médicos e outros profissionais da saúde. Estes animais podem atingir 1 cm de corpo e até 3 cm de envergadura de pernas, não são agressivas e picam somente quando comprimidas contra o corpo.

A principal ação do veneno das espécies de *Loxosceles* spp. é o desencadeamento de intenso processo inflamatório no local da picada, acompanhado de obstrução de pequenos vasos, edema, hemorragia e necrose focal, além de hemólise intravascular nas formas mais graves de envenenamento.

Forma Cutânea

A picada por *Loxosceles* é **indolor**, e muitas vezes os pacientes nem percebem. Algumas horas após a inoculação surgem sinais como: dor, eritema e edema endurado na região inoculada. Estes sinais associados à equimose central, áreas de palidez e em alguns casos bolhas com conteúdo sero-hemorrágico, podem evoluir em lesões cutâneas com necrose seca e úlceras (Quadro 153-2).

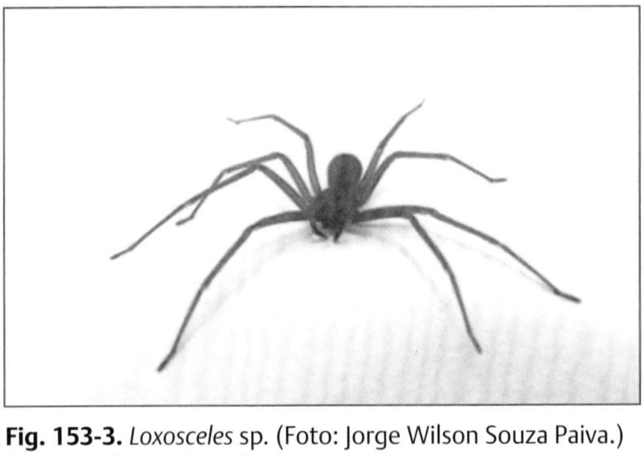

Fig. 153-3. *Loxosceles* sp. (Foto: Jorge Wilson Souza Paiva.) (Ver *Prancha em Cores*.)

Quadro 153-2. Manifestações Cutâneas da Picada por *Loxosceles*

Tempo após a picada	Manifestação cutânea
0-6 h	Edema e eritema local, semelhante à reação alérgica ou abscesso em formação
24-36 h	Áreas mescladas de equimose e palidez ("placa mamórea"), além de aumento em cerca de 2 a 3 vezes o edema e eritema. Dor intensificada com sensação de queimadura
5-7 dias	Lesão delimitada com formação de crosta necrótica seca
2-3 semanas	Formação de úlcera, semelhante à leishmaniose cutânea

Além deste quadro cutâneo, o paciente pode apresentar febre alta nas primeiras 24 horas, cefaleia, mal-estar, prurido generalizado, petéquias, mialgia, náuseas, vômitos, fraquezas, exantema morbiliforme ou escarlatiforme, visão turva, diarreia, sonolência, obnubilação, irritabilidade e até mesmo coma, auxiliando no diagnóstico.

Forma Cutâneo-Visceral (Hemolítica)

É a forma mais grave e potencialmente fatal de loxoscelismo, caracterizada, além do comprometimento cutâneo, quadros de hemólise intravascular ou extravascular, com anemia aguda, icterícia cutaneomucosa e hemoglobinúria nas primeiras 24 horas, tendo como fatores associados febre e comprometimento do estado geral. IRA eCIVD podem apresentar nessa forma, mas raramente evoluem para o óbito (Fig. 153-4).

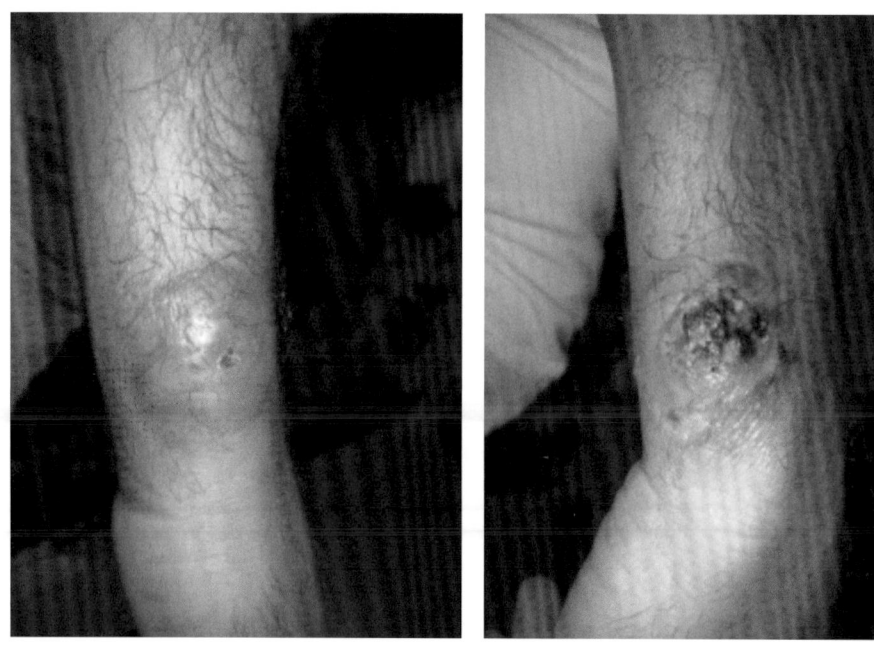

Fig. 153-4. Evolução das lesões (evolução com 3 e 15 dias de evolução). (Fotos: Marcelo Barros Weiss.) (Ver *Prancha em Cores*.)

Alterações Laboratoriais (Quadro 153-3)

Quadro 153-3. Laboratório *Loxoceles*

Forma cutânea	
Eletrólitos	Sem alterações
Hemograma	Leucocitose e neutrofilia
Forma cutânea-visceral	
Hemograma	Anemia com reticulocitose
Testes de coagulação	Aumento no tempo de coagulação
Ureia e creatinina	Elevadas
EAS	Hematúria, leucocitúria e proteinúria

Obs.: Pode haver também ↓ haptoglobina e CK.

Tratamento

Os primeiros danos teciduais ocorrem nas primeiras 3 horas após o envenenamento, sendo que a eficácia da soroterapia é reduzida após 24-36 horas após o acidente. Porém em centros de referência, como no Instituto Butantan, o soro antiloxoscélico tem sido utilizado em até 72 horas após o acidente, e na forma cutâneo-hemolítica, em qualquer momento após o diagnóstico da hemólise.

Soroterapia

Quando utilizado o soro antiaracnídico, este neutraliza as frações do veneno de *Tityus*, *Phoneutria* e *Loxosceles*, sendo que quanto mais cedo administrado o antiveneno, melhor sua efetividade.

Muitas vezes, no loxoscelismo, a limitação ao uso de antiveneno deve-se ao diagnóstico tardio, realizado já com a necrose cutânea delimitada. O uso de antissépticos, lavagem com permangato de potássio ($KMnO_4$) 1:40.000 e curativos locais são recomendados até a remoção cirúrgica da escara e correção da cicatriz.

No Quadro 153-4 é indicado o manejo do paciente de acordo com a sua classificação baseada nas manifestações clínicas após a picada.

Prognóstico

Em geral é bom e os raros óbitos e os quadros graves estão relacionados com hemólise intravascular.

GÊNERO *PHONEUTRIA*

As aranhas do gênero *Phoneutria* são conhecidas popularmente como **aranha-armadeira**, **aranha-das-bananas** ou mesmo, **aranha-macaca**, por possuírem como comportamento de defesa um salto de até 40 cm em direção ao inimigo (Fig. 153-5). Apresentam oito olhos dispostos em três fileiras (2-4-2) e podem atingir de 3 a 4 cm de corpo e até 15 cm de envergadura. Seu corpo é coberto por pêlos curtos marrons, acinzentados ou amarelados.

Aproximadamente 0,5-1% dos acidentes resultam em quadros graves e, destes, a maioria são crianças.

Possui ação nos canais de sódio neuronais podendo levar a várias alterações patológicas, tais como epilepsia, acidente vascular cerebral e dor

Quadro 153-4. Manifestações e Tratamento no Acidente por *Loxosceles*

Loxoscelismo Classificação	Manejo do paciente	
	Manifestações clínicas	Tratamento
Cutâneo Leve*	■ Lesão característica**** ■ Sem comprometimento do estado geral ■ Sem alterações laboratoriais	■ Internação por até 72 h
Cutâneo Moderado**	■ Lesão sugestiva***** ou característica ■ Alterações sistêmicas (*rash* cutâneo ou petéquias) ■ Sem alterações laboratoriais sugestivas de hemólise	■ 5 ampolas de SAAr*** ■ Prednisona por 5 dias • Adultos 40-60 mg/dia • Crianças 1 mg/dia
Cutaneovisceral Grave**	■ Lesão característica ■ Alteração no estado geral (anemia aguda, icterícia) ■ Evolução rápida ■ Alterações laboratoriais sugestivas de hemólise	■ 10 ampolas de SAAr ■ Prednisona por 5 dias • Adultos 40-60 mg/dia • Crianças 1 mg/dia
Via de administração	Intravenosa	

*Loxosceles identificada como causadora do acidente
**Com ou sem identificação de loxosceles como agente causador do acidente
***SAAr: Soro antiaracnídico
****Lesão característica: dor em queimação associada a lesões hemorrágicas focais mescladas com áreas claras de isquemia e necrose
*****Lesão sugestiva: dor em queimação, edema endurado, equimose e bolhas

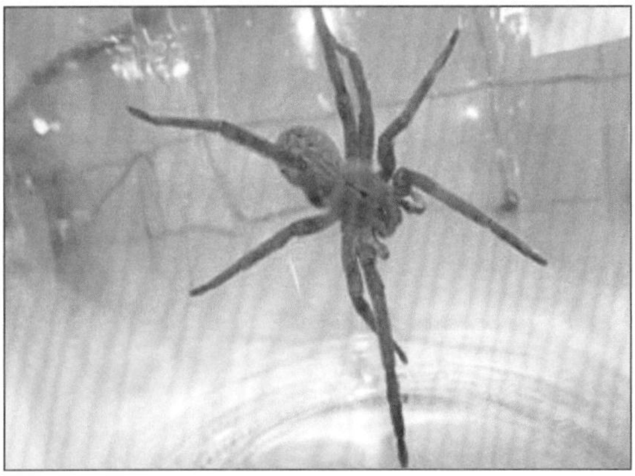

Fig. 153-5. *Phoneutria* sp. (Foto: Jorge Wilson Souza Paiva.) (Ver *Prancha em Cores*.)

neuropática, espasmos musculares, salivação, lacrimejamento, priapismo, convulsões e paralisias.

A dor imediata é o sintoma mais frequente (95% dos casos), tendo intensidade variável, que em geral, é forte, podendo se irradiar até a raiz do membro acometido, sendo na maioria das vezes indistinguível dos acidentes escorpiônicos. Muitos pacientes encontram-se agitados. As manifestações locais predominantes no quadro são: edema, eritema, parestesia, taquicardia e sudorese, normalmente visualizando-se as marcas de dois pontos de inoculação. Vômitos e sudorese generalizada, se presentes, indicam comprometimento sistêmico e se iniciam nas primeiras horas após o acidente com possibilidade de progressão rápida. Hipertensão arterial grave é relatada 1 a 2 h após a picada, persistindo por até 8 horas.

Obs.: Mesmo que o agente causador do acidente não seja identificado, em virtude da semelhança com acidentes escorpiônicos, é realizado o tratamento sintomático e, naqueles com indicação de soroterapia, deverá ser utilizado o soro antiaracnídico, cujas frações neutralizam os venenos de *Tityus*, *Phoneutria* e *Loxosceles*.

Alterações Laboratoriais (Quadro 153-5)

Quadro 153-5. Laboratório *Phoneutria*

Testes de coagulação	Sem alterações
Ureia e creatinina	Sem alterações
Eletrólitos	Sem alterações
Hemograma	Leucocitose com neutrofilia e hiperglicemia com acidose metabólica (casos graves)
EAS	Sem alterações

Obs.: O melhor parâmetro para indicação de suporte ventilatório é o clínico, sendo dessa forma aconselhável a monitorização das condições cardiorrespiratórias nos acidentes graves.

Tratamento (Quadro 153-6)

Quadro 153-6. Indicações Terapêuticas

Analgésico	Infiltração anestésica local ou troncular de lidocaína à 2% sem vasoconstritor (3-4 mL em adultos e de 1-2 mL em crianças) + dipirona (2-5 mL IV de 6/6 horas). Fazer nova infiltração se recorrência da dor, cerca de 60 a 90 minutos após a primeira. Caso sejam necessárias mais de duas infiltrações e não existam sintomas de depressão do SNC, podem-se utilizar cuidadosamente analgésicos como meperidina: crianças – 1 mg/kg IM e adultos 50-100 mg IM
Anti-histamínicos	Prometazina 0,6 mg/kg em crianças e 25 mg em adulto (utilizadas com cautela em crianças e idosos, pois seus efeitos tóxicos podem gerar sonolência, agitação psicomotora, alterações pupilares e taquicardia)

Soroterapia

O soro antiaracnídico tem sido utilizado em acidentes considerados moderados e graves. Pacientes com manifestações sistêmicas, crianças e em todos os acidentes graves devem ser internados para avaliação hemodinâmica e tratamento das complicações associadas.

No Quadro 153-7 é indicado o manejo do paciente de acordo com a sua classificação baseada nas manifestações clínicas após a picada.

Prognóstico

O prognóstico é bom. Pacientes com extremos de idade, como lactentes e pré-escolares, bem como os idosos, devem sempre ser mantidos em observação por pelo menos por 6 horas.

GÊNERO *LATRODECTUS*

O gênero *Latrodectus* apresentam corpo de 1 cm de comprimento e 3 cm de envergadura (Fig. 153-6). São causadoras de acidentes que ocorrem normalmente pela compressão contra a pele ou mucosa desprotegida, não sendo consideradas aranhas agressivas. As espécies brasileiras possuem coloração vermelho-vivo, esverdeado ou acinzentado na região dorsal do abdome, enquanto na região ventral apresentam um desenho em forma de ampulheta na coloração vermelha ou alaranjada.

O envenenamento produz poucas lesões locais, porém provoca reações sistêmicas intensas tais como cãibras, dores musculares severas, tremores, náuseas, vômitos, transpiração profusa, hipersecreção lacrimal, nasal e salivar, piloereção e hipertensão.

Quadro 153-7. Manifestações e Tratamento no Acidente com Aranhas do Gênero *Phoneutria*

Foneutrismo	Manejo do paciente	
Classificação	Manifestações clínicas	Tratamento
Leve	<ul><li>Dor de início imediato (95% dos casos)</li><li>Taquicardia</li><li>Agitação</li></ul>	Observação por até 6 h
Moderada	Dor local intensa, associada à sintomas como:<ul><li>Sudorese</li><li>Vômitos ocasionais</li><li>Agitação</li><li>Hipertensão arterial</li></ul>	<ul><li>Internação</li><li>2-4 ampolas de SAAr*</li></ul>
Grave	<ul><li>Sintomas acima</li><li>Sudorese profusa</li><li>Sialoreia</li><li>Vômitos frequentes</li><li>Hipertonia muscular</li><li>Priapismo</li><li>Choque</li><li>Edema pulmonar agudo</li></ul>	<ul><li>UTI</li><li>5-10 ampolas de SAAr*</li></ul>
Via de administração	Intravenosa	

*SAAr: soro antiaracnídico.

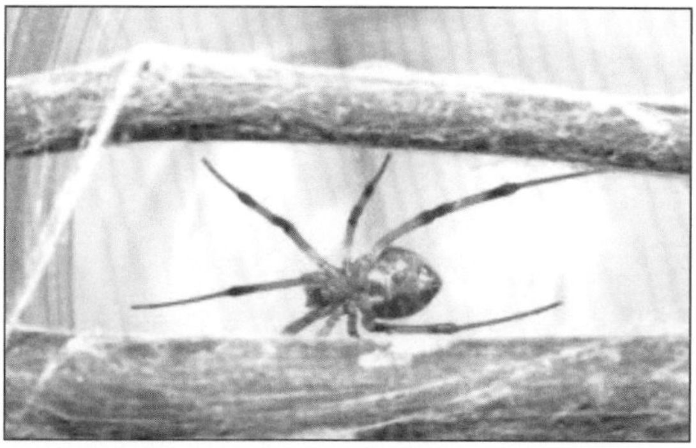

Fig. 153-6. *Latrodectus geometricus*. (Foto: Jorge Wilson Souza Paiva.) (Ver *Prancha em Cores*.)

Acidentes graves podem imitar cólica renal ou peritonite, com contrações abdominais intoleráveis, simulando o abdome agudo cirúrgico. Do ponto de vista neurológico, causam cefaleia, parestesia, delírio, agitação, ansiedade e movimentos clônicos. Os sintomas geralmente duram 24-72 horas. Casos fatais são raros e afetam principalmente crianças pequenas e idosos. As complicações graves como edema pulmonar agudo, infarto agudo do miocárdio e choque são raros.

Alterações Laboratoriais (Quadro 153-8)

Quadro 153-8. Laboratório *Latrodectus*

Testes de coagulação	Sem alterações
Ureia e creatinina	Sem alterações
Hemograma	Leucocitose, linfopenia e eosinopenia
EAS	Hematúria, leucocitúria e cilindrúria proteinúria
Eletrólitos	Hiperfosfatemia
ECG	Arritmias cardíacas como fibrilação atrial e bloqueios, inversão da onda T, alterações do segmento ST e prolongamento do intervalo QT, diminuição de amplitude do QRS e da onda T

Obs.: A gasometria arterial é um grande parâmetro quanto a gravidade da insuficiência respiratória. Devido à hipoventilação, poderá ocorrer retenção de CO_2, hipoxemia, acidose respiratória e metabólica.

Tratamento (Quadro 153-9)

Quadro 153-9. Esquema Terapêutico nos Casos de Acidente por Picada de Aranha do Gênero *Latrodectus*

Indicação	Medicação
Analgesia	Meperidina 50 mg IV 8/8 horas + gelo local
Dor neurogênica	Diazepan de 1 a 2 mg/dose IV em crianças e 5 a 10 mg IV, a cada 4 horas
Neuroléptico	Clorpromazina, 0,55 mg/kg/dose IM em crianças e 25-50 mg IM em adultos, a cada 8 horas
Anti-histamínico	Hidroxizina até 100 mg de 6/6 horas VO em adultos e 0,5 mg/kg de 6/6 horas
Corticoide	Hidrocortizona de 100 a 500 mg de 6/6 horas IV em adultos e 0,5 a 2,5 mg/kg/dia de 12/12 horas, IV

Obs.: Em situações de contrações musculares graves, pode ser administrado o gluconato de cálcio 10%, 1 mg/kg IV lento em crianças e 10-20 mL IV lento, a cada 4 horas, se necessário.

Soroterapia

O soro antilatrodéctico (SALatr) é indicado nos casos graves e, quando utilizado, a melhora do paciente ocorre de 30 minutos a 3 horas após a soroterapia (Quadro 153-10).

Prognóstico

São raros os casos graves ou óbitos, e quando ocorrem são devidos a insuficiência respiratória, sendo que no Brasil não existem óbitos relatados.

Quadro 153-10. Manifestações e Tratamento

Classificação	Latrodectismo	
	Clínica	**Tratamento**
Leve	<ul><li>Dor em local de inoculação</li><li>Edema local discreto</li><li>Sudorese</li><li>Dor em membros inferiores</li><li>Parestesia</li><li>Tremores/contraturas</li></ul>	Internação por até 72 h Analgesia Gluconato de cálcio
Moderado	Sintomas acima referidos associados à:<ul><li>Dor abdominal</li><li>Sudorese generalizada</li><li>Ansiedade/agitação</li><li>Mialgia</li><li>Dificuldade de deambulação</li><li>Cefaleia/tontura</li><li>Hipertermia</li></ul>	1 ampola de SALatr* Analgésicos Sedativos
Grave	Sintomas acima referidos associados à:<ul><li>Taqui/bradicardia</li><li>Taqui/bradisdispneia</li><li>Hipertensão arterial</li><li>Náuseas/vômitos</li><li>Priapismo</li><li>Retenção urinária</li><li>Fáscies latrodectísmica</li></ul>	2 ampolas de SALatr* Analgésicos Sedativos
Via de administração do soro	Intramuscular	

*SALatr: soro antilatrodéctico.

BIBLIOGRAFIA

Bochner R, Struchiner CJ. Acidentes por animais peçonhentos e sistemas nacionais de informação. Cad. Saúde Pública. 2002;18(3):735-46.

Bochner R. Acidentes por animais peçonhentos: aspectos históricos, epidemiológicos, ambientais e sócio-econômicos[dissertação]. Rio de Janeiro: Escola Nacional de Saúde Pública Sérgio Arouca; 2003.

Ministério da Saúde. Acidentes por animais peçonhentos. Brasil, Grandes Regiões e Unidades Federadas. 2000 a 2011. (acesso em 23 abr 2013). Disponível em: http://portal.saude.gov.br/portal/arquivos/pdf/tab_anim_peconhentos_br_gd_reg_2000_2011.pdf.

Ministério da Saúde. Casos registrados de intoxicação humana, de intoxicação animal e de solicitação de informação por agente tóxico. (acesso em 16 mar 2013). Disponível em: http://www.fiocruz.br/sinitox_novo/media/b4.pdf.

Ministério da Saúde. Guia de vigilância epidemiológica. 7. ed. Brasília: Ministério da Saúde; 2009.

Ministério da Saúde. Incidência (100.000 hab.) de acidentes por animais peçonhentos. Brasil, Grandes Regiões e Unidades Federadas. 2000 a 2011. (acesso em 23 abr 2013). Disponível em: http://portal.saude.gov.br/portal/arquivos/pdf/incidencia_anim_peconhentos_br_gd_reg_2000_2011.pdf.

Ministério da Saúde. Manual de diagnóstico e tratamento de acidentes por animais peçonhentos. 2. ed. Brasília: Ministério da Saúde; 2001.

Ministério da Saúde. Óbitos por acidentes por animais peçonhentos. Brasil, Grandes Regiões e Unidades Federadas. 2000 a 2011. (acesso em 23 abr 2013). Disponível em: http://portal.saude.gov.br/portal/arquivos/pdf/obitos_anim_peconhentos_br_gd_reg_2000_2011.pdf.

Weiss MB, Paiva JWS Acidentes com Animais Peçonhentos. Rio de Janeiro: Thieme Revinter; 2017. p. 83-125.

World Health Organization.The global burden of snakebite: a literature analysis and modelling based on regional estimates of envenoming and deaths. (acesso em 23 abr 2013). Disponível em: http://www.who.int/neglected_diseases/integrated_media_snakebite/en/index.html.

ACIDENTES COM LAGARTAS (ERUCISMO)

Jorge Wilson Souza Paiva
Marcelo Barros Weiss
Dirceu David de Andrade Junior

INTRODUÇÃO

A ordem **Lepidóptera** conta com mais de 150.000 espécies, mas somente algumas são de interesse médico no Brasil. Algumas lagartas (larvas de lepidópteros) causam envenenamento através da penetração de suas cerdas na pele, ocorrendo assim a inoculação de toxinas que podem determinar alterações locais e, nos envenenamentos pelo gênero *Lonomia*, manifestações sistêmicas. O acidente com essas larvas se denomina **erucismo**. No Brasil, a maioria dos relatos de erucismo provocado por lagartas *Lonomia* são provenientes da região Sul. No entanto, algumas espécies podem levar a acidentes também em sua forma adulta, denominados de **lepdopterismo**.

Geralmente as lagartas atingem principalmente crianças que ao subir no tronco das árvores ou se ao se apoiar nelas, entram em contato com esses animais. Tal situação é particularmente comum também em caminhadas relacionadas com turismo, como ecoturismo, visitas a cachoeiras e áreas de conservação ambiental em geral.

LAGARTAS DE IMPORTÂNCIA MÉDICA NO BRASIL

Família *Megalopygidae*

Os megalopigídeos são popularmente conhecidos por **sauí, lagarta-de-fogo, chapéu-armado, taturana-gatinho, taturana-de-flanela** (Fig. 154-1). Apresentam dois tipos de cerdas, as verdadeiras, que são pontiagudas e contêm glândulas basais de veneno, e cerdas falsas, mais longas, coloridas e inofensivas.

Família *Saturniidae*

Popularmente conhecidas por **orugas** ou **rugas** no sul do Brasil, ou mesmo **beijus-de-tapuru-de-seringueira** no norte do Brasil. Apresentam tonalidades esverdeadas, exibindo no dorso e laterais, manchas e listras características de gêneros e espécies, muitas vezes mimetizando as plantas em que habitam. Possuem ainda "espinhos" ramificados e pontiagudos de aspecto arbóreo, com glândulas de veneno em seus ápices (Fig. 154-2).

São reconhecidas cerca de 1.530 espécies de saturnídeos no mundo. Destas, 380 estão presentes no Brasil, e incluem as lagartas do gênero *Lonomia* sp, causadoras de síndrome hemorrágica.

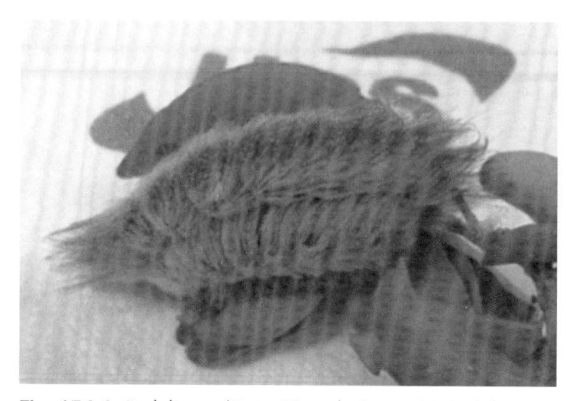

Fig. 154-1. *Podalia* sp. (Foto: Marcelo Barros Weiss.) (Ver *Prancha em Cores*.)

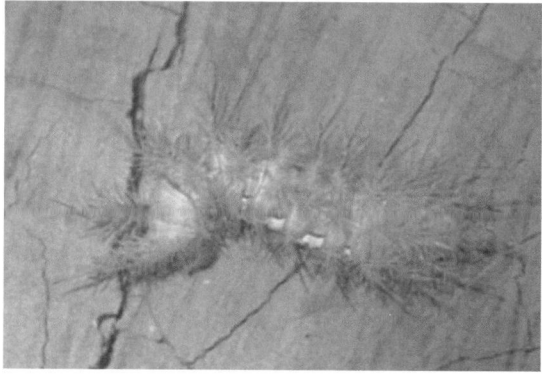

Fig. 154-2. *Automeris naranja*. (Foto: Marcelo Barros Weiss.) (Ver *Prancha em Cores*.)

ALTERAÇÕES LABORATORIAIS

O erucismo é diagnosticado com base na história de contato com a lagarta e corroborada por dados de laboratório e testes. O paciente deverá ser mantido em observação clínica e controle laboratorial durante as primeiras 24 horas após o acidente, pois nesse período pode haver o surgimento de um quadro hemorrágico e/ou alterações da coagulação, sendo indicada a soroterapia específica (Quadro 154-1).

TIPOS DE ACIDENTE
Acidente por *Lonomia*

O contato com lagartas do gênero *Lonomia sp* pode desencadear síndrome hemorrágica. Essas lagartas têm cerdas cheias de toxinas, as quais são capazes de causar lesões cutâneas e distúrbios sanguíneos e renais (Fig. 154-3).

A maioria das manifestações de são locais e incluem hipertermia local, dor em queimação, coceira, e mais raramente bolhas nos locais de contato (sintomas benignos com regressão espontânea em poucas horas). Nos acidentes mais graves por *Lonomia sp*, sintomas gerais como náuseas e vômitos, dor de cabeça, febre, mialgia, dor abdominal e conjuntivite também podem ocorrer.

A identificação do animal deve ser feita para que o diagnóstico diferencial com outros gêneros de lepidópteros seja estabelecido. Caso a lagarta seja identificada como *Lonomia*, deve-se verificar a presença de hemorragias através do tempo de coagulação (TC). Caso o TC esteja normal, não havendo sangramentos, o paciente deve ser acompanhado por 48 horas, com avaliação do TC a cada 12 horas. Se o TC estiver alterado, ou houver evidências de sangramento, é estabelecido o diagnóstico de síndrome hemorrágica.

Quadro 154-1. Medidas Iniciais no Manejo do Paciente Picado

Lavagem e compressas da região com água fria ou gelada
Analgesia
Anti-histamínicos sistêmicos
Infiltração local com anestésico do tipo lidocaína 2%

Em situações em que não houver a identificação da lagarta deve-se realizar o TC, e se este se mostrar normal, o acompanhamento por 48 horas segue as mesmas orientações acima.

Síndrome Hemorrágica por Contato com *Lonomia*

Constitui a forma mais grave de erucismo. O diagnóstico proposto por envenenamento por *Lonomia* é caracterizado por hemorragia subcutânea e/ou generalizada, incluindo a pele, hemorragia mucosa e visceral, hematoma, hematúria, gengivorragia, equimoses, epistaxe, hematêmese e melena.

Essa síndrome ocorre geralmente durante as primeiras 12 horas após o envenenamento, os sangramentos podem aparecer espontaneamente ou como resultado de lesões leves. As principais complicações como insuficiência renal aguda e hemorragia intracerebral, podem ocorrer levando o paciente à morte.

O veneno de *Lonomia sp* provoca um distúrbio na coagulação sanguínea, com dois mecanismos descritos: ação pró-coagulante e fibrinolítica, o que pode reduzir significativamente o processo de coagulação sanguínea. Entretanto, o mecanismo do distúrbio ainda não é bem estabelecido. Verifica-se uma hipofibrinogenemia atribuída a uma atividade fibrinolítica intensa e persistente, associada a uma ação pró-coagulante moderada. O veneno parece também estar associado à diminuição dos níveis de fator XIII, responsável pela estabilização da fibrina e controle da fibrinólise. Habitualmente não se observa alterações nas plaquetas.

Nem todos os pacientes apresentam manifestações hemorrágicas. Contudo, se presentes, irão apresentar após um período de 1 a 48 horas, caracterizando um quadro de discrasia sanguínea, acompanhado ou não de manifestações hemorrágicas (Fig. 154-4 e Quadro 154-2). A incoagulabilidade sanguínea costuma ser revertida somente 24 horas após a administração do antiveneno específico.

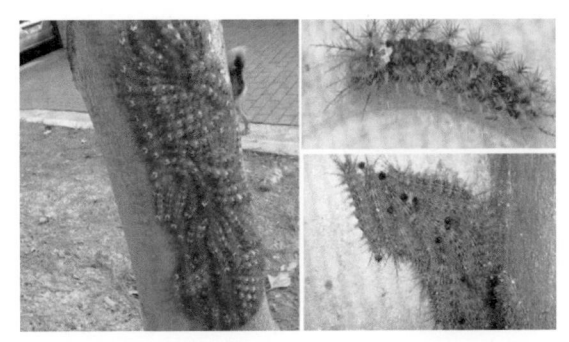

Fig. 154-3. *Lonomia* oblíqua. (Ver *Prancha em Cores*.)

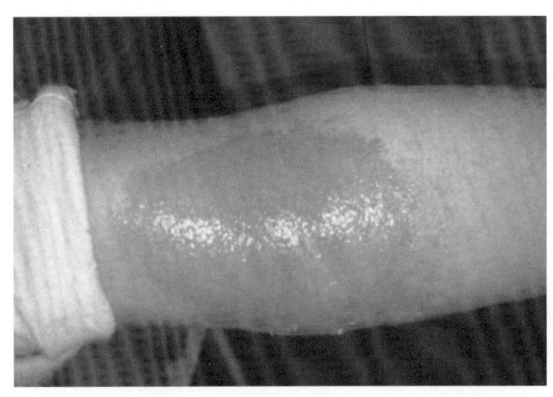

Fig. 154-4. Lesão por *Lonomia* sp. (Foto: Marcelo Barros Weiss.) (Ver *Prancha em Cores*.)

Quadro 154-2. Classificação do Acidente de acordo com Distúrbios Hemostáticos

Leve	Envenenamento local, porém, sem alteração da coagulação ou sangramentos até 48 horas após o acidente
Moderado	Envenenamento local com alteração da coagulação ou manifestações hemorrágicas na pele e/ou em mucosas (gengivorragia, equimose, hematoma), hematúria e sem alterações hemodinâmicas
Grave	Alterações da coagulação, manifestações hemorrágicas em vísceras (hematêmese, hipermenorragia, sangramento pulmonar, hemorragia intracraniana), e com alterações hemodinâmicas e/ou falência de múltiplos órgãos ou sistemas

Alterações Laboratoriais (Quadro 154-3)

Caso o paciente apresente torpor, rebaixamento do nível de consciência ou coma, recomenda-se a realização de tomografia computadorizada de crânio para detecção de eventual sangramento intracraniano.

Tratamento

Devem ser tomadas medidas de suporte com cuidados locais, controle do equilíbrio hidroeletrolítico e acidobásico, hemotransfusão, reposição de fatores de coagulação (fibrinogênio ou crioprecipitado do fator VIII) e terapia dialítica compõem a conduta na maior parte dos casos graves.

Pacientes com manifestações hemorrágicas devem ser mantidos em repouso, evitando-se intervenções traumáticas como injeções intramusculares, punções e manipulações cirúrgicas até a normalização da coagulopatia.

Quadro 154-3. Laboratório *Lonomia*

Testes de coagulação	Prolongamento do TP e TTPA, ↓ fibrinogênio, ↑ PDF (produfos de degracação do fibrinogênio) e ↑ PDfib (produtos de degradação da fibrina).
Ureia e creatinina	Elevadas na vigência de IRA
Hemograma	Hemoglobulinemia e ↓ haptoglobina
Bilirrubinas	↑ Bilirrubina totais e ↑ bilirrubina indireta (acentuado)

A terapia com sangue total e plasma fresco é contraindicada pelo potencial agravamento da coagulação intravascular disseminada relacionada com tais agentes.

Soroterapia

O soro antilonômico (SALon) encontra-se disponível para aplicação conforme a gravidade do envenenamento, tendo sua aplicação feita por via intravenosa. Os cuidados em relação às reações adversas das imunoglobulinas são os mesmos adotados na administração dos demais soros antipeçonhentos.

Prognóstico

Habitualmente, há boa resposta terapêutica, porém, tornam o prognóstico mais reservado em acidentes com elevado número de lagartas, contato intenso com as larvas, idosos, pacientes com patologias prévias como hipertensão arterial e úlcera péptica, além de traumatismos mecânicos pós-contato.

BIBLIOGRAFIA

http://www.who.int/neglected_diseases/integrated_media_snakebite/en/index.html. Accessed April 23, 2013.

Ministério da Saúde. Acidentes por animais peçonhentos. Brasil, Grandes Regiões e Unidades Federadas. 2000 a 2011. (acesso em 23 abr 2013). Disponível em: http://portal.saude.gov.br/portal/arquivos/pdf/tab_anim_peconhentos_br_gd_reg_2000_2011.pdf.

Ministério da Saúde. Casos registrados de intoxicação humana, de intoxicação animal e de solicitação de informação por agente tóxico. (acessom em 16 mar 2013). Disponível em: http://www.fiocruz.br/sinitox_novo/media/b4.pdf.

Ministério da Saúde. Guia de vigilância epidemiológica. 7. ed. Brasília: Ministério da Saúde; 2009.

Ministério da Saúde. Incidência (100.000 hab.) de acidentes por animais peçonhentos. Brasil, Grandes Regiões e Unidades Federadas. 2000 a 2011. (acesso em 23 abr 2013). Disponível em: http://portal.saude.gov.br/portal/arquivos/pdf/incidencia_anim_peconhentos_br_gd_reg_2000_2011.pdf.

Ministério da Saúde. Manual de diagnóstico e tratamento de acidentes por animais peçonhentos. 2. ed. Brasília: Ministério da Saúde; 2001.

Ministério da Saúde. Óbitos por acidentes por animais peçonhentos. Brasil, Grandes Regiões e Unidades Federadas. 2000 a 2011. (acesso em 23 abr 2013). Disponível em: http://portal.saude.gov.br/portal/arquivos/pdf/obitos_anim_peconhentos_br_gd_reg_2000_2011.pdf.

Weiss MB, Paiva JWS Acidentes com Animais Peçonhentos. Rio de Janeiro: Thieme Revinter; 2017. p. 129-152.

ACIDENTE COM ABELHAS, VESPAS E FORMIGAS (HIMENÓPTEROS)

Jorge Wilson Souza Paiva
Marcelo Barros Weiss
Dirceu David de Andrade Junior

INTRODUÇÃO

A ordem *Hymenoptera* possui cerca de 108.000 espécies conhecidas. Possui as famílias: **Apidae**, correspondente às abelhas e mamangavas; **Vespidae**, correspondente às vespas amarelas, vespões e marimbondos ou cabas; e **Formicidae**, correspondente às formigas.

São insetos potencialmente perigosos pela possibilidade de causar acidentes graves, ou até mesmo morte, levando a reações anafiláticas em pessoas suscetíveis e/ou envenenamentos maciços decorrentes de múltiplas picadas (0,4 a 10% dos casos).

HIMENÓPTEROS DE IMPORTÂNCIA MÉDICA NO BRASIL

A ordem *Hymenoptera* distingue-se dos demais insetos por apresentar, nos indivíduos alados, quatro asas, as anteriores maiores que as posteriores, peças bucais do tipo mastigador, ovopositor em geral bem desenvolvido, além de outras características.

Divide-se em duas subordens, a **Apocrita** (vespas, abelhas e formigas) cuja maioria das espécies é entomófaga, ou seja, alimenta-se exclusivamente de insetos, e **Symphyta** (moscas-serra), cuja maioria das espécies são fitófagas, ou seja, que se alimentam de plantas.

Dentre as **abelhas**, as mais importantes são principalmente membros das subfamílias *Meliponinae* (abelhas sem ferrão que produzem mel tóxico), *Bombinae* (mangavas) e *Apinae* (*Apis mellifera sp*). Entre as **vespas**, *Synoeca cyanea* (marimbondo-tatu) e de pompilídeos como *Pepsis fabricius* (marimbondo-cavalo) que são encontrados em todo o território nacional. Entre as **formigas**: principalmente formigas pertencentes ao gênero *Solenopsis* (lava-pés) e à espécie *Paraponera clavata* (tocandira).

EXAMES COMPLEMENTARES

O diagnóstico pode ser feito basicamente pela história clínica do paciente.

Nos pacientes com centenas de picadas, em que ocorre a síndrome de envenenamento grave, com manifestações clínicas sugestivas de rabdomiólise e hemólise intravascular, a gravidade deverá orientar os exames complementares, como, por exemplo, a determinação dos níveis séricos de enzimas de origem muscular, como CK, aldolase, LDH e TGO que se encontrarão elevadas (Quadro 155-1).

ABELHAS E VESPAS
Abelhas (Fig. 155-1)

Os principais alergenos transmitido por elas, a fosfolipase A2 e a melitina, representam cerca de 75% dos constituintes químicos do veneno. São agentes

Quadro 155-1. Medidas Iniciais no Manejo do Paciente Picado

Retirada dos ferrões e limpeza local com SF 0,9% e sabão antisséptico
Analgesia
Compressas frias

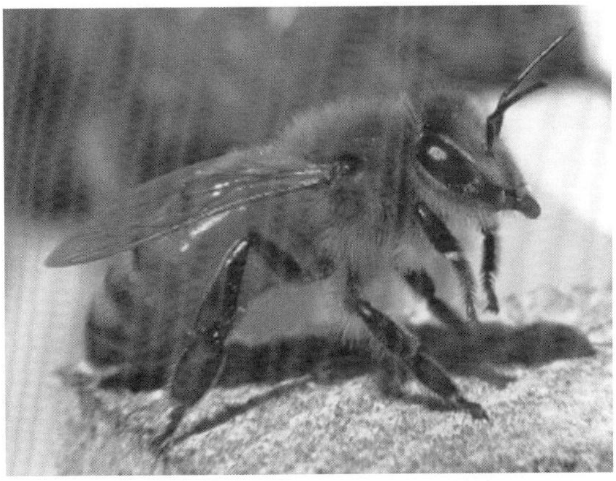

Fig. 155-1. *Apis mellifera* linguística. (Ver *Prancha em Cores.*)

bloqueadores neuromusculares que podem provocar paralisia respiratória, além da ação destrutiva sobre membranas biológicas, como hemácias, produzindo hemólise.

Vespas

As vespas diferem das abelhas por apresentarem escassa pilosidade revestindo seu corpo e pelo fato de apresentarem o abdome mais afilado e uma estrutura relativamente alongada entre o tórax e o abdome, chamada pedicelo, popularmente conhecida como "cintura" (Fig. 155-2).

As **vespas** são também conhecidas principalmente como **marimbondos** ou **cabas**. Seu veneno é composto principalmente por fosfolipase, hialuronidase e fosfatase ácida que são responsáveis por apresentar reações cruzadas com os das abelhas e também produzir fenômenos de hipersensibilidade.

Obs.: Os efeitos locais do veneno de vespa são semelhantes e menos intensos do que os das abelhas.

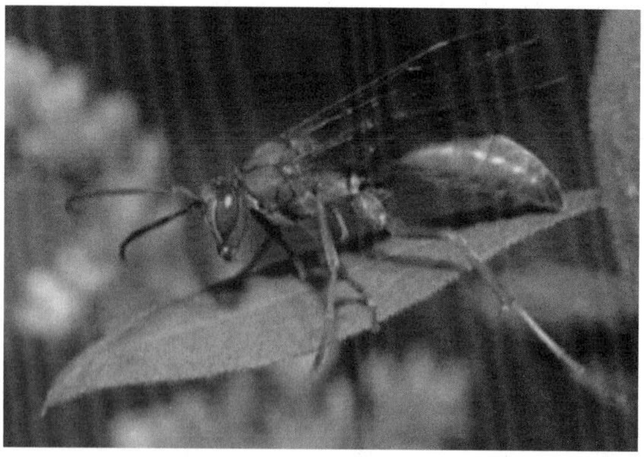

Fig. 155-2. Vespa: *Polistes* sp. (Ver *Prancha em Cores*.)

ACIDENTES COM ABELHAS E VESPAS

As reações desencadeadas pela picada de abelhas variam de acordo com o local, número de ferroadas e passado alérgico do indivíduo atingido, podendo ser **alérgicas** (mesmo com uma só picada) e **tóxicas** (múltiplas picadas), variando desde quadros inflamatórios locais até o choque anafilático e óbito.

No ser humano, os indicadores de inflamação alérgica são a ativação de mastócitos e basófilos, e a eosinofilia tecidual, todos diretamente dependentes de IgE. As citocinas têm um papel fundamental nesse processo.

Tratamento

O ferrão deve ser retirado de maneira cuidadosa, sem espremer a glândula e o mais rapidamente possível, podendo-se, após a retirada dos ferrões, aplicar compressas locais frias (Quadro 155-2).

Além disso, podem ser usadas no manejo destes pacientes drogas anti-inflamatórias não esteroidais e inibidores da síntese de prostaglandinas. Nos casos de lesões em pescoço ou boca, o paciente deve ser mantido sob observação cuidadosa pelo risco de evoluir com obstrução de via aérea.

E casos de intoxicações adrenérgicas podem ser usados agentes como o prazosin e a nifedipina. Já nas situações de pacientes com nefropatia por deposição de pigmentos (hemoglobina e mioglobina) poderá haver alteração do curso da doença com hidratação e uso precoce de bicarbonato e manitol.

Prognóstico

De maneira geral, adultos que receberam poucas picadas possuem bom prognóstico, porém, nas reações tóxicas sistêmicas, o prognóstico é pior em crianças, idosos e portadores de doenças cardiopulmonares.

Quadro 155-2. Manejo Conforme a Gravidade

Reações asmatiformes	Administrar oxigênio nasal, inalações com broncodilatadores tipo β_2 adrenérgico (fenoterol ou salbutamol) ou com o uso de aminofilina por via IV, na dose de 3 a 5 mg/kg/dose, em intervalos de 6 h numa infusão entre 5 a 15 minutos
Reações alérgicas tegumentares	Administrar maleato de dextroclorofeniramina VO, nas seguintes doses: adultos – 1 comprimido (6 mg) até 18 mg ao dia; em crianças de 2 a 6 anos – até 3 mg/dia; em crianças de 6 a 12 anos – até 6 mg/dia
Reações graves	Administrar IV succinato sódico de hidrocortisona 500 mg a 1.000 mg ou succinato sódico de metilprednisolona 50 mg, repetindo a cada 12 horas em adultos. Pode-se optar também por prednisona 40 mg/dia por 3-5 dias em adultos e 4 mg/kg de hidrocortisona a cada 6 h nas crianças
Reações anafiláticas	Administrar subcutâneo solução aquosa de adrenalina 1:1.000. Iniciar 0,5 mL e se necessário, repetir 2× em intervalos de 10 minutos para adultos. Em crianças, usar 0,01 mL/kg/dose, repetir 2-3×, com intervalos de 30 minutos (desde que não haja aumento exagerado da FC)

FORMIGAS

Dentre as formigas, as lava-pés (gênero *Solenopsis*) é o mais importante gênero ligado a acidentes no Brasil. Provoca lesões fixando-se à pele com suas mandíbulas e conectando à glândula de veneno.

Paraponera clavata

A *Paraponera clavata*, pertencente à subfamília *Ponerinae*, é conhecida como formiga **tocandira, cabo-verde, formiga-da-febre** ou formiga **vinte-e-quatro-horas**. Possui cor negra e é capaz de atingir 3 cm de comprimento. É encontrada nas regiões Norte e Centro-Oeste do Brasil. Sua picada extremamente dolorosa, pode provocar edema e eritema locais, ocasionalmente acompanhada de fenômenos sistêmicos (calafrios, sudorese, taquicardia etc.) (Fig. 155-3).

Paraponema clavata – Tocandira

A formiga vinte-e-quatro-horas não é considerada agressiva, a não ser em sua própria defesa ou de seu território. Se irritada, produz um ruído estridente e pica através de um aguilhão abdominal ligado a uma glândula de veneno.

No ponto da inoculação forma-se uma mancha esbranquiçada que evolui pouco depois com edema local, doloroso ao extremo, que ganha progressivamente todo o membro, atingido o seu ápice em 12 horas e permanecendo intensa por 24-48 horas. Posteriormente surgem adenites, com palidez cutânea, taquicardia (> 100 bpm), tax° 37,5-38°C, com calafrios e vômitos. Reações urticariformes são comuns, persistindo por 10-30 horas após o acidente.

Solenopsis

As formigas da subfamília *Myrmicinae* são as **formigas-de-fogo** ou **lava-pés** (**gênero *Solenopsis***) e as **formigas saúvas** (gênero *Atta*) (Fig. 155-4).

Seu veneno possui atividades citotóxicas, necróticas e hemolíticas, e é produzido em uma glândula conectada ao ferrão, sendo o principal constituinte o alcaloide **Solenopsina A** (trans-2-metil-6-n-undecil-piperidina), com efeito citotóxico e potente atividade necrótica e hemolítica.

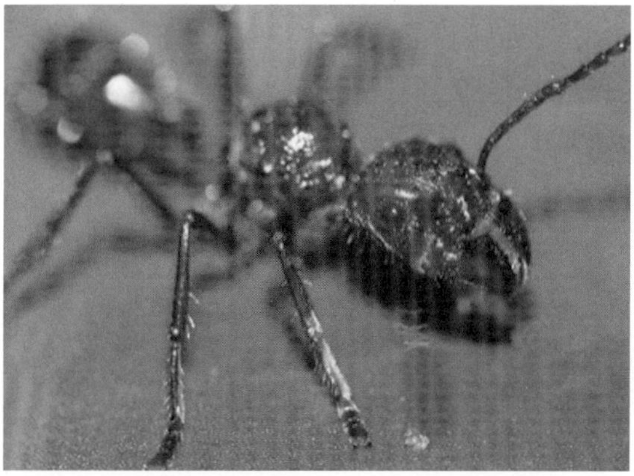

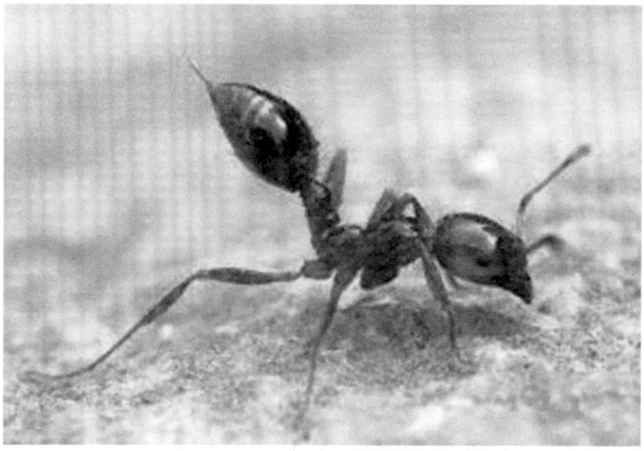

Fig. 155-4. *Solenopsis*. (Ver *Prancha em Cores*.)

Solenopsis invicta – Lava-pés

Pápulas e pústulas formam-se imediatamente após a picada que em geral desaparece em 30 min a 1 hora após a picada. A dor é importante, mas, com o passar das horas, ela cede e o local pode tornar-se pruriginoso. Cerca de 24 horas após, a pápula dá lugar a uma pústula estéril, que é reabsorvida em 3 a 10 dias.

Em acidentes por *Solenopsis*, pacientes previamente sensibilizados por picadas prévias de formigas-de-fogo ou mesmo vespas podem ter manifestações anafiláticas sistêmicas com eritema, prurido, urticária generalizada, angioedema, edema de laringe, broncoespasmo, perda de consciência e choque.

Tratamento

O tratamento inicial deve ser feito pela limpeza do local com SF 0,9% e sabão antisséptico. O uso imediato de compressas frias locais é recomendado, seguido da aplicação de corticoides tópicos.

Em acidentes com *Paraponera clavata* o tratamento é sintomático. Deve-se utilizar analgésicos em associação com antipiréticos e antibióticos caso haja infecção secundária.

No tratamento do acidente por lava-pés, a analgesia pode ser feita com paracetamol e há sempre a indicação do uso de anti-histamínicos por via oral. Acidentes maciços ou complicações alérgicas têm indicação do uso de prednisona, 30 mg VO, diminuindo-se 5 mg a cada 3 dias, após a melhora das lesões.

Prognóstico

Normalmente bom e sem grandes complicações.

Fig. 155-3. *Paraponera clava*. (Ver *Prancha em Cores*.)

BIBLIOGRAFIA

Ministério da Saúde. Acidentes por animais peçonhentos. Brasil, Grandes Regiões e Unidades Federadas. 2000 a 2011. (acesso em 23 abr 2013). Disponível em: http://portal.saude.gov.br/portal/arquivos/pdf/tab_anim_peconhentos_br_gd_reg_2000_2011.pdf.

Ministério da Saúde. Casos registrados de intoxicação humana, de intoxicação animal e de solicitação de informação por agente tóxico. (acesso em 16 mar 2013). Disponível em: http://www.fiocruz.br/sinitox_novo/media/b4.pdf.

Ministério da Saúde. Guia de vigilância epidemiológica. 7th ed. Brasília: Ministério da Saúde; 2009.

Ministério da Saúde. Incidência (100.000 hab.) de acidentes por animais peçonhentos. Brasil, Grandes Regiões e Unidades Federadas. 2000 a 2011. (acesso em 23 abr 2013). Disponível em: http://portal.saude.gov.br/portal/arquivos/pdf/incidencia_anim_peconhentos_br_gd_reg_2000_2011.pdf.

Ministério da Saúde. Manual de diagnóstico e tratamento de acidentes por animais peçonhentos. 2. ed. Brasília: Ministério da Saúde; 2001.

Ministério da Saúde. Óbitos por acidentes por animais peçonhentos. Brasil, Grandes Regiões e Unidades Federadas. 2000 a 2011. (acesso em 23 abr 2013). Disponível em: http://portal.saude.gov.br/portal/arquivos/pdf/obitos_anim_peconhentos_br_gd_reg_2000_2011.pdf.

Weiss MB, Paiva JWS Acidentes com Animais Peçonhentos, Rio de Janeiro: Thieme Revinter; 2017. p. 166-187.

World Health Organization.The global burden of snakebite: a literature analysis and modelling based on regional estimates of envenoming and deaths. (acesso em 23 abr 2013). Disponível em: http://www.who.int/neglected_diseases/integrated_media_snakebite/en/index.html.

SUTURAS E BLOQUEIOS ANESTÉSICOS REGIONAIS – SUTURA NA EMERGÊNCIA

Hemeli Geanine Bertoldi
Patrícia Cardoso Schiaveto

INTRODUÇÃO

A sutura pode ser denominada de acordo com vários aspectos, incluindo a profundidade, planos anatômicos envolvidos, fio utilizado, finalidade, espessura do tecido, sequência de pontos e posição das bordas.

- *Profundidade:* as suturas de pele e tecido subcutâneo são chamadas de superficiais, ao passo que as suturas realizadas abaixo do plano aponeurótico são consideradas suturas profundas.
- *Planos anatômicos:* os planos anatômicos são suturados separadamente, respeitando sua individualidade, e quando o mesmo ponto cirúrgico abrange vários planos, a sutura é considerada em massa, utilizada quando não é possível individualizar os planos ou aproximação anatômica, e ainda em situações de urgência. A combinação das duas técnicas é denominada sutura mista.
- *Fio usado:* quando se utiliza fio que permanece nos tecidos indefinidamente a sutura é denominada inabsorvível, e quando o fio desaparece dos tecidos em tempos variáveis denominamos absorvível. Ao utilizar fios inabsorvíveis, as suturas podem ser ainda permanentes, integrando-se ao organismo e removível (suturas superficiais), que são removidas após cicatrização tecidual.
- *Espessura do tecido:* utilizada nos casos de vísceras ocas, considera-se perfurante parcial quando inclui apenas parte da espessura do órgão e perfurante total quando inclui toda a espessura da parede do órgão.
- *Finalidade:* as suturas possuem diversas finalidades, como hemostasia em bordas de tecidos com persistência da hemorragia e que não é possível identificação dos vasos. A sutura de aproximação é usada para restabelecimento da integridade anatômica e funcional dos tecidos pela união destes. Os pontos de sustentação são usados para manter as estruturas na posição adequada, e para minimizar as cicatrizes são utilizadas suturas com maior coaptação das bordas, denominadas sutura estética.
- *Posição das bordas:* após o término da sutura, as bordas podem permanecer em sua posição original, ou apresentar alteração.
  - Confrontamento ou aposição: sutura com justaposição de bordas da ferida entre si sem deixar desnível entre as mesmas, indicada quando se deseja perfeita integridade anatômica e funcional.
  - Eversão: sutura com justaposição das paredes pela face interna, de forma que fiquem reviradas para fora, usada em suturas vasculares ou de tensão.
  - Inversão: sutura com justaposição das paredes pela face externa, isolando a parte interna e deslocando as bordas para o interior do órgão. Utilizada para oclusão de vísceras ocas, mas prejudica a cicatrização adequada da pele.
  - Sobreposição: uma borda fica sobreposta à outra para aumentar a superfície de contato entre as mesmas e resultar em uma cicatriz mais resistente. Está indicada no fechamento de paredes quando há evisceração, eventração e para redução de anel herniário umbilical.
- *Sequência dos pontos:* os pontos são classificados em separados ou interrompidos (fios são passados, amarrados e cortados individualmente) e pontos contínuos (apenas um fio de sutura é usado para passar, alternadamente, entre as duas margens do tecido).

O padrão de sutura interrompido apresenta como principais vantagens uma menor taxa de isquemia tecidual, possibilidade de ajuste preciso da tensão em cada ponto da ferida e de acordo com as forças de expansão variáveis que atuam ao longo de suas margens. O padrão contínuo apresenta como vantagem um menor tempo para sutura, melhor continência se comparado ao padrão separado, porém sua desvantagem é que a ruptura de um ponto pode comprometer toda a linha de oclusão.

CLASSIFICAÇÃO DE FIOS

Ao escolher o fio de sutura, o material a ser utilizado não deve prejudicar o processo de cicatrização, ao passo que o melhor fio é aquele capaz de manter sua força tênsil até que a cicatrização da ferida cirúrgica esteja completa e seja absorvido permitindo a funcionalidade do órgão, com a menor reação inflamatória possível.

Os fios de sutura podem ser classificados de acordo com as suas características e propriedades, como a capilaridade (multifilamentados ou monofilamentados), origem (orgânicos, sintéticos, minerais ou mistos) e degradação (inabsorvíveis e absorvíveis), tempo que cada fio leva para perder sua força tênsil e ser absorvido ou incorporado pelo organismo. Outras propriedades diferenciam os fios cirúrgicos entre si, incluindo absorção de fluidos, aderência bacteriana, elasticidade, plasticidade, pliabilidade, diâmetro, coeficiente de atrito e reação tecidual (Quadro 156-1).

Um fio com alta capilaridade (multifilamentos) poderá ser menos útil em tecidos expostos às coleções ou fluidos, já um fio multifilamentado permite maior aderência bacteriana e deve ser evitado em tecidos contaminados. Os fios que possuem muita memória (capacidade de voltar ao seu estado original quando dobrado ou enrolado) ou fios que possuem alta pliabilidade (dificuldade de se dar nós) podem dificultar suturas delicadas.

Os fios têm diâmetro ou calibre variados expressos em zeros. O número de zeros corresponde a um diâmetro capaz de determinar a resistência tênsil do fio, então quanto maior o número de zeros, mais fino é o fio. A sutura de mucosa oral, por exemplo, possui uma cicatrização rápida e consequentemente sem necessidade de tensão, podendo ser realizadas com fio absorvível de curta permanência. Para a sutura de musculatura estriada e fáscia, é preciso usar um fio que ofereça resistência, com maior permanência, baixo coeficiente de atrito e que cause pouca reação tecidual.

O fio 6-0 é o mais fino e deve ser utilizado na face e áreas esteticamente importantes; os fios 4-0 e 5-0, este último é mais utilizado em reparos da mão e dedos e o primeiro para lesões de tronco e extremidades proximais; o fio mais calibroso é o 3-0 que é empregado em suturas do escalpo e planta dos pés.

A biocompatibilidade dos fios de sutura é muito importante para conhecer a resposta biológica ao material, principalmente para que possa ser indicado em situações com risco de prejuízo na de cicatrização. O fio de sutura pode agir como fator irritativo permanente, exacerbando e cronificando a resposta inflamatória local e resultando em retardo na reepitelização da linha de sutura, predisposição à formação de granulomas e fibroplasia exacerbada.

Quando comparamos os fios multifilamentares com monofilamentares, observamos que a reação tecidual é mais favorável nos monofilamentares pela menor possibilidade de retenção bacteriana. Os fios multifilamentares permitem a penetração e a proliferação de bactérias, que ficam protegidas das células de defesa e que são incapazes de penetrar pelas capilaridades destes materiais, pois têm um diâmetro maior.

TÉCNICA DE SUTURA

- *Condições para uma boa síntese:* a sutura ideal tem por objetivo a adequada cicatrização, com perfeito confrontamento anatômico, aspecto funcional e estético.
- *Assepsia:* passo fundamental para evitar infecções e o enfraquecimento e destruição do tecido, resultando em deiscência da sutura.
- *Anestesia (Fig. 156-1):* o anestésico mais frequentemente usado em procedimentos ambulatoriais é a lidocaína, com ou sem vasoconstritor. A associação ao vasoconstritor permite mais rapidez de analgesia, longa duração do efeito, maior controle da dor pós-operatória, redução do uso de torniquetes ou de outras manobras para controle de sangramento, menor absorção sistêmica e menor quantidade de anestésico necessário. Seu uso deve ser evitado em pacientes portadores de doenças

Quadro 156-1. Tipos de Fios de Sutura

Tipos de fio	Sutura	Configuração	Resistência tênsil	Reação do tecido	Memória	Absorção
Absorvível	Monocril	Monofilamentar	30-40% em 2 sem	Aguda mínima	Baixa	90 dias
	Vicril	Monofilamentar trançado	50% em 3 sem	Aguda mínima	Baixa	60 dias
	Categute simples	Torcido	0% depois de 2-3 sem	Moderada	Baixa	30 dias
Inabsorvível	Naylon	Monofilamentar	Hidrólise progressiva	Aguda mínima	Média	0
	Prolene	Monofilamentar	Não altera	Aguda mínima	Grande	0
	Algodão	Trançado	Pode degradar	Alta	Baixa	0

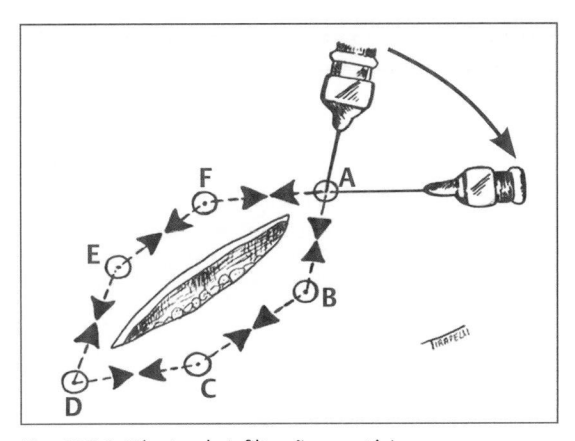

Fig. 156-1. Técnica de infiltração anestésica.

vasculares periféricas primárias ou secundárias (diabéticos e tabagistas).

A dose máxima de lidocaína sem vasoconstritor é de 7 mg/kg/dose, e 10 mg/kg/dose com vasoconstritor. É recomendada administração de uma dose segura de 5 m/kg/dose para lidocaína sem vasoconstritor e 7 mg/kg/dose com vasoconstritor.

- *Bordas regulares:* promovem coaptação das bordas da ferida e facilitam a execução da sutura. É fundamental inspecionar a ferida buscando possíveis corpos estranhos, que devem ser removidos. Além disso, pode ser feito desbridamento do tecido desvitalizado para facilitar a sutura.
- *Hemostasia:* promove melhor visualização do campo operatório e evita acúmulo de sangue entre os tecidos e no espaço morto, o que prejudica a cicatrização pela distração mecânica, além de fornecer um meio propício para proliferação de microrganismos e consequente infecção. O método mais usado é a compressão direta e, além disso, o uso de epinefrina é uma opção exceto em locais de anatomia distal como dedos, pênis, pavilhão auricular e nariz.
- *Confrontamento anatômico:* sempre que possível a síntese deve ser realizada respeitando os planos anatômicos a fim de minimizar a permanência de espaço morto entre os mesmos.
- *Boa vitalidade tecidual:* condição fundamental para manutenção da sutura e evolução favorável. É fundamental determinar o tempo do trauma, pois toda ferida é considerada contaminada após 6 horas do trauma ou apresenta sujidade no leito da lesão.
- *Técnica perfeita:* adequação entre a sutura e o tecido, associada à tensão exata e ao espaçamento correto dos pontos, asseguram condição para boa cicatrização. Estes princípios devem ser respeitados com o objetivo de evitar a ineficiência do processo, traduzida em sua forma mais grave pela ruptura das bordas suturadas (deiscência) ou no mínimo pelo desenvolvimento de uma cicatriz pouco estética.

TIPOS DE PONTO

Ponto Simples

- *Sinônimos:* simples interrompida/ponto simples separado/entrecortada.
- *Descrição:* a agulha penetra a poucos milímetros da borda da ferida em sentido transversal a esta, para penetrar no lábio oposto, de dentro para fora, saindo a uma distância igual à primeira penetração. O nó dado fica situado em um dos lados da ferida e evitando a linha de incisão.
- *Aspectos gerais:* é uma sutura de aposição, mas pode ocorrer inversão caso seja aplicada tensão excessiva. Resulta em um bom confrontamento tanto das partes superficiais como nas profundas e proporciona oclusão anatômica segura. São mais indicados nos locais sob tensão, distribuindo o estresse por todos os pontos individuais. Utilizada em praticamente todos os tecidos e relativamente fácil de realizar, e quando executado de modo correto não deixa espaço cavitário na ferida cirúrgica. No entanto se houver dúvida quanto à assepsia, deve-se deixar aberta na extremidade distal da ferida para garantir a eventual saída de exsudatos (Fig. 156-2).

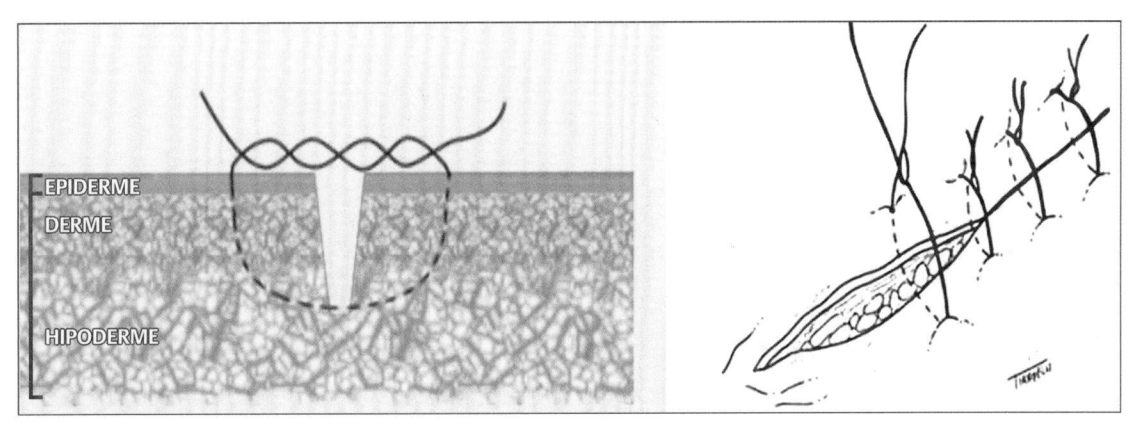

Fig. 156-2. Ponto simples.

Ponto Simples Invertido

- *Sinônimos:* swift (para órgão ocos)/*hasted*/interrompida intradérmica/subcuticular.
- *Descrição:* é uma modificação do ponto simples em que o nó fica oculto dentro do tecido, quando aplicado como nó subcutâneo ou para o lado da mucosa em órgãos ocos.

  A agulha é introduzida de dentro para fora (mucosa para serosa) e penetra no lábio oposto de fora para dentro (serosa–para mucosa), deixando os cabos dos fios situados internamente. Após a aplicação do nó, suas pontas são cortadas e o nó ficará situado internamente.
- *Aspectos gerais:* utilizado na redução de espaço morto, oclusão cutânea intradérmica e cirurgias gastrointestinais. Esses pontos causam mínima interferência no suprimento das bordas dos ferimentos e evitam a possibilidade de aderência quando aplicados em órgãos ocos (Fig. 156-3).

Sutura de Wolf

- *Sinônimos:* horizontal interrompido/evertida transfixante/sutura em "U"/Ponto em "U" horizontal/colchoeiro horizontal/ponto em barra grega.
- *Descrição:* a agulha é introduzida próxima à borda da ferida e é dirigida, em sentido transversal a esta, para penetrar no lábio oposto, de dentro para fora e saindo a uma distância da borda igual à da primeira penetração. A agulha é novamente introduzida do mesmo lado que saiu, ou a poucos milímetros desta e reconduzida a sair, também à mesma distância da primeira entrada formando assim um "U" deitado.
- *Aspectos gerais:* esta sutura pode ser de aposição até eversão, dependendo da tensão aplicada e se a sutura penetrar no tecido completamente ou apenas superficialmente. Apresenta menor tempo de execução e proporciona uma boa oclusão de ferida. Usada em áreas de tensão, e quando utilizada para síntese de pele, é necessário apoiar o fio para a redução da tensão sobre a pele. Também pode ser usado para sutura de aponeurose e síntese de secção transversais dos músculos. Apresenta características hemostáticas pela sua geometria, com tendência a reduzir o suprimento de sangue no tecido no tecido alçado, sendo ideal para órgãos parenquimatosos, como fígado e baço (Fig. 156-4).

Ponto de Donatti

- *Sinônimos:* ponto em "U" vertical.
- *Descrição:* a agulha é introduzida a cerca de 8 a 10 mm da borda de incisão de um lado, transpassa todas as camadas da pele, saindo no subcutâneo, atravessa a linha de incisão e numa distância equivalente, penetra e transpassa a pele da outra borda. A agulha é revertida e inserida no mesmo lado a cerca de 4 a 5 mm da borda da incisão, saindo na derme ou hipoderme, atravessa a linha de incisão e penetra na derme ou hipoderme da

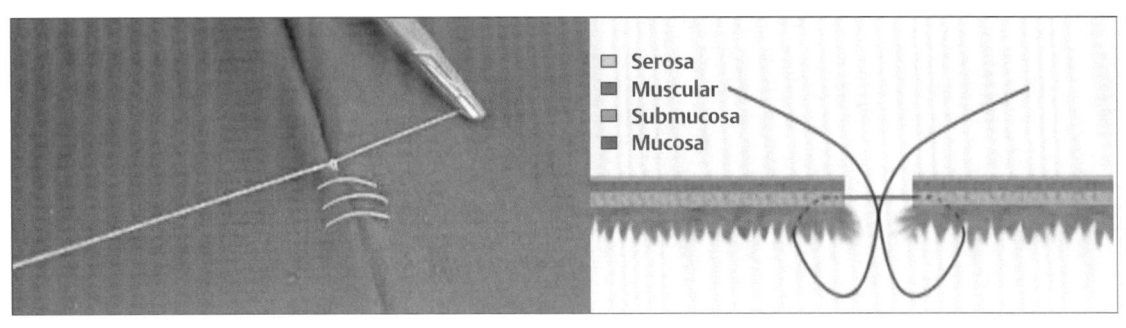

Fig. 156-3. Ponto simples invertido.

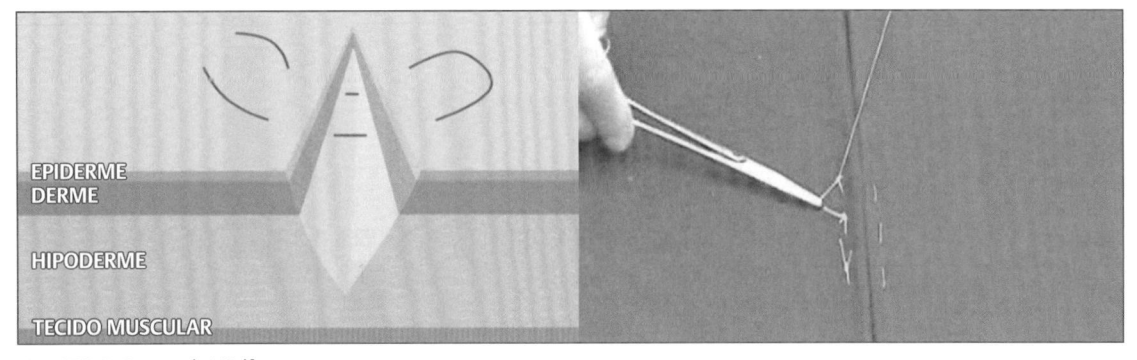

Fig. 156-4. Sutura de Wolf.

outra borda, saindo na epiderme numa distância equivalente à primeira borda.
- *Aspectos gerais:* utiliza a técnica de fechamento "perto-longe" com o objetivo de aproximar a pele e minimizar a tensão na borda da ferida. Isto se deve ao distanciamento da passagem do fio, onde a maior distância tem a finalidade de sustentação de pele minimizando a tensão na linha de incisão e também servindo de apoio para o confrontamento das camadas de pele, e o distanciamento menor produz um excelente confrontamento (Fig. 156-5).

Ponto em X

- *Sinônimos:* interrompida em cruz/colchoeiro em cruz/ponto em cruz/horizontal/sutura diagonal de *sultan*.
- *Descrição:* a agulha é introduzida 3 a 4 mm em um dos lados da ferida passando para o lado oposto. A agulha avança 5 mm cruzando o tecido sem penetrá-lo, passando uma segunda vez paralela à primeira passagem. A sutura termina dando um nó com os cabos dos fios formando um X.
- *Aspectos gerais:* utilizado para fechamento de paredes, suturas musculares e pele, especialmente em cotos de amputação de cauda e dedos, promovem hemostasia de vasos e podem ser utilizados para reforçar uma sutura contínua, pois é resistente à tensão e impede a eversão dos bordos da ferida (Fig. 156-6).

Helicoidal

- *Descrição:* confecção de uma alça dupla em uma das bordas, introduzindo a agulha a 5 mm da margem da borda, saindo pela linha de incisão e entrando novamente mais adiante do mesmo lado. A agulha atravessa a linha de incisão, penetrando pela face interna da outra borda, retornando pela linha de incisão e penetrando novamente na mesma borda tendo como base a mesma distância da primeira penetração na borda contralateral. O nó é confeccionado do lado que iniciou o ponto.
- *Aspectos gerais:* utilizado em fechamento de sutura e em musculatura seccionada transversalmente devido à tendência deste tecido ao esgarçamento (Fig. 156-7).

Sutura Contínua Simples

- *Sinônimos:* sutura corrida/suturas simples sobreposta/sutura de chuleio simples.
- *Descrição:* realização de um ponto inicial e um nó de sustentação, a agulha é introduzida na borda distal da ferida, a uma distância de 1 a 5 mm e será dirigida ao centro da mesma para penetrar na borda proximal, onde emerge a uma mesma distância da penetração, porém um pouco mais adiante, voltando à borda distal, onde penetrará, repetindo a primeira manobra e assim sucessivamente até o fim, onde um novo nó separado e que irá consolidar a sutura é confeccionado. A agulha sempre entra pelo mesmo lábio da ferida

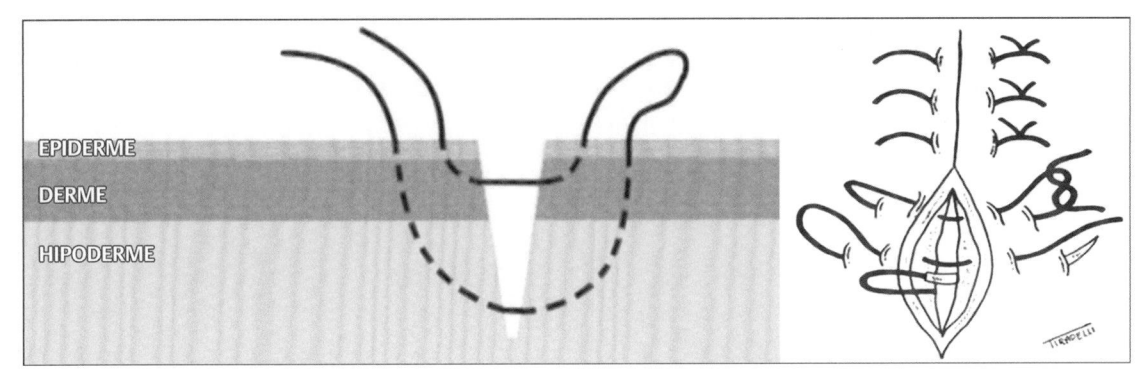

Fig. 156-5. Ponto de Donatti.

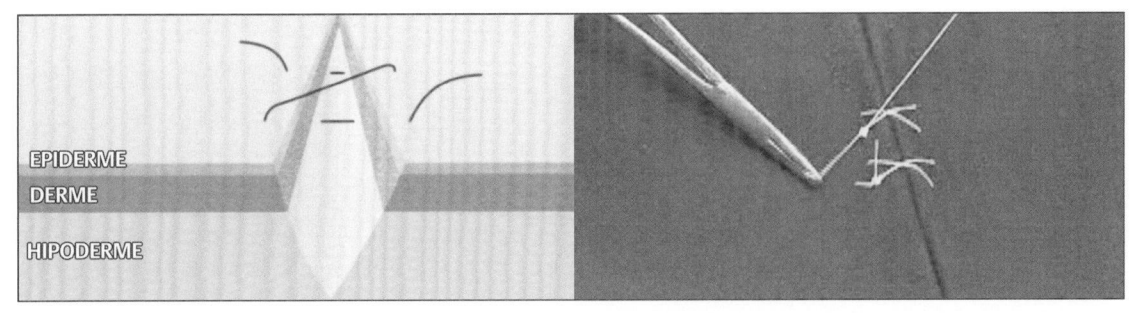

Fig. 156-6. Ponto em X.

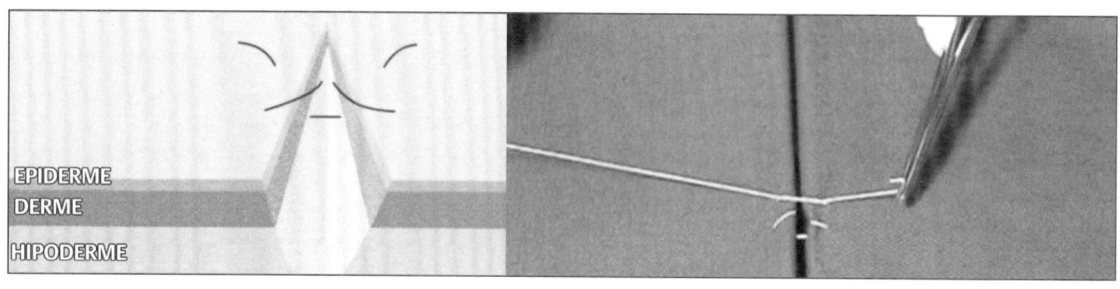

Fig. 156-7. Helicoidal.

e sempre sai do lado oposto, e as suturas são inseridas perpendicular ao plano dos tecidos sem interrupção.
- *Aspectos gerais:* está indicada quando se deseja boa acomodação e elasticidade para uma distribuição uniforme da força de aproximação, sendo recomendada em anastomoses vasculares. Proporciona uma aproximação tecidual máxima e é relativamente resistente ao ar e fluidos e que promove uma oclusão anatômica segura. Utilizada em quase todos os tecidos, desde que sejam elásticos e que não serão submetidos a uma tensão considerável. É uma sutura de fácil e rápida execução, mas proporciona menor resistência que as suturas simples, pelo fato de que se um fio dessa sutura se romper durante a cicatrização resultará na abertura da ferida em toda sua extensão. Além disso, pode franzir a linha de sutura e estreitar a luz do intestino, e permite a eversão da mucosa para o lado peritoneal, obrigando uma outra sutura invaginante no plano seromuscular (Fig. 156-8).

Sutura Contínua com Pontos Ancorados
- *Sinônimos:* contínua com laçadas/sutura entrelaçada de Ford/sutura retrógrada/sutura festonada/sutura de Reverdin/sutura contínua ancorada/sutura de chuleio ancorado/sutura de entrelaçamento de Ford.
- *Descrição:* a agulha é passada perpendicularmente através dos tecidos na mesma direção, e em seguida por dentro do laço pré-formado e este é apertado, sendo que cada ponto subsequente é fechado até que a extremidade da incisão seja alcançada. Para finalizar o ponto de fechamento a agulha deve ser introduzida em direção oposta à da inserção das suturas anteriores e o final deve ser seguro neste lado. O laço da extremidade é formado e as extremidade são amarradas.
- *Aspectos gerais:* é modificação de um padrão contínuo simples, com ancoramento para maior firmeza da sutura, apresentando uma grande estabilidade caso ocorra rompimento dos pontos. Sua desvantagem é a necessidade de mais material de sutura, e a acomodação do fio é mais difícil em virtude do ponto passado. Promove uma boa aproximação das bordas de peles espessa, e tem principal aplicabilidade em cirurgias gastrointestinais. Quando comparada com o chuleio simples não franze tanto a sutura nem estreita a luz intestinal, mas apresenta a desvantagem de permitir a eversão da mucosa (Fig. 156-9).

Wolf Contínua
- *Sinônimo:* ponto em barra grega/colchoeiro horizontal/sutura horizontal de colchoeiro contínua.
- *Descrição:* aplicado o ponto inicial, a agulha é introduzida na borda distal a uma distância variável e dirigida à borda oposta, de modo que a sua saída se dê à mesma altura da entrada, cruzando perpendicularmente a linha de incisão. Em seguida, a agulha será introduzida a alguns milímetros, na mesma borda da saída, para emergir no lado oposto, repetindo-se a manobra anterior.

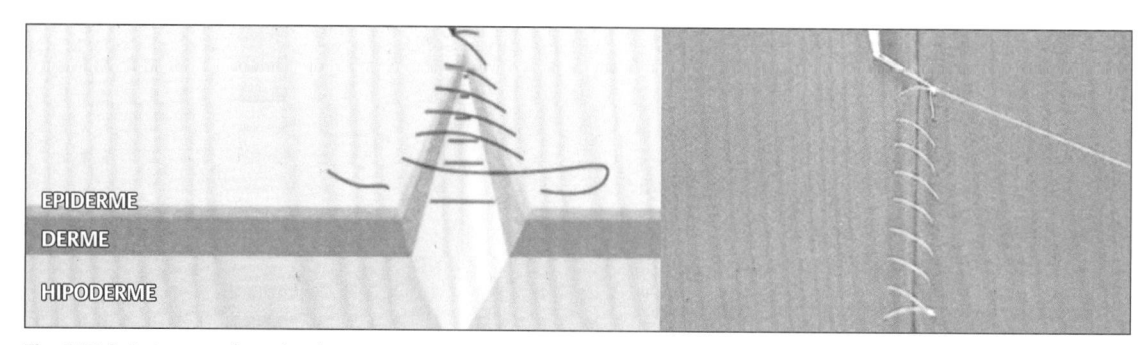

Fig. 156-8. Sutura contínua simples.

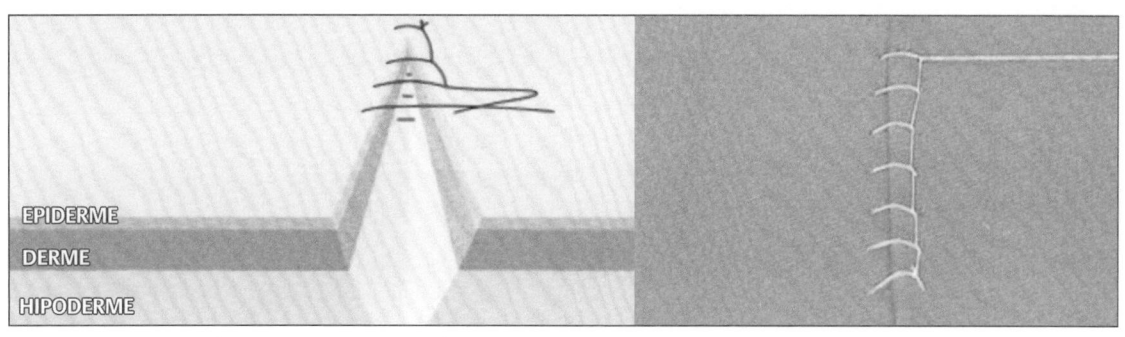

Fig. 156-9. Sutura contínua com pontos ancorados.

- *Aspectos gerais:* é um ponto de "U" hemostático contínuo que resulta em boa coaptação dos bordos da incisão. Dependendo da tensão, esta sutura pode ser de aposição até eversão. Sua execução promove uma rápida oclusão, e apresenta vantagem de não passar o fio sobre a ferida, mas não promove a perfeita coaptação dos lábios da ferida (Fig. 156-10).

Sutura Intradérmica Longitudinal

- *Descrição:* é uma sutura colchoeiro horizontal modificada, que deve seve ser iniciada e terminada com a internalização do nó na derme. Constitui-se de uma sequência de pontos simples longitudinais alternados nas bordas da pele, pelo lado interno dos lábios da ferida. A agulha é introduzida a 5 mm do ângulo superior à esquerda da incisão e sai na derme, tracionando-se o fio. Com a pinça de Adison fixando a borda direita da incisão, a agulha é introduzida longitudinalmente na derme por uma extensão de 0,5 cm e o mesmo é feito do outro lado, repetindo este processo até chegar ao ângulo inferior da incisão para internalizar o nó.
- *Aspectos gerais:* é uma sutura contínua que apresenta um excelente confrontamento e apresenta características hemostáticas, através da qual se obtém uma ótima cicatriz (Fig. 156-11).

Sutura Contínua em Bolsa

- *Sinônimo:* sutura em bolsa de tabaco.
- *Descrição:* conjunto de pontos simples dispostos em círculo. Consiste em passar o fio com pontos

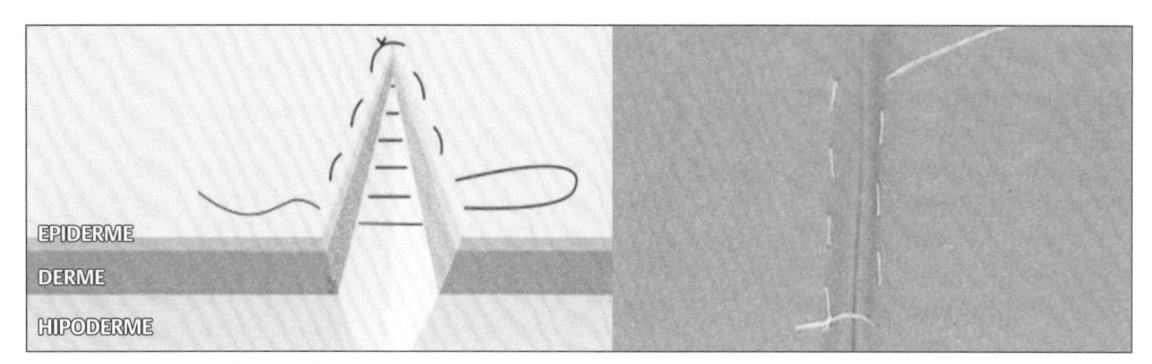

Fig. 156-10. Wolf contínua.

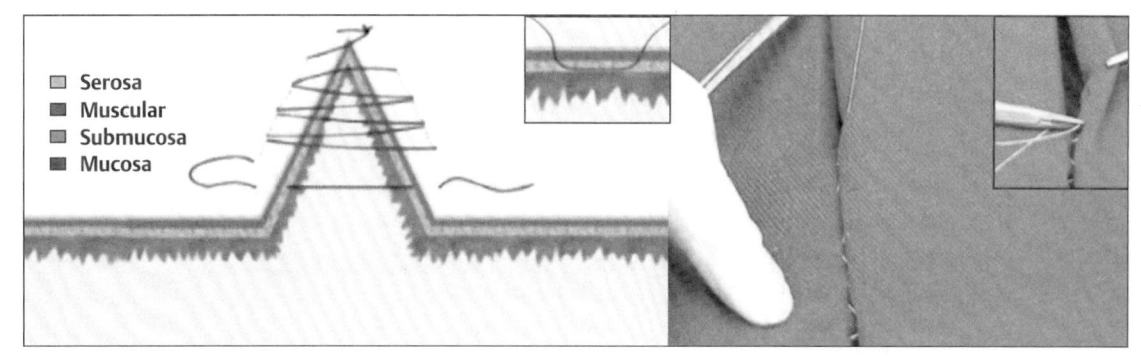

Fig. 156-11. Sutura intradérmica longitudinal.

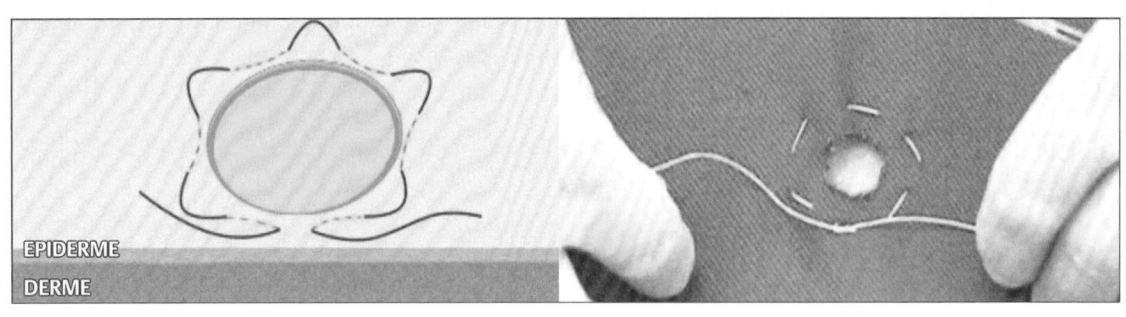

Fig. 156-12. Sutura continua em bolsa.

seromusculares em toda a volta da alça no sentido transverso e apertá-lo, após invaginar a extremidade.

- *Aspectos gerais:* é uma variação circular da sutura de Lembert, usada para apertar canais, orifícios existentes e isolar cavidades do exterior. Além disso, apresenta efeito hemostático. Utilizada para aproximar a extremidade aberta de uma luz (estrutura tubular oca), tal como um saco herniário ou o coto apendicular (Fig. 156-12).

BIBLIOGRAFIA

Bellen VB, Magalhães HP. Suturas. In: Magalhães HP. Técnica cirúrgica e cirurgia experimental. São Paulo: Sarvier; 1993c. p. 99-111.

Berge E, Melchior E. Técnica operatoria veterinaria. 28. ed. Barcelona: Labor; 1967. p. 1-119.

Bernis-Filho WO, Wouters F, Wouters AAB, Valéria Magro O, Lopes LR, Andreollo NA. Comparative study of cotton, polyglactin and polyglecaprone sutures in intestinal anastomoses in dogs. ABCD, Arq Bras Cir Dig 2013;26(1):18-26. (acesso em 7 mai 2019). Disponível em: http://www.scielo.br/scielo.php?script=sci_arttext&pid=S0102-67202013000100005&lng=pt.

Cirino LMI. Manual de técnica cirúrgica para graduação. São Paulo: Sarvier; 2003. p. 111.

Fossum TW. Cirurgia de Pequenos Animais. São Paulo: Roca; 2002. p. 48-64.

Fuller JR. Tecnologia cirúrgica: princípios e prática. 3. ed. Rio de Janeiro: Guanabara; 2000. p. 101-122.

Lazzeri L. Técnica operatória veterinária. Belo Horizonte: UFMG; 1994. p. 415.

Magalhães HP, Conforti VLP. Técnicas cirúrgicas. In: Magalhães, H. P. Técnica cirúrgica e cirurgia experimental. São Paulo: Sarvier; 1993. p. 134-163.

Parra OM, Saad WA. Técnica operatória fundamental. Rio de Janeiro: Atheneu; 1987. p. 558.

Smeak DD. Evaluation of video tape and a simulator for instruction of basic surgical skills. Vet Surg, v. 20, p. 30, 1991.

Swaim SF. Surgery of Traumatized Skin: Management and Reconstrucion in the Dog and Cat. Philadelphia: W. B. Saunders; 1980. p. 237-296.

Tolosa EMC, Carnevale J, Souza JR JA. Síntese cirúrgica. In: Goffi FS. Técnica cirúrgica: Bases anatômicas e fisiopatológicas e técnicas da cirurgia. 4. ed. Rio de Janeiro: Atheneu; 2001. p. 67-74.

Toombs PJ, Bauer MS. Técnicas operatórias básicas. In: Slatter Douglas. Manual de cirurgia de pequenos animais. 2. ed. São Paulo: Manole; 1998. v. 1. p. 210-236.

Turner AS, McIlwraith CW. Técnicas cirúrgicas em animais de grande porte. São Paulo: Roca; 1985. p. 342.

Varella ALB, Petit FA, Gomes O. M. Técnicas de síntese microcirúrgica. In: Gomes OM. Cirurgia experimental. São Paulo: Sarvier; 1978. p. 191-203.

DOR NO PRONTO-SOCORRO

Cristiane Zamprogno Vieira
Ludymila Samara Alves da Mata Souza

INTRODUÇÃO

O manejo da dor no Serviço de Emergência é complexo em virtude da sua subjetividade e ainda continua sendo um desafio. A qualidade assistencial, segura e efetiva, evitará complicações secundárias ao prolongamento do período da dor, assim como proporcionará ao paciente maior conforto no atendimento nesses locais.

Na avaliação da dor, não existem exames laboratoriais ou testes objetivos, dependendo, em grande parte, do relato do paciente (subjetivo). Como instrumento de avaliação, dispõe-se da escala visual analógica (EVA), que avalia somente o componente de intensidade da dor. Deve-se questionar a pontuação da dor com o paciente de acordo com a escala e a partir dela direcionar o tratamento para a dor leve, moderada ou intensa (Fig. 157-1).

O controle da dor deve ser adaptado às necessidades individuais de cada paciente, levando em conta idade, comorbidades, nível de ansiedade e preferências pessoais. O médico deve tentar diferenciar a dor em neuropática (consequência de patologias que acometem o sistema nervoso) ou dor nociceptiva (associada a lesões teciduais diretas). E, em seguida, deve caracterizar o grau da dor (leve, moderada ou severa).

Em relação a dor leve e moderada, há como terapia analgésico comum (p. ex., dipirona e paracetamol), anti-inflamatórios não esteroidais (AINEs) e, dependendo da dor, deve-se associar opioides fracos (p. ex., tramadol ou codeína). Em pacientes com suspeita de dor neuropática, devem-se utilizar anticonvulsivantes (gabapentina e pregabalina). Em caso de dor severa, a terapêutica deve basear-se em opioides fortes, como morfina e fentanil, geralmente em associação com analgésicos comuns, visto que há um sinergismo entre as drogas, potencializando o efeito terapêutico.

Deve-se atentar para os efeitos adversos do uso de opioides, como retenção urinária, constipação intestinal, arritmias cardíacas, hipotensão e sedação excessiva. Outra informação importante é que o uso da meperidina deve ser cauteloso em pacientes com epilepsia, visto que ela reduz o limiar convulsivante.

DOR E A ESCOLHA TERAPÊUTICA

A terapêutica adequada inicial está associada a uma avaliação precisa da causa da dor e do tipo de síndrome da dor. Distinguir sempre a dor neuropática da nociceptiva.

1. Tipos de dor:
   - Dor neuropática:
     - Consequente a danos ou patologia no sistema nervoso.
     - Dentre as causas há, diabetes melito, nevralgia pós-herpética e acidente vascular cerebral.
   - Dor nociceptiva:
     - Causada por estímulos que ameaçam ou provocam dano tecidual real.
     - Decorrente de condições musculoesqueléticas, inflamação ou problemas mecânicos/compressão.

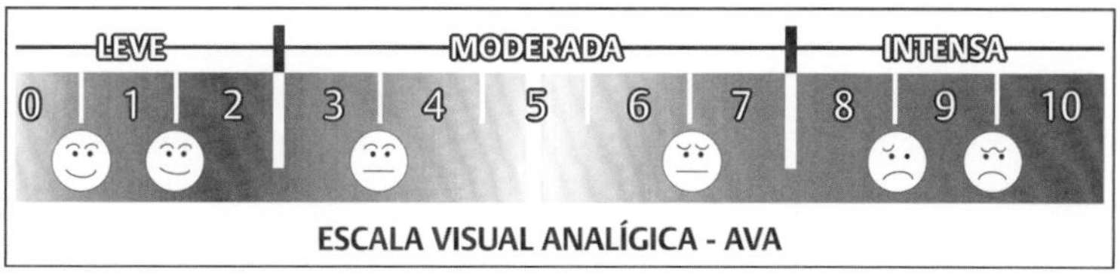

Fig. 157-1. Escala visual analógica – EVA. (Ver *Prancha em Cores*.)

2. Manejo inicial da dor neuropática:
   - A escolha do medicamento será guiada por fatores individuais do paciente, incluindo a fisiopatologia da síndrome da dor, outros sintomas e comorbidades, medicamentos em uso, farmacocinética/farmacodinâmica, efeitos adversos.
   - Para a maioria dos pacientes, o tratamento inicial da dor neuropática envolve:
     - Antidepressivos: tricíclicos ou inibidores da recaptação de serotonina e norepinefrina.
     - Ligantes de canais de cálcio alfa 2-delta (gabapentina e pregabalina).
     - Quando a dor é localizada, utilizar terapia tópica adjuvante (p. ex., lidocaína).
     - Opioides devem ser considerados como opção de segunda linha, nos seguintes casos: dor intratável, exacerbação episódicas de dor severa e dor neoplásica.
   - Primeira linha do tratamento de dor neuropática:
     - Gabapentina ou pregabalina.
     - Antidepressivos tricíclicos.
     - Inibidores de recaptação de serotonina ou norepinefrina são identificados como agentes de primeira ou segunda linha.
3. Manejo inicial da dor nociceptiva:
   - Envolve analgésicos, anti-inflamatórios e opioides. A medicação é utilizada em conjunto com terapias não farmacológicas.
   - Farmacoterapia: acetaminofeno ou dipirona (medicamentos de primeira linha). AINE oral é um agente alternativo (dor leve e moderada).
   - Opioides somente devem ser utilizados em pacientes com baixo risco para abuso de substâncias e dor que persiste apesar do uso de medicamentos não opioides.

ANALGESIA COMUM E ANTI-INFLAMATÓRIOS

1. Analgésicos comuns:
   - Paracetamol:
     - Pode ser combinado com opioides reduzir a dose necessária dos segundos.
     - Superdosagem:
       - Hepatotoxicidade grave: pode existir até mesmo em doses terapêutica, principalmente em pacientes com uso crônico de álcool ou doença hepática crônica.
       - Dose: 500 a 750 mg a cada 4 a 6 horas, até dose máxima de 4 g por dia.
       - Utilizado para dor leve (isoladamente) ou moderada a grave (combinado com outros medicamentos).
   - Dipirona:
     - Empregada no Brasil no tratamento de dor pós-operatória, cólica renal, dor oncológica e enxaqueca, bem como da febre.
     - Pode causar: anemia hemolítica, anemia aplástica, anafilaxia e graves reações cutâneas, broncoespasmo, náusea, vômito, sonolência, cefaleia e diaforese.
     - Há uma reação adversa impossível de ser prevista que é a agranulocitose. Não depende da dose e é fatal. Pode ocorrer após uso breve, prolongado ou intermitente.
     - Dose: 500 a 1.000 mg IV a cada 6 horas.
2. AINEs orais:
   - Os seletivos e não seletivos COX-2 da ciclo-oxigenase são utilizados para controle da dor aguda.
   - São indicados para dor leve a moderada.
   - Usados para o tratamento de lesões de tecidos moles, entorses, dores de cabeça e artrite.
   - Também exercem sinergia quando combinados com opioides.
   - Eventos adversos: inibição de plaquetas (potencial de sangramento), lesão gastrointestinal, lesões renais, como insuficiência renal e nefrites intersticiais. Eventos cardiovasculares: interação com medicamentos comumente prescritos para pacientes com doença cardíaca (drogas anti-hipertensivas, varfarina e aspirina).
3. AINEs não seletivos:
   - Ibuprofeno:
     - Apresenta menor risco gastrointestinal dentre os AINEs e é recomendado como primeira escolha.
     - Serve como substituto do paracetamol no manejo de dores leves a moderadas.
     - Dose: 400 mg a cada 4 a 6 horas.
   - Diclofenaco:
     - Dose: 50 mg, 3 vezes ao dia.
   - Cetoprofeno:
     - Dose: 50 mg, de 2 a 4 vezes ao dia.
   - Inibidores seletivos da COX-2:
     - Diminuem a necessidade de opioides de resgate, sem eventos adversos significativos.
     - Celecoxib: 200 ou 400 mg, VO.
     - Etoricoxib: 120 mg, VO.
4. AINEs não seletivos parenterais:
   - Cetorolaco e cetoprofeno estão disponíveis para uso intravenoso no Brasil.
   - Cetorolaco – via intramuscular ou endovenosa direta.
     - Adultos com menos de 65 anos:
       - Dose: 10 a 60 mg, IM.
       - Dose: 10 a 30 mg, IV direta.
     - Idosos:
       - Dose: 10 a 30 mg, IM.

♦ Dose: 10 a 15 mg, IV direta.
- Diminuição da função renal:
    ♦ Dose: 10 a 30, IM.
    ♦ Dose: 10 a 15 mg, IV direta.
    ♦ Contraindicado em insuficiência renal estágio IV ou V.
    ♦ Reduz o consumo de opioides e efeitos secundários, como íleo, náuseas e vômitos.
    ♦ Infusão habitual deve ser feita em 15 segundos.
- Cetoprofeno:
    - Dose: 100 mg, IV.
    - Indicado na dor do pré e pós-operatório e patologias dolorosas.
    - Contraindicações:
        ♦ Hipersensibilidade ao cetoprofeno.
        ♦ Insuficiência renal severa.
        ♦ Insuficiência hepática severa.
        ♦ Terceiro trimestre de gravidez.

Obs.: Em casos de dores leves a moderadas, o uso isolado de analgésicos comuns ou sua associação com AINEs, é a terapia de escolha inicial!

DROGAS ADJUVANTES NO TRATAMENTO DA DOR

1. Anticonvulsivantes:
    - Gabapentina e pregabalina são eficazes em doenças crônicas.
    - Utilizados na fase aguda de dores neuropáticas (gabapentina, pregabalina e carbamazepina).
    - Gabapentina e pregabalina podem provocar tonturas e sedação dependentes da dose.
    - Gabapentina:
        - Tratamento deve ser iniciado em dose baixa e aumento gradual até melhora da dor.
        - Doses diárias de 300 a 1.200 mg, VO.
        - Em idosos fazer metade da dose.
    - Pregabalina:
        - Pode proporcionar analgesia mais rapidamente do que a gabapentina.
        - Doses diárias: 300 a 600 mg.
2. Antidepressivos:
    - Antidepressivos tricíclicos e inibidores seletivos da recaptação de serotonina e noradrenalina possuem qualidades analgésicas. Porém, os inibidores possuem potência inferior.
    - O efeito analgésico dos antidepressivos parece ocorrer mais precocemente (p. ex., 1 semana) com doses mais baixas.
    - Efeitos adversos: boca seca, hipotensão ortostática, obstipação e retenção urinária. Podem diminuir com baixas dose de início e administradas ao deitar.
    - Tricíclicos são relativamente contraindicados em pacientes com doença cardíaca grave (alarga o intervalo QT).
    - Amitriptilina: dose 25 a 50 mg, VO, à noite.
    - Nortriptilina: dose 10 a 50 mg, VO, até 4 vezes ao dia.

Obs.: Os anticonvulsivantes e antidepressivos (principalmente tricíclicos) podem ser associados a analgésicos e AINEs, bem como ser terapia adjuvante em caso de dores refratárias, principalmente neoplásicas.

OPIOIDES FRACOS

- Codeína: dose 15 a 60 mg, VO, a cada 4 a 6 horas.
- Oxicodona: dose 5 a 30 mg, VO, a cada 4 a 6 horas.
- Tramadol:
    - Analgesia por meio da inibição da recaptação de serotonina e noraepinefrina.
    - Eventos adversos: semelhante a opioides fracos, porém com maior incidência de náuseas e vômitos.
    - Há risco de convulsões, principalmente em pacientes que utilizam antidepressivos, neurolépticos ou outras drogas que diminuem o limiar convulsivo.
    - Doses:
        ♦ Oral: 50 mg a cada 12 horas.
        ♦ Endovenosa: 50 a 100 mg a cada 12 horas (dor severa: iniciar com 100 mg, dose máxima: 400 mg por dia).

Efeitos Adversos dos Opioides

- *Cardiovasculares:* ligeira depressão da contratilidade miocárdica, efeito vagolítico e ação inotrópica negativa (meperidina).
- *TGI:* obstipação intestinal, sobretudo em idosos, acamados, portadores de patologias intra-abdominais, neuropatas, hipercalcemia e uso concomitantes de outras drogas.
- *TGU:* retenção urinária em pacientes em uso crônico da medicação.
- *SNC:* sedação, sonolência, confusão mental.

OPIOIDES FORTES

- Parenterais:
    - Disponíveis nas vias EV, IM, SC, transdérmica e transmucosa.
    - Injeções EV em *bolus* podem ser utilizadas para dor moderada a severa, com doses adequadas para evitar a depressão respiratória e a instabilidade hemodinâmica.
    - Quando administrados por infusão contínua, o paciente deve ser monitorado com oximetria de pulso e avaliação dos sinais vitais.
- Morfina: utilizada no tratamento da dor intensa, com início rápido da analgesia e efeito de pico entre 1-2 horas, e com duração da analgesia de

4-5 horas. A dosagem varia de acordo com a via de infusão:
- Endovenosa: 1 a 3 mg a cada 5 minutos, até atingir o alívio da dor. Atentar para saturação de O_2 < 95% ou hipotensão.
- Intramuscular: 5 a 10 mg a cada 3 a 4 horas. O uso IM não é recomendado, devido a dor local, absorção irregular e demora para atingir o pico do efeito.
- Subcutânea: pouco utilizada, não recomendada na emergência.

- Fentanil: é 100 vezes mais potente que a morfina, com início da ação bem mais rápido, melhor penetração da barreira hematoencefálica e meia-vida mais curta. O pico de ação ocorre em 3 a 5 minutos e a meia-vida é de 2 a 4 horas. É o fármaco de escolha na presença de instabilidade hemodinâmica ou broncoespasmo, por não liberar histamina. Doses:
  - Endovenosa:
    - Dor intensa: 25 a 50 mcg a cada 5 minutos.
    - Dor moderada e severa: 50 a 100 mcg a cada 2 a 5 minutos até o alívio da dor.
    - A administração por mais de 5 dias está associada a sedação prolongada.
- Meperidina: usada no tratamento de curto prazo da dor aguda, contraindicada e pacientes que utilizam IMAO. Reduz o limiar convulsivo, e tem um efeito disfórico, não sendo tão eficaz como outros medicamentos disponíveis.

ESCOLHA DA ANALGESIA (QUADROS 157-1 E 157-2)

Quadro 157-1. Sugestão de Tratamento da Dor Neuropática

Dor neuropática
1ª linha Anticonvulsivantes (pregabalina ou gabapentina) + Antidepressivos tricíclicos (amitriptilina ou nortriptilina) OU Inibidores da receptação de serotonina e noradrenalina (duloxetina)
2ª linha Associação das drogas de 1ª linha com opioides fracos (tramadol)
3ª linha Associação das drogas de 1ª linha com opioides fortes (morfina) Pode haver necessidade de toxina botulínica

Quadro 157-2. Sugestão de Tratamento da Dor Nociceptiva

Dor leve a moderada
- Paracetamol ou dipirona - Associação com AINEs ou opioides fracos - Considerar associar anticonvulsivantes ou tricíclicos
Dor severa
- Iniciar opioide forte (morfina ou fentanil) - Associação com analgésicos comuns, AINEs - Considerar associar anticonvulsivantes ou tricíclicos

DOR REUMATOLÓGICA

Deve-se destacar a importância da abordagem não farmacológica, incluindo fisioterapia, terapia ocupacional e exercícios. Quanto ao uso de fármacos, cabe ressaltar a função da terapia adjuvante no manejo da dor crônica e de origem reumática, baseada no emprego de antidepressivos e anticonvulsivantes. Da mesma forma, é crescente a utilização de opioides no tratamento destes pacientes.

BIBLIOGRAFIA

Beaudoin FL, Lin C, Guan W et al. Low-dose ketamine improves pain relief in patients receiving intravenous opioids for acute pain in the emergency department: results of a randomized, double-blind, clinical trial. Acad Emerg Med. 2014;21(11):1193-202.

Borland M, Jacobs I, King B et al. A randomized controlled trial comparing intranasal fentanyl to intravenous morphine for managing acute pain in children in the emergency department. Ann Emerg Med. 2007;49(3):335-40.

Chang AK, Bijur PE, Campbell CM et al. Safety and efficacy of rapid titration using 1mg doses of intravenous hydromorphone in emergency department patients with acute severe pain: the "1+1" protocol. Ann Emerg Med. 2009;54(2):221-5.

Curtis KM, Henriques HF, Fanciullo G et al. A fentanyl-based pain management protocol provides early analgesia for adult trauma patients. J Trauma. 2007;63(4):819-26.

Dale R, Stacey B. Multimodal treatment of chronic pain. Med Clin N Am. 2015;0(0):1-10.

Ferreira G, Traeger AC, Machado G et al. Credibility, accuracy, and comprehensiveness of internet-based information about low back pain: a systematic review. J Med Internet Res. 2019;21(5):1-9.

Galinski M, Dolveck F, Combes X et al. Management of severe acute pain in emergency settings: ketamine reduces morphine consumption. Am J Emerg Med. 2007;25(4):385-90.

Gupta A, Scott K, Dukewich M. Innovative technology using virtual reality in the treatment of pain: does it reduce pain via distraction, or is there more to it? Pain Med. 2017;0(0):1-9.

Lvovschi V, Aubrun F, Bonnet P et al. Intravenous morphine titration to treat severe pain in the ED. Am J Emerg Med. 2008;26(6):676-82.

Martins HS, Santos RA, Brandão Neto RA et al. Medicina de emergência: revisão rápida. São Paulo: Manole; 2016.

Miller JP, Schauer SG, Ganem VJ et al. Low-dose ketamine vs morphine for acute pain in the ED: a randomized controlled trial. Am J Emerg Med. 2015;33(3):402-8.

Motov S, Rockoff B, Cohen V et al. Intravenous Subdissociative-Dose Ketamine Versus Morphine for Analgesia in the Emergency Department: A Randomized Controlled Trial. Ann Emerg Med. 2015;66(3):222-229.e1.

Paiva ES, Coginotti V, Müller CZ et al. Manejo da dor. Rev Bras Reumatol. 2006;46(4):292-6.

Patanwala AE, Keim SM, Erstad BL. Intravenous opioids for severe acute pain in the emergency department. Ann Pharmacother. 2010;44(11):1800-9.

Thomas SH. Emergency department analgesia: An evidence based guide. Cambridge University Press, 2008.

Viveiros WL, Okuno MFP, Campanharo CRV et al. Dor no serviço de emergência: correlação com as categorias da classificação de risco. Rev Latino-Am Enf. 2018;0(0):1-8.

Yeaman F, Meek R, Egerton-Warburton D et al. Sub-dissociative-dose intranasal ketamine for moderate to severe pain in adult emergency department patients. Emerg Med Australas. 2014;26(3):237-42.

PRINCIPAIS FARMACODERMIAS

Carolina Piccinini Silva

DEFINIÇÃO

Reação cutânea adversa de causa medicamentosa, podendo ser mediada ou não por mecanismos imunológicos. Pode envolver também mucosas, cabelos e unhas.

APRESENTAÇÃO CLÍNICA

As reações adversas às drogas assumem grande multiplicidade de aspectos clínicos e eventualmente podem ser graves e fatais.

- Rash *cutâneo:* exantema (morbiliforme ou escarlatiniforme) maculopapular simétrico que aparece de forma súbita principalmente no tronco e nos membros superiores (Fig. 158-1). Pode estar associado a sintomas gerais como febre, artralgia e cefaleia. Diagnóstico diferencial com petéquias. Causado por drogas como penicilinas, AINEs, sulfas, eritromicina, dipirona, carbamazepina.
- *Urticária:* placas eritematosas de centro pálido, com prurido intenso (Fig. 158-2). Normalmente duram menos de 24 horas. Pode estar associado a edema de mucosas (angioedema) em lábios, pálpebras e língua. Existe risco de anafilaxia. Causada por drogas como soros, antibióticos, opiáceos, barbitúricos, saliciatos, AINEs.
- *Síndrome de Stevens Johnson:* reação adversa grave. Caracteriza-se por erupção cutânea de acometimento cutaneomucoso múltiplo, precedida por sinais prodrômicos de infecção como febre, mialgia, artralgia (podem perdurar por cerca de 2 semanas) (Fig. 158-3). A área mais acometida é a boca, com lesões do tipo bolhas

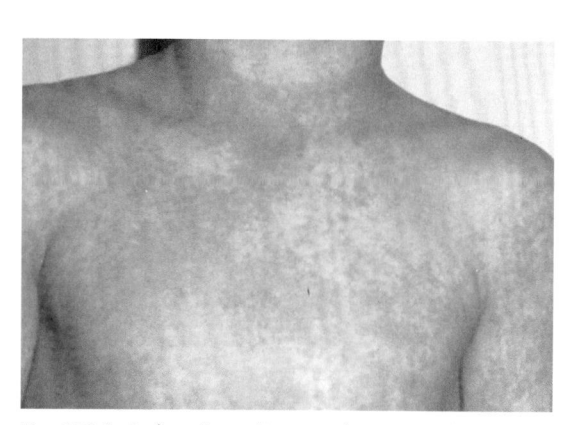

Fig. 158-1. *Rash* cutâneo. (Ver *Prancha em Cores.*)

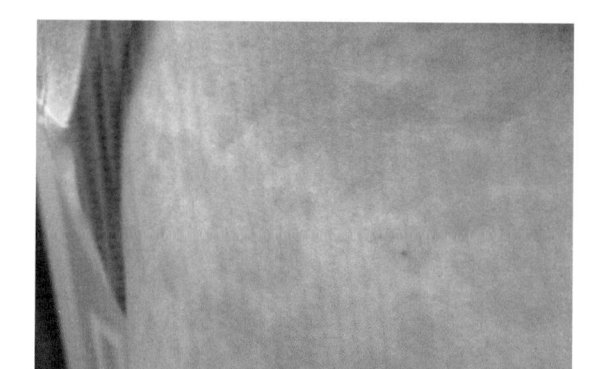

Fig. 158-2. Urticária. (Ver *Prancha em Cores.*)

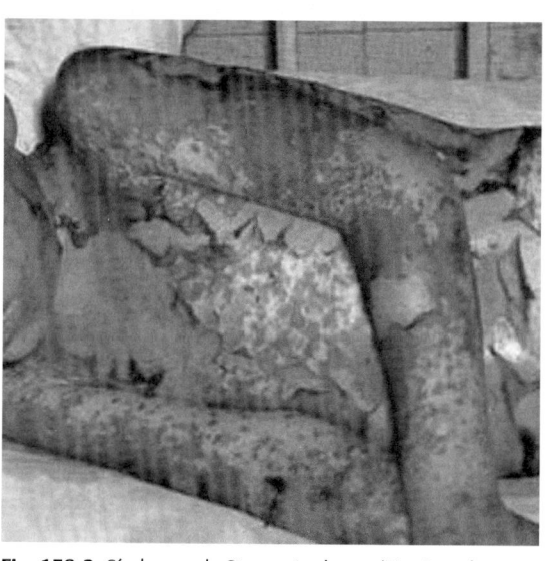

Fig. 158-3. Síndrome de Steven-Jonhson. (Ver *Prancha em Cores.*)

hemorrágicos ou purulentas que se rompem deixando áreas erosivas em lábios, língua e cavidade oral. Lesões oculares também são frequentes e pode ocorrer comprometimento sistêmico. Causada por drogas como sulfas, anticonvulsivantes e AINEs.

- *Necrólise epidérmica tóxica (síndrome de Lyell):* reação adversa extremamente grave. A erupção cutânea também é precedida de pródromos de infecção e evolui, caracterizando-se por afecções bolhosas com desprendimento epidérmico (descolamento da pele) (Fig. 158-4). As lesões acometem as mucosas e há aparecimento de febre elevada e toxemia. Pode ocorrer necrose da pele e o acometimento sistêmico (pneumonites, acometimento do TGI e lesão renal) é mais comum que na síndrome de Stevens Johnson. Óbito ocorre por sepse e coagulação intravascular disseminada. Causada por drogas como AINEs, dipirona, alopurinol, cefalosporinas, penicilinas, quinilonas, anticonvulsivantes, corticoides, antineoplásicos.

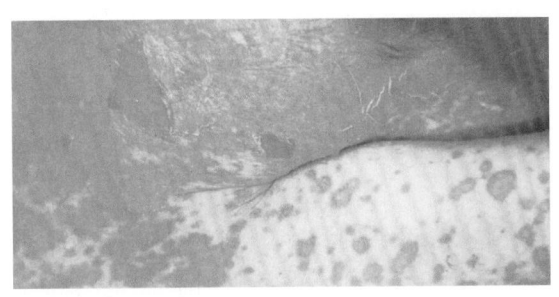

Fig. 158-4. Síndrome de Lyell. (Ver *Prancha em Cores.*)

DIAGNÓSTICO

Clínico e de exclusão. Atenção à história de início de uso de fármaco.

CONDUTA

1. *Rash* cutâneo e urticária:
   - Suspender a droga.
   - Anti-histamínico se prurido (exemplo: hidroxizina).
   - Corticoide (exemplo: prednisona) se lesões/edema muito exuberantes.
   - Adrenalina IV em caso de anafilaxia.
2. SST e NET:
   - Internação (avaliar necessidade de UTI).
   - Nutrição enteral (se impossibilidade da VO).
   - Reposição hidroeletrolítica.
   - Medidas de suporte e monitorização dos sinais vitais.
   - Antibioticoterapia (exemplo: oxacilina) (risco de infecção secundária – considerar isolamento).
   - Não utilizar corticoterapia.

BIBLIOGRAFIA

Garcia-Doval I, Lecleach L, Bocquet H, Otero XL et al: Toxic epidermal necrolysis and Stevens-Johnson Syndrome: does withdrawal of causative drugs decrease the risk of death? Arch Dermatol. 2000;136:323-327.

Revuz J, Penso D, Roujeau JC, Guillaume JC et al: Toxic epidermal necrolysis: clinical findings and prognosis factors in 87 patients. Arch Dermatol. 1987;123:1160-1165.

Sampaio SAP, Rivitti EA. Dermatologia. 4. ed. Porto Alegre: Editora Artes Médicas; 2018.

Tagliavini R. Novo Atlas Prático de Dermatologia e Venereologia. 3. ed. São Paulo: Editora Santos; 1994.

CAPÍTULO 159
URGÊNCIAS EM ONCOLOGIA

Dário Fialho Marzal
Laíssa Maria Negreiros Rotella
Mateus Salles

INTRODUÇÃO

As estimativas mundiais para 2030, segundo a Organização Mundial da Saúde (OMS), são de 21,4 milhões de novos casos de câncer. Diante desta realidade, torna-se cada vez mais frequente o atendimento a pacientes oncológicos em todos os níveis de atenção, cabendo aos profissonais da saúde contruibuirem para a restauração da qualidade de vida destes. As emergências oncológicas podem resultar em complicações e agravamentos da doença, o que pode acarretar em óbito, diante disso, faz-se necessário ao médico o conhecimento das principais complicações nesse grupo de pacientes.

NEUTROPENIA FEBRIL

A neutropenia febril (NF) pode ser entendida como a imunossupressão temporária secundária ao tratamento oncológico com maior suscetibilidade a desenvolver infecções graves e potencialmente fatais.

É definida como contagem de neutrófilos menor que 500 células/mm³ ou menor que 1.000 células/mm³ com expectativas de queda (levar em consideração histórico quimioterápico recente), associado à febre com temperatura oral maior ou igual 38,3°C ou maior ou igual 38°C persistente por mais de 1 hora ou temperatura axilar 37,8°C.

Trata-se de emergência oncológica com sua real incidência desconhecida, pois depende do diagnóstico de base e esquema quimioterápico. Cerca de 80% dos acometidos estão em tratamento com tumores hematológicos e 10 a 50% com tumores sólidos. Além disso, em 70% dos casos não há foco infeccioso, 80% das infecções ocorrem pela flora endógena.

Existem diversos agentes infecciosos, sendo os mais comuns descritas no Quadro 159-1.

Fisiopatologia

Pacientes submetidos a quimioterapia encontram um potencial mielotóxico. Seus efeitos tanto no sistema imune, quanto em barreiras-mucosa, provocam morte de células de defesa, disfunção de neutrófilos, além de alterações de mucosa, facilitando translocação bacteriana. Somados a alterações na imunidade pela própria neoplasia de base, como alterações na produção de anticorpos, destruição de complexos imunes, defeitos em células ou uso de altas doses de corticoides, promovem infecção.

Quadro 159-1. Principais Agentes Infecciosos na Neutropenia Febril

Bactérias	Gram + *S. epidermidis* (mais comum e com menor virulência) *S. aureus*, Estreptococos e Enterococos (infecções mais graves) Gram - *Pseudomonas aeruginosa* (infecções graves)
Fungos	*Candida* spp. *Aspergillus* spp.
Vírus	Herpes simplex (HSV 1 e 2) Herpes-zóster Reativação viral: EBV, CMV, HSV 6a ou HSV B

Apresentação Clínica

Os sintomas dos episódios de NF são caracterizados com febre no momento da admissão com história recente de quimioterapia (pelo menos nas últimas 6 semanas). Além disso, em 19% dos casos há diarreia e mucosites, associada a desidratação (48%). Geralmente, o estado geral do paciente pode ser classificado como regular ou mau.

Diagnóstico

História clínica detalhada com ênfase na história prévia de complicações infecciosas; história medicamentosa (uso crônico de corticoides aumenta o risco por patógenos oportunistas), história prévia de antibioticoterapia; alergias e comorbidades; tipo de quimioterapia e seu início.

Exame físico minucioso: sinais e sintomas de infecção são raros, com isso, devem-se valorizar alterações discretas, sobretudo em mucosas. A avaliação inclui: pele, unhas, cavidade oral, seios paranasais, pulmão, trato gastrointestinal, região anal e genitália. Além disso, inspeção cuidadosa de cateteres venosos de longa permanência, exame neurológico e de fundo-de-olho devem ser considerados.

Exames laboratoriais e estudos radiológicos iniciais incluem: hemograma completo, provas de função hepática e função renal e duas amostras de hemocultura para bactérias e fungos. Radiografia de tórax (se sintomas respiratórios), urocultura (se presença de sonda vesical de demora ou sintomas urinários), cultura de escarro (se houver), cultura de secreção de lesões cutâneas e exame de fezes com pesquisa de toxina de clostridium, se diarreia. Caso haja cateter venoso de longa duração, colher amostra de cultura de sangue do cateter e outra de sangue periférico.

Estratificação de Risco

O modelo preditivo de estratificação de risco mais empregado é o índice MASCC (Quadro 159-2), a fim de guiar o manejo clínico daqueles diagnosticados com NF. Um escore ≥ 21 pontos define baixo risco.

Tratamento

Em linhas gerais, a terapêutica é orientada de acordo com a estratificação de risco do paciente à apresentação da NF (Quadro 159-3). Inicialmente, deve-se indicar antibioticoterapia em até 60 minutos da entrada do paciente.

Prescrição Sugerida

- Dieta geral mais líquidos.
- Soro fisiológico 0,9% e soro glicosado 5% intravenoso de 8/8 horas.
- Cetoprofeno 100 mg 12/12 horas.
- Cefepime 2 g intravenoso de 8/8 horas.
- Vacomicina 1 g intravenosa de 8/8 horas (caso grave).

Quadro 159-2. Escore de Risco MASCC

Fator prognóstico	Escore
Ausência de sintomas ou com sintomas leves	5
Sintomas moderados a graves	3
Ausência de hipotensão	5
Ausência de doença pulmonar obstrutiva crônica	4
Portador de tumor sólido/linfoma ou ausência de infecção fúngica	4
Ausência de desidratação	3
Paciente não hospitalizado no primeiro episódio de febre	3
Idade superior a 60 anos	2

Quadro 159-3. Terapia Antimicrobiana

Característica	Etiologias principais	Esquema terapêutico principal	Opções	Observações
Neutropênico febril com baixo risco	Gram -, *Pneumocystis*, herpes, *Candida*, *S. aureus*	Domiciliar com ciprofloxacino ou amoxicilina-clavulanato		Escore ≥ a 21 pontos define baixo risco (avaliar evolução da curva térmica rigorosamente)
Neutropênico febril com alto risco	Gram -, *Strepto viridans* resistente	Monoterapia: cefepima, ceftazidima, imipenem, meropenem ou piperacilina-tazobactam	Terapia combinada: associar antibióticos do esquema terapêutico principal com aminoglicosídeo	Neutropenia grave: contagem de neutrófilos < 100 células/mm³
Neutropênico febril refratário ao tratamento acima (5 dias)	*Candida*, *Aspergillus*, *S. aureus*	Associar anfotericina B	Associar vancomicina ou iniciar desde o início nos pacientes com choque, pneumonia com consolidação, flebite ou infecção de cateter, piodermite ou cultura crescendo Gram +	

- Tramadol 100 mg e soro fisiológico 0,9% 100 mL, intravenoso 6/6 horas.
- Omeprazol 20 mg via oral 24 em 24 horas em jejum.
- Dipirona 1 g (2 mL) água destilada intravenosa se dor ou febre de 6/6 horas.
- Metoclopramida 10 mg (2 mL) água destilada se náuseas ou vômitos de 6/6 horas.
- Cateter O_2 3 L/min.
- Monitorização e oximetria de pulso e sinais vitais.
- Cuidados gerais e comunicar anormalidades.

Obs.: Podemos trocar o tramadol por morfina (1 mg) e a metoclopramida por bromoprida (10 mg).

SÍNDROME DE COMPRESSÃO MEDULAR

A síndrome de compressão medular (SCM) é definida pela compressão do saco dural e seu conteúdo por tumoração. Acomete em sua maioria a coluna torácica, seguida pela coluna lombossacra e em menor frequência a coluna cervical. É uma grave complicação do câncer, podendo ser a manifestação inicial de malignidade.

Nas doenças oncológicas avançadas é comum a ocorrência de metástase óssea, sendo as vértebras seu principal sítio, que se tornarão sintomáticas em 15 a 30% dos casos em decorrência da compressão medular ou instabilidade mecânica. A causa mais frequente de SCM são as metástases vertebrais, principalmente aquelas cujo sítio inicial do tumor é mama, pulmão ou próstata, estas podem ainda gerar o colapso da vértebra acometida, intensificando os sintomas.

Apresentação Clínica

A sintomatologia depende da extensão da compressão, do ritmo de crescimento do tumor, do grau da destruição óssea, da extensão da doença.

Dor

Presente em 80% a 95% dos casos. É o primeiro sintoma na maioria das vezes, podendo aparecer horas ou meses antes do diagnóstico. Tende a aumentar com o passar do tempo, podendo piorar durante a tosse e o esforço físico em razão do estiramento do plexo epidural; pode apresentar piora durante a noite. Pode manifestar-se de caráter radicular irradiando para um membro ou ser localizada e/ou irradiando para o dermátomo correspondente. É importante realizar a palpação da coluna no exame físico, evidenciando a dor.

Paresia

É o segundo sintoma mais comum, ocorre em 60% a 80% dos pacientes com SCM, pode progredir em dias ou semanas. Usualmente o motivo da busca de atendimento médico pelo paciente. Ocorre pela compressão do trato corticoespinhal. Se manifesta como uma fraqueza progressiva, podendo ser em extremidades distais baixas ou diminuição dos reflexos tendinosos profundos nos membros inferiores.

Anormalidades Sensitivas

Ocorre em 50% dos pacientes com SCM. Podem manifestar-se como parestesia, hipoestesia, anestesia; tais sintomas são encontrados de um a cinco níveis abaixo da medula que sofre a compressão. Pode haver posteriormente ataxia e, por fim, plegia.

Disfunção Vesical e Intestinal

São sintomas mais tardios, ocorrem em até 50% dos casos. Sua principal manifestação é a retenção urinária, tornando a bexiga distendida e palpável.

IMPORTANTE
- SCM lombar: dor radicular e queixa sensorial.
- SCM torácica: fraqueza bilateral e dor na coluna.

Diagnóstico

O diagnóstico de SCM envolve história cronológica, exame físico e ressonância nuclear magnética (RNM) no trajeto de toda medula pois pode haver envolvimento múltiplo, sendo este o mais sensível. A ressonância deve ser realizada em até 24 horas, exceto em casos de mielopatia severa que deve ser realizada o mais rápido possível. A tomografia pode ser utilizada para detecção de massas tumorais, hérnias e a radiografia para busca de colapso de vértebra (Fig. 159-1).

Tratamento

Analgesia, Melhora da Função Neurológica e Prevenção de Déficit Neurológico

Deve ser administrado corticoide, mais comumente a dexametasona é indicada para redução de edema, inflamação, reduzindo a dor e possíveis danos neurológicos. Podem ser utilizados analgésicos não esteroidais e opioides, como morfina 10 mg VO 4/4 horas (Quadro 159-4).

Quadro 159-4. Corticoterapia

Dor e disfunção neurológica mínima	Paraparesia ou paraplegia
Bolus de 10 mg EV	Bolus de 100 mg
4 mg VO 6/6 horas com redução da dose ao longo de 14 dias	24 mg EV 6/6 horas

```
Ressonância
nuclear
magnética
    ├─→ Limitado a patologia vertebrail ──→ Radioterapia e estabilização
    ├─→ Sem sintomas neurológicos ──→ Considerar causas extraaxiais ──→ Se confirmado tumor, radioterapia e QT intratecal
    ├─→ Ausência de tumor ──→ Radiculopatia, mielopatia, dor de cabeça, meningismo ──→ Análise LCR
    └─→ Massa epidural com compressão neural ──→ Radioterapia, esteroides, descompressão, estabilização ──→ Se ausência de tumor, avaliação de nervo periférico
```

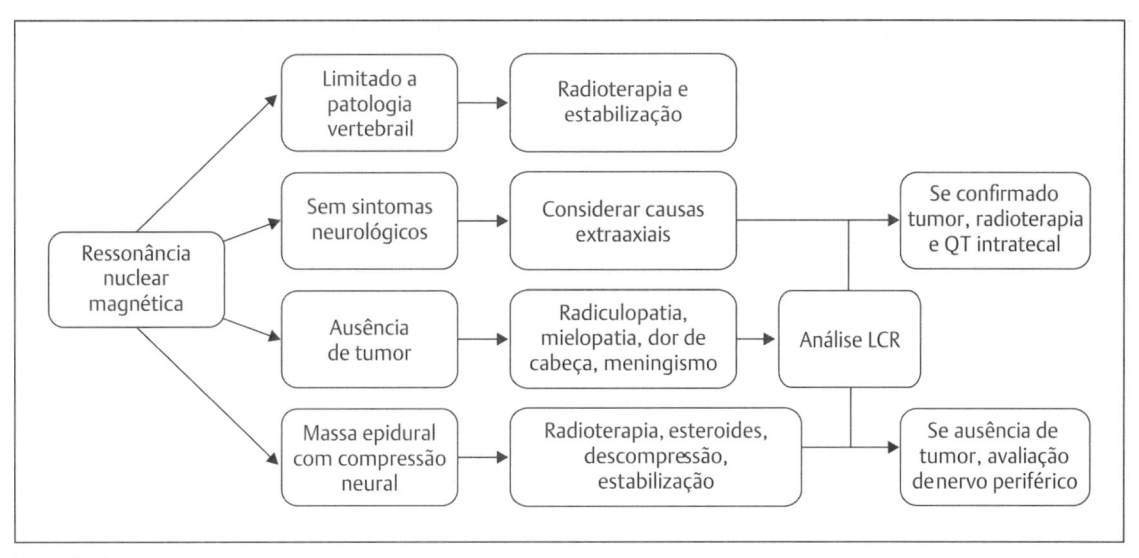

Fig. 159-1.

Medidas Gerais

Deve ser prescrita ao paciente profilaxia de trombose venosa profunda como clexane 40 mg SC à noite em razão da imobilidade e do estado de hipercoagulabildade do paciente oncológico. Deve ser feita a prevenção de úlcera de pressão, de constipação intestinal com óleo mineral 10 mL VO 12/12 horas e reabilitação fisioterápica.

Tratamento Definitivo

Os tratamentos preconizados são cirurgia e radioterapia associadas, ficando para aqueles pacientes com compressão subclínica, ausência de instabilidade na coluna a radioterapia isolada.

Prognóstico

A sobrevida de pacientes com SCM é de cerca de 6 meses, variando conforme a deambulação no início do tratamento, que é um importante fator prognóstico, e de acordo com o sítio inicial do tumor, sendo melhor para pacientes com câncer de mama e prostáta quando comparado com o câncer de pulmão.

SÍNDROME DE LISE TUMORAL

A síndrome de lise tumoral (SLT) é uma complicação do câncer decorrente da rápida destruição de células malignas liberando componentes intracelulares para o sangue, como ácido úrico, potássio, fosfato, ácido nucleico, gerando sobrecarga ao organismo e principalmente ao rim, ocorrendo insuficiência renal aguda (IRA). Linfomas de alto grau, leucemias agudas, tumores quimiossensíveis são os principais tumores associados a SLT.

A SLT é classificada de acordo com o tipo de neoplasia (tumor sólido ou hematológico), conforme a relação com o tratamento (espontânea ou associada ao tratamento) e com base na classificação de Cairo-Bishop. Esta última divide a SLT entre:

SLT laboratorial (presença de pelo menos dois achados abaixo):

- Ácido úrico sérico > 8 mg/dL ou aumento de mais de 25% do valor prévio.
- Potássio sérico > 6 mEq/L ou aumento de mais de 25% do valor prévio.
- Fósforo sérico > 4,5 mg/dL ou aumento de mais de 25% do valor prévio.
- Cálcio total sérico < 7 mg/dL ou redução de mais de 25% do valor prévio.

SLT clínico ou IRA:

- SLT laboratorial associada a creatinina sérica > 1,5 vez o valor normal E/OU
- SLT laboratorial associada a arritmias cardíacas ou parada cardiorrespiratória E/OU
- SLT laboratorial associada a convulsão.

Quadro Clínico

O quadro clínico do paciente está relacionado com a patologia de base e os sintomas gerados pela lise tumoral, como arritmia, alteração neuromuscular, convulsão e cãibras, náusea, vômitos, letargia, diarreia, oligúria ou anúria, desidratação, artrite aguda, lesões cutâneas difusas.

Prevenção

A SLT gera risco de morte que varia de 29 a 79%, merecendo que sejam tomadas medidas preventivas para que não ocorra essa complicação, sendo a melhor forma de evitar danos orgânicos irreversíveis.

- Primeiramente, deve-se identificar pacientes com alto e baixo riscos, sendo de alto risco aqueles pacientes com neoplasia de alto grau,

quimiossensíveis, grandes massas tumorais, hiperuricemia prévia ou hiperfosfatemia, IR prévia, oligúrico, desidratado. Posteriormente, deve-se adiar a quimioterapia por 24 a 48 horas de pacientes com alto risco até que sejam tomadas as medidas preventivas.
- Devem-se identificar pacientes que não toleram grandes volumes de hidratação, monitorizar débito urinário, considerando diuréticos caso necessário.
- Administrar solução salina EV.
- Excluir e corrigir outras causas de IR.
- Realizar exames complementares como hemograma, eletrólitos, função renal, desidrogenase lática, exames de coagulação, urina tipo 1, perfil hepático, ureia, creatinina, ácido úrico, fosfato, cálcio, potássio, eletrocardiograma, ultrassonografia de vias urinárias.
- Prescrever alopurinol 300 mg/m²/dia e bicarbonato de sódio em caso de acidose metabólica.

Tratamento

Em casos em que a profilaxia não foi efetiva ou realizada, pacientes que desenvolvem SLT devem receber tratamento para correção de distúrbios hidroeletrolíticos, medidas apropriadas para insuficiência renal e, para aqueles com anormalidades eletrolíticas graves, receber hemodiálise precoce para melhora do prognóstico.

SÍNDROME DE VEIA CAVA SUPERIOR

A síndrome de veia cava superior (SVCS) ocorre quando há obstrução da veia cava superior, o que leva à estase do retorno venoso do segmento braquiocefálico. É considerada emergência oncológica quando presentes sintomas neurológicos.

Causas mais comuns da SVCS são as malignidades, correspondendo entre 60 a 85% dos casos, seguidas de câncer de pulmão (75%) e linfomas não Hodgkin (10%).

Apresentação Clínica

As manifestações clínicas dependem do grau de compressão venosa, da presença de colaterais, da velocidade de instalação e da causa subjacente.

Os sinais e sintomas mais comuns são edema facial e de membros superiores, dispneia, tosse, rouquidão, pletora facial e veias colaterais distendidas em pescoço e tórax.

Diagnóstico

O diagnóstico é clínico e pode ser confirmado através da tomografia de tórax com contraste.

O diagnóstico histológico é necessário para confirmação da malignidade e para escolha do tratamento.

Tratamento

De um modo geral, a radioterapia é indicada como tratamento-padrão para alívio dos sintomas, mas requer o diagnóstico histológico. Nos casos de malignidades, o tratamento inclui alívio dos sintomas obstrutivos e tratamento do câncer. A quimioterapia é indicada em tumores sensíveis.

BIBLIOGRAFIA

Al-Qurainy R, Collis E. Metastic spinal cord compression: diagnosis and management. BMJ. 2016; 353:2539.

Araujo JLV et al. Manejo das meoplasias metástatica da coluna vertebral: uma atualização. Revista do Colégio Brasileiro de Cirurgiões. 2013;40(6):508-514.

Tallo FS, Vendrame LS, Lopes RD, Lopes AC. Síndrome de lise tumoral: uma revisão para o clínico. Rev Bras Clin Med. 2013;11(2):150-4.

Taplitz RA, Kennedy EB, Bow EJ et al. Outpatient Management of Fever and Neutropenia in Adults Treated for Malignancy: American Society of Clinical Oncology and Infectious Diseases Society of America Clinical Practice Guideline Update. J Clin Oncol. 2018;36(14):1443-1453.

EMERGÊNCIAS NO PACIENTE COM AIDS/SIDA

Gabriel Seixas Carvalho
Túlio Bassoli

INTRODUÇÃO

A epidemia de AIDS constitui um grande problema de saúde pública no Brasil e no mundo, responsável por números alarmantes de novos casos e óbitos. Desde o início da epidemia de AIDS (1980) até 31 de dezembro de 2017, foram notificados no Brasil 327.655 óbitos tendo o HIV/AIDS como causa básica (CID10: B20 a B24). Da década de 1980 a junho de 2018, foram registrados 926.742 casos de AIDS no Brasil. O país tem registrado uma média anual de 40 mil novos casos de AIDS nos últimos 5 anos. O número por ano de casos de AIDS vem diminuindo desde 2013, quando atingiu 43.269 casos; em 2017, 37.791 casos novos registros. Em um período de 10 anos, a taxa de detecção apresentou queda de 9,4%.

A abordagem clínica dos pacientes com AIDS tem evoluído bastante nos últimos anos, resultando na maior sobrevida dos pacientes e na melhora de sua qualidade de vida, baseando-se em três premissas principais: 1. o retardo na progressão e na melhora da imunodeficiência pelo uso adequado dos antirretrovirais (TARV); 2. a prevenção de infecções oportunistas; 3. o diagnóstico e o tratamento precoce das complicações – processos infecciosos e doenças neoplásicas.

Devido à complexidade do tema a ser discutido, este capítulo abordará as situações mais prevalentes no que diz respeito a emergências clínicas relacionadas com essa imunodeficiência.

PRINCIPAIS ENTIDADES CLÍNICAS (QUADROS 160-1 A 160-3)

Quadro 160-1. Principais Infecções do Sistema Nervoso Central (SNC) que Acometem o Paciente com AIDS

Infecção SNC	Toxoplasmose
	Criptococose
	Neurotuberculose
	Meningites virais, bacterianas e asséptica
	Linfoma primário do SNC
	Neurossífilis

Quadro 160-2. Principais Infecções Pulmonares que Acometem o Paciente com AIDS

Infecções pulmonares	Pneumocistose
	Pneumonia bacteriana (*Streptococcus pneumoniae*, *Haemophilus influenzae*, *Legionella pneumophila*)
	Micobacterioses e tuberculose

Quadro 160-3. Principais Agentes Etiológicos Causadores de Diarreia Aguda em Pacientes com AIDS

Diarreias agudas	Idiopática
	Salmonella sp.
	Escherichia coli
	Clostridium difficile
	Campilobacter jejuni

MANIFESTAÇÕES NEUROLÓGICAS

- *Meningite asséptica:* ocorre em 50-90% dos soroconvertidos. O paciente apresenta-se com febre, cefaleia, fotofobia, náusea e vômitos. Rigidez de nuca e letargia também podem estar presentes. Confusão, *delirium*, agitação estão presentes em caso de comprometimento encefálico. O achado mais frequente ao líquor é a pleiocitose discreta (< 100 cel./mm^3), predomínio de linfócitos, proteinorraquia discretamente elevada (< 100 mg/dL) e glicorraquia sem alterações.
- *Meningite criptocócica:* quadro subagudo com febre e cefaleia (75%), náusea, mal-estar e vômitos. A rigidez de nuca é pouco comum (1/3 dos casos). Alteram-se sensório, pares cranianos e visão, havendo também convulsões, comuns a 15-20%. Ao líquor, percebem-se poucas alterações, devendo-se pesquisar o fungo (tinta da china).
- *Meningite bacteriana:* pode ocorrer com qualquer nível de linfócitos TCD4 e a chance é até 50 vezes maior que a população geral se LTCD4 > 200/mm^3

e até 400 vezes maior se LTCD4 < 200/mm³. As manifestações não diferem de um paciente imunocompetente.
- *Meningite viral:* principais agentes etiológicos são herpes simples 1 e 2, *varicela zóster* e CMV. Os quadros podem ser meníngeos ou com encefalite, sendo graves e podendo gerar sequelas. Biópsia gera o diagnóstico definitivo, não sendo utilizado de rotina. O **PCR-HSV** de líquor tem sensibilidade de 98%. O **líquor** apresenta celularidade aumentada, proteinorraquia aumentada e glicorraquia sem alterações.
- *Neurotoxoplasmose:* principal lesão com efeitos de massa no SNC. Nos últimos anos tem sua incidência reduzida pelo uso de terapia antiviral de alta potência (HAART) e sulfametoxazol-trimetropim. Quadro subagudo que dura 2-3 semanas, com alterações de sensório, hemiparesia e outros sinais focais, cefaleia, convulsões, AVE e sinais de irritação meníngea, além de febre. O quadro ocorre com contagem baixa de LTCD4 (< 100/mm³). A sorologia do protozoário é positiva em 84% dos pacientes. A TC de crânio classicamente mostra múltiplas lesões hipodensas com reforço de anelar contraste, podendo haver edema perilesional (Fig. 160-1). RM é mais sensível, mas usada somente se TC inconclusiva.
- *Linfoma primário do SNC:* é a mais frequente neoplasia do SNC em pacientes com SIDA e está associada a infecções por *Epstein-Barr*. Quadro clínico subagudo que evolui de 2-8 semanas, não apresenta febre, nem rebaixamento de nível de consciência, podendo evoluir com disfunção mental global e convulsões. O diagnóstico é feito por TC de crânio ou RM, achando-se lesões periventriculares com 2-6 cm de tamanho, hipodensas e com captação de contraste. A **biópsia** é essencial e o líquor não é muito útil, com citologia oncótica de baixa sensibilidade.

MANIFESTAÇÕES PULMONARES

- *Pneumocistose:* incidência caiu notoriamente desde a implantação do esquema HAART, embora seja a doença mais comum definidora de SIDA. O quadro apresenta-se com tosse seca, febre, dispneia progressiva, taquipneia. Tem evolução arrastada em relação à pneumonia bacteriana com duração de vários dias. Pode ocorrer evolução para insuficiência respiratória em 5-30% dos casos, principalmente se LTCD4 < 200/mm³. A **radiografia de tórax** é normal em 5-20% dos casos, mas com achados clássicos no restante dos casos, apresentando imagens de infiltrado reticular heterogêneo difuso bilateral e simétrico (Fig. 160-2). A **gasometria** arterial tem pO_2 < 70 mmHg. A **pesquisa de *P. jiroveci* no escarro** induzido tem sensibilidade de 77% e valor preditivo negativo de 64%. No **lavado broncoalveolar** a sensibilidade é de 85-89% e na **biópsia transbrônquica** de 88-97%.
- *Pneumonia bacteriana:* É a principal complicação pulmonar desde o início da terapia HAART, podendo ocorrer em qualquer estágio da doença. Pacientes com LTCD4 < 200/mm³ têm maior chance de apresentar infecção invasiva pelo pneumococo. Quadro é caracterizado por febre, calafrios, tosse e expectoração amarelo-esverdeada, além de, possivelmente, dor pleurítica e dispneia.

Fig. 160-1. TC contrastada em paciente HIV + com neurotoxoplasmose.

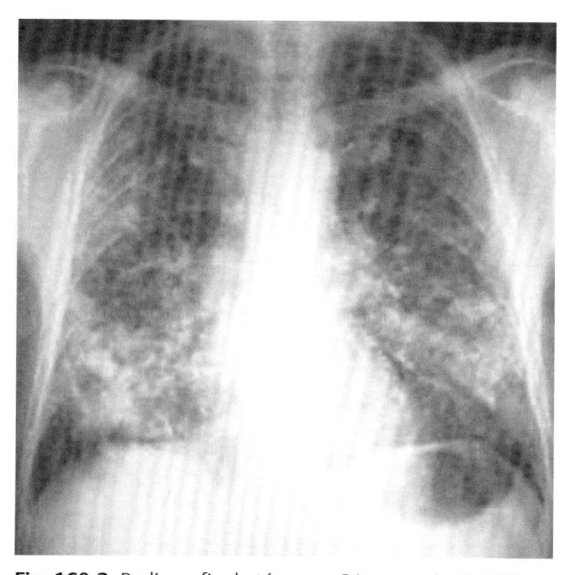

Fig. 160-2. Radiografia de tórax em PA em paciente HIV + com pneumocistose.

A **radiografia de tórax** apresenta infiltrados focais, segmentares ou lobares.
- *Tuberculose pulmonar:* pode ocorrer com qualquer contagem de LTCD4 e acelera o curso da infecção pelo HIV (Quadro 160-4). Quadro variável de acordo com a imunossupressão. Na doença precoce com LTC4 > 400/mm^3, há tosse, expectoração, perda de peso, sudorese, febre e sinais de doenças cavitárias em lobos superiores e PPD positivo em 80% dos casos. Na doença avançada com LTCD4 < 400/mm^3 pode ocorrer acometimento extrapulmonar associado, atingindo gânglios e medula óssea, com quadro clínico variável e febre em quase todos os casos. Tosse, perda de peso, sudorese noturna, linfonodomegalia, hepatoesplenomegalia e descoramento de mucosas ocorrem de acordo com o sítio de desenvolvimento e tem PPD positivo em menos de 25%. A radiografia de tórax pode apresentar achado típico de doença cavitária e apical, até infiltrado reticulonodular difuso e, menos comumente, adenopatia hilar e derrame pleural. Para diagnóstico, pode ser utilizado isolamento do BAAR no escarro, pesquisa no lavado brocoalveolar e cultura para *M. tuberculosis* no escarro o qual é muito sensível e dá o diagnóstico definitivo.

MANIFESTAÇÕES DIARREICAS

Sua incidência tem diminuído desde o início do sistema de tratamento HAART, principalmente as enterites bacterianas. O quadro agudo assemelha-se ao de pacientes imunocompetentes, acometendo aqueles com qualquer contagem de LTCD4. O diagnóstico deve sempre ser feito quando sintomas perduram por mais de 5 dias, realizando **protoparasitológico** de fezes, coleta de **coprocultura** e **hemocultura** se houver febre. Pesquisar toxina do *Clostridium difficile* se houver história de exposição prévia a antibióticos e **endoscopia com aspirado duodenal** se os exames prévios forem negativos. A retossigmoidoscopia só é útil se a investigação inicial é inconclusiva ou se houver sangramento intestinal.

Quadro 160-4. Relação entre Contagem de LTCD4 e Doenças Pulmonares em Pacientes com AIDS

Contagem de LTCD4	Doença pulmonar mais provável
Qualquer contagem	Tuberculose pulmonar Pneumonia bacteriana
< 100/mm^3	*Pneumocystis jiroveci* *Cryptococcus neoformans*
< 200/mm^3	Pneumonia por *P. aeruginosa* e *S. aureus* Sarcoma de Kaposi
< 50/mm^3	*Aspergillus fumigatus* CMV disseminado

Nas diarreias agudas, podem ocorrer sintomas leves a moderados como vômitos, dor abdominal, diarreia aquosa e febre baixa, ou sintomas mais graves, tais como febre alta, diarreia com sangue, dor abdominal intensa, bacteremia, vômitos e desidratação. Em casos moderados a graves deve-se colher **pesquisa de sangue** e **leucócitos nas fezes**, **coprocultura**, **hemocultura**, além de outros exames norteados pelo quadro atual do paciente.

MANIFESTAÇÕES HEMATOLÓGICAS

Podem apresentar-se em qualquer estágio da doença, mas, mais frequentemente, ocorrem em fases avançadas. As citopenias, nesses casos, possuem origem multifatorial (Quadro 160-5).

- *Anemia:* é um achado muito frequente nos pacientes com AIDS, principalmente se doença estabelecida. O subtipo mais comum é anemia de doença crônica: normocrômica, normocítica, reticulócitos baixos para o nível da anemia, ferropenia, diminuição da capacidade de ligação do ferro e aumento de ferritina e dos depósitos de ferro na medula óssea.
- *Trombocitopenia:* ocorre em cerca de 10% dos pacientes infectados, podendo estar presente tanto em fases precoces quanto em fases avançadas da doença. A púrpura trombocitopênica imunológica (PTI) é mais prevalente em fases iniciais. Em até 10% dos pacientes com trombocitopenia a anemia hemolítica autoimune (síndrome de Evans) pode estar associada. A púrpura trombocitopênica também pode ser diagnosticada e possui a síndrome hemoliticourêmica como diagnóstico diferencial.

TERAPIA ANTIRRETROVIRAL NA URGÊNCIA E EMERGÊNCIA

O início imediato da TARV está recomentado para todos os pacientes que vivem com HIV, independente do estágio clínico ou imunológico. A princípio, devem-se informar benefícios e riscos do tratamento ao paciente, além de realizar preparo psicológico para o tratamento, sempre respeitando a autonomia do paciente. É importante evidenciar ao paciente que uma vez iniciado o tratamento, ele não deve ser interrompido, mas sem que haja coerção para o início da TARV. O início precoce do tratamento é importante pela redução da morbimortalidade, transmissão do vírus e importante impacto em possíveis quadros de tuberculose, que compõem a principal causa infecciosa de morte em pessoas que vivem com HIV (Quadro 160-6).

Quadro 160-5. Citopenias

Anemias
Trombocitopenias

Quadro 160-6. Situações em que Deve Ser Priorizado o Início Precoce da TARV

Situações de priorização de atendimento para início da TARV
Paciente que vive com HIV sintomático
LTCD4 < 350 cel/mm³
Gestantes
Tuberculose ativa
Coinfecção por HBV
Coinfecção por HCV
Risco cardiovascular elevado (> 20%)

*Se contagem de LTCD4 impossibilitada, não adiar o início do tratamento

CONDUTAS PARA PACIENTES HIV/AIDS APÓS ATENDIMENTO

Imunizações:

- Vacina pneumocócica (a cada 5 anos).
- Vacina contra *Influenza* (anualmente).
- Tríplice viral (dose única para adultos).
- Vacina dupla adulto dT (a cada 10 anos).
- Vacina contra hepatite A (se sorologia negativa e com coinfecção para hepatites B e/ou C).
- Vacina contra hepatite B (4 doses duplas – 40 mcg) – zero, 1 mês, 2 meses e 6 meses (solicitar sorologia entre 1 e 6 meses após 4ª dose).

Obs.: Orientar o paciente para não receber imunização antes da coleta de CD4 e carga viral.

Pacientes Assintomáticos ou sem Uso da TARV (Quadro 160-7)

Quadro 160-7. Condutas que devem ser Realizadas em Pacientes com AIDS Assintomáticos ou sem Uso da TARV após o seu Atendimento

Marcar 1º retorno com data compatível à chegada dos resultados dos exames solicitados (CD4 e carga viral)
Agendar **consulta trimestralmente** ou com menor frequência
Encaminhar para **Grupo de Adesão** e/ou outros grupos do serviço
Solicitar **estadiamento do HIV** (CD4 e carga viral) **a cada 1 a 6 meses** no máximo, conforme resultados prévios
Iniciar TARV, se necessário (conforme Consenso de Terapia Antirretroviral do Ministério da Saúde)
Anotar no cartão do paciente os principais exames, patologias, internações, esquemas terapêuticos, entre outros, que possam facilitar o atendimento deste em outras instituições de Saúde

Pacientes Sintomáticos (Quadro 160-8)

Quadro 160-8. Condutas que Devem Ser Realizadas em Pacientes com AIDS Sintomáticos após o seu Atendimento

Agendar retorno conforme indicação clínica inicial e após resultados dos exames de primeira consulta
Instituir **TARV** somente **após os esclarecimentos** de todas as dúvidas e aceitação do paciente
Encaminhar para **Grupo de Adesão** e/ou outros grupos do serviço
Após início da TARV, agendar retorno entre 7 e 15 dias para avaliação da adesão e reações adversas
Agendar retorno mensal nos primeiros 3 meses de TARV
Se quadro estável e a boa adesão à terapia, agendar **retorno médico a cada 2 meses**
O paciente poderá **ser encaminhado para outras avaliações**: enfermagem, saúde mental, serviço social, entre outros, para avaliação periódica de adesão, biossegurança, prática de sexo seguro etc.
Anotar no cartão do paciente os principais exames, patologias, internações, esquemas terapêuticos, entre outros, que possam facilitar o atendimento deste em outras instituições de Saúde

BIBLIOGRAFIA

Brasil. Ministério da Saúde. Boletim Epidemiológico HIV/AIDS 2018. Disponível em http://www.aids.gov.br/pt-br/pub/2018/boletim-epidemiologico-hivaids-2018.

Figueiredo JFC, Machado AA. Emergências em Adultos Portadores de Síndrome de Imunodeficiência Adquirida. Medicina, Ribeirão Preto. 2003;36:357-64.

Laborda LS, Martins HS. Emergências no Paciente com HIV/SIDA. In: Martins HS, Brandão Neto RA, Scalabrini Neto A, Velasco IT, editors Emergências Clínicas Abordagem Prática. 10.ed. Barueri: Manole; 2015. p. 908-30.

Ministério da Saúde. Protocolo Clínico e Diretrizes Terapêuticas para Manejo da Infecção pelo HIV em Adultos. Brasília; 2018.

Secretaria Municipal da Saúde de São Paulo. Manual de Condutas Atendimento HIV/Aids. São Paulo: 2010.

IDOSO NA URGÊNCIA

Ana Carolina Franco de Morais
Lívia Carla Moura Corrêa

INTRODUÇÃO

Uma das consequências do envelhecimento populacional que pode ser observada é a alteração da dinâmica dos departamentos de emergência (DE), uma vez que os pacientes idosos são grandes usuários desse sistema. O atendimento do paciente geriátrico no DE possui algumas particularidades, uma vez que são pacientes que possuem sintomas inespecíficos que podem ter múltiplas etiologias, manifestações atípicas, além de frequentemente estarem submetidos à polifarmácia.

Os motivos que levam os idosos ao DE podem ser variados e podem estar relacionados com a agudização de doenças preexistentes.

AVALIAÇÃO CLÍNICA

Pelo fato de possuir sintomas inespecíficos e manifestações atípicas, o paciente idoso necessita de uma avaliação ampla, um exame físico criterioso, tendo em vista as alterações que podem ser encontradas em seus sistemas fisiológicos. Essa avaliação inicial pode encontrar alguns obstáculos em razão de algumas alterações serem decorrentes de condições preexistentes.

A avaliação do estado neurológico do paciente feita por meio da escala de coma de Glasgow (ECG) pode estar alterada pela incapacidade cognitiva do paciente, o que dificultaria a resposta verbal deste. Já a avaliação da desidratação pode estar alterada pelo fato de a produção de saliva e lágrimas estar diminuída no paciente geriátrico. É importante salientar que pulsos e a pressão arterial podem estar alterados por causa do uso de medicamentos. Para tanto, vê-se a necessidade de aferição da pressão em ortostatismo, decúbito e com o paciente assentado.

Diante do exposto vimos que algumas condições já são rotineiramente encontradas no paciente idoso, mas se diferentes do habitual ou que alterem o seu estado geral, esse paciente deve ser direcionado ao DE.

AVALIAÇÃO GERIÁTRICA AMPLA

A avaliação geriátrica ampla (AGA) é utilizada para a abordagem do paciente levando em conta a sua funcionalidade em geral, e não somente a sua condição médica básica. Existem vários modelos de AGA para cada área avaliada, mas é importante frisar a importância da avaliação da funcionalidade com a finalidade de identificação das limitações que o paciente possuía antes do quadro atual. Para tanto avalia-se o desempenho do paciente idoso ao realizar atividades da vida diária como tomar banho e vestir-se sem assistência, alimentar-se, controle esfincteriano, uso correto dos medicamentos, realizar tarefas domésticas, utilizar meio de transporte público, capacidade de lidar com dinheiro. Outra área de suma importância a ser avaliada é a da cognição, para identificação de alguma síndrome demencial ou *delirium*. Para tanto podem ser utilizados o miniexame do estado mental para a cognição e também o Confusion Assessment Method (CAM) para avaliar os critérios de *delirium*.

ÚLCERAS POR PRESSÃO

A senescência possui alguns fatores de risco para o desenvolvimento de úlceras por pressão, sendo o comprometimento nutricional e a mobilidade reduzida alguns dos principais. É importante salientar que alguns cuidados a serem tomados podem prevenir e até mesmo tratar essa condição. Cita-se a reabilitação nutricional, mudanças de decúbito e cuidados locais.

USO DE DISPOSITIVOS

A utilização de sondas prejudica a mobilidade do paciente idoso e ainda está associada a um maior risco de infecções e quedas. Um importante ponto a ser levado em consideração é que mesmo quando indicados corretamente, esses dispositivos são mantidos por um tempo superior ao ideal. Diante dessa situação deve-se avaliar as suas reais indicações bem como seus riscos e benefícios.

REAÇÃO ADVERSA MEDICAMENTOSA

A reação medicamentosa na população idosa é uma situação muito prevalente. Está intimamente relacionada com a polifarmácia, mas ressalta-se que o organismo do paciente idoso passa por modificações que podem predispor a essas reações adversas medicamentosas, como a alteração da composição corporal e da função renal. É importante salientar que o sintoma apresentado pelo paciente pode ser um efeito colateral de alguma droga em uso. Diante do exposto, vê-se a necessidade do combate ao uso de drogas sem indicação médica.

GRANDES SÍNDROMES GERIÁTRICAS
Fragilidade

Com o avançar da idade há uma diminuição da reserva funcional dos sistemas, levando a uma diminuição do idoso em manter a homeostase. Essa situação pode resultar de situações que independem da presença de doenças. Sugere-se a utilização de critérios do Índice de SOF para a detecção de fragilidade na prática clínica. Para tanto, necessita-se de dois dos três critérios a seguir: 1. perda de pelo menos 5% do peso, intencional ou não, num período de 2 anos; 2. incapacidade de levantar-se da cadeira cinco vezes seguidas sem ajuda das mãos; 3. sentir-se "sem energia" quando questionado ativamente.

Delirium

É uma síndrome mental aguda, causando confusão mental, alterações do nível de consciência e psicomotoras. Configura-se como uma das complicações hospitalares mais frequentemente encontradas na população idosa. É uma condição subdiagnosticada e que pode ser causada pelo uso de drogas, por infecções, por hipoglicemia, dentre outras. A seguir exemplificados os critérios diagnósticos para delirium segundo o *Diagnostic and Statistical Manual of Mental Disorders* – DSM IV:

A) Perturbação da consciência, com redução da capacidade de direcionar, focalizar, manter ou deslocar a atenção.
B) Alteração na cognição mental ou desenvolvimento de perturbação da percepção que não é mais bem explicada por demência pré-existente, estabelecida ou em evolução.
C) A perturbação se desenvolve em um curto período de tempo, com tendência a flutuações no decorrer do dia.
D) Existem evidências de que a perturbação é causada por consequências fisiológicas de condição médica geral.

Quedas

É uma das principais causas de trauma no idoso e é frequentemente sub-relatada. Em muitos casos ele pode representar algum quadro específico, por isso é importante que no DE o idoso passe por uma investigação sobre quedas no último ano e se forem relatadas mais de uma queda num mesmo ano, deve ser iniciada uma investigação dos fatores associados. Podem resultar em fraturas de quadril e de colo de fêmur por exemplo, por isso sempre se deve ter em vista a prevenção do tromboembolismo venoso, uma vez que esses pacientes já possuem uma mobilidade reduzida. A propedêutica vai basear-se na avaliação de risco das fraturas, na presença de distúrbios neurológicos e também cardiovasculares.

Maus-Tratos

Podem ser encontrados sob a forma de abuso físico, verbal, psicológico, financeiro e também negligência. É uma síndrome de difícil diagnóstico, pois pode confundir-se com fraturas acidentais, desnutrição por alguma condição crônica, dentre outras. Existem alguns fatores de risco que podem ser identificados pelo médico no DE, como por exemplo: história anterior de violência, condição econômica ruim, impossibilidade de se defender e procurar ajuda.

BIBLIOGRAFIA

Freitas EV, Py L. Tratado de Geriatria e Gerontologia. 3. ed. Rio de Janeiro: Guanabara Koogan; 2011.

Global Health Estimates 2016: Deaths by cause, Age, Sex, by Country and By Region, 2000-2016. Geneva, World Healt Organization; 2018.

Martins HC et al. Emergências Clínicas: Abordagem prática. 10. ed. São Paulo: Manole Ltda.; 2015.

Teixeira JC. Unidade de Emergência: Condutas em Medicina de Urgência. 3. ed. São Paulo: Atheneu; 2013.

ATENDIMENTO AO PACIENTE COM COVID-19

Marcelo Barros Weiss

COMUNICADO

Este texto foi escrito e revisado até a data de 12 de abril de 2020, utilizando as melhores referências nacionais e internacionais disponíveis até o momento. Em grave condição de pandemia, que estamos vivendo neste momento, não poderíamos deixar de registrar neste livro as bases de atendimento, mesmo sabendo que novas referências vão surgir para ajudar no tratamento e controle dessa grave enfermidade que nos assusta e nos mobiliza para o seu enfrentamento.

INTRODUÇÃO

No final de 2019, em uma localidade de uma cidade na China (Wuhan), verificou-se o aparecimento de pneumonia agressiva e de desfecho por vezes fatal. Após pesquisas conduzidas com isolamento do material genético do vírus, ele foi chamado de 2019-nCov por orientação da Organização Mundial de Saúde (OMS).[1]

O então denominado vírus SARS-CoV-2 (*Severe Acute Respiratory Syndrome Coronavirus* 2) que causa a COVID-19 (*Coronavirus Disease* 2019) tinha por apresentação clínica mais típica febre, fadiga e tosse seca. Em graus variados, poderiam evoluir para hipoxemia e dispneia, levando à forma mais grave com insuficiência respiratória e necessidade da terapia intensiva com intubação.[1]

Desde dezembro, a doença vem-se espalhando rapidamente pelo planeta com aparecimento em toda a Europa (grande circulação de pessoas) e epicentro na Itália, onde se registrou grande mortalidade (atribuível inicialmente à temperatura do norte do país, grande circulação de chineses e idade mais avançada da população – passível de críticas). No dia 11 de março de 2020, a OMS declarou tratar-se de uma pandemia e lançou avisos de cuidados para todo o mundo, orientando isolamento social global como medida de contenção à contaminação.

Esse vírus tem alta taxa de transmissibilidade que é estimada em 2,7, o que quer dizer que, para cada pessoa doente, a transmissão será para outras duas ou três pessoas. Essa transmissão se faz por gotículas, fezes e aerossóis.

Seu período de incubação é estimado em 14 dias com uma média de 4 a 5 dias para o aparecimento dos sintomas, mas estudos informam que a transmissibilidade em indivíduos assintomáticos pode ser maior que 14 dias.[2-4]

Na presente data, o novo epicentro da doença está nos Estado Unidos (Nova Iorque), onde, em 19 de abril de 2020, foram registrados 746.379 casos confirmados com 41.379 mortes pelo COVID-19. No mundo, já são 2.382.064 casos com 165.636 mortos.

FISIOPATOLOGIA (ATÉ AQUI DEFINIDA PELAS PESQUISAS)

Trata-se de uma doença sistêmica de característica respiratória podendo levar a grave insuficiência respiratória do tipo hipoxêmica. Outros estudos sugerem tratar-se de causa hematológica que provoca uma grave hipoxemia em decorrência de alteração nos receptores da hemoglobina na célula impedindo que o ferro fique "contido" na porfirina, o que produziria sério dano ao pulmão originando processo inflamatório severo por toxicidade do ferro. Tal posição explicaria a alteração hepática causando aumento da alanina aminotransferase (ALT) encontrada nos pacientes graves e com falência sistêmica. Pesquisas conduzidas na Universidade de São Paulo (USP) estão determinando relação entre a presença da doença e fenômenos trombóticos diversos (coração, cérebro e periferias) por lesão do endotélio vascular e aparecimento de coagulação intravascular disseminada por alteração na cascata de coagulação e sistema complemento. As pesquisas estão em andamento em vários centros em todo o mundo, mas ainda não há consenso.[5-7]

QUEM SÃO OS CONSIDERADOS GRUPOS DE RISCO?

São aqueles acima de 60 anos, hipertensos, diabéticos, imunossuprimidos, portadores de neoplasias, DPOC, nefropatias e hepatopatias.[8]

Nos Estados Unidos, a obesidade tem sido um dos maiores fatores de agravamento verificado nos serviços de saúde (Fig. 162-1).

FORMAS DE APRESENTAÇÃO DA DOENÇA (ATÉ AQUI CONHECIDAS)

- *Leve (80% dos casos):* os pacientes podem ser assintomáticos ou ter sintomas mais leves, como tosse seca, fadiga e febre (37,6), e menos frequentes, como anorexia (17%), cefaleia (34%), rinorreia (11%), anosmia (38%), diarreia (24%) e vômitos (17%).
- *Moderada (15% dos casos):* dispneia não hipoxêmica, quadro geral pior com desidratação e tosse mais intensa e febre mais alta que perdura por mais de 3 dias.
- *Grave (5% dos casos):* dispneia com hipoxemia (pneumonia intersticial), piora do quadro geral que evolui para insuficiência respiratória necessitando de ventilação mecânica com ou sem sinais de choque.

Há descrições de apresentação de forma cutânea com urticária, lesões vasculares periféricas, lesões petequiais e vesículas.

MEDIDAS DE PREVENÇÃO E ORIENTAÇÃO À POPULAÇÃO E AOS PROFISSIONAIS DE SAÚDE (COVID-19)

1. Lavar as mãos com água e sabão e/ou solução de álcool a 70% (gel).
2. Evitar tocar a boca, olhos e o rosto.
3. Manter distanciamento social (de 1 a 2 metros de distância) evitando a circulação de pessoas (OMS).
4. Quando tossir ou espirrar, cobrir a boca e nariz com a face interna dos cotovelos (etiqueta respiratória). O uso de lenços descartáveis é permitido, desde que descartados imediatamente após o uso.
5. Evitar consumo de alimentos crus ou malcozidos e manusear carne crua ou mesmo leite em "natura".
6. Em caso de manifestações clínicas de febre, tosse e dificuldade respiratória de qualquer intensidade, procurar atendimento médico adequado e determinado na sua região (hospitais e postos determinados para atendimento prioritário).

DIAGNÓSTICO

Exames Laboratoriais

- Hemograma completo: leucograma normal com plaquetas diminuídas e linfopenia presente.
- PCR (elevada).
- LDH (elevada).
- TGO e TGP (forma mais grave habitualmente).
- Dímero D (elevado).
- CK e troponina (aumentadas em caso de lesão cardíaca).
- *Swab* oronasal (CORV) somente após 3º dia do início dos sintomas (no caso de internação ou protocolo da unidade que assim determinar).
- Creatinina/ureia (de acordo com o resultado maior ou menor de comprometimento renal).
- BNP (*brain natriuretic peptide*) – para pacientes acima de 70 anos ou cardiopatia prévia, quando disponível.
- Gasometria arterial.

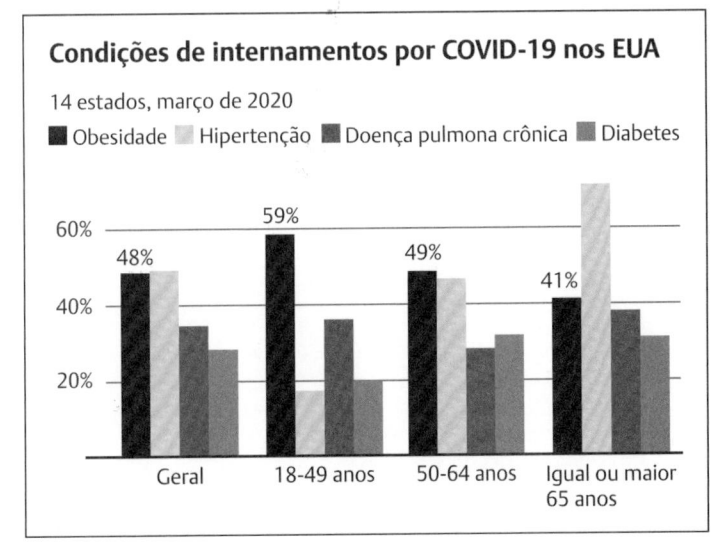

Fig. 162-1. Condições de internamentos por COVID-19 nos EUA. (Fonte: SBCBM (Sociedade Brasileira de Cirurgia Bariátrica e Metabólica).)

Eletrocardiograma

Para pacientes acima de 60 anos ou cardiopatia prévia.

Sorologia (Fig. 162-2)

A utilização de **testes sorológicos** para o diagnóstico da **COVID-19** complementa o diagnóstico inicial com base em técnicas para a detecção direta do patógeno, como a RT-PCR. A partir dos testes sorológicos é possível identificar pacientes que tiveram contato com o vírus, possibilitando também identificar infecções assintomáticas ou com sintomas brandos ou mesmo negativas em testes anteriores, além de acompanhar a soroconversão do paciente acometido.

Os *kits* Anti-SARS-CoV2 IgA e Anti-SARS-CoV-2 IgG, pela metodologia **ELISA**, em amostras de sangue (soro ou plasma), possibilitam uma detecção sensível e específica desses anticorpos, por meio da utilização da proteína estrutural recombinante S1 do SARS-CoV-2 utilizada como antígeno, sendo mais específica que outros antígenos.

O *kit* ELISA Anti-SARS-CoV-2 IgA exibe uma sensibilidade de 100% e uma especificidade de 92,5% após dez dias do aparecimento dos sintomas, enquanto o *kit* ELISA Anti-SARS-CoV-2 IgG exibe uma sensibilidade de 80% e uma especificidade de 98,5% após 10 dias do aparecimento de sintomas.

Exames de Imagem

- *Radiografia de tórax:* presença de opacidades ou condensações (Fig. 162-3).
- *Tomografia de tórax:* opacidades e imagens descritas de "vidro fosco" que não são patognomônicas, mas que habitualmente são bilaterais e posteriores (Fig. 162-4).

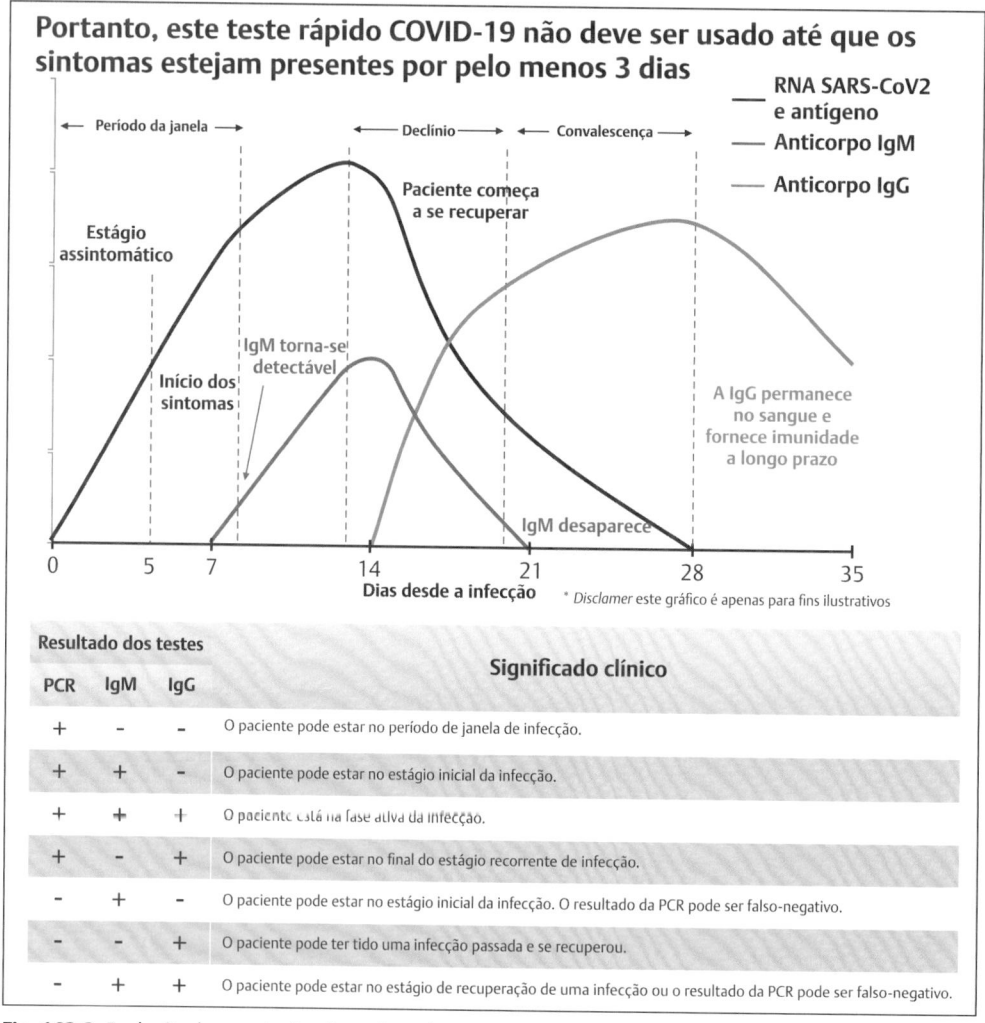

PCR	IgM	IgG	Significado clínico
+	−	−	O paciente pode estar no período de janela de infecção.
+	+	−	O paciente pode estar no estágio inicial da infecção.
+	+	+	O paciente está na fase ativa da infecção.
+	−	+	O paciente pode estar no final do estágio recorrente de infecção.
−	+	−	O paciente pode estar no estágio inicial da infecção. O resultado da PCR pode ser falso-negativo.
−	−	+	O paciente pode ter tido uma infecção passada e se recuperou.
−	+	+	O paciente pode estar no estágio de recuperação de uma infecção ou o resultado da PCR pode ser falso-negativo.

Fig. 162-2. Evolução das sorologias disponíveis de acordo com a evolução clínica.

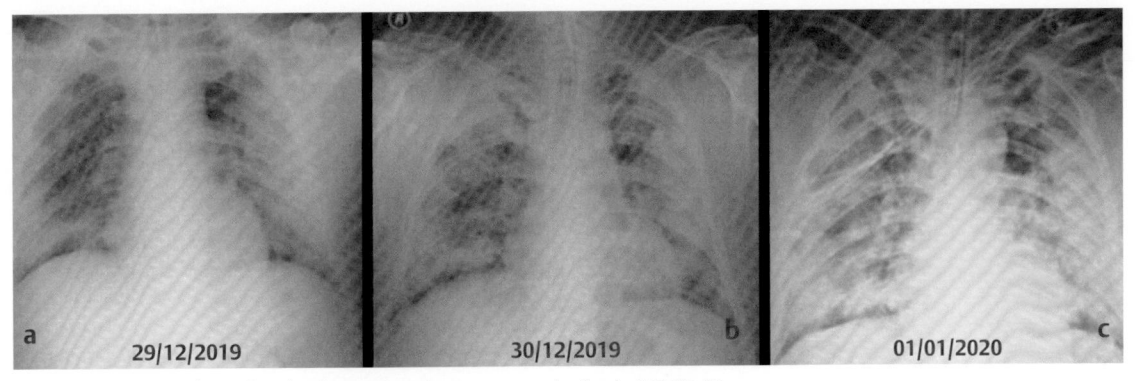

Fig. 162-3. (a-c) Radiografias de tórax em paciente com evolução da COVID-19.

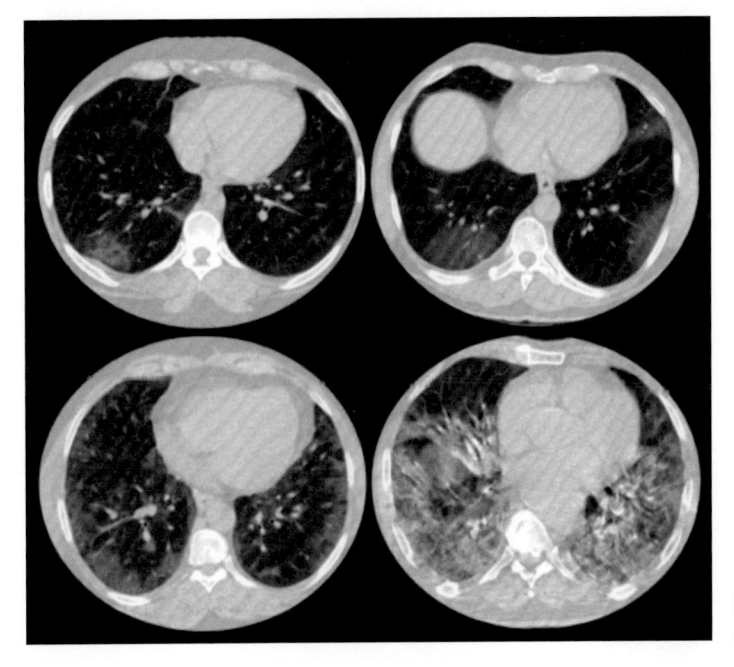

Fig. 162-4. Tomografia de tórax em paciente com COVID-19 em "vidro fosco".

Quais são os Critérios Diagnósticos?
- *Diagnóstico confirmado:* PCR positivo em *swab* de nasofaringe, escarro ou secreção traqueal.
- *Diagnóstico presumido:* quadro clínico sugestivo, imagem radiológica (TC de tórax) com achado compatível, independentemente do PCR para COVID-19; manter em isolamento, considerar como COVID-19.
- *Diagnóstico descartado:* imagem tomográfica não sugestiva e PCR para COVID-19 negativo, com outro diagnóstico que justifique o caso (risco de janela imunológica).

USO DE EQUIPAMENTO DE PROTEÇÃO INDIVIDUAL (EPI's) – (FIGS. 162-5 A 162-7)
- *Máscaras cirúrgicas:* deverão ser usadas por profissionais de saúde em atendimento habitual e para as pessoas com suspeita da doença em investigação. Seu uso é por no máximo de duas horas e depois descartadas. Em caso de contato com paciente positivo, deverá ser descartada ao final do atendimento.
- *Máscaras N95:* deverão ser usadas por profissionais de saúde no atendimento ao paciente com COVID-19 com uma máscara cirúrgica sobreposta (em tese poderá ser reaproveitada por até 15 dias, desde que não haja contaminação grosseira). Seu uso deverá ser para atendimento a pacientes suspeitos ou doentes.
- *Máscaras caseiras (artesanais):* estudo recente nos Estados Unidos, realizado com indivíduos assintomáticos, mas que transmitem o vírus em secreções respiratórias e gotículas demonstrou menor taxa de transmissibilidade do vírus quando se usam máscaras. Na data de 07/04/2020, o Governo do Estado de São Paulo por sua Secretaria de Saúde de Estado orientou a população a fazer o uso das máscaras caseiras.

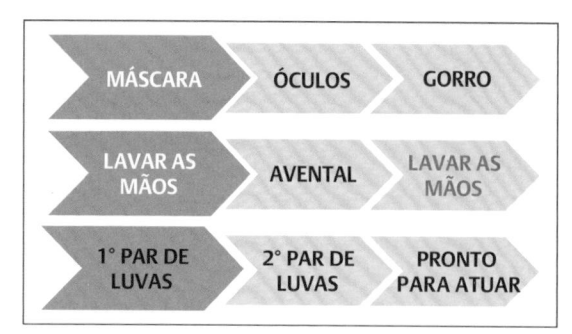

Fig. 162-5. Como colocar EPIs.

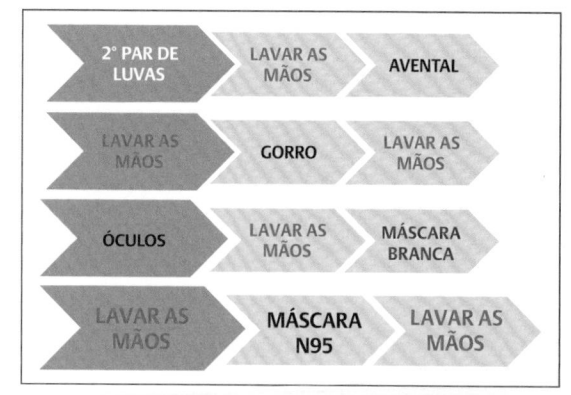

Fig. 162-6. Como retirar os EPIs. Ao final colocar um par de luvas de procedimento e realizar a limpeza/desinfecção dos óculos de proteção (produto padronizado da instituição).

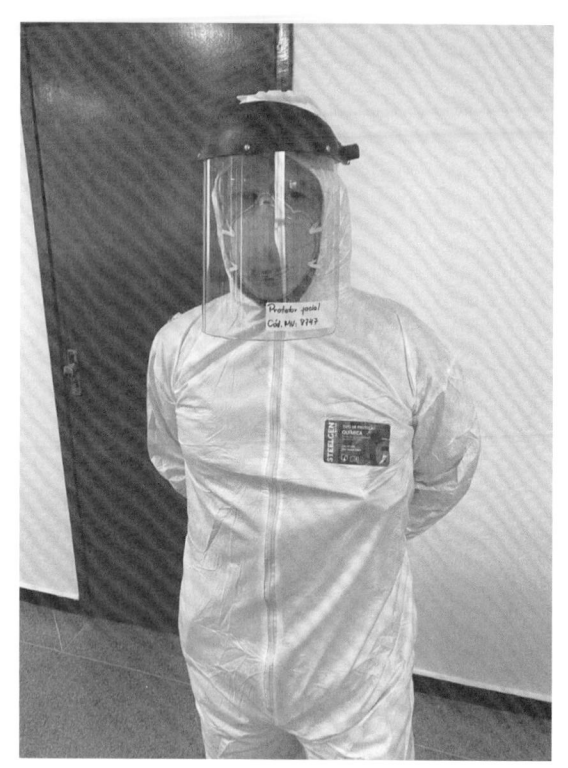

Fig. 162-7. Exemplo do uso de EPIs.

- *Óculos:* deverão ser os de proteção ampla com abas laterais e deverão passar por desinfecção após cada uso (água e sabão ou detergente/desinfetante preconizado pela instituição).
- *"Face shield":* máscaras de proteção que deverão estar à disposição de toda a equipe que lidar diretamente com os pacientes doentes, quer seja para procedimentos ou não. Deverão também passar por desinfecção após cada atendimento.

QUANDO INTERNAR?
Considerar internação nos seguintes casos:

1. Pacientes ≥ 60 anos com duas ou mais comorbidades e que referem piora de sintomas a partir do final da primeira semana ou com TC de tórax com mais de 30% de comprometimento pulmonar.
2. Pacientes > 70 anos com apresentação atípica (o quadro pode-se iniciar com sintomas gastrointestinais antes dos respiratórios e TC de tórax alterada).
3. Imunodeprimidos: com sintomas respiratórios e TC de tórax sugestiva de COVID-19 com mais de 30% de comprometimento.

Considerar internação em terapia intensiva:
- Queda da saturação de oxigênio apesar da oferta de O_2 ($SatO_2$ < 93% com oferta de 6 L/min).
- Esforço ventilatório (uso de musculatura acessória, tiragem intercostal, batimento de asa nasal) apesar da oferta de O_2; taquipneia (FR ≥ 24 ipm).
- Relação pO_2/FiO_2 < 200.
- Hipotensão arterial.
- Alteração da perfusão periférica (tempo de enchimento capilar).
- Alteração do nível de consciência.
- Oligúria/oligoanúria.

Internação de enfermaria:
- Paciente com melhora clínica após oferta de O_2.
- Hemodinamicamente estável.

A Figura 162-8 apresenta um fluxograma de atendimento ao COVID-19.

TRATAMENTO
Oxigenoterapia:

- O objetivo é alcançar uma saturação de oxigênio (SpO_2) entre 92 e 96%.
- A primeira escolha é cateter de O_2 nasal até 5 L/min ou máscara reinalante de 10 L/min.

Atenção: Ventilação não invasiva NÃO é recomendada (dispersão de aerossóis).

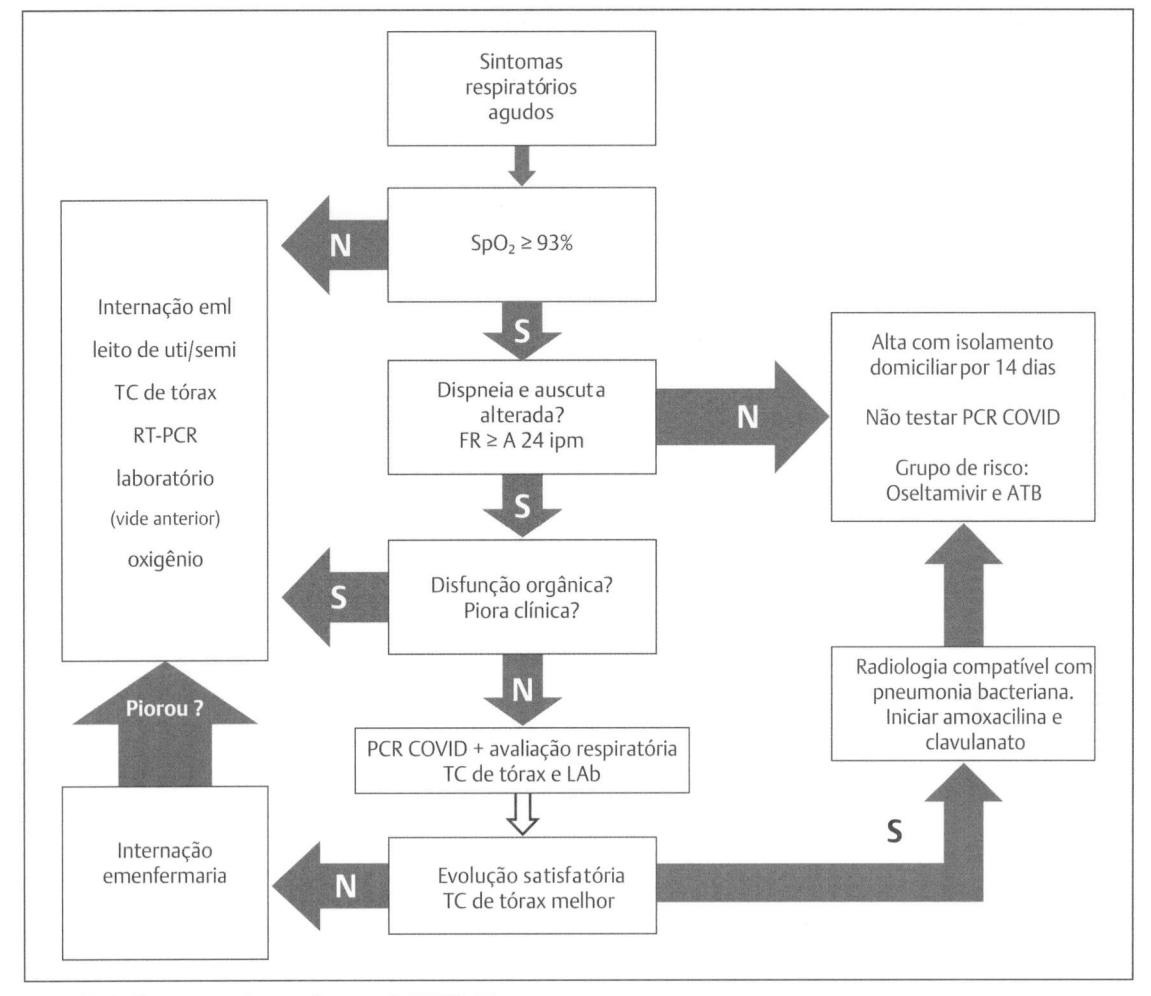

Fig. 162-8. Fluxograma de atendimento à COVID-19.

Intubação Precoce
- Frequência respiratória de 28 por min ou mais.
- Retenção severa de CO_2 ($PaCO_2$ >50 mmHg/pH < 7,25 - SpO_2 < que 90% mesmo com O_2 por cateter > que 5 L/min (Fig. 162-9).

IOT sob Sequência Rápida
- Pré-oxigenação (evitar ventilação assistida com dispositivo bolsa-válvula-máscara, apenas assistência com baixo fluxo).
- Posicionamento do paciente e preparo de material com todos os EPI's referenciados.
- Sedação + bloqueio neuromuscular.
- IOT com videolaringoscópio (se disponível).
- Conectar VM + capnografia.
  - Sempre com sequência rápida → diminui a dispersão de aerossóis.
  - Preparo para IOT – *kit* intubação orotraqueal.
  - Higienize as mãos.
  - EPI para toda equipe → avental/máscara N95/ gorro/óculos/luvas/FaceShield.

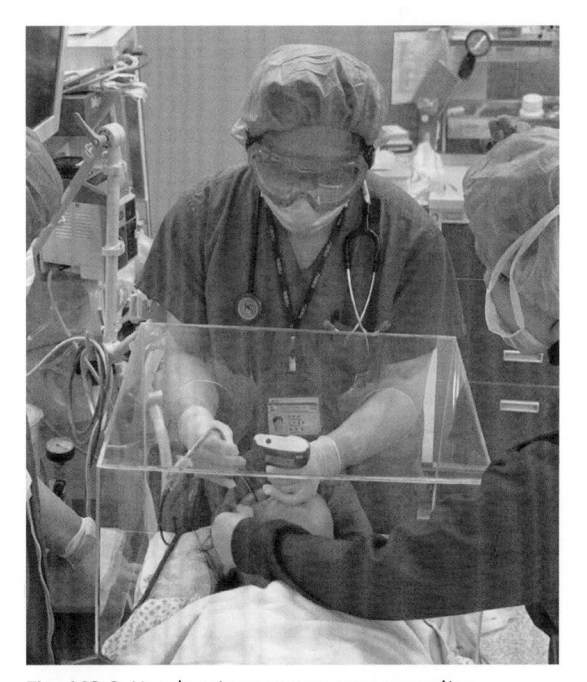

Fig. 162-9. Uso de caixa protetora para aerossóis e videolaringoscopia.

Obs.: 3 máscaras N95 que deverão ser descartadas.
- Limitar equipe em 3 pessoas: médico + enfermeiro + fisioterapeuta.
- Fluidos/drogas vasoativas.
- Separe sedação contínua.
- Material para pressão arterial invasiva e acesso venoso central.
- Mantenha, após IOT, sistema de aspiração fechado + filtro HME.
- Capnografia (se disponível).
- Espaçador + aerocâmara se broncospasmo.

Drogas:
- Sedação e analgesia:
  - Fentanil: 1-2 μg/kg (50 a 100 μg com ampola de 50 μg/mL – 2 mL por ampola).
- Sedação e hipnose:
  - Etomidato: 0,3 mg/kg (cada ampola tem 2 mg/mL – 10 mL por ampola).
- Bloqueio neuromuscular (importante para evitar a tosse na intubação).
  - Succinilcolina 1 mg/kg (ampolas com 100 mg dilui para 10 mL – 10 mg/mL).
  - ou Rocurônio 1 mg/kg (ampola de 10 mg/mL – 5 mL por ampola).
- Alternativas:
  - Propofol: 2 mg/kg (ampolas com 10 mg/mL – 20 mL por ampola).

Ventilação Mecânica
Parâmetros ventilatórios

- Modo PCV ou VCV.
- VC 4-6 mL/kg de peso predito.
- Ajuste de PEEP por tabela de PEEP Alto (Italianos empiricamente entre 13-15 cmH2O).
- Frequência ajustada em volume minuto de 7 a 10 L/min.
- *Driving pressure* ≤ 15 cmH$_2$O (pressão de platô menos o PEEP).
- ETCO$_2$ entre 30 e 45 (sensor de CO$_2$ expirado - permite verificar os níveis de CO$_2$ na capnografia).
- Ajustes com a gasometria arterial após a intubação verificada na capnografia.

Atenção: Na terapia intensiva, instituir a **posição prona** de acordo com os protocolos da instituição após definição de indicação e preparo da equipe (logística difícil para alguns serviços).

Observações:
1. Usar filtro HME (filtros trocadores de umidade e calor) com capnografia, sempre que disponível.
2. Aspiração com sistema fechado.
3. NÃO ventilar com bolsa-válvula-máscara (ambu).
4. NÃO desconectar o tubo – se necessário, antes, clampear o tubo orotraqueal com pinça.
5. Evite balanço hídrico positivo (evitar a hiper-hidratação por aumento de pressão em sistema pulmonar – risco de edema agudo em pacientes com sistema cardiovascular comprometido).

Medicações
Broncodilatador Injetável
- Sulfato de magnésio.
- Reservado para casos graves, sem resposta às medidas iniciais - antagoniza o cálcio no músculo liso, promovendo broncodilatação – MgSO$_4$ 1 a 2 g dose única. MgSO$_4$ 10% – 10 a 20 mL + SF 0,9% 100 ml, correr em 30 minutos.
- **NÃO** realizar inalação em nebulização.

Corticoide Sistêmico
- Uso criterioso, pois está associado a maior mortalidade em pacientes graves (observação em grupos de pacientes na Itália). Seu uso poderá estar indicado nas fazes iniciais da doença antes da instalação de doença grave (avaliação preliminar) e deve ser individualizado após o décimo dia e/ou na presença de choque séptico.
- Início de ação a partir de 4-6 horas.
- Prednisona 1 mg/kg até 40-60 mg por 5-7 dias.
- Metilprednisolona 40 mg 2-3×/dia, se VO indisponível.
- Hidrocortisona 50 mg de 6 em 6 horas (em caso de asma/DPOC/choque).

Antiviral
- Todos os pacientes.
- Dose: Oseltamivir 75 mg VO 2× dia.
- Duração: 5 dias, se teste rápido positivo, e suspender, se negativo.

Antibióticos
- Todos os pacientes.
- Dose:
  - Ceftriaxone 1 g EV 12/12 h + Azitromicina 500 mg VO 1× dia (ou claritromicina).
  ou
  - Piperacilina/Tazobactam (ClCr) + Azitromicina 500 mg VO 1× dia (ou claritromicina).
- Duração: 5 a 7 dias.

Fluidos Endovenosos
Evitar balanço hídrico positivo por risco de congestão pulmonar e piora dos parâmetros, além de risco de edema agudo diante de falência miocárdica. Hidratar de acordo com a diurese: soro fisiológico (preferencial) ou ringer lactato.

Sedação Contínua (Sugerida)
- Propofol 50 mL EV em BIC.
- Fentanil 20 mL + SF 0,9% 80 mL EV em BIC.

Medicação Inalatória
- Duovent.
- Salbutamol *spray*.
- **PROIBIDA INALAÇÃO**.
- Pacientes asmáticos/DPOC em crise.

Profilaxia Gástrica
Omeprazol ou Pantoprazol 40 mg de 24 em 24 horas EV.

Profilaxia para Fenômenos Tromboembólicos
- *Enoxaparina:* dose profilática calculada para o peso ideal (máximo 80 mg/dia) ou análogo.

Estudos recentes conduzidos na Europa (Inglaterra e Espanha) conseguiram traçar uma relação com fenômenos tromboembólicos e a presença de COVID-19. Esses estudos iniciais sugerem que a anticoagulação pode ser benéfica aos pacientes graves e, talvez, nos pacientes de moderada intensidade. O que se questiona até o momento é a necessidade e o momento de anticoagulação plena para os casos.

Hidroxicloroquina (Cloroquina) – em Estudo
- Redução da carga viral, sem mudança da mortalidade.
- Pacientes graves em IOT.
- Dose: hidroxicloroquina 400 mg VO 12/12 h. Dose de ataque e depois 400 mg de 24 em 24 h.
- Duração: 5 dias.

Contraindicações de uso de hidroxicloroquina/cloroquina:

- Gravidez.
- Retinopatia/maculopatia.
- Hipersensibilidade ao princípio ativo.

O uso de hidroxicloroquina está sugerido em nota informativa do Ministério da Saúde, porém com base em evidência preliminar de benefício em casos moderados. Outros estudos estão apontando o seu melhor uso como profilaxia (discutível o risco/benefício). Orientações vindas da Itália dão conta que, em casos muito graves, não tem efeito benéfico.

Realizar ECG antes do início da droga e acompanhar durante toda a internação o intervalo QT, pois a cloroquina pode aumentar esse intervalo (alto risco de arritmias), especialmente se utilizada com outras drogas que prolongam o QT. Na presença de insuficiência renal ou insuficiência hepática grave, reduzir a dose de cloroquina para 50%.

ATENÇÃO: a cloroquina já é conhecida desde os anos de 1950 como antiparasitário e como anti-inflamatório, alterando o pH do lisossoma dentro da célula, tornando "menos ácido", diminuindo a resposta inflamatória da célula e a resposta imunológica. É muito utilizada em doenças autoimunes e parasitoses, como malária.

Resultados de segurança (desfechos – eventos adversos leves e graves, e descontinuação do tratamento): Há relatos de que uma dose mais alta de cloroquina (CQ) (600 mg 2×/dia) por 10 dias (dose total de 12 g) não deve ser recomendada – 25% dos pacientes desse grupo apresentaram prolongamento do intervalo QTc (QTc > 500 ms), quando comparados ao grupo de baixas doses de CQ (450 mg 2×/dia, no primeiro dia, seguidos de 450 mg 1×/dia por mais 4 dias – dose total de 2,7 g em 5 dias). (**Obs.:** QTc > 500 ms = risco aumentado de taquiarritmias ventriculares). Os estudos foram paralisados prematuramente pelo maior risco dos pacientes com altas doses.

Resultados de eficácia (desfecho primário = mortalidade em 28 dias): a avaliação dos desfechos secundários no 6º dia de acompanhamento mostrou que não houve diferenças estatisticamente significativas entre os 2 grupos, apesar do maior número de mortes ter acontecido no grupo de doses mais altas de CQ. A taxa de mortalidade foi de 13,5% (IC 95% = 6,9-23,0%).

Os autores descrevem que o número limitado de participantes (N = 81) ainda não permite estimar um benefício claro em relação à eficácia da CQ em pacientes com síndrome respiratória grave secundária a infecção por SARS-CoV-2.[9]

Inibidores de ECA e Bloqueadores do Receptor da Angiotensina
- Não há evidências que comprovem a piora dos pacientes com COVID-19.
- Sociedades de cardiologia não orientam a suspensão destas medicações.

Ibuprofeno e AINEs
- Desaconselhado seu uso (estudo conduzido na Itália informou aumento da mortalidade, mas não foi confirmado por outras instituições).
- Preferir:
  - Dipirona 1 g a cada 6 h IV ou VO.
  - Paracetamol 750 mg a cada 6 h VO.

Outros Estudos em Andamento até 12 de Abril de 2020
Interferon-A2B
Encurtamento do derramamento viral de SARS-CoV-2 (do inglês, *viral shedding*). Neste estudo, dos 77 pacientes com COVID-19 avaliados, nenhum exibiu sinais ou sintomas persistentes de disfunção de órgãos. Nenhum dos pacientes desenvolveu insuficiência respiratória com necessidade de suplementação prolongada de oxigênio ou mesmo de intubação.[10]

Interferon-1

Avaliou-se o interferon-1 (IFN-1) como possível terapêutica para COVID-19 com base no conhecimento obtido com as experiências do tratamento com IFN-1 contra SARS-CoV e MERS-CoV. Estudos preliminares sugerem que o SARS-Cov-2 é muito sensível ao INF-1 e que pode ser utilizado como medida profilática, o que não acontece no caso de SARS e MERS. A partir dos estudos com SARS e MERS, o autor indica que o tratamento com INF-1 deve ser feito nos estágios iniciais da doença, otimizando a terapia antiviral e reduzindo efeitos adversos, e que melhores efeitos poderiam ser observados com INF-1beta.[11]

Plasma Convalescente

O plasma convalescente (PC), na prática clínica, tem sido indicado em alguns tratamentos e foi usado na COVID-19. Mas apenas há, na literatura, casos isolados e sem um estudo prospectivo bem conduzido para balizar o seu uso.[12]

Lopinavir/Ritonavir

O estudo demonstrou redução da temperatura (febre) no grupo testado com Lopinavir/ritonavir, mas sem significância estatística.[13]

Tetraciclinas

Em teoria, as tetraciclinas podem ser utilizadas para tratamento da COVID-19, uma vez que atuam limitando a capacidade de replicação do SARS-CoV-2 no hospedeiro, inibem a replicação viral nos pulmões e possuem atividades anti-inflamatórias. Os autores ressaltam, ainda, que as tetraciclinas são agentes terapêuticos mais seguros do que a cloroquina ou drogas antirretrovirais.[14]

Remdesivir

Estudos preliminares com 53 pacientes hospitalizados graves (de um total de 61) demonstraram que houve melhora clínica em 36 pacientes (68%) que fizeram uso compassivo do remdesivir (acompanhamento médio de 18 dias). Sete (13%) dos 53 pacientes morreram após a conclusão do tratamento.[15]

Ivermectina

Trabalho liderado pelo Biomedicine Discovery Institute (BDI) da Monash University, em Melbourne, na Austrália, com o Instituto Peter Doherty de Infecção e Imunidade (Doherty Institute), mostrou que a ivermectina possui atividade antiviral, em teste *in vitro*, contra o vírus causador da COVID-19 (SARS-CoV-2).

No artigo publicado, eles explicaram: "Para testar a atividade antiviral da ivermectina em relação à SARS-CoV-2, infectamos as células e, em seguida, adicionamos a ivermectina". O sobrenadante e os grânulos de células foram colhidos nos dias 0-3 e analisados quanto à replicação do RNA do novo coronavírus. Às 24 horas, houve uma redução de 93% no RNA viral presente no sobrenadante (indicativo de virions liberados) de amostras tratadas com ivermectina.[16]

Existem estudos sendo conduzidos no Brasil, Europa e Estados Unidos, mas, até a presente data, não há protocolos de seu uso ou orientações precisas para dosagens.

REFERÊNCIAS BIBLIOGRÁFICAS

1. Li R, Pei S, Chen B, Song Y, Zhang T, Yang W, et al. Substantial undocumented infection facilitates the rapid dissemination of novel coronavirus (SARS-CoV2). Science 2020 Mar;3221:1–9.
2. Cai J, Sun W, Huang J, Gamber M, Wu J, He G. Indirect virus transmission in cluster of COVID-19 cases, Wenzhou, China, 2020. Emerg Infect Dis 2020 Mar;26(6).
3. Bai Y, Yao L, Wei T, Tian F, Jin D-Y, Chen L, et al. Presumed asymptomatic carrier transmission of COVID-19. JAMA 2020.
4. Tong Z-D, Tang A, Li K-F, Li P, Wang H-L, Yi J-P, et al. Potential presymptomatic transmission of SARS-CoV-2, Zhejiang Province, China, 2020. Emerg Infect Dis 2020 May;26(5).
5. Hu ZB, Ci C. [Screening and management of asymptomatic infection of corona virus disease 2019 (COVID-19)]. Zhonghua Yu Fang Yi Xue Za Zhi 2020 Mar;54(0):E025.
6. Gao WJ, Li LM. [Advances on presymptomatic or asymptomatic carrier transmission of COVID-19]. Zhonghua Liu Xing Bing Xue Za Zhi 2020 Mar;41(0):485–8
7. Liu R, Han H, Liu F, Lv Z, Wu K, Liu Y, et al. Positive rate of RT-PCR detection of SARS-CoV-2 infection in 4880 cases from one hospital inWuhan, China, from Jan to Feb 2020. Clin Chim Acta 2020 Mar;505:172–5.
8. Ministério da Saúde: https://www.saúde.gov/noticias/agencia-saude.
9. Borba, MGS, et al. Chloroquine diphosphate in two different dosages as adjunctive therapy of hospitalized patients with severe respiratory syndrome in the context of coronavirus (SARS-CoV-2) infection: Preliminary safety results of a randomized, double-blinded, phase IIb clinical trial (CloroCovid-19 Study). https://doi.org/10.1101/2020.04.07.20056424
10. Zhou Q, Chen V, Shannon CP, Wei XS, Xiang X, Wang X, et al. Interferon-2b treatment for COVID-19.
11. Sallard E, Lescure FX, Yazdanpanah Y, Mentre F, Peiffer-Smadja N. Type 1 interferons as a potential treatment against COVID-19. Antiviral Res 2020 Apr; 7:104791
12. Pei S, Yuan X, Zhang Z, Yao R, Xie Y, Shen M, et al. Convalescent plasma to treat COVID-19: Chinese strategy and experiences.
13. Ye XT, Luo YL, Xia SC, Sun QF, Ding JG, Zhou Y. Clinical efficacy of lopinavir/ritonavir in the treatment of Coronavirus disease 2019. European

Review for Medical and Pharmacological Sciences 2020; 24: 3390-96.
14. Sodhi M, Etminan M. Therapeutic potential for tetracyclines in the treatment of COVID-19. Pharmacotherapy: The Journal of Human Pharmacology and Drug Therapy [Internet]. n/a(n/a).
15. Grein J, et al. Compassionate use of remdesivir for patients with severe Covid-19. The New England Journal of Medicine. DOI: 10.1056/NEJMoa2007016. Downloaded from nejm.org on April 18, 2020.
16. Leon C, Druce JD, Catton MG, Jans DA, Wagsta KM. The FDA-approved Drug Ivermectin inhibits the replication of SARS-CoV-2 in vitro. April, 2020. https://doi.org/10.1016/j.antiviral.2020.104787.

BIBLIOGRAFIA

Centro de Controle de Prevenção de Doenças (EUA): https://www.cdc.gov/coronavirus/2019-ncov/prevente-getting-sick/cloth-face-cove.html.

Chen J. Pathogenicity and transmissibility of 2019-nCoV—A quick overview and comparison with other emerging viruses. Microbes Infect 2020;22(2):69–71

Chen TM, Rui J, Wang QP, Zhao ZY, Cui JA, Yin L. A mathematical model for simulating the phase-based transmissibility of a novel coronavirus. Infect Dis Poverty 2020;9(1):1–8.

Du Z, Xu X, Wu Y, Wang L, Cowling BJ, Meyers LA. Serial Interval of COVID-19 among Publicly Reported Confirmed Cases. Emerg Infect Dis 2020 Mar;26(6).

Global Strategy for Asthma Management and Prevention - Updated 2016.

Hu Z, Song C, Xu C, Jin G, Chen Y, Xu X, et al. Clinical characteristics of 24 asymptomatic infections with COVID-19 screened among close contacts in Nanjing, China. Sci China Life Sci 2020 Mar.

Jiang X, Rayner S, Luo M-H. Does SARS-CoV-2 has a longer incubation period than SARS and MERS? J Med Virol 2020 May;92(5):476–8.

Kakimoto K, Kamiya H, Yamagishi T, Matsui T, Suzuki M, Wakita T. Initial investigation of transmission of COVID-19 among crew members during quarantine of a cruise ship - Yokohama, Japan, February 2020. MMWR Morb Mortal Wkly Rep 2020 Mar;69(11):312–3.

Lane JCE, Weaver J, Kostka K, Duarte-Salles T, Abrahao MTF, Alghoul H, et al. Safety of hydroxychloroquine, alone and in combination with azithromycin, in light of rapid wide- spread use for COVID-19: a multinational, network cohort and self-controlled case series study.

Li X, Wang W, Zhao X, Zai J, Zhao Q, Li Y, et al. Transmission dynamics and evolutionary history of 2019-nCoV. J Med Virol 2020 May;92(5):501–11.

Liu Y-C, Liao C-H, Chang C-F, Chou C-C, Lin Y-R. A locally transmitte case of SARS-CoV-2 infection in Taiwan. Vol. 382, The New England Journal of Medicine. United States; 2020. p. 1070–2.

Million M, Lagier JC, Gautret P, Colson P, Fournier PE, Amrane S, et al. Tratamento precoce de 1061 pacientes COVID-19 com hidroxicloroquina e azitromicina, Marselha, França. Acesso: 12 de abril de 2020. Disponível em: https://www.mediterranee-infection.com/pre-prints-ihu/

Ministério da Saúde: https://www.saúde.gov/noticias/agencia-saude/46645-mascaras-caseiras-podem-ajudar-na-prevencao-contra-coronavirus

Nishiura, Jung, Linton, Kinoshita, Yang, Hayashi, et al. The extent of transmission of Novel Coronavirus in Wuhan, China, 2020. J Clin Med 2020;9(2):330.

Okada P, Buathong R, Phuygun S, Thanadachakul T, Parnmen S, Wongboot W, et al. Early transmission patterns of coronavirus disease 2019 (COVID-19) in travellers from Wuhan to Thailand, January 2020. Euro Surveill Bull Eur sur les Mal Transm = Eur Commun Dis Bull 2020 Feb;25(8).

P. S, V. W. Imported cases of 2019-novel coronavirus (2019-nCoV) infections in Thailand: mathematical modelling of the outbreak. Asian Pac J Trop Med 2020;13(3):139–40.

Phan LT, Nguyen T V, Luong QC, Nguyen T V, Nguyen HT, Le HQ, et al. Importation and human-to-human transmission of a Novel Coronavirus in Vietnam. Vol. 382, The New England Journal of Medicine. United States; 2020. p. 872–4.

Rana DR, Dulal S. Therapeutic application of chloroquine and hydroxychloroquine in clinical trials for COVID-19: a systematic review. MedRxiv. 1º de janeiro de 2020;2020.03.22.20040964.

Riou J, Althaus CL. Pattern of early human-to-human transmission of Wuhan 2019 novel coronavirus (2019-nCoV), December 2019 to January 2020. Euro Surveill Bull Eur sur les Mal Transm = Eur Commun Dis Bull 2020 Jan;25(4).

Rothe C, Schunk M, Sothmann P, Bretzel G, Froeschl G, Wallrauch C, et al. Transmission of 2019-nCoV infection from an asymptomatic contact in Germany. Vol. 382, The New England Journal of Medicine. United States; 2020. p. 970–1.

WORD HEALTH ORGANIZATION. Models of transmission of viruscousing COVI-19: implications for IPC precaution recommendations. Scientific brief 29march 2020.

Wu Z, McGoogan JM: Characteristics of and important lessons from the coronavirus disease 2019 (COVID-19) outbreak in China: Summary of a report of 72,314 cases from the Chinese Center for Disease Control and Prevention. JAMA 2020 Feb 24. doi: 10.1001/jama.2020.2648. [Publicação eletrônica antes da impressa]

Xiao S-Y, Wu Y, Liu H. Evolving status of the 2019 novel coronavirus infection: Proposal of conventional serologic assays for disease diagnosis and infection monitoring. J Med Virol 2020 May;92(5):464–7.

Xu Y. Unveiling the origin and transmission of 2019-nCoV. Trends Microbiol 2020 Apr;28(4):239–40.

Yu F, Du L, Ojcius DM, Pan C, Jiang S. Measures for diagnosing and treating infections by a novel coronavirus responsible for a pneumonia outbreak originating in Wuhan, China. Microbes Infect 2020 Mar;22(2):74–9.

Yu P, Zhu J, Zhang Z, Han Y, Huang L. A familial cluster of infection associated with the 2019 novel coronavirus indicating potential person-to-person transmission during the incubation period. J Infect Dis 2020 Feb.

ÍNDICE REMISSIVO

Entradas acompanhadas por um *f* ou *q* em *itálico*
indicam figuras e quadros, respectivamente.

A

Abortamento, 453
   antibióticos usados, 454*q*
   apresentação, 453, 453*q*
   conduta, 453
      tratamento, 453
   definição, 453
   formas de, 453*q*
Abscesso
   cutâneo, 262
      antibióticos parenterais, 262
      apresentação clínica, 262
      conduta
         imediata, 262
      definição, 262
      etiologia, 262
      paciente com quadro sugestivo
         de sepse, 262
      quando internar
         e usar antibiótico
            endovenoso, 262
      tratamento
         ambulatorial, 262
   do dorso do hálux, 172*f*
Abdome
   agudo, 33, 120
      apendicite
         não perfurada, 33, 33*q*
      apresentação clínica, 120
      conduta, 120
      definição, 120
      diagnóstico, 121
      exame físico, 121
      história clínica, 121
      perfurada, 33
      tratamento, 121
         exemplo de prescrição na
            internação, 121
Abrasão
   corneana, 318
      conduta, 318
      definição, 318
      sinais e sintomas, 318
Acesso vascular
   na urgência, 357
      intraósseo, 358
      periférico, 357
      venoso central, 358

Acidente isquêmico
   transitório, 187
      apresentação clínica, 187
      conduta, 188
      definição, 187
      diagnóstico, 188
      identificação do paciente, 187*q*
Acidente vascular cerebral
   hemorrágico, 69
   isquêmico, 69
Acidente vascular encefálico, 187
   hemorrágico, 190
      clínica, 190
      diagnóstico, 190
      tratamento, 191
   isquêmico, 188
      clínica, 188
      diagnóstico, 188
      quadro, 188*q*
      tratamento, 188
         agentes trombolíticos, 189
Acidentes
   com abelhas, vespas e formigas
      (himenópteros), 511
      de importância médica no
         Brasil, 511
      exames complementares, 511
      introdução, 511
      paraponera clavata, 513
         tocandira, 513
      prognóstico, 512, 513
      solenopsis, 513
         invicta, 513
      tratamento, 512, 513
         manejo conforme a
            gravidade, 512*q*
   com aranhas (araneísmo), 500
      gênero *Latrodectus*, 504
         alterações laboratoriais, 505
         manifestações, 506*q*
         prognóstico, 506
         tratamento, 505
            esquema terapêutico, 505*q*
         soroterapia, 506
      gênero *Loxosceles*, 501
         alterações laboratoriais, 502
         forma cutânea, 501
         forma cutâneo-visceral
            (hemolítica), 501

         manifestações
            cutâneas, 501*q*, 503*q*
         prognóstico, 502
         tratamento, 502, 503*q*
            manifestações, 503*q*
            soroterapia, 502
      gênero *Phoneutria*, 502
         alterações laboratoriais, 503
         prognóstico, 504
         tratamento, 504
         soroterapia, 504
      introdução, 500
      medidas iniciais, 500
   com escorpião (escorpionismo),
      495
      alterações laboratoriais, 496
      complicações, 497*q*
      introdução, 495
         principais escorpiões
            de importância médica no
               Brasil, 495
      manejo inicial, 497*q*
      manifestação clínica, 496
      prognóstico, 498
      soroterapia, 497
      tratamento, 497, 498*q*
         medicação pré-soro, 497*q*
   com lagartas (euricismo), 508
      alterações laboratoriais, 509, 510
      de importância médica no
         Brasil, 508
      introdução, 508
      prognóstico, 510
      tipos de, 509
         gênero *Lonomia*, 509
            síndrome hemorrágica por
               contato com, 509
      tratamento, 510
         soroterapia, 510
   com serpentes (ofidismo), 487
      características, 487
         fosseta loreal presente, 487
         morfolgia das caudas, 487
      introdução, 487
      medidas iniciais, 488
      de importância médica no
         Brasil, 488
         gênero *Bothrops*, 488
            alterações laboratoriais, 489

manifestações, 489q
prognóstico, 489
tratamento, 489
gênero *Crotalus*, 490
alterações laboratoriais, 490
manifestações, 491q
prognóstico, 491
tratamento, 491
gênero *Lachesis*, 491
alterações laboratoriais, 491
prognóstico, 492
tratamento, 492
gênero *Micrurus*, 492
alterações laboratoriais, 492
prognóstico, 493
tratamento, 492
não peçonhentas, 493
características clínicas, 493
diagnóstico, 493
prognóstico, 493
tratamento, 493
Ácido
tranexâmico, 225
Addison
doença de, 169
Adenovirus, 211
Agitação
psicomotora
e agressividade, 283
avaliação inicial, 283
conceitos, 283
farmacoterapia, 283
manejo e tratamento, 283
sugestão de prescrição, 283
Álcool
transtornos relacionados
com o, 286
apresentação clínica, 285
definição, 285
diagnóstico, 285
síndrome de abstinência, 287
alcoólica, 287
Alfinete
intragástrico, 118f
Alucinógenos
transtornos relacionados com, 292
manifestações clínicas, 292
tratamento, 292
Amigdalite
antibiótico para, 32, 32q
Amputação
traumática
de tornozelo, 395f
lesão arterial e, 396q
Anafilaxia, 37
achados clínicos, 37
características, 37
caso clínico, 39
conduta imediata, 39
diagnóstico, 40f
diagnóstico diferencial, 38, 39q
etiologia e fisiopatologia, 37
exames complementares, 37
sinais e sintomas, 37q
Anemia

falciforme, 219
hemotransfusão, 220
no Brasil, 219
tratamento, 219
Anfetaminas
transtornos relacionados com, 292
complicações agudas, 292
complicações crônicas, 292
manifestações clínicas, 292
tratamento, 292
Angiotomografia
pulmonar
com tomógrafo helicoidal, 102
na embolia pulmonar, 102
Angina
de Ludwig, 334
apresentação clínica, 334
conduta, 334
definição, 334
diagnóstico, 334
de Plaut-Vincent
conduta, 334
definição, 334
etiologia bacteriana, 334q
Antibióticos
profilaxia com, 152
uso racional de, 29
empírico no pronto
atendimento, 29
abdome agudo, 33
fascite necrosante, 35q
infecção em ortopedia, 34
meningite bacteriana, 32
otite, 29, 31
peritonite bacteriana, 33
pneumonias, 29
sinusopatia, 29
Anticorpo
antifosfolípede
síndrome do, 228
apresentação, 228
definição, 228
diagnóstico, 228
diferencial, 228
manifestações clínicas, 229
tratamento, 229
catastrófica, 229
em gestantes, 229
Antidepressivos
tricíclicos, 295
Antifibrinolíticos
na hemofilia, 225
Antimicrobianos
azitromicina, 114
ciprofloxacina, 114
norfloxacin, 114
Aorta
dissecção aguda de, 69
APACHE II, 136
sistema de classificação, 136q
Apendicite
aguda, 138
clínica, 138
complicações, 139
conduta, 139
definição, 138

diagnóstico, 139
exames complementares, 138
Arritmias
cardíacas
síncope por, 215
hipoperfusão cerebral, 215
Arteriografia
pulmonar
na embolia pulmonar, 103
Artrite
séptica, 301
conduta, 302
como o paciente
se apresenta, 301
definição, 301
agentes etiológicos, 301
Asma
na emergência, 84
conduta da crise asmática, 88f
definição, 84
diagnóstico, 84
diferencial, 85
fenótipos, 84
grave
características, 86
tratamento, 86
resposta ao, 86
manifestações clínicas, 84
muito grave, 87
característica, 87
tratamento, 87
tratamento, 85
da crise asmática, 85
de manutenção, 85
Asplenia
funcional, 219
Assistolia
sequência da RCP na, 7
Associação Americana de
Psiquiatria, 281
Ataxia
de Friederich, 209q
espinocerebelar, 209q
pós-AVC, 209q
pós-infecciosa, 209q
relacionada com álcool, 209q
Atenção primária
rede assistencial, 3f
Atlanta
e Atlanta revisado, 135
critérios de, 135q
Azotemia
pós-renal, 177
pré-renal, 177
renal, 178

B

Bacteriúria
assintomática, 180
tratamento da, 180
significativa, 179q

ÍNDICE REMISSIVO

Barton
  imobilização de, 432
Beck
  tríade de, 61
Bell
  paralisia de, 211
    fisiopatologia da, 211
Benzodiazepínicos, 201, 283, 284
  intoxicações por, 27
    antídoto, 27
  transtornos
    relacionados com, 293
      abstinência, 293
      tratamento, 293
Bexiga
  ruptura da
    na criança, 445
Blefarite/meibomite, 314
  conduta, 314
  definição, 314
  sinais e sintomas, 314
Blefaroespasmo, 321
Bloqueios
  atrioventriculares, 58
Blumberg
  sinal de, 121
    positivo, 373
Botulismo, 271
  alimentar, 271
    diagnóstico, 271
    transmissão, 271
  definição, 271
  diagnóstico, 272
    diferencial, 272
  intestinal, 271
    em adultos, 271
    em crianças, 271
    transmissão, 271
  por ferimentos, 271
    quadro clínico, 271
    transmissão, 271
  reservatórios, 272
  tratamento, 272
Bracht
  manobra de, 469
Bradiarritmias, 57
  bloqueios
    atrioventriculares, 58
    apresentação clínica, 58
    diagnóstico, 58
    tratamento, 60
  classificação, 57
    apresentação clínica, 57
    diagnóstico, 57
    disfunção
      do nó sinusal, 57
    tratamento, 58
Brudsinski
  sinal de, 193*f*
Bursites, 304
  clínica, 304
  definição, 304
  idade, 304
  tratamento, 304

C

Calázio/hordéolo, 315
  conduta, 316
  definição, 315
  sinais e sintomas, 315
Candidíase
  cutaneomucosa, 267
    causas, 267
    genital, 267
    oral, 267
  vulvovaginal, 475
    definição, 475
    via sexual, 475
    tratamento, 475
      fluxograma para, 475
Cannabis
  transtornos
    relacionados com, 290
    complicações, 290
    manifestações clínicas, 290
    tratamento, 290
Carbamato
  intoxicação por, 28
Carbamazepina
  intoxicação por, 28
Cefaleia(s), 195
  definição, 195
  primária, 195
    enxaqueca ou migrânea, 195
      tratamento, 195
    salvas ou neuralgia do
      trigêmeo, 195
      tratamento, 195
    tensional, 195
      tratamento, 195
Celulite
  e erisipela, 241
    apresentação clínica, 241
    conduta, 242
    definição, 241
    diagnóstico, 242
    tratamento
      antimicrobiano, 242
  orbitária, 313
    conduta, 313
    definição, 313
    etiologia, 313
    sinais e sintomas, 313
Centro de Atenção
  Psicossocial, 282
Cervicite(s), 478
  apresentação, 478
  definição, 478
  diagnóstico, 478
  fluxograma
    do atendimento, 479*f*
  gonocócica, 478
  mucopurulenta, 478
  tratamento, 478
    combinado, 480*q*
Cerume, 342
  definição, 342

diagnóstico, 342
  otoscopia, 342
  quadro clínico, 342
  tratamento, 342
Cetamina, 20*q*
Cetoacidose, 165
  diabética, 167*f*
Chandelier
  sinal de, 121
Cheyne-Stokes
  respiração de, 71
Chikungunya, 248
  apresentação clínica, 248
  diagnóstico, 248
  tratamento, 248
Choque cardiogênico, 65
  causas, 65
  conduta, 65
  definição, 65
  estratificação de riscos, 65
    classificação de Forrester, 65
  exames, 65
  tratamento, 66
Choque hipovolêmico, 348*q*
Choque séptico
  e sepse, 16, 142
    tratamento
      com ciprofloxacina, 17
      cefalosporina, 17
Cincinatti
  Escala de, 187*f*
Cintigrafia
  ventilação/perfusão
    na embolia pulmonar, 102
Cistite, 179
  na gestante, 180
  no homem, 180
  tratamento, 180*q*
Classificação de risco, 4
  de acordo com a gravidade, 4*f*
  objetivo final da, 4
Claudicação
  intermitente, 356
    definição, 356
    tratamento, 356
Coagulação
  intravascular
    disseminada (CIVD), 231
      apresentação, 231
      condições associadas, 231
      definição, 231
      diagnóstico, 232
      escore, 232*q*
      exames solicitados, 231
      fluxograma, 233*f*
Cocaína
  transtornos relacionados com, 290
    abstinência, 291
    complicações, 291
    manifestações clínicas, 290
    tratamento, 291
Colecistite, 220
  aguda, 133
    clínica, 133
    conduta, 133
    definição, 133

diagnóstico, 133
na tomografia
computadorizada, 133f
tratamento, 220
Colelitíase, 133f
Cólica
renal, 373
apresentação diagnóstica, 373
exame laboratorial, 373
exame de imagem, 373
introdução, 373
propedêutica, 373
tratamento, 374
Colite
pseudomembranosa, 115
Clostridium difficile, 115
tratamento, 115
Colonoscopia, 142
com biópsia, 115
Coma
mixedematoso, 170
como o paciente
se apresenta, 170
conduta, 170
exames para confirmação, 170
Comportamento suicida, 281
abordagem do paciente
na emergência, 281
ajuda para prevenir, 282
conceito, 281
ideação, 281
intenção, 281
letalidade, 281
tentativa, 281
epidemiologia, 281
manejo, 282
Compressão medular
síndrome de, 532
Compressões torácicas
e RPC de alta qualidade, 6
Conjuntivite(s), 311
aguda
infecciosa
bacteriana, 312
agentes, 312
conduta, 312
sinais e sintomas, 312
viral, 311
agente, 311
conduta, 312
sinais e sintomas, 311
alérgica, 313
conduta, 313
definição, 313
sinais e sintomas, 313
definição, 311, 318
etiologia, 311
fluxograma
do diagnóstico, 311f
sinais e sintomas, 318
Contusão
e distensão musculares, 384
definição, 384
diagnóstico, 385
quadro clínico, 384
tratamento, 385

Corpo(s) estranho(s)
em otorrinolaringologia, 340
no TGI, 117
conduta, 118
avaliação inicial, 118
endoscopia digestiva alta, 118
indicação de, 118q
diagnóstico, 117
manejo, 117
seguimento, 119
superficial, 318
conduta, 318
definição, 318
sinais e sintomas, 318
Corticosteroides, 206
Courvoisier
sinal de, 121
Cricotireoidostomia
cirúrgica, 416
complicações, 417
contraindicações, 416
indicações, 416
procedimento, 416
por punção, 416
complicações, 416
contraindicações, 416
indicações, 416
procedimento, 416
Crise
convulsiva
e estado epiléptico, 197
apresentação da doença, 197
crises
focais, 197
generalizadas, 197
conduta, 198
crise epiléptica
em pacientes
sabidamente
epiléticos, 198
crises febris, 199
isolada, 198
presenciada, 198
secundária a doença
metabólica, 198
definição, 197
diagnóstico, 197
estado de mal epiléptico, 200
exemplo de prescrição, 201
tireotóxica, 161
como o paciente
se apresenta, 161
conduta, 162
critérios diagnósticos, 161q
definição, 161
diagnóstico, 161
Crioprecipitado, 223
Cristalino
luxação do, 319
conduta, 319
definição, 319
sinais, 319

Cullen
sinal de, 137f
Curb-65, 97

D
Delirium, 285
conceito, 285
características, 285
diagnóstico, 285
exame físico, 285
exames complementares, 285
tratamento, 285
Dengue, 245
definição, 245
grave
sinais laboratoriais da, 247
sinais de choque, 247q
sinal de alarme, 245q
tratamento, 245
grupo A, 245
grupo B, 246
grupo C, 246
grupo D, 247
Depressão
na urgência, 294
definição, 294
diagnóstico mnemônico, 294
tratamento, 294
terapias
farmacológicas, 294
inibidores seletivos
antidepressivos tricíclicos, 295
de recaptação de serotonina, 294
outras indicações, 296q
outros fármacos, 296q
terapias não
farmatológicas, 294
Dermatofitoses, 266
contágio, 266
definição, 266
tipos, 266
Derrame
pleural
neoplásico, 109f
Descolamento
prematuro de placenta, 463
apresentação, 463
definição, 463
diagnóstico, 464
clínico, 464
ressonância magnética, 464
ultrassonografia, 464
graus do, 463q
tratamento, 464
Desmame
da ventilação mecânica, 15
Deventer-Müller
manobra de, 470
Diabetes melito
e hipoglicemia
na urgência, 163
Diarreia(s), 113
definição, 113
características, 113
infecciosa, 113
avaliação, 113

sinais de alarme, 113
definição, 113
tratamento, 113
antieméticos, 114
antiespasmódicos, 114
antimicrobianos, 114
ringer lactato, 113
Dilafoy
de cólon sangrando, 153f
Dímero D, 101
produtos de degradação
de fibrina e, 231
teste, 362
Dispneia, 81
apresentação, 81
classificação, 81
prevalência, 81
definição, 81
propedêutica/diagnóstico, 82
tipos de, 82
tratamento, 82
Dissecção
aórtica, 63
apresentação clínica, 63
achados físicos, 63
sintomas, 63
classificação, 63
definição, 63
diagnóstico, 63
fatores de risco, 63
tratamento, 64
hipotensão, 64
terapia definitiva, 64
Distocia(s), 470
de ombros, 461
apresentação, 461
sinal de tartaruga, 461
definição, 461
diagnóstico, 461
tratamento, 461
manobras a serem
realizadas, 462f
regra dos 7 minutos, 461
Distúrbios
agudos
de ansiedade
pânico
e transtorno de pânico, 284
atáxicos, 209
definição, 209
etiologias, 209
diagnóstico, 209
características clínicas, 209
sinais clínicos, 209q
tratamento, 209
da incoordenação
e do desequilíbrio, 210
de acordo com a causa, 209
Diverticulite
aguda, 141
classificação, 141
de Hinchey
modificada, 141q
diagnóstico, 141
etiologia, 141
introdução, 141

quadro clínico, 141
tratamento, 142
complicada, 142
não complicada, 142
Dix-Hallpike
manobra de, 337
Dobutamina, 19q
Doença(s)
diverticular dos cólons, 141
falciforme
aguda, 219
definição, 219
prevenção de crises
e complicações, 219
anemia, 220
crises de dor, 220
crises vasoclusivas, 219
infecções, 219
gastrintestinais
na dor torácica, 44
hipertensiva
específica da gestação, 449
definição, 449
diagnóstico, 450
quadro clínico, 450
tratamento, 451
esquema do sulfato de
magnésio, 451q
inflamatória
pélvica, 458
abordagem, 459
apresentação da, 458
como tratar o parceiro, 459
definição, 458
diagnóstico, 458
critérios, 458q
estadiamento clínico
e regime de tratamento,
458, 459q
esquema
de antibióticos, 459q
indicações, 459q
pericárdica
na dor torácica, 43
pulmonares
na dor torácica, 44
vascular
na dor torácica, 44
Dopamina, 19q
Doppler
na embolia pulmonar, 103
Dor
no pronto-socorro, 523
analgesia comum
e anti-inflamatórios, 524
drogas adjuvantes no
tratamento da, 525
e a escolha terapêutica, 523
escolha da analgesia, 526
introdução, 523
opioides fortes, 525
opioides fracos, 525
efeitos adversos, 524
reumatológica, 527

torácica
na emergência, 43
apresentação da doença, 90
avaliação da gravidade, 90q
conduta, 91
critérios para alta
hospitalar, 93q
critérios para internação em
UTI, 92q
definição, 90
estadiamento, 90q
fatores de risco, 92q
indicações para
hospitalização, 91q
objetivos do tratamento, 91q
propedêutica/diagnóstico, 90
suporte ventilatório, 94f
tratamento inalatório, 92q
ventilação não invasiva
indicações e
contraindicações
para, 93q
DPOC
exacerbado, 13
na emergência, 90
parâmetros, 15q
Drogas
intoxicação por, 28
vasoativas
e para intubação, 19
uso de, 19
analgésicos opioides, 20q
bloqueadores
neuromusculares, 21q
hipnóticos, 21q

E

Ecocardiograma
na embolia pulmonar, 101
no edema agudo de pulmão, 105
Ectrópio, 317
conduta, 317
definição, 317
etiologia, 317
sinais e sintomas, 317
Edema
agudo
de pulmão, 105
definição, 105
diagnóstico, 105
quadro clínico, 105
tratamento, 105
hipertensivo, 68
Eletrocardiograma
na embolia pulmonar, 101
no edema agudo de pulmão, 105
Embolia pulmonar, 100
definição, 100
diagnóstico, 100
algoritmo, 102
exames complementares, 100
exames de imagem
confirmatórios, 102
diagnóstico diferencial, 103, 103q

fatores de risco, 100
    relacionados com trombose
        venosa profunda, 100q
    quadro clínico, 100
    sinais e sintomas
        principais, 101q
    tratamento, 103
Emergência(s)
    asma na, 84
    crise de gota na, 299
    dor torácica na, 49
        aguda
            causas, 43, 43q
        conduta, 44
        definição, 43
        diagnóstico, 44
        tratamento, 45
    DPOC na, 90
    hemocomponentes na, 221
    hipertensivas, 67
        classificação das, 67
    nas hemofilias, 224
    no paciente com AIDS/SIDA, 535
    paciente psiquiátrico na, 279
    pneumonia na, 95
    púrpura trombocitopênica
        idiopática na, 234
    raiva na, 258
    relacionadas com o uso de
        substâncias psicoativas, 290
    sutura na, 515
    tétano na, 260
    ventilação não invasiva na, 12
Encefalopatia
    de Wernicke-Korsakoff, 164
Endocardite
    infecciosa, 51
        definição, 51
        diagnóstico, 51, 53q
        fatores de risco, 51
        fluxograma
            de abordagem, 52f
        manifestações clínicas, 51
        profilaxia da, 54
            infecciosa, 54
        tratamento
            cirúrgico, 54
            clínico, 53
Endoscopia
    digestiva
        alta, 117, 151
            indicação, 118q
Enterocolite
    pseudomembranosa, 115
        definição, 115
        diagnóstico, 115
        quadro clínico, 115
        tratamento, 115
Entorses, 384
    definição, 384
    diagnóstico, 384
    quadro clínico, 384
    tratamento, 384
Entrópio, 317
    conduta, 317
    definição, 317

etiologia, 317
sinais e sintomas, 317
Epinefrina, 19q
Episclerite, 314
    conduta, 314
    definição, 314
    etiologia, 314
    sinais e sintomas, 314
Episiotomia, 469
Epistaxe, 226, 346
    anamnese, 346
    anterior, 350
        cauterização, 350
        tamponamento nasal, 350
    avaliação inicial, 346
    classificação, 348
    definição, 346
    etiologia, 346
        fatores locais, 346
        fatores sistêmicos, 347
    exame físico, 346
    posterior, 350
    quadro clínico, 346
    tratamento, 349
Equilíbrio
    hidroeletrolítico, 182
        hipercalemia, 183
        hipocalemia, 183
        hipernatremia, 182
        hiponatremia, 182
Equimose
    periorbital, 405
Erisipela, 241f
    e celulite, 241
        fascite necrosante, 241
        Haemophilus influenzae, 241
        Streptococcus pyogenes, 241
Escabiose (sarna), 269
    introdução, 269
    sintomatologia, 269
    tratamento, 269
Escala de Cincinatti, 187f
Escala de Coma de Glasgow, 136q
    modificada para crianças
        menores de 4 anos, 444q
Escala de Resposta Pediátrica
    (AVDN), 444q
Escarlatina
    conduta, 335q
Esclerite, 315
    conduta, 315
    definição, 315
    etiologia, 315
    sinais e sintomas, 315
Escorpionismo, 495
Esfregaço
    de sangue periférico
        exame, 231
Espirometria, 90
Esquema do Sulfato de
    Magnésio, 451q
Esquistossomose, 239
    definição, 239
    diagnóstico, 239
    febre de Katayama, 239
    quadro clínico, 239

Schistosoma mansoni, 239
sintomas, 239
tratamento, 239
Estado epilético
    de mal, 200
        fluxograma do, 201f
    e crise convulsiva, 197
Estrangulamento
    hemorroidário, 148f
Etomidato, 20q
Euricismo, 508

F

Faringe
    abscesso de, 334
    conduta, 334q
Faringoamigdalite, 333
    angina de Ludwig, 334
    angina de Plaut-Vincent, 334
    conceito, 333
    diagnóstico, 333
    quadro clínico, 333
Farmacodermias
    principais, 528
        apresentação clínica, 528
        conduta, 529
        definição, 528
        diagnóstico, 529
Fasciotomia, 390
Fascite necrosante, 273
    antibiótico para, 35q
    diagnóstico, 273
        biópsia, 274
        da fáscia, 274
        imagem, 274
        laboratório, 274
        manifestações, 2734
    fatores de risco, 273
    hospitalar, 35q
    indicador de risco, 274q
    introdução, 273
        características, 273
    tratamento, 274
        antibióticos, 275
        cirurgia, 275
        de suporte geral, 275
            imunoglobulina
                intravenosa, 275
            oxigênio hiperbárico, 275
Fator de von Willebrand, 219
Febre
    amarela, 250
        conduta, 251
            forma maligna, 251
        definição, 250
            agente etiológico, 250
        diagnóstico, 251
        sintomas, 251
        quadro clínico, 250
            formas, 250q
        tratamento sintomático, 251q
            hidratação, 251q
    de Mayaro, 245
        complicações, 249
        diagnóstico, 249

diferencial, 249
tratamento, 249
maculosa, 252
conduta, 252
tratamento
em adultos, 252
em crianças, 252
definição, 252
diagnóstico, 252
quadro clínico, 252
apresentação clínica, 252
tifoide, 253
conduta, 253
tratamento
em adultos, 253
em crianças, 253
definição, 253
diagnóstico, 253
quadro clínico, 253
complicações, 253
manifestações, 253
Fenobarbital
intoxicação por, 28
Fentanil, 20q
Fibrilação atrial, 55
classificação, 55
conduta, 56
definição, 55
estratificação de risco, 55
exames complementares, 56
quadro clínico, 55
sintomas, 55
tratamento, 56
Fibrilação ventricular
sequência da RCP na, 6
Fibrinogênio
dosagem de, 232
Fibromialgia, 302
definição, 302
características, 302
diagnóstico, 302
quadro clínico, 302
sintomas, 302
tratamento, 302
Fibrose
de Symmers, 239
Fórceps
de Piper, 471f
Forrester
classificação de, 65
quanto a mortalidade, 65
Fratura(s)
definição, 386
de pênis, 372
do tipo *open book*, 388
expostas, 386
classificação, 387q
diagnóstico, 387
quadro clínico, 386
tratamento, 387

orbitária, 319
conduta, 319
sinais, 319
Fungemias
no pronto-socorro
principais, 266

G

Gasometria
arterial, 101
na embolia pulmonar, 101
Gastrite
aguda, 149
definição, 149
diagnóstico, 149
erosiva, 149f
Helicobacter pylori
presença de, 149
quadro clínico, 149
tratamento, 149
Geladura
e hipotermia, 410
conceito, 410
diagnóstico, 410
quadro clínico, 410
tratamento, 410
Gestante(s)
doença hipertensiva
específica da, 449
classificação, 449q
definição, 449
diagnóstico, 450
fatores de risco, 450q
quadro clínico, 450
tratamento, 451
anti-hipertensivos, 452
esquema de sulfato de
magnésio, 451q
síndrome de anticorpo
antifosfolípede em, 229
Giordano
sinal de, 373
Glasgow
escala de coma de, 136q, 407q
avaliação da, 150
Glaucoma
agudo, 321
conduta, 321
definição, 321
sinais e sintomas, 321
Globo ocular
ruptura de
penetrante, 319
conduta, 319
Gota
crise de
na emergência, 299
conceito, 299
diagnóstico, 299
manejo, 299
quadro clínico, 299
Granulócitos
concentrado de, 223
benefícios, 223
contraindicações, 223
indicações, 223

Grey Turner
sinal de, 137
Gripe
e resfriado, 325
conceito, 325
conduta, 325
diagnóstico, 325
quadro clínico, 325
características, 325q
tratamento
clínico, 325q
Guillain-Barré
síndrome de, 205
definição, 205
manifestações, 206q
quadro clínico, 205
tratamento, 205

H

Hemartrose, 226
Hematoma
de duodeno
em crianças, 444
epidural, 405
subdural, 406, 406f
Hematoquezia, 153
Hematúria, 226
Hemocomponentes
na emergência, 221
concentrado
de granulócitos, 223
concentrado de hemácias, 221
crioprecipitado, 223
indicações, 221
propedêutica, 221
Hemofilias
emergências nas, 224
apresentação, 224
conceito, 224
diagnóstico, 224
diferencial, 224
tratamento, 224
antifibrinolíticos, 225
epistaxe, 226
hemartrose, 226
hematúria, 226
hemorragia, 226
posologia, 225
Hemólise
intravascular, 219
Hemorragia
cervical, 226
circulação e controle da, 442
digestiva
alta (HDA), 150
apresentação da doença, 150
causas, 150q
conceito, 150
conduta
não varicosa, 151
varicosa, 151
diagnóstico, 150
perda sanguínea
mensuração da, 150q

propedêutica, 150
  avaliação clínica, 150
  endoscopia digestiva
    alta, 151
  exame físico, 150
  exames
    complementares, 151
  sonda nasogástrica, 150
baixa, 153
  avaliação clínica, 153
    atenção, 153
  avaliação complementar, 153
  classificação de choque, 154q
  conduta, 154
  definição, 153
  fluxograma
    de atendimento, 155f
em retroperitônio, 226
intramuscular, 226
subconjuntival, 318, 318f
  conduta, 318
  definição, 318
  sinais e sintomas, 318
  traumática, 319
Hemorroidas
  na urgência, 146
    anatomia, 146
    classificação, 146
      externas, 146
      internas, 146
      mistas, 147
    conceito, 146
    fisiopatologia, 146
    introdução, 146
    quadro clínico, 146
    tratamento, 147
      ambulatorial, 147
      cirúrgico, 147
Hemostase
  marcadores da, 232
Hemotórax
  maciço, 420
    causas, 420
    conduta, 420
    definição, 420
    diagnóstico, 420
Heparina
  na embolia pulmonar, 103
  no acidente vascular
    encefálico, 188
Hérnias
  da parede abdominal
    na urgência, 130
      classificação, 130
      clínica, 130
        manifestações, 130
      conduta, 131
        cirurgia de emergência, 131
      definição, 130
      diagnóstico, 131
      fluxograma
        de atendimento, 131f
      formas de apresentação, 130f
      manobra de Valsalva, 131
Herpes
  vírus simples, 211

zóster vírus, 211 , 264
  conceito, 264
  diagnóstico, 264
  quadro clínico, 264
    manifestação clínica
      típica, 264
  tratamento, 264
    pacientes hígidos, 264
Hidroxicloroquina
  em estudo
    na COVID-19, 550
Hifema, 319
  conduta, 319
  definição, 319
  etiologia, 319
  sinais e sintomas, 319
  traumático, 319
    conduta, 319
Himenópteros, 511
Hinchey
  classificação de, 141q
    modificada, 141
    na diverticulite aguda, 142
Hipercalemia, 183
  causas, 183
  medidas a tomar, 183
  sintomatologia, 183
Hipertensão
  arterial
    manejo da, 190
  e emergência hipertensiva, 67
    achados clínicos, 67
    classificação, 67
      das urgências
        hipertensivas, 67
    conduta, 68
    definição, 67
    exames complementares, 68
    fatores de risco, 67
    tratamento
      específico, 68
        acidente vascular cerebral
          hemorrágico, 69
          isquêmico, 69
        dissecção aguda de
          aorta, 69
        edema agudo
          hipertensivo, 68
        síndromes coronarianas, 68
      geral, 68
Hiperglicemias, 165
  achados clínicos, 165
  algoritmos, 167, 168f
  diferenças laboratoriais, 166q
  exames laboratoriais, 166
  tratamento, 166
    complicações, 166
    cuidados com o potássio, 166
    dosagem sérica, 167q
    hidratação, 166
    insulinoterapia, 166
Hipernatremia, 182
  causa, 182
  definição, 182
  frequência, 182
  tratamento, 182

Hipocalemia, 183
  causas, 183
  medidas a tomar, 183
    tratamento oral, 183
    tratamento venoso, 184
  sintomas, 183
Hipoglicemia
  e diabetes melito
    na urgência, 163
      achados clínicos, 163
      causas, 163
        em adultos, 163
      diagnósticos diferenciais, 164
      exames complementares, 164
      grave, 163
      relativa, 163
      tratamento, 164
        algoritmo, 165f
Hiponatremia, 182
  associação, 182
  definição, 182
Hipotensão
  ortostática, 214
  ocorrência, 214
Hipotermia
  e geladura, 409
    conceito, 409
    diagnóstico, 409
    quadro clínico, 409
    tratamento, 409
  exposição
    com controle da, 444
Hordéolo, 315
  conduta, 316
  definição, 315
  sinais e sintomas, 316

I

Idoso
  na urgência, 540
    avaliação clínica, 540
    avaliação geriátrica ampla, 540
    grandes síndromes
      geriátricas, 541
      delirium, 541
      fragilidades, 541
      maus-tratos, 541
      quedas, 541
      reação adversa
        medicamentosa, 541
      úlceras por pressão, 540
      uso de dispositivos, 540
Íleo
  paralítico, 128
Impregnação digitálica, 73
  conduta, 73
  definição, 73
  diagnóstico, 73
  manifestações clínicas, 73
Infarto agudo
  do miocárdio, 43
    na dor torácica, 43

Infecções
  do trato urinário, 179
Infecções virais por, 113
  Campylobacter, 113
  E. coli, 113
  Entamoeba, 113
  Giardia, 113
  Salmonella, 113
  Shigella, 113
Insuficiência
  adrenal, 169
    causas, 169
    classificação, 169
    como o paciente se
      apresenta, 169
    conduta
      na emergência, 169
  aórtica, 70
    definição, 70
    diagnóstico, 70
      história clínica, 70
      manifestações clínicas, 70
    tratamento, 70
  cardíaca
    aguda, 71
      definição, 71
      diagnóstico, 71
        história clínica, 71
        manifestações clínicas, 71
      tratamento, 71
  renal
    aguda, 177
      apresentação clínica, 177
      definição, 177, 177q
      diagnóstico, 177
      tratamento, 178
  respiratória aguda (IRA), 77
    apresentação da doença, 77
      sinais sintomas, 77
    contraindicações, 77q
    diagnóstico, 77
      algoritmo do, 78
    propedêutica, 77
    tratamento, 78
      exames complementares, 79
      manutenção da via aérea, 78
      monitorização
        e oximetria de pulso, 79
      oxigenoterapia
        e suporte ventilatório, 79,
          80f
Insuficiência hepática
  aguda, 156
    classificação, 156q
    conceito, 156
    conduta, 157
      induzida por overdose de
        paracetamol, 158
      tratamento, 157
    diagnóstico, 157
    fisiopatologia, 156
      déficit de funcionamento, 156
    propedêutica, 157
    quadro clínico, 157
Intoxicação(ões)
  específicas, 24q

exógena, 22
  conduta, 27
  diagnóstico, 22
    abordagem geral, 22
    exames complementares, 22
  introdução, 22
  manejo geral do intoxicado
    agudo, 23
    aumento da eliminação, 23
    descontaminação, 23
  por benzodiazepínicos, 27
  por carbamato, 28
  por carbamazepina, 28
  por drogas, 28
  por fenobarbital, 28
  por organofosforados, 28
Intubação orotraqueal, 10
  definição, 10
  indicações, 10
  materiais, 10q
  procedimento, 11f
Irritação pleural, 107
  apresentação da doença, 107
  conduta, 109f
  definição, 107
  plurodese
    contraindicações
      absolutas e relativas, 109q
    indicações de, 109q
    pré-requisitos para, 109q
  propedêutica/diagnóstico, 107
  tratamento, 108
  tuberculose pleural, 109
Ivermectina
  na COVID-19, 550

K
Katayama
  febre de, 239
Kato-Katz
  técnica de, 239
Kerckring
  pregas de, 126
Kernig
  sinal de, 193f
Kiesselbach
  plexo de, 346
Korsakoff
  síndrome de, 286

L
Labirintite, 203
Labirintopatias, 336
  avaliação inicial, 337
  categorias relacionadas, 336q
  etiologia, 337
  exames diagnósticos, 337
  introdução, 336
  posologia, 339q
  quadro clínico, 337
  tontura
    causas de, 337q
  tratamento, 339
Lannelongue
  fratura de, 433

Laparotomia, 131
  indicações de, 414
  na gravidez tubária, 467
Leptospirose, 243
  definição, 243
  diagnóstico, 244
  Leptospira, 243
  quadro clínico, 243
    forma
      anictérica, 243
      ictérica, 243
    incubação, 243
  tratamento, 244
Lesão(ões)
  arterial
    visível, 399
  inflamatórias
    nos olhos, 311
  ósseas
    ocultas, 398
Lidocaína, 20q
Lise tumoral
  síndrome de, 533
Lombalgia
  aguda, 383
    definição, 383
    diagnóstico, 383
    quadro clínico, 383
    sinais de alerta, 383
    tratamento, 383
Ludwig
  angina de, 334
Lúpus eritematoso
  na urgência, 305
    conduta, 305
      comprometimento
        articular, 306
        cardíaco, 307
          miocardite, 307
          pericardite, 307
        cutâneo, 306
          lesões, 306
        hematológico, 307
          anemia hemolítica, 307
        neuropsiquiátrico, 306
          convulsões, 306
          mielite transversa, 306
        pulmonar, 306
          acometimento
            pleural, 306
          hemorragia alveolar, 307
          infecção pulmonar, 306
          pneumonite lúpica, 306
        renal, 306
    definição, 305
    diagnóstico, 305
      critérios clínicos, 305
      critérios imunológicos, 305
      orientações para prescrição,
        307
Luxação, 392
  de cotovelo, 392f
  definição, 392
  diagnóstico, 392
  quadro clínico, 392
  tratamento, 392

M

Maculosa
  febre, 252
Mal de Parkinson, 213
  sintomas, 213-
Manchester
  protocolo de, 3
    entendendo o, 3
Mandíbula
  fraturas de, 432
    achados, 432
    etiologia, 432
    terapêutica, 432
      imobilização de Barton, 432
Manobra
  de Bracht, 469
  de Deventer-Müller, 470f
  de Mauriceau-Cronk, 469, 471
  de Rojas, 471f
Marcadores bioquímicos, 101
Mauriceau-Cronk
  manobra de, 469, 469f
Mayaro
  febre de, 248
    complicações, 248
    definição, 248
    diagnóstico, 249
      diferencial, 249
      laboratorial, 249
    manifestações clínicas, 249
    tratamento, 249
Maxilar
  fratura do, 432
    classificação de Le Fort, 432
    tipos, 433
McBurney
  ponto de, 138
Ménière
  doença de, 203
Meningite(s)
  agudas
    em um adulto
      imunocompetente, 192
        definição, 192
        diagnóstico, 193
          bacterianas, 193
          virais, 193
        profilaxia, 194
          quimioprofilaxia, 194
        quadro clínico, 192
          bacterianas, 192
          virais, 192
        tratamento, 194
          bacterianas, 194
          virais, 194
    bacteriana, 32, 32q
Metronidazol
  na colite, 116
Midazolam, 21q, 201, 202
Miocardites, 49
  classificação, 49q
  clínica, 49
  conduta, 50
    tratamento sugerido, 50

definição, 49
exames, 49
Murphy
  sinal de, 121, 133

N

Nasal
  fratura, 435
    diagnóstico, 435
    estabilização da, 435
    tratamento, 435
Nasoangiofibroma
  juvenil, 347
Neuralgia
  do trigêmeo, 195, 207
    diagnóstico, 208
    diferencial, 207
    introdução, 195, 207
    quadro clínico, 207
    tratamento, 195, 208
      bloqueios anestésicos, 208
      cirúrgico, 208
Neuropatia
  motora, 171f
Neutropenia
  febril, 530
    apresentação clínica, 530
    definição, 530
    diagnóstico, 530
    escore de risco MASCC, 531q
    estratificação de risco, 531
    fisiopatologia, 530
    prescrição sugerida, 531
    tratamento, 531
      terapia antimicrobiana, 531q
Nó
  sinusal
    disfunção do, 57
Noradrenalina, 19q

O

Obstrução
  intestinal, 123
    causas, 123q
    classificação, 123
    clínica, 123
    diagnósticos diferenciais, 125q
    diferenças radiográficas, 125q
    exames laboratoriais
      e estudos radiológicos, 125
    fisiopatologia, 123
    funcional, 128
    introdução, 123
    manifestações clínicas, 124q
    obstruções intestinais
      funcionais, 128
    sinais e sintomas, 124
    tratamento, 127
    volvo colônico, 128
Oclusão arterial
  aguda, 355
    classificação, 355
    claudicação intermitente, 356
    etiopatogenia, 355
    fisiopatologia, 355

quadro clínico, 355
  sinais e sintomas, 355
  tratamento, 356
Ofidismo, 487
  manejo inicial do paciente
    vítima de, 487
  medidas iniciais, 487
Ogilvie
  síndrome de, 128
    classificação, 128
    tipos, 128
    tratamento, 128
Olho(s)
  hifema, 319
  ruptura de globo
    trauma, 319
  lesões inflamatórias dos, 311
    blefarite/meibomite, 314
    calázio/hordéolo, 315
    celulite
      orbitária, 313
    conjuntivite(s), 311
      alérgica, 311
    episclerite, 314
    esclerite, 315
    olho seco, 314
      conduta, 314
      definição, 314
      etiologia, 314
      sinais e sintomas, 314
    pterígio e pinguéculite, 315
  lesões traumáticas dos, 317
    abrasão corneana, 317
    corpo estranho superficial, 318
      conjuntiva e córnea, 318
    ectrópio, 317
    entrópio, 317
    hemorragia subconjuntival, 318
Ombros
  distocia de, 461
Oncologia
  urgências em, 530
    introdução, 530
    neutropenia febril, 530
    síndrome de compressão
      medular, 532
    síndrome de lise tumoral, 533
    síndrome de veia cava
      superior, 534
Opioides
  transtornos relacionados com, 291
    abstinência, 291
    manifestações clínicas, 291
    tratamento, 291
Optimal loading, 384
Órbita
  assoalho da, 435
    fratura do, 435
      achados, 435
      diagnóstico, 435
      enoftalmia, 435
      tratamento, 435
        intervenção cirúrgica, 435
Organização Mundial da Saúde, 281

ÍNDICE REMISSIVO

Organofosforados
  intoxicação por, 28
Orquidectomia, 377
Ortopedia
  conceitos básicos em, 383
    contusão
      e distensão musculares, 384
    entorses, 384
    lombalgia
      aguda, 383
    infecção em, 34, 34q
    síndrome compartimental em, 390
Osborn
  onda de, 409
Osteomielite
  lesão com, 172f
Otite(s), 329
  antibiótico para, 31
  conceito, 329
  conduta, 329
  diagnóstico/propedêutica, 329
  externa, 31
    antibioticoterapia, 331q
    maligna, 31q
    tipos de, 330q
  média aguda, 31, 31q
    tratamento, 332q
  quadro clínico, 329
Otorrinolaringologia
  corpos estranhos em, 340
    conceito, 340
    conduta, 341
      faringe, 341
      nariz, 341
      orelha, 341
    diagnóstico, 340
    quadro clínico, 340
      CE animado, 340q
      CE inanimados, 340q
Oxigênio
  hiperbárico, 275
Oxigenoterapia, 78
  na embolia pulmonar, 103
  suplementar, 93
Oximetria
  de pulso, 79

P

Paciente
  com AIDS/SIDA
    emergências no, 535
      abordagem clínica, 535
      condutas após
        atendimento, 538
          pacientes
            assintomáticos, 538
          pacientes
            sintomáticos, 539
      manifestações diarreicas, 537
      manifestações
        hematológicas, 537
      manifestações
        neurológicas, 535
      manifestações
        pulmonares, 536
      principais entidades
        clínicas, 535
      terapia antirretroviral, 537
  com COVID-19
    atendimento ao, 542
    comunicado, 542
    diagnóstico, 543
      critérios, 545
      eletrocardiograma, 544
      exames de imagem, 544
      exames laboratoriais, 543
      sorologia, 544
    fisiopatologia, 542
    formas de apresentação, 542
    medidas de prevenção
      e orientação à população
      e aos profissionais de
        saúde, 543
    quando internar?, 546
    quem são os considerados
      grupos de risco?, 543
    tratamento, 545
      medicações, 548-550
      oxigenoterapia, 546
    uso de equipamento de
      proteção individual
      (EPI's), 545
  psiquiátrico
    na emergência, 279
      abordagem inicial, 279
      anamnese, 279
      conduta, 280
      exame físico, 279
      exame psíquico, 279
      exames complementares, 280
      internação psiquiátrica, 280
        compulsória, 280
        involuntária, 280
        voluntária, 280
      introdução, 279
  queimado
    atendimento ao, 437
    classificação, 437
      por profundidade, 437
      quanto à extensão, 438
    definição, 437
    graus de queimaduras, 437f
    manejo das feridas, 440
    manejo de emergência, 439
      hidratação, 440
      manejo da dor, 440
      tratamento imediato, 439
      tratamento na sala de
        emergência, 439
    profilaxia, 440
    regra dos nove, 439, 439f
    sinais e sintomas, 438
Pálpebra
  laceração de, 319
  conduta, 319
Pancreatite
  aguda, 135
    APACHE II, 136
    classificar a gravidade, 135
    Atlanta e Atlanta revisado,
      135
    Ranson, 136
      critérios de, 136
    clínica, 135
    conduta, 137
    definição, 135
    diagnóstico, 135
Pânico
  transtorno de, 284
    abordagem inicial, 284
    diagnóstico, 284
    sinais clínicos, 284
  conceitos, 284
  manejo e tratamento, 284
Paracetamol
  overdose de, 158
Parada
  cardiorrespiratória (PCR), 5
    clínica da, 5
    compressões torácicas
      e RCP de qualidade, 6
    cuidados pós, 5
      reanimação cadiopulmonar, 8
    determinação para finalização
      dos esforços, 8
    medidas sequenciais
      da ressuscitação
        cardiopulmonar (RCP), 6
    princípios do suporte avançado
      de vida (C-A-B), 5
    quando suspeitar, 5
    sequência da RCP na fibrilação
      ventricular, 6
    na assistolia, 7
Paralisia
  facial, 211
    de Bell, 211
    definição, 211
      fisiopatologia, 211
    diagnóstico, 211
    eletroneuromiografia, 211
    quadro clínico, 211
    tratamento, 211
Parkinson
  na urgência, 213
    definição, 213
    diagnóstico, 213
    tratamento, 213
Parto
  pélvico, 468
    conduta, 468
      via vaginal, 468
    definição, 468
    diagnóstico, 468
      ausculta, 468
      palpação, 468
      toque, 468
      ultrassonografia, 468
    distocias, 470
    versão cefálica
      externa, 468f
Pé diabético, 171
  deformidade
    da neuropatia motora, 171f
  diagnóstico, 172
  infecção do, 172f
  introdução, 171

propedêudica do, 174
quadro clínico, 171
tratamento, 172, 173q
úlceras
classificação das, 172q
Pênis
fratura de, 372
diagnóstico, 372
exames complementares, 372
introdução, 372
tratamento, 372
Perfuração
timpânica, 344
definição, 344
diagnóstico, 344
quadro clínico, 344
tratamento, 344
tímpano perfurado, 344f
Pericardiocentese, 61
resumo da, 422
Peritonite(s)
apresentação clínica, 144
primária, 144
definição, 144
diagnóstico, 144
tratamento, 144
secundária, 144
clínica, 144
definição, 144
diagnóstico, 144
tratamento, 145
terciária, 145
conduta, 145
definição, 145
bacteriana espontânea, 33, 34q
definição, 144
difusa, 130, 143
Pielonefrite, 179
aguda
não complicada, 180
em gestantes, 180
Piper
fórceps de, 471f
Placenta
descolamento prematuro de, 463
Plaquetas
contagem de, 231
exames, 231
Plasma
convalescente
na COVID-19, 550
Plasmaférese, 206
Pleurisia, 108
tratamento da, 108
Pleurodese
contraindicações
absolutas e relativas para, 109q
indicações para, 109q
pré-requisitos, 109q
Polineuropatia
desmielinizante
inflamatória
aguda, 205
Pneumonia(s)
adquirida no hospital, 29, 30
antibiótico para, 29q

na emergência, 95
achados laboratoriais e radiológicos, 96q
classificação, 96q
comorbidades associadas, 96q
definição, 95
diagnóstico, 95
Curb-65, 97
escores de avaliação da gravidade da PAC, 96
exames complementares, 96
exames de imagem confirmatórios, 97
PSI, 96
fatores demográficos, 96q
fatores de risco, 95, 95q
organograma do escore de avaliação Curb-65, 97f
quadro clínico, 95
tratamento, 98
ambulatorial, 98
internados em enfermaria, 98
internados em UTI, 98
terapia-alvo específica, 98
vacinação em adultos, 98
Pneumotórax
hipertensivo, 419
causas, 419
conduta, 420
definição, 419
diagnóstico, 419
Poiseuille
lei de, 357
Politraumatizado
atendimento inicial ao, 403
conceito, 403
diagnóstico, 403
avaliação secundária, 404
exames em nível primário, 404
quadro clínico, 403
trauma maior, 403
trauma menor, 403
tratamento, 403
Pregas de Kerckring, 126f
Priapismo, 367
classificação, 367
diagnóstico, 367
avaliação complementar, 367
exame físico, 367
diferenças clínicas, 368q
etiologia, 367
tratamento, 367
arterial, 371
fluxograma do, 369f
isquêmico, 367
recorrente, 371
técnicas cirúrgicas, 370f
Pritchard
esquema, 451q
Pronto-socorro
dor no, 523
fungemias no, 266
principais, 266
candidíase
cutaneomucosa, 266

dermatofitoses, 266
pitiríase versicolor, 266
Prostatite
bacteriana, 179
Protocolo
de Manchester, 3
entendendo o, 3
Protombina
tempo de, 231
exame, 231
Pterígio e pingueculite, 315
conduta, 315
definição, 315
sintomas, 315
Ptiríase
versicolor, 266
causas, 266
definição, 266
diagnóstico, 266
manifestações, 266
tratamento, 266
Pulmão
edema agudo de, 105
Púrpura
trombocitopênica
idiopática
na emergência, 234
apresentação, 234
definição, 234
diagnóstico, 235
na gestação, 235
situações de emergência, 236
tratamento, 235
crianças e adolescentes, 235

Q
Queimaduras
oculares, 321
conduta, 321
definição, 321
por solda, 322
químicas, 322
sinais e sintomas, 321

R
Rabdomiólise, 300
conceito, 300
características, 300
etiologia, 300
conduta, 300
abordagens terapêuticas, 300
tratamento, 300
diagnóstico, 300
quadro clínico, 300
exames complementares, 300
Radiografia
de tórax, 97, 407
na embolia pulmonar, 101
na pneumonia, 97
na tuberculose, 256
no edema agudo de pulmão, 105
Raiva
na emergência, 258
apresentação clínica, 258

classificação, 259q
definição, 258
diagnóstico, 258
tratamento, 258
vigilância epidemiológica, 258
Ranson
critérios de, 136q
Reanimação cardiopulmonar
cuidados após, 8
Red flags, 383
lista de, 383q
Reposição volêmica, 443
Resfriado
e gripe, 325
Ressonância magnética
na torção testicular, 378
Ressuscitação cardiopulmonar
medidas sequenciais da, 6
Ressuscitação volêmica, 154
Ringer lactato, 113
Rinoscopia
anterior, 349
Rinossinusites, 327
achados endoscópicos, 327
clínica, 327
definição, 327
diagnóstico, 327
tomografia computadorizada, 327
tratamento, 328
fluxograma para, 328f
Ritmos chocáveis
manejo da RCP para, 7q
Rocurônio, 21q
Rojas
manobra de, 471f
Romberg
teste de, 337
Ruptura uterina, 472
apresentação, 472
instalada, 473
sinais da iminência da ruptura, 472
classificação, 472
definição, 472
diagnóstico, 473
tratamento, 473

S

Salpingostomia, 466
Salvas
tratamento, 195
Sangramento
gastrointestinal, 153
vaginal
agudo, 455
definição, 455
etiologia, 455
manejo, 456
fluxograma do, 456f
Palm-Coein, 455q
Sarna (escabiose), 269
introdução, 269
sintomatologia, 269
tratamento, 269

Sepse
e choque séptico, 16
antibióticos usados, 17
critérios de definição, 16
diagnóstico diferencial, 17
exames solicitados na primeira hora, 17
sequência para diagnóstico, 17
tratamento, 17
Serpentes
acidentes com (ofidismo), 487
Sinal
de Blumberg, 121
positivo, 373
de Brudsinski, 193
de Chandelier, 121
de Courvoisier, 121
de Cullen, 137f
de Giordano, 373
de Grey Turner, 137
de Kernig, 193f
de Murphy, 121
Síncope(s), 214
classificação, 214
hipotensão ortostática, 214
neuromediadas, 214
originadas por doenças cardíacas estruturais, 215
por arritmia cardíaca, 215
por causas cerebrovasculares, 215
definição, 214
fluxograma
na investigação de, 214f
Síndrome(s)
compartimental
em ortopedia, 390
definição, 390
diagnóstico, 390
quadro clínico, 390
sinais e sintomas de, 398q
tratamento, 390
coronariana aguda, 46, 68
conduta, 47
definição, 46
diagnóstico, 46
fluxograma na, 47f
manifestações clínicas, 46
de abstinência alcoólica, 287
classificação, 287
conceito, 287
diagnóstico, 287
escala CIWA-Ar, 287q-288q
exames complementares, 288
tratamento, 288
de compressão medular, 532
apresentação clínica, 532
anormalidades sensitivas, 532
disfunção vesical e intestinal, 532
dor, 532
paresia, 532
diagnóstico, 532
tratamento, 532
analgesia, 532
definitivo, 533

corticoterapia, 532q
medidas gerais, 533
melhora da função neurológica, 532
prevenção do déficit neurológico, 532
prognóstico, 533
de Guillain-Barré, 205
de Korsakoff, 286
de lise tumoral, 533
definição, 533
prevenção, 533
quadro clínico, 533
tratamento, 534
de Ogilvie, 128
de veia cava superior, 534
apresentação clínica, 534
diagnóstico, 534
tratamento, 534
de Weill, 243
de Wernicke, 286
do anticorpo antifosfolípede, 228
do choque tóxico, 351
do desconforto respiratório agudo, 244
toxêmica, 192
tóxicas, 23
Sinusite
antibiótico para, 30, 31q
Sinusopatia, 30
Sistema nervoso central (SNC), 192
Sociedade Americana Torácica, 81
Sonda nasogástrica
na hemorragia digestiva, 151
Streptococcus pneumoniae, 219
Substâncias psicoativas
emergências relacionadas com o uso de, 290
conceito, 290
transtornos
relacionados com alucinógenos, 292
relacionados com anfetamina, 292
relacionados com benzodiazepínicos, 293
relacionados com *Cannabis*, 290
relacionados com cocaína, 290
relacionados com opioides, 291
Suicida
comportamento, 281
abordagem do paciente na emergência, 281
epidemiologia, 281
manejo, 282
onde buscar ajuda, 282
Suporte avançado de vida
princípios do, 5
Suporte ventilatório, 78
na DPOC, 78
Surto
esquizofrênico, 279

Suturas
  e bloqueios anestésicos
    regionais
      na emergência, 515
        classificação de fios, 515
          tipos de, 516q
        introdução, 515
        técnica de, 515
        tipo de pontos, 517
          de Donatti, 518
          em X, 519
          helicoidal, 519
          simples, 517
            invertido, 518
          sutura contínua simples,
            519, 520f
            com pontos
              ancorados, 520
            em bolsa, 521
          sutura de Wolf, 518
            contínua, 520
          sutura intradérmica
            longitudinal, 521, 521f
Symmers
  fibrose de, 239

T

Tamponamento cardíaco, 61, 422
  algoritmo, 62f
  apresentação clínica, 61
  causas, 422
  conduta, 422
  definição, 61, 422
    características, 61
  diagnóstico, 61, 422
  tratamento, 61
Tamponamento nasal, 350
Taquicardia ventricular
  sem pulso, 6
Teste
  de Romberg, 337
  de Volkman, 389
  dímero-D, 362
Tétano
  na emergência, 260
    apresentação clínica, 260
    diagnóstico, 260
    introdução, 260
    prevenção, 261
      imunização, 261
    tratamento, 260
      pós-acidente, 260, 261
        fluxograma, 261q
Tetraciclinas
  na COVID-19, 550
Tiamina
  no tratamento do diabetes, 164
Tifoide
  febre, 253
Tinea capitis, 266
  diagnóstico, 266
  tratamento, 266
Tinea corporis, 266
  lesões, 266
  tratamento, 267

Tinea cruris, 267
  lesões, 267
  tratamento, 267
Tinea pedis, 267
  apresentação, 267
  tratamento, 267
Tomografia computadorizada
  de tórax, 98
  de um AVEi, 189f
  na obstrução intestinal, 125
  no cálculo renal, 374
  no diagnóstico de colite, 115
Toracosentese, 107
  análise da, 107
Toracotomia, 61
Tórax
  instável, 425
    causas, 425
    conduta, 425
    definição, 425
    diagnóstico, 425
Torção
  anexial, 481
    apresentação, 481
    definição, 481
    diagnóstico, 481
      diferencial, 481q
    tratamento, 482
      conduta cirúrgica, 482f
  testicular, 376
    avaliação e diagnóstico, 377
    complicações, 378
    etiologia, 376
    fisiopatologia, 377
    introdução, 376
    quadro clínico, 377
    tratamento, 378
Toxídromes
  principais, 23q
Transtorno de pânico
  e pânico, 284
Traqueostomia
  e cricotireoideostomia
    na urgência, 416
      complicações, 416
      contraindicações, 416
      indicações, 416
      procedimento, 416
Trato gastrointestinal
  corpo estranho no, 117
Trato urinário
  infecções do, 179f
    apresentação clínica, 179
    definição, 179
    diagnóstico, 179
      bacteriúria
        significativa, 179q
      diferencial, 180
      EAS, 179
      urocultura, 179
    tratamento, 180
      profilaxia antimicrobiana,
        181q
Trauma, 319
  abdominal, 412
    conceito, 412

    tipos, 412
    diagnóstico, 413
    indicações de laparotomia
      de emergência, 414
    quadro clínico, 412
    tratamento, 413
  corneano, 319
    conduta, 319
    sintomas, 319
  de extremidades
    e amputações, 395
      avaliação primária
        e reanimação de
          pacientes, 396
          medidas auxiliares à, 396
      avaliação secundária, 396
      controle da dor, 397
      introdução, 395
      lesões ósseas ocultas, 398
      outras lesões dos
        membros, 397
      sugestões de conduta na
        lesão arterial visível, 399
  genitourinário, 427
    introdução, 427
    o que fazer de imediato, 427
    trauma genital
      externo, 430
    trauma renal, 427
    trauma ureteral, 428
    trauma uretral, 430
    trauma vesical, 429
  maxilofacial, 432
    fratura do assoalho da
      órbita, 435
    fratura maxilar, 432
    fratura nasal, 435
    fratura zigomática maxilar, 433
    fraturas de mandíbula, 432
  pediátrico, 441
    avaliação primária, 441
      circulação
        e controle de
          hemorragia, 442
          acesso venoso, 443
          reposição volêmica, 443
      disfunção neurológica, 444
      exposição com controle
        da hipotermia, 444
      lesões mais específicas
        em crianças, 444
          fratura de coluna, 445
          hematoma de
            duodeno, 444
          ruptura de bexiga, 445
      vias aéreas
        e controle da coluna
          cervical, 441
      respiração, 442
    avaliação secundária, 444
    sinais vitais no, 442q
  pupilar, 319
    conduta, 319
    sinais, 319
  torácico, 419
    hemotórax maciço, 420

pneumotórax aberto, 419
pneumotórax
  hipertensivo, 419
Traumatismo
  cranioencefálico, 405
    caracterização clínica das
      lesões no, 405
      lesões difusas, 407
      lesões de envoltórios
        cranianos, 405
        sinais clínicos, 405
      lesões focais, 405
    consulta neurocirúrgica para
      doentes com, 407
    definição, 405
    fisiopatologia, 405
      lesões primárias, 405
      lesões secundárias, 405
    grave, 408
    leve, 407
    moderado, 408
Treitz
  ligamento de, 150
Tríade de Beck, 61
Tricomoníase, 476
  causas, 476
  fluxograma
    para tratamento da, 476
Trigêmeo
  neuralgia do, 207
Tromboembolectomia, 356
Trombólise, 356
Tromboembolismo, 226
Trombolíticos
  na embolia pulmonar, 104
Tromboplastina parcial ativada
  tempo de, 232
    exame, 232
Trombose
  hemorroidária, 147f
    externa, 147
  tendência a, 100
  vascular, 228
  venosa profunda
    (TVP), 100q, 362
      clínica, 362
      conduta, 362
      definição, 362
      diagnóstico, 362
        eco-Doppler colorido, 362
        escore de Wells, 362q
        teste dímero-D, 362
      tratamento, 363
Tubária
  rota, 466
    definição, 466
    diagnóstico, 466
    quadro clínico, 466
Tuberculose, 255
  definição, 255
  diagnóstico, 255
    laboratorial, 255
  quadro clínico, 255
    sinais e sintomas, 255

tratamento, 256
  esquema básico de, 256q
    para adultos, 256q
    para crianças, 257q

U
Úlcera(s)
  gástrica, 151f
  nos pés, 171
Ultrassonografia
  abdominal, 141
Ultrassom
  na pneumonia, 97
Uremia
  aguda
    sinais e sintomas, 177q
Uretrite, 179
Urgência(s)
  acesso vascular na, 357
  depressão na, 294
  em oncologia, 530
  hemorroidas na, 146, 147
  hipertensivas, 67
  hipoglicemia
    e diabetes melito na, 163
  idoso na, 540
  lúpus eritematoso na, 305
  oftalmológicas, 321
  Parkinson na, 213
    definição, 213
  traqueostomia
    e cricotireoideostomia na, 416

V
Vacina
  antitetânica, 411
  contra meningite, 194
Vacinação
  em adultos, 98
Vancomicina
  na colite, 116
Varfarina
  na embolia pulmonar, 103
Varicela-zóster
  vírus, 264
Vasopressina, 20q
Veia cava
  superior
    síndrome de, 534
Veia femoral
  punção da, 360f
Venografia, 362
Ventilação
  mecânica
    conceitos e modalidades, 14
    indicações, 14
    desmame, 15
    não invasiva, 93
    na emergência, 12
      DPCO exacerbado, 13
Vertigem, 203
  causas, 203
    doença de Ménière, 203
  classificação, 203

introdução, 203
  queixas frequentes, 203
sinais e sintomas, 204q
tratamento, 203
  medicamentos usados, 204q
Via aérea
  e controle da coluna cervical, 442
  manutenção da, 78
Volkman
  teste de, 389
Volvo colônico, 128
  achados radiográficos, 128
  definição de, 128
  diagnóstico, 128
  tratamento, 128, 129
Vulvovaginites, 474
  apresentação, 474
    candidíase vulvovaginal, 474
    tricomoníase, 476
    vaginose bacteriana, 474
  fluxograma para tratamento, 474f
  definição, 474
  diagnóstico, 474, 476
  manifestações clínicas, 474
  tratamento, 474

W
Waldeyer
  anel linfático de, 333
Weill
  síndrome de, 243
Wells
  escore de, 362q
Wenicke
  síndrome de, 286
Wernicke-Korsakoff
  encefalopatia de, 164
Willebrand
  fator de Von, 219, 225

X
Xenônio
  radioativo, 102

Z
Zika vírus, 248
  apresentação clínica, 248
  diagnóstico, 248
  encefalite
    aguda, 248
  tratamento, 248
Zigomática maxilar
  fratura, 433
    achados sintomáticos, 434
    classificação, 434f
    profilaxia antibiótica, 434
    radiografias
      Hirtz, 434
      Waters, 434
Zoonose
  viral
    raiva, 258
Zuspam/Sibal
  esquema, 451q